原书第 2 版

KAPLAN'S
ESSENTIALS OF CARDIAC ANESTHESIA FOR CARDIAC SURGERY

KAPLAN
心脏手术麻醉精要

原著 [美] Joel A. Kaplan 　　合著 [美] Brett Cronin 　[美] Timothy Maus

主译 王 锷 王 晟

中国科学技术出版社
·北京·

图书在版编目（CIP）数据

KAPLAN 心脏手术麻醉精要：原书第 2 版 /（美）乔尔·A.卡普兰 (Joel A. Kaplan)，（美）布雷特·克罗宁 (Brett Cronin)，（美）蒂莫西·莫斯 (Timothy Maus) 原著；王锷，王晟主译 . — 北京：中国科学技术出版社，2022.5

书名原文：KAPLAN's Essentials of Cardiac Anesthesia for Cardiac Surgery（2nd Edition）

ISBN 978-7-5046-9482-9

Ⅰ .① K… Ⅱ .①乔… ②布… ③蒂… ④王… ⑤王… Ⅲ .①心脏外科手术—麻醉学 Ⅳ .① R654.2

中国版本图书馆 CIP 数据核字 (2022) 第 038980 号

著作权合同登记号：01-2022-0909

策划编辑	池晓宇　焦健姿
责任编辑	方金林
文字编辑	汪　琼
装帧设计	佳木水轩
责任印制	徐　飞

出　　版	中国科学技术出版社
发　　行	中国科学技术出版社有限公司发行部
地　　址	北京市海淀区中关村南大街 16 号
邮　　编	100081
发行电话	010-62173865
传　　真	010-62179148
网　　址	http://www.cspbooks.com.cn

开　　本	889mm×1194mm　1/16
字　　数	1013 千字
印　　张	35.5
版　　次	2022 年 5 月第 1 版
印　　次	2022 年 5 月第 1 次印刷
印　　刷	天津翔远印刷有限公司
书　　号	ISBN 978-7-5046-9482-9/R·2848
定　　价	198.00 元

Elsevier (Singapore) Pte Ltd.

3 Killiney Road, #08–01 Winsland House I, Singapore 239519

Tel: (65) 6349–0200; Fax: (65) 6733–1817

注　意

本译本由中国科学技术出版社完成。相关从业及研究人员必须凭借其自身经验和知识对文中描述的信息数据、方法策略、搭配组合、实验操作进行评估和使用。由于医学科学发展迅速，临床诊断和给药剂量尤其需要经过独立验证。在法律允许的最大范围内，爱思唯尔、译文的原文作者、原文编辑及原文内容提供者均不对译文或因产品责任、疏忽或其他操作造成的人身及（或）财产伤害及（或）损失承担责任，亦不对由于使用文中提到的方法、产品、说明或思想而导致的人身及（或）财产伤害及（或）损失承担责任。

译者名单

主　译　王　锷　中南大学湘雅医院
　　　　王　晟　广东省人民医院

副主译　朱茂恩　中南大学湘雅医院
　　　　罗　慧　中南大学湘雅医院
　　　　张　重　中南大学湘雅医院

译　者（以姓氏笔画为序）

丁卓峰	中南大学湘雅医院	张　重	中南大学湘雅医院
王　健	中南大学湘雅医院	张成梁	中南大学湘雅医院
王　露	中南大学湘雅医院	张俊杰	中南大学湘雅医院
叶　治	中南大学湘雅医院	陈旭良	中南大学湘雅医院
朱茂恩	中南大学湘雅医院	罗　慧	中南大学湘雅医院
许芳婷	中南大学湘雅医院	胡　婕	中南大学湘雅医院
李龙艳	中南大学湘雅医院	段　炼	中南大学湘雅医院
何　欣	中南大学湘雅医院	侯新冉	中南大学湘雅医院
邹　宇	中南大学湘雅医院	翁莹琪	中南大学湘雅医院
宋宗斌	中南大学湘雅医院	覃　罡	中南大学湘雅医院
张　帆	中南大学湘雅医院	潘韫丹	中南大学湘雅医院

补充说明

　　本书收录图片众多，其中部分图表存在第三方版权限制的情况，为保留原文内容完整性计，存在第三方版权限制的图表均以原文形式直接排录，不另做中文翻译，特此说明。

　　书中参考文献条目众多，为方便读者查阅，已将本书推荐阅读部分的文献更新至网络，读者可扫描右侧二维码，关注出版社"焦点医学"官方微信，后台回复"心脏手术麻醉精要"，即可获取。

内容提要

本书引进自世界知名的 ELSEVIER 出版集团，是一部系统学习心脏手术麻醉的经典著作，展示了心血管麻醉学、心脏病学、心脏外科学、重症监护医学和临床药理学领域的最新进展。全书共六篇 33 章，以多种形式突出最重要的临床信息，涵盖了心血管麻醉实践中的重点和难点问题，对提高心脏病患者围术期安全、改善手术预后和转归具有重要指导作用，对提高心脏病患者非心脏手术的管理亦有裨益。本书内容实用，图表丰富，讲解细致，既可作为心脏麻醉医师的案头工具书，又可为临床心脏外科医师提供指导。

感谢所有在心脏麻醉领域工作了几十年的住院医师和同事，感谢陪伴我 50 多年的挚爱、我的妻子 Norma。

—— JAK

感谢我的两个女儿 Hayley 和 Berkeley。

—— BC

感谢我的妻子 Molly，还有我的孩子 William、Owen 和 Winston，感谢你们所有的爱和支持。

—— TM

原书参编者

原著

Joel A. Kaplan, MD, CPE, FACC
Professor of Anesthesiology
University of California, San Diego
La Jolla, California
Dean Emeritus
School of Medicine
Former Chancellor
Health Sciences Center
University of Louisville
Louisville, Kentucky

合著

Brett Cronin, MD
Assistant Clinical Professor
Department of Anesthesiology
University of California, San Diego
La Jolla, California

Timothy Maus, MD, FASE
Associate Clinical Professor
Director of Perioperative Echocardiography
Department of Anesthesiology
University of California, San Diego
La Jolla, California

参编者

Shamsuddin Akhtar, MBBS
Associate Professor
Department of Anesthesiology and Pharmacology
Yale University School of Medicine
New Haven, Connecticut

Sarah Armour, MD
Instructor
Anesthesiology
Mayo Clinic
Rochester, Minnesota

William R. Auger, MD
Professor of Clinical Medicine
Division of Pulmonary and Critical Care Medicine
University of California, San Diego
    La Jolla, California

John G.T. Augoustides, MD,FASE, FAHA
Professor of Anesthesiology and Critical Care
Perelman School of Medicine
Hospital of the University of Pennsylvania
Philadelphia, Pennsylvania

Gina C. Badescu, MD
Attending Anesthesiologist
Bridgeport Hospital
Stratford, Connecticut

James M. Bailey, MD
Medical Director
Critical Care
Northeast Georgia Health System
Gainesville, Georgia

Daniel Bainbridge, MD
Associate Professor
Department of Anesthesia and
Perioperative Medicine
Western University
London, Ontario, Canada

Dalia A. Banks, MD, FASE
Clinical Professor of Anesthesiology
Director, Cardiac Anesthesia
University of California, San Diego
La Jolla, California

Manish Bansal, MD, DNB CARDIOLOGY, FACC, FASE
Senior Consultant
Department of Cardiology
Medanta—The Medicity
Gurgaon, Haryana, India

Paul G. Barash, MD
Professor
Department of Anesthesiology
Yale University School of Medicine
New Haven, Connecticut

Victor C. Baum, MD
US Food and Drug Administration
Silver Spring, Maryland
Departments of Anesthesiology and Critical Care
    Medicine and Pediatrics
George Washington University
Washington, District of Columbia

Elliott Bennett–Guerrero, MD
Professor and Vice Chair
Clinical Research and Innovation
Department of Anesthesiology
Stony Brook University School of Medicine
Stony Brook, New York

Dan E. Berkowitz, MD
Professor
Anesthesiology and Critical Care Medicine
Division of Cardiothoracic Anesthesia
Johns Hopkins University School of Medicine
Baltimore, Maryland

Martin Birch, MD
Anesthesiologist and Critical Care Physician
Hennepin County Medical Center
Minneapolis, Minnesota

Simon C. Body, MD
Associate Professor of Anesthesia
Harvard Medical School
Brigham and Women's Hospital
Boston, Massachusetts

T. Andrew Bowdle, MD, PhD, FASE
Professor of Anesthesiology and Pharmaceutics
University of Washington
Seattle, Washington

Charles E. Chambers, MD
Professor of Medicine and Radiology
Heart and Vascular Institute
Penn State Hershey Medical Center
Hershey, Pennsylvania

Mark A. Chaney, MD
Professor and Director of Cardiac Anesthesia
Anesthesia and Critical Care
The University of Chicago

Chicago, Illinois

Alan Cheng, MD
Adjunct Associate Professor
Johns Hopkins University School of Medicine
Baltimore, Maryland

Davy C.H. Cheng, MD, MSC
Distinguished University Professor and Chair
Department of Anesthesia and Perioperative
  Medicine
Western University
London, Ontario, Canada

Albert T. Cheung, MD
Professor
Department of Anesthesiology
Stanford University School of Medicine
Stanford, California

Joanna Chikwe, MD
Professor of Surgery
Co–Director, Heart Institute
Chief, Cardiothoracic Surgery Division
Stony Brook University School of Medicine
Stony Brook, New York

David J. Cook, MD
Emeritus Professor of Anesthesiology
Mayo Clinic
Rochester, Minnesota
Chief Clinical and Operating Officer
Jiahui Health
Shanghai, China

Ryan C. Craner, MD
Senior Associate Consultant
Anesthesiology
Mayo Clinic
Phoenix, Arizona

Duncan G. de Souza, MD, FRCPC
Clinical Assistant Professor
Department of Anesthesiology
University of British Columbia
Vancouver, British Columbia, Canada Director
Cardiac Anesthesia
Kelowna General Hospital
Kelowna, British Columbia, Canada

Patrick A. Devaleria, MD
Consultant
Cardiac Surgery
Mayo Clinic
Phoenix, Arizona

Marcel E. Durieux, MD, PhD
Professor
Departments of Anesthesiology and Neurosurgery
University of Virginia
Charlottesville, Virginia

Harvey L. Edmonds, Jr., PhD
Professor Emeritus
Department of Anesthesia and Perioperative
  Medicine
University of Louisville
Louisville, Kentucky

Joerg Karl Ender, MD
Director
Department of Anesthesiology
Intensive Care Medicine Heart Center
Leipzig, Germany

Daniel T. Engelman, MD
Inpatient Medical Director
Heart and Vascular Center
Baystate Medical Center
  Springfield, Massachusetts

Assistant Professor
Department of Surgery
Tufts University School of Medicine
  Boston, Massachusetts

Liza J. Enriquez, MD
Anesthesiology Attending
St. Joseph's Regional Medical Center
Paterson, New Jersey

Jared W. Feinman, MD
Assistant Professor
Department of Anesthesiology and Critical Care
Hospital of the University of Pennsylvania
Philadelphia, Pennsylvania

David Fitzgerald, MPH, CCP
Clinical Coordinator
Division of Cardiovascular Perfusion
College of Health Professions
Medical University of South Carolina
Charleston, South Carolina

Suzanne Flier, MD, MSC
Assistant Professor
Schulich School of Medicine
University of Western Ontario
London, Ontario, Canada

Amanda A. Fox, MD, MPH
Vice Chair of Clinical and Translational Research
Associate Professor
Department of Anesthesiology and Pain
  Management
Associate Professor
McDermott Center for Human
Growth and Development
University of Texas Southwestern
Medical Center
Dallas, Texas

Jonathan F. Fox, MD
Instructor
Anesthesiology
Mayo Clinic
Rochester, Minnesota

Julie K. Freed, MD, PhD
Assistant Professor of Anesthesiology
Medical College of Wisconsin
Milwaukee, Wisconsin

Leon Freudzon, MD
Assistant Professor
Department of Anesthesiology
Yale University School of Medicine
New Haven, Connecticut

Valentin Fuster, MD, PhD, MACC
Physician–in–Chief
The Mount Sinai Medical Center Director
Zena and Michael A. Wiener
Cardiovascular Institute and Marie– Josee and
  Henry Kravis Center for Cardiovascular Health
New York, New York
Director
Centro Nacional de Investigaciones
Cardiovasculare
Madrid, Spain

Theresa A. Gelzinis, MD
Associate Professor of Anesthesiology
Department of Anesthesiology
University of Pittsburgh
Pittsburgh, Pennsylvania

Kamrouz Ghadimi, MD
Assistant Professor
Cardiothoracic Anesthesiology and Critical Care
  Medicine

Department of Anesthesiology
Duke University School of Medicine
Durham, North Carolina

Emily K. Gordon, MD
Assistant Professor
Department of Anesthesiology and Critical Care
Perelman School of Medicine
Hospital of the University of Pennsylvania
Philadelphia, Pennsylvania

Leanne Groban, MD
Professor
Director, Cardiac Aging Lab
Department of Anesthesiology
Wake Forest School of Medicine
Winston–Salem, North Carolina

Hilary P. Grocott, MD, FRCPC, FASE
Professor
Departments of Anesthesia and Surgery
University of Manitoba
Winnipeg, Manitoba, Canada

Robert C. Groom, MS, CCP, FPP
Director of Cardiovascular Perfusion
Cardiovascular Services
Maine Medical Center
Portland, Maine

Jacob T. Gutsche, MD
Assistant Professor
Cardiothoracic and Vascular Section
Anesthesiology and Critical Care
Perelman School of Medicine
University of Pennsylvania
Philadelphia, Pennsylvania

Nadia Hensley, MD
Assistant Professor
Department of Anesthesiology and Critical Care
  Medicine
Johns Hopkins University School of Medicine
Baltimore, Maryland

Benjamin Hibbert, MD, PhD
Assistant Professor
CAPITAL Research Group
Department of Cardiology
University of Ottawa Heart Institute
Ottawa, Ontario, Canada

Thomas L. Higgins, MD, MBA
Chief Medical Officer
Baystate Franklin Medical Center
Greenfield, Massachusetts
Chief Medical Officer
Baystate Noble Hospital
Westfield, Massachusetts
Professor
Department of Medicine, Anesthesia, and Surgery
Tufts University School of Medicine
Boston, Massachusetts

Joseph Hinchey, MD, PhD
Cardiac Anesthesia Fellow
Anesthesiology
The Mount Sinai Hospital
New York, New York

Charles W. Hogue, MD
James E. Eckenhoff Professor of Anesthesiology
Northwestern University
Feinberg School of Medicine
Bluhm Cardiovascular Institute
Chicago, Illinois

Jay Horrow, MD, FAHA
Professor of Anesthesiology,
Physiology, and Pharmacology

Drexel University College of Medicine
Philadelphia, Pennsylvania

Philippe R. Housmans, MD, PhD
Professor
Anesthesiology
Mayo Clinic
Rochester, Minnesota

Ronald A. Kahn, MD
Professor
Department of Anesthesiology and Surgery
Icahn School of Medicine at Mount Sinai
New York, New York

Joel A. Kaplan, MD, CPE, FACC
Professor of Anesthesiology
University of California, San Diego
La Jolla, California
Dean Emeritus
School of Medicine
Former Chancellor
Health Sciences Center
University of Louisville
Louisville, Kentucky

Keyvan Karkouti, MD, FRCPC, MSC
Professor
Department of Anesthesia
Assistant Professor
Department of Health Policy, Management, and
   Evaluation
University of Toronto Scientist
Toronto General Research Institute
Deputy Anesthesiologist–in–Chief Anesthesia
Toronto General Hospital
Toronto, Ontario, Canada

Colleen G. Koch, MD, MS, MBA
Mark C. Rogers Professor and Chair
Department of Anesthesiology and Critical Care
   Medicine
Johns Hopkins University School of Medicine
Baltimore, Maryland

Mark Kozak, MD
Associate Professor of Medicine
Heart and Vascular Institute
Penn State Hershey Medical Center
Hershey, Pennsylvania

Laeben Lester, MD
Assistant Professor
Anesthesiology and Critical Care Medicine
Division of Cardiothoracic
Anesthesiology
Johns Hopkins University School of Medicine
Baltimore, Maryland

Jerrold H. Levy, MD, FAHA, FCCM
Professor and Co–Director
Cardiothoracic Intensive Care Unit
Department of Anesthesiology,
Critical Care, and Surgery
Duke University School of Medicine
Durham, North Carolina

Warren J. Levy, MD
Associate Professor
Department of Anesthesiology and Critical Care
Perelman School of Medicine
Hospital of the University of Pennsylvania
Philadelphia, Pennsylvania

Adair Q. Locke, MD
Assistant Professor
Department of Anesthesiology
Wake Forest School of Medicine
Winston–Salem, North Carolina

Martin J. London, MD
Professor of Clinical Anesthesia
University of California, San Francisco
Veterans Affairs Medical Center
San Francisco, California

Monica I. Lupei, MD
Assistant Professor of Anesthesiology and Critical
   Care Medicine
Department of Anesthesiology
University of Minnesota
Minneapolis, Minnesota

Michael M. Madani, MD
Professor of Cardiovascular and Thoracic Surgery
University of California, San Diego
La Jolla, California

Timothy Maus, MD, FASE
Associate Clinical Professor
Director of Perioperative
Echocardiography
Department of Anesthesiology
University of California, San Diego
La Jolla, California

Nanhi Mitter, MD
Physician Specialist in Anesthesia
Clinical Anesthesiologist
Emory St. Joseph's Hospital of Atlanta
Atlanta, Georgia

Alexander J.C. Mittnacht, MD
Professor of Anesthesiology
Icahn School of Medicine at Mount Sinai
Director, Pediatric Cardiac Anesthesia
Department of Anesthesiology
The Mount Sinai Medical Center
New York, New York

Christina T. Mora–Mangano, MD
Professor
Department of Anesthesiology,
Perioperative, and Pain Medicine (Cardiac)
Stanford University Medical Center
Stanford, California

Benjamin N. Morris, MD
Assistant Professor
Department of Anesthesiology
Wake Forest School of Medicine
Winston–Salem, North Carolina

J. Paul Mounsey, BM BCH, PhD, FRCP, FACC
Sewell Family/McAllister Distinguished
Professor
Director, Electrophysiology
Department of Cardiology
University of North Carolina
Chapel Hill, North Carolina

John M. Murkin, MD, FRCPC
Professor of Anesthesiology (Senate)
Schulich School of Medicine
University of Western Ontario
London, Ontario, Canada

Andrew W. Murray, MBCHB
Assistant Professor
Anesthesiology and Perioperative Medicine
Mayo Clinic
Phoenix, Arizona

Jagat Narula, MD, PhD, MACC
Philip J. and Harriet L. Goodhart
Chair in Cardiology
Chief of the Divisions of Cardiology
Mount Sinai West and St. Luke's Hospitals
Associate Dean
Arnhold Institute for Global Health at Mount

Sinai
Professor of Medicine and Radiology Icahn
   School of Medicine at Mount Sinai
Director, Cardiovascular Imaging
Mount Sinai Health System
New York, New York

Howard J. Nathan, MD
Professor
Department of Anesthesiology
University of Ottawa
Ottawa, Ontario, Canada

Liem Nguyen, MD
Associate Clinic Professor
Department of Anesthesiology
UC San Diego Medical Center
La Jolla, California

Nancy A. Nussmeier, MD, FAHA
Physician
Department of Anesthesia, Critical Care, and Pain
   Medicine
Massachusetts General Hospital
Boston, Massachusetts

Gregory A. Nuttall, MD
Professor
Anesthesiology
Mayo Clinic
Rochester, Minnesota

Daniel Nyhan, MD
Professor
Anesthesiology and Critical Care
Medicine
Division of Cardiothoracic Anesthesia
Johns Hopkins University School of Medicine
Baltimore, Maryland

Edward R. O'Brien, MD
Professor
Department of Cardiology
Libin Cardiovascular Institute
University of Calgary
Calgary, Alberta, Canada

William C. Oliver, Jr., MD
Professor
Anesthesiology
Mayo Clinic
Rochester, Minnesota

Paul S. Pagel, MD, PhD
Professor of Anesthesiology
Medical College of Wisconsin
Clement J. Zablocki VA Medical Center
Milwaukee, Wisconsin

Enrique J. Pantin, MD
Associate Professor
Department of Anesthesiology
Robert Wood Johnson University Hospital
New Brunswick, New Jersey

Prakash A. Patel, MD
Assistant Professor
Department of Anesthesiology and Critical Care
University of Pennsylvania
Philadelphia, Pennsylvania

John D. Puskas, MD
Professor of Cardiothoracic Surgery
Icahn School of Medicine at Mt. Sinai
New York, New York

Joseph J. Quinlan, MD
Professor
Department of Anesthesiology
University of Pittsburgh

Pittsburgh, Pennsylvania

Harish Ramakrishna, MD, FASE, FACC
Professor of Anesthesiology
Vice Chair–Research and Chair
Division of Cardiovascular and Thoracic
 Anesthesiology
Department of Anesthesiology Mayo Clinic
Phoenix, Arizona

James G. Ramsay, MD, PhD
Professor of Anesthesiology
Medical Director
CT Surgery ICU
Department of Anesthesiology and Perioperative
 Care
University of California, San Francisco
San Francisco, California

Kent H. Rehfeldt, MD, FASE
Associate Professor of Anesthesiology
Fellowship Director
Adult Cardiothoracic Anesthesiology
Mayo Clinic
Rochester, Minnesota

David L. Reich, MD
President and Chief Operating Officer
The Mount Sinai Hospital
Horace W. Goldsmith Professor of Anesthesiology
Icahn School of Medicine at Mount Sinai
New York, New York

Amanda J. Rhee, MD
Associate Professor
Department of Anesthesiology,
Perioperative and Pain Medicine
Medical Director of Patient Safety
Office for Excellence in Patient Care
Icahn School of Medicine at Mount Sinai
New York, New York

David M. Roth, MD, PhD
Professor
Department of Anesthesiology
University of California, San Diego
San Diego, California

Roger L. Royster, MD
Professor and Executive Vice–Chair
Department of Anesthesiology
Wake Forest School of Medicine
Winston–Salem, North Carolina

Marc A. Rozner, PhD, MD
Professor
Anesthesiology and Perioperative
Medicine and Cardiology
University of Texas MD Anderson Cancer Center
Houston, Texas

Ivan Salgo, MD, MBA
Senior Director
Global Cardiology
Philips Ultrasound
Andover, Massachusetts

Michael Sander, MD
Professor
Department of Anesthesiology Director
Anesthesiology and Intensive Care
Medicine Clinic
Charite Campus Mitte
Universität smedizin Berlin
Berlin, Germany

Joseph S. Savino, MD
Professor

Department of Anesthesiology and Critical Care
Hospital of the University of Pennsylvania
Philadelphia, Pennsylvania

John Schindler, MD
Assistant Professor of Medicine Cardiology
University of Pittsburgh Medical Center
Pittsburgh, Pennsylvania

Partho P. Sengupta, MD, DM, FACC, FASE
Professor of Medicine
Director of Interventional
Echocardiography
Cardiac Ultrasound Research and Core Lab
The Zena and Michael A. Weiner Cardiovascular
 Institute
Icahn School of Medicine at Mount Sinai
New York, New York

Ashish Shah, MD
Professor of Surgery
Department of Cardiac Surgery
Vanderbilt University Medical Center
Nashville, Tennessee

Jack S. Shanewise, MD
Professor
Department of Anesthesiology
Columbia University College of Physicians and
 Surgeons
New York, New York

Sonal Sharma, MD
Attending Anesthesiologist
Department of Anesthesiology
St. Elizabeth Medical Center
Utica, New York

Benjamin Sherman, MD
Staff Cardiothoracic Anesthesiologist
TeamHealth Anesthesia
Portland, Oregon

Stanton K. Shernan, MD
Head, Cardiac Anesthesia
Brigham & Women's Hospital
Boston, Massachusetts

Linda Shore–Lesserson, MD
Professor
Department of Anesthesiology
Hofstra Northwell School of Medicine
Hempstead, New York

Trevor Simard, MD
Clinical Research Fellow
CAPITAL Research Group
Department of Cardiology
University of Ottawa Heart Institute
Ottawa, Ontario, Canada

Thomas F. Slaughter, MD
Professor and Section Head
Cardiothoracic Anesthesiology
Department of Anesthesiology
Wake Forest School of Medicine
Winston–Salem, North Carolina

Mark M. Smith, MD
Assistant Professor
Anesthesiology
Mayo Clinic
Rochester, Minnesota

Bruce D. Spiess, MD, FAHA
Professor and Associate Chair for Research
 Anesthesiology
University of Florida College of Medicine

Gainesville, Florida

**Mark Stafford–Smith, MD, CM, FRCPC,
FASE**
Professor
Director of Fellowship Education and Adult
 Cardiothoracic Anesthesia
Department of Anesthesiology
Duke University Medical Center
Durham, North Carolina

Marc E. Stone, MD
Professor and Program Director
Fellowship in Cardiothoracic
Anesthesiology
Department of Anesthesiology
Icahn School of Medicine at Mount Sinai
New York, New York

Joyce A. Wahr, MD, FAHA
Professor of Anesthesiology
University of Minnesota
Minneapolis, Minnesota

Michael Wall, MD, FCCM
JJ Buckley Professor and Chair
Department of Anesthesiology
University of Minnesota
Minneapolis, Minnesota

Menachem M. Weiner, MD
Associate Professor
Department of Anesthesiology
Director of Cardiac Anesthesiology
Icahn School of Medicine at Mount Sinai
New York, New York

Julia Weinkauf, MD
Assistant Professor
Department of Anesthesiology
University of Minnesota
Minneapolis, Minnesota

Stuart J. Weiss, MD, PhD
Associate Professor
Department of Anesthesiology and Critical Care
Hospital of the University of Pennsylvania
Philadelphia, Pennsylvania

Nathaen Weitzel, MD
Associate Professor
Department of Anesthesiology
University of Colorado School of Medicine
Aurora, Colorado

Richard Whitlock, MD, PhD
Associate Professor
Department of Surgery
McMaster University/Population
Health Research Institute
Hamilton, Ontario, Canada

James R. Zaidan, MD, MBA
Associate Dean
Graduate Medical Education
Emory University School of Medicine
Atlanta, Georgia

Waseem Zakaria Aziz Zakhary, MD
Senior Consultant
Department of Anesthesiology and Intensive Care
 Medicine
Heart Center
Leipzig, Germany

中文版序一

　　心血管手术麻醉是最具复杂性和特殊性的专科麻醉。随着心血管外科的发展，心血管麻醉在血流动力学监测、微创手术管理、超声心动图应用和心血管药理学，以及各种脏器保护方法的改进等方面都有很大发展。在我国需要接受心血管外科手术治疗的患者众多，接受心血管手术的患者病情复杂程度和年龄禁区不断被突破，因此对心血管麻醉医师提出了更高要求。麻醉医师肩负着保障患者围术期安全和手术顺利实施的任务更为艰巨。

　　KAPLAN's Essentials of Cardiac Anesthesia for Cardiac Surgery 是美国麻醉医师尤其是心血管麻醉医师广泛参考使用的经典著作。具有丰富心血管麻醉实践经验的中南大学湘雅医院王锷教授和广东省人民医院王晟教授带领年轻一代心血管麻醉医师、心血管外科医师和灌注医师共同翻译了本书的第2版，真实呈现了原版著作的精髓，为读者全面系统掌握心血管手术麻醉理论知识提供了方便简洁的专业参考书，帮助从事心血管手术的麻醉医师、外科医师和灌注医师开展临床实践工作，改善手术效果和预后。

　　当前，麻醉学专科规范化培训正面临着新的机遇和挑战。通过学习书中内容，可帮助麻醉医师在管理心血管疾病患者实施心血管手术和非心血管手术的过程中，坚持循证医学的科学理念，提高麻醉及围术期管理水平。本书可作为心血管麻醉专科规培医师必备的实用参考书，同时亦有助于国内心血管麻醉专科培训的规范化、标准化。

　　谨代表国家心血管病中心麻醉专业委员会感谢译者团队的辛勤劳动！

国家心血管病专家委员会麻醉专业委员会主任委员

目前，我国每年有近 7000 万例患者需要进行手术麻醉，老年患者和危重症患者的麻醉数量显著增加，心血管疾病往往是影响患者围术期安全的重要因素。麻醉医师需要了解心血管疾病患者心脏手术和非心脏手术的麻醉管理原则，及时更新相关理论知识，以应对日益复杂的临床问题。随着心血管手术方式向微创发展、心血管实时影像融入麻醉监测、器官保护策略不断优化，心血管亚专科麻醉也步入快速发展通道，成为极具吸引力的麻醉亚专科方向之一。引进翻译实用、严谨、简洁的心血管手术麻醉参考书，对规范化和标准化我国住院医师和专科医师的培训、提高广大心血管麻醉医师的围术期管理水平都具有重要意义。

KAPLAN's Essentials of Cardiac Anesthesia for Cardiac Surgery, 2e 将心血管麻醉学、心脏病学、心脏外科、重症监护医学和临床药理学领域的最新信息呈现给读者。全书分六篇，从基础到临床、从术前评估到术后管理、从麻醉监测到体外循环、从常见手术到创新技术的麻醉，既精练又全面地介绍了心血管手术麻醉的重要理论和技术。这些源自心血管手术麻醉的理论知识和监测技术同样可以应用于心血管疾病患者非心脏手术麻醉管理。

中南大学湘雅医院王锷教授和广东省人民医院王晟教授带领一批具有实践经验的年轻一代麻醉医师、外科医师和体外循环医师对本书进行了翻译，并呈现给国内广大读者。本书将有助于麻醉医师在实践中做出正确的临床决策，提升心血管疾病患者的围术期医疗安全和质量，并最终改善心血管疾病患者的预后和转归。

谨代表中华医学会麻醉学分会感谢译者团队的辛勤工作和贡献！

中华医学会麻醉学分会主任委员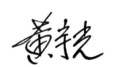

中文版序三

随着我国医疗卫生事业的快速发展及"健康中国"行动计划的实施，麻醉学科正面临着巨大医疗服务需求的挑战。越来越多患有心血管疾病的老年患者需要手术治疗。我国临床医疗一线的麻醉科医师、体外循环医师、心胸血管外科医师及其他相关诊疗的医护人员都迫切需要获取心血管麻醉理论知识的更新，以不断提升围术期医疗安全与质量。

随着微创心胸血管诊疗技术的兴起和快速发展、重要脏器保护基础与临床研究的逐步深入、术中影像诊断技术的推广应用，心血管专科麻醉成为麻醉学科最具发展前景的亚专科。由中南大学湘雅医院麻醉科王锷教授和广东省人民医院麻醉科王晟教授带领一批年轻的心血管麻醉医师共同翻译的《KAPLAN 心脏手术麻醉精要（原书第 2 版）》即将与广大读者见面，相信译者团队的辛勤工作将为大家的临床和教学工作带来一些帮助。

本书呈现了近年心血管麻醉领域的新理念、新技术和新进展，分六篇系统介绍了心血管麻醉的重点理论和技术，有助于进行心血管专科麻醉规范化、标准化培训，提升麻醉科医师及相关领域的医护人员对合并心脏疾病患者的围术期管理水平，从而更好地保障患者围术期麻醉安全与质量。

中国心胸血管麻醉学会会长

译者前言

KAPLAN's Essentials of Cardiac Anesthesia for Cardiac Surgery, 2e 中的很多资料来自于2017 年出版的大部头经典教科书 KAPLAN's Cardiac Anesthesia: In Cardiac and Noncardiac Surgery, 7e。与大部头的 KAPLAN's Cardiac Anesthesia 不同，本书更为实用、简洁，方便临床实践中查阅。虽然篇幅有所精简，但书中收录的信息量仍然很大，且采用了多种形式以突出最重要的临床信息。书中的各章内容均由各特定领域的知名专家撰写，呈现了心血管麻醉学、心脏病学、心脏外科、重症监护医学和临床药理学领域的最新信息。全书共六篇，涵盖了心血管麻醉实践中的重点和难点问题。第一篇为术前评估与管理，介绍了心脏导管和电生理实验室的诊断程序和治疗干预措施；第二篇为心血管生理学、药理学、分子生物学与遗传学，涵盖了新型心血管药物的最新资料；第三篇为监测，介绍了 2D 经食管超声心动图（TEE）的重点内容；第四篇为心脏手术麻醉，介绍了大多数心脏外科手术患者的管理；第五篇为体外循环，介绍了器官保护等重点内容；第六篇为术后管理，详述了心脏病患者的术后镇痛。

本书对提高心脏病患者非心脏手术的管理很有帮助。在心脏外科手术患者中获得的方法和经验同样也适用于接受非心脏手术的心脏病患者管理。从心脏外科手术开始应用的新的措施，如 TEE，最终将在非心脏外科手术中得到更广泛的应用。正如原著者所说的，"从事围术期管理的所有人员都应阅读和使用本书"。本书将为临床医师带来便利和帮助，有助于进一步提高国内医师对高龄和危重患者的麻醉管理水平，改善心脏病患者的手术预后和转归。

翻译过程中我们反复斟酌，希望能够准确表达原著者的原意，但由于译者众多，风格各异，解读有别，加之中外语言表达习惯有所不同，中文译版中可能存在一些表述欠妥或失当之处，恳请各位同行和读者批评、指正。

中南大学湘雅医院

广东省人民医院

原书前言

编写 *KAPLAN's Essentials of Cardiac Anesthesia for Cardiac Surgery, 2e* 旨在进一步提高心血管病患者心脏手术的麻醉管理。本书结合了 2017 年出版的大部头经典教科书 *KAPLAN's Cardiac Anesthesia: In Cardiac and Noncardiac Surgery, 7e* 中许多相关的临床资料。与专门为专科麻醉医师、专科培训住院医师、教师和临床研究员设计的大部头 *KAPLAN's Cardiac Anesthesia* 不同，本书主要供住院医师、注册麻醉护士和经验有限的麻醉医师使用。全新第 2 版中的各章内容均由各特定领域的知名专家撰写，并经过统筹编排，以最大限度地发挥其临床价值。我们将来自麻醉学、心脏病学、心脏外科学、重症监护医学和临床药理学领域的最新信息整合在一起，为读者提供完整的临床全貌。简洁的精要信息能够使临床医师理解每个主题的基本原理，并有助其在临床实践中应用。由于书中提供的信息量依然很大，所以编排上采用了多种形式以帮助突出最重要的临床信息，例如每章开篇的要点，强调了本章涵盖的主要领域，每章最后的推荐阅读均为关键的参考文献，从中可以获得更多信息。当然，读者也可以从大部头版本的 *KAPLAN's Cardiac Anesthesia: In Cardiac and Noncardiac Surgery, 7e* 中获得各章完整的参考文献列表，以及本书所涵盖临床方法的基础实验数据和转化医学相关内容。

本书分为以下几篇。

- 第一篇　术前评估与管理：包括心脏导管和电生理实验室的诊断程序和治疗干预措施。
- 第二篇　心血管生理学、药理学、分子生物学与遗传学：包括有关新型心血管药物的最新资料。
- 第三篇　监测：包括 2D 经食管超声心动图（TEE）的重点内容。
- 第四篇　心脏手术麻醉：涵盖了大多数心脏外科手术患者的管理。
- 第五篇　体外循环：包括器官保护重点内容。
- 第六篇　术后管理：涉及了心脏病患者的术后镇痛。

本书可延伸应用于大量接受非心脏手术的心脏病患者管理中。在心脏外科手术患者中获得的许多信息同样适用于接受非心脏大手术或小手术的心脏病患者管理。某些相同的监测和麻醉技术可用于其他高风险的外科手术中。从心脏外科手术开始应用的新措施，如 TEE，最终将在非心脏外科手术中得到更广泛的应用。因此，我们认为，从事围术期管理的所有人员均应阅读和使用本书。非常感谢参与撰写本书的各位著者，这些临床专家已将心脏麻醉推向了备受推崇的领域。此外，他们也是许多住院医师和医学生的老师，他们将推动专科麻醉的发展，并进一步提高对高龄和危重患者的麻醉管理。

Joel A. Kaplan, MD, CPE, FACC

Brett Cronin, MD

Timothy Maus, MD, FASE

目 录

第一篇　术前评估与管理

第二篇　心血管生理学、药理学、分子生物学与遗传学

第三篇　监　测

第四篇　心脏手术麻醉

第五篇　体外循环

第六篇　术后管理

第一篇
术前评估与管理

Preoperative Assessment and Management

第 1 章
心脏风险、影像与心内科会诊
Cardiac Risk, Imaging, and the Cardiology Consultation

Manish Bansal　Valentin Fuster　Jagat Narula　Partho P. Sengupta　著

李龙艳　译

要　点

- 采用多因素模型评估风险指数，关注术前和（或）术中的可变因素。
- 围术期风险的关键预测因素取决于手术的类型和目标。
- 新的风险模型可用于心脏瓣膜手术，以及冠状动脉和瓣膜联合手术。
- 围术期心脏病发病率是多因素的，危险因素预测有助于个体化评估患者的风险。
- 心肌损伤的评估基于对心肌影像学（如超声心动图）、心电图（ECG）和血清生物标志物信息的综合分析，因诊断标准不同诊断存在较大差异。
- 超声心动图是心脏影像学中使用最广泛的方式，几乎用于所有心脏病。
- 负荷超声心动图有助于评估可诱导的心肌缺血、心肌活力和某些瓣膜疾病。
- 心肌灌注成像可使用单光子发射计算机断层扫描（SPECT）或正电子发射断层扫描（PET），用于评估心肌缺血和心肌活力。
- 当结果存在矛盾或在术前阶段需要进一步的信息时，越来越多地使用心脏计算机断层扫描（CT）和心脏磁共振（MRI）。
- 心脏磁共振（MRI）是定量评估心室容积、射血分数和心肌质量的金标准，它还能够评估心室和瓣膜功能、动脉粥样硬化和斑块成分。
- CT 主动脉造影（CTA）是评估主动脉瘤和夹层的最佳方式。此外，CT 冠状动脉血管造影提供了有创冠状动脉造影术的替代方法，用于为非冠状动脉手术患者排除严重的冠状动脉疾病。

1983 年，蒙特利尔心脏研究所的 Paiement 和同事提出了第一个心脏手术风险评分方案。此后制订了许多术前心脏手术风险指数，用于识别并权衡影响特定不良结局可能性的患者特征，并使用获得的风险指数来调整外科医师和已编制绩效资料的中心之间的病例组合差异。除了在各中心之间进行对照外，术前心脏手术风险指数还用于在制订诊疗计划时为患者及其家属提供咨询，确定需要特殊护理的高危人群、成本效益及干预措施的有效性，提升医师的工作水平，以及评估与疾病严重程度有关的成本。

一、心脏手术患者的心脏风险评估和心脏风险模型

在定义重要的危险因素和制订风险指数时，不

同的研究使用了不同的主要结局。术后死亡率仍是反映围术期患者损伤最明确的结局。死因分为心源性和非心源性的，心源性又分为缺血性和非缺血性的。术后死亡率被报道为住院期间死亡率或术后30d死亡率。尽管对于出院患者在家中或其他场所的死亡率评估困难，导致术后30d死亡率往往难以获取，但它是更为标准的术后死亡率定义。经过风险校准后的术后死亡率模型可用于评估不同预防心肌损伤技术的相对有效性，但它们不能实时提供有益于预防损伤的信息。术后死亡率也被用作衡量心脏外科手术水平的指标。

术后并发症包括急性心肌梗死（acute myocardial infarction，AMI），可逆性事件如充血性心力衰竭（congestive heart failure，CHF）和需要正性肌力药物支持。由于资源利用已成为医院重要的财务考虑因素，因此重症监护病房（intensive care unit，ICU）停留时间被越来越多地用于评估风险指数。

（一）围术期和术后并发症发生率和死亡率的预测因子

最初的心脏手术 [冠状动脉旁路移植术（coronary artery bypass graft，CABG）和瓣膜手术] 的风险评分方案确定了8个风险因素：①左心室（left ventricular，LV）功能差；②CHF；③不稳定型心绞痛或最近的心肌梗死（MI）（6周内）；④年龄大于65岁；⑤严重肥胖（体重指数 > 30kg/m^2）；⑥再次手术；⑦急诊手术；⑧其他严重或未控制的系统性疾病。研究人员根据风险因素将患者分为三类：没有上述风险因素的患者（正常）、具有一种风险因素的患者（风险增加）和具有一种以上风险因素的患者（高风险）。在一项针对500名心脏手术患者的研究中发现，手术死亡率随着风险评分的增加而增加（验证了评分系统）。

CABG手术最常用的风险评分系统是由Parsonnet及其同事开发的（表1-1）。通过对3500例手术进行单变量回归分析，确定了14个住院期间或术后30d死亡率的危险因素。通过构建一个相加模型，在1332例心脏手术中进行了前瞻性评估。有5类风险被确认与死亡率、并发症发生率和住院时间的增加有关。Parsonnet指数经常被用作机构间比较的基准。自Parsonnet模型发布以来，常规使用中的众多技术进步已降低了CABG的死亡率。

表1-1 相加模型

危险因素	权重（分数）
女性	1
病态肥胖（≥ 1.5 倍理想体重）	3
糖尿病（未指定类型）	3
高血压（收缩压 > 140mmHg）	3
射血分数（%）	
好（> 50）	0
减退（30～49）	2
差（< 30）	4
年龄（岁）	
70—74	7
75—79	12
≥ 80	20
再次手术	
第1次再手术	5
第2次再手术	10
术前行 IABP	2
左心室壁瘤	5
PTCA 或心导管并发症后急诊手术	10
透析患者（腹膜透析或血透）	10
危及生命的状态（如急性结构性缺损、心源性休克、急性肾衰竭）[a]	10～50[b]
其他少见的情况（如截瘫、起搏器依赖、成人先天性心脏病、严重的哮喘）[a]	2～10[b]
瓣膜手术	
二尖瓣手术	5
肺动脉压力≥ 60mmHg	8
主动脉瓣手术	5
跨瓣压差 > 120mmHg	7
瓣膜手术同时搭桥	2

a. 在实际工作中，这些危险因素需要权衡考虑
b. 在单变量分析中，这些数值预示着手术死亡率的增加
IABP. 主动脉内球囊反搏；PTCA. 经皮腔内冠状动脉成形术
经许可引自 Parsonnet V, Dean D, Bernstein A. A method of uniform stratification of risk for evaluating the results of surgery in acquired adult heart disease. *Circulation*. 1989;79:13.

胸科医师协会（Society of Thoracic Surgeons，STS）国家成人心脏外科数据库（National Adult Cardiac Surgery Database，NCD）（表1-2）是计算风险调整评分系统最可靠的数据来源。该数据库成

表 1-2 风险模型结果

变　量	比值比（OR）
年龄（每 10 岁递增）	1.640
女性	1.157
除白人以外的其他种族	1.249
射血分数	0.988
糖尿病	1.188
肾功能不全	1.533
血清肌酐值（如果存在肾功能不全）	1.080
透析患者（如果存在肾功能不全）	1.381
肺动脉高压	1.185
脑血管意外时间	1.198
慢性阻塞性肺疾病	1.296
外周血管疾病	1.487
脑血管病	1.244
急性进展期心肌梗死	1.282
心肌梗死时间	1.117
心源性休克	2.211
使用利尿药	1.122
血流动力学不稳定	1.747
三支血管病变	1.155
左主干病变 > 50%	1.119
术前已行主动脉内球囊反搏	1.480
状态	
急诊	1.189
紧急抢救	3.654
首次再手术	2.738
多次再手术	4.282
心律失常	1.099
体表面积	0.488
肥胖	1.242
纽约心功能分级Ⅳ级	1.098
使用类固醇	1.214
充血性心力衰竭	1.191
术后 6h 内 PTCA	1.332
血流动力学不稳定的血管造影意外	1.203
使用洋地黄类药物	1.168
静脉注射硝酸盐类药物	1.088

PTCA. 经皮腔内冠状动脉成形术

经 Society of Thoracic Surgeons 许可，引自 Shroyer AL, Plomondon ME, Grover FL, et al. The 1996 coronary artery bypass risk model: the Society of Thoracic Surgeons Adult Cardiac National Database. *Ann Thorac Surg.* 1999;67:1205.

立于 1989 年，2008 年有 892 家医院参与，并持续增长。这个数据库是世界上最大的数据库之一，允许参与者根据区域和国家标准对其风险调整后的结果进行基准测试。每半年将新的患者数据纳入 STS 数据库。

目前有 3 种常见的 STS 风险模型：CABG 模型、瓣膜模型（主动脉瓣或二尖瓣）和瓣膜 + CABG 模型。这 3 种模型包括 7 个具体的精确定义的手术：CABG 模型是指单独的 CABG；瓣膜模型包括单独的主动脉瓣或二尖瓣置换和二尖瓣修复；瓣膜 + CABG 模型包括主动脉瓣置换 + CABG、二尖瓣置换 + CABG 和二尖瓣修复 + CABG。除手术死亡率外，这些模型会出现 8 个终点指标，包括再次手术、不可逆的脑卒中、肾衰竭、胸骨深部伤口感染、长时间（ > 24h）机械通气、主要并发症发病率、手术死亡，以及最后短时间（ < 6d）和长时间（ > 14d）的术后住院时间。这些模型每几年更新 1 次，每年进行 1 次校准，以便为区域和国家基准制订提供一个即时和准确的工具，并提供公众报告。风险因素的校准基于观察结果与预期结果的比率（O/E 比值），校准因素每季度更新 1 次。对预期死亡率（E）进行校准，以获得全国 O/E 比值。

欧洲心脏手术风险评估系统（European System for Cardiac Operative Risk Evaluation，EuroSCORE）是另一种广泛应用的心脏手术风险评估模型。它是根据对来自欧洲 128 个中心的 19 030 名接受不同类型心脏外科手术的患者的分析而构建的（表 1-3 和表 1-4）。以下危险因素与死亡率增加有关：年龄、女性、血清肌酐水平升高、心外动脉病变、慢性呼吸道疾病、严重神经功能障碍、既往心脏手术史、近期心肌梗死、左心室射血分数（LVEF）降低、慢性充血性心力衰竭、肺动脉高压、活动性心内膜炎、不稳定型心绞痛、急诊手术、术前危急情况、室间隔破裂、非冠状动脉手术、胸部主动脉手术。对于一个特定的个体，这些危险因素中的每一个都被分配一个分数，这些分数的总和被用来预测手术风险。2003 年发布了一个更为精细的 EuroSCORE 版本，以便对被认为处于非常高风险的个体进行更为准确的风险评估。

2011 年，依据新的循证证据，对 EuroSCORE 进行了重新调整。修订后的 EuroSCORE 被称为 EuroSCORE Ⅱ，不仅保留了原始模型强大的区分能

表 1-3　风险因素、定义和权重（分数）

风险因素	定 义	权重（分数）
患者相关因素		
年龄	每 5 岁或超过 60 岁	1
性别	女性	1
慢性呼吸道疾病	因为肺疾病长期使用支气管舒张药或类固醇	1
心外动脉病变	存在以下一种或多种情形：跛行；颈动脉闭塞或狭窄＞50%；已经或计划实施腹主动脉、四肢动脉或颈动脉介入手术	2
神经功能障碍	严重影响行走或日常生活的疾病	2
既往心脏手术史	需要打开心包	3
血清肌酐	术前血清肌酐＞200μmol/L	2
活动性心内膜炎	手术时仍需要抗生素治疗的心内膜炎	3
术前危急情况	存在以下一种或多种情形：室性心动过速、心室颤动或心搏骤停；术前心脏按压；入手术室前需要机械通气；术前需要正性肌力药物支持；主动脉内球囊反搏；术前急性肾衰竭（无尿或少尿＜10ml/h）	3
心脏相关因素		
不稳定型心绞痛	到达麻醉诱导室之前存在静息心绞痛，需要静脉注射硝酸盐类药物	2
左心室功能障碍	轻度或 LVEF 为 30%～50% 差或 LVEF ＜ 30% 近期心肌梗死（＜90d）	1 3 2
肺动脉高压	肺动脉收缩压＞60mmHg	2
手术相关因素		
急诊手术	在下一个工作日开始前进行手术安排	2
除单独 CABG 外的其他手术	联合或不联合 CABG 的其他大型心脏手术	2
胸部主动脉手术	升主动脉、主动脉弓或降主动脉疾病	3
心肌梗死后室间隔破裂		4

CABG. 冠状动脉旁路移植术；LVEF. 左心室射血分数

引自 Nashef SA, Roques F, Michel P, et al. European system for cardiac operative risk evaluation (EuroSCORE). *Eur J Cardiothorac Surg.* 1999;16:9.

表 1-4　EuroSCORE 评分系统的应用

EuroSCORE	患者人数（N）	死亡人数（N）	死亡率的 95% 可信区间	
			实测值	预测值
0～2（低风险）	4529	36（0.8%）	0.56～1.10	1.27～1.29
3～5（中风险）	5977	182（3.0%）	2.62～3.51	2.90～2.94
≥6（高风险）	4293	480（11.2%）	10.25～12.16	10.93～11.54
合计	14 799	698（4.7%）	4.37～5.06	4.72～4.95

经许可引自 Nashef SA, Roques F, Michel P, et al. European system for cardiac operative risk evaluation (EuroSCORE). *Eur J Cardiothorac Surg.* 1999;16:9.

力，还提高了风险评估的精确性。EuroSCORE Ⅱ目前是评估心脏手术风险的推荐模型。可以在线访问（网站 www.euroscore.org/calc.html）或作为智能应用程序下载。

（二）风险指数的一致性

许多不同的变量被发现与心脏手术期间风险增加相关，但只有少数变量被一致发现是多种多样研究环境中的主要风险因素。年龄、女性、左心室功能、体型、再次手术、手术类型和手术紧急程度是大多数模型中一致存在的变量（框 1-1）。

尽管许多研究者已经发现各种合并疾病是重要的危险因素，但是除了肾功能不全和糖尿病之外，没有任何疾病被一致证明是危险因素。在大多数研究中，这两种合并疾病被证明是重要的危险因素（框 1-2）。

二、心脏手术围术期心肌损伤的来源

心肌损伤是心脏手术后最常见的并发症，也是医院并发症和死亡最重要的原因，表现为短暂性心肌收缩功能障碍（顿抑）或 AMI，或两者兼而有之。此外，有围术期心肌梗死的患者长期预后较差，只有 51% 的患者在 2 年后没有发生不良心脏事件，而没有围术期心肌梗死患者的比率为 96%。心肌坏死是在心肌血流中断后几分钟内（例如心脏手术期间）开始发生的进行性病理性缺血改变（框 1-3）。部分或完全血流中断的持续时间决定了心肌坏死的程度，主动脉阻断（aortic cross-clamping，AXC）和体外循环（cardiopulmonary bypass，CPB）的持续

框 1-1　与心脏手术风险增加相关的常见因素

• 年龄	• 再次手术
• 女性	• 手术类型
• 左心室功能	• 手术紧急程度
• 体型	

框 1-2　与风险增加相关的医疗情况

• 肾功能不全
• 糖尿病（存在争议）
• 近期急性冠状动脉综合征

框 1-3　围术期心肌损伤的决定性因素

• 血流中断
• 缺血心肌再灌注
• 体外循环的全身不良反应

时间一直被证明是手术预后的主要决定因素。

（一）缺血心肌再灌注

需要中断血流流向心脏的外科手术必须在术后恢复灌注。再灌注虽然对组织和器官的生存至关重要，但也不是没有风险，因为再灌注本身可能导致细胞损伤加重。有限时间（< 20min）的心肌缺血再灌注会使功能恢复而无结构损伤或组织损伤的生化证据，然而长时间缺血的心脏组织再灌注会导致心肌再灌注损伤。

心肌再灌注损伤是指在再灌注时存活的心肌细胞死亡，是再灌注引起的一个或多个事件的直接结果。缺血心肌的血流恢复引起心肌细胞损伤，在缺血引起的损伤范围之外导致更大范围的不可逆损伤。根据缺血持续时间的长短，再灌注引起的细胞损伤可能可逆，也可能不可逆。如果缺血 20min 内开始再灌注，所造成的心肌损伤是可逆的，其功能特点是心肌收缩力降低，但最终可以完全恢复。尽管收缩功能受损的持续时间不定，但在缺血区域没有检测到心肌组织坏死，这种现象叫作心肌顿抑。然而，缺血超过 20min 后开始再灌注会加重不可逆心肌损伤或细胞坏死程度。再灌注期间组织坏死的程度与缺血的持续时间直接相关。组织坏死开始发生在缺血心肌的心内膜下区域，并延伸至危险区的心外膜下区域，这通常被称为 Q 波前现象。再灌注过程中发生的细胞死亡在显微镜下的特征为爆炸性肿胀，包括组织晶格断裂、收缩带、线粒体肿胀和线粒体内磷酸钙沉积。

（二）体外循环的全身不良反应

除了阻断和恢复心肌血流导致的损伤之外，由体外循环管路的接触激活引起的系统性损伤也可能导致心脏损伤。心脏外科患者的炎症是由复杂的体液和细胞机制相互作用而产生的，包括凝血酶、补体、细胞因子、中性粒细胞、黏附分子、肥大细胞和多种炎症介质的激活、生成或表达。由于炎症级

联的瀑布反应发生放大，产生多器官系统功能障碍，可表现为凝血障碍、呼吸衰竭、心肌功能障碍、肾功能不全和神经认知缺陷。凝血和炎症也通过体液和细胞机制的网络紧密相连，包括凝血和纤溶级联的组织因子和蛋白酶。

三、心脏手术围术期心肌损伤的评估

由于心脏损伤是持续发生的，在心脏外科手术中如何测量心肌损伤仍缺乏共识。心电图（electrocardiography，ECG）的改变、生物标记物的升高和心功能的测量都已被使用（框 1-4），但所有的评估模式都受到手术直接引起的心肌创伤的影响。2000 年，美国心脏病学会 / 欧洲心脏病学会（American College of Cardiology/European Society of Cardiology，ACC/ESC）发布了心肌梗死的定义，包括在冠状动脉介入治疗的情况下，心肌肌钙蛋白或肌酸激酶、肌酸激酶同工酶或两者在血液中的浓度出现特征性的上升和下降，其他指标的敏感性和特异性不高（图 1-1）。

根据这一最新版本，心肌梗死可以通过检测心脏生物标记物（最好是肌钙蛋白）特征性的上升和下降（至少一个值高于参考上限的 99%）加上以下任何形式的心肌缺血证据来诊断：缺血症状，ECG 改变提示新的缺血（新的 ST-T 改变或新的左束支传导阻滞），ECG 出现病理性 Q 波或影像学证据出现新的存活心肌丢失或新的节段性室壁运动异常（regional wall motion abnormality，RWMA）。由于 CABG 本身导致的心脏创伤可以引起血清心肌

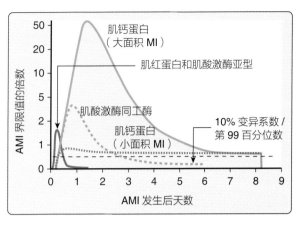

▲ 图 1-1　急性心肌梗死后血液中各种标记物出现的时间进程

所示为肌红蛋白和肌酸激酶亚型、大面积 / 小面积心肌梗死后肌钙蛋白和肌酸激酶同工酶的时间 - 浓度 / 活性曲线。注意：对于心肌肌钙蛋白，部分患者还有第 2 个峰值。AMI. 急性心肌梗死；MI. 心肌梗死（引自 Jaffe AS, Babuin L, Apple FS: Biomarkers in acute cardiac disease: the present and the future. *J Am Coll Cardiol.* 2006;48:1–11. ）

酶升高，因此建议在心脏手术后即刻诊断心肌梗死时，心脏生物标记物升高的水平超过参考上限的第 99 百分位数的 10 倍则具有诊断意义。然而，此阈值对于诊断体外循环下 CABG 后的心肌梗死更为可靠。与之相比，心脏生物标记物的水平在 CABG 联合瓣膜置换术后显著升高，在非体外循环下 CABG 术后则相对较低。

四、心血管影像

影像学检查是心脏手术患者围术期评估和管理的基础。在过去很长一段时间里，心导管和核素显像是临床上唯一可用的方法。20 世纪 70 年代早期，超声心动图的引入预示着心血管成像领域的一场革命，超声心动图很快超越了其他成像方式，成为心脏成像最重要的部分。由于其无创、安全、易获得、可携带、可重复及提供大量临床相关信息的能力，目前超声心动图仍然是最有用的心脏成像方法。在过去的几十年里，随着心脏计算机断层扫描（cardiac computed tomography，CCT）、心脏磁共振（cardiac magnetic resonance，CMR）和正电子发射断层扫描（positron emission tomography，PET）作为常规临床评估工具的发展，成像技术又一次出现

框 1-4　围术期心肌损伤的评估

- 评估心脏功能
- 超声心动图
- 核素成像
- 心电图
- Q 波
- ST-T 波改变
- 血清生物标记物
- 肌红蛋白
- 肌酸激酶
- 肌酸激酶同工酶
- 肌钙蛋白
- 乳酸脱氢酶

了爆炸式发展。在围术期评估方面，这些影像学方法对传统影像学的补充多于对传统影像学的替代。

五、超声心动图

所有计划心脏手术的患者都需要进行经胸超声心动图（transthoracic echocardiography，TTE）检查，并且 TTE 常常是手术决策的基础。对于非手术患者，TTE 通常足以提供临床诊疗所需的大部分信息，但对于考虑手术的患者，也经常需要进行经食管超声心动图（transesophageal echocardiography，TEE）检查。术前，TEE 有助于提供对手术计划至关重要的信息（例如采用瓣膜成形还是瓣膜置换、单独 CABG 还是联合二尖瓣成形）；在手术期间，TEE 是唯一可用于心脏成像的设备；在术后即刻，由于组织水肿、外科敷料和引流物的存在，以及变动患者位置困难，经胸成像非常具有挑战性，因此常常使用 TEE。

（一）左心室收缩功能评估

左心室收缩功能在所有心脏情况下都是最重要的预后预测因素之一，几乎所有治疗决策都受到左心室收缩功能状态的影响。对于心脏麻醉医师来说，术前了解左心室收缩功能对于预测和准备围术期并发症至关重要，而左心室收缩功能评估则是诊断和处理血流动力学不稳定的原因所必需的。左心室收缩功能障碍的患者行 CABG 手术，CPB 后需要更多的正性肌力支持。此外，收缩功能障碍是手术死亡率的可靠预测指标。

LVEF 是测量左心室整体收缩功能最简单、应用最广泛的指标。目前有许多超声心动图方法可用于 LVEF 的估计，但双平面改良辛普森法最为准确，也是美国超声心动图学会（American Society of Echocardiography，ASE）推荐的方法（图 1-2）。然而，在实际操作中，LVEF 通常仅通过目测进行半定量估计，并且由经验丰富的超声医师评估时，该技术被证明具有相当高的精确度。

节段性左心室收缩功能

在心脏病患者中，节段性左心室收缩功能的评估具有相当大的临床意义。冠心病（coronary artery disease，CAD）是一种典型的节段性影响左心室功能的心脏病，而存在节段性左心室收缩功能障碍是潜在 CAD 的诊断依据。对节段性左心室收缩功能的评估也提供了对心肌损伤整体程度的评估，可以识别受影响的冠状动脉，并有助于评估心肌存活率和诱导性心肌缺血。

（二）左心室舒张功能评估

左心室舒张功能异常在心脏手术患者中很常见，并且与诊断和预后相关。CABG 术中和术后舒张功能不全与体外循环时间延长和术后 12h 内需要更多的肌力支持有关。这可能是由于 CABG 术后舒张功能恶化，持续数小时所致。舒张功能障碍增加围术期并发症发生率和死亡率的风险。

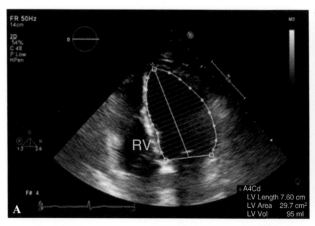 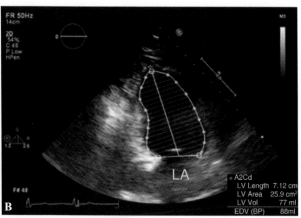

▲ 图 1-2 用辛普森圆盘总和法测量左心室容积和射血分数

A. 舒张末期心尖四腔心；B. 舒张末期心尖两腔心。LA. 左心房；RV. 右心室（译者注：原著图片注释 B 为收缩末期心尖四腔心，分析超声图片及心动周期应为舒张末期心尖两腔心，已修改）

超声心动图是目前临床上评价左心室舒张功能的最佳方法，有几种用超声心动图测量左心室舒张功能的方法。检查通常从二尖瓣流入血流开始，具体的二尖瓣血流测量包括二尖瓣血流舒张早期（E）和舒张晚期（A）速度、两者之比（E/A）和E波减速时间（dtE）；组织多普勒成像测量二尖瓣环舒张早期速度（e'），二尖瓣E/e'比值（E/e'）为左心室充盈压（LV filling pressure，LVFP）提供了一种准确、相对不依赖负荷的测量方法；左心房（left atrial，LA）容积和三尖瓣反流（tricuspid regurgitation，TR）速度（用于估计肺动脉收缩压）也是一种有用的测量方法。综合所有这些信息可快速评估大多数

患者的左心室舒张功能。必要时可通过评估肺静脉血流、二尖瓣流入速度、等容舒张时间和肺动脉压力来获得附加信息。ASE最近发表了一份指南，概述了在有和无左心室收缩功能障碍的患者中评估左心室舒张功能、估计左心室充盈压或左心房压的步骤。使用这种算法，左心室舒张功能障碍可分为正常或异常，异常时可分为1级（舒张功能减低）、2级（假性正常化）或3级（限制性舒张功能障碍）（图1-3）。

（三）右心功能评估

在没有先天性心脏病的情况下，右心功能不全通常继发于左心病变，特别是二尖瓣病变和严重的

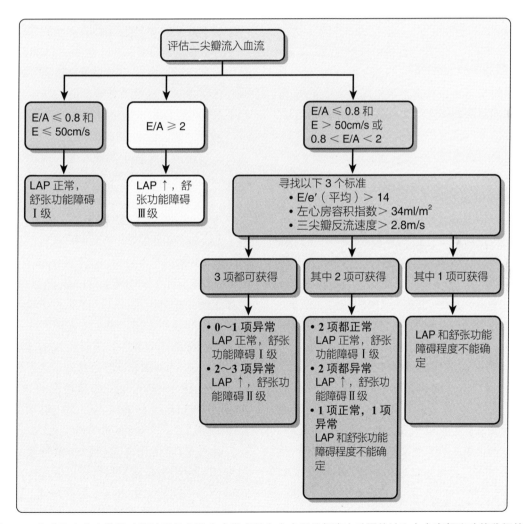

▲ 图1-3　有或无左心室收缩功能障碍的心肌疾病患者其左心房压的超声心动图估计和左心室舒张功能分级的算法

A. 二尖瓣血流舒张晚期速度；E. 二尖瓣血流舒张早期速度；e'. 二尖瓣环舒张早期速度；LAP. 左心房压力（改编自 Nagueh SF, Smiseth OA, Appleton CP, et al. Recommendations for the evaluation of left ventricular diastolic function by echocardiography: an update from the American Society of Echocardiography and the European Association of Cardiovascular Imaging. *J Am Soc Echocardiogr*. 2016;29:277-314.）

左心室收缩功能不全。此外，阻塞性肺疾病和肺血栓栓塞在心脏外科患者中也很常见。原发性右心病变发生率较低，包括右心室（right ventricular，RV）MI 和器质性三尖瓣病变。

（四）瓣膜损害的评估

瓣膜性心脏病是继冠心病之后第二常见的心脏手术指征，接受其他类型心脏手术和非心脏手术的患者也经常共存瓣膜病变。超声心动图是目前评价瓣膜性心脏病的最佳方法。TTE 和 TEE 的结合可以对瓣膜解剖和功能进行全面评估，并提供确定是否需要瓣膜手术和手术类型所需的所有相关信息。此外，术中 TEE 在评估瓣膜手术的充分性和识别手术相关的并发症（如左心室流出道梗阻、瓣周漏）方面也很有用。

（五）负荷超声心动图

在成像时加入血流动力学激发因素大大扩展了超声心动图的诊断范围，可以评估可诱导的心肌缺血和心肌存活率，证实患者的症状，还可以更好地评估瓣膜病变的血流动力学变化。

心肌缺血

评估心肌缺血的存在、范围和严重程度是进行负荷超声心动图最常见的指征。在负荷超声心动图检查中，通过新的室壁运动异常来诊断诱导性缺血，这些异常可能表现为收缩延迟、收缩减弱或没有收缩。

患者的负荷可以通过运动或使用药物来激发。在体力活动的患者中，运动是首选的方式，因为它是生理性的，与症状相关，可以评估功能储备，并且其本身就是一项强有力的预后标志。运动通常在跑步机上进行，有时也可以在自行车测功器上进行。

药物激发试验可以使用多巴酚丁胺（一种变时、变力药物）或血管扩张药（如双嘧达莫或腺苷）进行。阿托品常与药物激发试验相结合，以增加试验的敏感性。

负荷超声心动图检测诱导性缺血的准确性已在许多研究中得到验证。在一个大的 Meta 分析中，运动超声心动图的平均敏感性和特异性分别为 83% 和 84%，多巴酚丁胺超声心动图、双嘧达莫超声心动图、腺苷负荷超声心动图分别为 80% 和 85%、71% 和 92%、68% 和 81%。

六、心肌核素显像

心肌核素显像至少在术前是评估心肌缺血和存活率最广泛使用的方法。心肌核素显像主要有单光子发射计算机断层显像（single-photon emission computed tomography，SPECT）和正电子发射断层显像（PET），两者都使用放射性衰变原理来评估心肌及其血液供应。SPECT 中使用的放射性核素是 ^{99m}Tc 和铊 ^{201}Tl。尽管 PET 也使用放射性同位素来产生图像，但实际的图像形成过程与 SPECT 有很大不同。PET 评价心脏最常用的放射性同位素是 ^{82}Rb、^{13}N- 氨和 ^{18}F。

检测心肌缺血是进行心肌灌注成像最常见的适应证。SPECT 或 PET 均可达到此目的，其原理是评估静息和激发后左心室心肌对放射性同位素的摄取。在存在明显冠状动脉狭窄的心肌区域，激发后心肌对放射性同位素的摄取减少。

核素显像，包括 SPECT 和 PET 心肌灌注显像，通过在数据采集过程中实现心电门控，也可用于评价左心室整体和节段收缩功能。

七、心脏计算机断层扫描（CCT）

自 21 世纪早期出现亚毫米分辨率的多排 CT（multidetector CT，MDCT）扫描仪以来，CCT 在临床上的应用显著增长，可以对冠状动脉解剖进行评估。X 线管产生横穿患者的光束，并由扫描仪另一侧的探测器阵列接收。球管和探测器阵列相互耦合，以 250～500 微秒 / 转的速度围绕患者旋转。在当今的先进技术下，256 排系统是标准配置，320 排覆盖 16cm 的系统能够在一次心跳和旋转中捕获整个心脏。

由于 CCT 使用电离辐射制作图像，人们担忧过度的医疗辐射暴露。尽管可以采用一些技术，如前瞻性心电门控采集来减少辐射剂量，但必须对有选择 CCT 指征的患者进行风险 - 效益评估。

冠状动脉血管成像是目前最常见的 CCT 指征之一。当对冠状动脉成像时，患者的心率必须降低到每分钟 65 次以下，这通常需要口服或静脉注射 β 受体拮抗药。扫描完成后，在心动周期的各个点重建图像，并在计算机工作站上进行分析。心脏CT血管造影（CCTA）已被广泛应用于无缺血性心脏病的冠心病诊断，其敏感性为94%，阴性预测值为99%。CCTA越来越多地被用于低到中等概率的瓣膜手术患者术前排查冠心病，以避免有创检查。

CT主动脉造影是评估主动脉病变（如主动脉瘤和非急诊夹层）的首选影像学方法。用于评估主动脉的成像方案与用于CCTA的成像方案相似。由于升主动脉在心动周期内显著移动，所以以门控扫描必须与患者的心电图一致。非门控扫描有固有的运动伪影，可能与解剖混淆。使用前瞻性心电门控也可以最大限度地减少辐射暴露。显示主动脉根部和冠状动脉是至关重要的，因为升主动脉夹层可能累及冠状动脉的开口。

尽管超声心动图是诊断瓣膜疾病的金标准，但如果TTE和TEE技术上有困难或发现有差异，则可能需要使用CCT或CMR进行高级成像。与CCT相比，CMR可以提供更多的功能数据，但如果需要进一步的瓣膜解剖信息，则可以使用CCT。在评价人工瓣膜时，CCT通常优于CMR，因为CMR可以看到瓣膜上的金属伪影。

CCT具有良好的时空分辨率，也有助于准确评估左心室功能。CCT可以使用实际三维容积计算左心室收缩功能。因为必须获得整个心动周期（包括收缩期和舒张期），所以使用回溯扫描用于功能分析。然后以10%的心脏相位间隔，从0%（收缩早期）到90%（舒张晚期）重建原始数据集，以获得功能信息。先进的计算机工作站允许视频图像在多个平面上重建和显示。节段性室壁运动分析也可以使用17节段模型进行。

八、心血管磁共振成像（CMR）

CMR是一种稳固的多功能成像方式。它能够评估心脏状态的多种因素，包括功能、形态、血流、组织特征、灌注、血管造影和代谢。它之所以能够做到这一点，是因为它能够利用磁场对人体内氢原子丰度的影响，在不使用任何电离辐射的情况下分辨形态。多对比CMR使用组织的固有分子特性和三种类型对比剂。

CMR被认为是定量评估双心室容积、射血分数和质量的金标准，同时还具有良好的重复性。CMR具有良好的空间和时间分辨率，允许电影成像。

CMR还可以通过评估钆对比剂第一次通过心肌用于灌注成像。利用3个左心室短轴切面采集心电门控图像。注射对比剂时，对比剂首先通过心脏右侧，然后通过左心室腔和左心室心肌。灌注的评估需要连续几次心跳的成像，在此期间对比剂完成其第一次通过心肌过程。成像必须在一次屏息内完成。

CMR已成为评价心肌瘢痕形成的金标准。晚期钆增强可作为心肌瘢痕形成的标志。静脉注射钆对比剂，5～10min后成像。钆倾向于在细胞外积聚，在正常心肌中钆的沉积空间不足。在慢性瘢痕的背景下，由于广泛纤维化使间质组织扩大，钆分布的体积增加。因此，正常或存活的心肌呈现空或暗，而瘢痕呈现亮。延迟增强成像的优点是可以评估瘢痕的跨壁范围。对图像进行目视分析，通过瘢痕厚度与室壁厚度的比较百分比（即无瘢痕、1%～25%、26%～50%、51%～75% 或 75%～100%）进行量化。如果瘢痕厚度不超过室壁厚度的50%，则认为该壁段是可存活的，并且有很大的概率恢复功能。

第 2 章
心导管室：成人介入诊疗常规
Cardiac Catheterization Laboratory: Diagnostic and Therapeutic Procedures in the Adult Patient

Theresa A. Gelzinis Mark Kozak Charles E. Chambers John Schindler 著

罗 慧 译

要 点

- 心导管室已经从单纯的诊断设施演化为有效改善或治疗多种心血管疾病的治疗设施。
- 诊断性心导管术指南已就适应证、禁忌证和高风险患者的识别准则做出了明确规定。
- 介入心脏病学始于 20 世纪 70 年代后期，球囊血管成形术的成功率高达 80%，而急诊冠状动脉旁路移植术（coronary artery bypass graft surgery，CABG）成功率仅为 3%～5%。尽管目前球囊血管成形术的成功率已经超过了 95%，行紧急 CABG 术已不及 1%，但在经皮冠状动脉介入治疗（percutaneous coronary intervention，PCI）失败的情况下，血流动力学问题、术前服用药物及潜在的心脏疾病等方面问题对麻醉医师提出了挑战。
- 自从引入药物洗脱支架（drug-eluting stent，DES）以来，由于冠状动脉夹层导致的急性闭塞明显减少，再狭窄率急剧下降。
- 与裸金属支架（bare metal stent，BMS）相比，第一代药物洗脱支架在减少支架内再狭窄方面非常有效。然而其晚期支架血栓形成（late stent thrombosis，LST）发生率更高，尤其是在过早停用双抗血小板治疗的情况下。第二代药物洗脱支架的晚期支架血栓形成发生率与裸金属支架相当，因此是首选的支架类型。
- 在美国，越来越多的诊断性冠状动脉造影和 PCI 术选择经桡动脉入路，因为与更为传统的经股动脉入路相比，经桡动脉入路血管并发症较少，更受患者欢迎。
- 在冠状动脉多支病变中，血管造影协同使用紫杉醇洗脱支架行经皮冠状动脉介入治疗，以及计算血管造影（SYNTAX）评分，以协助制订经皮或外科血管重建的决策。并应召开多学科心脏小组会议（包括心内科医师、心血管外科医师及偶尔需要麻醉医师），通过提供个性化的治疗建议来讨论及优化患者的治疗。
- PCI 术的急性血栓性并发症通常可以通过更积极的抗血栓和抗血小板药物治疗来克服。但这些药物可能会使病情不稳定情况下需要紧急转运行 CABG 救治的患者管理复杂化。

心导管室（cardiac catheterization laboratory，CCL）最初是一个诊断性科室。在20世纪80年代，随着经皮腔内冠状动脉成形术（percutaneous transluminal coronary angioplasty，PTCA）的出现，心导管术逐渐转向治疗功能。伴随无创技术和设备如超声心动图、计算机断层扫描（computed tomography，CT）和磁共振成像（magnetic resonance imaging，MRI）的改进，在某些情况下已不必进行心导管检查。预测PTCA将促进各种斑块切除技术和抽吸装置及带或不带药物洗脱的支架的发展。心导管术持续发展，在许多地方已成为外周血管和脑血管疾病的常规诊治手段。此外，在心导管室中，非冠状动脉性心脏病的治疗也得到了扩展。封堵装置开始用于卵圆孔未闭（patent foramen ovale，PFO）、房间隔缺损（atrial septal defect，ASD）和室间隔缺损（ventricular septal defect，VSD），其正在成为心脏手术的替代选择。目前，许多高危的瓣膜病患者正在接受经皮瓣膜修补和置换手术，球囊瓣膜成形术的实施率降低。

上述发展简史可作为探讨心导管术的诊断和治疗程序的引子，大家应当认识到这一领域的动态发展变化。比如经皮冠状动脉介入治疗（percutaneous coronary intervention，PCI）的失败率曾一度高达5%，但现在绝大多数医学中心报道其失败率已不到1%。同时，对麻醉医师的影响也在发生改变。以往的高并发症发生率要求手术室（operating room，OR）随时对所有的PCI患者开放，但现在的并发症发生率很低，使一些手术可以在没有现场心外科支持的医院进行。虽然不良事件发生率较低，但麻醉医师偶尔会遇到需要紧急手术重建血运的患者。麻醉医师会发现本章的内容对基于心导管检查获得的诊断信息制订心脏或非心脏手术的术前管理非常有帮助。当复合手术室或心导管室需要麻醉时，本章将帮助麻醉医师与心内科医师及心脏外科团队合作，为这些具有挑战性的患者提供安全的麻醉和监护。

一、心导管术患者的选择

（一）成人患者心导管术适应证

框2-1列出了心导管术的适应证。其主要适应证为冠状动脉疾病（coronary artery disease，CAD）；其余适应证着眼于血流动力学评估以评价心脏瓣膜

框2-1　成人心导管介入诊断的适应证

冠状动脉疾病
- 症状
  - ➣ 不稳定型心绞痛
  - ➣ 心肌梗死后心绞痛
  - ➣ 难治性心绞痛
  - ➣ 诊断试验阴性的典型胸痛
  - ➣ 猝死家族史
- 诊断性检查
  - ➣ 运动负荷试验强阳性
  - ➣ 阳性改变出现早、缺血区≥5个导联、低血压、缺血后恢复时间≥6min
  - ➣ 心肌梗死后运动负荷试验阳性
  - ➣ 心肌灌注试验强阳性
  - ➣ 应激后肺摄取增加或心室扩大
  - ➣ 大面积单个或多发区域心肌缺血
  - ➣ 应力超声心动图检查强阳性
  - ➣ 应激后全心射血分数降低或心室扩大
  - ➣ 大面积单发、多发或大面积新发室壁运动异常

瓣膜疾病
- 症状
  - ➣ 主动脉瓣狭窄伴晕厥、胸痛或充血性心力衰竭
  - ➣ 主动脉瓣关闭不全伴进行性心力衰竭
  - ➣ 二尖瓣关闭不全或狭窄伴进行性充血性心力衰竭
  - ➣ 心肌梗死后急性端坐呼吸或肺水肿，伴疑似急性二尖瓣关闭不全
- 诊断性检查
  - ➣ 进行性静息状态下左心室功能不全伴反流性病变
  - ➣ 运动后左心室功能降低和（或）心室扩大

成人先天性心脏病
- 房间隔缺损
  - ➣ 年龄＞50岁伴有冠状动脉疾病
  - ➣ 原发隔或静脉窦缺损
- 室间隔缺损
  - ➣ 心导管检查确定冠状动脉解剖
  - ➣ 主动脉缩窄
  - ➣ 检测侧支循环
  - ➣ 如存在年龄较大和（或）其他危险因素时应行冠状动脉造影

其他
  - ➣ 急性心肌梗死应考虑行急诊经皮冠状动脉介入治疗
  - ➣ 心肌梗死后机械性并发症
  - ➣ 恶性心律失常
  - ➣ 心脏移植
  - ➣ 移植前供体评估
  - ➣ 冠状动脉移植术后排斥反应的年度评估
  - ➣ 不明原因的充血性心力衰竭
  - ➣ 通过机构伦理委员会审查和患者同意的研究

疾病、肺动脉高压和心肌病。关于冠心病，对成人患者的研究发现20%的患者心导管检查显示冠状动脉正常。尽管无创检查正持续改进，冠状动脉造影

目前仍被认为是诊断冠心病及确定病变程度的金标准。随着 MRI 和多层螺旋 CT 扫描技术的进步，未来 10 年内心导管室很可能会演变为较单一的介入治疗部门，诊断功能逐渐弱化。

（二）心导管术前患者评估

在 21 世纪，除高危患者外，诊断性心导管术通常是作为门诊手术。因此，术前评估对提高患者的医疗质量尤为重要。术前评估包括诊断性检查对于明确高危患者是必不可少的。所有患者术前须行心电图（electrocardiogram，ECG）检查。其他必需的实验室检查包括凝血功能 [凝血酶原时间（prothrombin time，PT）、部分凝血活酶时间（partial thromboplastin time，PTT）和血小板计数]、血红蛋白和血细胞比容。测定电解质、血尿素氮和肌酐（creatinine，Cr）基础值以评估肾功能。最近的指南倾向于使用公认的公式来计算肾小球滤过率（glomerular filtration rate，GFR），现在许多临床实验室已常规报告该结果。尿常规和胸部 X 线片可提供有用信息，但目前很多医师对此已不做常规要求。需提供既往的导管检查资料，如果患者曾接受过经皮冠状动脉介入治疗或冠状动脉旁路移植术，还必须提供关于支架或冠状动脉旁路移植位置的解剖资料信息。

可能需要调整患者用药以完善术前准备。在术日晨，继续服用抗心绞痛和降压药，暂停利尿药。因为术前需要禁食（nil per os，NPO），尽可能早安排糖尿病患者手术，通常给予半量长效胰岛素，而不给予短效胰岛素。口服抗凝药的患者如采用经股动脉入路，应在术前 48～72h 停用华法林（双香豆素），以使国际标准化比值（international normalized ratio，INR）≤ 1.8。未停用华法林的情况下可选择经桡动脉入路。对于采用非维生素 K 拮抗药类新型口服抗凝药（non-vitamin K antagonist novel oral anticoagulant，NOAC）治疗的患者，可能需要停药 24～48h，这取决于肾功能和手术出血风险。对于因机械瓣膜而抗凝的患者，最好在手术前后静脉注射（intravenous，IV）肝素，此时华法林已无明显疗效。除不稳定型心绞痛患者外，术前 1～2h 常规停用静脉肝素。对于心绞痛或既往行冠状动脉旁路移植术患者，常继续服用阿司匹林或 P2Y12 血小板抑制药或联合用药。

二、心导管检查流程

无论心导管术是择期或急诊手术，诊断或介入治疗，冠状动脉或外周血管，其基本步骤内容都是比较固定的。

（一）患者监护和镇静

心导管检查常规监测标准肢体导联加一个胸前导联，诊断性心导管术时监测一个下壁和一个前壁导联。在介入治疗时，需要监测同一冠状动脉供血区的两个导联。可透 X 线的心电导联可在不影响血管造影数据的情况下进行监测。心导管室内的镇静治疗，无论是术前给药还是术中静脉给药，都可导致低通气和低氧血症。通常静脉注射咪达唑仑 1～5mg 和芬太尼 25～100μg，可参照各中心的清醒镇静治疗规范进行。轻度至中度镇静对患者有益，尤其是血管造影和介入治疗时。对于接受桡动脉入路的患者镇静至关重要，清醒镇静已被证明可以减少桡动脉痉挛的发生，否则严重时可使操作者不得不采用经股入路来完成手术。深度镇静除普遍被认为有可能引起呼吸障碍外，在心导管室中还存在特定的问题。深度镇静通常需要吸氧，这使得对氧饱和度参数的解释更加复杂，也可能对血流动力学造成影响。

复杂的介入治疗需要更长的手术时间。虽然医院通常要求清醒镇静，但在镇静方式和程度上往往存在个体差异。冠状动脉手术很少需要全身麻醉，但经皮瓣膜手术常采用全麻。经心腔内超声心动图的发展减少了某些患者和手术对插管和经食管超声心动图（transesophageal echocardiography，TEE）的需要。儿科手术比成人手术更多地需要全身麻醉。随着非冠状动脉介入操作量的增加，心导管室更应该配备麻醉医师。

（二）左心导管术

插管部位及抗凝

左心导管术（left-sided heart catheterization，LHC）通常经肱动脉或股动脉入路进行。经股动脉入路已被广泛认同，后来开展了经皮桡动脉入路以改善患者的舒适度和减少血管并发症，但其应用十多年来一直相对停滞。美国目前只有一小部分手术是通过桡动脉入路进行的，但数量正在迅速增加。在最近

6年的报道中，经桡动脉 PCI 增加了 13 倍，并具有广泛的地域差异。

（三）右心导管术

适应证

在心导管室中，右心导管术（right-sided heart catheterization，RHC）常用于诊断目的。不推荐常规行右心导管术。框 2-2 概述了认可的左心导管术期间行右心导管术的适应证。右心导管术期间使用热稀释技术测量心排血量（cardiac output，CO）可进一步评估心室功能。

（四）诊断性心导管术的并发症

并发症与多种因素相关，但疾病的严重程度是很重要的因素，死亡率低。右心导管术和左心导管术的并发症是特异性的（框 2-3）。登记系统报道的主要并发症发生率如下：死亡率为 0.1%；心肌梗死（myocardial infarction，MI）为 0.06%；脑血管意外为 0.07%；心律失常为 0.47%；对比剂不良反应为 0.23%；血管并发症为 0.46%。感染性并发症并不常见，但可能未被充分报道。

三、瓣膜病变

由于人口年龄增长这一主要原因，发达国家的瓣膜性心脏病（valvular heart disease，VHD）患者数量正在增加。2014 年，美国心脏病学会 / 美国心脏协会（American College of Cardiology/American Heart Association，ACC/AHA）发布了最新的瓣膜性心脏病管理指南。这些指南涵盖了瓣膜问题的有

框 2-3 诊断性心导管术的并发症

左心导管术
- 心脏并发症
  - 死亡
  - 心肌梗死
  - 心室颤动
  - 室性心动过速
  - 心脏穿孔
- 非心脏并发症
  - 休克
  - 外周血管栓塞
  - 气栓
  - 血栓
  - 胆固醇
  - 血管外科手术修复
  - 假性动脉瘤
  - 动静脉瘘
  - 栓子切除术
  - 肱动脉切开修复术
  - 血肿清除术
  - 对比剂相关并发症
  - 肾功能不全
  - 过敏

右心导管术
- 心脏并发症
  - 传导异常
  - 右束支传导阻滞
  - 完全性传导阻滞（LBBB 基础上合并 RBBB）
  - 心律失常
  - 瓣膜损害
  - 穿孔
- 非心脏并发症
  - 肺动脉破裂
  - 肺梗死
  - 球囊破裂
  - 反常性（全身性）空气栓塞

LBBB. 左束支传导阻滞；RBBB. 右束支传导阻滞

创和无创评估及治疗方法（见第 15 章）。

四、血管造影术

（一）心室造影术

1. 射血分数测定

心室造影常规以单平面 30° 右前斜位（right anterior oblique，RAO）或双平面 60° 左前斜位（left anterior oblique，LAO）加 30° 右前斜位投影，以 10～15ml/s 的速度注射 20～45ml 对比剂（框 2-4）。

框 2-2 左心导管术中行诊断性右心导管术的指征

- 明显的瓣膜病变
- 疑有心内分流
- 急性心肌梗死——鉴别游离壁或间隔破裂
- 右心和（或）左心衰竭的评估
- 肺动脉高压的评估
- 严重的肺部疾患
- 心包疾病的评估
- 缩窄性心包炎
- 限制性心肌病
- 心包积液
- 移植前对肺血管阻力和对血管扩张药反应的评估

框 2–4　血管造影术

- 冠状动脉解剖
  - ➤ 左冠状动脉前降支发出对角支和间隔支
  - ➤ 回旋支发出边缘支
  - ➤ 右冠状动脉发出圆锥支、窦房结支、房室结支、右心室支
  - ➤ 优势型（后降支）：10% 来自回旋支，90% 来自右冠状动脉
- 冠状动脉侧支
- 冠状动脉变异
- 心室造影 / 主动脉造影
- 射血分数测算
- 瓣膜反流

在心室造影时，使心室完全显影而不诱发室性期前收缩是准确评估的必要条件。期前收缩不仅会影响二尖瓣反流（mitral regurgitation，MR），还会导致射血分数（ejection fraction，EF）估测值偏高。

EF 值是对心室整体功能的评估。计算公式如下。

$$EF = (EDV - ESV) / EDV = SV / EDV$$

其中 EF 为射血分数，EDV 为舒张末期容积，ESV 为收缩末期容积，SV 为每搏量。

使用 EF 值作为心室功能的衡量指标还存在一定问题。由于所涉及的数学模型不同，采用各种检查方法（如超声心动图、心室造影、门电路血池扫描）计算出的 EF 值也不尽相同。

当使用单平面心室造影来计算 EF 值时，会因显影较困难部位（如右前斜位心室造影时的侧壁）的功能障碍而高估整体心室功能。最重要的是，EF 值对心室功能的评估依赖于负荷。前负荷、后负荷和心肌收缩力的变化可以显著改变 EF 测定值。

2. 节段性室壁运动异常

右前斜位和左前斜位的心室造影均可确定节段性室壁运动异常。以 0～5 级来描述运动减弱（运动减少）、运动消失（无运动）和运动障碍（矛盾运动或室壁瘤样运动）：0 级为正常，1 级为轻度运动减弱，2 级为中度运动减弱，3 级为严重运动减弱，4 级为运动消失，5 级为矛盾运动（室壁瘤样）。

3. 二尖瓣反流的评估

左心室（left ventricular，LV）造影可以定性评估二尖瓣反流的程度。按照惯例分为 1+～4+，其中

1+ 为轻度反流，4+ 为重度反流。心室造影中，轻度或 1+ 二尖瓣反流是指每次心搏时对比剂都会从左心房（left atrium，LA）排出，无滞留显影；中度或 2+ 二尖瓣反流表现为每次心搏不能完全清除对比剂，导致几次心搏后左心房完全显影；3+ 二尖瓣反流（中重度）即几次心搏后左心房完全显影，与左心室程度相当；在重度或 4+ 二尖瓣反流时，一次搏动后左心房即明显显影，对比剂反流入肺静脉。

结合左心室造影和右心导管数据，通过计算反流分数（regurgitant fraction，RF）即可进一步对二尖瓣反流进行定量评估。测量 EDV 和 ESV，两者之差为左心室总每搏量。造影得出的左心室总每搏量可能相当高，但那是二尖瓣显著反流时很大一部分搏出血流回流入左心房中。必须通过 Fick 法或热稀释法测量前向 CO 来计算前向搏出量（forward stroke volume，FSV）。

$$FSV = CO / HR$$

其中 CO 为心排血量，HR 为心率。然后，反流搏出量（RSV）可通过从总的每搏量（total stroke volume，TSV）中减去 FSV 计算得出。

$$RSV = TSV - FSV$$

RF 为 RSV 除以 TSV，公式如下。

$$RF = RSV / TSV$$

RF < 20% 为轻度，20%～40% 为中度，40%～60% 为中重度，> 60% 为重度二尖瓣反流。

（二）主动脉造影术

心导管检查行主动脉造影术的主要目的是检测主动脉反流（aortic regurgitation，AR）程度。与二尖瓣反流相似，根据造影时左心室显影程度将主动脉反流分为 1+～4+。轻度（1+）反流时，每次收缩期搏动后左心室短暂显影；中度（2+）反流时，少量对比剂反流入左心室，在随后的整个收缩期均显影；在中重度（3+）反流时，整个收缩期有大量对比剂反流入左心室，但尚未达到主动脉中的浓度；在重度（4+）反流时，左心室快速显影且对比剂排空延迟，显影密度和主动脉相似。

（三）冠状动脉造影术

1. 冠状动脉解剖

冠状动脉左主干（left main coronary artery，LM）长度不一，分为回旋支（circumflex，Cx）和左前降支（left anterior descending，LAD）（图2-1）。偶尔，回旋支和左前降支单独开口或左主干分成3支，形成一个中间分支即中间支，供应左心室高侧壁。间隔支和对角支起源于左前降支，根据这些分支的位置，左前降支分为近段、中段和远段。左前降支近段位于第一间隔支和第一对角支发出之前；中段位于第一和第二间隔支及对角支之间；远段位于第一间隔支或对角支以远。在2/3的患者中，心尖部血供主要由前降支远段提供，而在其余1/3患者中，由右冠状动脉（right coronary artery，RCA）供血。

回旋支位于房室（atrioventricular，AV）沟内，血管造影可通过其毗邻冠状动脉窦而识别。后者被认为是一个较大结构，在左冠状动脉对比剂注射后静脉延迟充盈时得以显影。边缘支起源于回旋支，在冠状动脉系统中常作为旁路移植侧支。而回旋支走行于房室沟内，外科操作接近困难。

冠状动脉优势型是由后降支（posterior descending artery，PDA）的起源决定的，后降支发出的穿支供应室间隔的下1/3。房室结支常起源于后降支开口附近。85%～90%的患者后降支起源于右冠状动脉，其余10%～15%的患者起源于回旋支。当回旋支和右冠状动脉均发出间隔穿支并供应左心室后下壁时，为均衡型。

2. 评估狭窄程度

按照惯例，冠状动脉狭窄的严重程度用冠状动脉直径减少百分比来量化。记录每条血管的多个视图，根据最严重的狭窄部分做出临床决策。直径减少可用于估算面积减少。例如，如果狭窄是周向的，50%和70%的直径减少将分别导致75%和91%的管腔横截面积减少；如果是弥漫性冠状动脉疾病，难以定义"正常的"冠状动脉直径，那么使用直径减少来衡量病变严重程度会非常困难。这在胰岛素依赖型糖尿病（diabetes mellitus，DM）患者和严重脂质代谢紊乱的患者中尤其如此。此外，使用直径缩小百分率并不能反映狭窄的长度。

五、介入心脏病学：经皮冠状动脉介入治疗

框2-5展示了经皮冠状动脉介入治疗发展史上重要事件的时间线。

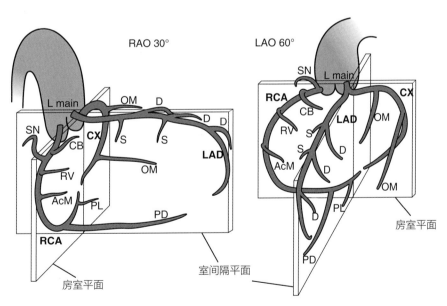

▲ 图2-1　室间隔和房室瓣水平冠状动脉解剖图

冠状动脉分支如下：AcM. 锐缘支；CB. 圆锥支；CX. 回旋支；D. 对角支；L main. 左主干；LAD. 左前降支；OM. 钝缘支；PD. 后降支；PL. 左心室后侧支；RCA. 右冠状动脉；RV. 右心室；S. 间隔穿支；SN. 窦房结支；LAO. 左前斜位；RAO. 右前斜位 [引自 Baim DS, Grossman W. Coronary angiography. In: Grossman W, Baim DS, eds. *Cardiac Catheterization, Angiography, and Intervention*（4th ed.）. Philadelphia: Lea &Febiger; 1991:200.]

框 2-5 介入心脏病学大事记
• 1977 年　经皮冠状动脉腔内成形术
• 1991 年　定向斑块切除术
• 1993 年　斑块旋磨术
• 1994 年　支架置入联合全身抗血栓治疗
• 1995 年　阿昔单抗获批
• 1996 年　支架置入术后抗血小板方案的简化
• 2001 年　远端保护
• 2003 年　药物洗脱支架（DES）
• 2008 年　第二代 DES
• 2010 年　经皮肺动脉瓣手术获批
• 2011 年　经导管主动脉瓣置换术（TAVR）获批
• 2012 年　二尖瓣钳夹术获批
• 2015 年　心室辅助获批

框 2-6 经皮冠状动脉腔内介入手术的临床适应证
• 心脏症状
➤ 不稳定型心绞痛或非 ST 段抬高型心肌梗死（NSTEMI）
➤ 药物难治性心绞痛
➤ 心肌梗死后心绞痛
➤ 心脏性猝死
• 诊断试验
➤ 运动负荷试验早期阳性
➤ 最大剂量抗心绞痛治疗后运动负荷试验阳性
➤ 大面积缺血心肌灌注或室壁运动的研究
➤ 术前双嘧达莫或腺苷心肌灌注显像阳性
➤ 电生理检查提示与缺血有关的心律失常
• 急性心肌梗死
➤ 心源性休克
➤ 大面积心肌处于危险状态的不稳定患者溶栓失败
➤ 禁忌溶栓治疗
➤ 脑血管事件
➤ 颅内肿瘤
➤ 未控制的高血压
➤ 大手术后 14d 内
➤ 不可控制的出血风险
➤ 对所有 ST 段抬高型急性心肌梗死（STEMI）患者可能都是首选

基于导管的介入治疗，如经皮冠状动脉腔内成形术（PTCA），最初由 Andreas Gruentzig 在 1977 年开创，但现在已经远远超越了单纯球囊时代，而包括各种经皮冠状动脉介入治疗（PCI）。自 20 世纪 80 年代初以来，PCI 在美国的应用有了长足的进步。然而，PCI 的年手术量在 2006 年达到高峰后开始稳步下降。

（一）介入治疗设备概述

1. 适应证

纵观 PCI 的发展历史，操作技术和人员的专业知识在不断进步。介入医师现在有能力到达冠状动脉树中以前无法接近的地方。这在 PCI 适应证的扩展中得以反映。虽然 PCI 最初仅限于单支血管病变和心室功能正常的患者，以及病变位于近段血管的散在性、非钙化病变，但现在它已经作为多种患者的首选治疗手段，包括特定的无保护左主干狭窄的患者（如无旁路移植）。最近发表的指南指出，对于那些具有良好的解剖操作条件和较长期预后但手术风险增加的患者，左主干 PCI 是 CABG 的合理替代方案。然而，CABG 仍然是许多患者尤其是糖尿病患者的首选治疗方法。

框 2-6 总结了目前 PCI 的临床适应证。急诊 PCI 是有或无心源性休克的 ST 段抬高型心肌梗死（ST-elevation myocardial infarction，STEMI）患者的标准治疗方案。虽然 PCI 最初是为那些被认为不适合 CABG 的患者保留的，但现在已经常规用于在紧急和非紧急情况下都不适合 CABG 的患者。

2. 设备和操作步骤

虽然股动脉仍是最常用的手术入路，但桡动脉的应用已逐渐增多。尽管取得了许多进展，但所有的 PCI 术仍须按照以下步骤进行操作：在血管开口处放置指引导管，导丝越过病变并进入远端血管，以及选择器材放置在病变部位。

当装置位于冠状动脉内时，血流会受到不同程度的阻碍。主要的心肌供血血管（如左前降支近段）对较长时间的血流受阻耐受性差。但当小面积心肌供血血管或远端血管有良好的侧支代偿时，可能耐受更长的血流受阻时间。

抗缺血药物可能允许在缺血的症状和体征出现之前延长血管阻塞时间。这额外的时间可以允许完成复杂的手术或允许使用远端保护装置。在治疗或预防冠状动脉痉挛的过程中，很多中心在某个特定时间点使用冠状动脉内或静脉应用硝酸甘油（nitroglycerin，NTG）。冠状动脉内钙通道阻滞药常用于治疗血管痉挛和"无复流"现象。该现象是指没有心外膜受阻的情况下冠状动脉中没有血流。无复流与各种不良后果相关，可见于心肌梗死急性闭塞的血管开通时或对既往旁路移植的隐静脉

（saphenous vein graft，SVG）桥血管行 PCI 治疗时。其原因认为是由栓塞碎片或微血管痉挛或两者兼有而引起的微血管阻塞。冠状动脉内应用钙拮抗药可能有助于恢复正常血流，首选尼卡地平因其相对不影响血流动力学和心脏传导。除非发现进行性缺血的症状或体征，否则 PCI 术后很少需要持续输注硝酸甘油。

3. 再狭窄

当 PTCA/PCI 成为治疗冠心病的既定治疗方案，我们认识到两个主要的局限性，即急性闭塞和再狭窄。支架和抗血小板治疗明显降低了急性闭塞的发生率。在支架应用之前，30%～40% 的 PTCA 术后出现再狭窄。使用支架后，这个数字下降到 20% 左右。然而，在药物洗脱支架问世之前，再狭窄仍然是冠状动脉内介入治疗的致命弱点。

再狭窄通常发生在介入治疗后的头 6 个月内，有三个主要机制，即血管回缩、负性重塑和内膜增生。血管回缩是由血管内的弹性组织引起的，发生在球囊扩张后早期。但因为金属支架在防止回缩方面几乎 100% 有效，因此它不再是导致再狭窄的主要因素。负性重塑是指外弹力层和相邻组织造成的迟发性狭窄，过去可导致管腔面积减少 75%。使用金属支架也可防止这一过程而不再导致再狭

窄。新生内膜增生是目前支架内再狭窄（in-stent restenosis，ISR）的主要原因。内膜增生在糖尿病患者中更为明显，这可以解释该人群中再狭窄发生率增加的现象。药物洗脱支架能限制新生内膜增生，显著降低支架内再狭窄的发生率。

治疗再狭窄的主要成果是支架领域。冠状动脉内支架最大限度地增加了 PCI 过程中的管腔面积，并通过防止回缩和负性重塑来减少晚期管腔面积的减少。然而，由于支架的异物样反应，新生内膜增生增强。不同的支架设计和支架厚度导致了不同的再狭窄率。

4. 抗凝

血栓形成是急性冠状动脉综合征（acute coronary syndrome，ACS）和 PCI 术中的主要急性并发症，其处理方法在不断改进。适当的抗凝治疗对减少出血和血栓性并发症至关重要，两者都会对预后产生负面影响。而介入治疗中最重要的冠状动脉的指引导管、导丝及冠状动脉内的装置都是血栓易于形成的场所。此外，以导管为基础的介入治疗会损伤血管壁，使致血栓物质显露于血液中。表 2-1 总结了目前支架置入患者的抗血小板方案。

PCI 过程中血栓形成的途径主要是血小板介导的。这促使人们对抗血小板治疗进展的关注。阿司

表 2-1　介入心脏病学中的抗凝血治疗

药　物	剂　量	作用机制	半衰期	监　测
抗血小板药物				
阿司匹林	75～325mg	乙酰化环氧合酶	3h	血小板功能检测
氯吡格雷	300～600mg 负荷剂量，75mg 每天 1 次	不可逆结合 P2Y12 血小板受体	6h	血小板功能检测
普拉格雷	300mg 负荷剂量，5～10mg 每天 1 次	不可逆结合 P2Y12 血小板受体	7h	血小板功能检测
替卡格雷	300mg 负荷剂量，90mg 每天 2 次	不可逆结合 P2Y12 血小板受体	7h	血小板功能检测
糖蛋白 (GP) Ⅱb/Ⅲa 抑制药				
阿昔单抗	0.25mg/kg 静脉团注；0.125μg/(kg·min) 静脉输注	单克隆抗体类血小板 GP Ⅱb/Ⅲa 受体拮抗药	30min	血小板功能检测
依替非特	180μg/kg 静脉团注；2μg/(kg·min) 静脉输注	环肽类血小板 GP Ⅱb/Ⅲa 受体拮抗药	2.5h	血小板功能检测
替罗非班	25μg/kg 静脉团注；0.15μg/(kg·min) 静脉输注	非肽类血小板 GP Ⅱb/Ⅲa 受体拮抗药	2h	血小板功能检测

（续表）

药 物	剂 量	作用机制	半衰期	监 测
抗凝血药				
肝素	70～100U/kg 静脉团注	凝血酶间接抑制药	剂量依赖性，约 1h	活化凝血时间（ACT），部分凝血活酶时间(PTT)
依诺肝素	0.5～0.75mg/kg 静脉团注	Xa 因子抑制药	4h	抗 Xa 水平
比伐卢定	0.75mg/kg 静脉团注；1.75mg/(kg·h) 静脉输注	直接凝血酶抑制药	25min	ACT

匹林仍然是 PCI 患者抗血小板治疗的基础药物。

氯吡格雷、普拉格雷、替卡格雷和坎格瑞洛可阻断血小板上的腺苷二磷酸（ADP）受体 P2Y12。坎格瑞洛是一种具有独特药物输送方式的静脉 ADP 抑制药。与其他抗血小板药物相比，坎格瑞洛的优点是起效快、停药后血小板迅速恢复。

肝素自从 PTCA 开展以来就在使用，其剂量方案随时间经历了重大的演变。最初使用高剂量肝素以防止血管突然闭塞，随着经验的积累和支架的引进，现已形成基于体重的常规肝素给药方案（70～100U/kg），并已写入指南，监测激活凝血时间（activated clotting time，ACT）以指导肝素的追加用量。并不常规使用鱼精蛋白，当 ACT ≤ 150s，可拔除股动脉鞘管。如果采用经桡动脉入路，手术后立即拔除鞘管，在不影响术侧手的血运情况下，放置桡动脉绑带以施行压迫止血。作为肝素的替代物，直接凝血酶抑制药已在 PCI 中得到研究。合成化合物比伐卢定（Angiomax，The Medicines Company，Parsippany，NJ）是这些药物中研究得最深入的。直接凝血酶抑制药的优点是直接的剂量反应和较短的半衰期，从而降低出血并发症的发生率。

5. 手术室支持

所有患者在行 PTCA 时都应被看作是 CABG 的候选者。在 20 世纪 80 年代早期，内科医师的学习曲线为 25～50 例患者，在最初的病例中并发症发生率较高。所有的 PCI 术都备有可急诊手术的手术间，并且心导管室内应配备麻醉医师。在 20 世纪 90 年代，备用手术室的必要性有所降低。灌注导管技术已经发展到可以延长充气血流阻断时间和减少缺血。随着时间的推移，由于更有经验的操作

人员、改良的技术、更好的支架及改进的抗血小板和抗凝疗法，急诊手术的需求显著下降。由于急诊冠状动脉搭桥术的比例已减少到 PCI 术的 0.2%，即使现场缺乏心脏手术设施，仍有越来越多的机构开始实施 PCI 术。其主要原因是为 STEMI 患者的急诊 PCI 提供绿色通道，并为出行不便的患者提供医疗护理。1911 年，美国心脏协会 AHA、美国心脏病学会基金会（ACCF）及心血管造影和介入治疗学会（SCAI）更新了关于无外科支持的 PCI 建议（表 2-2）。尽管许多冠状动脉病变可以在独立的 PCI 中心进行治疗，但 2014 年 SCAI/ACC/AHA 指南指出，对于有特定冠状动脉病变的患者应避免介入治疗（框 2-7）。并且当临床或血流动力学不稳定的高级别左主支或三支血管病变者在对闭塞的血管尝试行 PCI 术时不论成功与否；或 PCI 失败或术后不稳定，在主动脉球囊反搏（intraaortic balloon pump，IABP）支持下仍有持续性缺血时，必须转为紧急冠状动脉旁路移植术。需要与具有现场心脏手术能力的监管医院签订转运协议，必须满足对操作人员和机构的最低要求，并且全面的质量保证计划必须到位。

极少数情况下，高危介入病例仍然需要心脏手术室备用。这可能发生在 STEMI 患者在急诊 PCI 期间需要辅助支持的紧急情况下，或者更有可能是当确定为高风险的患者不适于复合手术室或没有复合手术室可用时。术前麻醉评估主要是对患者整体状况、既往麻醉史、当前的药物治疗、过敏史，以及侧重于气道管理考虑的体格检查，尤其是高危患者进行评估。

无论在何处行介入治疗，当需要紧急冠状动

表 2-2　无须外科支持的经皮冠状动脉介入治疗（PCI）建议

PCI 建议	级　别
急诊 PCI 在无现场外科支持的医院是合理的，前提是已经制订完善的计划	推荐等级Ⅱa 证据等级 B
择期 PCI 可以考虑在没有现场心脏外科支持的医院进行，前提是已制订完善的计划，并使用严格的临床和血管造影标准来选择合适的患者	推荐等级Ⅱb 证据等级 B
急诊或择期 PCI 不应在没有现场心脏手术能力、缺乏快速转运至附近医院心脏手术室的有效方案或不具备转运途中维持血流动力学稳定能力的医院进行	推荐等级Ⅲ 证据等级 C

引自 Levine GN, Piates ER, Blankenship JC, et al. ACCF/AHA/SCAI guideline for percutaneous coronary intervention. *J Am Coll Cardiol*. 2011; 58:e44.

框 2-7　不适宜进行经皮冠状动脉介入治疗的单个机构的特点

- 不宜治疗
  - 左主干近段至梗死病灶狭窄 > 50%，尤其是当危险区域很小、而左心室整体功能未严重受损时
  - 长的、钙化或严重成角的靶血管病变是 PCI 失败的高危因素
  - 梗死动脉以外区域的病变，除外血流动力学不稳定或症状持续的患者存在血流受限
  - 在左主支病变合并前向血流 TIMI 3 级或三支血管病变的患者中，当 CABG 可能是一种更好的血运重建策略时
  - 较远分支的病变仅危害少量心肌，如有更近端的病变可能会因尝试介入干预而恶化
  - 慢性完全性闭塞
- 转运以行紧急冠状动脉旁路移植术
  - 合并临床或血流动力学不稳定的高级别左主干或三支病变，对闭塞血管尝试 PCI 后不论成功与否，最好有 IABP 支持
  - PCI 失败或结局不稳定，在 IABP 支持下有持续性缺血

CABG. 冠状动脉旁路移植术；IABP. 主动脉内球囊反搏；PCI. 经皮冠状动脉介入治疗；TIMI. 心肌梗死溶栓治疗血流分级（改编自 Dehmer GJ, Blankenship JC, Cilingiroglu M, et al. SCAI/ACC/AHA expert consensus document: 2014 Update on percutaneous coronary intervention without on-site backup. *Catheter Cardiovasc Interv*. 2014;84:169.）

脉旁路移植时，必须准备好具有基本心脏手术设施的手术室，或者让心内科和外科团队有足够的时间来充分准备手术室。基本的心脏手术设施包括施行冠状动脉旁路移植术的基本设备，进行麻醉的设施和急救药物（如肝素、肾上腺素、血管加压素和去甲肾上腺素）以支持循环直至为患者实施体外循环（cardiopulmonary bypass，CPB），以及有创性监测如

TEE、监测动脉血压、中心静脉压和肺动脉压的传感器，还有复苏设备包括除颤仪和起搏器。这些患者通常极其危重，合并持续性心肌损伤和循环衰竭。

时间是减少损伤和防止死亡的关键。因此，麻醉医师、工作人员和手术室人员越早意识到即将到来的患者处于这种危险状态，对于所有相关人员来说都是好事。此外，由于这种情况很少发生，因此对于这些病危的群体来说，为了获得最佳的医疗，介入科医师、外科医师和麻醉医师之间的合作至关重要。

在手术室准备过程中，可在心导管室置入灌注导管、起搏器和（或）肺动脉导管（pulmonary artery catheter，PAC），这取决于患者病情是否稳定、手术室是否备用，以及心内科、心外科和麻醉医师对患者的评估。尽管这些操作旨在更好地稳定患者病情，但这是以牺牲缺血时间为代价的。可以放置 IABP 或其他较新的支持设备，虽然这些装置可以减少心肌氧需求，但在冠状动脉或侧支缺乏血供的情况下，心肌坏死仍然会发生。麻醉医师应该检查在位的血管鞘，确定哪些是静脉、哪些是动脉，还应该检查已使用的所有正性肌力药、血管活性药和抗凝药物，并确定已经备血（框 2-8）。

在手术室，麻醉管理取决于患者的血流动力学。血流动力学稳定的患者可通过放置有创监测（包括动脉内和中心静脉导管）来进行麻醉诱导和插管。如果预计体外循环后可能出现心力衰竭，那么带有 SvO_2 的肺动脉导管并进行连续的 CO 测量将有所帮助，尤其是预计需要安装心室辅助装置的情况。TEE 对这些患者也十分有益。由于这些患者通常接受了肝素和抗血小板药物较高强度的抗凝治疗，当不能直接压迫血管时，不应尝试放置导管。

框 2-8　介入失败后患者的手术准备

- 按紧急手术进行常规术前评估
- 检查血管通路的部位（如肺动脉导管、动脉内球囊泵）
- 暂时不要拔除 PCI 鞘管
- 检查用药
  - 即使停止持续静脉输注，也可以单次静脉注射（如阿昔单抗）
  - 核对到达心导管室之前使用的药物（如依诺肝素、氯吡格雷）
- 备血

应由经验最丰富的人员来执行这些操作。

心源性休克患者诱导前可能需要正性肌力支持，以防止诱导和插管期间的心血管衰竭。与所有心力衰竭患者一样，重要的是要记住，这些患者的循环时间较慢，静脉诱导也会减慢；他们也更容易受到吸入麻醉药物对血流动力学的影响，应使用血流动力学最为稳定的药物进行诱导。

最糟糕的情况是患者到达手术室时已出现严重的循环休克或心肺骤停。对于这类患者应尽快建立体外循环，而且在旁路移植前准备静脉肝素抗凝非常重要。如果可能延误手术的开始，那么就不应尝试建立监测的通道。此时患者真正需要的是良好的静脉通路、五导联心电图、气道的控制、功能正常的血压袖带、PCI 术中的动脉通路，以及（如果可用）TEE。这些患者诱导前需要正性肌力支持。如果在冠状动脉旁路移植术前使用大剂量的血管活性药物，那么开始 CPB 后患者可能会出现严重高血压，从而需要使用血管扩张药。

在许多急诊手术中，心内科医师在 PCI 期间放置了股动脉鞘管。这不应该被移除，不仅因为 PCI 期间的肝素（或比伐卢定）和抗血小板治疗。股动脉鞘管可提供非常精确的压力测量，能很好地反映中心主动脉收缩压力。此外，可在心导管室内放置肺动脉导管，并且这可供在手术室中使用。

一系列外科研究已经在寻找 PCI 失败后急诊冠状动脉旁路移植术后患者的死亡相关因素。完全闭塞、急诊 PCI 和多血管病变都与死亡率的增加有关，此外转为冠状动脉外科处理时间的延误也会导致发病率和死亡率增加。随着在没有心脏手术设施的机构进行 PCI 术数量的增加，需要加强专家和医院管理层之间的协作以保证在 PCI 术失败后能得到及时转运和安排。除非提前做好正式安排，否则重要的时间将会被浪费。

6. 高风险血管成形术的支持设备

随着心导管室中的设备和技术变得越来越复杂，介入心脏病学专家正在扩展其实践，以处理更复杂的病变和更多被认为不适合进行手术修复的高风险患者。尽管对高风险 PCI 的定义尚无共识，但当临床、解剖和血流动力学方面的不利因素组合在一起时，可被认定是高风险患者。一旦这些因素同时存在，该患者围术期的主要不良心脑血管事件（major adverse cardiac and cerebral event，MACCE）风险将显著增加（框 2-9）。这些患者因左心室衰竭、心律失常、缺血 – 再灌注损伤或动脉粥样物质栓塞远端导致心源性休克或恶性心律失常，从而有较高的血流动力学障碍风险。

框 2-9　用于鉴别高风险经皮冠状动脉介入治疗的临床、解剖学和血流动力学标准

- 临床
  - 12h 内或冠状动脉介入治疗开始时的心源性休克
  - 出现左心室收缩功能障碍，EF < 30%～40%
  - 出现 Killip Ⅱ～Ⅳ级表现或充血性心力衰竭
  - 心脏骤停复苏后 24h 内冠状动脉介入治疗
  - STEMI
  - 急性冠状动脉综合征合并血流动力学不稳定、心律失常或顽固性心绞痛
  - 急性心肌梗死的机械并发症
  - 年龄 > 70—80 岁
  - 脑血管病、糖尿病、肾功能不全或慢性肺病史
- 解剖学
  - 无保护冠状动脉左主干或左主干等同病变的介入治疗
  - 多血管疾病
  - 左主干分叉远端病变的介入治疗
  - 既往行冠状动脉旁路移植，包括对移植血管尤其是退化的移植血管的介入治疗
  - 最后剩下的冠状动脉导管
  - Duke 心肌危险评分 > 8/12
  - 靶血管为闭塞的第 2 血管提供侧支供血，该第 2 血管为大于 40% 的左心室心肌供血
  - SYNTAX 评分 > 33
- 血流动力学
  - 心脏指数 < 2.2L/(min·m²)
  - PCWP > 15mmHg
  - 平均肺动脉压 > 50mmHg

EF. 射血分数；PCWP. 肺动脉楔压；STEMI. ST 段抬高型心肌梗死（引自 Myat A, Patel N, Tehrani S, et al. Percutaneous circulatory assist devices for high-risk coronary intervention. *J Am Coll Cardiol Cardiovasc Interv*. 2015;8:229.）

经皮机械循环系统（mechanical circulatory system，MCS）可以通过维持冠状动脉灌注压、支持右心室或左心室、减少心肌负荷，为心内科专家赢得完成介入治疗的时间。MCS 的另一个有益作用是增加平均动脉压和心排血量，可减少或停止使用血管加压素和正性肌力药物支持。在心导管室可以经皮放置 4 种机械循环装置，分别是 IABP、Impella（Abiomed，Danvers，MA）、TandemHeart（CardiacAssist，Pittsburgh，PA）和体外膜氧合（extracorporeal membranous oxygenation，ECMO）。

（二）介入心脏病学的争论

1. 复杂冠状动脉疾病的经皮冠状动脉介入治疗与外科血管重建术的比较

为了阐明 PCI 和 CABG 治疗的异同，进行了 4

项随机试验（图 2-2）。最新研究与早期研究的结果相似。在动脉血运重建治疗研究（ARTS）中，糖尿病患者经皮冠状动脉介入治疗（PCI）预后较差，5 年时 MACCE 发生率大于 50%。总的来说，5 年时两组的死亡率、脑血管意外或心肌梗死发生率没有差异，但支架组的 MACCE 发生率较高，这是由于使用裸金属支架（BMS）而导致了较高的血运重建率。

备受瞩目的经皮冠状动脉介入 Taxus 支架联合心脏手术（Synergy Between Percutaneous Coronary Intervention with Taxus and Cardiac Surgery，SYNTAX）试验将 1800 名三支血管和（或）左主干病变的患者随机分为 CABG 或紫杉醇洗脱支架 PCI 组，以获得完全的血运重建。无论临床表现如何，只要血管造影由心内科医师和心外科医师共同检查，并且两种技术都认为完全的血运重建是可行的，这类患

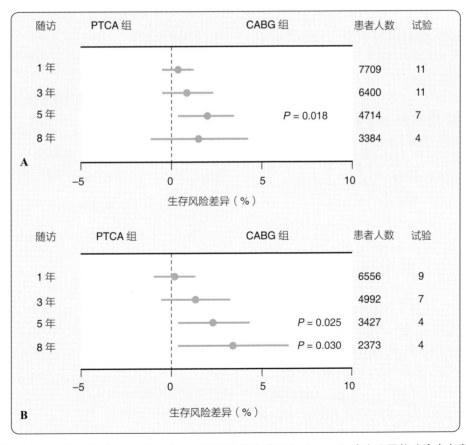

▲ 图 2-2　冠状动脉旁路移植术（CABG）与经皮冠状动脉腔内成形术（PTCA）在多支冠状动脉病变患者中的随机试验显示，初次血运重建后 1 年、3 年、5 年和 8 年的全因死亡风险存在差异

A. 所有试验组；B. 多血管病变组（经许可重绘，引自 Hoffman SN, TenBrook JA, Wolf MP, et al. A meta-analysis of randomized controlled trials comparing coronary artery bypass graft with percutaneous transluminal coronary angioplasty: one- to eight-year outcomes. *J Am Coll Cardiol*. 2003;41:1293. © 2003 American College of Cardiology Foundation 版权所有）

者都是符合条件的。1 年后，17.8% 的 PCI 患者和 12.4% 的 CABG 患者经历了 MACCE（$P = 0.002$）。尽管这种差异主要是由于 PCI 组对再次血运重建的需求增加，PCI 组的死亡率为 4.4%，并不显著高于 CABG 组的 3.5%。CABG 组的卒中发生率为 2.2%，明显高于 PCI 组的 0.6%（$P = 0.003$）。公布的 5 年数据显示，根据计算 SYNTAX 评分对结局进行了分层，这是一个血管造影计算得分，考虑了冠状动脉疾病的负荷和病变位置。对于 SYNTAX 评分低的患者，包括那些患有孤立性左主干病变的患者，PCI 似乎是 CABG 的一种可接受的替代方案。然而，在那些 SYNTAX 评分为中高危的患者中，CABG 则表现出优越性，主要是因为 MACCE 发生率和再次血运重建率较低。

一项对 6 个大型临床试验的 Meta 分析显示，行 PCI 与 CABG 相比，多支病变的冠状动脉疾病患者的长期死亡率和心肌梗死发生率明显降低，此外在减少再次血运重建方面 CABG 更为有利。这些发现在糖尿病患者和非糖尿病患者中是一致的。

2. 经皮冠状动脉介入治疗与冠状动脉旁路移植术治疗左主干病变的比较

在所有接受冠状动脉造影的患者中，约 4% 发现有左主干冠状动脉疾病。长期以来，CABG 被认为是左主干病变患者血运重建的金标准方法，因为与药物治疗相比，CABG 能提高患者的生存率。对这些试验的 Meta 分析表明，CABG 的相对风险和死亡率降低了 66%，受益可长达 10 年。

最近，在一个更大型的使用药物洗脱支架的随机对照试验（RCT）中，2 年时包括死亡、心肌梗死或卒中在内的复合终点指标在 PCI 组为 4.4%，在 CABG 组为 4.7%。然而，在接受 PCI 治疗的患者中，缺血导致的靶血管重建更为常见（PCI 组为 9.0%，CABG 组为 4.2%）。SYNTAX 试验预设的左主干病变亚组（包括 705 例患者）的公开结果对数据有重要的贡献。这项具有里程碑意义的研究得出结论，左主干病变患者采用 PCI 行血运重建后其 1 年的安全性和有效性结局与 CABG 相当。该试验最近发表的 5 年结局表明，PCI 治疗的患者比 CABG 治疗的患者卒中发生率低，但血运重建率高，死亡率无显著性差异（PCI 和 CABG 分别为 12.8% 和 14.6%，$P=0.53$）。

六、特殊介入设备

冠状动脉内支架

冠状动脉内支架的引入对介入心脏病学的实践产生了比其他方面发展更大的影响。冠状动脉内支架的使用在 20 世纪 90 年代中期激增（框 2-10），支架技术逐步提高。线圈几何形状的改进、接合部位的变化以及网状支架的使用提供了一些益处。各种金属（如钽、镍钛合金）及各种涂层（如肝素、聚合物，甚至人类细胞）已被应用。此外，用于置入支架的输送系统在尺寸上也有所减小。

随着对晚期和极晚期支架血栓形成风险增加的广泛关注，早期对第一代药物洗脱支架的热情有所减弱。除了开发第二代支架外，还应研究生产完全可生物降解的支架。这项新技术提供了暂时性血管支架的可能性，用于防止在释放抗增殖药物以对抗收缩性重塑和血管内膜过度增生的过程中发生急性血管闭塞和回缩。目前，如果血管的大小和解剖结构允许，大多数 PCI 手术时都会放置支架。已经有多项研究在不同的临床情境下对裸金属支架和药物洗脱支架进行了对比。药物洗脱支架并不适用于所

框 2-10 支架

- 支架置入术后抗血小板治疗采取长期阿司匹林治疗联合以下方式
  - BMS：氯吡格雷，无 ACS 者 4 周，合并 ACS 者 12 个月
  - DES：氯吡格雷 12 个月
- 对于 BMS，噻诺吡啶可将亚急性血栓形成率从 3% 降至 < 1%
- DES 必须使用氯吡格雷
- 第一代 DES 的一个问题是支架的内皮化延迟
- 使用氯吡格雷，DES 和 BMS 的亚急性和晚期血栓形成率相同
- 第一代 DES 的极晚期血栓形成率更高
- 第二代 DES 的晚期支架血栓形成率与 BMS 相似
- 支架与择期手术的选择
  - 推荐延迟手术直到氯吡格雷疗程结束
  - 在氯吡格雷治疗期间进行手术要注意出血风险

ACS. 急性冠状动脉综合征；BMS. 裸金属支架；DES. 药物洗脱支架

有患者，有以下几个原因。首先，药物洗脱支架的制造尺寸不超过 4.0mm，这使得它们在大血管中毫无用处。其次，需要较长疗程的噻诺吡啶治疗，如果急需外科手术，这可能是不可取的，因为它需要在出血和增加心脏事件风险之间做出两难的选择。

当抗血小板治疗中断时，支架内血栓形成、心肌梗死和死亡均有报道。再次，要考虑成本，药物洗脱支架比 BMS 贵 2~3 倍。最后，药物洗脱支架可能不是需要长期抗凝治疗患者的理想选择，因为出血率会增加。

第 3 章
心脏电生理学的诊断与治疗
Cardiac Electrophysiology: Diagnosis and Treatment

Nadia Hensley　Alan Cheng　Ashish Shah　Charles W. Hogue　Marc A. Rozner　著

王　露　译

要　点

- 心律不齐常常发生于异位心率和折返心律患者。
- 外科和导管消融疗法的目的是通过沿折返通路干预瘢痕组织或孤立异位起搏区域来解决心律不齐的根源。
- 室上性心律不齐时血流动力学不稳定，特别是当发生在结构性心脏疾病时，有时持续心动过速可导致由心动过速诱发的心肌病。
- 心房颤动的外科治疗（即迷宫手术）已经具有较高的成功率，避开窦房结可减少变时性功能不全的发生。
- 成人大多数心脏性猝死是由于缺血性和非缺血性心肌病所引起的室性心动过速。
- 术前需要识别心脏植入型电子装置类型（如经静脉植入型起搏器、心内起搏器、经静脉植入型转复除颤器、皮下植入型转复除颤器）及设备生产厂家。
- 联系设置患者心脏植入型电子装置的医师或者诊所，了解相关记录及围术期使用情况（心律协会），使用前咨询有资质的官方机构（美国麻醉医师协会）。
- 确定患者的基础心率、心律和对起搏器的依赖程度，以确定是否需要后备非同步外部起搏支持。
- 如果计划使用磁体，应确定起搏装置可以正常运行（起搏模式、心律、房室延迟、除颤暂停）。
- 如果有电干扰或有中心静脉导管的导丝置入胸内，启动非同步起搏模式而停止可能已经启用的起搏器的抗心动过速治疗模式。尽管磁体可能有效，但有磁体与植入式自动复律 - 除颤仪的不当放电有关。磁体不可能提供非同步起搏功能。
- 通过脉搏血氧仪（体积描记法）或动脉波形检测心率和脉搏。
- 避免使用单极电刀，或者限制其每次放电时间少于 4s，每次使用的间隔时间至少 2s。尽可能使用双极电刀，或者使用单极电刀的电切功能，避免使用电凝和凝切混合。
- 即使电极板需要置于前臂并用无菌铺巾覆盖其导线，也要防止电刀电流通过起搏器 - 心脏回路。
- 必须准备临时起搏器，以应对可能的植入式自动复律 - 除颤设备失灵。
- 术后需要具有专业资质的人员对装置进行再次评估。某些心率增强功能可以重新激活，确定优化的心率和起搏参数。在恢复抗心动过速治疗前，有植入式自动复律 - 除颤设备患者必须持续监测。

心脏节律紊乱是一种常见病且具有较高的发病率和死亡率。心房颤动被认为是最常见的持续性心律失常，其发病和年龄有很大关联，55岁以下的群体中发病率不到1%，但是在80岁以上的群体中发病率接近10%。

自1980年以来，心律失常的治疗发展迅猛，得益于导管和外科相关消融术的改进，以及对治疗药物具有负性肌力和致心律失常作用从而限制疗效，并可能增加死亡风险的进一步认识。一项前瞻性随机试验提示植入型心律转复除颤器相比抗心律失常药物能提高患者的生存率。

目前心律失常的治疗包括通过不同手段进行外科手术或者导管消融术。其基本原理类似，即明确心律失常电生理机制后，通过外科切口、冷烙术或者射频流消融累及心肌。随着这些技术的复杂化及耗时延长，相应麻醉的需求越来越大。首先对这些手术患者进行监护的麻醉医师需要熟悉正常的心脏传导系统、常见心律失常的电生理基础，以及熟知各种消融疗法。

一、基本的电生理原理

（一）心脏起搏点和传导系统的解剖和生理

1. 窦房结

窦房结（图3-1）是由很多特殊细胞组成的梭形结构，位于右心房界沟及右心房和上腔静脉连接处的外侧。框3-1总结了心脏起搏点和传导系统的解剖特点。

2. 结间传导

尽管关于窦房结和房室结连接的特殊传导方式备受争议，但大多数电生理学家认为优先传导确实存在，因为右心房的特殊构型必然导致从窦房结到房室结的传导存在不同路径。上腔静脉和下腔静脉开口、卵圆窝及冠状窦口将右心房分为肌束，从而限制了节间传导有效路径的数量。但是相比心室束分支，这些路径并不能代表与心室束支相当的有组织学特征的结间通路。

3. 房室交界和心室间传导系统

房室交界在解剖学上类似于一组离散的特化细胞，形态上不同于做功心肌细胞，并且分为移行细胞带、致密部分和穿透性房室束。

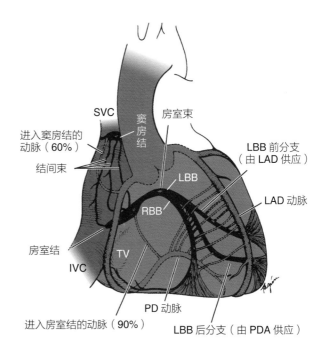

▲ 图 3-1　心脏传导系统和心房血供解剖

60%患者的窦房结动脉源于右冠状动脉，其余的来源于回旋支动脉。房室结由右冠状动脉或后降支分支（PD动脉）供血。IVC. 下腔静脉；LAD. 左前降支动脉；LBB. 左束支；RBB. 右束支；SVC. 上腔静脉；TV. 三尖瓣（引自 Harthorne JW, Pohost GM. Electrical therapy of cardiac arrhythmias. In Levine HJ, ed. *Clinical Cardiovascular Physiology*. New York: Grune & Stratton; 1976:854.）

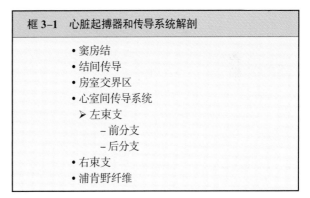

框 3-1　心脏起搏器和传导系统解剖

- 窦房结
- 结间传导
- 房室交界区
- 心室间传导系统
  - ➤ 左束支
    - 前分支
    - 后分支
- 右束支
- 浦肯野纤维

（二）心律失常的基本机制

心律失常的机制可以按病灶机制划分，包括自发性触发性心律失常和折返性心律失常（框3-2）。自律细胞真正的静息膜电位少，同时在舒张期发生慢去极化。舒张期去极化导致跨膜电位在随后动作电位间的正向化直至达到阈电位，由此产生细胞兴奋。在窦房结、附属的心房异位灶、房室结及希

框 3-2　心律失常的机制

- 失常机制
  - ➤ 自主性
  - ➤ 触发性
- 折返失常
- 正常自律
  - ➤ 窦房结
  - ➤ 附属心房异位灶
  - ➤ 房室结
  - ➤ 希氏 - 浦肯野系统
- 触发机制发生于折返延迟或早期去极化
- 折返性
  - ➤ 单向阻滞是必要的
  - ➤ 在替代路径上的慢传导超过细胞在单向阻滞中的不应期

框 3-3　室上性心律失常手术和消融术的麻醉处理

- 熟悉电生理检查结果和相关治疗手段
- 诱导前常规放置经皮复律除颤电极板
- 减慢旁路传导而非房室结传导可以改善快速心律失常导致的血流动力学不稳定
- 快速心律失常导致的剧烈血流动力学不稳定首选心脏复律治疗
- 避免交感神经刺激

氏 - 浦肯野系统均存在正常自律细胞。

（三）诊断性评估

诊断心律失常的潜在机制可能需要有创电生理检测。这种检测需要经皮置入能够产生电刺激的导管，以及各种心内位点的心电图记录。这些初始记录通常包括高位右心房、房室束、冠状窦及右心室。导管通常在局部麻醉下通过股动脉置入，同时需要全身肝素化，尤其是导管进入左心房或者左心室时。电生理检测中常见的并发症均与导管置入相关，其他并发症包括低血压（1%）、出血、深静脉血栓（0.4%）、栓塞现象（0.4%）、感染（0.2%）和心脏穿孔（0.1%）。应当提前在患者身上放置复律电极片以快速启动复律除颤治疗，特别是出现激发试验引起持续的或者合并血流动力学不稳定的心动过速时。

（四）室上性心律失常手术和消融术的麻醉处理

经皮治疗室上性心律失常患者的治疗方式原理类似（框 3-3）。麻醉医师需要熟悉术前疾病的电生理基础及相关室上性心律失常的特点（如心率、相关血流动力学紊乱、晕厥史）和治疗。在治疗期间，快速性心律失常在任何时候均可发生，在麻醉前提前放置经皮复律除颤电极板并连接至设备。围术期快速性心律失常的进展与任何单一麻醉药或者辅助用药无关。

通过减慢旁路而非房室结传导来达到稳定血流

动力学的目的，从而耐受心律失常。减慢房室结传导疗法（如 β 受体拮抗药、维拉帕米、地高辛）可能会增加旁路的传导，因此只能在电生理学检测下安全地使用，推荐药物包括胺碘酮和普鲁卡因胺。考虑到抗心律失常药物可能会干扰电生理描测，因此在描测前，严重影响血流动力学稳定的心律失常通常使用心脏复律治疗。

旁路消融术可以在清醒镇静时实施，全身麻醉适用于那些不能仰卧的患者。

氟哌利多可以抑制旁路传导，但小剂量使用的影响微乎其微。阿片类和巴比妥酸盐被证实在旁路上没有电生理效应，可以安全使用于预激综合征患者。正常房室传导被氟烷、异氟烷和恩氟烷所抑制，而且有实验初步证明了吸入麻醉药也可能抑制旁路传导。室上性心律失常消融术患者的主要治疗目标是防止交感神经刺激和快速性心律失常的发生。使用以阿片类药物为主的静脉麻醉药合并吸入麻醉药是一种常见方式。

麻醉医师越来越多地受邀对行心房颤动导管消融术患者进行麻醉，有时以监护麻醉为主，如果考虑到手术时间和要求患者在重要手术步骤维持静止不动时，可以选择全身麻醉。

麻醉选择是基于患者的身体情况，如并发症和心室功能障碍。全身麻醉后使用高频喷射通气可以减少呼吸时胸廓的运动幅度，可以增加导管 - 组织的贴合时间。高频喷射通气需要使用静脉麻醉药，通常包括异丙酚持续静脉滴注和短效阿片类药物（如瑞芬太尼）的使用。高频喷射通气风险包括气胸、气压伤、通气不足、氧合不足、呼吸性酸中毒、肺纵隔气肿、胃扩张和误吸。

在行导管消融术前，必须在经食管超声的监测下排除左心耳的血栓。行心房颤动导管消融术患者需要监测直接动脉血压和食管温度，即使 0.1℃的温度增加也需要告知电生理专家。立即终止射频能量并通过探测器内部的生理盐水冷却导管尖端至室温可以限制心肌热量的传导。

手术期间要使用肝素，因此需要监测活化凝血时间（ACT）。需要特别警惕心脏压塞的发生。突发低血压时，使用经食管超声明确病因。经皮心包穿刺引流常常可以恢复心脏压塞导致的低血压，紧急情况下可以使用。在鱼精蛋白逆转肝素抗凝作用以后，有持续的心包引流，需要进一步入手术室行胸骨切开术和心房修补术。

二、室性心律失常

如室上性心律失常的情况，心室颤动和室性心动过速的治疗目的在于寻找疾病的发生机制（如心肌缺血、药源性、电解质或者代谢异常）。对大多数患有致命性心律失常和结构性心脏病的患者而言，放置ICD是伴或不伴抗心律失常药物治疗的标准治疗方案。对于患有严重结构性心脏病患者来说，导管消融术可以作为一种控制难治性单形性室性心动过速的辅助疗法。

室性心动过速很少发生在结构正常的心脏。这种原发性的电紊乱综合征常常由于局灶触发机制，并且通常发生在年轻患者，一般来源于右心室流出道或者室间隔心尖部（框3-4）。

麻醉处理

实施导管相关手术以改善室性心律失常的麻醉管理需要关注患者的潜在心脏疾患和并发症。他们通常合并冠状动脉疾病、严重左心功能不全、其他

框3-4　室上性心律失常手术和消融术的麻醉处理

- 室性心律失常或心室颤动的病因常见为冠状动脉疾病、扩张型或者肥厚型心肌病
- 在威胁生命的室性心律失常和结构性心脏病中，无论是否已经给予药物治疗，标准疗法是置入心脏复律除颤装置
- 导管消融术是治疗难治性单形性室性心律失常的辅助疗法
- 手术治疗包括通过冷冻消融进行心内膜切除手术
- 麻醉主要关注术前导管置入、超声心动图监测和电生理测试
- 手术患者的监测应该考虑到患者潜在的心脏疾患

器官功能不全（如肝、肾），多种治疗药物的使用可能与麻醉药物相互作用（例如血管紧张素转化酶抑制药的血管舒张作用）。因此全面了解患者病史和目前治疗手段非常重要。需要特别关注心导管结果和术前超声心动图检查结果。积极了解患者心律失常的特征，如室率、血流动力学耐受力，以及终止心律失常的方法。

特别需要关注胺碘酮的使用时长问题。由于胺碘酮的消除半衰期长（约60d），所以需要在围术期考虑潜在的不良反应，如甲状腺功能减退。胺碘酮的 α 和 β 肾上腺素能作用可能导致麻醉后低血压。麻醉中阿托品无反应性的胺碘酮相关性心动过缓已经被麻醉医师所关注，因此可以将临时起搏器用于长期服用胺碘酮患者。一项回顾性研究提示术前使用了胺碘酮的患者术后需要正性肌力药支持的可能性更大，其机制和低体循环阻力有关。

麻醉监测主要包括直接动脉测压，如使用血管活性药则需要置入中心静脉导管。当置入中心静脉导管时，可以快速启动心脏复律除颤，常用粘贴式电极片，并且在麻醉开始前连接至相关设备。手术期间发生的室性期前收缩可能诱发患者潜在的室性心律失常，有时非常难以复律。心律失常消融术的麻醉药物选择需要考虑患者的身体情况。全身麻醉通常在预计手术时间较长时使用，但这种情况时也可以采取深度镇静来完成手术。

由于麻醉药物可能影响心脏传导和心律失常的发生，因此需要关注麻醉药物是否可能影响电生理描测结果。各种吸入麻醉药对室性心律失常的影响根据其心律失常发生机制不同而不同。数据显示其影响可能导致心律失常、抗心律失常或者无影响。在消融手术时，小剂量使用对电生理描测影响微乎其微。阿片类药物并无诱发心室心动过速的作用。

三、心脏植入型电子装置

在晶体管发明4年后，1958年首次出现了使用电池的植入型起搏装置（合称心脏植入型电子设备）。虽然一代又一代的专科医师需要培训使用这类设备，但全世界对它们的了解仍然片面。因此经常发生因为放置磁体使该设备丧失功能的情况。植入型电子装置常常被错认为简单的起搏器，当在抗心动过速治疗或者无法在起搏依赖性患者身上启动

磁体诱发的非同步起搏的情况时常常被忽视了。但无论如何，带有治疗功能的心脏植入型电子装置都能大大改善患者的生活质量。

随着起搏器技术的发展，1980 年出现了静脉植入型心脏复律除颤仪。随着技术的进步，简单起搏器和除颤器之间的界限逐渐模糊。例如目前的经静脉植入型心脏复律除颤仪均带有抗心动过缓的起搏功能。这种混淆可能带来危害，因为可能发生因电磁干扰导致不适当的 ICD 治疗。图 3-2 展示了一个三导联除颤系统和右心室除颤线圈，这是两者的区别之处。

经皮起搏器（图 3-3）和无导线经导管释放型心内起搏器（图 3-4）的出现使起搏器的种类更加丰富。经皮起搏器相对静脉型起搏器体积更大，不能提供抗心动过速或者持续的抗心动过缓起搏治疗，并且通常有更高的除颤阈值。无铅导管释放型心内起搏器和与其相对应的静脉型也完全不同，特别是在设备特征和磁体放置两方面。

心脉冲发生器的复杂性和其繁杂的程序参数设置限制了在患者围术期治疗中的广泛应用。随着人口老龄化、植入技术的发展及新增适应证，这类装置的使用会越来越多。目前，已经在三个国家发布了四项关于使用该类设备患者围术期管理的专家意见和指南，并得到了多个协会的认可。表 3-1 比较了这些文章的不同之处。2000 年促进医疗器械协会（Association for the Advancement of Medical Instrumentation）提出的关于标准化磁体反应的守则并未得到关注（见 https://standards.aami.org/kws/public/projects/project/details?project_id=53 ）。

四、起搏器

目前在美国已有超过 300 万患者置入了起搏器，但仍有许多因素导致对起搏器工作方式和患者围术期治疗的困惑。

建议首先了解起搏器的通用代码（北美起搏电

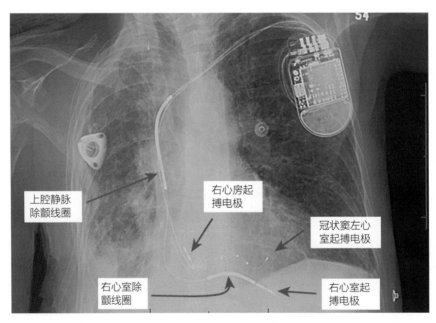

▲ 图 3-2　带双心室（BiV）抗心动过缓起搏功能的除颤系统

体内放置了 3 个电极：①传统双极导联位于右心房；②真双极右心室（RV）导联和除颤线圈位于右心室和上腔静脉（SVC）；③四级导联位于冠状窦（CS）。此系统具有"再同步（抗心动过缓）治疗"功能，可以用于治疗 QRS 波延长（通常也伴有 PR 间期延长）的扩张型心肌病患者。右心房的双极导联具有感知和起搏功能。右心室导联的电击导线（也称为除颤线圈）是区分除颤系统和传统起搏系统的关键。位于冠状窦的导联负责除极左心室，这种特殊导线有 4 个电极可以优化左心室的起搏。由于左束支病变会引起典型的宽大 QRS 波，这类装置可能会无法夺获左心室从而导致对室率的重复计算（或不恰当的抗心动过速治疗）。许多除颤设备还包括位于上腔静脉的除颤线圈，与除颤仪外盒（也称罐头）电位相同。如果除颤环路包括外盒，则被称为激活罐头设置。此胸部 X 线片还能看到右侧中心静脉置管、右侧胸腔积液及脊柱侧弯

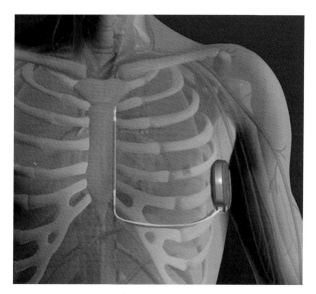

▲ 图 3-3　Boston Scientific 经皮植入型心脏复律除颤仪
（S-ICD）

该 S-ICD（CE mark 2009; 美国食品药品管理局于 2012 年批准）包括放置在侧胸壁的发生器和跨越心脏的皮下电极（引自 Hauser RG: the subcutaneous implantable cardioverterdefibrillator: should patients want one? *J Am Coll Cardiol*. 2013;61:20–22.）

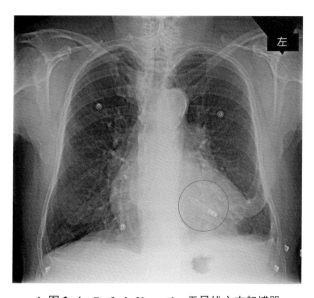

▲ 图 3-4　St. Jude Nanostim 无导线心内起搏器

正位胸部 X 线片中，右心室（红圈）可见无导线起搏器。近年来该装置在美国以外的国家逐渐批准投入临床使用（由 Vivek Reddy, MD Icahn School of Medicine at Mount Sinai, New York, NY 提供）

生理协会和英国起搏电生理小组通用代码），该代码于 2002 年更新（表 3-2），它描述了起搏装置的基本功能。

（一）起搏器适应证

框 3-5 列出了永久起搏器的常见适应证。

（二）起搏器的磁性

尽管人们认为可以使用磁体处理起搏器，但大多数厂家宣称磁体绝对不能用于处理起搏器紧急故障或者避免电磁干扰。此外，所有的磁体激活开关都整合了包括显示电池剩余寿命在内的起搏功能，甚至有时还整合了起搏阈值的安全参数。

将磁体放置在起搏器上并不会造成功能改变，因为放置磁体并不能使所有的起搏器都切换到持续性非同步模式。Medtronic 的 "Micra" 无导线经导管释放型心内起搏器就没有磁体感应器。将磁体放置在起搏器上可能不会造成功能改变，因为在电磁干扰或者组件失效的情况下会启动电子重置，继而进入编程模式（包括默认模式）或者安全模式。约有 90% 的起搏器在放置磁体时会发生快速心率（每分钟 85～100 次）非同步起搏，有些则出现短时的（每分钟 10～100 次）非同步起搏后重新回到最初的起搏模式和心律。框 3-6 展示了放置磁体后常见的起搏器可能出现的情况。

（三）麻醉前评估和起搏器程序再设定

对于可程序控制的起搏器来说，程序员评估导联工作状态和当前程序信息是唯一可靠的方法。

术前咨询的追溯时长需根据当地指南和起搏器咨询报告的选择而有所不同。美国麻醉医师协会认为需要了解设备术前使用 3 个月内的情况。心律协会（HRS）/ASA、加拿大麻醉医师协会（CAS）/加拿大心血管协会（CCS）、药品和保健产品管理局（MHRA）推荐回顾心脏植入型电子装置的病历记录和与患者 CIED 医师或诊所进行必要的沟通。对于常规起搏器，HRS/ASA 推荐时长为 12 个月。

麻醉前装置评估的要点见框 3-7。判断患者对起搏器的依赖程度，可能需要将起搏器临时设定为低心率的 VVI 模式。如果患者来自起搏器可以重复使用的国家，电池性能可能与当前患者的植入时间不相符合。

合适的起搏程序再设定（框 3-8）是避免术中突发情况的最稳妥办法，特别是使用单极 Bovie 电刀时。是否需要制造商随时提供协助或者由厂家代

表 3-1 不同指南关于围术期心脏植入型电子装置 (CIED) 的比较

	术前建议	术中磁体使用	电刀弥散电极板放置	术后建议	紧急流程	
					起搏器 (PM)	植入型复律除颤仪 (ICD)
ASA 围术期	在择期手术前应及早进行设备检查	避免磁体使用，支持对设备进行重新设定	避免电流流经前胸和 CIED 位置	推荐进行术后检查 2011 年修正版指南提示如术中未使用电刀设备无须进行再检	无	无
HRS/ASA	PM 需在术前 12 个月内进行检查 ICD 需在术前 6 个月内进行检查 CRT 需在术前 3～6 个月内进行检查 CIED 医师需要提供围术期处方	如果患者体位不影响磁体使用，可考虑观察 以用于起搏（对于起搏器患者）或者停止 ICD 高能量治疗	避免电流流经前胸和 CIED 位置	对于可能发生的电磁干扰（特别是部位在脐以下，并且未进行程序再设定），需要在术前 1 个月内进行检查作为补救方案。对于程序再设定的 CIED 出现血流动力学紊乱时，心胸外科手术、RFA 和心复律，撤出心脏遥测术前应进行检查	进行 12 导联心电图检查来确定起搏状态、搏时患者的依赖程度 使用磁体减轻起搏抑制 持续心电监护直到进行术后检查	确定完全起搏状态、确定完全起 使用磁体暂停 ICD 抗心动过速治疗
CAS-CCS	不一定需要重新检查，但 CIED 医师必须提供围术期治疗处方	认为磁体用于非同步起搏（对于非同步起搏器患者）或者停止 ICD 高能量治疗是合理的	未提及	术后处理需要术前进行明确的计划	进行 12 导联心电图检查来确定完全起搏状态、确定完全起搏时患者的依赖程度；对磁体进行密切的监测，如电刀干扰 CIED > 5s 则须暂停使用	
MHRA[a]	术前和起搏器医师取得联系 ICD 随访门诊进行评估和围术期会诊	程序设定可能改变电磁反应，需要十分注意	返回电极放置位置需尽量保证其电流环路离构成的电极热起搏器或者除颤器（和其导联）尽可能远	随访门诊进行术后随访治疗	遵守术后流程，术后尽快进行检查 磁体可能导致非同步起搏	磁体可能导致不适当的放电

无导联心内起搏器或皮下 ICD 指南尚未发表

a. 只有在电磁干扰存在时，指南可以参考使用

ASA. 美国麻醉医师协会; CAS. 加拿大麻醉师协会; CCS. 加拿大心血管协会; CIED. 心脏植入型电子装置; CRT. 心脏再同步治疗（具有左右心同时起搏功能的 CIED）; EMI. 电磁干扰; HRS. 心律协会; ICD. 植入型复律除颤仪; MHRA. 药品和保健产品管理局; PM. 起搏器; RFA. 射频消融术

表 3–2　NASPE/BPEG 通用（NBG）起搏器代码

位置Ⅰ：起搏心腔	位置Ⅱ：感知心腔	位置Ⅲ：对感知的反馈	位置Ⅳ：程控	位置Ⅴ：多部位起搏
O= 无	O= 无	O= 无	O= 无	O= 无
A= 心房	A= 心房	I = 抑制	R= 心率调节	A= 心房
V= 心室	V= 心室	T= 触发		V= 心室
D= 双重（房室）	D= 双重（房室）	D= 双重（触发 + 抑制）		D= 双重（房室）

NASPE. 北美起搏电生理协会；BPEG. 英国起搏电生理小组

框 3–5　起搏器适应证

- 窦房结病变导致的症状性心动过缓
- 房室结病变导致的症状性心动过缓
- 长 QT 间期综合征
- 肥厚型梗阻性心肌病（HOCM）[a]
- 扩张型心肌病（DCM）[a]

a. 特别预防措施参见本文和起搏器说明

框 3–6　起搏器对磁体的反应 [a]

- 无心率反应性的非同步起搏模式的心率起搏参数（每分钟 85～100 次）可能不是最适用于患者。然而该模式是除 Biotronik 起搏器以外最常见的模式。所有 Biotronik、Boston Scientific 和 St. Jude Medical 生产的起搏器的磁体反应都可经程序控制
- 无预见性的磁性反应（例如 Medtronic 起搏模式变为 VOO，或者 Biotronik 双腔起搏变为 VDD 模式）提示起搏器可能快到替换期，应立即进行检查
- 无明显的心率或心律改变
- 磁性模式被设定为永久失效（可能见于 Biotronik、Boston Scientific 或 St. Jude Medical）或者暂时失效（见于 Medtronic）
- 在已起搏的患者进行程序设定心率起搏（见于老型号起搏器）
- 不恰当的监测参数设定并以患者当前心率起搏（起搏信号过滤）
- 无磁性感应探头（Medtronic Micra 无导线起搏器，1985 年以前 Cordis、Telectronics 型号）
- 短暂（每分钟 10～100 次）的非同步起搏后，转为程序设定值（大多数 Biotronik 和 Intermedics 的起搏器）
- 持续性或者一过性停止起搏
- 起搏安全输出阈值不匹配导致的心肌除极失败
- 起搏器进入诊断性"阈值测试模式"（部分 Intermedics、Medtronic、St. Jude Medical 装置，取决于型号的程序设定）
- 电池放电（部分 1990 年以前的型号）
- 肥厚型梗阻性心肌病（HOCM）[a]
- 扩张型心肌病（DCM）[a]

a. 特别预防措施参见本文和起搏器说明

框 3–7　脉冲式起搏装置（起搏器、植入型心脏复律除颤仪）的麻醉前评估

- 确定初次安装起搏器的时间和适应证
- 确定导联的数量和类型
- 确定设备最后测试日期和电池状态
- 收集设备事件日志（如果有）
- 了解目前设备的程序设置（检查设备）
- 确保发生器可将电信号转化成机械收缩并且有足够的安全阈值
- 确保磁体探测功能正常
- 确定起搏模式是否需要调整

框 3–8　可能需要重新设定起搏器的情况

- 任何有心率反应性的起搏器（为常见问题，可能出现错误解读而对患者造成伤害，美国食品药品管理局发布了具有分钟通气量感应探头的起搏器）
- 特殊的起搏适应证（肥厚型梗阻性心肌病、扩张型心肌病、儿科患者）
- 起搏器依赖患者
- 胸部或腹部大型手术

理人员来完成再设定任务仍有争议。调整起搏器模式到非同步模式，并使起搏心率高于患者基础心率通常可以确保电磁干扰不会影响起搏功能。但调整起搏器程序不能保证电磁干扰不会造成起搏器内部损害或者重启。

通常情况下，应通过程序设定禁用心率响应和其他增强功能（如频率滞后、睡眠频率、AV 间期搜索），因为其中许多功能可以模拟起搏系统故障。

（四）术中（或操作）管理

起搏器患者无须特殊的监测或者麻醉技术，但必须有能够监测机械收缩的监护参数，神经刺激器或者电磁干扰均可干扰 QRS 复合波及心电图上起搏

尖刺波。为了监测起搏电流，需要关闭心电图的过滤器，从而减少高频脉冲的过滤。脉搏氧饱和度、容积描记或者动脉波形推荐用于监测机械收缩。

使用单极 Bovie 电刀仍然是起搏器患者术中面临的主要问题。单极电刀比双极电刀更加容易引发问题，而且单极起搏时比双极起搏时患者对电磁干扰更加敏感。电凝功能比电切功能更容易引起问题。此外，离散电极需要放置在从手架到电极假定的电流方向，不要越过心前区。

超声切割装置又称"超声刀"，为手术医师提供了切开和凝血功能，同时避免电磁干扰。许多病例提示超声刀成功用于起搏器患者而未出现电磁干扰情况。

（五）临时起搏器

在围术期或者重症监护室，麻醉医师通过一些技术建立可靠的临时起搏。对于常规使用临时经静脉或者心外膜起搏器，心血管专科麻醉医师往往更有经验。临时起搏器可以作为一过性心动过缓或者为放置永久起搏器过渡的一线治疗。临时起搏器种类繁多，包括各种静脉导管系统、经皮电极、经胸廓导线和食管起搏技术。

1. 临时起搏器的适应证

临时起搏器通常用于心脏手术术后药物治疗毒性反应所导致的心律失常、心肌梗死后继发的心律失常，以及 β 受体拮抗药导致的心动过缓。临时起搏器有时有助于围术期血流动力学的管理。术前电解质紊乱、使用 β 受体拮抗药和术中使用药物都可能加重心动过缓及继发的心律失常。相比于临时起搏器，心动过缓的药物治疗有许多缺点，因此血流动力学不稳定的围术期缓慢型心律失常是临时起搏器的适应证（表 3-3）。如果患者已有心外膜导线、起搏导管或者导线，或有食管起搏的条件，那么起搏治疗优于药物治疗。然而，如果实施经皮起搏或经静脉的单纯心室起搏，由于不能保持房室同步（例如心室或者全心激活），则可能会导致心脏疾病患者的血流动力学进一步紊乱。

2. 经静脉临时起搏

经静脉起搏是最可靠的临时起搏技术。并且患者可以很好地耐受这一方法。如联合使用可以同时起搏心房心室的设备，该治疗就能保持房室同步，改善心排血量。其缺点在于需要有经验的医

师、放置和操作导管时的潜在并发症，以及需要透视定位。

可以经右侧颈内静脉快速置入导管，甚至不需要透视定位。但谨慎的医师仍然会检查明确导管的最终位置。紧急情况下，左侧锁骨下静脉也是可选的路径。

一旦导管到位，就能以远端电极为负极、近端电极为正极开始起搏。理想情况下，夺获阈值应 < 1mA，起搏器输出的安全范围应为阈值的 3 倍。双腔起搏时，房室延迟一般设为 100～200ms。这样的参数设置适用于很多患者。调节房室延迟时间可以优化心排血量获得最佳的血流动力学，可以通过超声心动图或者混合静脉血氧饱和度明确。房室序贯起搏的优势毋庸置疑，但在紧急情况下仅优先起搏心室。

表 3-3　临时起搏器的适应证

患者情况	需要临时起搏器的症状
急性心肌梗死	• 有症状的心动过缓，药物难以治疗 • 新发的束支阻滞伴有一过性完全性心脏传导阻滞 • 完全性心脏传导阻滞 • 术后完全性心脏传导阻滞 • 有症状的先天性心脏传导阻滞 • Mobitz Ⅱ 型房室传导阻滞合并急性心肌梗死 • 新发双束支传导阻滞 • 双侧束支传导阻滞合并一度房室传导阻滞 • 有症状的变异性 Wenckebach 阻滞 • 有症状的变异性束支阻滞
心动过速的治疗或预防	• 心动过缓继发性室性心动过速 • 尖端扭转型室性心动过速 • 长 QT 间期综合征 • 复发性室上性心动过速或者室性心动过速的治疗
预防	• 需留置肺动脉导管患者合并左束支传导阻滞（有争议） • 急性心内膜炎患者新发房室阻滞或束支传导阻滞 • 病窦综合征患者行电复律治疗 • 除颤后心动过缓 • 拮抗围术期药物后导致的心动过缓合并严重循环紊乱 • 心脏手术后预防心房颤动 • 原位心脏移植术后

（六）肺动脉导管起搏

肺动脉房室起搏热稀释导管既有常规肺动脉导管功能，还能通过导管外附加的电极行房室序贯起搏。多功能导管使患者不必再单独置入临时经静脉起搏电极。然而这类导管可能发生以下几个问题：①夺获及保持夺获状态的成功率不一；②外部电极从导管上移位；③费用昂贵。带起搏接口的肺动脉导管通过单独的双极起搏导联（Chandler 探头），在测量血流动力学的同时可以更加稳定地起搏心室。当经皮和经静脉双极起搏导管都失败的情况下，这类导管成功用于心搏骤停行胸外心脏按压患者。然而，这种导管的缺点在于不能起搏心房。肺动脉房室起搏热稀释导管增加至 6 个管腔，可放置头端有弹性的 J 型心房双极起搏导联。肺动脉导管都需要通过测量右心室压力波形来定位，确保导管 RV 端口定位于三尖瓣远端 1～2cm。正确的位置能确保心室导线（Chandler 探头）进入心尖部，使心室夺获消耗最小电流。尽管心室夺获较易成功，但心房夺获较为困难并且不可靠。这类导管已经成功运用于心脏手术术后患者。

（七）经皮起搏

经皮起搏治疗方法简便，紧急情况下可以迅速置入。其成功率不稳定并且清醒患者可能感觉到疼痛，但可以为患者建立经静脉临时起搏争取时间。当心内起搏失败时，经皮起搏可能仍能起效。因此，经皮起搏被认为是一种预防性的或者紧急情况下的治疗手段。

通常将电极板（负极或阴极）置于胸前心尖触诊区（或者 V_3 导联部位）和背后（正极或阳极）肩胛骨下方。常用的起搏阈值为 20～120mA，但起搏脉冲时长为 20～40ms 时可能需要增加到 200mA。经皮起搏先夺获右心室，之后可激活整个左心室。其血流动力学反应和右心室心内膜起搏相似。两种电极贴法都会因为房室不同步，使得左心室收缩压下降、每搏量减少、右心循环压力增加。夺获通常需要通过触诊或者外周脉搏监测来确定，维持电流一般设置高于阈值 5～10mA 水平。此治疗用于预防性或心搏骤停早期的成功率最高，可达 90%；而紧急情况下使用经皮起搏的成功率则下降，为 10%～93%。这项技术不存在让医务人员触电的风险，且该技术并发症也很少见。无论是持续起搏 108h 或间断起搏 17d，都未发现对患者心肌、骨骼肌、皮肤和肺产生明显的损害。几种在售的除颤仪均将经皮起搏功能作为标准配置。

（八）麻醉后起搏器评估

所有因围术期进行程序再设定的起搏器，术后均应重新评估并进行适当的设置。对于术中使用过单极电刀而未进行程序再设定的起搏器，大多数厂家建议进行咨询以确保起搏器功能和电池正常。美国麻醉医师协会指南推荐患者撤离监护前需进行起搏设备检查，而 HRS/ASA 则认为只有当血流动力学不稳定时，术中在高于脐水平发生了严重的电磁干扰时或者术后才需要检查。

五、植入型自动复律除颤仪

依靠电池供能的植入型装置可以提供足够的能量以终止室性心动过速或者心室颤动，这是治疗快速性室性心律失常患者的一项重大医学突破。这类装置可以防止恶性室性快速性心律失常导致的死亡，并且其效果显著优于抗心律失常药物的治疗。FDA 于 1985 年批准使用，现在美国每月有超过 12 000 名患者植入这类装置。厂家报告提示现在已有超过 300 000 人使用植入型自动复律除颤仪。

同起搏器类似，ICD 也使用通用代码来说明电极的位置和功能，见表 3-4。

（一）植入型自动复律除颤仪的适应证

最初，该装置用于治疗明显影响血流动力学的室性心动过速或者心室颤动。新适应证还包括各种原因导致的猝死如长 QT 间期综合征、Brugada 综合征（右束支传导阻滞、V_1～V_3 导联 ST 段抬高），以及致心律失常右心室发育不良所导致的猝死。最近的研究表明 ICD 是预防年轻患者肥厚型心肌病猝死的重要措施（如在首次发作室性心动过速或心室颤动之前安装）。多中心自动除颤干预二期试验（MADIT II）结果表明，任何心肌梗死后射血分数低于 30% 患者均应该预防性植入 ICD。最近美国医疗保险与医疗服务补助中心要求将 QRS 间期延长（＞ 120ms）的患者也纳入植入 ICD 的适应证。一项对 2006—2010 年 318 000 名年龄＞ 65 岁植入

表 3-4　NASPE/BPEG 通用（NBG）除颤仪代码

位置 I：除颤心腔	位置 II：抗心动过速起搏心腔	位置 III：心动过速感知	位置 IV：抗心动过缓起搏心腔
O= 无	O= 无	E= 电描记图	O= 无
A= 心房	A= 心房	H= 血流动力学	A= 心房
V= 心室	V= 心室		V= 心室
D= 双重（房室）	D= 双重（房室）		D= 双重（房室）

NASPE. 北美起搏电生理协会；BPEG. 英国起搏电生理小组

ICD 患者的回顾性研究综述提示，6 个月内的全因死亡率、6 个月内再入院率及设备并发症均较对照组有所改善（框 3-9）。

（二）植入型自动复律除颤仪的磁性特征

和起搏器类似，某些 ICD 的磁性特征能通过程序加以改变。当磁体正好放置在可以激活磁性感应器时，大多数 ICD 会暂停快速性心律失常的探测（因此也终止了治疗）。一些装置可以通过程序设定

框 3-9　植入心脏复律器 - 除颤仪的适应证

- 预防性应用
  - 缺血性心肌病发作后生存时间超过 40d，伴随射血分数 < 30%，NYHA 分级 I 级或者射血分数 < 35%，NYHA 分级 II / III 级
  - 非缺血性心肌病伴随射血分数 < 35%，NYHA 分级 II / III 级
- 难以逆转的室性心动过速或者心室颤动
- 缺血性心肌病，射血分数 < 40%，电生理检查可以诱导出非持续性室性心动过速
- Brugada 综合征（右束支传导阻滞，$V_1 \sim V_3$ 导联 ST 段抬高）[a]
- 致心律失常的右心室发育不良 [a]
- 长 QT 间期综合征
- 肥厚型心肌病 [a]
- 浸润性心肌病

a. 需要导致心脏骤停的 1 个或者多个危险因素
NYHA. 纽约心脏协会

来阻止磁体的干扰。但如果磁体模式关闭后，术中的电磁干扰可能会导致设备频繁的失灵。总体而言，磁体不会影响抗心动过缓的起搏心率或者起搏模式。检查 ICD 装置和咨询厂家仍然是判断装置磁性反应最可靠的办法。

（三）麻醉前评估和 ICD 程序的再设定

总体来说，所有植入 ICD 的患者均须在手术开始前评估是否有关闭高电压治疗的必要性，即使在没有电磁干扰或者金属导线置入胸内的情况下这样做可能并无必要。本章起搏部分的说明同样适用于任何具有抗心动过缓起搏功能的 ICD。HRS / NASPE 指南建议，每 3～6 个月对 ICD 患者进行院内全面评估。

（四）术中（或操作中）管理

目前，ICD 患者无须特殊监测（针对 ICD 的监测）。在 ICD 故障时，必须监测 ECG 并确保可进行体外心脏复律或者除颤。

（五）麻醉后 ICD 的评估

任何 ICD 患者如果在术中中断了高电压治疗必须重新检查 ICD 并重启。应该仔细浏览事件记录，并且清除计数，因为以后的 ICD 评估人员可能无法再获得患者受到电磁干扰时 ICD 的信息，从而对患者的心律失常事件原因得出错误的结论。

第二篇

心血管生理学、药理学、分子生物学与遗传学

Cardiovascular Physiology, Pharmacology, Molecular Biology, and Genetics

第 4 章
心脏生理
Cardiac Physiology

Paul S. Pagel　Julie K. Freed　著

何　欣　译

要　点

- 心脏的胶原骨架、心肌纤维分化、瓣膜、血供和传导系统决定了心脏的机械性能和局限性。
- 心肌细胞的主要作用是收缩和舒张，而不是合成蛋白。
- 心动周期是高度协调的，和心电、机械活动、瓣膜活动息息相关。
- 心动周期中的压力和容量是一个与时间相关的二维投影，能形成一个有利于分析每个心室的收缩和舒张功能的空间图。
- 当心脏的收缩性和顺应性不变时，心室的活动受收缩末期和舒张末期压力 – 容积关系的限制。
- 心率、前负荷、后负荷和心肌收缩性是决定心脏泵血的主要因素。
- 前负荷是指心肌收缩之前即刻心室腔内的血量，后负荷是心肌收缩排空时所遇到的心外阻力。
- 心肌的收缩性用来源于压力 – 容积关系、等容收缩期、心室射血期的相关指数来量化。
- 心室舒张功能实际上是指心室在正常的充盈压力下有效收集血液的能力。
- 心脏舒张是由一系列和时间有关的复杂的异构事件组成的，任何一个单一的舒张功能指标都不能完全描述舒张期的特点。
- 左心室舒张功能障碍是多达 50% 的患者出现心力衰竭的主要原因。
- 心包在心室充盈时有着重要的约束作用，也是心室相互影响的一个决定因素。

　　心脏是一个由两组富有弹性的肌肉腔室组成的自发电变速液压泵。每一侧的心房和心室可以同时给心肺供血。心脏的 4 个腔室根据不同的刺激发生变化，在收缩前充分舒张（即前负荷），开始收缩后会受到一定的张力阻止肌肉缩短（即后负荷）。心脏通过广泛的冠状动脉循环高效地给它提供能量。

　　心脏通过改变其固有力学性能（如 Frank–Starling 机制）、对神经 – 激素和反射介导信号的反馈来迅速适应不断变化的生理条件。所有的活动都是由心房及心室的收缩特性（即收缩功能）和心室在射血之前正常的充盈压下有效收集血液的能力（舒张功能）决定的。这种与生俱来的双重性意味着只要收缩功能或舒张功能出现障碍就可能引起心力衰竭。

一、大体解剖学的功能意义

（一）结构

　　心脏的解剖结构决定了心脏的很多机械功能

和局限性。瓣膜环、主动脉和肺动脉根部、中央纤维体、左右纤维三角区是构成心骨架的基础。这些灵活坚韧的骨架结构位于心脏的优势部位（即基底部），它支撑着半透明的无血管的瓣膜，抵抗心室内不断增加的压力和血容量，并为心外膜下的心肌提供附着部位。

左心房（LA）和右心房（RA）由两层相对较薄的垂直相交的肌层组成。右心室（RV）和左心室（LV）比对应的心房壁厚（厚度分别约为 5mm 和 10mm），由三层呈螺旋状的相互交错的肌纤维排列组成，分为内纵、中环和外斜三层。

右心室的位置更靠右，在纵隔里面比左心室的位置更靠前。呈椭圆形的室壁更厚的左心室把肺静脉循环系统的含氧血液泵入高压的动脉血管。而呈新月形的室壁较薄的右心室将缺氧的静脉血泵入压力较低的肺动脉血管。

（二）瓣膜

心脏左右的两对瓣膜保证血液的单向流动。肺动脉瓣和主动脉瓣是分别位于右心室和左心室出口处的三小叶结构，随着液压梯度的变化而被动地运转。肺动脉瓣小叶可以通过其简单的解剖位置确定（右、左、前），而主动脉瓣各小叶的名称来源于是否有相邻冠状动脉开口。肺动脉瓣和主动脉瓣分别因右心室和左心室射血而打开。

薄且柔软、但很结实的二尖瓣将左心房与左心室分开。二尖瓣是一个包含两个叶片的鞍形结构，两个瓣叶根据其解剖位置被定为前瓣和后瓣。瓣叶在环中间以简单的中心曲线对合在一起，其中二尖瓣前叶形成凸形边界。

二尖瓣功能完整对于整个心脏的功能来说非常重要，它通过防止血液反流至左心房和近端肺静脉循环而确保从左心房到左心室的单向血流。

（三）血液供应

心脏的血供由冠状动脉的左前降支（LAD）、左回旋支（LCCA）和右冠状动脉（RCA）提供。血液大部分在心脏舒张期流向左心室，此时主动脉的血压超过了左心室的压力，从而在每个冠状动脉中形成了正压力梯度，3 根主要冠状动脉都给左心室供血。我们可以根据已知的血液供应分布情况，预测严重冠状动脉狭窄或突然闭塞导致的急性心肌

缺血可能会造成的左心室损伤类型。左前降支及其分支（包括前间隔穿支和对角支）供应左心室前壁的内侧 1/2、心尖和室间隔前 2/3。左回旋支和钝缘支供应侧壁的前部和下部，而右冠状动脉和其远端分支供应下壁的中部和室间隔的后 1/3。

为后降冠状动脉（PDA）供血的冠状动脉决定了冠状动脉循环是左优势还是右优势。大概在 80% 的患者中观察到的是右优势（RCA 提供的 PDA），其余的是左优势（LCCA 提供 PDA）。

与左心室相比，右心房、左心房、右心室冠状动脉血供在整个心动周期中都存在，因为不论心脏收缩还是舒张，主动脉血压都大于这些心腔的压力。RCA 及其分支为右心室供应大部分血液，但右心室前壁也接受来自 LAD 分支的血液。因此，右心室功能障碍可能因为 RCA 或 LAD 缺血出现。

（四）传导

心脏的电活动机制在其机械性能中起到了关键的作用。在没有明显起搏速率降低、传导延迟或阻滞，或次级心脏起搏点（如房室结、希氏束）起搏频率加速的情况下，窦房结是主要的心脏起搏点。前、中、后结间束将窦房结起始的去极化通过右心房心肌快速地传递至房室结（表 4-1）。前部结间束的分支（Bachmann 束）同样通过房间隔将窦房结去极化从 RA 传输至 LA。

房室束穿过心脏骨架的结缔组织隔离体，将房

表 4-1 心脏电激活序列

结 构	传导速度（m/s）	起搏心率（次 /min）
窦房结	< 0.01	60～100
心房肌	1.0～1.2	无
房室结	0.02～0.05	40～55
希氏束	1.2～2.0	25～40
束支	2.0～4.0	25～40
浦肯野网络	2.0～4.0	25～40
心室肌	0.3～1.0	无

引自 Katz AM. *Physiology of the Heart.* 3rd ed. Philadelphia: Lippincott Williams & Wilkins; 2001.

室去极化信号通过右束支和左束支的分支及位于室壁内 1/3 的广泛浦肯野（Purkinje）网络分别传递至右心室和左心室的心肌细胞。房室束、束支和浦肯野网络构成希氏 – 浦肯野纤维，可以确保去极化在右心室和左心室心肌细胞快速、协调性一致的分布。这种精巧的电路结构使心室同步收缩，高效协调地射血。

人工心脏起搏绕过正常的传导系统（如心外膜右心室起搏），产生非同步左心室激活，引发的收缩模式可能降低左心室收缩功能，这是心脏外科手术患者体外循环之后最常见的节段性室壁运动异常的原因。这种非同步收缩形式也与长期右心室心尖部起搏（例如用于治疗病态窦房结综合征或传导失调）有关，已知这对左心室心腔的几何形状与功能会产生不良影响。此外，对正常电刺激顺序和左心室收缩同步之间重要关系的认识是成功地使用心脏再同步化治疗方案治疗某些充血性心力衰竭患者的基础。

二、心肌细胞的解剖和功能

（一）超微结构

心肌细胞含有大量的线粒体，负责生产收缩和舒张所需要的高能量磷酸盐 [如三磷酸腺苷（ATP）、磷酸肌酸]（图 4-1）。肌小节是心肌细胞的收缩单位，含以平行交叉条纹排列的肌丝细纤维（包括肌动蛋白、原肌球蛋白和肌钙蛋白复合物）和粗纤维（主要由肌球蛋白及其支撑蛋白质构成）。肌小

节呈串联连接，因此在收缩期间每个肌细胞的长短轴分别同时缩短和增厚。

每个心肌细胞含有一个高度相互交织的肌浆网网络围绕在收缩蛋白束周围。肌浆网是心肌细胞主要的钙（Ca^{2+}）储备库，其广泛的分布确保了收缩和舒张时遍布于所有肌原纤维上的钙离子激活体均匀地分散和再聚集。

（二）收缩器蛋白质

收缩器主要由六部分组成，包括肌球蛋白、肌动蛋白、原肌球蛋白，以及这 3 种蛋白质的肌钙蛋白复合体。肌球蛋白头部与肌动蛋白分子的连接激活了一个级联事件，该事件由肌球蛋白 ATP 酶激活启动，分别在收缩和舒张期间介导铰链旋转和肌动蛋白释放。肌动蛋白是细纤维的主要构成成分。原肌球蛋白是肌动蛋白和肌球蛋白之间相互作用的一个主要抑制物。肌钙蛋白复合物包括 3 种蛋白，其是收缩器重要的调节因子。

（三）Ca^{2+} 和肌丝之间的相互作用

Ca^{2+} 和肌钙蛋白 C 结合使肌钙蛋白 – 原肌球蛋白复合物发生序贯的结构改变，使肌动蛋白上特定的肌球蛋白结合部位显露（图 4-2）。心脏舒张期间细胞内 Ca^{2+} 浓度很低（10^{-7}mol/L），只有少量的 Ca^{2+} 结合到肌钙蛋白 C 上。这种情况下，肌钙蛋白复合物将每个原肌球蛋白分子限制在 F 肌动蛋白纤维之间的沟槽之外的区域，从而通过阻止在这些蛋白之间形成横桥，有效地防止肌球蛋白和肌动蛋

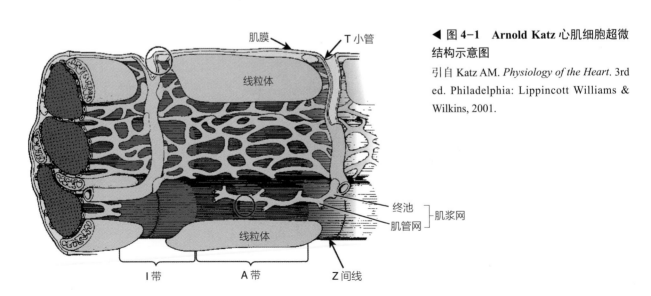

◀ 图 4-1 **Arnold Katz** 心肌细胞超微结构示意图

引自 Katz AM. *Physiology of the Heart*. 3rd ed. Philadelphia: Lippincott Williams & Wilkins, 2001.

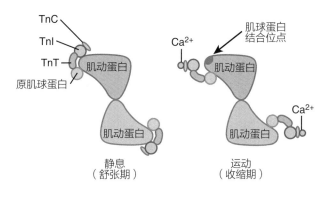

静息
（舒张期）

运动
（收缩期）

◀ 图 4-2　横断面示意图显示了在静息条件下（左图为心脏舒张）和 Ca^{2+} 结合后（右图为心脏收缩）肌钙蛋白 - 原肌球蛋白复合物与肌动蛋白丝之间的结构关系

Ca^{2+} 结合会使肌钙蛋白 - 原肌球蛋白复合物产生朝向肌动蛋白分子之间的沟槽的构象位移，从而显露肌动蛋白上的肌球蛋白结合位点。TnC. 肌钙蛋白 C；TnI. 肌钙蛋白 I；TnT. 肌钙蛋白 T（引自 Katz AM. *Physiology of the Heart*. 3rd ed. Philadelphia: Lippincott Williams & Wilkins, 2001.）

白的相互作用。肌纤维膜去极化后细胞内 Ca^{2+} 浓度（至 10^{-5}mol/L）增加 100 倍，这种静息抑制状态迅速发生转化，是因为去极化开启了 L 型和 T 型 Ca^{2+} 通道，允许细胞外间隙的 Ca^{2+} 内流，诱导 Ca^{2+} 从肌浆网释放。

Ca^{2+} 与肌钙蛋白 C 的结合激发了调控蛋白化学构造的一系列变化，从而显露了肌动蛋白分子上的肌球蛋白结合位点，并允许其横桥形成和产生收缩。

三、心动周期

心动周期描述了一系列高度协调的、与时间相关的电、机械和瓣膜活动（图 4-3）。一个心动周期在每分钟 75 次的心率情况下可以在 0.8s 内完成。右心室和左心室的心肌同步去极化（如心电图 QRS 波所示）启动了肌肉收缩，使这些心腔内压力快速增加（心肌收缩）。当右心室和左心室压力超过了相应的心房压力，三尖瓣和二尖瓣关闭，并引发第一心音（S_1）。

压力 - 容积图

以一个贯穿心动周期的时间、二维平面的连续左心室压力和容积图，建立了时相空间图，为分析射血的心脏左心室收缩和舒张功能提供了一个有用的架构（图 4-4）。

心动周期自心脏舒张末期开始（图 4-4 A 点）。等容收缩期间，左心室压力在容量保持不变的情况下突然增加。当左心室压力超过主动脉压力时（图 4-4 B 点），主动脉瓣开放，射血开始。当血液从左心室射入主动脉和近端大血管时，左心室容量迅速下降。射血结束时左心室压力降至主动脉压力

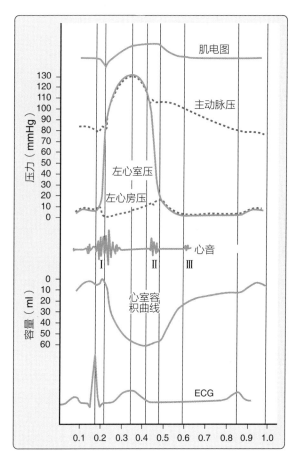

▲ 图 4-3　Carl Wiggers 的原图描绘了心动周期的电、机械和心音事件，其中包括心电图（ECG），主动脉、左心室和左心房压力波形，左心室容积波形，与二尖瓣和主动脉瓣闭合相关的心音

引自 Wiggers CJ: The Henry Jackson Memorial Lecture. Dynamics of ventricular contraction under abnormal conditions. *Circulation*. 1952;5:321–348.

以下，主动脉瓣关闭（图 4-4 C 点）。接着左心室压力快速下降，而左心室容量（等容舒张）不变。当左心室压力下降至低于左心房压力时（图 4-4 D 点）

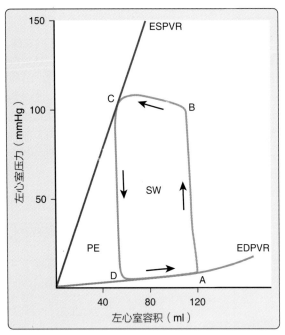

▲ 图 4-4　稳态左心室压力 - 容积图

心动周期按照逆时针方向进行（箭）。A、B、C 和 D 点对应于左心室最终舒张末期（二尖瓣关闭）、主动脉瓣开放、左心室收缩末期（主动脉瓣关闭）和二尖瓣开放。AB、BC、CD 和 DA 段分别代表等容收缩、射血、等容舒张和充盈。左心室被限定在收缩末期和舒张末期压力 - 容积关系的界限内运作（分别为 ESPVR 和 EDPVR）。左心室压力 - 容积图的面积是在心动周期内的搏出功（SW）（即动能）。左心室压力 - 容积图中 ESPVR 和 EDPVR 之间左侧的面积是系统的剩余势能（PE）。SW 和 PE 的和是压力 - 容积面积

二尖瓣开放，从而启动左心室充盈。当左心室为下一次收缩重新充盈容量，伴随着早期灌注、舒张后期和左心房收缩时压力小幅增加，左心房压力 - 容积图就完成了。

当识别与心电图无关的主要心脏事件（例如主动脉或二尖瓣开放或关闭）或左心室负荷状态急性改变，稳态左心室压力 - 容积图比单一左心室压力和容积时空图更有优势。例如，舒张末期和收缩末期容量可立即在图的右下（A 点）和左上（C 点）拐点处查得，可快速计算出每搏量（SV）和射血分数（EF）。将压力 - 容积图右侧再向右移动，是伴随更大每搏量前负荷增加的特点，而后负荷的增加会造成压力 - 容积图变得更高（更大的左心室压力）和更窄（每搏量减小）。容积图面积精确地确定了一个心动周期左心室压力 - 容积搏出功（动能）。

单个左心室压力 - 容积图可以用于获得基本的

生理信息，它是多个连续心动周期中左心室负荷急性变化期间的一系列此类左心室压力 - 容积图的动态变化过程，可对左心室收缩和舒张功能提供独特深入的认识。

对引起充血性心力衰竭的左心室收缩和舒张功能障碍的病理生理学，压力 - 容积平面图同样提供了有价值的描述。例如，ESPVR 斜率降低表明心肌收缩力出现下降与单纯的左心室收缩功能障碍一致。此情况通常沿正常 EDPVR 伴有代偿性左心室扩张（压力 - 容积图移动至右侧）（图 4-5）。前负荷的增加可以维持每搏量和心排血量（CO），但会以更大的左心室充盈和肺静脉压力为代价出现。相比之下，EDPVR 斜率增加表明左心室顺应性下降，以致左心室舒张压升高大于左心室容量增加。在这种情况下，心肌收缩力可能仍然相对正常（ESPVR 并没有改变），但左心室充盈压力同样增加，从而产生肺静脉受阻及临床症状（图 4-5）。ESPVR 减弱和 EDPVR 同时升高表明左心室收缩和舒张功能都存在障碍。

四、心泵性能的决定因素

从临床角度而言，我们最常使用的量化左心室的收缩功能的变量是心排血量（即心率和每搏量的乘积）和射血分数（EF）。这些变量不仅取决于左心室心肌本身内在的收缩性能，而且取决于心腔收缩开始即刻所包含的血容量（前负荷）和其排空时所面对的外部阻力（后负荷）。通过前负荷、后负荷、心肌收缩力之间复杂的相互作用建立并产生每个心动周期的 SV（图 4-6）。假定有足够的静脉回流，前负荷、后负荷和心肌收缩力联合心率和心律这 2 个变量即可决定左心室每分钟的泵血量（即心排血量）。

（一）前负荷

前负荷最常被定义为心腔在舒张末期所包含的血液的容积。这一容积可以有效反映等容收缩前即刻的左心室肌纤维的长度，并与左心室舒张末期心壁的张力直接相关。

左心室前负荷可以通过不同的方法来估计，但每一种方法都有其固定的局限（图 4-7）。在心导管实验室或手术中，可以通过提前从主动脉经主动脉

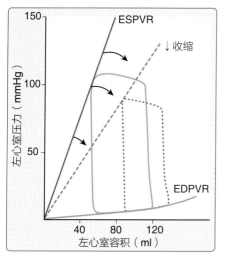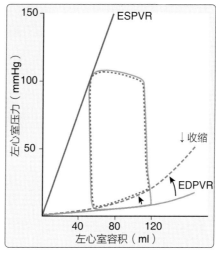

◀ 图 4-5　稳态左心室压力 - 容积图变化，如收缩末期压力 - 容积关系（左图 ESPVR）斜率下降所示的左心室收缩力下降和由舒张末期压力 - 容积关系位置升高（右图 EDPVR）所示的左心室顺应性下降。此图强调了心力衰竭可能由单独的左心室收缩或舒张功能失调导致。EDPVR. 舒张末期压力 - 容积关系；ESPVR. 收缩末期压力 - 容积关系（彩图见书末）

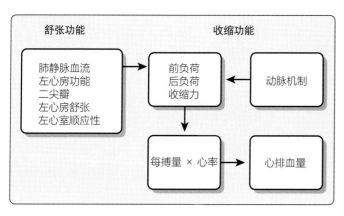

◀ 图 4-6　左心室舒张（左）和收缩（右）功能的主要决定因素

注意，肺静脉血流量、左心房功能、二尖瓣完整性、左心房舒张和左心室顺应性联合决定左心室前负荷

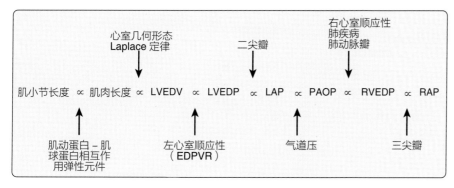

◀ 图 4-7　影响试验和临床评估肌小节长度的几个因素

肌小节长度是左心室收缩前负荷的指标。EDPVR. 舒张末期压力 - 容积关系；LAP. 左心房压力；LVEDP. 左心室舒张末期压力；LVEDV. 左心室舒张末期容积；PAOP. 肺动脉闭塞压；RAP. 右心房压；RVEOP. 右心室舒张末期压力

瓣或经左心房穿过二尖瓣放置一个填满液体的头端带压力传感器的导管进入左心室进行有创性测量左心室舒张末期压力。左心室舒张末期压力与左心室舒张末期容积成非线性相关，因此左心室舒张末期压力并不能精确量化左心室舒张末期容积。

　　心脏麻醉医师用于估算左心室舒张末期容积的方法都是建立在从左心室上游获取的测量值上。平均左心房压、肺毛细血管楔压、肺动脉舒张压、右

心室舒张末期压力和右心房（中心静脉）压均可用于近似估计左心室前负荷。这些左心室舒张末期容积的估算方法都受到分隔所在测量位置与左心室的隔离组织的功能完整性的影响。

　　对于左心室收缩功能受损的患者，左心室舒张末期容积、肺动脉楔压、右心房压之间的关联性微乎其微，在这种情况下，这些从左心室上游获取的压力测量值用于评估左心室前负荷的临床意义有限。

（二）后负荷

后负荷被定义为心肌收缩开始即刻所遇到的额外负荷（框 4-1）。对于机体，由全身动脉（或肺动脉）脉管系统的机械特性所决定的对左心室（右心室）射血的阻抗是后负荷的基础。

左心室后负荷也可以认为是左心室在收缩期承受的机械阻力。在等容收缩期左心室压上升、室壁厚度增加，随后主动脉瓣开放，左心室容积（及半径）迅速下降。

在完整的心血管系统中决定左心室后负荷的因素如下：①动脉血管的物理性质（如直径、弹性）；②左心室收缩末期室壁张力（由左心室内压力和左心室几何学变化来决定）；③总的动脉阻力（主要由小动脉平滑肌张力产生）；④血容量和血液的物理特性（如流体学、黏度、密度）。

（三）心肌收缩性

量化完整的心肌收缩性仍然是一件很有挑战的事情。准确评估左心室或右心室收缩性可以帮助心脏麻醉医师可靠地评估药物干预效果或评估影响左右心室收缩性能的病理过程。

1. 收缩末期压力 - 容积关系

因为左心室是一个富有弹性的心腔，左心室压力和容积关系可以根据每个心动周期的时变弹性（压力与容积比值）来进行描述（框 4-2）。在心脏收缩期间，左心室弹性增加，压力增加而容量下降。对于每个心动周期而言，最大左心室弹性（E_{max}）出现在或非常接近收缩末期时，且通常对应于稳态左心室压力 - 容积图的左上角。同样地，最小左心室弹性可在舒张末期处观察到（图 4-4）。

ESPVR 的斜率（E_{es}）是一种左心室收缩状态下的量化指标，其中合并了后负荷，因为分析是在收缩末期压下进行（图 4-8）。正性或负性肌力药物（如多巴酚胺丁或艾司洛尔）会增加或者减少 E_{es}，可分别量化左心室收缩发生的相应变化。

2. 每搏功 - 舒张末期容积关系

早期研究初步定义了左心室泵功能（如 CO）和前负荷之间的基本关系，后者由左心室充盈的间接指标（如中心静脉压）确定。在这个熟悉的框架下，左心室功能曲线向上或者向左移动表示已经发生了收缩状态的增加，因为左心室此时可以有效地在相同前负荷下产生更多的 SW。

$SW-V_{ed}$ 关系在测量左心室或右心室收缩性上比 ESPPVR 更具有优势。在多种负荷条件、动脉血压和收缩状态下，$SW-V_{ed}$ 关系是高度线性和可复制的，因为整个心动周期左心室压力和容量数据都纳入其计算之中。

3. 收缩性的等容指数

左心室压力的最大增加率（dP/dt_{max}）是等容收

框 4-1　左心室后负荷相关的参数

- 主动脉输入阻抗（大小和相位频谱）
- Windkessel 参数
  - ➤ 特征性主动脉阻抗（Z_c）
  - ➤ 动脉总顺应性（C）
  - ➤ 动脉总阻抗（R）
- 收缩末期的压力
- 收缩末期的室壁张力
- 有效动脉弹性（E_a）
- 全身的血管阻力

框 4-2　左心室收缩力指标

- 压力 - 容积分析
  - ➤ 收缩末期压力 - 容积关系（E_{es}）
  - ➤ 舒张末期每搏功 - 容积关系（M_{sw}）
- 等容收缩
  - ➤ dP/dt_{max}
  - ➤ $dP/dt_{max}/50$
  - ➤ $dP/dt_{max}/P$
  - ➤ dP/dt_{max} - 舒张末期容量关系（dE/dt_{max}）
- 射血阶段
  - ➤ 每搏量
  - ➤ 心排血量
  - ➤ 射血分数
  - ➤ 面积改变分数
  - ➤ 短轴缩短率
  - ➤ 室壁运动增厚率
  - ➤ 缩短速度
- 心室做功
  - ➤ PWRmax
  - ➤ PWR_{max}/EDV^2

dE/dt_{max}. 等容收缩期左心室内压力上升的最大速率与舒张末期容积关系的斜率；dP/dt_{max}. 左心室压最大增加率；EDV. 舒张末期容积；E_{es}. 收缩末期弹性；M_{sw}. 舒张末期每搏功 - 容积关系的斜率；P. 左心室压力峰值；PWR_{max}. 最大左心室做功（由动脉压力和血流产生）

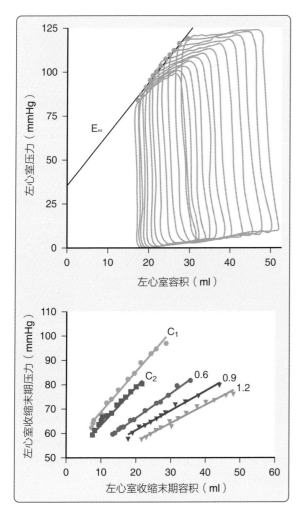

▲ 图 4-8　利用犬体内下腔静脉突然闭塞所产生的一系列不同负荷的左心室压力 - 容积曲线来推导左心室收缩末期压力 - 容积关系（**ESPVR**）的方法（彩图见书末）

上图是识别每个曲线的压力 - 容积比和最大弹性（E_{max}），并使用线性回归定义收缩末期弹性（E_{es}）和容积截距（ESPVR）。下图显示异氟烷（0.6、0.9 和 1.2 最小肺泡浓度）对 ESPVR 的影响。C_1. 对照 1（用异氟烷前）；C_2. 对照 2（用异氟烷后）（改编自 Hettrick DA, Pagel PS, Warltier DC. Desflurane, sevoflurane, and isoflurane impair canine left ventricular–arterial coupling and mechanical efficiency, *Anesthesiology*. 1996;85:403–413.）

缩期整体左心室收缩状态的最常用的衍生指标。左心室 dP/dt_{max} 的精确确定需要高精度、侵入性地连续测量左心室压力，通常在心导管室中进行。左心室 dP/dt_{max} 也可使用 TEE 在心脏手术患者中通过分析连续多普勒二尖瓣反流波进行无创性估算。

左心室 dP/dt_{max} 对收缩状态中的急性变化非常敏感，但它可能在量化收缩方向变化比建立绝对基

准值时更有用。左心室 dP/dt_{max} 本质上不依赖后负荷，除非出现严重的心肌抑制或明显的动脉血管扩张，左心室压力增加的峰速出现于主动脉瓣开放之前。

4. 收缩性的射血指数

评估左心室射血量（如 EF、SV）或速率（如缩短速度）构成了所有目前所使用的左心室收缩状态射血相指数的基础，包括最新的组织多普勒成像衍生的心脏超声参数、心肌应力 - 应变关系、斑点追踪技术和彩色室壁运动。从临床角度看，左心室收缩性最常用的射血相指数是 EF，EF=（$V_{ed}-V_{es}$）/V_{ed}。

左心室射血分数可以使用各种无创技术进行计算（如放射性核素血管造影术、功能磁共振、超声心动图）。心脏麻醉医师经常使用 2D TEE 测量 LVEF。食管中部四腔心或两腔心影像可以在左心室收缩末期和舒张末期获得，随后应用 Simpson 圆盘法的规则进行分析，即通过采集一系列圆柱体的直径和厚度总和来确定心室容量（图 4-9）。

两个相关的参数，即缩短率（FS）和面积变化分数（FAC）常被作为计算 LVEF 的替代方法，从中段乳头肌短轴切面中获得收缩末期和舒张末期的图像。FS 是采用测量心内前后（或隔侧）壁直径来计算，FS=（$D_{ed}-D_{es}$）/D_{ed}，其中 D_{ed} 和 D_{es} 分别是左心室舒张末期和收缩末期直径（图 4-10）。

面积变化分数（FAC）可通过使用同样的中段乳头肌短轴图像，经手工描绘收缩末期和舒张末期心内膜边界（乳头肌大部分被排除）进行确定。计算机软件自动整合每个心内膜描绘的收缩末期和舒张末期面积计算出 FAC。

五、舒张功能的评估

左心室舒张包括了一系列与时间相关不同类型的事件（图 4-6）。目前还没有一个能综合地描述心动周期这一阶段左心室舒张功能的指数，不论全部还是选择性地鉴别因充盈异常导致心力衰竭的临床征象和症状发生的高风险患者。而且，反映左心室舒张功能的大多数指标都依赖于心率、负荷条件和心肌收缩性。

尽管存在一些困难，几项引人注目的研究观察到 50%HF 患者的 LVEF 没有实质性的减少。这种"射血分数正常的心脏衰竭"（HFnEF，以前被称为

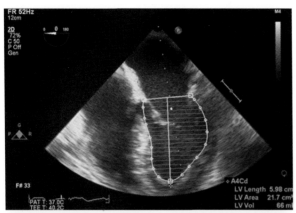

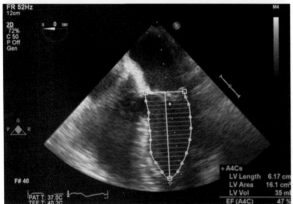

▲ 图 4-9　根据 Simpson 规则从左心室舒张末期（上）和收缩末期（下）经食管中部四腔心切面计算的射血分数

在每个切面中确定左心室心内膜边界后，软件会产生一系列薄的圆柱体并根据其总量确定容积。然后使用标准公式计算左心室射血分数。在本例中左心室射血分数为 47%

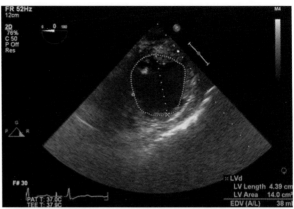

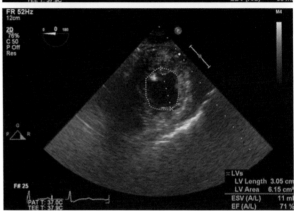

▲ 图 4-10　从左心室中段乳头肌短轴切面舒张末期（上）和收缩末期（下）测量和计算左心室面积变化分数（FAC）和缩短率（FS）

左心室心内膜边界是手动追踪的（不包括乳头肌）。该软件集成了所述区域，并确定了左心室的直径。在本例中，FAC 为 69%，FS 为 59%

舒张性心力衰竭）最常发生在患有控制不佳的原发性高血压并伴有肥胖、肾脏功能不全、贫血、全身情况差或心房颤动的老年女性中。这些风险可导致左心室肥厚及纤维化加重，从而影响左心室充盈并增加心力衰竭的风险。

　　HFnEF 病理生理学似乎是多因素的，不仅涉及左心室舒张延迟和顺应性降低，而且还包括异常的心室 - 动脉硬化（框 4-3）。不论其潜在的原因是什么，舒张功能障碍是 HFnEF 中普遍的特征，也可在所有因左心室收缩功能障碍引起的心力衰竭患者中观察到。左心室舒张功能障碍的严重性（不论有无左心室收缩功能损害）和其对治疗的反应性都是决定慢性心力衰竭患者的运动耐受性和死亡率的重要因素。

　　从心脏麻醉医师的角度看，左心室舒张功能障

碍在决定左心室对通常出现在围术期背景下的急性负荷条件改变的反应具有重要意义。心脏外科患者中，心肺转流会暂时加重已存在的舒张功能障碍。

框 4-3　左心室舒张功能障碍的常见原因
• 年龄＞ 60 岁
• 急性心肌缺血（氧供或氧需）
• 心肌顿抑、冬眠或心肌梗死
• 心肌梗死后的心室重构
• 压力 - 超负荷性肥厚（如主动脉瓣狭窄、高血压）
• 容量超负荷性肥厚（如主动脉或二尖瓣反流）
• 肥厚梗阻型心肌病
• 扩张型心肌病
• 限制型心肌病（如淀粉样变性、血色素沉着）
• 心包疾病（如心脏压塞、缩窄性心包炎）

此外，已知挥发性和静脉麻醉药都会改变正常和心力衰竭心脏左心室的舒张和充盈特性。因此，评估左心室是否存在舒张功能障碍和严重程度仍然是管理心脏手术患者的一个重要目标。

六、心包张力

心包是一个包裹心脏、附近大动脉、腔静脉和肺静脉的囊状结构。心包膜的光滑表面，加上由 15～35ml 的心包液体（血浆超滤液、心肌间质液和少量的淋巴液）所提供的润滑和磷脂表面活性剂减少摩擦，且有利于心脏收缩和舒张期间的正常活动。

心包也可作为一个将心脏与其他纵隔结构分离的机械屏障，并通过其下（横膈）和上（大血管）附着体限制异常的心脏运动。心包壁层的纤维层决定了 J 形心包压力 - 容积关系（图 4-11），表示心包远比左心室心肌层的顺应性差。因为缺乏弹性，

心包限制了容量储存，因此在压力大幅度增加之前只能容纳少许的容量增加。

心包压力通常低于大气压（–5～0mmHg），并随着胸内压力变化而变化，在正常容量条件下的心脏中，基本不会产生机械效应。然而，心包会对所有四个心腔的充盈产生严格的约束力，且此效应会在心包压缩（如压塞、缩窄性心包炎）或心腔容积（如容量负荷）急性增加期间加重。

心包限制在薄壁的心房和右心室中最为明显，并且是这些心腔舒张压力和容量的主要决定因素。心包在容量负荷期间抵抗心房和右心室腔内径进一步增加，腔内压力的增加比仅根据心肌弹性所预测的更快。

心包在心室相互依存中发挥着重要的作用（例如一个心室的压力和容积对另一个心室机械运动的影响），尽管心腔之间的顺应性有内在差异，但心包对左心室和右心室的限制是一样的。因此，右心室体积的增大（如局部缺血和容量超载）会造成心包压力增加，从而降低左心室的顺应性，并限制左心室充盈。同样，急性左心室膨胀（如主动脉夹闭）侵占了右心室，并将 EDPVR 向上和向左移动，同时限制了右心室充盈。

在自主呼吸期间，使用脉冲多普勒超声心动图确定左心室和右心室充盈的变化，舒张心室相互依存的证据是显而易见的。吸气降低胸廓内的压力，增强全身的静脉回流，同时造成适度的右心室扩张。这些活动通过减少心腔的顺应性轻度降低左心室充盈，造成 CO 和平均主动脉压力小幅度下降。相反，在呼气期间通过相似的心室相互作用机制，右心室充盈减弱，而左心室充盈增加。心脏压塞或缩窄性心包炎时的心室腔压迫明显加重了呼吸相关性右心室和左心室充盈的变化。因此在这些情况下，维持自主呼吸非常关键，由于负的胸腔压力在一定程度上保留静脉回流。相反肺部正压通气可因过度限制静脉回流，使急性心脏压塞期间心血管迅速崩溃。

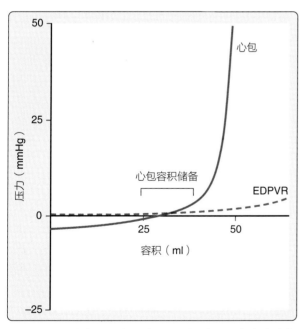

▲ 图 4-11　心包的压力 - 容积关系（实线）与左心室舒张末期压力 - 容积关系（EDPVR；虚线）比较。注意，超过储备容积之后心包压力出现大幅增加

第 5 章
冠状动脉生理和粥样硬化
Coronary Physiology and Atherosclerosis

Benjamin Hibbert　Howard J. Nathan　Trevor Simard　Edward R. O'Brien　著

许芳婷　译

要 点

- 为了在围术期安全地治疗冠心病患者，临床医师必须了解冠状动脉循环在健康和疾病中的作用。
- 冠状动脉内皮细胞通过产生各种因子，舒张或收缩血管平滑肌，从而调节心肌血流量。
- 血管内皮细胞通过产生抗凝因子、纤溶因子和血小板抑制物质来帮助维持血液的流动性。
- 在狭窄出现之前，冠状动脉疾病最早的变化之一是血管调节功能和抗血栓功能的丧失。
- 尽管交感神经的激活会增加心肌需氧量，α肾上腺素受体的激活仍会导致冠状动脉血管收缩。
- 在各种情况下，单纯仅凭一种物质（如腺苷）不可能提供心肌代谢和心肌血流之间的联系。
- 随着冠状动脉灌注压的降低，距离左心室腔最近的内层心肌细胞最先发生缺血，表现出舒张和收缩功能受损。
- 动脉粥样硬化病变的进展类似于伤口愈合的过程。
- 降脂治疗有助于恢复内皮功能，预防冠状动脉事件的发生。

在管理冠心病（coronary artery disease，CAD）患者时，麻醉医师必须维持心脏灌注至最佳状态来预防或减少心肌缺血。只有了解了健康和疾病状态下影响心肌血流的多种因素，才能实现这一目标。

一、血管的解剖学和生理学

冠状动脉血管系统传统上分为 3 个功能组：①冠状动脉造影可见的粗大的导管血管，对血流阻力较小；②细小的阻力血管，直径为 250nm～10μm；③静脉。尽管广泛认为大部分的冠状动脉阻力由小动脉（毛细血管前血管内径 < 50μm）造成，但也有研究表明，在静息状态下，45%～50% 的冠状动脉血管总阻力由直径 > 100μm 的血管造成，其部分原因可能是这些小动脉相对较长。

（一）正常动脉血管壁

动脉管腔被血管平滑肌上的单层内皮细胞所覆盖。平滑肌细胞的内层称为内膜，被内部的弹性层所限制。在内弹性层和外弹性层之间是另一层平滑肌细胞，即介质。外弹性层是一层外膜，其细胞分布稀疏，但由复杂的细胞外基质（主要是胶原蛋白纤维和弹性蛋白纤维）和组成血管滋养管的微血管构成。

（二）内皮

尽管血管内皮一度被认为是血管的无用内衬，但实际上它被准确地描述为一个非常活跃的、具有多种生物功能的分布式器官。它具有合成和代谢功能，并含有多种血管活性物质的受体。

1. 内皮源性舒张因子

第一个被发现的血管内皮活性物质是前列环素（prostacyclin，PGI_2），它是环氧合酶途径的花生四烯酸代谢产物（图 5-1 和框 5-1）。PGI_2 的生成是被血流的剪切力、搏动性、缺氧及各种血管活性介质激活的。在产生过程中，它离开内皮细胞，在

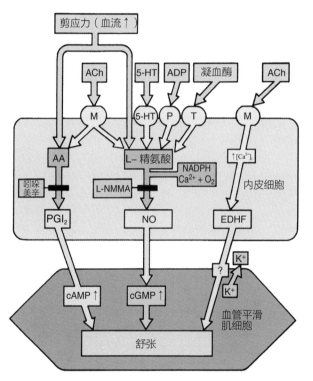

▲ 图 5-1 内皮源性的血管舒张物质的产生

前列环素（PGI_2）通过花生四烯酸（AA）代谢的环氧合酶途径产生，能够被吲哚美辛和阿司匹林阻断。PGI_2 刺激平滑肌细胞中腺苷酸环化酶，增加环腺苷酸（cAMP）的产生，导致血管舒张。内皮源性舒张因子（EDRF），也就是现在为人们所知的一氧化氮（NO），是由一氧化氮合酶在还原型烟酰胺腺嘌呤二核苷酸（NADPH）、氧气（O_2）、钙离子（Ca^{2+}）和钙调素的参与下，作用于 L- 精氨酸产生的。这个过程可以被精氨酸类似物阻断，如 L- 单甲基精氨酸（L-NMMA）。一氧化氮联合平滑肌细胞中的鸟苷酸环化酶，刺激环鸟苷酸（cGMP）的产生，从而导致血管舒张。关于内皮源性超极化因子（EDHF）的研究尚无定论，其可能作用是使平滑肌膜超极化，并且可能通过激活钾离子通道发挥作用。ACh. 乙酰胆碱；ADP. 二磷酸腺苷；$[Ca^{2+}]_i$. 细胞内钙离子；5-HT. 5-羟色胺；M. 毒蕈碱受体；P. 嘌呤受体；T. 凝血酶受体（引自 Rubanyi GM. Endothelium, platelets, and coronary vasospasm. *Coron Artery Dis*. 1990;1:645.）

局部环境中发挥作用，导致底层平滑肌松弛或抑制血小板聚集。这两种作用都是通过刺激靶细胞中的腺苷酸环化酶来产生环腺苷酸（cyclic adenosine monophosphate，cAMP）。

已有研究表明，很多生理刺激通过刺激一种不稳定的、可扩散的、非前列腺素样分子的释放来引起血管舒张，这种分子被称为内皮源性舒张因子（endothelium-derived relaxing factor，EDRF），现在已知是一氧化氮（nitric oxide，NO）。NO 是一种非常小的亲脂分子，很容易穿过生物膜扩散到附近细胞的细胞质中。其分子的半衰期 < 5s，只影响局部环境。NO 由 L- 精氨酸经一氧化氮合酶（NO synthase，NOS）合成。当 NO 扩散到靶细胞的细胞质中时，它可与可溶的鸟苷酸环化酶血红素相结合，这可导致其二级信使——环鸟苷酸（cyclic guanosine monophosphate，cGMP）的产量增加 $50 \sim 200$ 倍。如果靶细胞为血管平滑肌细胞，则发生血管舒张；如果靶细胞是血小板，则抑制黏附和聚集。NO 可能是硝基血管扩张药的终末效应分子。依靠 NO 的生成，心血管系统能处于稳定活跃的血管舒张状态。与细小动脉相比，分子在控制动脉和静脉的血管紧度方面更为重要。血管内皮制造 NO 功能异常很可能在糖尿病、冠状动脉粥样硬化、高血压等疾病发展中起重要作用。与动脉相比，人体静脉血管中 NO 的基础释放量较低，对硝基血管扩张药的敏感性较强。

2. 内皮源性收缩因子

内皮细胞产生的收缩因子包括前列腺素 H_2、血栓素 A_2（由环氧合酶产生）和肽内皮素。内皮素是一种强效血管收缩肽（比去甲肾上腺素强 100 倍）。在血管平滑肌细胞中，内皮素 1（endothelin

1，ET-1）与特定的膜受体（ET_A）结合，并通过磷脂酶 C 诱导细胞内游离钙的增加，从而导致长时间的收缩。它还通过鸟苷三磷酸（guanosine triphosphate，GTP）结合蛋白（G_i）与电压控制钙通道相连接。这种肽具有比其他任何心血管激素更强的血管收缩能力。在药理学剂量下，它可以阻断冠状动脉血流，从而导致心室颤动和死亡。

3. 血小板的内皮抑制

内皮细胞的基本功能是维持血液的流动性。这是通过合成和释放抗凝剂（如血栓调节蛋白、蛋白 C）、纤溶蛋白（如组织型纤溶酶原激活物）、血小板抑制物质（如前列环素、一氧化氮）来实现的（框 5-2）。聚集的血小板释放的介质刺激完整的内皮细胞释放一氧化氮和前列环素，他们共同作用以增加血液的流动、减少血小板的黏附和聚集（图 5-2）。

二、冠状动脉血流的决定因素

正常情况下，冠状动脉血流有 4 个主要决定因素：①灌注压力；②心肌血管外压力；③心肌代谢；④神经体液调控。

（一）灌注压力和心肌收缩

冠状动脉血流量与冠状动脉的压力梯度成正比（框 5-3）。这个梯度是通过主动脉根部压力减去冠状动脉下游的压力计算出来的。在收缩期，左心室停止本身供血。最大心肌收缩压力是心内膜下，近似于心室压力。血管外压迫引起的阻力随着血压、心率、收缩力和前负荷的增加而增加。

对血流驱动压力最合适的测量是舒张期主动脉根部的平均压力。这个值可以用主动脉舒张压或平均压来近似反映。

尽管冠状动脉循环的真实下游压力更可能接近冠状动脉窦压力，但在临床情况下，其他的选择可能更合适。左心室内膜下的真实下游压力即左心

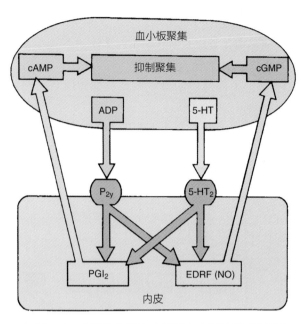

▲ 图 5-2 完整的血管内皮抑制血小板的黏附和聚集

聚集中的血小板释放腺苷二磷酸（ADP）和 5- 羟色胺（5-HT），从而刺激前列环素 PGI_2 和内皮源性舒张因子（EDRF；NO）的合成和释放，这些物质却反作用于血小板，抑制其进一步的黏附和聚集，并且导致血小板解聚。前列环素和 EDRF 能够分别升高血小板的腺苷酸（cAMP）和环鸟苷酸（cGMP），从而发挥协同作用。PGI_2 和 EDRF 通过抑制血小板功能和引起血管扩张来增加血流量，从而清除微血栓，预防血管栓塞。P_{2y} 嘌呤能受体（引自 Rubanyi GM. Endothelium, platelets, and coronary vasospasm. *Coron Artery Dis*. 1990;1:645.）

室舒张末期压力，可用肺动脉闭塞压力来估计。当右心室有缺血的风险时（例如严重的肺动脉高压），右心室舒张压或中心静脉压可能是测量下游压力更合适的选项。

（二）心肌代谢

心肌血流主要受代谢控制。即使心脏与外源控制机制切断（神经和体液因素），其血流与代谢需求相匹配的能力几乎不受影响。因为冠状静脉氧

框 5-2   血小板的内皮抑制

健康的内皮细胞通过产生以下物质维持血液流动性
- 抗凝因子：蛋白 C 和血栓调节蛋白
- 纤溶因子：组织型纤溶酶原激活物
- 血小板抑制物质：前列环素和一氧化氮

框 5-3   冠状动脉血流的决定因素

- 灌注压
- 心肌血管外压力
- 心肌代谢
- 神经体液调节

分压通常为 15～20mmHg，只有少量的氧气可供摄取。心肌耗氧量（$M\dot{v}O_2$）显著增加，每 100g 心肌耗氧量超过正常静息值 80～100ml，仅在冠状动脉血流量增加从而增加供氧才能发生。正常来说，血流和代谢紧密相关，因此在耗氧量波动范围很大时，冠状窦的血氧饱和度几乎不变。血流和代谢的耦合，可以通过反馈或前馈控制，或两者的结合来进行调节。反馈控制要求心肌氧分压降低，从而产生升高血流的信号。这需要血管紧张度与消耗的底物 [如氧或三磷酸腺苷（ATP）] 或代谢物（如二氧化碳或氢离子）的堆积相关联。将心肌代谢与心肌血供有效关联在一起的中间物质尚不明确（框 5-4 ）。

（三）神经和体液调节

1. 冠状动脉的神经支配

心脏由自主神经系统的交感神经和副交感神经的分支支配。冠状动静脉无论大小，均有丰富的神经分布。支配心脏和冠状血管的交感神经起源于颈上、颈中、颈下交感神经节和前 4 个胸神经节。星状神经节（由颈下及第一胸神经节融合而成）是心脏交感神经支配的主要来源。迷走神经为心脏提供传出胆碱能神经。

2. 副交感神经调节

迷走神经刺激造成心动过缓、心肌收缩力下降、血压降低。由此导致的心肌耗氧量下降引起代谢介导的冠状动脉血管收缩。阿托品可以消除这些影响。

3. β 肾上腺素能相关的冠状动脉扩张

β 受体的激活可致冠状动脉血管的扩张，无论大小，即使冠状动脉血流没有变化。

4. α 肾上腺素能相关的冠状动脉收缩

心脏交感神经的激活导致心率、心肌收缩力和血压升高，使得代谢介导的冠状动脉灌注流量显著增高。同时，交感神经兴奋直接导致的冠状动脉收缩，会与运动或情绪激动导致的代谢性冠状动脉扩张相竞争。因此，肾上腺素相关的冠状动脉收缩是足以强大到进一步加重心肌缺血状态，还是对心肌血流的重分布具有积极意义，尚且存在争议。

三、冠状动脉压力 - 血流关系

（一）冠状动脉的自我调节

自我调节是在动脉灌注压力变化时保持组织器官灌注血流稳定趋势的重要机制。在梗阻远端灌注压力较低的情况下，自动调节可维持狭窄的冠状动脉供应心肌的血流。这一局灶性控制机制能够在孤立的、去神经化的心脏中观察到。当 $M\dot{v}O_2$ 稳定时，冠状动脉血流将在平均动脉压为 60～140mmHg 时保持相对稳定。

（二）冠状动脉储备

心肌缺血可导致冠状动脉的剧烈舒张。在冠状动脉梗阻发生 10～30s 后，恢复灌注压力可使冠状动脉血流量明显增加。这一流量的大幅增加可达到静息水平的 5～6 倍，称为反应性充血。反应性充血的回馈力度总是会大于缺血程度。但是，由于充血过程中氧气摄取能力的下降，组织总体仍处于缺氧状态。当冠状静脉含氧量升高时，冠状动脉的灌注提高。这一现象提示我们除了氧气之外，还有其他的介质也在介导这类代谢诱导的血管舒张机制。反应性充血时冠状动脉峰值血流与静息状态下冠状动脉血流之间的差异，则代表了冠状动脉自我调节储备——动脉血管床进一步响应缺血扩张的能力。

（三）透壁血流

当冠状动脉灌注压力不足时，左心室内壁 1/4～1/3 的区域将首先出现缺血或坏死。这种相对于外层更加明显的心内膜脆弱性表现，也许反映了心内膜对于灌注压力更高的需求或者供给不足的表现。

如果冠状动脉压力逐步下降，冠状动脉自我调节机制将难以平衡，左心室心内膜血流下降将早于外膜出现（图 5-3）。这一发现表明心内膜的灌注储备少于心外膜。三种机制被用于解释心内膜

框 5-4　心肌代谢

一些分子已经被提出作为心肌代谢和心肌血流之间的联系，包括如下分子

- 氧气
- 活性氧
- 二氧化碳
- 腺苷酸

目前的证据表明，在静息、运动和缺血期间，各有不同重要性的局部因素的共同作用，使心肌供氧符合需求

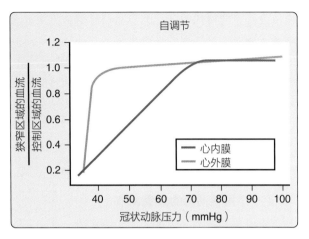

▲ 图 5-3　麻醉犬的 1/3 左心室的心外膜和心内膜的压力 - 流量关系（彩图见书末）

在心内膜上，当狭窄远端压力降至 70mmHg 以下时，自动调节被耗尽，血流变得依赖于压力。在心外膜上，自动调节持续到灌注压力降至 40mmHg 以下。心内膜下冠状动脉的自动调节储备较少（经许可重绘，引自 Guyton RA, McClenathan JH, Newman GE, Michaelis LL. Significance of subendocardial ST segment elevation caused by coronary stenosis in the dog. *Am J Cardiol*. 1977;40:373.）

心肌灌注储备降低的原理：①收缩期心内膜压差；②舒张期心内膜压差；③收缩期与舒张期之间的相互作用。

四、动脉粥样硬化

　　动脉粥样硬化病变包括内膜中平滑肌细胞的过度积累和动脉壁的非细胞结缔组织成分、脂蛋白与矿物成分（如钙）的细胞内外沉积（框 5-5）。从定义上讲，动脉粥样硬化是"粥样"和"硬化"的结合，硬化指硬的胶原蛋白物质在病灶的聚集，通常比松软的"稀粥样"斑块具有更大的体积（图 5-4）。

框 5-5　动脉粥样硬化
• 动脉粥样硬化的过程开始于儿童期和青春期
• 动脉粥样硬化病变的进展类似于伤口愈合的过程
• 炎症、脂质浸润和平滑肌增生在动脉粥样硬化形成过程中起到了重要作用
• 血管内皮功能受损是动脉粥样硬化的早期后果
• 他汀类药物治疗已被证明是可以改善内皮功能、阻止动脉粥样硬化的进展，并且在某些情况下还可以逆转已有的病情

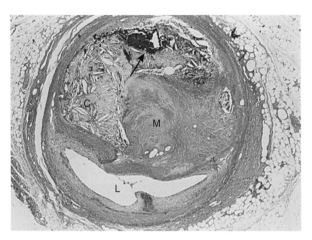

▲ 图 5-4　80 岁男性冠状动脉粥样硬化

患者的中央动脉管腔严重狭窄（L）内膜由复杂的细胞集合、细胞外基质（M）和胆固醇沉积的坏死核心（C）组成。斑块微血管破裂导致坏死核基部斑块内出血（箭）（Movat 五色染色，40×）

　　冠状动脉粥样硬化发展过程中最早能够监测到的变化是内皮区域内细胞脂质积累，从而导致充满脂质的巨噬细胞或"泡沫细胞"的产生。大体上，泡沫细胞可能使动脉壁呈现出脂肪条纹。一般来说，脂肪条纹被一层完整的内皮细胞所覆盖，并且不以平滑肌细胞过度聚集为特征。在动脉粥样硬化的后期，细胞外的脂蛋白聚集在心内膜肌肉弹性层中，最终形成富含脂质的碎片的无血管核心，该脂质核心通过胶原材料的纤维帽与中央动脉腔隔开。泡沫细胞通常在动脉粥样硬化核心深处较为少见，但经常在脂质核心的外围被发现。

（一）动脉壁炎性反应

　　单核 / 巨噬细胞和 T 淋巴细胞不仅存在于具有晚期严重病变的动脉中，而且还存在于青壮年具有早期动脉粥样硬化病变的动脉中。白细胞向血管壁的浸润被认为早于平滑肌细胞增生。一旦进入动脉壁，单核细胞就可能在病变发展中发挥重要作用。例如，单核细胞可能转化为巨噬细胞，并参与低密度脂蛋白（LDL）的局部氧化和氧化后 LDL 的积累。此外，动脉壁中的巨噬细胞还可作为各种促进细胞增殖、迁移或局部组织屏障破坏的因子来源。由于动脉壁完整性的破坏可能导致斑块裂开或破裂，局部组织降解的过程对于急性冠状动脉综合征的发生可能起到重要作用。

（二）脂蛋白在病变形成中的作用

临床与实验研究都已经充分明确血脂异常与动脉粥样硬化的关系。然而，脂质促成动脉粥样硬化的确切机制仍不清楚。尽管胆固醇在动脉壁中蓄积直至阻塞血管的简单概念在某些动物模型中可能是正确的，但该理论不适用于人类动脉。

胆固醇在动脉壁积累的主要后果之一是内皮功能受损。而血管内皮不仅仅是血流和动脉壁之间的物理屏障。在正常情况下，血管内皮能够调节血管张力（例如通过 NO）、血栓形成、纤维蛋白溶解、血小板功能和炎症等。但在传统危险因素下，特别是血脂异常的情况下，这些保护性内皮功能会降低或丧失。无论是否存在潜在的动脉粥样硬化斑块的情况，这些内皮源性功能的丧失都有可能发生，并且可能表明动脉粥样硬化已经开始。积极消除动脉粥样硬化危险因素（如饮食和降脂疗法），即使对于存在广泛动脉粥样硬化的病例，也可以显著减轻内皮功能障碍。一些临床研究表明，使用 3- 羟基 -3- 甲戊二酸单酰辅酶 A（HMG-CoA）还原酶抑制药或"他汀类药物"可显著改善内皮功能及心血管疾病的发病率和死亡率。

五、冠状动脉血供的病理学

（一）冠状动脉狭窄与斑块破裂

冠状动脉粥样硬化作为一种慢性疾病，往往长年没有临床症状，当发现时已有数十年病史（框 5-6）。CAD 的临床表现是动脉粥样硬化斑块侵犯血管腔，阻塞冠状动脉血流，引起心绞痛时才会出现。此外，动脉粥样硬化病变中出现的粥样斑块裂缝或裂痕，往往诱导急性血栓的形成，从而导致不稳定型心绞痛或心肌梗死的发生。

稳定型心绞痛的患者通常在血管造影时仅有边

框 5-6　冠状动脉血流的病理生理

- 在大多数心肌梗死患者中，冠状动脉闭塞发生在狭窄小于 50% 的部位
- 斑块破裂导致冠状动脉狭窄的增加，并可导致冠状动脉事件
- 斑块破裂发生在斑块的肩部，即发现炎症细胞的地方

界平滑的粥样斑块病变。而且，这一病变只有少数是同心的。大多数病例都呈现复杂的几何形状，形状随长度变化。偏心狭窄病变血管仍有部分柔韧的具有肌弹性的正常血管壁残留，因而其直径和阻力可随血管舒缩张力或管腔内压力的变化而变化。故此，大多数人冠状动脉狭窄病变血管仍是具有顺应性的。但正常部分的血管内膜通常会变厚，从而可能导致内皮功能障碍。相比之下，不稳定型心绞痛患者通常具有边缘突出，扇形、不规则甚至是多处不规则的病变。斑块破裂或部分闭塞性血栓可能是这些复杂狭窄的特征性改变，或两者兼而有之。冠状动脉造影时，这些病变可能呈节段性分布或仅限于正常的近端冠状动脉的一小段。然而，在尸检时最常见的病理学表现却是弥漫性的血管受累，并伴有严重程度更高的节段性阻塞。对于弥散性狭窄的血管，即使最轻的腔内狭窄也有可能非常明显。对这类动脉以相邻血管段的直径缩小百分比来评估阻塞的严重程度，将会低估其重要的生理意义。因此，了解动脉粥样硬化斑块的特征对于急性冠状动脉综合征的管理至关重要。

虽然直觉认为冠状动脉狭窄的严重程度应与 CAD 并发症的风险相关，但有研究在系统回顾了 38 例具有病理性 Q 波心肌梗死患者的冠状动脉造影后发现，在梗死前的冠状动脉造影中，导致梗死的冠状动脉段狭窄的平均百分比仅为 34%。由于动脉粥样硬化是弥漫性过程，轻度或中度血管造影狭窄更可能导致随后的心肌梗死。因此，对目标病变中具有严重狭窄的动脉进行甄别并进行血运重建虽然可减轻症状和心肌缺血，但仍存在进一步心脏事件的风险。

在这一背景下，便有了以下问题：怎样预测哪些在冠状动脉造影中疾病特征并不显著的动脉节段会随后发展出新的严重狭窄？在动脉粥样硬化斑块中通常会发现浅表内膜损伤（斑块侵蚀）、深浅不一的内膜撕裂（斑块裂痕），以及微小的附壁血栓形成。在没有阻塞性腔内血栓形成的情况下，这些内膜损伤并不会引起临床事件。然而，纤维帽破裂或斑块破裂是更严重的心血管事件，通常会导致形成具有临床意义的动脉血栓形成。从尸检研究得知，易破裂斑块倾向于具有更薄且易碎的纤维帽。斑块破裂的部位多被认为位于斑块的肩部，通常可发现大量的单核炎性细胞。虽然尚不清楚这些细胞

在斑块中此位置的局部积累的机制，但大概涉及单核细胞趋化因子、白细胞黏附分子的表达及特定的细胞因子。目前尚无有效的策略来降低斑块破裂的风险，但是积极的降脂治疗可能是一种有效的预防措施。

（二）血流动力学

如能对冠状动脉狭窄的几何形状进行精确的血管造影评估，就可以使用流体力学原理来评估阻塞的生理意义。

由于微小冠状动脉逐渐扩张，充分降低了远端冠状动脉床的阻力，从而补偿了狭窄导致的血流阻力，所以随着管腔直径的减小，静息流量仍会保持恒定。但随着狭窄程度的进一步加重，当小动脉床调节能力失代偿时，血流量将开始下降。随着狭窄严重程度的递增，远端灌注压力逐步下降，直至小动脉自动调节功能耗尽（首先在心内膜下），血流成为压力依赖性。

我们常说的"严重狭窄"通常被定义为足以导致心肌耗氧量超过静息血流量所能携带的极限的冠状动脉狭窄水平。这是比血管造影所定义的显著狭窄（即血管切面积减少 75%，相当于同心狭窄的直径减少 50%）更为严重的梗阻。

（三）冠状动脉侧支循环

冠状动脉侧支循环是不同冠状动脉之间或同一动脉分支之间无毛细血管床的吻合连接。在正常人类心脏中，这些血管很小，甚至几乎完全没有作用。而在冠心病患者中，发达的冠状动脉侧支血管可能在预防死亡和心肌梗死中起到关键作用。形成充分侧支循环的能力的个体差异，是心肌易患冠状动脉闭塞性疾病的决定因素。

在人体中，通过侧支灌注相当于通过直径阻塞率为 90% 的血管进行灌注。尽管冠状动脉侧支血流足以维持结构和静息的心肌功能，但当需氧量超过静息水平时，依赖于侧支血流的肌肉通常会出现缺血表现。在稳定的 CAD 患者当中，"高侧支水平"相对于"低侧支水平"可使死亡率降低超过 30%。侧支循环功能的存在可能使得所有 CAD 患者人群中心绞痛患者的占比被低估了。有的冠状动脉梗阻但侧支循环良好的患者可能依然没有症状，因此并未列入研究。

六、心肌缺血的发病机制

缺血是一种缺氧状态，同时伴灌注减少所导致的代谢产物滞留。临床上，心肌缺血是血流供需比的降低，导致功能受损。心肌缺血没有普遍接受的金标准。在实践中，必须先综合症状、心电图改变、解剖发现和心肌功能障碍的证据，然后再得出是心肌缺血的结论。

（一）心肌耗氧供需比例的决定性因素

当心肌耗氧的增加超出冠状动脉循环供氧的能力时，导致心肌缺血（框 5-7）。这是导致慢性稳定型心绞痛和运动试验期间缺血性发作的最常见机制。而在术中，麻醉医师必须监控 $M\dot{V}O_2$ 的决定因素，并保护患者免受"需求性"缺血的影响。$M\dot{V}O_2$ 的主要决定因素包括心率、心肌收缩力和室壁压（室内压 × 半径 / 室壁厚度）。

心率加快时由于舒张期缩短，心内膜下的灌注将会减少。同时，冠状动脉灌注压可能会因全身压力降低或左心室舒张末期压力（LVEDP）升高而下降。随着缺血发作的进展，心室舒张延迟（心内膜下灌注时间减少）和舒张期顺应性降低（LVEDP 升高）可能进一步导致灌注损害。此外，贫血和缺氧也会损害向心肌的氧气输送能力。

（二）动态狭窄

CAD 患者在昼夜可能具有不同的运动耐力。动态心电图监测表明，在无明显耗氧量变化的情况下，提示心肌缺血的 ST 段改变很常见。这些发现可以通过冠状动脉狭窄对血流阻塞的严重程度随时间的变化来解释。

尽管"动脉硬化"表示血管变硬、变窄，但实际上大多数的狭窄都是偏心的，并保留具有顺应性的残余正常组织。一定的（10%）血管顺应性区域的肌肉缩短会引起管腔口径的急剧变化。"冠状动

框 5-7　心肌耗氧供需比例的决定性因素
心肌耗氧的主要决定因素
• 心率
• 心肌收缩力
• 室壁压（室内压 × 半径 / 室壁厚度）

"痉挛"一词被用于"冠状动脉狭窄集中，足以引起短暂性冠状动脉阻塞并引起静息型心绞痛的可逆发作的情况"（即变异型心绞痛）。尽管这种综合征很少见，但由于血管收缩药刺激导致的阻塞在这类冠心病患者中往往更为多见。

（三）冠状动脉窃血

已舒张的血管床灌注压（其压力依赖于流量）低于平行血管床的舒张作用，就会发生窃血。这两个血管床通常都位于狭窄的远端。我们将阐述两种冠状动脉窃血，即侧支窃血和透壁窃血（图 5-5）。

图 5-5A 显示了侧支窃血，其中一个闭塞血管远端的血管床（R_3）依赖于狭窄动脉提供的血管床（R_2）的侧支供血。由于侧支阻力较高，因此 R_3 小动脉会扩张，以保持静止状态下的血流（自动调节）。R_2 小动脉的扩张增加了穿过狭窄 R_1 的流量并降低了 P_2 压力。如果 R_3 阻力不能进一步充分降低，则 R_3 血流将减少，从而在依赖侧支的血管床中出现或加重缺血。

图 5-5B 展示了透壁窃血。通常情况下，心内膜下血管扩张的储备较少。当狭窄发生时，心内膜下血流量可能变得更为依靠压力支持，并同时保持自动调节功能。

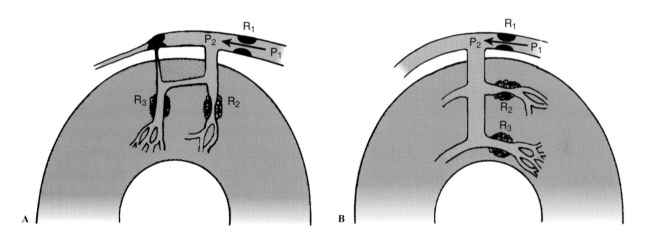

▲ 图 5-5　心脏不同区域的冠状动脉窃血和左心室心内膜和心外膜之间的冠状动脉窃血

A. 侧支窃血；B. 透壁窃血。P_1. 主动脉压力；P_2. 狭窄远端压力；R_1. 狭窄阻力；R_2 和 R_3 分别产生自我调节血管阻力和压力依赖性血管床阻力（引自 Epstein SE, Cannon RO, Talbot TL. Hemodynamic principles in the control of coronary blood flow. *Am J Cardiol*.1985;56:4E.）

第 6 章
分子和基因组心血管病学及全身炎性反应
Molecular and Genetic Cardiovascular Medicine and Systemic Inflammation

Amanda A. Fox　Sonal Sharma　J. Paul Mounsey　Marcel E. Durieux　Richard Whitlock　Elliott Bennett-Guerrero　著

丁卓峰　译

要 点

- 分子生物学和遗传学技术的迅速发展极大地扩展了对心脏功能的认识，这些技术已开始应用于临床。
- 心脏离子通道是产生心律的机制；心脏细胞膜受体调节心脏功能。
- 钠、钾、钙通道是参与心脏动作电位的主要离子通道类型。它们有许多亚型，基于对它们分子结构的了解，可以从分子水平解释诸如电压传感、离子选择性和失活等现象。
- 毒蕈碱受体和肾上腺素能受体都是 G 蛋白偶联受体，是心脏功能的主要调节因子。
- 吸入麻醉药对钙离子通道和毒蕈碱受体有显著影响。
- 通过分子检测方法，利用强大的基因分析技术可以更好地研究心血管疾病。已有相关研究开始探索基因组学和围术期不良心血管事件之间的联系。
- 基因治疗在心血管医学中不断发展，但目前在围术期应用中并没有突出的作用。
- 过度的全身炎症被认为是术后器官功能障碍的原因之一。
- 在大型随机临床试验中，尚未证实有任何可减轻全身炎症的干预措施可降低患者的发病率和死亡率。

在过去的几十年，人们见证了生物医学科学的革命，分子和基因方法学登上了临床舞台。20 世纪 50 年代，Watson 和 Crick 阐述了脱氧核糖核酸（DNA）的结构模型，标志着分子生物学的诞生。现在，人类基因组测序已完成。随着聚合酶链反应这一简单和灵活的技术的快速发展，极大地加速了许多分子生物学实验的步骤，并促进了多种新技术的开发。近年来开发出的一些新方法，可以对大量遗传物质进行筛查，以发现与疾病状态相关的基因改变。在心血管医学中，得益于这些进步，不仅建立了心脏电生理和泵血功能的分子基础，而且也明确了多种心脏疾病病理生理的分子机制，从而为疾病治疗提供新的思路。分子生物学的发展方兴未艾，在未来的几年里，将会有更显著的进步。因此，基因治疗等技术有可能成为治疗心脏疾病的有效手段。

一、心律背后的机制：离子通道

心脏的动作电位由离子通过离子通道的流动形成，离子通道是一种膜结合蛋白，它是心脏电兴奋性背后的结构机制。细胞膜跨膜电位的变化，导致离子通道打开，离子沿着电化学梯度被动地进出细胞。这种带电离子的流动形成电流，使得细胞膜电位发生改变，直至该离子的电化学梯度为零，即达到平衡电位。去极化，理论上可以由内向的阳离子电流或外向的阴离子电流引起；复极化与之相反。在可兴奋细胞中，动作电位主要由阳离子电流的流动引起。膜的去极化主要是由钠离子沿其电化学梯度内流（E_{Na} 约为 +50mV）产生，而复极化则是由钾离子沿其电化学梯度外流（E_K 约为 –90mV）产生。有单一选择性的离子通道的打开和关闭会形成单个离子流。在心脏周期的不同时间，许多不同的离子电流在精确调节的电位范围内被激活，其综合活动产生了心脏动作电位。离子通道通常对单个离子有高度（但不是唯一）选择性，也就是说，一个方向通过膜的电流比另一个方向更容易，如 K^+ 通道、Na^+ 通道。电和化学刺激导致通道的打开和关闭，导致离子通道（门控）的构象变化（框 6-1）。

（一）0 期：心脏动作电位快速去极化

心脏动作电位（0 期）的快速上升是由内向 Na^+ 电流（I_{Na}）引起的（框 6-2）。I_{Na} 由细胞膜去极化激活，其阈电位为 –65～–70mV。I_{Na} 的激活，也就是动作电位，是一种全有或全无的反应。阈下去极化仅对细胞膜有局部效应。当刺激超过快速 Na^+ 通道的激活阈值后，Na^+ 通道打开（即 I_{Na} 激活），

框 6-1　离子通道的特性

离子选择性
整流性（在一个方向上比在另一个方向上更容易通过电流）
门控性（打开和关闭通道的机制）
- 激活（开放）
- 失活（关闭）

框 6-2　心肌动作电位

0 期（快速去极化）：主要是 Na^+ 通道打开
1 期（快速复极初期）：Na^+ 电流失活，K^+ 通道开放
2 期（平台期）：K^+ 和 Ca^{2+} 电流平衡
3 期（快速复极末期）：Ca^{2+} 通道的激活
4 期（舒张期去极化）：Na^+ 和 K^+ 电流平衡

Na^+ 沿电化学梯度进入细胞。这一作用使得膜电位趋向 Na^+ 的平衡电位，大约为 +50mV。I_{Na} 的激活是短暂的，最多持续 1～2ms，激活的同时，离子中产生第二种稍微慢一点的构象变化即失活，在膜持续去极化的情况下关闭离子通道。该通道在从失活状态中恢复之前（即恢复其静止构象）不能再打开，这一过程需要一定的时间，使细胞膜重新极化到静止电位。因此，这些通道循环经过三种状态：静止状态（可激活）、打开状态和失活状态。在通道是失活状态下，对重复刺激处于绝对不应期。

（二）1 期：快速复极初期

动作电位的早期快速复极化阶段（紧跟在 0 期之后）是由于大部分 Na^+ 电流的快速失活和 K^+ 携带的瞬态外向电流（ITO）的激活共同作用的结果。

（三）2 期和 3 期：平台期和快速复极末期

动作电位平台期和快速复极末期是通过缓慢的内向电流和外向电流（主要是 K^+ 电流）之间的平衡来调节的。在平台期，膜电导率下降，几乎没有电流流动。3 期，再次的快速复极化，是由于 L 型 Ca^{2+} 电流的时间依赖性失活和通过延迟整流 K^+ 通道增加外向电流的结果。净膜电流向外，细胞重新极化。

（四）4 期：舒张期去极化和起搏电流

4 期舒张期去极化或正常自律性是窦房结和房室结（AVN）心肌细胞的特征，但在希氏 – 浦肯野系统和一些特化的房室心肌细胞中也观察到有辅助起搏活性。起搏放电频率通常以窦房结为主，因为窦房结的舒张去极化速度比其他组织更快。

（五）离子通道的分子生物学

前面几节重点介绍了心脏的电兴奋性，并根据其生物物理特性对心脏离子电流进行了区别。本节回顾这些电现象背后的分子结构。了解心脏电兴奋性的分子生理学的第一步是识别负责离子电流的离子通道蛋白。

离子通道孔隙和选择性通透

电压门控的 Na^+ 和 Ca^{2+} 通道中存在 4 个同源结构域，这说明离子通道基本结构由一个跨膜孔及周围对称排列的 4 个同源结构域构成（图 6-1）。

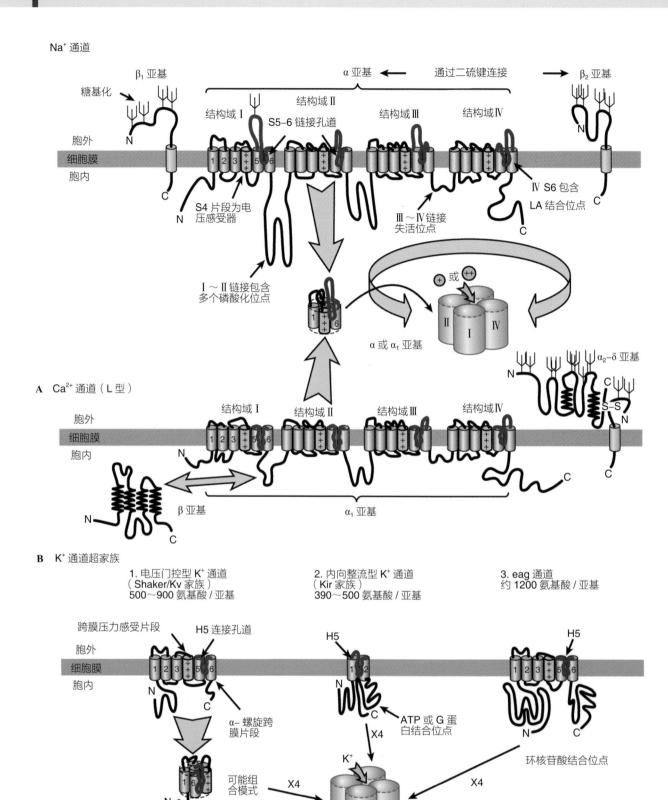

▲ 图 6-1　离子通道分子结构图

A. Na⁺ 通道；B. Ca²⁺ 通道；C. K⁺ 通道。ATP. 腺苷三磷酸；LA. 局部麻醉药

（六）临床相关

1. 离子通道和抗心律失常药物

理想的抗心律失常药物最好是针对单个离子电流，从而降低异常兴奋性而不影响正常心律失常的心肌动作电位。但这一目标尚未实现。抗心律失常的原型药物（如地吡胺和奎尼丁）对心脏兴奋性有不同的影响，与最近引进的药物相似，经常会有明显的致心律失常作用，并有潜在的致命后果。在针对心律失常的 CAST 实验中，在使用强效 Na^+ 通道阻断药如恩卡尼和氟卡尼的无症状心肌梗死（MI）患者的死亡率大约升高了 1 倍，其原因可能是由于传导速度减慢导致了致命的心律失常。目前尚不清楚通过阻断 I_{Kr}、延长动作电位持续时间的药物，能否在控制心律失常的同时，且不导致有明显的临床意义心律失常的发生。目前 β 受体拮抗药是能够延长寿命、减少致命性心律失常，同时也没有离子通道阻断作用的唯一药物。

2. 疾病中的离子通道

阐明心脏动作电位的分子机制对患者的治疗产生了直接影响，特别是针对离子通道遗传异常导致心脏猝死的患者，如长 QT 间期综合征（LQTS）和 Brugada 综合征。通过对心脏电兴奋性的分子机制的了解，推动了基因疗法和干细胞疗法的发展，这些疗法未来也许能够控制心律、改善心脏功能。

二、受体对心脏功能的控制

受体是膜蛋白，它将信号从细胞外部传递到细胞内部。当配体（血液中携带的激素）、神经末梢释放的神经递质或邻近细胞释放的局部信使与受体结合时，受体分子就会发生构象变化。这一过程使得受体胞内段的结构改变，导致细胞内信号系统的激活，引起磷酸化水平增加及细胞内第二信使浓度的变化等多种效应，进而激活离子通道。

（一）受体分类

受体分为几个大类，其中最重要的是蛋白酪氨酸激酶受体和 G 蛋白偶联受体（GPCR）。蛋白酪氨酸激酶受体是大的分子复合物，在细胞内具有磷酸化酶活性。与配体结合可激活其酶活性。因为磷酸化是细胞调节的主要机制之一，所以这种受体可以产生多种细胞效应。GPCR 比蛋白酪氨酸激酶受体小得多。配体结合导致相关蛋白（G 蛋白）的激活，进而影响细胞过程（框 6-3）。

心脏和血管中表达多种 G 蛋白偶联受体。β 肾上腺素受体和毒蕈碱样乙酰胆碱受体（ACh）是调节心脏功能最重要的受体，也有一些其他受体发挥相关的调节作用。主要包括 α 肾上腺素受体、腺苷 A_1 受体、腺苷三磷酸（ATP）受体、组胺 H_2 受体、血管活性肠肽（VIP）受体和血管紧张素 Ⅱ 受体（图 6-2）。

（二）肾上腺素受体及其信号通路

1. 肾上腺素受体

控制心脏收缩性的主要是 β 肾上腺素受体信号通路，其可被循环中的儿茶酚胺（来源于肾上腺）或者心肌局部肾上腺素能神经末梢释放的神经递质激活。

β 肾上腺素受体主要有 $β_1$ 和 $β_2$ 两种亚型。也存在 $β_3$ 亚型，它在脂肪细胞中有重要的作用，但它在心血管系统中的作用尚不清楚。$β_1$ 和 $β_2$ 受体广泛分布于心脏中，在儿茶酚胺刺激下可引起心肌收缩性增强（这与血管平滑肌中的 $β_2$ 肾上腺素受体作用不同，其接受刺激后引起血管平滑肌松弛）。在正常情况下，心脏中 $β_1$ 和 $β_2$ 受体的相对比例大约是 70∶30，但在某些心脏疾病这个比例可以发生剧烈变化。

β 肾上腺素受体的结构与其功能密切相关。$β_1$ 和 $β_2$ 受体与 Gs 蛋白偶联（鸟苷三磷酸结合蛋白），激活腺苷酸环化酶，从而导致细胞内环磷酸腺苷（cAMP）增加。此外，β 肾上腺素受体也可以与心肌钙离子通道偶联。

β 肾上腺素受体通过增加细胞内 cAMP 的水平间接发挥正性肌力和传导的作用。cAMP 激活特定

框 6-3　G 蛋白偶联受体

- β 肾上腺素受体
- α 肾上腺素受体
- 毒蕈碱样乙酰胆碱受体
- 腺苷 A_1 受体
- 腺苷三磷酸受体
- 组胺 H_2 受体
- 血管活性肠肽受体
- 血管紧张素 Ⅱ 受体

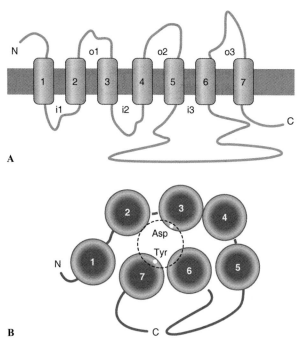

▲ 图 6-2　G 蛋白偶联受体模型

A. 线性模型。由大约 20 个氨基酸组成的 7 条疏水结构可能形成 α 螺旋穿过细胞膜，从而形成 7 个跨膜结构域（t1 到 t7），在细胞外发现氨基末端（N）和 3 个外部环（o1 至 o3），在细胞内同样有 3 个环结构（i1 至 i3）和羧基末端。B. 自上而下的视角。虽然在 A 中，分子被描绘成一个线性复合体，但跨膜域被认为是接近的，形成一个带有中心配体结合区域的椭圆（虚线）。Asp 和 Tyr 是对配体相互作用很重要的两个氨基酸，G 蛋白结合发生在 i3 环和羧基末端

的蛋白激酶（PKA），进而磷酸化几个重要的心脏离子通道（包括 L 型 Ca^{2+} 通道、Na^+ 通道、电压依赖性 K^+ 通道和 Cl^- 通道）。磷酸化可以改变离子通道的功能及细胞膜的电生理特性，进而影响心肌功能。

α 肾上腺素受体可分为 $α_1$ 和 $α_2$ 两种受体。这两种受体都由几个密切相关的亚型组成。通常 $α_1$ 受体与 G_q 蛋白偶联，从而激活磷脂酶 C（PLC），进而导致细胞内钙离子浓度的增加。$α_2$ 受体与 G_i 蛋白偶联，抑制腺苷酸环化酶，从而降低细胞内 cAMP 浓度。$α_1$ 受体在心脏中广泛分布，激活后引起心脏收缩力增强。

α 受体在脉管系统中同样有主要作用，$α_1$ 受体在血管平滑肌中介导血管收缩。而神经元中的 $α_2$ 受体则通过负反馈回路调节血管收缩。

2. β 受体功能调节

β 受体激活可导致正常心脏心排血量急剧增长，

但这种 β 受体效应仅可作为一种临时干预手段。长时间的肾上腺素能刺激使 cAMP 水平显著升高，导致细胞内 Ca^{2+} 浓度升高，RNA 和蛋白质合成减少，最终导致细胞死亡，因此对心肌明显有害。因此 β 受体调节被视为一种"进攻 - 逃避"反应，在短期内是有益的，而长时间依赖则有害。心力衰竭已被证明与肾上腺素能刺激的长期增加有关，甚至在心力衰竭患者的血液中可以检测到来自心脏神经末梢"溢出"的去甲肾上腺素。

β 受体下调（即密度降低）是其功能减低的机制之一。心力衰竭时，β 受体水平下调可达 50%。$β_1$ 受体较 $β_2$ 受体下调更显著，从而导致 $β_1/β_2$ 比率的变化；在衰竭的心脏中，这个比例大约是 3 : 2，这种下调与多种分子机制有关。$β_1$ 受体退化并且从细胞表面中永久清除可产生长期效应；而受体暂时从细胞膜上移除，并"储存"在细胞内囊泡中，使得激动剂无法发挥作用而产生短期效应。这一部分受体功能完整，当肾上腺素能过度刺激停止后，它们可以再次循环到细胞膜上而发挥功能。

（三）毒蕈碱受体及其信号通路

毒蕈碱样乙酰胆碱受体

心脏调节的第 2 个主要受体类型是毒蕈碱受体。目前共发现 5 种毒蕈碱受体亚型，但只有一种（M_2）存在于心脏组织中。这些毒蕈碱受体大多存在于心房。事实上，以前认为心室没有迷走神经支配，但这一观点后来被证明是错误的。心室由迷走神经支配，毒蕈碱受体存在于心室，浓度低于心房。心房的毒蕈碱受体的量大约是心室的 2 倍。因此，心脏毒蕈碱受体信号转导通路主要通过作用于心房水平控制心率，但迷走神经刺激可直接影响心室功能。

（四）临床相关

在过去的几十年里，对腺苷在心脏调节中的作用的认识有了显著的进展。目前其临床应用主要利用了腺苷的两种作用，即抗心律失常作用及心脏预处理作用。腺苷主要通过 G 蛋白偶联受体激活细胞内信号系统发挥作用。

1. 腺苷信号通路

腺苷可以通过多种途径产生，但在心脏中它通常是 AMP 的去磷酸化的产物。因为 AMP 的积累是细胞能量低的标志，腺苷浓度的增加是能量供需不

平衡的标志。因此，缺血、低氧血症和儿茶酚胺浓度升高可引起腺苷释放增加。腺苷可通过多种途径迅速降解，包括胞内途径和胞外途径。它的半衰期非常短，大约只有1s。因此，它不仅是心脏"能量危机"的标志，而且其浓度几乎随心脏能量平衡的变化而瞬间波动，它可以提供细胞能量状况的实时指示。

腺苷通过嘌呤的受体家族的G蛋白偶联受体发挥作用。有2个嘌呤受体亚类：P_1（对腺苷和AMP有高亲和力）和P_2（对ATP和ADP有高亲和力）。P_1受体类可分为2个主要的受体亚型：A_1和A_2。A_1受体主要存在于心脏，它激活时可抑制腺苷酸环化酶；A_2受体存在于血管系统，当激活时可刺激腺苷酸环化酶。A_2受体介导腺苷的血管舒张作用，A_1受体介导其复杂的心脏效应。

2. 腺苷的抗心律失常作用

腺苷的抗心律失常作用依赖于K_{ACh}的激活。由于K_{ACh}的组织分布特点，事实上腺苷在治疗室上性心律失常方面比室性心律失常更有效。由于其对心房传导系统的负性变时效应，它是最有效的治疗室上性心动过速（包括房室结折返）的药物。据报道，腺苷终止此类心动过速的疗效高于90%。相反，它对于不涉及房室结折返的其他类型心动过速是无效的。

三、麻醉作用

离子通道的相互作用：钙通道

在心脏中存在的各种离子通道中，电压门控Ca^{2+}通道最有可能受临床麻醉药物的影响。几乎所有的吸入麻醉药都能抑制L型Ca^{2+}通道，监测麻醉护理（MAC）的吸入麻醉药物可抑制25%～30%的Ca^{2+}通道，尽管这种抑制作用是适度的，但已足以引起相应的生理变化。静脉麻醉药可以降低峰值电流，同时增加失活的速率，因此可抑制最大Ca^{2+}电流，缩短Ca^{2+}电流持续时间。这些作用显著降低心肌细胞Ca^{2+}内流。

四、心血管医学遗传学

随着心血管疾病发病遗传学的巨大进展，影响心脏各个部位的不同类型的心血管疾病可分为两大类（框6-4）。一类是单基因性疾病，即孟德尔式疾病。这种类型疾病仅涉及单基因的突变，其通常表现出特有的遗传模式（加性、显性或隐性遗传模式）。已知有40多种心血管疾病是由单基因缺陷直接引起的，如家族性高胆固醇血症和肥厚型心肌病（HCM）。

然而，另一种更常见的类型是多基因遗传病，即多个基因通过增强疾病易感性或增加环境危险因素的作用来影响疾病过程。这些多基因疾病的遗传成分包括一系列基因变异，如单核苷酸突变，即单核苷酸多态性（SNP）。每一个单独的SNP可能对蛋白质翻译产物的数量或功能有一定的影响。然而，当SNP聚集并与环境危险因素相互作用时，它们可能对疾病生物学产生重大影响。这一类型的常见疾病包括冠心病、动脉粥样硬化、高血压和心房颤动。

临床应用

在疾病出现临床症状之前识别疾病的能力使预防性治疗成为可能。例如，植入式心律转复除颤器（ICD）可以预防某些遗传性心肌病和心律失常患者的心脏性猝死（图6-3）。药物治疗可能改善遗传性扩张型心肌病（DCM）的进展。对那些无症状但发病风险较高的患者进行前瞻性识别，可以进行更密切的监测和早期干预。

（一）常见复杂多基因心血管疾病

识别常见复杂心血管疾病的发生和发展相关的基因变异，为利用这些变异更好地预测某些心血管疾病的发病、制订更精确的针对性预防和治疗策略及开发新的治疗方法提供了可能性。这一过程中最大的困难就是确定导致心血管疾病（如冠心病）发

框6-4　具有遗传基础的主要心血管病

- 单基因遗传病
  - 家族性高胆固醇血症
  - 肥厚型心肌病
  - 扩张型心肌病
  - 长QT间期综合征
- 多基因遗传病
  - 冠心病
  - 高血压
  - 动脉粥样硬化

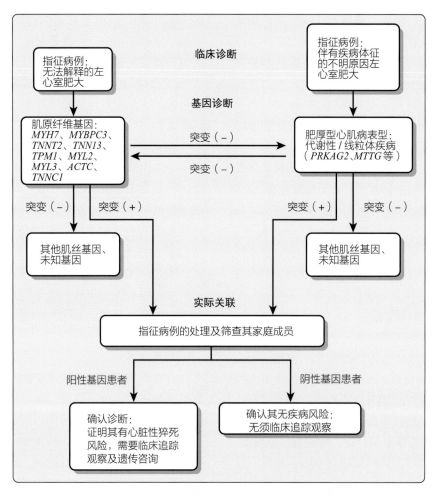

▲ 图 6-3　肥厚型心肌病患者的基因检测程序

引自 Keren A, Syrris P, McKenna WJ. Hypertrophic cardiomyopathy: the genetic determinants of clinical disease expression. *Nat Clin Pract Cardiovasc Med*. 2008;5:158–168.

病的基因和基因突变，以及这些基因突变是如何与环境相互作用，进而导致慢性心血管疾病。

临床应用

在心血管医学中如何更好地了解患者对治疗疾病及其后遗症的处方药的遗传反应性是将遗传学信息转化为临床应用的一种方法。根据一个人的遗传易感性进行个体化药物选择，这一理念是一个直接的想法。

随着对遗传突变的深入认识，心血管药物治疗迎来了个体化药物基因组学时代。华法林的药物基因组学就是一个例子。华法林的治疗窗口很窄，它由细胞色素 P_{450} 代谢，并且在不同患者之间显示出很大的剂量需求差异。CYP2C9*2 和 CYP2C9*3 等位基因变异患者（细胞色素 P_{450} 2C9 酶）和 VKORC1 基因 A 单倍型（维生素 K 环氧化物还原酶复合物亚单位 1）的患者需要较低剂量的华法林就能达到最佳的抗凝状态。2005 年，美国食品药品管理局更改了华法林的说明书，指出了遗传信息与处方决策的潜在相关性。然而，使用 CYP2C9 和 VKORC1 基因分型来指导华法林剂量的药物遗传学的随机试验结果喜忧参半，需要进一步的研究来确定这些基因型如何有效地指导华法林的初始剂量，以及国际标准化比率的长期监测。

（二）心脏外科围术期基因组学研究进展

尽管近年来在手术、麻醉和心脏保护策略方面取得了进展，但是心脏外科手术中围术期不良事件的发生率仍然很高，而且其与术后短期和长期存活率的降低有关。所有的手术患者，手术过程中都存在可能激活炎症、凝血或其他应激相关途径的不良显露，但只有一小部分患者发生了围术期不良事件，因此遗传因素在其中可能发挥了作用（图6-4）。

（三）基因治疗

虽然分子诊断技术发展迅速，但基因治疗仍远远超出常规临床治疗心血管疾病的范围。基因治疗的一个最重要的概念是利用转染细胞的分子工作来纠正有缺陷的基因序列。基因治疗的另一个目标是利用分子生物技术将药物递送到特定的器官。基因疗法旨在改变遗传物质的表达。虽然已经提出了无数的方法，但这些方法都分为3种基本策略：①基因转染以恢复或增加基因表达；②基因沉默以选择性地抑制基因表达；③基因编辑以"纠正"DNA。

五、全身性炎症反应

手术创伤所致的过度的全身性促炎症反应是许多术后并发症如器官功能障碍甚至死亡的重要原因。然而，对心脏手术后全身炎症反应的原因及它与临床的相关性却知之甚少。全身性炎症是一个多因素的过程，对损伤组织和正常组织都有严重的继发影响。促炎介质对多个器官系统既有有益的影响，也有有害的影响。大多数理论认为组织损伤、内毒素血症和血液与体外循环（CPB）回路异物表面的接触是引发全身性炎症反应的一些主要因素。

六、全身性炎症反应与心脏外科手术

心脏手术后全身炎症反应是多因素的。炎症过程的示意图如图6-5所示。临床医师普遍认为所有这些过程都可能发生，并可能与心脏外科患者的并发症有关。心脏外科手术后，组织损伤、内毒素血症和血液与体外循环回路异物表面的接触被认为是引发全身炎症反应的原因。人们最不了解和最具争议的是这众多过程中哪一个与临床最相关。

（一）炎症介导损伤的机制

炎症造成细胞和器官系统损害的原因目前尚未明了。中性粒细胞和其他白细胞的激活是大多数炎症诱导损伤理论的核心。中性粒细胞的激活导致氧自由基、细胞内蛋白酶和脂肪酸（即花生四烯酸）代谢物的释放。这些物质及那些来自激活的巨噬细胞和血小板释放的物质，都可能导致或加剧组织损伤。

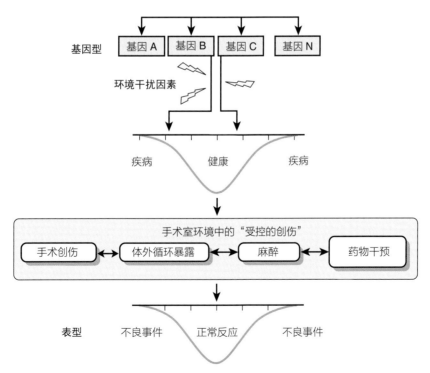

▲ 图6-4　遗传因子可能与导致术后不良预后的围术期因素相关联

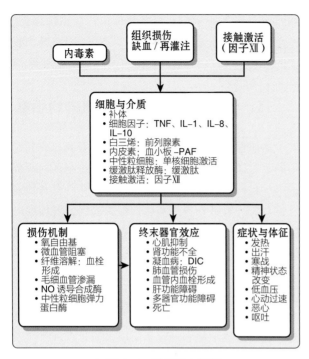

▲ 图 6-5　炎症反应概述

DIC. 弥漫性血管内凝血；IL. 白介素；PAF. 血小板激活因子；TNF. 肿瘤坏死因子

炎症介导损伤的另一机制涉及微血管闭塞。中性粒细胞的激活导致白细胞与内皮细胞的黏附，并形成炎性细胞簇（即微聚体）。激活的白细胞细胞膜变形能力受限，这会影响它们通过毛细血管的能力。微聚体可以通过微血管闭塞、局部血流量和氧气的减少而导致器官功能障碍。当这些微聚体消失，微血管血流恢复后，可能发生再灌注损伤。

（二）炎症反应的生理介质

1. 细胞因子

细胞因子在心脏外科手术相关的急性炎症的病理生理学中起着关键作用。细胞因子是由活化的巨噬细胞、单核细胞、成纤维细胞和内皮细胞释放的蛋白质，对细胞具有深远的调节作用。它们是小分子蛋白，通过与特定的细胞表面受体结合而发挥作用。它们中有许多被称为白细胞介素，因为其有助于白细胞之间的交流。

细胞因子介导免疫系统细胞向局部损伤或感染区域的迁移吸附。它们还通过激活免疫系统来帮助宿主，从而提高对病原体的抵抗力。例如，细胞因子可以增强 B 淋巴细胞和 T 淋巴细胞的功能，从而

提高体液免疫和细胞免疫。大多数细胞因子都是促炎因子，而另有部分细胞因子似乎具有抗炎作用，这表明存在一个复杂的反馈系统，旨在限制炎症反应的强度。然而，过高的细胞因子水平可能会导致全身性炎症反应的过强，从而可能导致更严重的继发损伤。大量的细胞因子 [肿瘤坏死因子（TNF）、白细胞介素 -1（IL-1）和白细胞介素 -16] 及其他蛋白介质（如转化生长因子、巨噬细胞炎症蛋白）已被证实可能在术后全身炎症反应的发病机制中发挥重要作用。

2. 补体系统

目前已发现补体系统至少有 20 种血浆蛋白，参与细胞的化学吸附、激活、调理和裂解。补体还参与凝血、纤溶和激肽的形成。这些补体存在于血浆和组织间质中，主要以酶前体的形式存在。

图 6-6 所示的补体级联反应可以由经典途径或替代激活途径触发。在替代激活途径中，补体因子 B 和 D 与复合多糖、内毒素或暴露于外源物质（如体外循环回路）的血液可激活补体 C3。接触激活

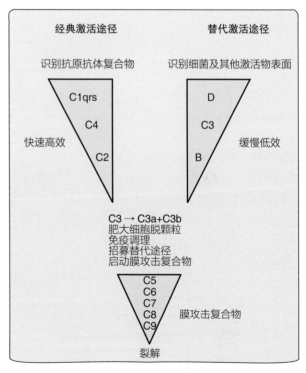

▲ 图 6-6　补体系统的简要组成

引自 Bennett-Guerrero E: Systemic inflammation. In: Kaplan J, Reich D, Savino J, eds. *Kaplan's Cardiac Anesthesia: The Echo Era.* 6th ed. Philadelphia: Saunders, 2011.

是指血液与异物表面的接触，从而导致血小板的黏附和因子Ⅻ（Hageman 因子）的激活（图 6-7）。活化的因子Ⅻ具有多种作用，包括通过因子Ⅺ启动凝血级联反应和将前激肽释放酶转化为激肽释放酶。激肽释放酶导致纤溶酶的产生，进而激活补体和纤溶系统。激肽释放酶的产生也可激活激肽 – 缓激肽系统。

补体激活的经典途径是指抗体 – 抗原复合物激活补体 C1。在心脏手术中，激活经典通路的两种机制是相似的。几乎所有心脏外科手术患者的血清中都可以检测到内毒素。内毒素与通常在血清中发现的抗内毒素抗体形成抗原 – 抗体复合物，然后可以激活 C1。据报道，撤离体外循环后给予鱼精蛋白也会形成肝素 – 鱼精蛋白复合物，这也可以导致经典途径的激活。

激活的补体 C3 和级联下游的其他补体因子有以下几个作用。激活的补体片段对肥大细胞及其循环中的嗜碱性细胞的影响可能与潜在的补体激活引起的术后并发症的发生有关。C3a 和 C5a 片段（也称为过敏性毒素）可导致多种介质的释放，包括组胺、白三烯 B_4、血小板激活因子、前列腺素、血栓烷和肿瘤坏死因子。当这些介质从肥大细胞中释放出来时，会导致内皮细胞渗漏、间质水肿和组织血流量增加。补体因子如 C5a 和 C3b，与微生物复合，刺激巨噬细胞分泌炎症介质，如 TNF。C3b 激活中性粒细胞和巨噬细胞，增强其吞噬细菌的能力。裂解复合物由补体因子 C5b、C6、C7、C8 和 C9 组成，能够直接裂解细胞。激活的补体因子使浸润的细胞有"黏性"，使它们彼此结合（即凝集）。补体介导的毛细血管扩张、血浆蛋白和液体渗漏及中性粒细胞聚集和激活的过程构成了急性炎症反应的一部分。

七、炎症反应所致的术后并发症

（一）并发症的类型

手术创伤引发过度的全身性促炎症反应可导致多种术后并发症。心脏手术后感染很常见，增加了住院时间和费用。感染细菌可能是由患者胃肠道的细菌移位引起的。手术伤口（胸骨和下肢）和呼吸道是术后感染的常见来源。人工心脏瓣膜感染虽不常见，但却是致命的术后并发症。

（二）预防炎症相关并发症的潜在治疗方案

许多治疗方案和药物已被证明可以改善补体活化和细胞因子血症的实验室检查指标。然而，这些研究中的样本量太小，在改善术后结局上未得到有临床意义的数据。所有的大型Ⅲ期临床试验中采用的干预措施也都被证实无法获得临床改善意义。因而目前临床上针对预防或治疗由全身炎症引起的器官功能障碍，尚无可推广使用的治疗方案。

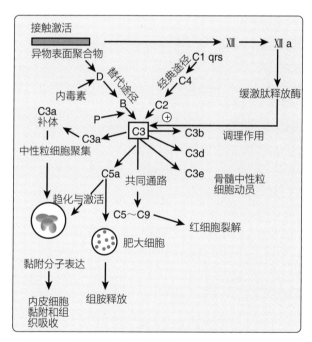

▲ 图 6-7 体外循环期间接触激活补体级联反应，主要通过替代途径激活补体

引自 Ohri SK. The effects of cardiopulmonary bypass on the immune system. *Perfusion*. 1993;8:121.

第 7 章
麻醉药理学
Pharmacology of Anesthetic Drugs

Laeben Lester　Nanhi Mitter　Dan E. Berkowitz　Daniel Nyhan　著

丁卓峰　译

要 点

- 我们观察到的麻醉药对患者心血管系统的急性影响是对心肌、冠状动脉血流量 (CBF) 和血管系统、电生理特性和神经激素反射功能的综合作用。同一类别的麻醉药可能在作用和用量上各不相同。对麻醉药的急性反应由患者的基础病理状态或接受的药物治疗共同调节。

- 吸入麻醉药会引起剂量依赖性全身血压的降低。对于氟烷和安氟醚，这主要是由于其抑制收缩功能，而对于异氟醚、地氟醚和七氟醚，压力变化是由于全身血管扩张引起。在细胞水平，吸入麻醉药引起剂量依赖性的收缩功能抑制与减弱钙电流和降低钙敏感性有关。全身血管反应的降低与内皮依赖性和非内皮依赖性机制有关。

- 吸入麻醉药通过对全身血流动力学、心肌代谢和冠状动脉血管系统的影响来决定冠状动脉血流量。在研究中当这些变量被控制时，麻醉药对冠状动脉血管只有轻微的直接血管扩张作用。

- 除了引起急性冠状动脉综合征外，心肌缺血还可以表现为心肌顿抑、预处理或冬眠心肌。吸入麻醉药可延缓心肌缺血发展，促进顿抑心肌功能恢复，与心肌氧供需平衡机制无关。吸入麻醉药也可以模拟缺血预处理，这种现象称为麻醉预处理，其机制相似但不完全相同。

- 静脉诱导药（即催眠药）包括巴比妥酸盐、苯二氮䓬类、N- 甲基 -D- 天冬氨酸受体拮抗药和 α_2 肾上腺素受体激动药。虽然它们都具有镇静催眠作用，但它们的作用位点和分子靶点是不同的，它们的心血管反应也因药物类别不同而异。

- 对离体心肌细胞、心肌组织和血管组织的研究表明，麻醉诱导药通过抑制细胞内钙离子（Ca^{2+}）浓度的增加来抑制心肌收缩力，降低血管张力。这一作用会被心肌细胞和血管平滑肌中肌丝钙敏感性增加而抵消。虽然这些影响可以引起心血管变化，但是麻醉诱导药对收缩性、血管阻力和血管容量的累积效应主要是通过它们的抗交感神经作用介导调节的。在休克、心力衰竭或其他交感神经系统对维持心肌收缩力和动静脉张力受损的病理生理情况下，使用麻醉诱导药应当谨慎。

- 阿片类药物有不同的化学结构，但都保留了基本的 T 型结构以激活 μ 阿片受体、κ 阿片受体和 δ 阿片受体。这些受体不仅分布于神经系统，而且分布于可合成内源性阿片肽的心肌和血管中。

- 急性给予外源性阿片类药物可影响中枢和外周心血管调节的多种因素。但其主要的临床效应是通过降低中枢交感神经张力实现的。

- 激活 δ 阿片受体可以诱导预处理，这一过程受多种信号通路调节，如 G 蛋白偶联蛋白激酶、半胱氨酸天冬氨酸蛋白酶、一氧化氮等。与恒温动物的缺血不同，某些物种对冬眠有很好的耐受性。这一现象可能部分依赖于阿片分子或类阿片分子的激活。

大量文献报道了不同麻醉药对心、肺和全身局部血管床的影响。对麻醉诱导预处理（anesthesia-induced preconditioning，APC）的研究方兴未艾。本章讨论了吸入麻醉药、静脉麻醉药和阿片类药物对心血管系统的急性和延迟性影响。急性影响主要探讨了对心肌功能、电生理、冠状动脉血管调节、全身和肺血管调节及压力感受器反射的影响。对延迟效应的讨论主要集中在APC上。

一、吸入麻醉药

（一）急性作用

1.心肌功能

在大量的动物和人体试验中，利用各种体外和体内模型已经证实吸入麻醉药对心肌收缩功能影响广泛。人们普遍认为吸入麻醉药对收缩功能的抑制呈剂量依赖性（框 7-1）。不同药物的影响程度不同，大量研究表明氟烷和安氟烷对心肌的抑制作用相当，均远强于异氟烷、地氟烷或七氟烷，其原因是后三者能激活交感神经。当存在心肌抑制的情况下，吸入麻醉药的作用强于对正常心肌的影响。在细胞水平上，吸入麻醉药主要通过调节肌纤维膜上L型钙离子通道、肌浆网（SR）和收缩蛋白发挥负性肌力作用。然而，它们调节离子通道的机制尚不完全清楚。

2.心肌电生理

吸入麻醉药可降低肾上腺素引起心律失常的阈值。吸入麻醉药作用敏感性顺序为氟烷＞恩氟烷＞

七氟烷＞异氟烷＝地氟烷。吸入麻醉药作用的分子机制尚不清楚。

3.冠状动脉血管调节

吸入麻醉药调节心肌氧供的多种决定因素。它们还直接调节心肌细胞对缺血的反应。

在20世纪80年代和90年代早期的相关文献中，异氟烷对冠状动脉的影响备受争议。一些报道表明它直接造成100μm以下的冠状动脉血管舒张，异氟烷可能引起在冠状动脉解剖上存在窃血倾向的患者发生"冠状动脉窃血"。在几项控制潜在混杂因素影响的研究中发现，异氟烷不会引起冠状动脉窃血。对七氟烷和地氟烷的研究发现了类似的结果，这些吸入麻醉药都有轻度的直接扩张冠状动脉血管的作用。

4.全身血管效应

所有吸入麻醉药均能剂量依赖性地降低全身血压。氟烷和恩氟烷通过减少每搏量（SV）和心排血量（CO）来降低全身血压，而异氟烷、七氟烷和地氟烷则是在维持每搏量不变的情况下通过降低全身血管阻力（SVR）来降低血压。

5.压力感受性反射

所有的吸入麻醉药都能减弱压力感受器反射。氟烷和恩氟烷对压力感受性反射的抑制作用比异氟烷、地氟烷和七氟烷更强。吸入麻醉药可抑制压力感受器反射弧的各个环节（如传入神经活动、中央处理、传出神经活动）。

（二）延迟效应

1.可逆性心肌缺血

长时间缺血会导致不可逆的心肌损伤和坏死（框 7-2）。短时间的心肌缺血会导致心肌预适应或心肌顿抑（图 7-1），这取决于缺血损伤的持续时间和顺序。1975年首次提出了心肌顿抑的概念，是指在缺血再灌注损伤后发生的心肌功能障碍而无心肌坏死。缺血预适应于1986年首次提出，是指在长时间缺血前给予短暂的缺血性干预，可使心肌梗死面积减少（图 7-2），且这一效应不依赖于侧支循环。因此，短暂的缺血后再灌注可导致心肌顿抑或预适应，减少心肌梗死面积。

2.麻醉药预处理

吸入麻醉药可产生延迟性(晚期)和经典(早期)的预适应。这种麻醉预处理呈剂量依赖性，在缺血

框 7-1　吸入麻醉药

- 所有吸入麻醉药均能剂量依赖性地降低全身血压。氟烷和恩氟烷，通过抑制心肌收缩力，而异氟烷、七氟烷和地氟烷则是在通过降低了外周血管阻力来降低血压
- 吸入麻醉药可抑制压力感受器反射弧的各个环节
- 吸入麻醉药对心肌舒张功能的影响尚未明确，有赖于新的明确的定量指标来进行相关研究
- 吸入麻醉药降低儿茶酚胺导致心律失常的阈值，其具体机制尚未明确
- 其他干扰因素（如血压）控制后，异氟烷不会直接作用于冠状动脉血管导致"冠状动脉窃血"
- 吸入麻醉药对全身及肺血管的作用很复杂，受到多种不确定因素干扰，例如特定的麻醉药、血管床及血管的大小，以及是否考虑内皮细胞依赖或非依赖机制

框 7-2　吸入麻醉药与心肌缺血

- 吸入麻醉药可减轻心肌缺血（急性冠状动脉综合征）的影响
- 心肌缺血的非急性表现包括心肌冬眠、心肌顿抑和预处理
- 氟烷和异氟烷可促进顿抑心肌恢复
- 预处理是生物体内一种重要的适应和保护机制，可被包括缺血在内的多种非致命性应激所激发
- 吸入麻醉药可以模拟预处理（麻醉预处理），具有重要的临床意义，并为深入了解吸入麻醉药的细胞机制提供了切入点

药物属于不同的类别（巴比妥酸盐、苯二氮䓬类、N-甲基 –D– 天冬氨酸受体拮抗药和 α_2 肾上腺素受体激动药）。它们对心血管系统的影响取决于它们所属的分类。

（一）急性心脏效应

心肌收缩性

临床应用浓度的异丙酚是否对心肌收缩功能有直接影响目前仍然存在争议。然而，大量的证据表明，该药物具有温和的负性肌力作用，它可能与抑制 L 型 Ca^{2+} 通道或调节肌浆网释放 Ca^{2+} 有关。

在仅有的几例利用人离体心房肌组织的研究中发现，临床剂量的异丙酚、咪达唑仑、依托咪酯对心肌收缩力无影响。硫喷妥钠对心肌收缩力起很强的负性调节作用，氯胺酮呈现轻度的负性肌力作用。负性肌力作用可以部分解释硫喷妥钠麻醉诱导时的心血管抑制，而异丙酚、咪达唑仑和依托咪酯的心血管抑制作用则不能解释。氯胺酮麻醉诱导后血流动力学的改善不是由于它对心脏的内源性刺激作用，而是因为其交感神经兴奋作用。

潜在的心肌病理状态能影响异丙酚等药物的作用。例如，一项研究评估了异丙酚对心力衰竭行心脏移植的患者和接受冠状动脉旁路移植术的患者

时提供心肌保护作用。不同吸入麻醉药的摄取和分布不同可导致不同的结果，且不同的麻醉药提供保护作用所需的作用时间及时间间隔也不同。

吸入麻醉药通过激活线粒体的 K^+–ATP 通道发挥预处理作用，这种保护作用可被 K^+–ATP 通道阻滞药拮抗。肌膜与线粒体 K^+–ATP 通道激活在麻醉预处理中的确切作用机制仍有待阐明（图 7-3）。

二、静脉诱导药

本节讨论的药物是麻醉诱导药和催眠药。这些

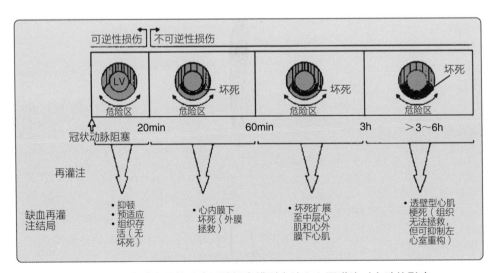

▲ 图 7-1　麻醉犬冠状动脉近端闭塞模型中缺血和再灌注对心脏的影响

缺血少于 20min 后再灌注不会导致心肌坏死（可逆性损伤），短暂的缺血和再灌注会导致心肌顿抑和预适应；如果冠状动脉闭塞的时间超过 20min，随着时间的推移，坏死会从心内膜下发展到心外膜下；缺血时间少于 3h 再灌注可挽救存在缺血但仍有活性的顿抑心肌组织；在该模型中，超过 3～6h 再灌注并不能缩小心肌坏死范围，但晚期再灌注仍能减轻或防止心肌梗死扩大和左心室重构（引自 Kloner RA, Jennings RB. Consequences of brief ischemia: stunning, preconditioning, and their clinical implications, part I. *Circulation*. 2001;104:2981.）

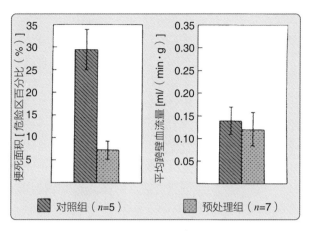

▲ 图 7-2　40min 后心肌梗死灶面积和侧支循环量

左图显示在对照组（紫色）和预处理组（绿色）心脏中，梗死面积占危险区的百分比。对照组动物的梗死面积平均为危险区的 29.4%。预处理组心肌梗死面积平均仅为危险区域的 7.3%（预处理组与对照组相比，$P < 0.001$）。右图显示两组平均跨壁侧支循环血流量无显著差异。因此预处理对心肌的保护作用独立于梗死面积的 2 个主要基线预测因子，即危险区面积和侧支循环血流量。数据表示为均数 ± 标准误（引自 Warltier DC, al-Wathiqui MH, Kampine JP, et al. Recovery of contractile function of stunned myocardium in chronically instrumented dogs is enhanced by halothane or isoflurane. *Anesthesiology*. 1988;69:552.）

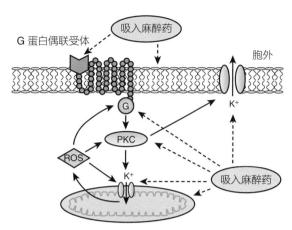

▲ 图 7-3　多种内源性信号通路通过参与调节吸入麻醉药诱导心肌激活的终末效应器，提高心肌抗缺血损伤的能力

线粒体 K^+-ATP 通道是这种保护机制的终末效应器，但肌浆膜 K^+-ATP 通道也可能参与其中。触发信号可启动一系列信号转导，从而产生保护作用。吸入麻醉药通过腺苷和阿片受体，调节 G 蛋白（G），激活蛋白激酶 C（PKC）和其他细胞内激酶，或直接作用于线粒体产生活性氧（ROS），最终增强 K^+-ATP 通道活性。吸入麻醉药也可直接促使 K^+-ATP 通道开放。虚箭表示可能受吸入麻醉药调节的细胞内靶点；实箭表示可能存在的信号级联反应（引自 Tanaka K, Ludwig LM, Kersten JR, et al. Mechanisms of cardioprotection by volatile anesthetics. *Anesthesiology*. 2004;100:707.）

的心房和心室肌的收缩性的直接影响。他们得出结论，异丙酚对非心力衰竭和心力衰竭患者心肌均有直接的负性肌力作用，但仅在浓度高于临床经典剂量时才起作用。这种负性肌力作用可被 β 肾上腺素逆转，提示异丙酚不改变心肌收缩储备，但可能改变对肾上腺素能刺激的剂量反应。

（二）脉管系统

与心脏一样，麻醉药对脉管系统的作用是由它们对中枢自主神经系统（autonomic nervous system, ANS）的影响、对血管平滑肌的直接作用及对内皮的调节作用共同决定的。

异丙酚可以降低人外周血管阻力。这在一名人工心脏置换术后的患者身上得到了证实，因为该患者的心排血量是固定的。异丙酚的这种效应主要是通过调节交感神经张力来实现的。但在离体动脉中，异丙酚可降低血管张力，抑制激动药引起的血管收缩。异丙酚通过抑制电压或受体门控 Ca^{2+} 通道，减少 Ca^{2+} 内流，同时抑制细胞内钙离子库释放 Ca^{2+} 来发挥该作用。

麻醉诱导药对肺血管调节的影响对接受心胸手术的肺循环病理状态（例如原发性肺动脉高压行肺移植术和慢性血栓栓塞症行肺动脉内膜切除术）的患者的治疗有重要意义。在右心衰竭患者中，这一作用可能更为重要。在调节缺氧性肺血管收缩的过程中，特别是在单肺通气期间，麻醉诱导药可能会影响术中肺泡 – 动脉（A–a）的压差。

异丙酚可通过一氧化氮和内皮依赖性超极化因子减弱内皮依赖性血管舒张反应。

三、单种药物

（一）硫喷妥钠

1. 一般特征

硫喷妥钠作为静脉麻醉药经受住了时间的考验（框 7-3）。自从 1934 年 Lundy 推出硫喷妥钠以来，硫喷妥钠几十年来一直是使用最广泛的诱导药，因为它具有快速的催眠作用（一次臂脑循环时间），高度可预测的效果，血管刺激性小，整体

框 7-3 静脉麻醉药

- **硫喷妥钠**
  - 硫喷妥钠降低心排血量主要有以下机制
    - 直接的负性肌力作用
    - 增加静脉容量导致心室充盈减少
    - 中枢神经系统交感神经兴奋性暂时降低
  - 由于这些影响，对于左心衰竭、右心衰竭、心脏压塞或低血容量的患者，应用硫喷妥钠应谨慎

- **咪达唑仑**
  - 静脉注射咪达唑仑后，血流动力学变化非常小

- **依托咪酯**
  - 依托咪酯是对血流动力学影响最小的药物。对于非心脏病患者和心脏病患者，依托咪酯都有显著的血流动力学稳定性
  - 对于低血容量、心脏压塞或低心排血量的患者，除氯胺酮外，依托咪酯优于其他诱导药物

- **氯胺酮**
  - 氯胺酮的一个特点是刺激心血管系统，导致显著的血流动力学变化，包括心率、心排血指数、全身血管阻力、肺动脉压和全身动脉压显著增加。这些循环参数的改变会增加心肌耗氧量，并适当增加冠状动脉血流量
  - 研究表明对于血流动力学不稳定患者，氯胺酮诱导具有安全性和有效性，是心脏压塞患者的首选诱导药物

- **右美托咪定**
  - 右美托咪定是一种高度选择性、特异性和强效的肾上腺素受体激动药
  - α_2 肾上腺素激动药可以安全地减少其他麻醉药量，提高血流动力学稳定性。右美托咪定具有增强镇静和镇痛的作用，且不抑制呼吸，不延长麻醉恢复期

安全性高。老年患者硫喷妥钠的诱导用量比年轻健康患者少。药代动力学分析证实硫喷妥钠的苏醒是由于快速的再分布。硫喷妥钠的分布半衰期（$T_{1/2\alpha}$）为 2.5～8.5min，全身清除率随采样时间和技术的不同而变化，为每小时 0.15～0.26L/kg。消除半衰期（$T_{1/2\beta}$）为 5～12h。在体外循环期间如使用巴比妥酸盐和异丙酚等药物会增加硫喷妥钠的分布体积。

2. 心血管效应

硫喷妥钠对健康人和心脏病患者的血流动力学改变如下（表 7-1）。它主要通过减少钙离子对肌原纤维的活性降低心肌收缩力。同时它也能导致心率增加，心排血指数（CI）不变或降低，平均动脉压不变或略有降低。在所研究的剂量范围内，没有发现血浆硫喷妥钠对血流动力学产生影响。

硫喷妥钠导致心排血量减少的机制包括直接负性变力作用、静脉容量增加导致的心室充盈减少，以及一过性的中枢神经系统交感神经张力降低。硫喷妥钠引起心率增加 10%～36% 是由压力感受器介导的交感反射刺激引起的。硫喷妥钠产生剂量依赖性的负性肌力效应是由于钙离子内流降低及由此导致的肌纤维膜钙离子总量减少所致。患有代偿性心脏病的患者在使用 4mg/kg 硫喷妥钠后比其他非心脏病患者的血压下降幅度更大（18%）。由于硫喷妥钠（1～4mg/kg）会增加心率（11%～36%），所以对于冠心病患者其可能有潜在风险，因为其会增加心肌氧耗。

尽管众所周知快速使用大剂量硫喷妥钠可能会出现心血管抑制，但对于健康人和心脏病患者缓慢给药或输液输注时，它对血流动力学的影响很小。对于心室功能受损的患者，使用硫喷妥钠后心血管参数会显著下降。对低血容量患者应用硫喷妥钠后，心排血量显著减少（69%），血压明显降低，因此提示对于代偿机制不完善的患者，使用硫喷妥钠诱导可能会出现严重的血流动力学抑制。对于 ASA 分级Ⅲ级（严重系统性疾病）和Ⅳ级（危及生命的严重系统性疾病）的患者，硫喷妥钠诱导对血压和心率的影响较咪达唑仑更大。

3. 心脏麻醉中的应用

硫喷妥钠可以安全地用于正常患者和代偿期心脏病患者的麻醉诱导。由于它有负性肌力作用，可以增加静脉容量及剂量依赖性降低心排血量，因此在左心衰竭、右心衰竭、心脏压塞或低血容量的患者中使用硫喷妥钠时应谨慎。对于缺血性心脏病患者，它导致的心动过速也是一个潜在风险。

对于接受心脏手术的患者，硫喷妥钠能够在体外循环期间提供脑保护。然而，硫喷妥钠在体外循环中的脑保护作用受到了质疑。已经证明，在接受低温体外循环的冠状动脉旁路移植患者中，硫喷妥钠和对照组患者的预后没有差异。虽然体外循环期间应用巴比妥酸盐可能导致心肌抑制，甚至需要额外的正性肌力支持，但体外循环期间输注硫喷妥钠可以维持外周灌注，使机体均匀升温，减轻酸中毒，降低术后循环支持的需求。

表 7-1 麻醉诱导药与血流动力学参数改变

参 数	硫喷妥钠（%）	咪达唑仑（%）	依托咪酯（%）	异丙酚（%）	氯胺酮（%）
心率	0～36	-14～+21	0～+22	-6～+12	0～+59
平均动脉压	-18～+8	-26～-12	-20～0	-47～0	0～+40
外周血管阻力	0～+19	-20～0	-17～0	-25～-9	0～+33
肺动脉压	无变化	无变化	-17～0	-4～+8	+44～+47
肺血管阻力	无变化	无变化	0～+27	—	0～+33
左心房压或肺动脉闭塞压	无变化	-25～0	—	—	—
左心室舒张末期压或肺动脉闭塞压	—	—	-11～0	+13	无变化
右心房压	0～+33	无变化	无变化	-21～-8	+15～+33
心排血指数	0～+24	-25～0	0～+14	-26～-6	0～+42
每搏量	-35～-12	-18～0	-15～0	-18～-8	-21～0
左心室每搏作功指数	-26～0	-42～-28	-27～0	-40～-15	0～+27
右心室每搏作功指数	无报道	-57～-41	—	—	—
dP/dt	-14	-12～0	-18～0		无变化
1/PEP^2	-28～-18	—	—	—	—
收缩间隔时间	—	—	无变化		无报道

dP/dt. 收缩早期左心室压力上升速率；PEP. 预注射时间

（二）咪达唑仑

1. 一般特征

咪达唑仑是于 1975 年在美国合成的一种水溶性苯二氮䓬类药物。它在苯二氮䓬类药物中是独一无二的，因为它起效快、作用时间短、血浆清除率相对较快。全麻诱导时根据术前用药和注射速度不同，剂量范围为 0.05～0.2mg/kg。

咪达唑仑的药代动力学参数表明，它的清除速度明显快于地西泮和劳拉西泮。咪达唑仑的快速再分布和较高的肝脏清除率是其镇静时间短且血流动力学平稳的原因。它的清除半衰期大约为 2h，是地西泮的 1/10。

2. 心血管效应

对于咪达唑仑在健康受试者、ASA Ⅲ级患者及缺血性和瓣膜性心脏病患者的血流动力学影响进行了研究。表 7-1 总结了咪达唑仑麻醉诱导后的血流动力学变化。冠心病患者静脉注射咪达唑仑（0.2mg/kg）后，仅有轻微的血流动力学改变。可能引起的重要变化包括平均动脉压降低 20%，心率增加 15%，心排血指数维持不变。心室功能正常的患者充盈压不变或降低，而肺毛细血管楔压增高（PCWP=18mmHg）的患者充盈压显著降低。

咪达唑仑对容量血管的影响比地西泮更大，至少在体外循环期间，对泵的静脉储备量的减少咪达唑仑比地西泮更大。在体外循环期间，地西泮降低外周血管阻力的作用大于咪达唑仑。

急诊手术快速序贯诱导时，使用咪达唑仑（0.15mg/kg）和氯胺酮（1.5mg/kg）是安全有效的。这种配伍的心血管抑制作用比单独使用硫喷妥钠更小。已使用了芬太尼的患者，使用咪达唑仑可能会导致明显的低血压，就像地西泮和芬太尼配伍使用一样。然而，咪达唑仑常规联合芬太尼用于心脏手术期间全身麻醉的诱导和维持，并不导致不良的血流动力学结果。

3. 应用

咪达唑仑与其他苯二氮䓬类药物明显不同，因为它起效快，持续时间短，水溶性好，不会产生明显的血栓性静脉炎。因此，它是心脏手术麻醉的主要药物之一。

（三）依托咪酯

1. 一般特征

依托咪酯是咪唑的羧化盐，其安全剂量范围是硫喷妥钠的 4 倍。推荐诱导剂量为 0.3mg/kg，可以产生显著的镇静催眠效果。依托咪酯有良好的脂溶性，起效快（10～12s），作用时间短，主要经肝脏及血浆水解。

依托咪酯输注或单次注射会抑制肾上腺皮质功能，进而干扰正常的应激反应。依托咪酯自由基能封闭 11β- 羟基，导致皮质醇及醛固酮合成减少。依托咪酯诱发肾上腺皮质抑制的临床意义尚未明确。

2. 心血管效应

与其他的麻醉药物相比，依托咪酯对血流动力学的影响最小。对非心脏病患者和心脏病患者的研究证明，使用依托咪酯后血流动力学保持稳定（见表 7-1）。与其他麻醉药相比，依托咪酯对心肌氧供需平衡的影响最小。全身血压在大多数情况下保持不变，但在患有心脏瓣膜病的患者中可能会下降 10%～19%。

对急性心肌梗死患者行经皮冠状动脉成形术全麻诱导时，静脉注射依托咪酯（0.3mg/kg），对心率、平均动脉压和心率 – 血压乘积无明显影响，表明该药具有显著的血流动力学稳定性。但在心脏瓣膜病患者使用依托咪酯，血流动力学会受影响。主动脉瓣和二尖瓣病变患者的收缩压和舒张压分别下降 17% 和 19%，肺动脉压和肺毛细血管楔压分别下降 11% 和 17%。0.3mg/kg 的依托咪酯会使瓣膜病患者心排血指数维持不变或下降 13%。主动脉瓣病变和二尖瓣病变患者对依托咪酯的反应无差异。

3. 应用

在多数急诊手术行快速诱导时，依托咪酯利大于弊。对低血容量、心脏压塞或低心排血量的患者，依托咪酯是除氯胺酮外的最优药物。由于其催眠作用时间短，因此必须额外给予镇痛药或催眠药。依托咪酯对于接受择期手术的患者来说，与其他诱导药物相比并没有真正的优势。

（四）氯胺酮

1. 一般特征

氯胺酮是一种苯环利定衍生物，其麻醉作用与巴比妥酸盐和其他中枢神经系统抑制药不同，有分离麻醉的特征。虽然氯胺酮能产生快速催眠和强效镇痛作用，但对呼吸和心血管功能的抑制与其他麻醉药相比要小得多。但其产生的精神错乱（梦魇、幻觉或幻视）仍然是个问题。

2. 心血管效应

氯胺酮对血流动力学的效应已经在非心脏病患者、危重患者、老年患者和患有各种心脏病的患者中得以证实。表 7-1 包含氯胺酮对血流动力学影响的变化范围。氯胺酮的一个独特特征是兴奋交感神经系统。最显著的血流动力学改变是显著升高 HR、CI、SVR、PAP 和全身动脉压。这些循环改变使心肌氧耗增加，冠状动脉血流量明显增加。氯胺酮第二剂量产生的血流动力学效应与第一剂量相反。对于瓣膜性心脏病患者，氯胺酮麻醉诱导（2mg/kg）后出现的心血管刺激在第二次给药时没有观察到，相反却出现了血压、肺动脉楔压和心排血指数的下降。

氯胺酮对健康人和患有缺血性心脏病的患者产生类似的血流动力学变化。在肺动脉压升高的患者（如二尖瓣病变）中，氯胺酮引起的肺血管阻力（PVR）增加似乎比体循环阻力更明显。在使用氯胺酮和潘库溴铵后出现明显的心动过速，会使冠心病或瓣膜病合并心房颤动的患者的麻醉诱导更加复杂。

提前应用苯二氮䓬类药物可以抑制氯胺酮诱导引起的高血压和心动过速，这是临床上最常见、最成功的方法之一。地西泮、氟硝西泮和咪达唑仑都能减弱氯胺酮对血流动力学的影响。例如，对于心脏瓣膜病患者给予地西泮（0.4mg/kg）之后，氯胺酮（2mg/kg）不会导致明显的血流动力学变化，包括心率、平均动脉压和心率 – 血压乘积在内都保持不变，但心排血指数显著降低。

在血流动力学稳定性方面，地西泮和氯胺酮的联合应用可与大剂量芬太尼技术相媲美。所有患者均未出现幻觉，但是有 2% 的患者会做梦，1% 的患者能回忆起手术室里的事件。

研究表明对需要紧急手术的血流动力学不稳定的患者，氯胺酮（2mg/kg）诱导是安全有效的。这些患者中大多数会因外伤或大出血而出现低血容量。使用氯胺酮诱导可以维持血压和心排血量稳定。在心包积液伴或不伴缩窄性心包炎的患者中，使用氯胺酮（2mg/kg）诱导可维持心排血指数，并增加血压、外周血管阻力和右心房压（RAP）。氯胺酮对这组患者的心率没有影响，可能是因为心脏压塞已经产生了代偿性心动过速。

3. 应用

在成人中，氯胺酮对于血容量减少或心脏压塞的患者可能是最安全和最有效的药物。联合使用苯二氮䓬类药物可减轻非预期的心动过速、高血压和突发性精神错乱等不良反应。

（五）异丙酚

异丙酚于1986年进入临床应用，是一种具有催眠作用的烷基酚。

1. 心血管效应

异丙酚对ASA I级和II级患者、老年患者、冠心病患者、左心室功能良好患者和左心室功能受损患者的血流动力学影响已得到证实（表7-1）。许多研究已经比较了异丙酚和最常用的诱导药物，包括硫喷妥钠和依托咪酯对心血管的影响。使用2mg/kg异丙酚静脉诱导，100μg/（kg·min）维持输注后，动脉收缩压明显下降15%～40%。舒张压和平均动脉压也有类似的变化。

异丙酚对心率的影响各不相同。大多数研究表明，使用异丙酚外周血管阻力（降低9%～30%）、心排血指数、每搏量和左心室每搏做功指数显著降低。尽管存在争议，但有证据表明异丙酚可以剂量依赖性的降低心肌收缩力。

2. 应用

在体外循环期间应用异丙酚时，脑血流量和脑代谢率显著降低，且对脑动静脉氧含量差或颈静脉球静脉氧饱和度无不良影响。脑血流量和脑代谢率的共同降低提示异丙酚有可能减少体外循环期间脑栓塞的风险。

在开胸手术接受单肺通气的患者中，异丙酚对缺氧性肺血管收缩的影响很小。与异氟烷相比，异丙酚维持麻醉可降低心排血指数和右心室射血分数，但能避免在单肺通气开始时使用异氟烷导致的

分流分数增加3倍。

（六）右美托咪定

右美托咪定是美托咪定的D-异构体，是一种高度选择性、特异性的强效α₂肾上腺素受体激动药。在受体结合实验中，右美托咪定的α₂/α₁选择性比经典的α₂肾上腺素激动药可乐定高得多。与可乐定相比，它是一种更有效的α₂肾上腺素受体激动药。它可有效地降低吸入麻醉药的最低肺泡有效浓度，并在足够高的剂量下可以作为一种完全的麻醉药。其减少其他麻醉药用量的机制及确切作用机制尚不清楚，可能与中枢神经系统中突触前和突触后的α₂肾上腺素受体有关。

1. 心血管效应

右美托咪定的心血管效应与剂量相关。在研究中，ASA I级女性患者，术前给予低剂量0.5μg/kg右美托咪定，可以引起血压和心率的轻微下降。对于有冠心病的心血管高危患者，围术期静脉滴注小剂量右美托咪定可降低术前心率和收缩压，减少术后心动过速，但也增加术中使用支持血压和心率的药物的需求。该效应的具体原因未明，可能与抑制中枢交感神经有关。

右美托咪定的血流动力学效应是否受背景麻醉药的影响尚有争议。在清醒动物中，药物的降压作用占主导地位，但随着复合使用强效吸入麻醉药，平均动脉压可保持不变或升高，这表明吸入麻醉药对右美托咪定的相互作用存在不同的机制。右美托咪定对呼吸几乎没有影响，对自主通气的犬给予右美托咪定后，动脉二氧化碳分压的增加很小。与其他呼吸抑制的麻醉药相比，它有潜在的优势。右美托咪定的镇痛作用是通过抑制脊髓背角的疼痛传递神经元来实现的。

2. 应用

临床研究表明，α₂肾上腺素激动药可以安全地减少麻醉药用量，提高血流动力学稳定性。该药物可以增强镇静和镇痛作用，而不抑制呼吸或延长苏醒时间。

在重症监护病房中，对于手术后患者的管理中越来越多的人选择使用右美托咪定作为镇静辅助药物。术中使用药物的类型和数量可以影响术后进程，特别是神经生理活动，这一观点正成为一个重要的典范。药理学证据表明右美托咪定可能作为心

脏麻醉的辅助药物。

四、阿片类在心脏麻醉中的应用

（一）术语与分类

有许多术语用来描述有效的镇痛药，如吗啡样药物。"麻醉药"一词源自希腊语"stupor"，是指可引起睡眠的任何药物。在专业术语中，它是指任何会导致成瘾和身体依赖的物质。用它来描述吗啡或类吗啡药物会产生误导，因此不建议使用。阿片类药物是指可以与一种或多种阿片样物质受体相互作用产生药理作用的生物碱及合成或半合成的药物。阿片样物质更广泛的定义也包括内源性阿片样物质，这在本章中也会涉及。阿片类药物可以是激动药、部分激动药或拮抗药。

（二）阿片受体

由于已经发现的许多阿片类化合物的化学结构都有镇痛的药理活性，证明存在不同的阿片受体（框 7-4）。目前阿片受体这一概念已被广泛接受，同时已经有多种不同的阿片受体亚型已被识别。通过生化和药理学方法，已明确了 μ、δ 和 κ 受体的表征。在药理学上，δ 阿片受体由 $δ_1$ 和 $δ_2$ 两种亚型组成。

参与调节心血管系统的阿片受体主要集中在下丘脑和脑干的心血管和呼吸中枢，在外周心肌细胞、血管、神经末梢和肾上腺髓质也有分布。

阿片受体在心房和心室之间呈差异性分布。κ- 激动药结合受体的密度在右心房中高，而在左心室中最少。与 κ 受体一样，δ 受体也更广泛地分布于心房组织，且右心房比左心房更多。

（三）阿片受体对心脏的影响

在临床治疗剂量下，阿片类镇痛药对心血管系统的抑制作用是有限的。阿片类药物的心血管作用是由位于大脑特定区域的心血管功能调节核团中阿片受体介导的，同时在外周，与阿片受体相关的组织也参与其中。阿片类药物对心血管系统有多种复杂的药理作用（图 7-4）。

阿片类药物对血流动力学效应可能与它们影响中枢神经系统交感传出有关。它们通过中枢或外周的药物作用调节交感活性产生心脏保护作用。阿片受体激动药如芬太尼具有明显的中枢交感抑制作用。除哌替啶外，所有阿片类药物均会导致心动过缓，而未使用术前药物的健康受试者服用吗啡可能会导致心动过速。阿片类药物引起心动过缓的机制与其刺激迷走神经中枢有关。使用阿托品可以抑制阿片类药物引起的心动过缓，但不能完全消除，尤其是服用 β 肾上腺素受体拮抗药的患者。尽管应避免严重的心动过缓，但对冠心病患者，通过适度减慢心率、降低心肌耗氧量可能是有益的。

即使使用小剂量的吗啡也可能导致低血压，这主要与外周血管阻力降低有关。引起这些变化的最

> **框 7-4 阿片类**
>
> - 在心脏和血管组织中发现了 μ、κ、δ 阿片受体和内源性阿片前体
> - 在病理生理情况下（如充血性心力衰竭、心律失常）阿片前体和阿片受体对心血管系统的功能作用是目前正在研究的领域之一
> - 外源性阿片类药物的主要心血管作用是减少中枢交感神经输出
> - 内源性阿片类和阿片受体（尤其是 $δ_1$ 受体）可能是心脏早期和延迟预适应的重要受体
> - 由于体外循环可导致血液稀释、血浆蛋白结合改变、体温降低、肺部不参与循环，以及血流动力学改变可能调节肝和肾血流量，血浆药物浓度会产生显著变化。这一作用是药物依赖性的

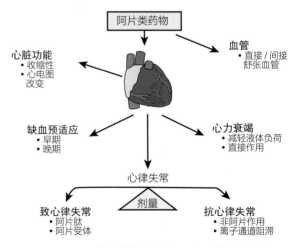

▲ 图 7-4 阿片类药物对心脏和心血管系统的作用

阿片类受体的作用可能包括阿片受体介导的直接作用，例如 δ 阿片受体参与缺血预处理；也包括间接的、剂量依赖性的、非阿片受体介导的作用，例如与阿片类药物抗心律失常效应相关的离子通道阻滞作用

重要机制是由于组胺释放。缓慢给药（＜10mg/min）可减少组胺的释放量。用组胺 H_1 或 H_2 拮抗药进行预处理可以显著减弱但不能完全阻断这些反应。阿片类药物也可能直接作用于血管平滑肌，导致血管扩张与组胺释放无关。

外源性阿片类激动药的心脏保护作用

1996年，首次证明阿片类药物可以减轻心脏的缺血–再灌注损伤。在大鼠左前降支冠状动脉闭塞前30min给予吗啡300μg/kg，大鼠心肌梗死面积从54%减少至12%。在离体、在体心脏和心肌细胞中均已证实吗啡具有减少梗死的作用，同时吗啡还可以改善心肌缺血后的收缩力。现在吗啡可以减轻缺血–再灌注损伤已被广泛认可。

目前芬太尼的研究仍然较少，其在保护心肌的能力方面结果不一，这可能是由研究使用的物种、芬太尼浓度或两者均存在差异导致的。

（四）阿片类药物在心脏麻醉中的应用

在20世纪60年代末和70年代初，开发了一种大剂量吗啡用于心脏外科手术的麻醉技术。该技术基于以下观察结果：对于终末期心脏瓣膜病手术后需要进行机械通气的患者，应用大剂量的吗啡镇静，没有明显的循环抑制作用。当他们尝试对接受心脏手术的患者使用相等剂量的吗啡麻醉时，出现了严重的问题，包括麻醉深度不足（即使在8～11mg/kg的剂量下）、与组胺释放有关的低血压，以及增加术中、术后的输血量和补液量。为了克服这些问题，尝试通过使用低剂量的吗啡复合其他麻醉药（如 N_2O、氟烷、地西泮），但效果不理想，导致严重的心肌抑制、心排血量降低和低血压。

由于使用吗啡过程中的众多问题，人们对其他阿片类药物进行了研究，以寻求合适的替代品。1978年首次在心脏麻醉中应用芬太尼。此后，在心脏外科手术中对芬太尼、舒芬太尼和阿芬太尼进行了广泛的研究。事实证明，芬太尼家族的阿片类药物对于瓣膜疾病和冠状动脉旁路移植患者的麻醉最可靠、最有效。

芬太尼及其类似物对心脏麻醉的主要优势是它没有心血管抑制作用，这对于麻醉诱导尤为重要，可以避免发生一过性低血压。手术期间心血管稳定性可能不太明显，特别是胸骨切开、切开心包和游离主动脉根部期间，可能会出现明显的高血压和心动过速。在胸骨切开过程和切开后，经常会出现动脉压增高、外周阻力升高和心排血量的降低。研究发现即使使用相同剂量的芬太尼，不同患者对手术刺激的血流动力学反应也不同。其中一个因素是β受体拮抗药的影响。在使用芬太尼麻醉行冠状动脉旁路移植手术时，未使用β受体拮抗药的患者中有86%在胸骨切开过程中出现了高血压，而使用β受体拮抗药的患者中只有33%出现高血压。

患者心肌损伤的程度不同，对药物的反应性也不同。重症患者或具有严重心肌功能障碍的患者在麻醉时似乎需要较低剂量的阿片类药物。这可能表明这类患者体内阿片类药物的药代动力学发生了改变。由于心排血量减少和充血性心力衰竭导致的肝血流量减少会降低血浆清除率，因此对于给定的负荷剂量或输注速率，左心室功能较差的患者血浆和脑部药物浓度高于左心室功能良好的患者。此外，心肌功能不全的患者在外周血管阻力增加时，不能通过增加心排血量来应对，因此这类患者对手术应激的反应能力更差。

五、心肺转流对药代动力学和药效动力学的影响

体外循环的建立会对血浆浓度、分布和药物清除产生很大影响。主要影响因素包括血液稀释、血浆蛋白结合率的改变、低血压、低体温、搏动性血流与非搏动性血流的不同、肺缺血及旁路回路对麻醉药的吸收。这些变化会造成血药浓度的改变，同时与药物的特定药代动力学有关。

（一）血液稀释

在体外循环开始时，回路预充液与患者的血液混合。成人的预充量为1.5～2L，预冲液可以是晶体液，或晶体液与血液或胶体的混合液。预充后患者的血细胞比容降低到大约25%，血浆容量增加40%～50%，这会造成血液中所有游离药物的浓度下降。当体外循环开始时，循环中的蛋白如白蛋白和 $α_1$-酸性糖蛋白的水平立即降低。这会改变循环中结合药物与游离药物的比例，从而影响药物的蛋白质结合。

在血液中，游离（即未结合的）药物与结合（即

结合到血浆蛋白）的药物处于平衡状态。游离药物与受体相互作用产生药物效应。药物主要与血浆蛋白、白蛋白和 α_1- 酸性糖蛋白结合。蛋白结合程度的改变只对高蛋白结合率的药物有临床意义。药物与蛋白质结合的程度取决于药物的总浓度、蛋白质对药物的亲和力，以及血液中是否存在其他可能与药物竞争性结合或改变药物结合位点的物质。如果一种药物具有较高的血浆蛋白结合率，血液稀释导致的游离部分的增加较血浆蛋白结合率低的药物更显著。

（二）血流量

体外循环时肝、肾、脑和骨骼灌注减少，使用血管扩张药和血管收缩药调节动脉压可能会进一步改变局部血流量。区域血流分布的改变会影响药物分布和代谢。低血压、低体温和非搏动性血流的联合作用会显著影响循环分布，造成外周血流量显著减少，以保障重要脏器的血流量。

体外循环可以使用或不使用搏动性灌注。非搏动性灌注会改变组织灌注。体外循环中的非搏动性血流和外周灌注的减少，以及低温和血管收缩药的应用可能会导致细胞缺氧和细胞内酸中毒。这会影响对 pH 敏感的药物的组织分布。因为碱性药物集中分布于酸性组织中，在再灌注、复温和恢复正常的心脏功能（搏动）时，来自灌注不良组织的药物会重新分布，导致其血药浓度增加。

（三）低温

体外循环中常采用低温，低温可抑制肝脏和肾脏酶的功能。低温通过抑制酶功能而降低新陈代谢，通过增加血液黏度和激活自主神经和内分泌反射来产生血管收缩，从而减少组织灌注。低温过程中肝酶活性降低，肝内血流明显重新分布，肝内明显分流，进而降低了代谢性药物的清除率，这一过程在普萘洛尔和维拉帕米上已得以证实。肾灌注、肾小球滤过率（GFR）和肾小管分泌功能降低会导致经肾脏药物排泄的改变。研究表明，犬的肾小球滤过率在 25℃时降低 65%。

（四）隔离

当恢复正常体温时，组织的再灌注可能导致低温体外循环期间隔离的药物洗脱出来，这可能是复温期阿片类药物血浆浓度升高的原因。

许多药物会吸附在体外循环管路的某些部件上，这些药物的分布可能会受到管路设计的影响，例如不同制造商的膜肺（即气体交换设备）。在体外试验中，不同的膜肺可以吸附亲脂性药物，如吸入麻醉药、异丙酚、阿片类药物和巴比妥酸盐，而在活体试验中这一现象未得以证明，可能是因为回路吸附与人体组织这一更大储存库相比可以被忽略。

在体外循环期间，肺循环血流被隔离于循环之外，肺动脉血流中断。因此碱性药物（如利多卡因、普萘洛尔、芬太尼）在体外循环期间被隔离，当全身再灌注恢复时，肺将成为这些药物释放的储存库。体外循环开始后，芬太尼的血药浓度急剧下降，然后进入平台期。然而，如果在脱离体外循环之前开始机械通气，芬太尼的血药浓度会增加。在体外循环期间，肺动脉中芬太尼的浓度高于桡动脉水平，但当机械通气恢复时，肺动脉与桡动脉的比率反转，表明芬太尼正被从肺中洗脱。

（五）特定药物

1. 阿片类药物

所有阿片类药物的血药浓度在体外循环开始时下降。芬太尼的下降程度更大，因为相当大比例的药物会吸附在 CPB 回路的表面。当芬太尼被用作主要麻醉药时，可能会导致麻醉深度不足。肺对芬太尼有较高的首过清除率，体外循环结束时肺再灌注可导致芬太尼血药浓度升高。

2. 苯二氮䓬类药物

体外循环开始时，苯二氮䓬类药物的血药浓度降低。由于其 90% 以上与蛋白结合，游离药物浓度的变化很大程度上受到蛋白浓度变化或影响蛋白结合的因素如酸碱平衡的影响。这与体外循环的过程密切相关，但目前尚缺乏对苯二氮䓬类药物的游离浓度和结合浓度比较的研究。

3. 静脉麻醉药

硫喷妥钠和甲氧己胺的血药浓度在体外循环开始时下降，但有活性游离浓度非常稳定。异丙酚结果与之相反。体外循环开始时，异丙酚的总浓度降低或保持不变，而游离药物浓度增加。通常这些药物有活性的游离浓度保持不变，而其作用时间延长。

4. 吸入麻醉药

体外循环对 MAC 的影响尚未明确。一些研究者已经证明，CPB 使安氟烷的 MAC 降低了 30%，而其他药物则无明显改变。另有研究表明 MAC 随着温度的变化而变化，在低温时所需的吸入浓度降低。

低温对 CPB 氧合器摄取挥发性麻醉药的影响取决于 3 个因素：①麻醉药的血气溶解度，低温提高血液的血气溶解度，而血液稀释降低吸入麻醉药的溶解度；②低温增加吸入麻醉药在组织中的溶解度；③氧合器吸附。体外循环会使血气分配系数发生变化，这取决于所用的预充液成分和温度。吸入麻醉药可以与各种塑料结合，这可能是 CPB 开始时浓度降低的部分原因。在低温体外循环期间吸入麻醉药需要更长的时间来平衡，而如果术中一开始已经在使用的吸入麻醉药在开始 CPB 后需要再平衡，这可能引起麻醉深度改变，直到平衡再次完成

为止。由于这些药物可代谢为小分子，洗脱快，体外循环后其作用时间不会延长。

5. 神经肌肉阻滞药

低温时体外循环影响神经肌肉阻滞药浓度和反应关系。由于神经肌肉阻滞药的药代动力学和药效学受体外循环影响，其需求量显著减少。胆碱酯酶的活性与温度有关，降温会影响其活性。降温最重要的作用是减少乙酰胆碱的活化，因此低体温时所需的肌松药较常温时少。同时降温会改变肌肉的机械性能，并对电解质产生显著影响，进而改变肌肉的收缩反应。

体外循环引起血液稀释，进而导致游离药物浓度降低。体外循环期间血浆蛋白浓度降低，尽管血液稀释可能会降低总药物浓度，但如果药物与白蛋白部分结合，实际上游离药物浓度反而可能会增加。神经肌肉阻滞药，如罗库溴铵，可能存在这种现象。

第 8 章
心血管药理学
Cardiovascular Pharmacology

Roger L. Royster　Leanne Groban　Adair Q. Locke　Benjamin N. Morris　Thomas F. Slaughter　著

翁莹琪　译

要 点

- 麻醉医师需要立即注意到围术期缺血事件。

- 大多数围术期心肌缺血的情况都应使用硝酸甘油。硝酸甘油的作用机制包括舒张冠状动脉和使心脏的前、后负荷发生有利改变。低血压患者禁用硝酸甘油。

- 如果在术前适当的时机启动，围术期阻滞 β 受体可减少围术期心肌缺血的发生率。与 β 受体拮抗有关的有利的血流动力学改变包括减轻应激反应，降低心率、血压和心肌收缩力。这些变化都改善了心肌的氧气供需比。

- 钙通道阻滞药通过降低心肌收缩力、心率和动脉血压来降低心肌需氧量。钙通道阻滞药通常在围术期应用以稳定控制心绞痛症状。

- 轻度或中度高血压并不是围术期并发症的独立危险因素，但高血压的诊断意味着患者需要术前评估目标器官的损伤。

- 术前高血压控制不佳的患者围术期血压更加不稳定，更容易发生高血压和低血压。

- 慢性心力衰竭的体征、症状和治疗方法与神经激素反应和潜在的心室功能障碍有关。

- 慢性心力衰竭的治疗旨在延长生存期，并缓解心力衰竭的症状。

- 心脏手术后出现的低心排血量综合征有时需要与慢性心力衰竭相比较，两者的病理生理、治疗和预后不同。

- 医师在使用抗心律失常药物时必须谨慎，因为这些药物的致心律失常作用会增加某些亚组患者的死亡率。

- 在手术室和重症监护区域内，胺碘酮已成为一种流行的静脉抗心律失常药物，它对室性和室上性心律失常具有广泛的作用。

- 由于应激和重病，许多心律失常是由肾上腺素介导的，因此 β 受体拮抗药是一种有效的围术期抗心律失常药物，但未得到充分的应用。

- 使用抗心律失常药物之前的关键治疗步骤是处理电解质异常并治疗潜在的疾病，例如高血容量和心肌缺血。

一、抗缺血药物治疗

围术期心肌缺血是一种麻醉急症，应及时采用适当的疗法予以治疗。所有的心肌缺血事件均涉及氧气供需平衡的变化。对于有心肌缺血证据的患者，主要干预措施是开始抗缺血药物治疗。

（一）硝酸甘油

对大多数类型的心肌缺血，硝酸甘油（Nitroglycerin，NTG）是首选治疗药。在静脉使用硝酸甘油治疗期间，如果血压（BP）下降而缺血未能缓解，合并使用去氧肾上腺素可在维持冠状动脉灌注压的同时允许使用更高剂量的NTG以缓解缺血。如果心率和心肌收缩力反射性升高，联合使用β肾上腺素受体拮抗药治疗以抑制不期望的心率增快。对特定的患者，联合使用硝酸盐和钙通道阻滞药可能是一种有效的抗缺血方案。

1. 作用机制

NTG增强了心肌的氧气输送，并减少了心肌的氧气需求。NTG是一种平滑肌松弛药，导致血管扩张。在有或没有完整血管内皮的情况下，硝酸盐都能介导血管舒张发生。亚硝酸盐、有机亚硝酸盐、亚硝基化合物和其他含氮氧化物的物质（如硝普钠）

进入平滑肌细胞并转化为活性一氧化氮（NO）或S-亚硝基硫醇，这两种物质可刺激鸟苷酸环化酶代谢产生环鸟苷酸（cGMP）（图8-1）。cGMP依赖性蛋白激酶激活，导致平滑肌中的蛋白质磷酸化。这导致肌球蛋白轻链去磷酸化和平滑肌松弛。此外，血管舒张也与细胞内钙的减少有关。生成NO和激活鸟苷酸环化酶需要巯基（SH）组。当长时间显露于NTG导致过量的SH基团被代谢时，发生血管耐受。使用SH供给物N-乙酰半胱氨酸能逆转NTG耐受。NTG化合物是一种独特的更佳的血管扩张药，尤其是在血浆浓度较低的情况下，相关的机制尚不明确，可能与静脉对NTG的摄取较动脉更多相关。

2. 生理效应

NTG的两个重要生理作用是全身性和区域性静脉扩张。静脉舒张可以明显降低静脉压力、静脉回心血量和心脏充盈压力。低剂量时发生明显的静脉舒张，并且不会随着NTG剂量的增加而进一步增加。静脉舒张主要使血液存积在内脏容量系统中。随着心室大小、心室压力和心包内压力的降低，肠系膜血容量增加。

低剂量时，NTG增加大动脉的扩张性和传导性而不改变全身血管阻力（SVR）。剂量较高时，NTG扩张较小的动脉和阻力血管，降低后负荷

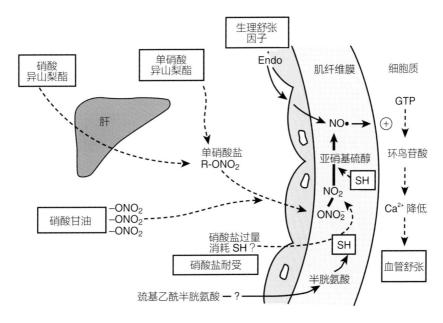

▲ 图8-1　硝酸根通过产生 NO 自由基和刺激 cGMP 的机制，介导血管舒张

巯基（SH）是形成 NO 和刺激 cGMP 必需的。硝酸异山梨酯被肝脏代谢，单硝酸盐绕过了这种代谢途径。Endo. 内皮；GTP. 鸟苷三磷酸（改编自 Opie LH. *Drugs for the Heart*. 4th ed. Philadelphia: Saunders; 1995:33.）

和 BP。心脏容积和压力的减少可降低心肌耗氧量（$M\dot{V}O_2$）并改善心肌缺血。NTG 可优先降低心脏前负荷，同时维持全身灌注压力，全身灌注压力是心肌缺血时重要的血流动力学作用。但是，在低血容量状态下，较高剂量的 NTG 可能会使全身性 BP 降低至危险水平。在动脉血管扩张剂量下，心率可能会反射性的增加。

NTG 引起肺动脉和静脉的血管舒张，并可预期降低右心房、肺动脉和肺毛细血管楔压（PCWP）。NTG 可缓解各种疾病状态下和先天性心脏病引起的肺动脉高压。NTG 还能扩张肾动脉、脑动脉和皮肤血管。

NTG 对冠状动脉循环有几个重要影响（框 8-1）。对正常和病变血管，硝酸甘油都是一种强效的心外膜冠状动脉扩张药。NTG 可扩张狭窄的病变血管，降低冠状动脉血流（CBF）的阻力，改善心肌缺血。与较大的冠状血管相比，较小的冠状动脉扩张可能相对更多，但扩张程度可能取决于血管的基线紧张程度。NTG 能有效逆转或预防冠状动脉血管痉挛。

3. 静脉使用硝酸甘油

自 20 世纪 80 年代初以来，NTG 一直是一种肠胃外用药，以 400μg/ml 浓度溶于 5% 葡萄糖溶液（D_5W）中具有稳定的保质期。用药后瞬间可达到有效的血药浓度，可能迅速发生动脉扩张及低血压。如果患者的容量状况未知，推荐以 5～10μg/min 为起始剂量。减轻心肌缺血所需的剂量可能因患者而异，但通常为 75～150μg/min。在 150μg/min 左右的剂量，出现明显动脉扩张的临床表现。停药后药物作用迅速消退（2～5min）。

NTG 仍然是治疗心肌缺血的一线药物。必须

特别注意的是，对于有血容量不足或低血压迹象的患者，药物的血管舒张作用可能使临床状况恶化（框 8-2）。

美国心脏病学会 / 美国心脏协会（ACC/AHA）指南关于术中预防性使用 NTG 的问题，指出对于行非心脏手术的高危患者，NTG 对预防心肌缺血和心脏疾病发病率没有益处，甚至可能有害。

（二）β 肾上腺素受体拮抗药

β 肾上腺素受体拮抗药在治疗麻醉期间缺血性心脏病时有多种有利的作用（框 8-3）。β 肾上腺素受体拮抗药可通过降低心率、血压和心肌收缩力来减少耗氧量。心率降低会增加舒张期冠状动脉血流。使用 β 受体拮抗药可能增加侧支血流、使血液向缺血区域再分配。如无禁忌证，β 受体拮抗药应

框 8-2　STEMI 后早期使用硝酸甘油的 ACC/AHA 指南

I 级

- 持续性缺血不适的患者应舌下含服硝酸甘油（0.4mg），每 5min 1 次，共 3 次，之后应评估是否需要静脉注射硝酸甘油 [证据水平（LOE）C]
- 静脉注射硝酸甘油用于缓解持续的缺血不适、控制高血压或治疗肺充血（LOE C）

Ⅲ级

- 收缩压＜ 90mmHg 或低于基线≥ 30mmHg、严重心动过缓（＜ 50 次 /min）、心动过速（＞ 100 次 /min）或疑似右心室梗死（LOE C）的患者不应使用硝酸盐
- 对于在过去 24h 内接受磷酸二酯酶抑制药（他达拉非则为 48h）治疗勃起功能障碍的患者（LOE B），不应使用硝酸盐

ACC. 美国心脏病学会；AHA. 美国心脏协会；STEMI. ST 段抬高型心肌梗死

框 8-1　硝酸甘油和硝酸盐对冠状动脉循环的作用

- 扩张心外膜冠状动脉，小动脉扩张比例大于大动脉
- 增加冠状动脉侧支血管直径和增强侧支血流
- 改善心内膜下血流
- 扩张冠状动脉粥样硬化形成的狭窄
- 冠状动脉血流最初短暂增加，心肌耗氧降低后冠状动脉血流减少
- 逆转和预防冠状动脉痉挛和血管收缩

改编自 Abrams J. Hemodynamic effects of nitroglycerin and long-acting nitrates. *Am Heart J.* 1985;110(pt 2):216.

框 8-3　β 肾上腺素拮抗药对心肌缺血的影响

- 减少心肌耗氧量
- 改善冠状动脉血流
- 延长舒张灌注时间
- 提高侧支循环血流
- 增加缺血区域血流
- 全面改善供需比
- 稳定细胞膜
- 改善氧与血红蛋白的分离
- 抑制血小板聚集
- 降低心肌梗死后的死亡率

在缺血早期开始使用。如果由于血流动力学原因，NTG 和 β 受体拮抗药不能同时应用，应优先使用 β 受体拮抗药。对围术期心脏病的高风险患者，术前应先使用 β 受体拮抗药，并在手术后持续使用达 30d。术前应给予足够的时间启动 β 受体拮抗药治疗，以调整至合适的剂量。

许多研究表明，必须接受非心脏手术的冠心病患者围术期服用 β 肾上腺素受体拮抗药能降低死亡率和发病率。这些数据表明接受非心脏手术的中高危患者应接受围术期 β 肾上腺素受体拮抗药以降低术后心因性死亡率和发病率。

1. 静脉注射 β 肾上腺素受体拮抗药的药理作用

（1）普萘洛尔：普萘洛尔对 β_1 和 β_2 受体的亲和力相同，缺乏内在的拟交感神经活性（ISA），并且没有 β 肾上腺素受体激活活性（表 8-1）。它是脂溶性最强的 β 受体拮抗药，中枢神经系统（CNS）的不良反应最多。由于肝脏的首过代谢率很高（90%），因此达到药效的口服剂量比静脉用剂量高得多。普萘洛尔的常用静脉剂量为 0.5～1.0mg 起始，滴定至生效。滴定至血清最大药理作用的剂量为 0.1mg/kg。

（2）美托洛尔：美托洛尔是第一个临床应用的心脏选择性 β 受体拮抗药。它对 β_1 受体的亲和力比对 β_2 受体的亲和力高 30 倍。与任何选择性心脏 β 受体拮抗药一样，较高的血清水平可能导致更高的 β_2 阻滞发生率。美托洛尔以 1～2mg 的剂量静脉给药，滴定至起效。美托洛尔的效价约为普萘洛尔的一半。静脉给予 0.2mg/kg 可达到最大 β 受体阻滞效果。

（3）艾司洛尔：艾司洛尔的化学结构类似于美托洛尔和普萘洛尔，但在苯环的对位有一个甲基酯基团，使它易于被红细胞酯酶迅速水解（半衰期为 9min）。艾司洛尔不会被血浆胆碱酯酶代谢。水解产生酸代谢物和甲醇，但产物水平在临床上无显著意义。90% 的药物通常在 24h 内以酸性代谢物的形式消除。静脉内给予 500μg/kg 的负荷剂量后继续以 50～300μg/（kg·min）的剂量持续输注可以在 5min 内达到稳态血药浓度。如果没有给予负荷剂量，则需要 30min 达到稳态血药浓度。

艾司洛尔具有心脏选择性，主要阻断 β_1 受体。它缺少 ISA 和膜稳定作用，微溶于脂质。给予

表 8-1　临床应用 β 受体拮抗药的特性

药　物	选择性	部分激活	常规剂量
普萘洛尔	无	无	20～80mg，每天 2 次
美托洛尔	β_1	无	50～200mg，每天 2 次
阿替洛尔	β_1	无	50～200mg/d
纳多洛尔	无	无	40～80mg/d
噻吗洛尔	无	无	10mg，每天 2 次
醋丁洛尔	β_1	有	200～600mg，每天 2 次
倍他洛尔	β_1	无	10～20mg/d
比索洛尔	β_1	无	10mg/d
艾司洛尔（输液）	β_1	无	50～300μg/（kg·min）
拉贝洛尔[a]	无	有	200～600mg，每天 3 次
吲哚洛尔	无	有	2.5～7.5mg，每天 3 次

a. 拉贝洛尔是一种联合 α 和 β 受体拮抗药 [改编自 Gibbons RJ, Chatterjee K, Daley J, Douglas JS. ACC/AHA/ACP–ASIM guidelines for the management of patients with chronic stable angina: a report of the American College of Cardiology/American Heart Association Task Force on Practice Guidelines (Committee on Management of Patients with Chronic Stable Angina). *J Am Coll Cardiol.* 1999;33:2092–2197.]

500μg/kg 的负荷剂量，并以 300μg/（kg·min）的速度持续输注后，艾司洛尔能显著降低冠心病患者的血压、心率及心脏指数，输注停止后 30min 药效完全消除。如在麻醉期间才开始使用，可能需要大幅减少负荷量和持续输注的剂量。

低血压是静脉注射艾司洛尔的常见不良反应。在相同的治疗终点下，艾司洛尔引起低血压的发生率（36%）高于普萘洛尔（6%）。由于 β₁ 导致的心肌抑制，并且未能阻断 β₂ 受体引起的周围血管舒张，心脏选择性药物可能会导致更多的低血压。因此，给予 20mg 静脉注射的试验剂量是一种良好的临床操作规范。

(4) 拉贝洛尔：拉贝洛尔是 4 种立体异构体的均等混合物，具有不同的 α 和 β 阻滞特点。拉贝洛尔发挥选择性 α_1 受体阻滞和非选择性 β_1 和 β_2 受体阻滞作用。其 β 肾上腺素受体阻滞作用是 α_1 肾上腺素受体阻滞作用的 5～10 倍。拉贝洛尔具有部分 β_2 受体激动作用，能促进血管舒张。它中度溶于脂质，口服后可完全吸收。肝脏的首过代谢明显，产生无活性代谢产物。以原形经肾脏排出的药物很少。消除半衰期为 6h。

与其他 β 受体拮抗药相反，拉贝洛尔是一种不会引起反射性心动过速的外周血管扩张药。静脉注射后患者血压与收缩期血管阻力降低。每搏量（SV）和心排血量（CO）保持不变，而心率略有下降。血压的降低与剂量有关，单次推注 100～250μg/kg 的剂量后，急性高血压患者通常在 3～5min 内有反应。然而，更危重的患者或麻醉患者应根据血压滴定给药，每次静脉注射 5～10mg。静脉给药后血压下降可持续 6h。

2. 总结

β 肾上腺素拮抗药是治疗心肌缺血的一线药物。这些药物可有效减少心肌做功和氧气需求。虽然围术期使用 β 受体拮抗药可能会减少非心脏手术患者的围术期心血管事件，但如果开始治疗的时间距离手术太短，可能会增加中风、死亡等严重并发症的短期风险。

（三）钙通道阻滞药

钙通道阻滞药可通过降低心肌收缩力、心率和动脉血压来降低心肌需氧量。通过扩张冠状动脉和侧支血管，心肌供氧可能会改善。在急性缺血的情况下，如不能使用 β 受体拮抗药，可采用钙通道阻滞药（如维拉帕米和地尔硫䓬）控制心率。

钙通道阻滞药最重要的作用可能是用于治疗变异型心绞痛。在患有变异型心绞痛的患者中，这些药物可以减轻麦角新碱诱导的冠状血管收缩，提示冠状动脉扩张可提供保护作用。无症状性心肌缺血可能占所有短暂性心肌缺血的 70%，其大部分发作与心肌需氧量的增加无关（即心率和血压升高）；相反，冠状动脉血流间歇性阻塞可能是由冠状动脉收缩或痉挛导致的。所有钙通道阻滞药均能有效逆转冠状动脉痉挛，减少缺血发作并减少变异型心绞痛患者的 NTG 消耗量。

NTG 和钙通道阻滞药的组合，也可有效缓解并可能预防冠状动脉痉挛，是变异型心绞痛的合理治疗方法。β 受体拮抗药可能会加重一些血管痉挛性心绞痛患者的心绞痛发作，应谨慎使用。钙通道阻滞药能保持冠状动脉血流，而 β 受体拮抗药主要通过降低心肌耗氧量发挥抗缺血作用，这是两者的重要差异。

1. 生理效应

(1) 血流动力学效应：钙通道阻滞药在体内的全身血流动力学效应表现为心肌抑制、血管舒张和自主神经系统反射性激活之间的复杂相互作用（表 8-2）。

硝苯地平像所有二氢吡啶类药物一样，是一种强效动脉扩张药，而几乎没有静脉扩张作用。交感神经系统（SNS）的反射激活可能会增加心率。硝苯地平固有的负性肌力作用被其强效的动脉扩张作用抵消，使患者的 BP 降低并增加心排血量。由于它们的动脉舒张作用，二氢吡啶类药物是出色的降压药。后负荷的降低减少了心肌需氧量，冠状血管扩张改善了心肌氧气输送，从而产生抗心绞痛的作用。

维拉帕米的动脉扩张效力比二氢吡啶类药物低，反射性的交感兴奋作用较弱。在体内，维拉帕米通常引起中等程度的血管舒张，而不会显著改变心率、心排血量或每搏量。对已有心室功能不全的患者，维拉帕米可以显著抑制心肌功能。

与维拉帕米相比，地尔硫䓬是一种较弱的血管舒张药，并且负性肌力作用较弱。临床研究表明，地尔硫䓬引起外周血管阻力和血压的下降，增加心排血量、肺动脉楔压和射血分数。

表 8-2 钙通道阻滞药的心血管作用

特 征	氨氯地平	地尔硫䓬	硝苯地平	维拉帕米
心率	↑ / 0	↓	↑ / 0	↓
窦房结传导	0	↓↓	0	↓
房室结传导	0	↓	0	↓
心肌收缩力	↓ / 0	↓	↓ / 0	↓↓
神经内分泌作用	↑ / 0	↑	↑	↑
血管扩张	↑↑	↑	↑↑	↑
冠状动脉血流	↑	↑	↑	↑

0. 无效（引自 Eisenberg MJ, Brox A, Bestawros AN. Calcium channel blockers: an update. *Am J Med*. 2004;116:35–43.）

（2）冠状动脉血流：使用钙通道阻滞药时，冠状动脉扩张，总冠状动脉血流增加。硝苯地平扩张冠状动脉作用最强，尤其是对于容易发生冠状动脉痉挛的心外膜血管。地尔硫䓬能有效地阻断各种药物，包括 α 受体激动药、5- 羟色胺、前列腺素和乙酰胆碱引起的冠状动脉收缩。

2. 药理学

（1）尼卡地平：尼卡地平为二氢吡啶类药物，具有血管选择性，主要作用于冠状动脉和脑血管床。在所有二氢吡啶类药物中尼卡地平对所有血管平滑肌松弛作用最强。口服 1h 后血浆药物浓度达到峰值，生物利用度为 35%。血浆半衰期为 8～9h。尽管大量药物经肝脏代谢，肾脏排泄不到 1%，但部分患者肾脏可排泄大量的药物。在肾衰竭的患者血浆药物浓度可能升高，建议药物剂量酌减。

（2）氯维地平：氯维地平是一种二氢吡啶类药物，具有独特的化学结构，可通过血液和组织中的非特异性酯酶裂解酯键而使其失活。这种独特的性质使其作用特别短暂，类似于通过该途径代谢的其他药物（如艾司洛尔）。其初始阶段半衰期为 1min，其中 90% 的药物被清除。对于大多数患者，停止输注后 5～15min 内，其临床效果将完全消失。

氯维地平是一种强效的动脉血管扩张药，其主要作为肠胃外降压药使用。在健康志愿者和原发性高血压患者中使用可能会引起反射性心动过速，再加上可能引起低血压，应限制其在进行性心肌缺血治疗中的作用。在对围术期和术后心脏手术患者的研究中，氯维地平可有效降低平均动脉压，但不影响心率或充盈压。

（3）维拉帕米：维拉帕米的结构类似于罂粟碱，肝脏首过代谢显著，生物利用度仅为 10%～20%。其中一种肝脏代谢产物去甲维拉帕米具有活性，效力约为维拉帕米的 20%。在 30min 内达到血浆峰值水平。肝功能不全患者的生物利用度显著增加，必须减少剂量。静脉内维拉帕米可在数分钟内发挥血流动力学和变传导作用，作用在 15min 达到峰值，持续长达 6h。长期口服会导致药物积累、半衰期延长。

（4）地尔硫䓬：口服给药后，地尔硫䓬的生物利用度大于维拉帕米，在 25%～50% 内变化。30～60min 达到峰值血浆浓度，消除半衰期为 2～6h。蛋白质结合率约为 80%。与维拉帕米一样，肝清除率是依赖于肝血流，并且主要在肝脏代谢，代谢产物的临床活性为地尔硫䓬的 40%。肝病患者可能需要减少剂量，而肾衰竭不会影响剂量。

二、高血压的药物治疗

长久以来，系统性高血压一直被认为是心血管疾病的主要病因和死因，导致巨额的健康相关支出。美国约 1/4 的人口患有高血压疾病，但其中有 30% 没有意识到自己的病情，另外 30%～50% 的人没有得到充分的治疗。在全球范围内，近 10 亿人患有高血压。高血压管理是成人访问初级保健医师的最常见原因，而降压药是开出处方最多的一类药物。尽管高血压病有无症状的特性，系统性高血压发展 20~30 年后才有症状产生，大量无可辩驳的证据表明，系统性高血压与发病率和死亡率的增加直接相关。世界卫生组织（WHO）估计高血压引起的死亡约占全球死亡人数的 1/8，而血压升高是第三大死亡原因。

高血压是心肌梗死、脑卒中、周围血管疾病、充血性心力衰竭（CHF）、肾衰竭和主动脉夹层的危险因素中最容易治愈的一项。在对成年人寿命的前瞻性随机试验中，成功治疗高血压后卒中发生率减少 35%~40%、慢性心力衰竭减少 50% 和心肌梗死减少 25%。人们认为，高血压治疗的改善使得过去 30 年美国脑卒中和心血管死亡率大幅下降。

全国预防、发现、评估和治疗高血压联合委员会第八次报告（JNC8）对先前的高血压管理建议做出了重大修订。与以前的指南相反，JNC8 从只依据随机对照研究的循证指南得出建议。这些从新指南中给出的具体建议包括生活方式干预和药物治疗，以保证 60 岁及以上的成年人收缩压 < 150mmHg 和舒张压 < 90mmHg。对于更年轻的患者及患有糖尿病或慢性肾脏病的患者，治疗目标则是收缩压 < 140mmHg，舒张压 < 90mmHg。

尽管人们广泛认为抗高血压药物疗法对血压 > 150/90mmHg 的患者至关重要，但证据表明对部分患者更积极地降低血压是有好处的。全身性血压与心血管风险的关系为一条 J 形曲线，当血压下降时心血管风险进行性降低，直到达到临界阈值，此后随着血压的降低心肌缺血和其他器官损伤的可能性增加。患心血管疾病的风险似乎在血压 > 115/75mmHg 时增加，全身血压每增加 20/10mmHg，相关风险增加 1 倍。

（一）高血压的药物治疗

市场上有将近 80 种不同的高血压治疗药物。为了达到治疗目标，通常联合使用两种或两种以上的降压药物。尽管选定启动高血压治疗的特定药物没有过去认为的那么重要了，但我们要认识到，在降低全身血压的作用之外，特定的降压药类别可以减轻终末器官损害，因此，我们要根据患者合并存在的危险因素（如最近的心肌梗死、慢性肾功能不全或糖尿病）有针对性地选择降压药的组合。

（二）治疗严重高血压

严重高血压可表现为高血压急症，伴有靶器官损伤（如心肌缺血、脑卒中、肺水肿）或高血压危象，表现为血压严重升高，但尚无靶器官损害。事实证明，将特定血压与这些情况联系起来有些武断，但血压 > 220/125mmHg 是引起威胁生命的靶器官损害的直接风险。高血压危象需要立即进行治疗干预，通常需要静脉内使用降压药物和有创动脉血压监测。在恶性高血压这种最极端的情况下，血压的剧烈升高可能与视网膜出血、视乳头水肿和包括头痛、呕吐、癫痫发作和昏迷在内的脑病表现有关。进行性肾衰竭和心脏失代偿是最严重的高血压急症的表现。

硝普钠作为 NO 供体引起动脉和静脉扩张，长期以来一直作为治疗术中高血压急症的肠胃外治疗药物（表 8-3）。它能迅速引起生理反应，并且滴定效果相对可预测，因此在术中很有用。但是，硝普钠的效力及长期使用引起的氰化物或硫氰酸盐毒性为更新的肠胃外抗高血压药物提供了施展机会。

肠外二氢吡啶类钙通道阻滞药尼卡地平和氯维地平特别适用于围术期的高血压急症。虽然其作用强度和可预测性不及硝普钠和另一个 NO 供体硝酸甘油，但它们可能在心肌缺血或冠状动脉旁路移植术后的情况下更为适用。

三、急性和慢性心力衰竭的药物治疗

在美国和世界范围内，慢性心力衰竭（HF）是一种发病率和患病率持续增长的重大心血管疾病。在美国，约 570 万人受到慢性心力衰竭的影响，在 55 岁及以上的美国人中，每年有 870 000 例新发病例。目前，在 40—59 岁的人群中，有 1%~2% 患有心力衰竭，而在 80 岁以上的人中比例达到 11%~14%。因为 HF 主要是老年疾病，2012—2030 年其患病率预计将增加 46%，导致超过 800 万人患有 HF，与该区间人口的大量增长平行。

各种心血管疾病患者的生存期日益延长最终导致心室功能障碍（例如现在 CAD 患者的寿命更长，

表 8-3　治疗高血压急症的静脉用药 [a]

药　物	剂　量	起效时间	作用时间	不良反应 [b]	适应证
尼卡地平	5～15mg/h 静脉注射	5～10min	15～30min，可能超过 4h	心动过速、头痛、脸红、局部静脉炎	除心力衰竭外大多数高血压急症；注意冠状动脉缺血
氯维地平	1～2mg/h 静脉注射	2～4min	5～15min	头痛、恶心呕吐、与豆类、蛋交叉过敏	除严重主动脉瓣狭窄的大多数高血压急症
硝普钠	0.25～10μg/（kg·min）静脉输注 [c]	即刻	1～2min	恶心呕吐、肌肉抽搐、出汗、硫氰酸盐和氰化物中毒	大多数高血压急症；注意颅压和氮质血症
非诺多泮	0.1～0.3μg/（kg·min）静脉输注	<5min	30min	心动过速、头痛、恶心、脸红	大多数高血压急症；注意青光眼
硝酸甘油	5～100μg/min 静脉输注	2～5min	5～10min	头痛、恶心、高铁血红蛋白血症，长期使用后耐受	冠状动脉缺血
依那普利	1.25～5mg 每 6h 静脉注射	15～30min	6～12h	高肾素状态、血压剧降，各种反应	急性左心衰竭，避免用于急性心肌梗死
盐酸肼屈嗪	10～20mg 静脉注射 10～40mg 肌内注射	10～20min 静脉注射 20～30min 肌内注射	1～4h 静脉注射 4～6h 肌内注射	心动过速、脸红、头痛、恶心、心绞痛加重	子痫
肾上腺素受体拮抗药					
盐酸拉贝洛尔	每 10 分钟静脉注射（团注）20～80mg	5～10min	3～6h	恶心、头皮发麻、头晕、呕吐、心脏阻滞、直立性低血压、支气管痉挛	除急性心力衰竭的大多数高血压急症

（续表）

药　物	剂　量	起效时间	作用时间	不良反应 [b]	适应证
盐酸艾司洛尔	0.5～2.0mg/min 静脉输注 250～500μg（kg·min）静脉注射（团注）， 然后 50～100μg（kg·min）静脉输注； 5min 后可重复团注或将输注量增至 300μg/min	1～2min	10～30min	低血压、呕吐、哮喘、一度房室 传导阻滞、心力衰竭	主动脉夹层、围术期
酚妥拉明	5～15mg 静脉注射（团注）	1～2min	10～30min	心动过速、脸红、头痛	儿茶酚胺过量

a. 剂量可能与医师咨询处（PDR）不同
b. 所有药物都可能发生低血压
c. 需要特殊的输注系统
改编自 Chobanian AV, Bakris GL, Black HR, et al. Seventh Report of the Joint National Committee on Prevention, Detection, Evaluation, and Treatment of High Blood Pressure. *Hypertension*. 2003; 42:1206.

而不是死于心肌梗死引起的急性死亡），并且更高的诊断意识进一步加剧了 HF 的流行。当前 40 岁的男性或女性终生罹患心力衰竭的风险是 1/5，这种风险与 20 世纪 80 年代时相同，即使当时人们的预期寿命要短得多。尽管对其病理生理的神经激素机制的了解增强，药物治疗也有显著进展，但在美国每年由于心力衰竭消耗的医疗支出估计仍达到 310 亿美元，并且到 2030 年预计还会增加 127%（近 7000万美元）。

在 2013 年美国心脏病学会基金会和美国心脏协会（ACCF/AHA）发布的指南中修订了 HF 的药物管理。尽管修改也讨论了急性 HF，但重点主要放在 EF 降低的慢性 HF（HFrEF）和 EF 保留的 HF（HFpEF）上。

（一）心力衰竭分类

ACCF/AHA 评估和管理心力衰竭的指南包括强调疾病的发展和进程的四阶段分类系统（图 8-2），以及着重于运动能力和疾病症状严重程度的纽约心脏协会（NYHA）分类（表 8-4）。四阶段分类系统呼吁注意 HF 临床前阶段的患者以专注于阻止疾病的进展。通过认识到心力衰竭不断进展的过程并明确有风险的患者（如 A 和 B 这两个阶段显然不是心力衰竭），四阶段分类系统强调了在试图改善疾病自然病史时，确定神经激素拮抗的最佳策略十分重要。

（二）肾素 - 血管紧张素系统在心力衰竭中的病理生理作用

肾素 - 血管紧张素系统（RAS）是 HF 患者中激活的神经内分泌系统之一。RAS 也是 HF 进展的重要介质。在短期内，肾脏的肾小球旁细胞释放蛋白水解酶肾素，以响应 BP 降低或肾脏灌注下降（如出血），肾素使循环的血管紧张素原产生血管紧张素（Ang）Ⅰ。血管紧张素转化酶（ACE）将肺中的 Ang Ⅰ 裂解成 Ang Ⅱ，产生循环的 Ang Ⅱ。Ang Ⅱ 迅速发挥强效的小动脉和静脉血管收缩作用，分别使 BP 和充盈压恢复至基线。Ang Ⅱ 还刺激肾上腺皮质释放醛固酮和垂体后叶释放抗利尿激素。这两者分别促进肾脏对盐和水的重吸收，都促进了血容量的增加。从长远来看，Ang Ⅱ 升高会导致钠和液体潴留、体循环阻力增加，这会导致 HF、肺充血和血流动力学失代偿。

除了肾和心脏循环作用外，RAS 的大多数激素和受体都在心肌中表达，在心肌中它们会导致适应不良性的生长或重塑，这是 HF 进展的关键因素。研究已发现，在衰竭的人类心脏中血管紧张素原、ACE 和 Ang Ⅱ 的 mRNA 表达增加。此外，冠状窦 Ang Ⅱ 产生的进行性增加与 HF 的 NYHA 心功能分级增加有关。这些数据证明心内 RAS 与疾病进程有关（图 8-3）。

在心脏局部形成的 Ang Ⅱ 主要通过位于心肌细胞和成纤维细胞上的 AT_1 受体起作用，参与心肌重塑的调节。心内 Ang Ⅱ 对 AT_1 受体的长期作用将导致心肌细胞肥大、成纤维细胞增殖和细胞外基质沉积（图 8-3）。这些过程促进了进行性的左心室（LV）重塑和 HF 中特有的左心室功能障碍。

1. 血管紧张素转化酶抑制药

（1）临床证据：支持 HF 患者使用 ACE 抑制药有益的证据来自各种随机、安慰剂对照的临床试验。使用 ACE 抑制药治疗的 NYHA Ⅱ～Ⅳ级 HF 患者的死亡率降低了 16%～31%。研究还发现，ACE 抑制药可改善以下类别无症状左心室收缩功能障碍患者的预后：因心肌病而射血分数 < 35% 的患者、心肌梗死 2 周内射血分数 < 40% 的患者，以及心肌梗死第 1 个 24h 内的患者，无论患者的射血分数是多少。

心脏预后预防评估（HOPE）研究的结果进一步扩大了这类药物的适应证，包括用于无症状、高风险患者预防新发 HF。在患有糖尿病或周围血管疾病且有其他动脉粥样硬化危险因素但没有心力衰竭或收缩功能障碍临床表现的患者中，雷米普利（10mg/d）可使心力衰竭风险降低 23%。自从这些试验开展以来，使用 ACE 抑制药的理由已经从通过 ACE 抑制药介导的血管扩张作用来减缓临床心力衰竭的进展，扩大到了承认 ACE 抑制药也直接影响导致进行性心肌病变的细胞机制。

（2）作用机制：ACE 抑制药通过抑制将十肽 Ang Ⅰ 切割为八肽 Ang Ⅱ 的几种蛋白酶之一发挥作用。因为 ACE 还是降解缓激肽的酶，所以 ACE 抑制药会增加循环和组织内缓激肽水平（图 8-4）。ACE 抑制药在慢性 HF 中有几种作用：ACE 抑制药能减少 Ang Ⅱ 和去甲肾上腺素，以及增加缓激肽、NO 和前列环素，是一种强效血管扩张药。通

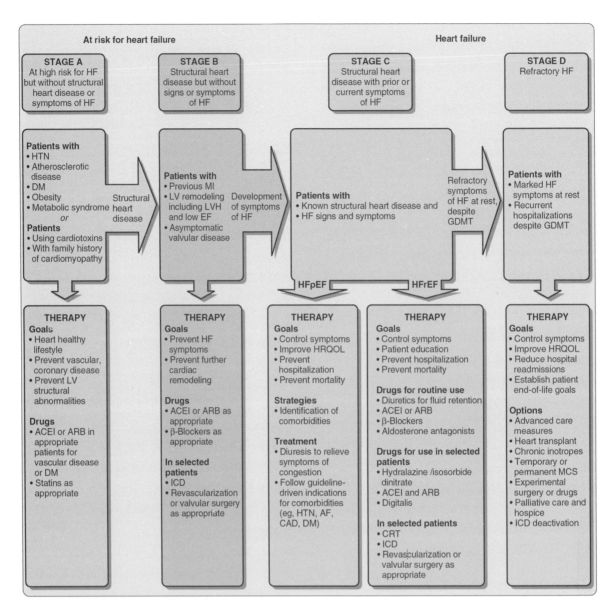

▲ 图 8-2 Stages in the development of heart failure (HF) and recommended therapy by stage. ACEI, Angiotensin-converting enzyme inhibitor; AF, atrial fibrillation; ARB, angiotensin-receptor blocker; CAD, coronary artery disease; CRT, cardiac resynchronization therapy; DM, diabetes mellitus; EJ, ejection fraction; GDMT, guideline-directed medical therapy; HFpEF, heart failure with preserved ejection fraction; HFrEF, heart failure with reduced ejection fraction; HRQOL, heart-related quality of life; HTN, hypertension; ICD, implantable cardioverter-defibrillator; LV, left ventricular; LVH, left ventricular hypertrophy; MCS, mechanical circulatory system; MI, myocardial infarction. (From Yancy CW, Jessup M, Bozkurt B, et al. 2013 ACCF/AHA Guideline for the Management of Heart Failure: a report of the American College of Cardiology Foundation/American Heart Association Task Force on practice guidelines. Circulation. 2013;128:e240.)

过减少醛固酮和抗利尿激素的分泌，ACE 抑制药还可以减少肾脏对盐和水的重吸收。ACE 抑制药通过作用于神经末梢的 AT_1 受体减少交感神经中去甲肾上腺素的释放。在组织中，ACE 抑制药可抑制 Ang II 产生并减弱 Ang II 介导的心肌肥大和成纤维细胞增生。

2. 治疗心力衰竭的血管紧张素 II 受体拮抗药

（1）病理生理学和作用机制：尽管 ACE 抑制药可降低死亡率，但许多患者仍不能耐受其不良反应。ACE 抑制药不能完全拮抗 Ang II。这些因素促使了开发特异性 Ang II 受体拮抗药（ARB），用于 HF 的药物治疗。心肌内非 ACE 生成的 Ang II

表 8-4　**Comparison of ACCF/AHA Stages of Heart Failure and New York Heart Association (NYHA) Functional Classifications**

ACCF/AHA Stages of Heart Failure		NYHA Functional Classification	
Stage	Definition	Class	Definition
A	At high risk for HF but without structural heart disease or symptoms of HF	无	
B	Structural heart disease but without signs or symptoms of HF	I	No limitation of physical activity; ordinary physical activity does not cause HF symptoms
C	Structural heart disease with prior or current HF symptoms	I	No limitation of physical activity; ordinary physical activity does not cause HF symptoms
		II	Slight limitation of physical activity; comfortable at rest, but ordinary physical activity results in HF symptoms
		III	Marked limitation of physical activity; comfortable at rest, but less than ordinary activity causes HF symptoms
		IV	Unable to carry on any physical activity without HF symptoms or symptoms of HF at rest
D	Refractory HF requiring specialized interventions		Unable to carry on any physical activity without HF symptoms or symptoms of HF at rest

ACCF/AHA, American College of Cardiology Foundation/American Heart Association; HF, heart failure; NYHA, New York Heart Association.
From Yancy CW, Jessup M, Bozkurt B, et al. 2013 ACCF/AHA Guideline for the Management of Heart Failure: a report of the American College of Cardiology Foundation/American Heart Association Task Force on Practice Guidelines. Circulation. 2013;128:e240.

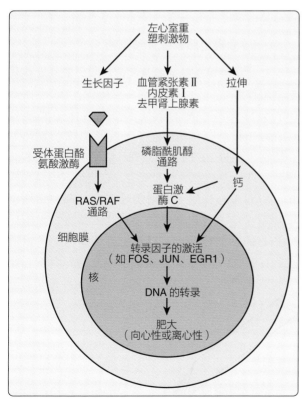

▲ 图 8-3　左心室重塑刺激物

通过作用于 AT_1 受体促进 LV 重塑和 HF 进展。选择性 AT_1 阻滞药可防止 Ang Ⅱ 作用于细胞，防止血管收缩、钠潴留和去甲肾上腺素释放，延迟或预防

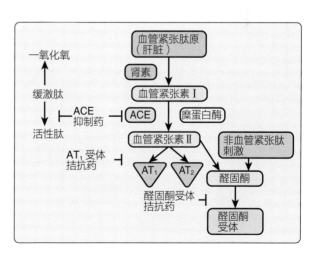

▲ 图 8-4　肾素-血管紧张素-醛固酮系统的激活（RAAS）

ACE. 血管紧张素转化酶；AT_1. 血管紧张素Ⅰ受体；AT_2. 血管紧张素Ⅱ受体（改编自 Mann DL. *Heart Therapy: A Companion to Braunwald's Heart Disease*. Philadelphia: Saunders; 2004.）

LV 肥大和纤维化。AT_2 受体不受影响，因此其包括 NO 释放在内的作用完好无损。

(2) 临床实践：如果使用 ACE 抑制药有不良反应（如持续咳嗽、血管性水肿、高钾血症、肾功能不全恶化），ARB 可以替代 ACE 抑制药用于治疗有症状的 HF 患者。对于因其他原因（如高血压）已经服用了 ARB 并后来发展为 HF 的患者，可以用 ARB 替代 ACE 抑制药。由于 ARB 不会影响缓激肽的水平，因此咳嗽和血管性水肿很少见。

3. 醛固酮受体拮抗药

醛固酮是一种盐皮质激素，是 HF 神经激素假说的另一个重要组成部分。尽管以前认为用 ACE 抑制药（或 ARB）治疗会阻断 HF 患者醛固酮的产生，但事实上尽管抑制了 Ang Ⅱ，但仍然检测到患者的醛固酮水平升高。

醛固酮水平升高对心血管系统的不利影响包括钠潴留、钾和镁的流失、心室重构（例如胶原蛋白生成、心肌细胞生长、肥大）、心肌去甲肾上腺素释放和内皮功能障碍。

考虑到 HF 神经激素假说中醛固酮的多种内分泌、自分泌或旁分泌作用，醛固酮受体拮抗作用可能阻止疾病进展的可能性变成一种越来越有吸引力的假说。除了传统的盐皮质激素受体拮抗机制（包括尿钠排泄、利尿和尿钾排泄）外，醛固酮拮抗的非肾脏有利作用还包括减少心肌胶原蛋白形成，增加心肌去甲肾上腺素的摄取和减少循环去甲肾上腺素的水平，使压力感受器功能正常化，增加心率变异性以及改善内皮血管舒张功能障碍和血管基本水平的 NO 生物活性。

临床实践：有证据支持将醛固酮拮抗药用于有症状的心力衰竭患者和心肌梗死后左心功能不全的患者。对于先前因心血管问题住院或脑钠肽（BNP）水平升高的 NYHA Ⅱ 级患者，以及患有 NYHA Ⅳ 级心力衰竭和 EF ≤ 35% 的患者，如果没有禁忌证，除标准治疗外（包括 ACE 抑制药和 β 受体拮抗药），还应考虑使用醛固酮受体拮抗药。Ⅰ 类推荐还适用于急性心肌梗死后 EF ≤ 40% 并发作心力衰竭症状或有糖尿病史的患者，除非患者有禁忌证。

4. 肾素 – 血管紧张素系统抑制的联合途径

肾素 – 血管紧张素系统抑制血管紧张素受体 – 脑啡肽酶抑制药（ARNI）联合治疗心力衰竭涉及脑啡肽酶抑制和 AT_1 受体阻滞。ARNI 可以调节心力衰竭中两个反向调节的神经激素系统：肾素 – 血管紧张素 – 醛固酮系统（RAAS）和利钠肽系统（图 8-5）。近 30 年来，抑制 RAAS 的药物一直是心血管药物治疗的基础。RAAS 抑制药可缓解血管收缩、心肌肥大和心肌纤维化，这种作用已转化为具有临床意义的功能状态和生存的改善。利钠肽包括心钠素、BNP 和尿舒张肽，当室壁应力和其他刺激增加时，由心脏、脉管系统、肾脏和中枢神经系统分泌。利钠肽具有强效的促钠尿排泄和血管舒张作用，还能抑制 RAAS、减少交感神经张力，并具有抗增殖和抗肥大作用。抑制脑啡肽酶增加利钠肽浓度。增加利钠肽活性很可能加强 RAAS 抑制的有益作用。

Entresto（LCZ696）是新型 ARNI 化合物中首个也是临床上最先进的药物。其化学成分包括以 1∶1 固定剂量组合的脑啡肽酶抑制药前体 AHU377 阴离子基团和 ARB 缬沙坦。最近有报道称，LCZ696 在降低心血管死亡风险（有效性增加 20%）、HF 住院（有效性增加 21%）和全因死亡率（有效性增加 16%）方面比依那普利更有效。2015 年，美国食品药品管理局（FDA）批准了缬沙坦 / 沙卡布曲联合用药，用于治疗 EF 降低的 C 期（即 NYHA Ⅱ 级或 Ⅳ 级）HF 患者。

（三）β 肾上腺素受体拮抗药

1. 交感神经系统的激活及其在心力衰竭发病机制中的作用

交感神经系统的激活（如在急性心肌梗死后，对于长期存在的高血压）就像 RAS 活性增加一样，也促进 HF 的病理生理。交感神经系统激活导致病理性左心室增生和重塑。心肌细胞增厚和伸长，引起偏心性肥大并增加球形度。这种结构会增加室壁应力，从而促进心内膜下缺血、细胞死亡和收缩功能障碍。交感神经系统激活还可以通过程序性细胞死亡直接伤害心肌细胞。由于心肌细胞被成纤维细胞替代，心脏功能因这种重塑而进一步恶化。心律失常的阈值也可能降低，促进恶性循环。

2. β 肾上腺素受体拮抗药对心力衰竭病理生理的影响

在慢性心力衰竭中，长期阻滞 β 受体的有益作用包括改善收缩功能和心肌能量学，并逆转病理

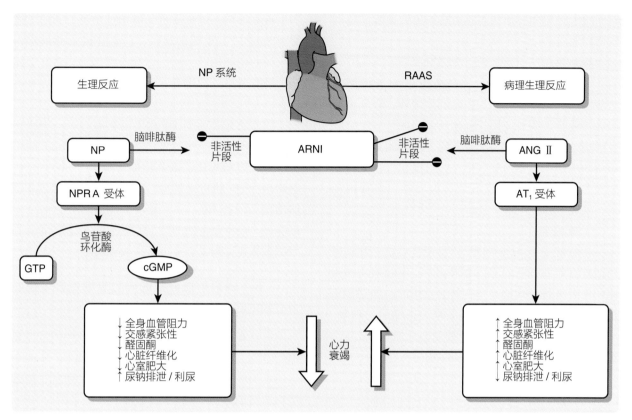

▲ 图 8-5 血管紧张素受体－脑啡肽酶抑制药（ARNI）用以在心力衰竭中调节两个负向调节的神经激素系统：肾素血管紧张素醛固酮系统和钠尿肽系统（NP）（如心房钠尿肽、B 型钠尿肽）

ANG. 血管紧张素；AT₁. 血管紧张素受体 1；cGMP. 环鸟苷一磷酸；GTP. 鸟苷三磷酸；NPRA. 钠尿肽受体 A；↑. 增加；↓. 减少（引自 Langenickel TH. Angiotensin receptor–neprilysin inhibition with LCZ696: a novel approach for the treatment of heart failure. *Drug Discov Today Ther Strateg*. 2012;9:e131.）

重塑。心肌使用的底物从游离脂肪酸向葡萄糖转变（葡萄糖是心肌缺血时一种更有效的燃料），这可能部分解释了衰竭心脏接受 β 受体拮抗药治疗后发生了能量学和力学的改善。心率是决定 $M\dot{V}O_2$ 的主要因素，β 受体拮抗药可降低心率。

(1) 临床证据：最初用 β 受体拮抗药治疗心力衰竭患者受到怀疑，是因为感觉到暂时性负性肌力作用会导致失代偿风险。然而来自人体的研究的数据表明，β 受体拮抗药可改善能量代谢和心室功能，并逆转病理性心肌重构。随机试验显示，美托洛尔、比索洛尔和卡维地洛（与 ACE 抑制药合用）可降低有症状的 C 期和 D 期 HF 患者的发病率。

(2) 临床实践：有证据表明，除非有禁忌证，否则所有 EF 降低（＜ 0.40）或使用 ACE 抑制药或 ARB 的心力衰竭患者都应当使用 β 受体拮抗药。该建议得到 ACC/AHA 和欧洲心脏病学会的支持。心

力衰竭进行代偿失调（即需要静脉注射正性肌力药或血管扩张药）、有明显体液潴留或症状性低血压的患者不应使用 β 受体拮抗药。

卡维地洛、美托洛尔和比索洛尔是 3 种有临床试验证据显示可改善 HF 患者的发病率和死亡率的药物。β 受体拮抗药的起始剂量应小，以最大限度地避免恶化 HF 症状、低血压和心动过缓。如果患者可以耐受，剂量应每 1～2 周加倍，直至达到在大型试验中显示有效的目标剂量。虽然建议对 HF 患者无限期继续使用 β 受体拮抗药治疗，但如果需要选择性停止用药，最好缓慢地滴定减量。当患者肾上腺素张力高时，急性停用 β 受体拮抗药可能会导致心脏性猝死。

（四）辅助用药

除 ACE 抑制药和 β 受体拮抗药外，左心室收

缩期功能障碍和有症状的心力衰竭患者通常需要利尿药和地高辛。

1. 利尿药

大多数患者开始 β 受体拮抗药和 ACE 抑制药之前应当优化容量状态。除标准疗法外，有肺充血的患者通常还需要使用袢利尿药。利尿药可缓解呼吸困难、减小心脏大小和室壁应力，并纠正因容量超负荷引起的低钠血症。但是，过度积极，尤其是缺乏监测的利尿疗法会导致代谢异常、血管内耗竭、低血压和神经激素激活。

2. 地高辛

尽管接受了 ACE 抑制药、β 受体拮抗药和利尿药治疗，对有症状的心力衰竭和左心室收缩功能障碍的患者继续使用地高辛仍然是有用的。地高辛是批准用于治疗慢性心力衰竭的唯一正性肌力药物。其正性肌力的间接机制始于抑制心肌肌膜 Na^+/K^+-ATP 酶，从而导致细胞内 Na^+ 增加。这促使 Na^+/Ca^{2+} 交换剂将 Na^+ 从细胞中排出，从而增加细胞内 Ca^{2+} 的浓度。增加收缩蛋白的 Ca^{2+} 供给增加了心脏的收缩功能。

随机对照研究显示了地高辛对有症状的心力衰竭患者有效。洋地黄研究小组（DIG）的试验招募了 6500 多名患者，平均随访 37 个月，结果表明地高辛降低了心力衰竭恶化的发生率。尽管研究表明 EF < 45% 的患者接受了地高辛或安慰剂治疗后生存率无明显区别，但接受地高辛治疗的患者 HF 引起住院率或死亡率的联合终点显著降低（27% 和 35%；相对风险 = 0.72；95% CI，0.66～0.79）。

3. 抗凝

因为血液淤积在运动功能减退、扩张的心脏腔室和周围血管中，并可能由于促凝血因子的激活增加，慢性 HFrEF 患者血栓栓塞事件的风险增加。尽管如此，目前缺乏大规模的数据支持没有心房颤动（AF）、无既往血栓栓塞事件或无心脏栓塞来源（Ⅲ类）的 HFrEF 患者常规应用抗凝药。但是，如果患者有永久性、持续性或阵发性心房颤动，并有心脏代谢性卒中的其他危险因素（包括高血压病、糖尿病、既往卒中或短暂性脑缺血发作或年龄超过 75 岁），那么使用抗凝药物是Ⅰ类推荐。

4. I_F 电流阻滞药

奇特离子流（I_F 电流）是窦房结去极化最重要的电流。内向电流影响 Na^+ 和 K^+ 通道，并对心率产生重大影响。伊布雷定是美国首个可口服的（通常为 5mg/d）I_F 电流抑制药。它已被 FDA 批准作为心绞痛的辅助用药，用于治疗心率增加、对 β 受体拮抗药有禁忌证的患者和心率增快的慢性心力衰竭患者。

伊布雷定似乎对 HF 患者非常有效。一项研究纳入了 6558 名 EF < 35%、心率 > 70 次 /min 的患者，与安慰剂相比，该药物显著降低了 HF 的死亡率和治疗 HF 的再入院率。所有患者还接受了 β 受体拮抗药治疗 HF。心率最快的患者对药物的反应最明显。心率是心力衰竭预后不良的标志，降低心率似乎能通过减少心室负荷来改善预后。

（五）保留射血分数的心力衰竭或舒张性心力衰竭的药物治疗

舒张期心室功能异常是临床心力衰竭的常见原因。EF 正常或接近正常（≥ 50%）的 HF 发生率高达总 HF 人群的 50%。HFpEF 的风险随着年龄的增长而增加，在 70 岁以上患者中发生率接近 50%。HFpEF 在女性和患有多种并发症（如高血压、糖尿病、血管病变、肾病、AF 和代谢综合征）的女性中也更为常见。

就发病率和死亡率而言，与诊断 HFpEF 相关的预测因素与 HFrEF 相似。由于该综合征具有很高的致病性（如运动耐力低下、生活质量差、住院频繁），并降低生存率，导致大量的年度医疗保健支出，因此 HFpEF 的药物治疗代表了临床心血管医学的前沿。

与制订 HFrEF 治疗指南的大型随机试验相反，招募舒张性 HF 患者的随机、双盲、安慰剂对照、多中心试验的主要结局指标为中性结果。因此，HFpEF 的治疗仍然是经验性的。

治疗 HFpEF 的一般药物方法主要由 3 个部分组成（表 8-5）。首先，治疗应减轻症状，主要是通过降低休息和运动时的肺静脉压，方法是谨慎地减小左心室容积并保持房室同步性或心动过速。其次，治疗应针对引起 HFpEF 的潜在疾病。应通过控制高血压、治疗缺血和控制糖尿病患者的血糖来逆转心室重构（如心肌肥大、纤维化）。最后，治疗应尝试针对被疾病进程改变的潜在机制。但由于我们对 HFpEF 的发病机制缺乏了解，第三个目标仍然遥不可及。

表8-5　舒张性心力衰竭的治疗

目　　标	治疗策略	推荐剂量
减轻充血状态		
预防水潴留、降低血压	限盐 利尿药（避免降低心排血量）	钠摄入＜2g/d 呋塞米10～120mg 氢氯噻嗪12.5～25mg
	血管紧张素转化酶抑制药 血管紧张素Ⅱ受体拮抗药	依那普利2.5～40mg 赖诺普利10～40mg 坎地沙坦4～32mg 氯沙坦25～100mg
针对根本原因		
控制高血压（＜130/80mmHg）	抗高血压药物	β受体拮抗药、血管紧张素转化酶抑制药、所有的受体拮抗药。剂量依据发表的指南确定
恢复窦性心律	房室序贯起搏	—
预防心动过速	β受体拮抗药、钙通道阻滞药	阿替洛尔12.5～100mg 美托洛尔25～100mg 地尔硫卓120～540mg
治疗主动脉瓣狭窄	主动脉瓣置换	—
针对潜在机制		
促进肥大心肌的消退并预防心肌纤维化	肾素-血管紧张素轴阻滞（理论上）	依那普利2.5～40mg 利诺普利10～40mg 卡托普利25～150mg 坎地沙坦4～32mg 氯沙坦50～100mg 螺内酯25～75mg 依普利酮25～50mg

许多用于治疗HFrEF的药物也用于治疗HFpEF。但是，对舒张期HF用药的原因和剂量可能有所不同。例如，在舒张期HF中，可以使用β受体拮抗药来预防心动过速，从而延长舒张期充盈时间并降低左心房压力。而在收缩期HF中，β受体拮抗药（如卡维地洛）用于逆转心脏重塑。对HFpEF，美托洛尔可能是比卡维地洛更好的β受体拮抗药，因为过低的血压（卡维地洛导致的结果）可能对舒张期HF患者不利。

对于HFpEF患者的Ⅰ类建议包括，根据临床实践指南来控制收缩压和舒张压，以及使用利尿药缓解压力超负荷的症状。使用β受体拮抗药和ACE抑制药或ARB控制BP被认为是合理的。尽管应用

了最佳的药物治疗方法，心绞痛或症状明显的心肌缺血对有症状的HFpEF仍然会产生不良影响，因此这些冠心病患者重建冠状动脉血运是合理的。根据临床实践指南管理心房颤动。这些患者可以考虑使用ARB以减少住院。

（六）慢性心力衰竭急性加重的处理

尽管有良好的医疗管理，慢性HF患者仍可能会出现肺水肿或其他急性容量超负荷的表现。急性心肌缺血或梗死、高血压、心律失常、瓣膜功能障碍加重、感染（包括心肌炎）或无法维持既定用药和饮食方案也可能会导致HF的恶化。如果初始的治疗无法缓解症状，这些患者可能需要住院以进行

强化治疗。

1. 血管扩张药

在没有全身低血压的情况下，可以静脉使用血管舒张药治疗慢性代偿性 HF 失代偿患者的呼吸困难。血管扩张药可降低心室充盈压和外周血管阻力，同时增加每搏量和心排血量。硝酸甘油通常用于此目的，并且已在许多临床试验中进行了研究。

奈西立肽：奈西立肽是一种重组 BNP，已于 2001 年获得批准，适用于急性心力衰竭和活动量极低的呼吸困难患者。奈西立肽通过增加 cGMP 水平扩张动脉和静脉。奈西立肽不会增加心率，也不会影响心脏肌力。它起效迅速，消除半衰期短（15min）。初步研究表明，奈西立肽与硝酸甘油类似，可以减少急性失代偿性 HF 引起的呼吸困难，但不会发生急性耐受，且不良事件少于硝酸甘油。

2. 正性肌力药

尽管缺乏数据证实使用正性肌力药有益于患者的预后，但将正性肌力药物（主要是多巴酚丁胺或米力农）用于治疗代偿失调的心力衰竭已有很长的时间。过去，一些慢性 HF 患者将间断输注正性肌力药物作为维持治疗的一部分。有一些小型研究获得了一致的结果，显示 HF 患者使用这些药物后，血流动力学数值得到改善，症状得以减轻。有研究比较了多巴酚丁胺和米力农治疗晚期失代偿性 HF 的情况，发现药物成本差异较大，多巴酚丁胺成本更低，而血流动力学差异较小，在这方面米力农更佳。

然而，安慰剂对照研究表明，也许不应当向慢性 HF 患者随意给予正性肌力药。只有在没有其他选择时，才建议使用正性肌力药物支持。多巴酚丁胺和米力农继续用于治疗某些低心排血量的失代偿 HF 患者。

3. 替代疗法

当药物治疗证明不成功时，HF 患者可能需要侵入性治疗，包括超滤利尿、心室辅助装置、双心室起搏，有或无手术重塑的冠状动脉搭桥术或心脏原位移植。

（七）低心输出综合征

急性心力衰竭是心脏麻醉医师经常关注的问题，尤其是在患者脱离心肺转流（CPB）时。与慢性心力衰竭相比，主动脉夹闭和再灌注后新发的低心排血量心室功能不全的病因与心源性休克的病理生理更相似，通常的治疗方法是使用正性肌力药物，必要时使用升压药（或血管舒张药）或机械辅助治疗。

1. 原因

大多数接受体外循环心脏手术的患者会出现心室功能暂时下降，恢复正常功能大约需要 24h。病理生理学解释承认体外循环后低心排血量综合征通常为暂时性。这可能是由于与心肌供氧不足有关的以下 3 个过程之一：急性缺血、心肌冬眠或心肌顿抑。这 3 个过程都可以通过足够的血运重建和适量的正性肌力药物来改善，这与心脏手术患者的典型处理流程一致。如果患者有慢性心力衰竭、肺动脉高压或心律失常，这 3 个过程都将更加棘手。

2. 体外循环后低心输出综合征的危险因素

通常可以根据术前病史、体格检查和影像学检查获得的数据来预测体外循环后患者是否需要正性肌力药物的支持。在一系列接受择期冠状动脉旁路移植术的患者中，观察到年龄增加、左心室射血分数（LVEF）降低、女性、胸部 X 线片上心影增大、体外循环持续时间延长与患者进入重症监护室接受正性肌力药物的可能性增加相关。同样地，在一项针对二尖瓣手术患者的研究中，低心排血量综合征的独立预测因素是急症病例、LVEF 低于 40%、NYHA Ⅳ 级、体表面积不超过 $1.7m^2$、缺血性二尖瓣疾病和体外循环时间。另一项针对接收主动脉瓣手术患者的研究发现，肾衰竭、LVEF 低于 40%、休克、女性和年龄增长是独立的危险因素。术中经食管超声心动图检查的数据也可能有助于确定更需要正性肌力支持的患者。室壁运动评分指数降低的患者或中度、重度二尖瓣关闭不全的患者可能需要正性肌力支持。

3. 治疗低心输出综合征的药物

尽管所有正性肌力药物均可增加非梗死心肌的收缩强度，但其作用机制却不同。这些药物可以分为增加（直接或间接）和不增加环腺苷酸（cAMP）作用的药物。不依赖于 cAMP 的药物可分为多个种类，包括强心苷、钙盐、钙敏化剂和甲状腺激素。与慢性心力衰竭相反，强心苷由于其有限的功效和安全范围狭窄而不用于该症。钙盐继续用于治疗心脏手术期间和术后的常见的低钙血症（钙离子降低）和高钾血症。

左西孟旦是一种变力血管扩张药，能通过肌钙蛋白对钙的敏感性增加心脏收缩力。因为左西孟旦不会增加细胞内 Ca^{2+} 浓度，它不会损害舒张功能。其对 ATP 敏感的 K^+ 通道发挥作用，扩张外周血管和冠状动脉，从而减少后负荷并改善冠状动脉灌注。这些综合作用可改善心肌收缩力，而不会增加 $M\dot{v}O_2$。这种变力药物的另一个吸引人的特点是它的作用不会被 β 受体拮抗药削弱。当常规疗法还不足以治疗重度慢性心力衰竭时，可以短期使用左西孟旦治疗。但在心脏外科手术中，正在对其进行越来越多的研究，并取得了令人满意的结果。

纠正血容量不足后，左西孟旦可用于治疗急性失代偿性 HF 患者。建议剂量是以每分钟 $0.005\sim2\mu g/kg$ 输注不超过 24h，使用或不使用负荷剂量，负荷剂量为 $6\sim12\mu g/kg$ 输注 10min。对于血压正常偏低的患者（如收缩压 < 100mmHg），不建议使用负荷剂量。如果没有使用负荷剂量，在输注 4h 后药物才会发挥最大作用。由于左西孟旦的活性代谢物会累积并产生难治性低血压和心动过速，因此输注不应持续超过 24h。

静脉甲状腺激素 [liothyronine（T_3）] 作为心脏手术中的正性肌力药物已得到了广泛研究。有多项研究支持儿童和成人心脏手术后正常甲状腺病态综合征的存在，这些患者血液中 T_3 浓度持续降低。数据表明，在缺血和再灌注后，T_3 增加心肌收缩力的作用快于异丙肾上腺素，且效果与异丙肾上腺素一样强。

cAMP 依赖性药物是心脏手术后正性肌力药物治疗的主要手段。药物主要有两类：磷酸二酯酶（PDE）抑制药和 β 肾上腺素受体激动药。在世界范围内，临床上使用的 PDE 包括依诺昔酮、氨力农、米力农、奥普力农和匹罗昔酮。药物之间的比较未能证明它们的作用存在重要的血流动力学差异。

PDE 抑制药使收缩功能和心排血量迅速增加，而外周血管阻力减少。对血压的影响取决于用药之前的容量状态和血流动力学，但是典型的反应是血压的小幅下降。对心率没有影响或有小幅增加。

在许多 β 肾上腺素受体激动药中，从心脏手术中恢复的患者最常使用的药物是多巴胺、多巴酚丁胺和肾上腺素。长期以来，多巴胺一直被认为具有剂量决定的受体特异性。这使得它的量效关系不可能像过去 20 年间教科书描述的那样一致。此外，

多巴胺是一种相对较弱的强心药，主要对心率而非每搏量发挥主要作用。

多巴酚丁胺是一种选择性的 β 肾上腺素受体激动药。大多数研究表明，与异丙肾上腺素相比，多巴酚丁胺引起的心动过速和低血压更少。人们经常将其与多巴胺进行比较，两者相比多巴酚丁胺引起的肺血管和全身血管扩张的趋势更为明显。相较于每搏量，多巴酚丁胺对心率具有显著影响，并且当剂量增加超过每分钟 $10\mu g/kg$ 时，心率会进一步增加，而 SV 不会改变。

肾上腺素是一种强大的肾上腺素能激动药，与多巴胺一样，根据剂量的不同，其表现出不同的作用。在小剂量（每分钟 $10\sim30ng/kg$）下，尽管其发挥几乎纯粹的 β 肾上腺素受体激动作用，但几乎没有增加心率。临床医师长期以来一直认为肾上腺素与等效剂量的多巴酚丁胺相比增加心率更多。但对从心脏手术中康复的患者，事实恰恰相反，多巴酚丁胺增加心率的作用超过肾上腺素。

在特定情况下，还可以使用其他 β 肾上腺素激动药。例如，异丙肾上腺素强大的心率变律性常用于心脏移植后，其肺血管扩张作用常用于纠正先天性心脏病矫治手术之后。去甲肾上腺素用于拮抗严重的血管舒张。在北美以外地区有时会使用多巴胺，这是一种弱的多巴胺能和 β 肾上腺素受体激动药，具有明显导致心动过速的趋势。

四、心律失常的药物治疗

使用最广泛的抗心律失常药物的电生理和药理分类是由 Vaughan Williams 提出的（表 8-6）。但是，在这些分类中，特定药物的药理和电生理作用存在大量重叠，并且观察到的电生理作用与临床抗心律失常作用之间的联系通常很微弱。同样，同一个分类中的药物之间可能会有相当大的差异，尤其是在 I 类中。其他抗心律失常药物不包括在该分类中，如洋地黄是一种治疗慢性心房颤动的经典抗心律失常药物，腺苷是一种由特定种类的膜受体介导的具有强效抗心律失常作用的药物。

尽管 I 类药物，尤其是 I C 亚类的药物因其致心律失常作用而广为人知，但其他类药物并没有这种不良反应。在开始使用索他洛尔（一种非特异性 β 肾上腺素受体拮抗药，III 类抗心律失常药物）后

表 8-6　抗心律失常药的分类

作　用	抗心律失常药的种类			
	Ⅰ类（膜稳定剂）	Ⅱ类（β 肾上腺素能受体拮抗药）	Ⅲ类（延长再极化时间的药物）	Ⅳ类（钙通道阻滞药）
药理学	快通道（钠离子）阻滞	β 肾上腺素能受体阻滞	不确定，可能干扰钠离子和钙离子交换	降低慢通道钙电导
电生理	降低 V_{max} 速率	降低最大除极速率，缩短动作电位时程、降低有效不应期：动作电位时程比率	增加动作电位时程、有效不应期：动作电位时程比率	降低慢通道去极化，缩短动作电位时程

的第 1 周，尖端扭转型室速发生率增加。在低钾血症、心动过缓、慢性心力衰竭及有持续性心室功能不全病史（框 8-4）的情况下，其致心律失常作用似乎增加了。

慢性抗心律失常治疗应仅在仔细评估干预措施的风险和获益后才开始。目前尚不清楚有猝死性心律失常的患者怎样使用静脉抗心律失常药物才合适。必须治疗危及生命的室性心律失常。在某些情况下，可以通过植入心脏复律除颤装置来更安全地治疗高危患者。

（一）Ⅰ类抗心律失常药物：钠通道阻滞药

Ⅰ类药物抑制钠离子引起的快速向内去极化电流。由于Ⅰ类药物具有多重作用，因此将该类药物分为了一个亚组（表 8-7）。通过抑制钠通道的快速内向电流是否产生所有Ⅰ类药物的主要抗心律失常作用尚存争议。

1. ⅠA 类药物

普鲁卡因：普鲁卡因的电生理作用包括降低 0 相期间最大速度（V_{max}）和幅度、降低 4 相去极化速率、延长有效不应期（ERP）和动作电位持续时间（APD）。临床上，普鲁卡因可延长传导，并增加传导系统心房和希氏 - 浦肯野部分的 ERP，这可能会延长 PR 间隔和 QRS 波持续时间。

框 8-4　诱发尖端扭转型室速的药物	
胺碘酮	普鲁卡因胺
丙吡胺	奎尼丁
多非利特	索他洛尔
依布利特	

普鲁卡因用于治疗室性心律失常，并抑制心房过早搏动，以防止心房颤动和心房扑动的发生。它对于慢性抑制室性早搏（PVC）很有用。普鲁卡因可降低短联律间距室性早搏的频率，从而降低心室心动过速（VT）或由 R-on-T 现象导致的心室颤动（VF）的频率。

静脉注射普鲁卡因是一种有效的紧急治疗室性心律失常的方法，尤其是在利多卡因无效时。但胺碘酮已成为一种更为流行的抑制室性心律失常的静脉药物，剂量为 100mg，或每隔 5min 给药约 1.5mg/kg，直至取得治疗效果或到达 1g 或 15mg/kg 的总剂量（表 8-8 和表 8-9）。在给药期间应连续监测动脉压和心电图，如果发生严重的低血压或 QRS 波延长 50% 或更多，则应停止给药。维持 2～6mg/min 的输注速度，以维持治疗血浆浓度为 4～8μg/ml。

2. ⅠB 类药物

利多卡因：利多卡因于 20 世纪 50 年代首次作为抗心律失常药物推出，除外 QT 间隔异常延长引起的室性心律，它已成为静脉药物治疗急性心律失常的临床标准。利多卡因除了抗心律失常作用，还具有局部和全身麻醉作用，可能是临床麻醉中最有用的药物之一。

利多卡因的直接电生理作用事实上导致了其所有的抗心律失常作用。利多卡因抑制浦肯野纤维中 4 期舒张期去极化的斜率，并增加心室纤颤的阈值。

利多卡因的临床药代动力学已被阐明。利多卡因的分布和消除半衰期很短，分别约为 60s 和 100min。肝脏对利多卡因的摄取为 60%～70%，并且由于尿液中仅含有微量的未改变的利多卡因，因此基本上所有利多卡因都被代谢了。利多卡因的治

表 8-7　Ⅰ类抗心律失常药的亚组分类

电生理活性	亚　组		
	Ⅰ A	Ⅰ B	Ⅰ C
0 期	缩短	轻微作用	显著缩短
去极化	延长	轻微作用	轻微作用
传导	减慢	轻微作用	显著减慢
ERP	延长	轻微作用	轻微延长
APD	延长	缩短	轻微作用
ERP/APD 比值	增加	缩短	轻微作用
QRS 时程	延长	窦性心律时无作用	显著延长
代表药物	奎尼丁、普鲁卡因胺、丙吡胺、苯妥英钠	利多卡因、美西律、妥卡尼	劳卡尼、恩卡尼、氟卡尼、阿普林定

ADP. 有效不应期；ERP. 动作电位时程

表 8-8　室上性心律失常的静脉药物治疗

室上性心律失常的静脉药物

Ⅰ类药物
- 普鲁卡因胺（Ⅰ A）：转复心房颤动复律，抑制房性期前收缩和抑制心房颤动或颤动的下传，转复房室旁路室上速；每 5min 静脉注射 100mg 负荷剂量，直至心律失常消失或总剂量达到 15mg/kg（很少），继续以 2～6mg/min 剂量持续输注

Ⅱ类药物
- 艾司洛尔：可转复急性心房颤动或减慢心室率；以 0.5～1mg/kg 负荷剂量，每分钟增加 50μg/kg 的剂量输注，每分钟输注 50～300μg/kg。低血压和心动过缓是限制因素

Ⅲ类药物
- 胺碘酮：将急性心房颤动转变为窦性心律；静脉注射 5mg/kg，注射时间 15min 以上
- 伊布利特（转换）：转复急性心房颤动和扑动
  - 成人（> 60kg）：静脉注射 1mg，注射时间 10min 以上；可重复一次
  - 成人（< 60kg）和儿童：静脉注射 0.01mg/kg，注射时间 10min 以上；可重复一次
- 维纳卡兰：治疗急性发作性心房颤动剂量为 3mg/kg，注射时间 10min 以上；如果没有复律，等待 15min，重复给药 2mg/kg，注射时间 10min 以上。少数患者可能会出现低血压

Ⅳ类药物
- 维拉帕米：减慢急性心房颤动的心室率；转复房室结内折返性室上速；75～150μg/kg 静脉推注
- 地尔硫卓：减慢急性心房颤动的心室率；转复房室结内折返性室上速；推注 0.25μg/kg，然后以 100～300μg/（kg·h）速度持续输注

其他治疗
- 腺苷：转复房室结内折返性室上速和房室旁路室上速；帮助诊断心房颤和心房扑动。与甲基黄嘌呤类药物合用所需剂量增加，与双嘧达莫合用所需剂量减少
  - 成人：3～6mg 静脉推注，如需重复用药，以 6～12mg 推注
  - 儿童：100μg/kg 推注，如需重复用药，以 200μg/kg 推注
- 地高辛：心房颤动和心房扑动的维持静脉用药；减慢心室率
  - 成人：0.25mg 静脉推注，然后每 1～2h 推注 0.125mg，直至控制心率；24h 内用量不得超过 10μg/kg
  - 儿童（< 10 岁）：10～30μg/kg 剂量在 24h 内分次注射
  - 维持：负荷剂量的 25%

表 8-9　室性心律失常的静脉药物治疗

室性心律失常的静脉药物
Ⅰ类药物
• 普鲁卡因胺（ⅠA）：每 5min 静脉注射 100mg，直至心律失常消退或总剂量达到 15mg/kg（极少需要），并以 2～6mg/min 的速度连续输注
• 利多卡因（ⅠB）：1.5mg，间隔 20min 以上分两次给药，继续以 1～4mg/min 的速度连续输注
Ⅱ类药物
• 普萘洛尔：缓慢注射 0.5～1mg，直至 β 受体拮抗药的总剂量达到 0.1mg/kg；根据需要重复推注
• 美托洛尔：缓慢注射 2.5mg，直至 β 受体拮抗药的总剂量达到 0.2mg/kg；根据需要重复推注
• 艾司洛尔：0.5～1.0mg/kg 负荷剂量，每分钟剂量增加 50μg/kg，以 50～300μg/（kg·min）的速度输注。低血压和心动过缓是限制因素
Ⅲ类药物
• 溴苄胺：缓慢给予 5mg/kg 的负荷剂量，并以 1～5mg/min 的速度连续输注。低血压可能是一个限制因素
• 胺碘酮：150mg 静脉注射，注射时间超过 10min；然后以 1mg/min 的速度持续 6h；然后在接下来的 18h 内以 0.5mg/min 的速度输注。根据需要重复推注
其他疗法
• 镁：2g MgSO$_4$，输注时间超过 5min，然后以 1g/h 的速度持续输注 6～10h 以恢复细胞内镁水平

引自 Royster RL. *Diagnosis and Management of Cardiac Disorders.* ASA Refresher Course Lectures. Park Ridge, IL: American Society of Anesthesiologists; 1996.

疗血浆水平为 1.5～5μg/ml。当浓度大于 9μg/ml 时，通常会出现毒性迹象。

为了防止利多卡因快速再分布半衰期产生的治疗缺口，利多卡因以 1～1.5mg/kg 的起始剂量推注后，应立即以 20～50μg/（kg·min）的剂量连续输注。

3. ⅠC 类药物

普罗帕酮：普罗帕酮以用法依赖性的方式阻断快速钠电流。普罗帕酮可阻断 β 受体，并且是一种弱的钾通道阻断药。这种药物通常会减慢传导，并延长大多数心脏传导系统组织的不应期。普罗帕酮适用于危及生命的室性心律失常、各种室上性心律失常和心房颤动。在一项研究中，单次口服 600mg 普罗帕酮可使 76% 的心房颤动患者复律。静脉和口服联合使用普罗帕酮时，在预防心脏手术后房性心律失常方面比安慰剂有效。

普罗帕酮口服吸收良好，并与蛋白质高度结合，消除半衰期为 6～8h。治疗性血清水平为 0.2～1.5μg/ml。普罗帕酮的代谢物具有活性，并显示出显著的动作电位和 β 受体拮抗作用。该药物几乎没有致心律失常的问题，这可能是由于 β 受体拮抗作用，因为 β 受体拮抗作用往往会降低抗心律失常药物引起致心律失常的特性。

（二）Ⅱ类抗心律失常药：β 肾上腺素受体拮抗药

(1) 普萘洛尔：普萘洛尔是第一种临床应用的主要 β 受体拮抗药。普萘洛尔非常强效，但对 β$_1$ 和 β$_2$ 受体亚型没有选择性，也没有内在拟交感活性。由于普萘洛尔会干扰肾上腺素的支气管扩张作用和低血糖的交感刺激作用，因此在糖尿病或支气管痉挛患者中较少使用。这些使用普萘洛尔的困难促使人们寻找具有受体亚型特异性的 β 受体拮抗药，如美托洛尔、艾司洛尔和阿替洛尔。

β 受体拮抗药的电生理作用包括降低自律性，主要是增加动作电位持续时间（主要是在心室肌中），以及显著增加房室结（AV）的有效不应期。β 受体拮抗药降低了窦房结自发（4 期）除极频率，这种作用的强度取决于背景交感张力。尽管 β 受体拮抗降低静息心率，但其对运动或情绪压力引起的心率升高的抑制作用更为明显。房室结和传导系统远端部分的自律性也被抑制。β 受体拮抗药对室颤阈值的影响是多变的，但它始终能逆转儿茶酚胺引起的室颤阈值的降低。

用于急性控制心律失常的适宜静脉用药剂量为从 0.5～1.0mg 滴定至起效，最高可达 0.1～0.15mg/kg。

普萘洛尔连续静脉注射可获得稳定的有效血浆浓度。然而，艾司洛尔的问世使静脉输注普萘洛尔不再成为必需。

(2) 美托洛尔：美托洛尔是一种相对选择性的 β 受体拮抗药。美托洛尔对 β_1 受体的阻断作用与普萘洛尔相同，但对 β_2 受体的作用美托洛尔仅为普萘洛尔的 1%～2%。

美托洛尔可用于治疗由肾上腺素介导的室上性和室性心律失常。美托洛尔的主要优点是丧失了绝大部分的支气管收缩作用，可用于慢性阻塞性肺疾病患者。急性静脉用药的剂量为 1.0mg 滴定至起效，最高剂量可达 0.1～0.2mg/kg。

(3) 艾司洛尔：艾司洛尔是一种选择性心脏 β_1 受体拮抗药，作用时间非常短。艾司洛尔的电生理作用即 β 肾上腺素受体拮抗作用。艾司洛尔在血液中通过自身甲酯连接的水解快速代谢。在人体血液中的半衰期为 12.5～27.1min。其酸性代谢物具有轻微的 β 受体拮抗作用（比艾司洛尔弱 1500 倍）。艾司洛尔不受血浆胆碱酯酶的影响，位于红细胞内起作用的酯酶不受胆碱酯酶抑制药的抑制。对于临床麻醉而言，艾司洛尔与其他酯分子之间的代谢相互作用尚不明确。

在一项多中心试验比较了艾司洛尔与普萘洛尔治疗阵发性室上性快速心律失常（PSVT）的效果，艾司洛尔同样有效并具有更快 β 受体拮抗的优势。艾司洛尔已成为围术期控制窦性心动过速的有效药物，因为围术期非常需要可滴定和短效的 β 受体拮抗药。其用药剂量从每分钟 25μg/kg 开始，滴定至起效，最大剂量为每分钟 250μg/kg。剂量大于此剂量可能会降低患者心排血量，从而导致严重的低血压。艾司洛尔对围术期心房颤动或心房扑动急性发作者特别有效，它能紧急控制心室的反应并使心律失常转换为窦性心律。

（三）Ⅲ类抗心律失常药：钾通道阻滞药和延长复极的药物

(1) 胺碘酮：胺碘酮是香豆酮衍生物，最开始作为抗心绞痛药物应用，后逐渐发现其具有抗心律失常的作用。此药物为广谱抗心律失常药，对室上性、室性心律失常和预激综合征均有效。它还可能对其他药物治疗无效的顽固性心室颤动或室性心动过速有效。胺碘酮已经被美国心脏学会（AHA）认

定为心肺复苏一线抗心律失常药物。胺碘酮也许能有效地预防术后心房颤动。对体内安装心脏复律除颤器的患者，胺碘酮比其他抗心律失常药物更能降低休克的发生。

胺碘酮增加引起心室颤动所需的电流量（即增加室颤阈值）。对大多数患者，静脉内急性使用胺碘酮可抑制难治性室速。与利多卡因一样，这种作用是由于胺碘酮选择性地增加了病变组织的活性。

对于冠状动脉结扎后的犬静脉给予胺碘酮（10mg/kg），其对血流动力学的影响为左心室 dP/dt、最大负向 dP/dt、平均动脉压、心率和左心室峰压的降低。尽管左心室后负荷显著降低可导致负性肌力作用，但心排血量是增加的。在心脏导管期间，静脉给予 5mg/kg 胺碘酮可降低血压、左心室舒张末压力和体循环阻力，增加心排血量，但心率不受影响。对无左心室衰竭的患者长期进行胺碘酮治疗，临床上未发现心室功能的显著抑制。

病情稳定的患者发生紧急情况时，先给予 150mg 静脉推注，然后以 1.0mg/min 的速度输注 6h，此后以 0.5mg/min 的速度输注。在心肺复苏（CPR）中，如果除颤失败，给予 300mg 静脉推注并根据需要多次推注。

尽管胺碘酮的使用相对广泛，但很少报道麻醉并发症。在病例报告中，主要为心动过缓和低血压。由于胺碘酮在血浆和组织中衰减缓慢，使这种不良反应在停药很长时间后仍可能发生。与多巴酚丁胺或异丙肾上腺素相比，肾上腺素能够更有效地逆转胺碘酮引起的心脏抑制。

一项 RCT 研究显示，在心脏外科手术前 6d 和术后 6d 给予胺碘酮，能显著减少不同年龄和不同类型的心脏外科手术患者的房性快速心律失常和室性心律失常。两组之间的住院死亡率没有差异。

(2) 索他洛尔：索他洛尔被归类为Ⅲ类抗心律失常药，但它也具有Ⅱ类 β 肾上腺素受体拮抗的特性。索他洛尔通过阻断延迟整流钾电流，延长了心房和心室肌的不应期。β 受体拮抗作用导致心率减慢、心房和心室水平的不应期延长。适用于危及生命的室性心律失常和心房颤动。

索他洛尔主要用于治疗室上性和室性心动过速。对预防室性心律失常复发的效果优于Ⅰ类药物。

索他洛尔的使用与尖端扭转型室速和 QT 间隔

延长的风险增加有关。女性患者和肾衰竭患者发生心律失常的风险增加。

（四）Ⅳ类抗心律失常药：钙通道阻滞药

虽然这三类钙通道阻滞药（苯丙胺类药物维拉帕米、二氢吡啶类药物硝苯地平、苯烷胺类药物地尔硫䓬）最重要的直接电生理作用相似，但维拉帕米和地尔硫䓬是主要的抗心律失常药物。

维拉帕米和地尔硫䓬：维拉帕米和地尔硫䓬被广泛用于治疗室上性心律失常、心房颤动和心房扑动。主要通过延长房室结传导和不应期，阻断了房室结的冲动传导，可有效地预防和终止阵发性室上性心动过速。它们减慢房室结的传导和降低心室的反应，对心房颤动和心房扑动治疗同样有效。维拉帕米和地尔硫䓬对心室反应的作用与强心苷相似，尽管它们起效更快，能迅速控制患者的心动过速。

在围术期，维拉帕米是一个有效的抗心律失常药。在一项麻醉患者的研究中，此药成功地控制了室上性和室性心律失常。然而，维拉帕米在术中需谨慎应用，与吸入麻醉药物合用可显著抑制心肌。

维拉帕米治疗阵发性室上性心动过速时，快速静脉注射剂量为 0.07～0.15mg/kg，静脉注射时间超过 1min，如果 30min 后效果不足可重复注射相同的剂量，最大剂量为 10mg。吸入麻醉药对心血管系统的抑制作用包括抑制钙相关的胞内过程，因此维拉帕米和吸入麻醉药可发挥协同作用。

静脉注射地尔硫䓬 0.25～0.30mg/kg，并继续以 10～20mg/h 的速度滴定静脉注射维持可快速起效，控制新发的心房颤动或心房扑动的心室率。预防性给予地尔硫䓬可降低肺切除术或心脏手术后的室上性心律失常的发生率。地尔硫䓬可治疗室性心律失常。

（五）其他抗心律失常药

(1) 地高辛：洋地黄的主要治疗作用是减慢心房颤动或心房扑动的心室率，这可能是对房室结直接和间接作用复杂联合的结果。洋地黄类药物主要的直接药理作用包括对膜结合的 Na^+-K^+-ATP 酶的抑制。此酶在复极过程中为钠和钾的转运提供了必需的化学能量。强心苷以一种特殊的饱和方式与此酶结合，从而抑制了酶的活性，削弱了钠和钾的转运能力。最后的结果是细胞内钠的轻度增加和相应细胞内钾浓度的降低。钠和钙的交换也导致了相对较弱的正性肌力作用。

现有强心苷的主要制剂是地高辛。地高辛的作用在 1.5～2h 内达到峰值，但在 5～30min 内产生显著效果。对于未使用洋地黄的患者，地高辛的初始剂量为 0.5～0.75mg，随后的剂量为 0.125～0.25mg。通过静脉途径给予的洋地黄药物总剂量为 0.75～1.0mg。

(2) 腺苷：腺苷重要的心脏电生理作用是由 A_1 受体介导的，包括负性变时、负性变传导和变肌力作用。腺苷能降低窦房结的活性、房室结的传导性及心室的自律性。在许多方面腺苷的作用与乙酰胆碱相仿。

临床应用时，腺苷必须以 100～200μg/kg 的剂量快速静脉推注，尽管每分钟连续静脉输注 150～300μg/kg 已经用于控制性降压。以实用为目的，成人静脉注射负荷量为 3～6mg，假如第 1 剂无效，1min 后可以给予第 2 剂 6～12mg。这种治疗能快速阻断由房室结折返引起的窄 QRS 波心动过速。与维拉帕米相比，腺苷具有效果相当的抗心律失常作用，但其优点是对血流动力学影响轻微、起效快、消除迅速，因此不良反应短暂。

(3) 钾：由于细胞外 pH 与钾关系密切，pH 导致的心律失常可能主要与钾浓度的改变有关。无论低钾还是高钾均与心律失常有关，但在心脏手术患者的围术期中低钾更常见，并且更常导致心律失常。细胞外钾浓度的降低增加了舒张期负电位的峰值，这似乎会降低自发除极的可能性。但由于心肌细胞膜对钾的通透性与细胞外钾浓度直接相关，低钾降低了细胞对钾的通透性。这通过减慢复极延长了动作电位，从而减慢传导，增加兴奋性恢复的离散，使心律失常更容易发生。与低钾相关的心电图变化包括出现 U 波和 P 波振幅增加。最常见的与低钾有关的心律失常是房性期前收缩、房性心动过速和室上性心动过速。低钾的加重强心苷的毒性。

患有慢性钾缺乏时，血浆水平很难反映出全身的不足。由于血浆中钾的总量仅占 2%，而体内钾的总蓄积量可能为 2000～3000mEq，因此血清钾从 4mEq/L 下降至 3mEq/L 表示身体平衡的总钾缺乏为 500～800mEq，应缓慢进行补充。

由于血液稀释、经尿丢失和细胞内移位，CPB 后常发生急性低钾血症，后者可能与非搏动性低温

CPB 时葡萄糖 – 胰岛素系统异常有关。通过频繁评估血清钾浓度和连续进行 ECG 监测，可以以高达 10～15mEq/h 的速度输注钾，以治疗严重的低钾血症。

(4) 镁：镁缺乏也是危重症患者常见的电解质紊乱，尤其是慢性疾病患者。低镁血症与包括心律失常在内的各种心血管紊乱有关。功能上，细胞膜 Na^+–K^+–ATP 酶需要镁，它是维持细胞内正常钾浓度的关键酶。低镁的心电图表现和低钾相似：PR 和 QT 间期延长、QRS 增宽、ST 段异常。另外和低钾血症一样，镁缺乏增加了强心苷导致心律失常的可能。对 QT 间期延长综合征或尖端扭转型室速

的患者，镁可作为一种有效的辅助治疗。

镁缺乏导致的心律失常可能对抗心律失常药物和心脏电复律、电除颤治疗不敏感。因此，即使在还未发现镁缺乏的时候，仍建议将镁剂作为治疗顽固性心律失常的辅助药物。镁缺乏常见于心脏手术患者，这些患者经常使用利尿药，体外循环时的低温和血液稀释也可造成镁缺乏。与甲状旁腺激素可能纠正低钙血症不同，CPB 期间如果发生镁缺乏，没有对抗的激素来增加镁的水平。关于冠状动脉搭桥给予镁的试验结果是有争议的。对于降低术后心律失常的发生率，一些研究结果表明给予镁是有利的，而另一些研究结果则未发现有利作用。

第三篇
监 测
MONITORING

第 9A 章
心电图监测
Electrocardiographic Monitoring

Leon Freudzon   Shamsuddin Akhtar   Martin J. London   Paul G. Barash   著

胡 婕 译

要 点

- 心电图反映了心肌细胞每个周期内去极化和复极化时的跨膜电压差。
- 心电图的产生经过一系列的处理步骤。
- 心电图（ECG）电极在人体的放置位置和放置方式至关重要，是 ECG 信号形态的决定因素。
- ECG 信号在显示之前必须先进行放大和滤波。
- 临床医师在患者躯干上放置 ECG 导联的准确度可能是唯一影响心电图临床效果的最重要因素。
- ST 段用于评估缺血，是 QRS 波群中最重要的组成部分。
- 使用下壁导联（Ⅱ、Ⅲ、aVF）可以更好地辨别 P 波形态，有助于心律失常和传导障碍的诊断。
- 电解质异常通常会导致复极变化（ST–T–U 波）。

尽管出现了更为先进的心血管监测设备，如肺动脉导管和超声心动图，但心电图（联合血压测量）仍然是绝大多数麻醉中指导心血管治疗干预的基础。对于诊断心律失常、急性冠状动脉综合征和电解质异常（尤其是血清钾和钙），以及检测某些由遗传导致的心电图或心脏结构异常（如 Brugada 综合征），心电图是不可或缺的。

心电图方面最重要的变化之一是计算机系统被广泛应用于记录心电图。床旁心电图可记录诊断性 12 导联心电图，并能将其传送至医院网络信息系统进行存储和检索。在美国，大多数心电图都是由数字化、自动化的设备记录的，这些设备配备了可以测量心电图（ECG）间隔和振幅并能够提供即时解释说明的软件。

一、导联系统

ECG 电极在人体放置的位置和方式是决定 ECG 信号形态的关键因素。基于一些理论知识以及参考有利于保持个体间一致性的解剖标志，开发了导联系统（例如标准的 12 导联系统）。Einthoven 采用 3 个肢体作为参考建立了心电图：左上肢（LA）、右上肢（RA）和左下肢（LL）。他记录了 LA 和 RA 之间（Ⅰ 导联）、RA 和 LL 之间（Ⅱ 导联）及 LA 和 LL 之间（Ⅲ 导联）的电位差（图 9–1）。由于记录的信号是两个电极之间的差异，因此这些导联被称为双极导联。右下肢（RL）仅作为参考电极。因为 Kirchhoff 闭环等式表明 3 对电压差的总和必须等于零，所以 Ⅰ 导联和Ⅲ导联之和必须等于Ⅱ导联。

Einthoven 选定了每个肢体的正极和负极以使

大多数波形呈正向，但这并没有内在的生理意义，他设想以心脏为中心，将 3 个肢体假想为一个等边三角形。Wilson 改进了胸导联系统并将其引入了临床实践。为了应用这些导联，他提出了假设机制，该机制中电位的绝对值可以在胸前探测电极部位进行测量（正极），将 3 个电极连接在一个电阻网络中形成一个零电位的负极，在这个网络中相等的加权信号相互抵消。他称此为中央终端，并以类似于 Einthoven 的矢量概念的方式，假定其位于心脏的电中心，代表整个心动周期中人体的平均电位。他描述了另外 3 个肢体导联（aVL、aVR 和 aVF），这些导联测量了新的激活矢量，并以此建立了用于确定电轴方向的六轴参照系统。随后，他于 1935 年引入了 6 个单极心前区 V 导联。

6 个电极在胸部的放置位置如下：V_1 在右胸骨旁线第 4 肋间隙；V_2 在左胸骨旁线第 4 肋间；V_3 介于 V_2 和 V_4 之间；V_4 在锁骨中线的第五肋间隙；V_5 在平行于 V_4 水平的腋前线处，如果腋前线不明确，则位于 V_4 和 V_6 之间；V_6 在平行于 V_4 的腋中线上（图 9-1）。

二、心电图伪像

（一）电源 - 线路干扰

电源 - 线路（60Hz）的干扰是一个常见的环境问题。电源线和其他电器设备发出的能量可以通过接触不良的电极或裂开的缺乏保护层的导联线而进入监护仪。当这些信号穿过由身体、导联线及监护仪构成的环路时，也会产生电磁干扰。线路频率"切迹"滤波器通常用于消除 60Hz 信号的干扰。

（二）电刀

电刀能以高频率（800～2000kHz）和高电压（1kV，比 ECG 信号高 100 倍）的方式产生射频电流。老式电刀采用 60Hz 的调制频率，它会对 ECG 信号的 QRS 的频率范围造成电干扰。新型电刀采用 20kHz 的调制频率，很大程度上解决了该问题。但是，有报道称仍然存在使用电刀引起术中心电图伪 ST 段改变的情况。为了减少电刀干扰，应将右下肢参考电极尽可能接近负极板，并将 ECG 监护仪插入与电刀不同的电源输出口。

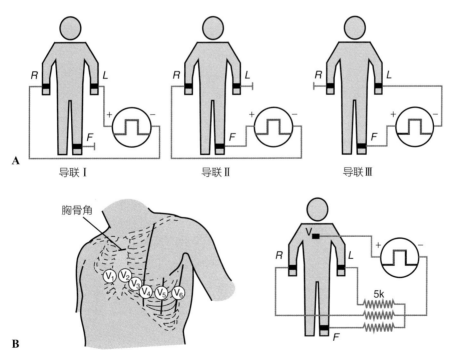

▲ 图 9-1　导联系统

A. 3 个标准肢体导联 Ⅰ、Ⅱ 和Ⅲ的电极连接方式，R、L 和 F 指电极位置分别在右臂、左臂和左脚；B. 心前区导联的电极位置和连接，其中左图表示 6 个心前区导联的探测电极（V）位置，右图示形成记录心前区导联（V）的 Wilson 中央端的连接方式（引自 Mirvis DM, Goldberger AL. Electrocardiography. In: Bonow RO, Mann DL, Zipes DP, Libby P, eds. *Braunwald's Heart Disease: A Textbook of Cardiovascular Medicine*. 8th ed. Philadelphia: Saunders; 2008:153.）

（三）临床伪像的来源

与患者有物理接触（尤其是通过塑料管）的临床设备，有时会引起临床上有意义的 ECG 伪像。尽管确切的机制还不清楚，但有两种主要的解释：塑料的机械变形产生的压电效应，或两种不同物质之间的静电积累，尤其是运动中的物质 [如体外循环（CPB）管道和滚动泵的头端]。在这种情形下，泵产生的电流会通过管道流向患者，并最终被电极捕捉到。这种伪像与发动 CPB 泵使用的电力无关，因为通过手动旋转泵头也同样可以产生。

CPB 期间的 ECG 干扰早已被认知，它表现为不规则的基线摆动，类似于心室纤颤，频率为 1～4Hz，峰值幅度高达 5mV。如果不加以修正，可能会给心律失常和传导障碍的有效诊断带来困难（图 9-2），特别是在撤离 CPB 后的关键时段，还会给由于心脏停搏产生的心脏停搏的确诊造成困难。静电的积累被认为是主要的原因，Khambatta 及其同事建议将环境温度维持在 20℃以上。

三、心肌缺血的心电图表现

（一）心肌缺血的监测

ST 段是 QRS 波群中评价心肌缺血最重要的部分。对于用 ECG 诊断心肌缺血没有金标准，你可

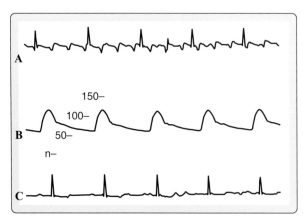

▲ 图 9-2　ECG 干扰

A. 插管患者发生的类似于心房扑动的基线干扰；B. 患者在完全建立 CPB 前动脉压稳定，与 Kleinman 及其同事所描述的相似；C. 通过使用接地线，"伪扑动波" 得到校正（引自 London MJ, Kaplan JA. Advances in electrocardiographic monitoring. In: Kaplan JA, Reich DL, Konstadt SN, eds. *Cardiac Anesthesia*. 4th ed. Philadelphia: Saunders; 1999.）

能会非常惊讶。很多麻醉医师在用 ECG 评估心肌缺血时会去寻找复极或 ST 段的异常征象。在心电图上还可以出现心肌缺血的其他征象，包括 T 波倒置、QRS 和 T 波电轴改变、R 波或 U 波改变，以及新发的心律失常或室性异位节律。但是，它们与 ST 段下移或抬高不同，并非缺血的特异性表现。根据梗死的位置和使用的导联不同，ST 段改变对心肌缺血的特异性为 84%～100%，敏感性为 12%～66%。

ST 段的起点即 J 点，很容易定位，但是 J 点的终端很难确定，该终端通常被认为是 T 波斜率改变的起点。在正常人中，若 T 波从 J 点起以较小的斜率开始，则 ST 段可能不易察觉，尤其是在心率快时。TP 段被用作评估 ST 段改变的等电位基线，但是心动过速时 TP 段消失，运动试验期间可以使用 PR 段，它可以用在所有 ST 段的分析中。

心室的复极过程是从心外膜到心内膜，与去极化的方向相反。ST 段反映的是去极化的中间部分或第 2 期，在此期间电位的变化很小，通常是等电位的。缺血能导致细胞内钾的丢失，从而形成一个损伤处的电流。心内膜下心肌损伤会造成体表导联的 ST 段压低。心外膜或透壁性的损伤会造成 ST 段抬高（图 9-3 和图 9-4）。尽管心肌缺血可能表现为 PR 段、QRS 波、ST 段或 T 波的改变，但最早的 ECG 缺血征象通常是 T 波和 ST 段改变。心肌缺血会影响复极，导致 ST 段斜向下或水平压低，复极化过程中矢量的各种局部效应和差异导致不同的导联上产生不同的 ST 段形态。通常认为，多个导联上出现 ST 段的改变意味着冠状动脉疾病（CAD）的严重程度较高。

心肌梗死（MI）的标准分为两类：ST 段抬高型 MI（STEMI）和 ST 段压低或 T 波改变型 MI（NSTEMI）。J 点位于 QRS 波与 ST 段的交界处，用于测量 ST 段偏离心电图基线的幅度。除 V₂ 和 V₃ 外，所有导联都需要 J 点升高 0.1mV 或更高，以满足 STEMI 的标准。在年龄＜ 40 岁的健康男性中，V₂ 和 V₃ 导联的 J 点升高可能高达 0.25mV，这一现象随着年龄的增长而降低，并且在女性中不明显。为了满足诊断 ST 段抬高标准，必须在两个或多个相邻的导联上看到 J 点抬高。在两个相邻的导联中 R 波与 S 波之比＞ 1，新发 ST 段水平或斜向

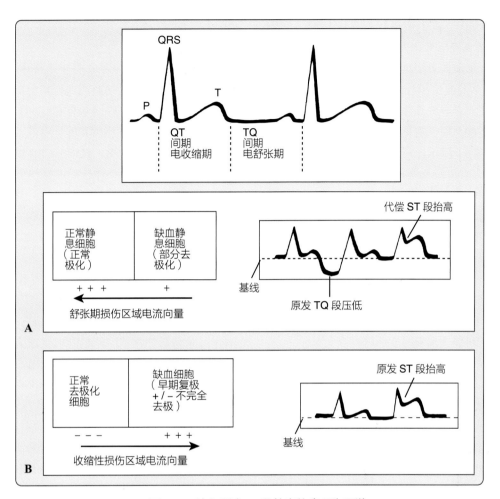

▲ 图 9-3 缺血所致 ST 段抬高的病理生理学

急性心肌损伤时可以见到 ST 段抬高，对此已经提出了 2 个基本机制来解释。A. 舒张期电流的损害。在该情况下（第 1 个 QRS-T 复合波）ST 段向量会在电舒张期间（TQ 段）背离相对负性、部分去极化的缺血区域，主要导致 TQ 段压低。传统的交流电心电图代偿基线的漂移，并导致 ST 段显著抬高（第 2 个 QRS-T 复合波）。B. 收缩期电流的损害。在该情况下，缺血带在电收缩期相对为正性，因为细胞去极化较早，并且其动作电位的振幅和上升支速率可能有所下降。损伤电流的向量会朝向电正性区域，结果导致 ST 段抬高（引自 Mirvis DM, Goldberger AL. Electrocardiography. In: Bonow RO, Mann DL, Zipes DP, Libby P, eds. *Braunwald's Heart Disease: A Textbook of Cardiovascular Medicine*. 8th ed. Philadelphia: Saunders; 2008:174.）

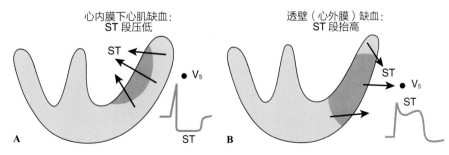

▲ 图 9-4 急性缺血的损伤电流模式

A. 有显著的心内膜下心肌缺血时，产生的 ST 段向量朝向受损心室的内层和心室腔，相应导联上会记录到 ST 段的压低；B. 缺血累及心室外层时（透壁或心外膜损伤），ST 段向量朝外，相应导联出现 ST 段抬高，对侧导联上会出现 ST 段的压低

引自 Mirvis DM, Goldberger AL. Electrocardiography. In: Bonow RO, Mann DL, Zipes DP, Libby P, eds. *Braunwald's Heart Disease: A Textbook of Cardiovascular Medicine*. 8th ed. Philadelphia: Saunders; 2008:174.

下压低≥ 0.05mV，或 T 波倒置≥ 0.1mV 时，可满足 NSTEMI 的诊断标准。但是，ST 段抬高比 ST 段压低和（或）T 波倒置更能明确定位缺血部位。与 ST 段压低或 T 波改变相比，ST 段抬高通常提示心肌损伤程度更严重。先前倒置的 T 波在急性心肌缺血发作期间可能会假正常化（附录 9-1）。

非特异性 ST 段压低可能与药物使用有关，尤其是地高辛。由于左心室肥厚会造成 R 波基线升高、J 点下移、ST 段斜率变大，对这类患者 ST 段改变的解释是特别有争议的。

非心脏外科手术中很少有 ST 段抬高的报道。在心脏手术撤离 CPB 时，以及 CABG 手术（体外循环和非体外循环）中本身的冠状动脉血流或移植血管的血流被中断时，常会观察到 ST 段的抬高。在有 Q 波的导联上 ST 段抬高不应该用于评估急性缺血，尽管它可能预示着室壁瘤的存在。

（二）心电图对缺血的解剖定位

如前所述，ST 段压低是心内膜下缺血的常见表现。从实际的临床角度来看，它具有单一的主要优势和局限性。它的优点是，它几乎总是存在于一个或多个前外侧心前区导联（$V_4 \sim V_6$）。然而，它没有"定位"受累及的冠状动脉病变，也与潜在的节段性运动失调没有关系。相反，ST 段抬高与节段性运动失调有很好的相关性，并相对较好地定位病变。相关性 ST 段压低通常存在于其他 12 个导联中的一个或多个。在血管造影记录的单血管疾病患者中，导联 I、aVL 或 $V_1 \sim V_4$ 的 ST 段抬高（以及 Q 波或倒置 T 波）与左冠状动脉的疾病密切相关，而在导联 I、III 和 aVF 中的类似发现表明右冠状动脉或左旋动脉的疾病（令人惊讶的是，后两者不能通过心电图标准加以区分）。

（三）临床检测缺血的导联系统

早期的临床报道中利用 V_5 导联对高危患者进行术中监测是基于运动试验期间的观察结果，V_5 的双向构造对于检测心肌缺血灵敏度较高（高达90%）。之后的研究利用 12 导联 ECG（躯干可保持运动中的稳定性）证实了胸前外侧导联的灵敏度。但是，某些研究认为相比 V_5 导联，V_4 或 V_6 导联的灵敏度更高，下壁导联次之（大部分假阳性的报道出自这些导联）。

（四）术中导联系统

麻醉医师可能会在心脏手术围术期的各个阶段遇到各种符合心肌缺血或梗死特有的 ECG 变化。在多数患者中（即那些已知有 CAD 的患者），ECG 变化的主要征象的敏感性和特异性高，而假阳性和假阴性的情况比较少见。然而，CPB 过程中的异常生理，如体温、电解质浓度、儿茶酚胺水平等的急剧变化可显著影响敏感性和特异性。此外，行瓣膜置换的患者，即使没有冠状动脉的病变，也可发生明显的心内膜下及透壁性缺血（例如由瓣膜钙化、赘生物、空气产生的冠状动脉栓子）。

检测和识别有临床意义的缺血和梗死的各种 ECG 征象，并协同食管超声心动图（TEE）的结果，可以加强紧急情况下的患者护理，比如在紧急治疗冠状动脉痉挛或空气栓塞时，或者及时警示外科医师重建的心肌血管可能不够通畅。这或许会造成对大隐静脉和乳内动脉搭桥的再次探查，尤其是在 TEE 的结果支持缺血的诊断时。

早期的研究推荐对高危患者术中进行 V_5 导联常规监测，该推荐来源于运动耐量测试的结果。随后，尽管在这两种情况下最优导联的选择存在很大争议，但是根据几项临床试验得出的结果，认为用于术中监测的导联与那些用在运动试验中的导联没有实质性区别。冠心病监护室中持续的 ECG 监测越来越受到重视，在一项临床混合队列研究中采用连续计算机化 12 导联 ECG 进行分析后发现，约 90% 的变化仅涉及 ST 段的压低（75% 在 V_5 导联，61% 在 V_4 导联），约 70% 的患者在多个导联上出现了明显的变化。该研究中 12 导联中每个导联的灵敏度如图 9-5 所示。在联合使用的情况下，II 导联和 V_5 导联的标准临床组合的灵敏度为 80%。

四、起搏器、呼吸、药物和电解质对心电图的影响

下壁导联（II、III、aVF）可以很好地区分 P 波形态，有利于心律失常和传导障碍的诊断（附录 9-1）。随着植入式除颤器和自动体外除颤器在治疗心室颤动和室性心动过速中应用日益广泛，人们对改进心律失常检测方法及其准确性产生

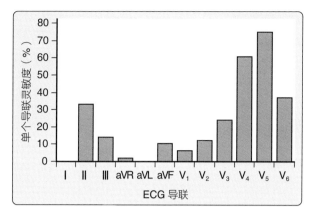

▲ 图 9–5　基于 25 例非心脏手术患者的 51 次缺血发作得到的每个导联在检测缺血方面的灵敏度。灵敏度的计算是通过将每个心电图导联上测得的发作次数除以总的发作次数得到的。V_5 导联的灵敏度最大，而侧壁导联（Ⅰ、aVL）不敏感

经许可引自 London MJ, Hollenberg M, Wong MG, et al. Intraoperative myocardial ischemia: localization by continuous 12-lead electrocardiography. *Anesthesiology*. 1988;69:232.

了极大的兴趣。正如预期的那样，这些设备在检测室性心律失常方面的准确性是很高的，但在检测房性心律失常方面的准确性就低很多。由于双极起搏导联的超低电压信号、随呼吸而变的振幅及全身体液的积聚，使得起搏器起搏钉的检测复杂化。大多数重症监护和门诊监护仪都结合了起搏器起搏钉增强功能，以便于识别小的高频信号（典型值为 5～500mV，0.5～2ms 脉冲持续时间）。但是，如果导联系统内存在高频噪声，则可能导致伪影。

心电图一项有前景的应用就是将呼吸波振幅的变化与患者的容积反应性关联起来。R 波，尤其是Ⅱ导联中的 R 波（RⅡ），在正压机械通气期间显示出一致的呼吸幅度变化。这种变化很可能是由"布鲁迪效应"引起的，该效应是对左心室容积和电导的理论分析。RⅡ波振幅变化可以用作机械通气患者的容量反应性的动态指标，类似于使用动脉脉搏曲线分析和食管多普勒监测来导出脉搏压力和搏出量变化作为液体反应性的动态测量。术中实时 RⅡ波振幅变化有可能成为一种真正的液体反应性无创监测。但是，目前还没有商业化的术中监测系统提供 ECG R 波振幅变化的测量。

（一）电解质紊乱引起的心电图改变

与神经元和骨骼肌（1～5ms）相比，心肌细胞

表现出长的动作电位（200～400ms）。心肌去极化和复极化涉及多个不同的通道。钠和钙通道是心房和心室中去极化电流的主要载体。这些电流的失活和钾通道的激活主要参与了心肌细胞的复极化，从而重建负的静息膜电位。因此，钾离子和钙离子血浆浓度的波动会引起心脏电活动的精细调节和体表心电图改变也就不足为奇了。它们通常会引起复极变化（ST–T–U 波），也可能导致 QRS 波群延长。

1. 高钾血症

在接受体外循环心脏手术的患者中，高钾血症并不少见。高钾血症影响心肌细胞的复极。尽管随着钾水平的升高，体表心电图逐渐变化已有报道，但血清钾水平与心电图改变之间的相关性不强。通常，心电图变化始于 T 波的变窄和峰值。

细胞外钾的进一步升高将导致 QRS 波群的延长。原因是房室传导延迟，可能出现房室传导阻滞。这些变化通常伴随着 PR 间期的延长、P 波的平坦和 P 波的缺失，因为高钾水平会延迟心肌对心脏激活脉冲的传导。血浆钾水平的进一步升高会导致正弦波，可能发展为心脏停搏或心室颤动。高钾血症也可能降低心肌对人工起搏器刺激的反应。这些变化都可以在使用含钾停跳液时看到。

2. 低钾血症

由于钾通道和离子在心脏复极过程中起重要作用，低钾血症延长心室复极很常见。可导致 T 波和 U 波的相对振幅出现特征性反转。可出现 T 波低平或倒置，而 U 波变得高尖。U 波高尖是由于心脏动作电位恢复期延长引起的，这可能导致危及生命的尖端扭转型室性心律失常。随着 PR 间隔的延长，也可能发生 ST 段的轻微压低，以及 P 波的幅度和宽度增加。

3. 低钙血症和高钙血症

心电图上以 QTc 间期表示心室恢复时间，可因血清钙的极端值而改变。低钙血症可导致 QTc 间期延长（ST 段），而高钙血症则可缩短 QTc 间期。在低血钙症中，QT 间期延长可能伴有终末期 T 波倒置。在极度高钙血症中，QRS 波、双相 T 波和 Osborn 波增加。

（二）药物

许多抗心律失常药物在围术期被用于接受心脏外科手术的患者。通常，增加心脏动作电位持续时

间的药物会延长 QT 间期。这些药物包括Ⅰa 和Ⅰc 类抗心律失常药物（如奎尼丁、普鲁卡因胺）、吩噻嗪类、抗抑郁药、氟哌啶醇和非典型抗精神病药。静脉注射胺碘酮常用于围术期心律失常的治疗，也会导致 QT 间期延长。其他Ⅲ类抗心律失常药物（如索他洛尔）也会导致 QT 间期延长。与Ⅰa 和Ⅲ类抗心律失常药物不同，洋地黄苷可缩短 QT 间期，并常引起 ST-T 段呈鱼钩样波形。

第 9B 章
心电图图谱：心电图重要变化总结
Electrocardiogram Atlas: A Summary of Important Changes on the Electrocardiogram

Gina C. Badescu　Benjamin Sherman　James R. Zaidan　Paul G. Barash　著

胡　婕　译

导联放置		
导联放置	**电极**	
	正极	**负极**
双极导联		
I	LA	RA
II	LL	RA
III	LL	LA
加压单极导联		
aVR	RA	LA, LL
aVL	LA	RA, LL
aVF	LL	RA, LA
心前导联		
V_1	4 ICS–RSB	
V_2	4 ICS–LSB	
V_3	介于 V_2 和 V_4 之间	
V_4	5 ICS–MCL	
V_5	5 ICS–AAL	
V_6	5 ICS–MAL	

AAL. 腋前线；ICS. 肋间隙；LA. 左上肢；LL. 左下肢；LSB. 左胸骨缘；MAL. 腋中线；MCL. 锁骨中线；RA. 右上肢；RSB. 右胸骨缘

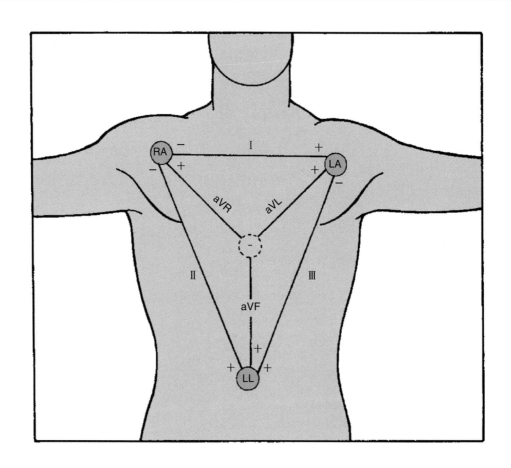

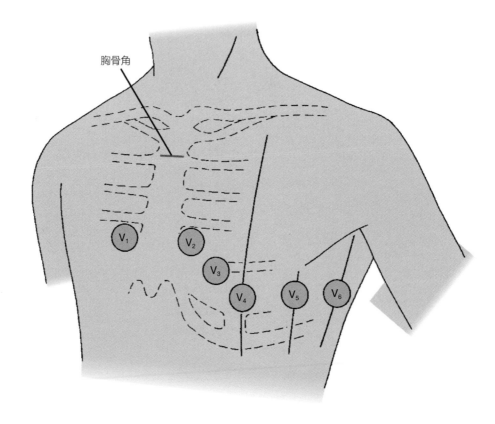

一、正常心电图：心动周期

正常心电图由波（P、QRS、T 和 U）和间期（PR、QRS、ST 和 QT）组成。

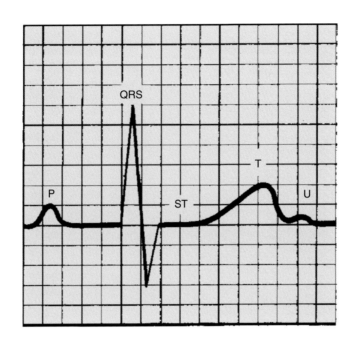

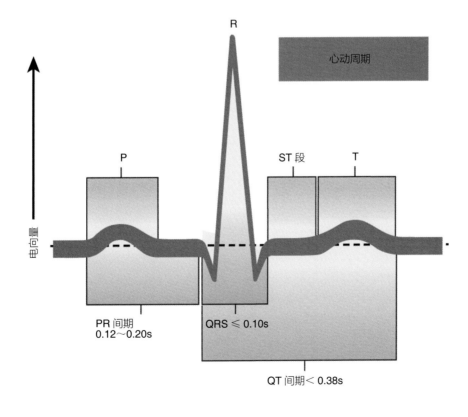

二、心房颤动

频率：可变（150～200 次 /min）

节律：不规律

PR 间期：无 P 波，PR 间期不明显

QT 间期：QRS 正常

注：须区别于心房扑动：①没有扑动波但有纤颤线；②扑动通常伴随较高的心室率（＞ 150 次 /min）。心房收缩丧失，导致心排血量降低（10%～20%）。可能存在房壁血栓。心室率＜ 100 次 /min 时被认为是可控的。

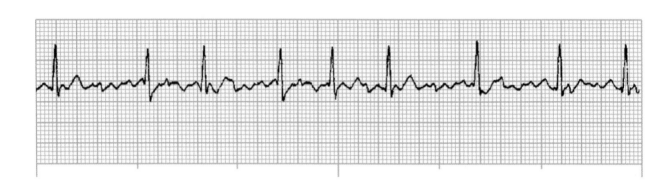

三、心房扑动

频率：快速，心房率常规则（250～350 次 /min）；心室率常规则（＜ 100 次 /min）

节律：心房和心室节律规则

PR 间期：锯齿状颤振波（F）；PR 间期不能测量

QT 间期：QRS 通常正常；ST 段和 T 波不可识别

注：按压颈动脉可减缓心室反应，从而简化对 F 波的识别。

Ⅱ

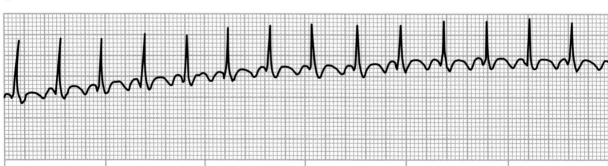

四、房室传导阻滞

（一）Ⅰ度

频率：60～100 次 /min

节律：规则

PR 间期：延长（＞ 0.20s）且恒定

QT 间期：正常

注：临床上通常不明显，可能是药物毒性的早期预兆。

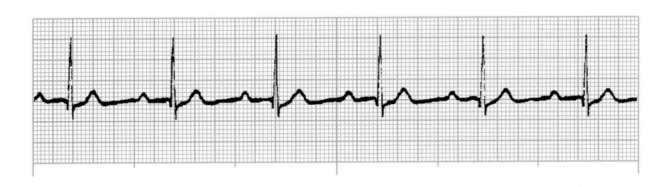

（二）Ⅱ度：莫氏Ⅰ型 / 文氏传导阻滞

频率：60～100 次 /min

节律：心房律规则；心室律不规则

PR 间期：P 波正常，PR 间期随每个心动周期逐渐延长直至 QRS 波群脱落（心搏脱漏）；心搏脱漏后的 PR 间期比正常缩短

QT 间期：QRS 波正常但周期性脱落

注：常见于受过训练的运动员和药物中毒的患者。

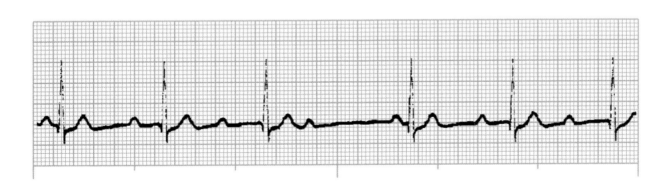

（三）Ⅱ度：莫氏Ⅱ型传导阻滞

频率：＜ 100 次 /min

节律：心房律规则；心室律规则或不规则

PR 间期：P 波正常，但有些不伴 QRS 波

QT 间期：正常，但如果阻滞在束支水平，QRS 波群可能变宽；ST 段和 T 波可能异常，取决于阻滞的位置

注：与莫氏 I 型阻滞相比，PR 和 RR 间期是恒定的，QRS 脱落无预警。QRS 波群越宽（传导系统阻滞部位越低），心肌损伤的程度越大。

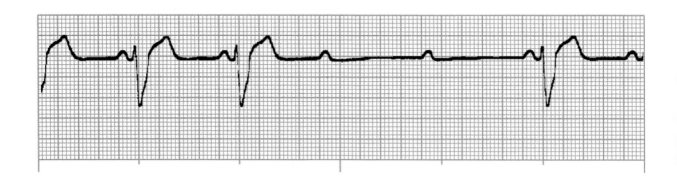

（四）Ⅲ度：完全性房室传导阻滞

频率：< 45 次 /min

节律：心房律规则；心室律规则；P 波与 QRS 波群无相关性

PR 间期：因心房和心室独立搏动而变化

QT 间期：QRS 的形态变化取决于内部起搏器系统（房室结起搏器和心室起搏器）中室性搏动的起源；ST 段和 T 波正常

注：房室传导阻滞代表房室传导完全失败（无 P 波传导至心室），心房率比心室率快，P 波与 QRS 波群无关（例如两者电性断开）。相反，房室分离时，P 波通过房室结传导，心房率和心室率相似。房室传导阻滞时如果心排血量减少，应即刻使用阿托品或异丙肾上腺素治疗，应考虑植入起搏器。这种并发症可出现于二尖瓣置换时。

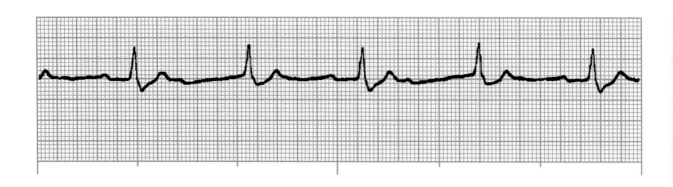

五、房室分离

频率：可变

节律：心房规则；心室规则；心室率快于心房率；P 波与 QRS 波群无相关性

PR 间期：因心房和心室独立搏动而变化

QT 间期：QRS 形态依赖于心室起搏器的位置；ST 段及 T 波异常

注：房室分离时，心房和心室独立搏动。P 波是通过房室结传导，与房室率相似。相反，房室传导阻滞代表房室传导完全失败（无 P 波传导至心室）。心房率比心室率快。P 波与 QRS 波群无关（例如两者电性断开）。洋地黄中毒表现为房室分离。

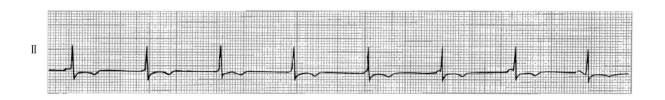

六、束支阻滞

（一）左束支传导阻滞

频率：< 100 次 /min

节律：规则

PR 间期：正常

QT 间期：完全性左束支传导阻滞（LBBB；QRS > 0.12s）；不完全性 LBBB（QRS 为 0.10～0.12s）；V_1 导联负 RS 波；I、aVL、V_6 宽 R 波，无 Q 或 S 部分；ST 段和 T 波与 R 波方向相反

注：健康患者中不出现 LBBB，出现通常表示严重的心脏病，预后较差。在 LBBB 患者中，插入肺动脉导管可导致完全的心脏传导阻滞。

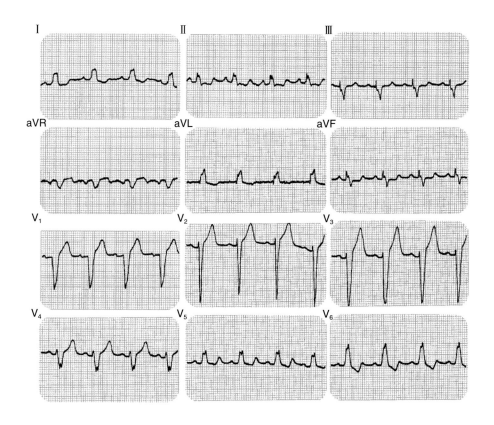

（二）右束支传导阻滞

频率：＜ 100 次 /min

节律：规则

PR 间期：正常

QT 间期：完全性右束支传导阻滞（RBBB；QRS ＞ 0.12s）；不完全性 RBBB（QRS 为 0.10～0.12s）；QRS 波形态多变；rSR（V_1）；RS，M 型宽 R；ST 段和 T 波与 R 波方向相反

注：RBBB 时，心肌梗死（MI）可出现 Q 波。

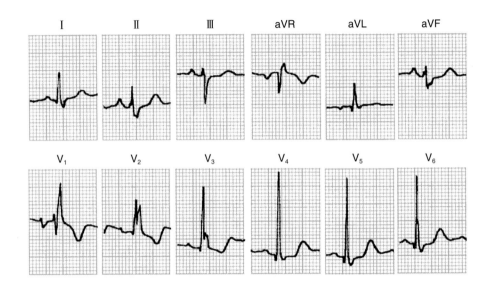

七、冠状动脉疾病

（一）透壁性心肌梗死

心电图上出现 Q 波有助于确诊，且与不良预后和显著血流动力学损害相关。频繁的心律失常可使病程复杂化。小 Q 波可能是正常的变异。对于 MI，Q 波持续时间超过 0.04s，深度超过 R 波的 1/3（下壁 MI）。对于下壁心肌梗死，应通过轴位偏差将其与右心室肥厚相鉴别。

解剖部位	导联	ECG 改变	冠状动脉
下壁	Ⅱ、Ⅲ、aVF	Q, ↑ ST, ↑ T	右冠状动脉
解剖部位	导联	ECG 改变	冠状动脉
后壁	V_1～V_2	↑ R, ↓ ST, ↓ T	左回旋支
解剖部位	导联	ECG 改变	冠状动脉
侧壁	Ⅰ、aVL、V_5、V_6	Q, ↑ ST, ↑ T	左回旋支
解剖部位	导联	ECG 改变	冠状动脉
前壁	Ⅰ、aVL、V_1～V_4	Q, ↑ ST, ↑ T	左前降支
解剖部位	导联	ECG 改变	冠状动脉
前间壁	V_1～V_4	Q, ↑ ST, ↑ T	左前降支

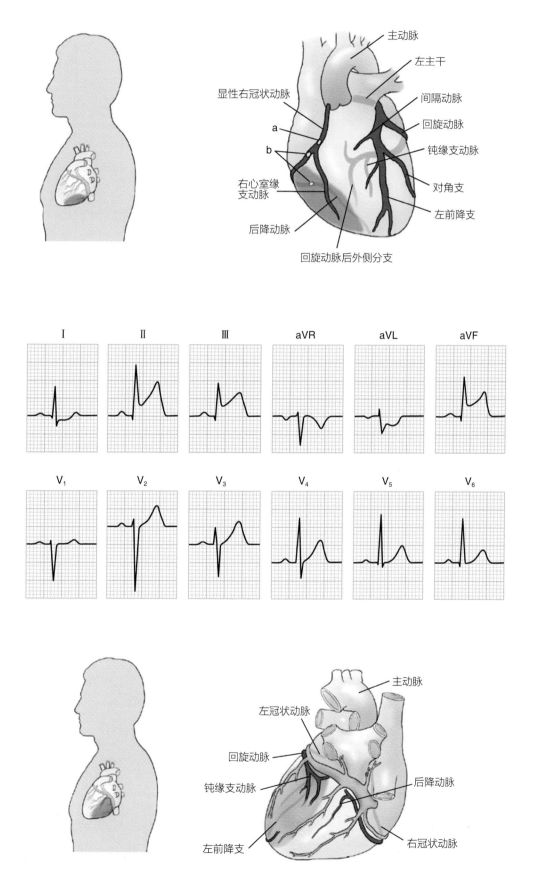

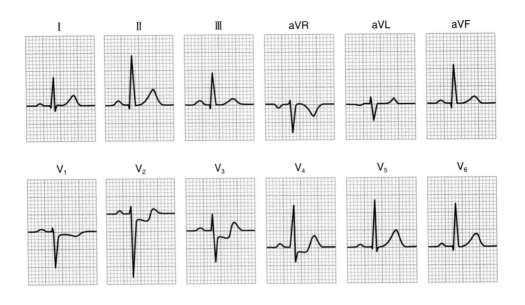

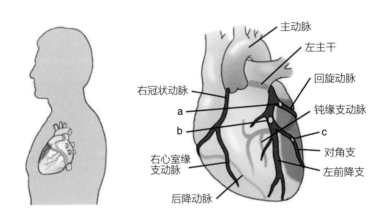

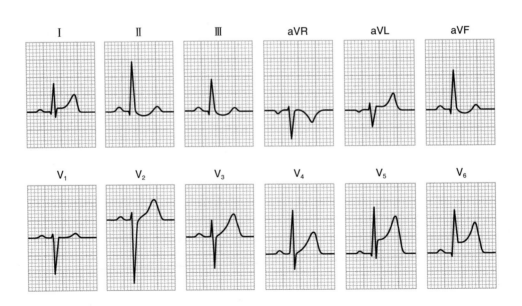

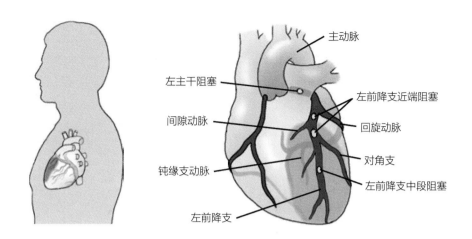

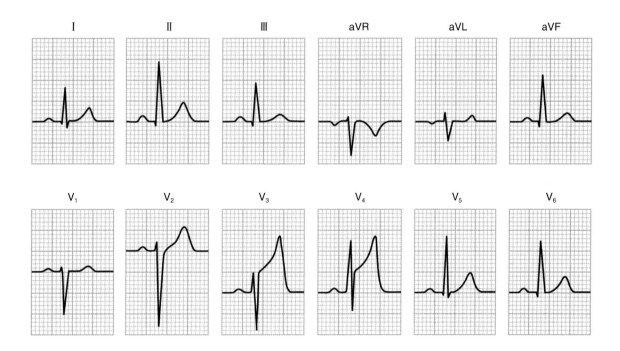

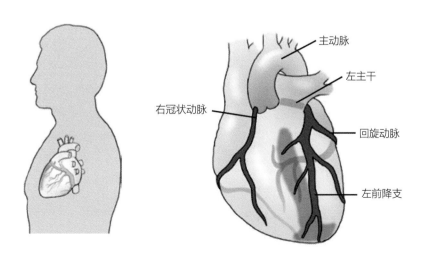

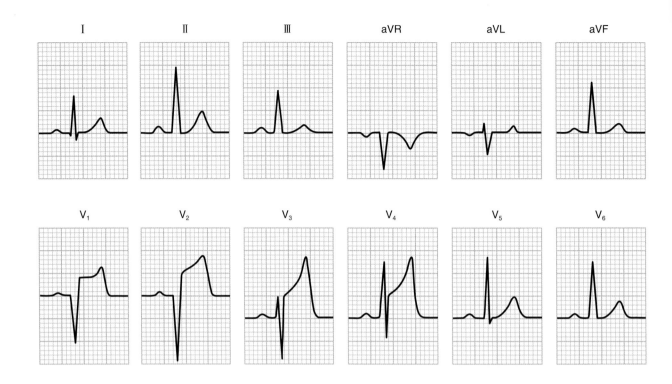

（二）心内膜下心肌梗死

在没有 Q 波出现的情况下，发生持续性 ST 段压低或 T 波倒置。通常需要结合实验室检查（如同工酶）才能确诊。冠状动脉病变的解剖部位与透壁性心肌梗死的心电图相似。

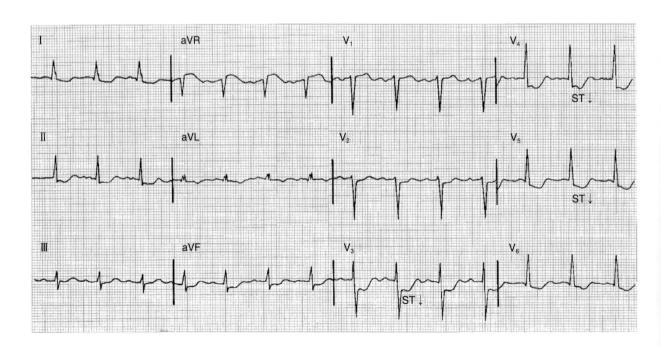

（三）心肌缺血

频率：可变

节律：通常有规律，但可表现为房性和（或）室性心律失常

PR 间期：正常

QT 间期：ST 段压低；J 点压低；T 波倒置；传导障碍；冠状动脉痉挛（变异型心绞痛）ST 段抬高；ST 段偏离 TP 及 PR 间期基线（A），ST 段抬高（B），ST 段压低（C）

注：术中缺血通常出现在"正常"生命体征的情况下（例如诱导前数值的 ±20%）。

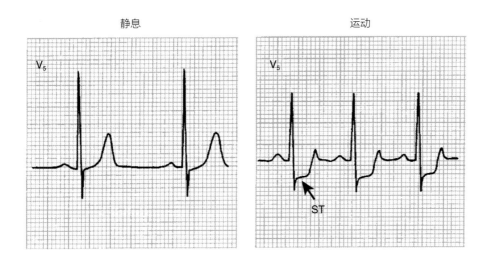

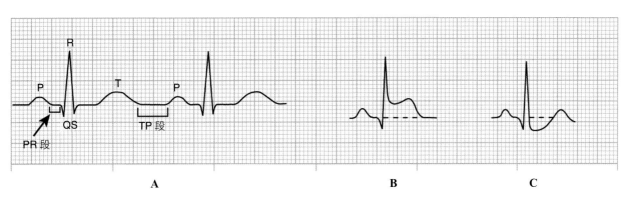

八、洋地黄效应

频率：＜ 100 次 /min

节律：规则

PR 间期：正常或延长

QT 间期：ST 段倾斜（"洋地黄效应"）

注：洋地黄毒性可引起许多常见的心律失常（如室性早搏、Ⅱ度房室传导阻滞）。维拉帕米、奎尼丁和胺碘酮可导致血清洋地黄浓度升高。

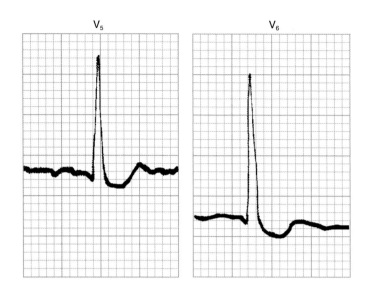

九、电解质紊乱

	↓ 钙	↑ 钙	↓ 钾	↑ 钾
频率	< 100 次 /min	< 100 次 /min	< 100 次 /min	< 100 次 /min
节律	规律	规律	规律	规律
PR 间期	正常	正常 / 延长	正常	正常
QT 间期	延长	缩短	正常	延长
其他			T 波低平 U 波	T 波高尖

注：心电图（ECG）改变通常与血清钙无关。在没有合并低钾血症的情况下，低血钙很少引起心律失常。相反，心电图可诊断血清钾浓度异常。同样，在临床范围内，镁浓度很少与独特的心电图模式相关。在左冠状动脉主干疾病，某些药物和长 QT 间期综合征中也可以见到"U"波（高度＞ 1.5mm）。

（一）钙

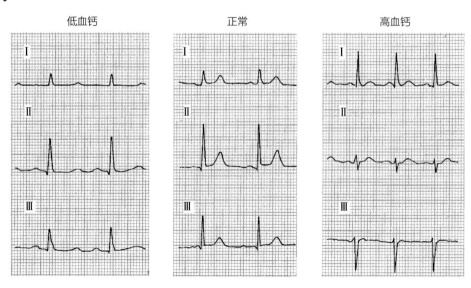

（二）钾

低钾血症（$K^+ = 1.9mEq/L$）

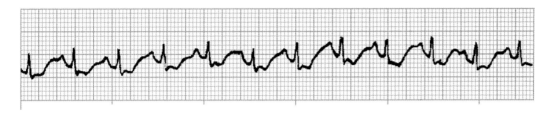

11:00 AM
$K^+=1.9mEq/L$

高钾血症（$K^+ = 7.9mEq/L$）

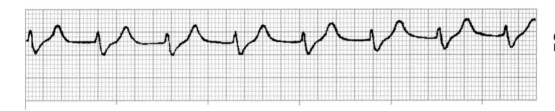

6:00 PM
$K^+=7.9mEq/L$

十、低温

频率：＜ 60 次 /min

节律：窦性

PR 间期：延长

QT 间期：延长

注：温度低于 33℃时可见 ST 段抬高（J 点或 Osborn 波）。颤抖或帕金森病引起的震颤可能会干扰心电图解释，并可能与心房扑动相混淆。这可能代表了早期心室复极的正常变异（箭表示 J 点波或 Osborn 波）。

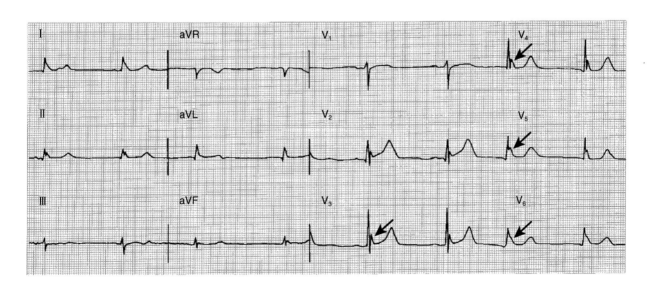

十一、多源性房性心动过速

频率：100～200 次 /min

节律：不规则

PR 间期：连续的 P 波形状各异

QT 间期：正常

注：严重肺部疾病患者可见此现象。颈动脉按摩无效。在心率＜ 100 次 /min 时，可能出现游走性心房起搏。这可能被误认为是心房颤动。治疗是导致疾病的过程。

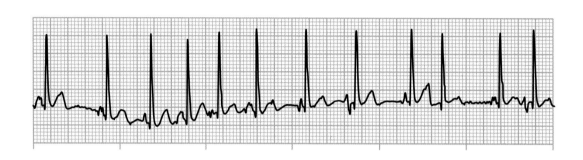

十二、阵发性房性心动过速

频率：150～250 次 /min

节律：规则

PR 间期：心动过速使 P 波模糊而难以区分；P 波可能在 QRS 复合波之前、之中或之后

QT 间期：正常，但 ST 段和 T 波可能很难区分

注：治疗取决于血流动力学损害的程度。颈动脉窦按摩可能会终止节律或降低心率。与清醒患者的阵发性房性心动过速（PAT）的管理相反，在血流动力学不稳定的麻醉患者中，首选同步心脏复律而不是药物治疗。

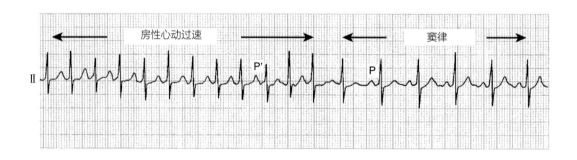

十三、心包炎

频率：可变

节律：可变

PR 间期：正常

QT 间期：弥漫性 ST 波和 T 波改变，无 Q 波，与 MI 比较，在更多导联上可见

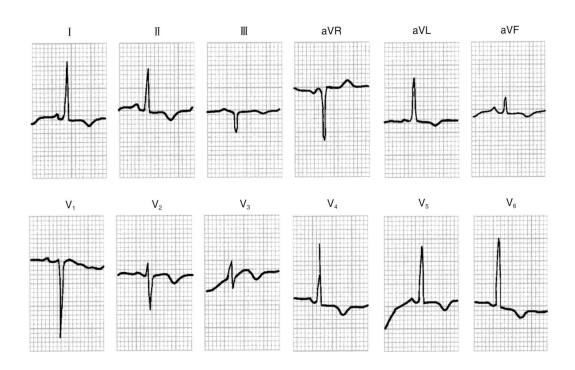

十四、心脏压塞

频率：可变

节律：可变

PR 间期：低压 P 波

QT 间期：表现为低压复合物的电交替信号，每次心跳时 P 波、QRS 波和 T 波的幅度均发生变化

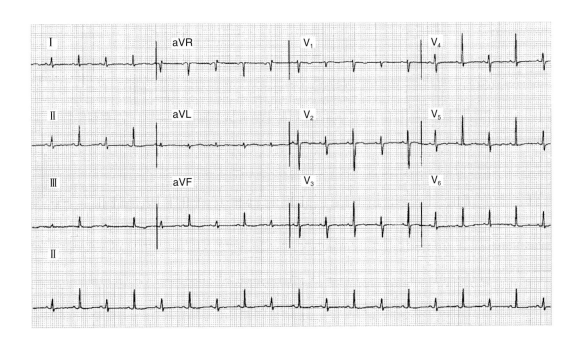

十五、气胸

频率：可变

节律：可变

PR 间期：正常

QT 间期：正常

注：常见的 ECG 异常包括电轴右偏、QRS 波幅降低，以及 $V_1 \sim V_6$ 导联 T 波倒置。区别于肺栓塞。它可能表现为电交替，因此应排除心包积液。

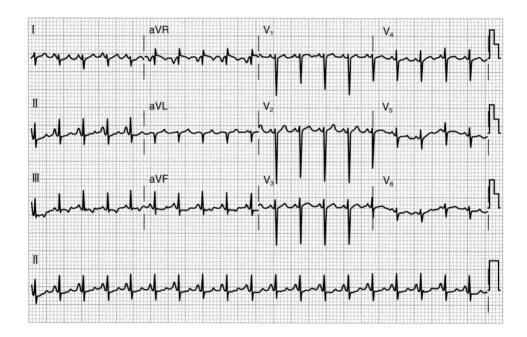

十六、房性早搏

频率：＜ 100 次 /min

节律：不规则

PR 间期：P 波可能在前面的 T 波中丢失；PR 间期可变

QT 间期：QRS 正常形态；ST 段、T 波正常

注：非导管源性房性早搏（PAC）的表现与窦性停搏相似；PAC 的 T 波可能因 T 波中含有 P 波而失真。

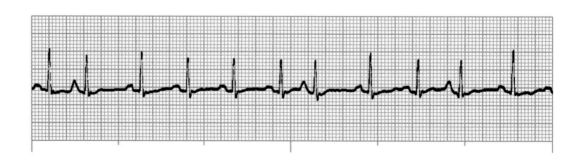

十七、室性早搏

频率：通常＜ 100 次 /min

节律：不规则

PR 间期：无 P 波和 PR 间期，可见 P 波逆行传导

QT 间期：宽 QRS（＞ 0.12s）；ST 段无法评估（如缺血）；T 波与 QRS 相反方向，代偿性停搏；第 4 次和第 8 次室性早搏

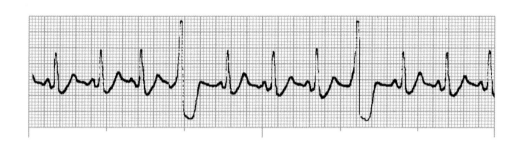

十八、肺栓塞

频率：＞ 100 次 /min

节律：窦性

PR 间期：肺性 P 波

QT 间期：Ⅲ 导联和 AVF 导联 Q 波

注：$V_1 \sim V_4$ 导联可以看到带有 T 波倒置的 $S_1Q_3T_3$ 的典型 ECG 征象，这种现象也见于右心室应变（$V_1 \sim V_4$ 中的 ST 段压低）。可表现为心房颤动或心房扑动。

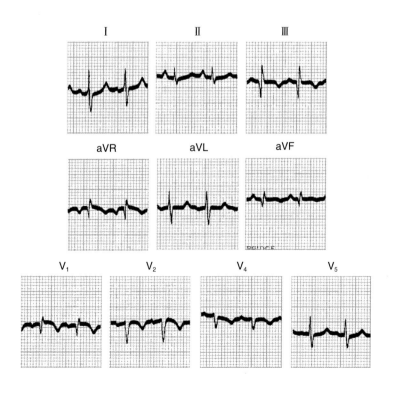

十九、窦性心动过缓

频率：＜ 60 次 /min

节律：窦性

PR 间期：正常

QT 间期：正常

注：在训练有素的运动员中被视为一种正常现象。

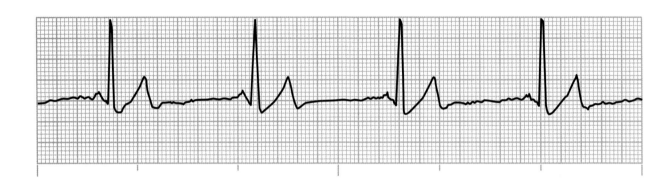

二十、窦性心律不齐

频率：60～100 次 /min

节律：窦性

PR 间期：正常

QT 间期：RR 间期可变

注：吸气时心率增加，呼气时心率减少 ±10%～20%（呼吸）。非呼吸性窦性心律不齐见于患有心脏病的老年人。也可见于颅内压升高。

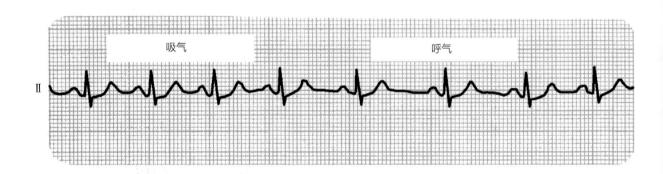

二十一、窦性停搏

频率：＜ 60 次 /min

节律：多变

PR 间期：可变

QT 间期：可变

注：节律取决于在没有窦房刺激的情况下心脏起搏器的放电（心房起搏器，60～75 次 /min；交界性起搏器，40～60 次 /min；心室起搏器，30～45 次 /min）。交界性节律最常见。偶见 P 波（逆行 P 波）。

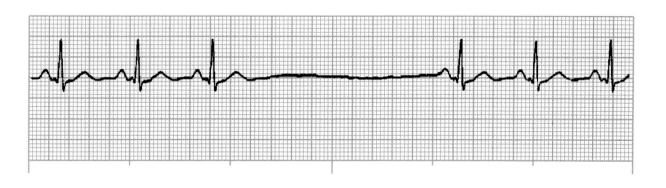

二十二、窦性心动过速

频率：100～160 次 /min

节律：规则

PR 间期：正常；P 波可能难以看到

QT 间期：正常

注：这应与 PAT 区别。PAT 时，颈动脉按摩可终止心律不齐。窦性心动过速可能对迷走神经动作有反应，但一旦迷走神经刺激消失，窦性心动过速又会出现。

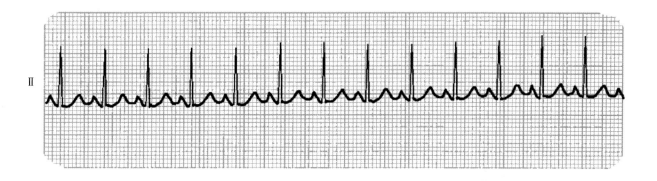

二十三、蛛网膜下腔出血

频率：＜ 60 次 /min

节律：窦性

PR 间期：正常

QT 间期：T 波倒置深宽，U 波突出；窦性心律失常；Q 波可见，可模拟急性冠状动脉综合征

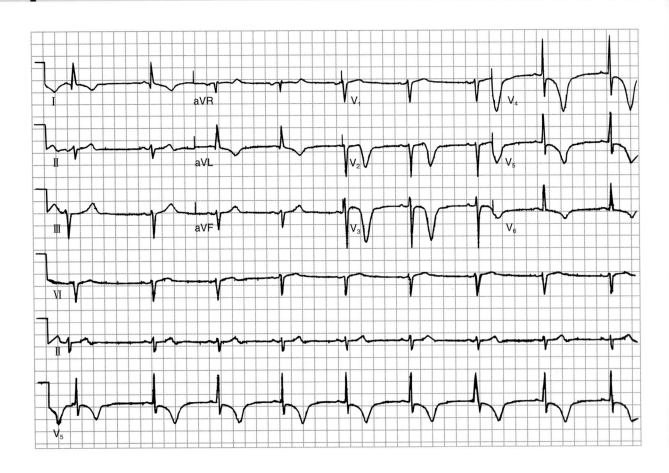

二十四、尖端扭转

频率：150～250 次 /min

节律：未见心房成分；室性心律规则或不规则

PR 间期：P 波位于 QRS 波群中

QT 间期：QRS 复合波通常宽，相位变化围绕中心轴旋转（有些复合波指向上，有些复合波指向下）；ST 段和 T 波难以识别

注：这种类型的室性心动过速（VT）与 QT 间期延长有关。见于电解质紊乱（如低钾血症、低钙血症和低镁血症）和心动过缓。使用标准抗心律失常药物（如利多卡因、普鲁卡因胺）可能会加重尖端扭转性心动过速。预防包括电解质紊乱的处理。治疗包括从药理学上或通过起搏缩短 QT 间期；不稳定的多态性 VT 通过立即除颤进行治疗。

尖端扭转：持续性

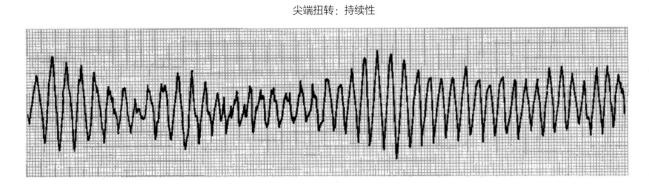

二十五、心室颤动

频率：不存在

节律：无

PR 间期：不存在

QT 间期：不存在

注："假性心室颤动"可能是由监视器故障（例如心电图导联断开）引起的。在进行治疗之前，一定要检查颈动脉脉搏。

（一）心室粗颤

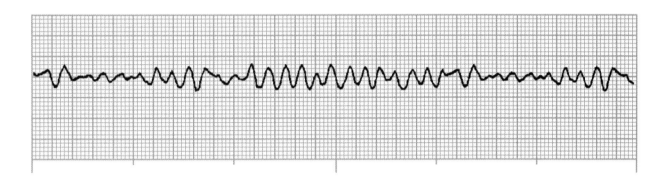

（二）心室纤颤

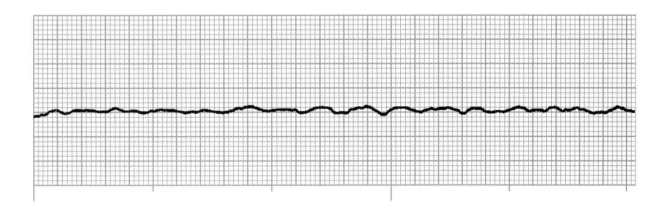

二十六、室性心动过速

频率：100～250 次 /min

节律：未见心房成分；室性心律不规则或规则

PR 间期：无；QRS 复合波可见逆行 P 波

QT 间期：宽大畸形的 QRS 波群；ST 段和 T 波难以确定

注：在血流动力学受损的情况下，需要立即进行直流同步心脏复律。如果患者病情稳定，出现短时间室性心动过速，首选药物治疗。这应与室上性心动过速伴异常（SVT-A）相鉴别。短暂停搏和房室分离提示室性早搏。P 波、SR′（V$_1$）和迷走神经刺激减慢也提示 SVT-A。

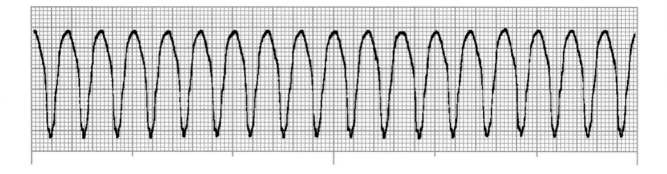

二十七、沃尔夫 – 帕金森 – 怀特综合征（预激综合征）

频率：＜ 100 次 /min

节律：规则

PR 间期：P 波正常；PR 间期短（＜ 0.12s）

QT 间期：QRS 波粗钝模糊，持续时间（＞ 0.10s）；A 型为 δ 波，RBBB，QRS 波垂直 V_1；B 型为 δ 波；QRS-V_1 向下；ST 段和 T 波通常正常

注：在存在沃尔夫 – 帕金森 – 怀特（Wolff–Parkinson–White）综合征的情况下，应避免使用地高辛，因为它增加了通过旁路束（Kent 束）的传导，降低了房室结传导。因此，可能发生心室颤动。

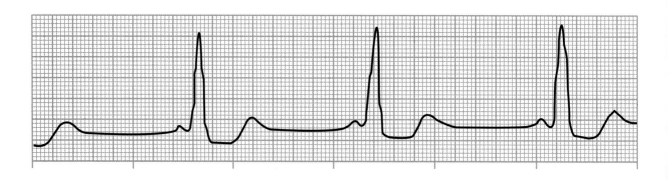

二十八、起搏

（一）心房起搏

如图所示，心房起搏是在心房脉冲可以通过房室结时使用的。例如窦性心动过缓和交界性节律与临床上显著的血压下降有关（箭示起搏器起搏钉）。

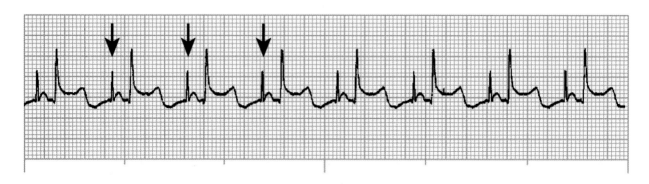

（二）心室起搏

在这种描记中，心室起搏是明显的，在 QRS 复合波之前没有心房波（P 波）和起搏器起搏钉。心室起搏用于房室传导阻滞或心房颤动引起的心动过缓（箭示起搏钉）。

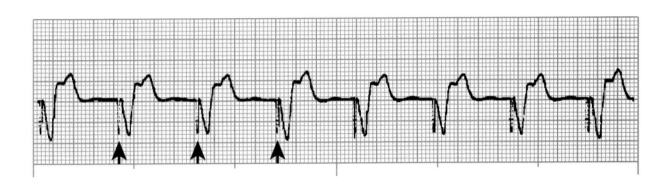

（三）DDD 起搏

DDD 起搏器（发生器）是最常用的起搏器之一，它能对心房和心室进行起搏和感知。每个心房和心室复合体前都有起搏钉。

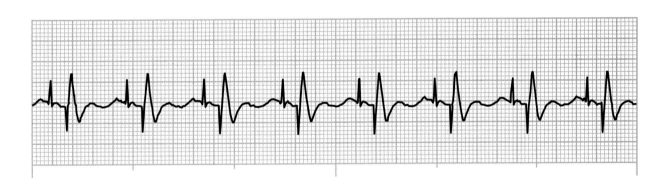

致谢

本附录中的插图引自 Aehlert B. *ECGs Made Easy*. 4th ed. St. Louis: Mosby; 2011; Goldberger AL. *Clinical Electrocardiography: A Simplified Approach*. 7th ed. Philadelphia: Mosby; 2006; Groh WJ, Zipes DP. Neurological disorders and cardiovascular disease. In: Bonow RO, Mann DL, Zipes DP, et al, eds. *Braunwald's Heart Disease: A Textbook of Cardiovascular Medicine*. 9th ed. Philadelphia: Saunders; 2012; Huszar RJ. *Basic Dysrhythmias: Interpretation and Management*. 2nd ed. St. Louis: Mosby Lifeline; 1994; and Soltani P, Malozzi CM, Saleh BA, et al. Electrocardiogram manifestation of spontaneous pneumothorax. *Am J Emerg Med*. 2009;27:750.e1–5.

第 10 章
心血管系统的监测
Monitoring of the Heart and Vascular System

Alexander J.C. Mittnacht   David L. Reich   Michael Sander   Joel A. Kaplan   著

覃 罡 译

要 点

- 应对患有严重心血管疾病患者和接受伴有快速血流动力学改变的手术患者在任何时候进行充分的监测。
- 心脏手术患者的标准监测包括有创血压、心电图、中心静脉压、尿量、体温、二氧化碳监测、脉搏血氧计和间歇血气分析。
- 基于特定的患者、手术及环境因素可进行额外的监测。
- 心血管麻醉医师学会和美国超声心动图学会已经发表了术中经食管超声心动图（TEE）的建议。所有接受心脏手术的患者都建议使用 TEE，除非有插入探头的禁忌证。
- 超声引导下的血管穿刺目前在许多机构中已成为常规操作。
- 肺动脉导管（PAC）的使用一直在稳步下降。PAC 使用指南已经发布。许多医师仍然使用 PAC 指导低心排血量或肺动脉高压患者的治疗。
- 使用其他高有创性的监测技术，如冠状窦压力和脑脊液压力监测，仅限于有非常明确的适应证时。

一、血流动力学监测

从完全无创的到高度有创的，如肺动脉导管（PAC），可用监测设备在不断增加。无创监测技术常常存在限制性，基于无创监测获得信息的干预具有内在风险。为了充分利用各种监测技术，从信息中获得的潜在收益必须超过潜在的并发症。这种风险 – 收益比是高度可变的，必须针对每个临床场景分别进行评估。虽然预后变化难以证实，但适当的血流动力学监测可能减少主要心血管并发症的发生率。这是基于这样一种假设，即从这些监测中获得的数据得到了正确的解释，且已知的可改善结果的治疗性干预措施得到了及时的实施。

美国麻醉师协会（ASA）实践指南已经定义了所有手术患者的标准监测。在接受预计会有较大的液体转移或血流动力学不稳定的心脏或大型非心脏外科手术的患者中，几乎普遍采用有创血压（BP）监测，这也使得频繁的动脉血样采集成为可能。经食管超声心动图（TEE）是一种有创性较低的技术，提供广泛的血流动力学数据和其他诊断信息。心血管麻醉医师协会和美国超声心动图学会发布了术中TEE 应用的建议。除非有置入探头的禁忌证，现在推荐所有进行心脏手术的患者使用 TEE。框 10–1 总结了心脏手术中典型的监测方法。

进一步的监测通常更具有创性，包括可通过热稀释法测量心排血量（CO）的 PAC。解释这些复杂的数据需要一名知道患者整体状况和监视器局限性的机敏的临床医师。此外，随着微创手术技术的发展，麻醉医师越来越多地参与指导体外循环（CPB）插管和评估心脏保护技术的有效性。这包括在冠状静脉窦放置套管，逆行灌注停搏液及进行压力检测。高级监测概述见框 10-2。

二、动脉压监测

心脏手术和大型非心脏手术的麻醉常因血压的快速突然变化而复杂化。大量血液的突然丢失、心脏的直接压迫、腔静脉和主动脉插管的放置及撤回过程中的静脉回流受损、心律失常，以及可能减少右心室流出和肺静脉回流的操作都导致了血流动力学的不稳定。因此，一种安全可靠的测量血压急性变化的方法是必不可少的。直接动脉内监测仍然是金标准，提供连续的每搏动脉压力和波形指示，并允许频繁取样动脉血液进行实验室分析。

BP 的大小与 CO 和全身血管阻力（SVR）直接相关。这在概念上类似于欧姆定律（电压＝电流 × 电阻），其中 BP 类似于电压，CO 类似于电流，

SVR 类似于电阻。BP 的增加可能反映 CO 或 SVR 的增加，或者两者都有。

平均动脉压（MAP）可能是评估整体末梢灌注时最有用的参数。MAP 是通过动脉波形随时间变化的积分描记测得的，也可通过如下公式得出：MAP $=[SBP+(2×DBP)]÷3$（其中 SBP 为收缩压，DBP 为舒张压）。心脏的灌注不同于大多数其他器官，左心室的冠状动脉灌注主要发生在舒张期。正常右心室的冠状动脉在收缩期和舒张期均有持续的灌注。

（一）动脉置管部位

影响动脉置管位置的因素包括手术的部位、可能影响动脉血流的患者体位或手术操作、体外循环插管和灌注技术，以及需要插管的肢体有无缺血史或手术史。在使用复杂灌注技术的复杂病例中，监测两个或多个部位的动脉血压可能是必要的。

短暂的中央主动脉压力监测可以通过在主动脉上放置一根针（与压力管相连）或通过压力管与主动脉 CPB 导管或顺行灌注导管相连来实现。中央主动脉监测通常只需要几分钟，直到问题解决；在极少数情况下，可以从术野放置股动脉插管。

桡动脉是连续监测血压最常用的动脉，因为它容易置管，术中可随时接触到，侧支循环通常充足且容易检查。在大约 90% 的患者中，尺动脉提供了大部分流向手部的血液。桡侧和尺侧动脉由掌弓连接，掌弓在桡动脉闭塞时为手提供侧支血流。一些临床医师在桡动脉插管前进行 Allen 试验，以评估手侧支循环是否充足；然而，Allen 试验的预测价值受到了质疑。

肱动脉位于肘前窝的二头肌腱内侧，靠近正中神经。肱动脉压力波形与股动脉相似，收缩增强比桡动脉波形小。在体外循环前后，肱动脉压力比桡动脉压力更能准确反映中央主动脉压力。一些围术期进行肱动脉监测的患者证明了该技术的相对安全性。

股动脉插管可用于监测，通常在停止体外循环后能提供更可靠的中心动脉压。在接受胸主动脉手术的患者中，在阻断主动脉时，可以进行远端主动脉灌注（采用部分 CPB、左心转流或肝素化分流术）以保持脊髓和内脏器官的血流。在这种情况下，测量股动脉或其分支血管（足背或胫后动脉）远端主

动脉压有助于优化远端灌注压。在插管股骨血管前咨询外科医师是必要的，因为这些血管可能用于体外灌注或在手术过程中放置主动脉内球囊反搏泵。有创动脉监测的指征见框 10-3。

（二）置管技巧

1. 直接置管

采用恰当的动脉穿刺方法将使动脉穿刺置管的成功率得到提高。腕部通常放置在一个背伸的位置，掌面朝上固定在托手板上，其下垫一包纱布。应避免腕关节过度伸展，因为过度伸展会使桡动脉的横断面变平和缩小，并可能通过拉伸手腕上的神经而造成正中神经损伤。针尖进入动脉时，放平穿刺针至其和皮肤之间的角度减少到 10° 左右，再进针 1~2mm 以确保套管的尖端也位于动脉腔内，然后置入套管。如果在穿刺针进针的过程中回血停止，那么穿刺针已经穿透血管的后壁。

换种方式，针芯和套管可以同时刺穿动脉，然后完全拔出针芯。缓慢地拔出套管时，当导管尖端退至在动脉腔内时会有搏动性的血流从套管中流出。此时可以将套管置入动脉腔，也可以先将导丝通过套管置入动脉管腔，然后再通过导丝引导推进套管（改良 Seldinger 技术）。与直接插管法相比，Seldinger 技术提高了动脉导管置管的成功率。

2. 超声波和多普勒辅助技术

超声引导（UG）技术可能在严重的周围血管病变患者，以及婴儿和儿童中最适用。只要得到适当的训练，使用超声引导动脉导管置管是很容易学习的。然而，这是一个重要的学习曲线。图 10-1 为超声引导动脉置管的无菌操作。图 10-2 展示了典型应用于超声引导动脉置管的"三角测量法"技术。超声显像平面和针平面可视为三角形的两个边，应在试图插管的结构（如桡动脉）的深度处相交。经验丰富的操作人员将根据目标血管的深度决定距离（针头插入位置与成像平面）和插入角度。穿透皮肤后，在横向（短轴）入路观察时，必须进一步调整超声平面和进针角度，以跟随针尖。如果不能将超声平面与针尖精确地对准，则会导致观察针轴显像。图 10-3 为短轴（横向）置管时获得的典型超声图像。刺破血管后，可置入套管进入管腔。使用穿透法和改良的 Seldinger 技术通常可显著地提高成功率。

如果采用长轴（平面内）入路（即从血管的长轴上观察），就可以更容易地跟随针尖的前进；但是不能同时观察到邻近超声平面（血管外侧）的结构。准确地将针和血管轴在二维回声平面上对齐在一起，尤其是在有弯曲动脉粥样硬化的情况下，在技术上更加困难。图 10-4 显示了采用长轴（平面内）入路进入桡动脉的动脉导管。高频线阵超声换能器（8~12MHz）是 UG 动脉置管的最佳选择，因为近场高分辨率成像需要更高的频率。框 10-4 总结了与 UG 动脉置管相关的潜在好处和顾虑。

框 10-3 动脉内压力监测指征

- 涉及大量液体转移或失血的大型手术
- 需要进行体外循环的手术
- 主动脉手术
- 患有肺部疾患需要频繁测定动脉血气的患者
- 存在近期心肌梗死、不稳定型心绞痛或严重冠状动脉病变的患者
- 左心功能下降（先天性心脏病）或明显瓣膜病变的患者
- 发生低血容量性休克、心源性休克、感染性休克或多脏器功能衰竭的患者
- 需要控制性降压或控制性降温操作的患者
- 严重创伤患者
- 右心力衰竭、慢性阻塞性肺疾病、肺动脉高压或肺栓塞的患者
- 需要正性肌力药物维持或主动脉球囊反搏辅助的患者
- 存在电解质酸碱平衡紊乱需要频繁抽血化验的患者
- 无法进行无创血压监测的患者（如病态肥胖患者）

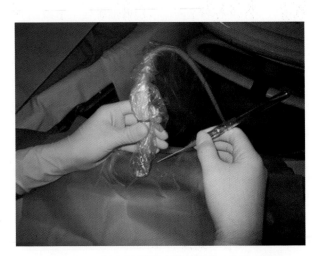

▲ 图 10-1 超声引导桡动脉置管的无菌技术演示

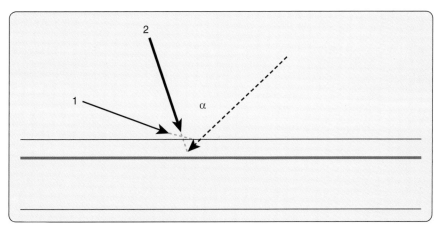

▲ 图 10-2　典型的"三角定位"技术应用于超声引导下（UG）静脉和（或）动脉穿刺置管的横截面成像方法演示

可将超声成像平面和针平面视为三角形的两面，应在试图置管的结构 [如桡动脉（红线）] 深度相交。经验丰富的操作者会根据结构的深度改变两个平面（超声和针）之间的角度（α）和（针插入位置与成像平面之间的）距离。在横向入路中如果要跟踪针尖（在短轴上观察血管），从针进入皮肤到穿入血管的过程中，必须进一步调整超声平面或针插入角度。使用更大的角度 [超声平面与皮肤的角度（1）] 来显示针尖穿透皮肤后的图像，然后使用相对皮肤更垂直的角度来查看针尖进入血管腔（2）

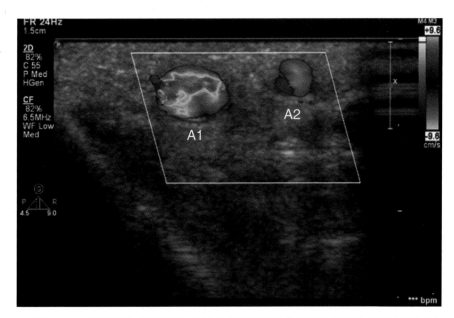

▲ 图 10-3　短轴切面（横截面）置管的典型的彩色多普勒超声图像（彩图见书末）

注意在解剖学上的变异，一侧是较大的桡动脉（A1），旁边紧挨着的是较小的桡动脉（A2）

三、中心静脉压监测

中心静脉压（CVP）导管用于测量右心室充盈压，估算血管内容积状态，评估右心室功能，并可作为输液或给药的通路。为了精确测量压力，导管的远端必须位于一个较大的胸腔静脉或右心房（RA）内。在任何压力监测系统中，都有必要设定一个可重现的标志，例如胸部闭合状态下的腋中线

或术中的左心房（LA），作为参照零点。与动脉压监测相比，频繁改变患者的体位而没有对传感器进行适当的调零会产生更大的误差。

正常的 CVP 波形由 3 个向上的偏转（A、C、V 波）和 2 个向下的偏转（X、Y 波）组成。A 波由右心房收缩产生，发生在心电图 P 波之后。C 波的发生是因为右心室等容性收缩使三尖瓣（TV）向右心房膨出而形成的。在右心室射血过程中，三尖瓣被牵

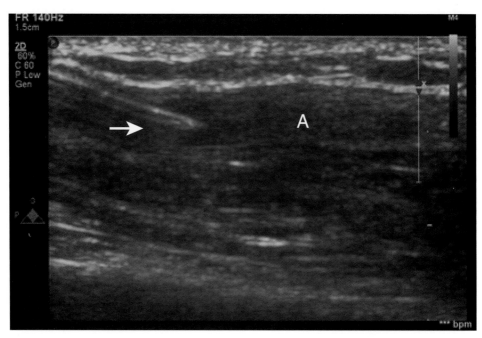

▲ 图 10-4　采用长轴（平面内）入路进行桡动脉导管置入

框 10-4　超声引导的动脉穿刺置管

优势
- 更高的首次操作成功率
- 更少的总体操作次数
- 更高的患者舒适度（更少的尝试）
- 更少的并发症（例如抗凝治疗的患者）
- 可显示血管的通畅度及解剖变异
- 低搏或非搏动性血流（非搏动性辅助装置、体外膜式氧合、休克）
- 无法触及脉搏或触诊脉搏微弱（外周水肿、血肿）
- 紧急情况下建立动脉通路（例如复苏时放置动脉导管）

关注点
- 无菌操作不到位时的导管相关感染风险
- 需要额外的培训
- 所需设备的费用成本

离心房，RA 内的压力随之下降，形成 X 降波。右心室收缩末期过程中右心房持续充盈形成 V 波。右心室舒张早期三尖瓣开放，血液从右心房快速进入右心室而形成 Y 降波。CVP 波形可用于心脏病理状况的诊断。例如，出现不规则节律和 A 波的消失提示可能发生心房扑动或心房颤动。高大的 A 波出现于右心房收缩对抗关闭的三尖瓣时，还可出现在交界性（房室结）节律、完全性传导阻滞和室性心律

失常时。这种情况具有临床相关性，因为在麻醉过程中经常出现结性心律，并可能由于每搏量（SV）减少而引起低血压。

如果能认识到影响 CVP 的因素并了解其局限性，CVP 就是一个有用的监测指标。腔静脉血栓形成和胸腔内压力的变化，如由呼气末正压（PEEP）引起的变化，也影响 CVP 的测量。左心充盈压力与左心室前负荷的相关性较差。在临床上，连续的测量（趋势）比单纯的数字通常更有用。CVP 对容量灌注的反应也是一项有用的监测方式。

颈内静脉

颈内静脉（IJV）置管具有多种优势，由于其解剖结构的相对固定而具有较高的穿刺成功率：到达右心房的路径短且直，几乎总能保证导管尖端定位于右心房或上腔静脉（SVC）；而且位于手术台头端易于接近。IJV 位于胸锁乳突肌外侧缘的内侧深处（图 10-5）。颈动脉通常在 IJV 的深处和内侧；然而，这种位置关系存在变异，最好使用 UG 技术避免穿刺到颈动脉。由于右颈内静脉进入 SVC 的路径最直，右肺上界低于左侧，胸导管在左侧，通常首选右侧 IJV 进行穿刺置管。

图 10-6 所示为右 IJV 穿刺的中路法。选择头低脚高位使 IJV 更加充盈，将头部转向对侧，用左

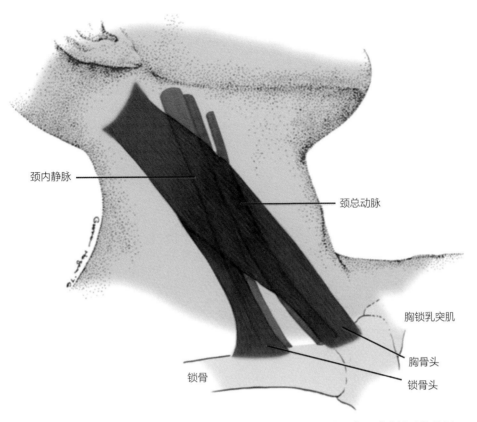

颈内静脉

颈总动脉

胸锁乳突肌

胸骨头

锁骨头

锁骨

▲ 图 10-5　颈内静脉通常位于胸锁乳突肌外侧缘的内侧深处，在颈动脉搏动的外侧

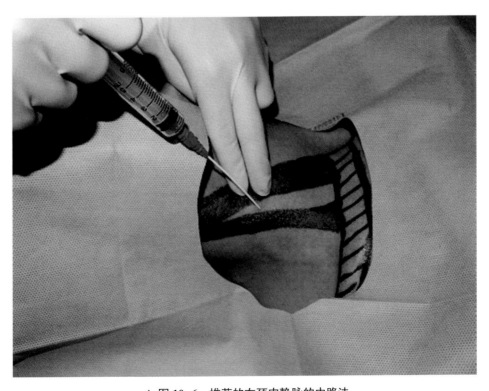

▲ 图 10-6　推荐的右颈内静脉的中路法

针头从胸锁乳突肌胸骨头和锁骨头所形成的三角顶端进针，保持与皮肤 30°～45° 的角度，方向对准同侧乳头

手手指触及胸锁乳突肌的两个头端及颈动脉搏动。在颈动脉搏动稍外侧进针，与皮肤呈 45° 朝向同侧乳头进行穿刺，直到出现静脉回血。或者，可使用一个小口径的针头以避免使用大口径针头穿刺到颈动脉。当出现静脉回血时，将整个穿刺用具放低以防止针头穿过中心静脉后壁，并向前推进 1~2mm，直到导管尖端位于静脉腔内。在将导管穿入静脉之前，必须确认回血通畅。在置入大口径导管鞘之前，应确认静脉导管位置正确，这得到了 ASA 操作指南推荐，并且通常由机构强制执行。人们提出了各种各样的方法，如将静脉导管通过无菌管连接到换能器上，观察压力波形。另一种方法是将导管连接到无菌管道上，让血液回流进管中，然后将该管直立作为静脉压力计，观察血柱的高度。如果导管在静脉内，血柱将上升到与 CVP 一致的水平，并随呼吸变化而波动。尽管过去有报道使用血液颜色比较和观察非搏动性血流来判断导管是否在颈动脉内，但众所周知这种方法并不准确。随后将引导钢丝经 18 号套管置入，再沿导丝置入中心静脉导管。随着超声心动图的广泛应用，正确的静脉位置也可以通过手持经皮探头沿 Seldinger 导丝在 IJV 中的路径确定，或者如果在 IJV 置管前放置了 TEE 探头，可通过观察右心房影像来确定导管位置。使用一种以上的技术来确定导丝的静脉位置，可以在使用较大的导管或导引器之前提供额外的保证。一旦确定导丝在静脉循环中，则置入 CVP 导管将导丝移除。

超声引导的颈内静脉置管术

超声已越来越多地用于中心静脉置管，特别是用于指导颈内静脉插管和确定颈内静脉的解剖变异。使用超声引导中心静脉插管可提高成功率，有助于预防并发症，从而最终有助于改善患者的预后。大多数研究表明，二维超声引导的 IJV 插管在首次尝试时成功率更高，并发症更少。这些研究结果也在儿科患者中得到证实。

框 10-5 列出了一些公认的 UG 中心静脉插管的好处和担忧。对于颈部解剖有困难的患者（如短颈、肥胖）、既往颈部手术、抗凝患者和婴儿，超声引导 IJV 置管尤其有利。

超声可提供关于颈静脉、颈动脉和邻近解剖结构之间关系的即时的患者特异性信息（图 10-7）。颈部解剖结构的空间关系可能存在显著变异，可能

框 10-5　超声引导中心静脉穿刺置管

优势
- 更高的首次操作成功率
- 更少的总体操作次数
- 利于存在操作困难的颈部解剖患者的穿刺（肥胖患者、颈部手术瘢痕）
- 更少的并发症（例如误入颈动脉、抗凝治疗患者）
- 可显示血管的通畅度及解剖变异
- 技术成本相对较低

关注点
- 培训操作者在使用无菌探头保护套时保持无菌技术
- 需要额外的培训
- 缺乏对表面解剖的观察
- 紧急中心静脉置管时可能无法通过体表定位技术完成穿刺置管

出现颈内静脉缺失或颈内静脉与颈动脉完全或部分重叠。框 10-6 总结了 UG IJV 套管中的一些体位考虑。

对于中心静脉置管，完全无菌技术是必须的。尽管长轴（平面内）入路可以在整个穿刺和血管穿透过程中更好地看到真正的针尖，但却无法同时显示颈静脉及其与颈动脉的关系。此外，由于超声探头的尺寸限制，颈部解剖结构较短的患者，往往不能为平面内入路提供足够的空间。因此，大多数医师选择短轴（平面外）入路进行超声引导 IJV 置管。使在平面外的针成像最重要的是避免错误地把针轴看成针尖。否则，针尖可能处于未被成像的结构，如颈动脉或胸膜。通过培训和实践，从业者会沿着针轴的方向向下扫描超声平面，直到识别出针尖。通过调整超声平面和穿刺针的角度，可以在针尖进入 IJV 时看到它。在针前进过程中，针尖碰到血管壁时，IJV 前壁的凹陷是一个非常有利于判断针尖位置的征象。

超声引导 IJV 置管可以减少但无法完全避免导管置入颈动脉，认识到这一点很重要。此前也有超声引导下置入大导管到颈动脉的报道。在推进扩张器或插入大口径导管和导管鞘前，应确认导丝位置位于静脉。

除了用于血流动力学监测，中心静脉通路也是一个有保障的安全的静脉通路，用于血管活性药物或刺激性药物给药、快速输注静脉液体和完全肠

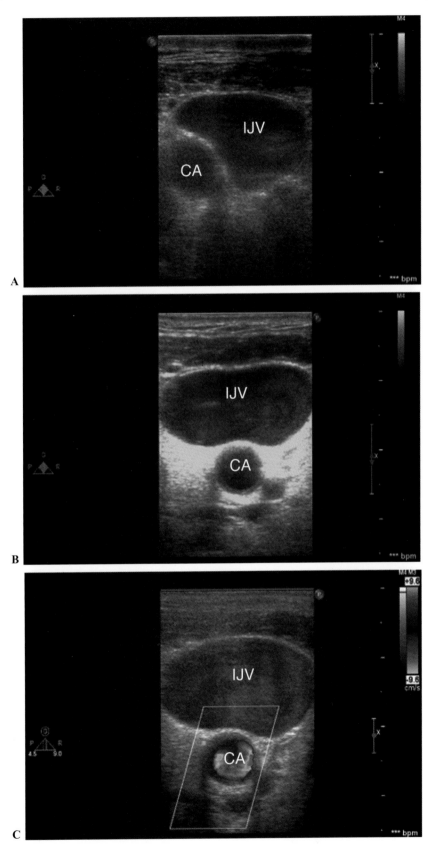

▲ 图 10-7　2 例患者颈内静脉（**IJV**）与颈动脉（**CA**）的解剖关系（彩图见书末）

A. IJV 部分覆盖 CA；B. CA 位于 IJV 下方；C. 彩色多普勒显示 CA 的血流

框 10-6　超声引导右颈内静脉穿刺置管的体位

- 轻微的头低脚高仰卧位
- 头稍偏向操作对侧（过度偏头可能使颈内静脉变平，并使颈内静脉在颈动脉上方旋转）
- 应避免头部过度伸展，轻微的抬高头部是有利的（过度伸展可使颈内静脉变平）
- 在颈部进行手工触诊和（或）放置超声探头时动作轻柔，避免压迫颈内静脉
- 超声探头应沿着颈内静脉走行扫描，以找到最佳置管位置（颈内静脉内径最大，与颈动脉重叠最少）

框 10-8　中心静脉置管的并发症

中心静脉通路和置管的并发症
- 穿破动脉引起血肿
- 动静脉瘘
- 血胸
- 乳糜胸
- 气胸
- 神经损伤
- 臂丛神经损伤
- 星状神经节损伤（霍纳综合征）
- 空气栓塞
- 导管或导丝切断
- 导丝丢失引起栓塞
- 右心房或右心室穿孔

导管留置并发症
- 血栓形成，血栓栓塞
- 感染、脓毒血症、心内膜炎
- 心律失常
- 胸腔积液

外营养。框 10-7 列出了围术期中心静脉置管的适应证。

中心静脉插管的并发症可分为三类：血管通路的并发症、置管的并发症和导管留置的并发症。这些并发症在框 10-8 中作了总结。

四、肺动脉压监测

在 1970 年应用血流引导的 PAC 时，可以在床旁获得的诊断信息数量显著增加。一些早期的研究表明，在没有 PAC 监测的情况下，临床医师经常无法意识到血流动力学问题或错误地预测心脏前负荷和 CO。虽然 PAC 来源的数据有助于血流动力学不稳定的鉴别诊断和指导治疗，但其临床意义一直受到质疑。

从 1993—2004 年，仅在美国，所有入院患者

框 10-7　中心静脉置管适应证

- 心功能良好的患者在重大手术中发生大量液体丢失或失血时
- 尿量不可靠或无法得知尿量的情况下（如肾衰竭）对血管内容量评估
- 严重创伤患者
- 空气栓塞风险较高的外科手术，例如坐位的开颅手术，中心静脉导管可用于抽出心腔内的气体
- 需要频繁抽取静脉血液样本
- 用于注射血管活性药物或进行灌注的静脉通路
- 长期慢性给药
- 外周静脉通路无法满足需要
- 快速静脉输液（使用大口径通路）
- 完全肠外营养

中 PAC 的使用量就减少了 65%。在急性心肌梗死患者中 PAC 的使用量减少最明显，而那些诊断为败血症的患者使用 PAC 下降得最少。这些结果与外科手术患者群体中一致，PAC 用量在手术患者中同期下降了 63%。

目前，右心置管（PAC）的发生率医院间差异很大。最近在心血管麻醉医师学会成员中进行的一项调查发现，大多数执业医师（68.2%）仍然经常（＞75%）在 CPB 病例中使用 PAC。然而，PAC 的使用在私立医院（79.2%）、学校附属医院（64.5%）和公立医院（34%）之间存在显著差异。随着 PAC 使用的减少，临床医师能充分利用 PAC 衍生的血流动力学数据的可能性也会降低。

放置 PAC 是一个高度有创的操作。在将大口径的导引鞘置入血管结构的过程中，所有列出的并发症都可能发生。最重要的是，即使在最理想的情况下，PAC 的放置顺利、数据收集和解释正确，也必须认识到 PAC 只是一个监测工具。不应对患者预后的改善有过多期待，除非基于 PAC 测量的治疗能够有效地改善患者的预后。在一些重症患者中，即使尽力寻找新的治疗策略，死亡率仍然很高。此外，诊断往往只能在临床基础上进行，而一度被认为能改善患者结局的治疗策略实际上可能是有害的。

（一）肺动脉导管使用的技术方面

PAC 置管的注意事项与 CVP 导管置管相同。感染指南列出了有关 PAC 使用的具体建议，强烈建议在插入时使用无菌套筒保护 PAC（ⅠB 类）。右颈内静脉入路仍然是许多操作人员的首选入路。这是由于右颈内静脉直通右心房，以及在选择锁骨下入路合拢胸骨时，回缩导管经常扭折。

肺动脉导管的置入可以通过其顶端监测出的压力波形或在透视或 TEE 的引导下完成。围术期置入右心导管最常用的是波形监测的方法。首先，在给气囊充气之前，导管必须先进入导管鞘（15~20cm）。气囊的充气有助于进一步推进导管通过 RA 和 RV 进入肺动脉（PA）。正常心内压力见表 10-1。在 PAC 推进过程中看到的压力波形如图 10-8 所示。对导管进行处理以及体位的改变都

可能有助于置管。头低脚高位时 RV 位置高于 RA，有助于 PAC 通过三尖瓣。在这些情况下，TEE 的引导是非常有用的。经验丰富的超声心动图医师可以通过引导导管和改变体位来协助导管尖端指向三尖瓣口。首先看到的是右心房波，在导管尖端越过三尖瓣进入右心室后转为右心室波，此时收缩压突然增高而舒张压基本不变。此时可能发生心律失常，尤其是室性期前收缩，但只要导管尖端穿过肺动脉瓣，几乎不需要其他处理心律失常就会消失。导管通过右心室进入肺动脉，当导管穿过肺动脉瓣时，舒张压突然升高且压力波形中会出现双峰波。导管再前进 3~5cm 会出现波形的改变以及平均压力的降低，这便是肺毛细血管楔压（PCWP）的波形。气囊放气后，PA 的波形会再次出现，平均压也再次升高。选择右颈内静脉入路时，大多数患者在置管 25~35cm 进入右心房，在 35~45cm 进入右心室，

表 10-1　正常的心内压力值

部　位	平均值（mmHg）	范围（mmHg）
右心房	5	1~10
右心室	25/5	15~30/0~8
肺动脉收缩压 / 舒张压	23/9	15~30/5~15
平均肺动脉压	15	10~20
肺毛细血管楔压	10	5~15
左心房	8	4~12
左心室舒张末压	8	4~12
左心室收缩压	130	90~140

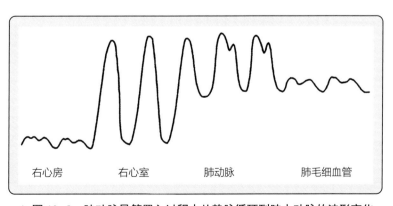

右心房　　　右心室　　　肺动脉　　　肺毛细血管

▲ 图 10-8　肺动脉导管置入过程中从静脉循环到肺小动脉的波形变化

注意导管进入右心室时收缩压突然升高，进入肺动脉后舒张压突然升高，以及到达肺毛细血管楔压位置后平均压的降低

在 45～55cm 进入肺动脉，在 50～60cm 达到肺毛细血管楔压的位置。

如果导管置入 60cm（从右 IJV 入路）仍未进入肺动脉，则须将气囊放气，将导管撤回 RA 或 RV 的流入部分。随后重新尝试使用前面描述的技术将导管推进到适当的位置。避免在 RA 或 RV 内过度盘绕导管，防止导管打结。气囊仅在测量 PCWP 时才短时间充气。应持续监测肺动脉压以确保导管位置没有过深而致肺动脉破裂或梗死。通常情况下，PAC 必须缩回一小段距离，因为随着时间的推移导管会变软，以及体外循环时心脏变小，这都可能导致导管进入到肺动脉更深的位置。

通过 PAC 监测可收集到许多特殊信息，根据这些信息可获得许多心血管功能的定量数据，这些列于表 10-2。临床医师测量 PCWP 和肺动脉舒张压（PAD）的主要原因是通过这些参数可以得到左心房压力的近似值，进而估算左心室前负荷。左心室舒张末期压力（LVEDP）与左心室舒张末期容积（LVEDV）之间的关系通过左心室顺应性曲线来

描述。这种非线性曲线受多种因素影响，如心室肥厚、心肌缺血等。这些参数的关系如图 10-9 所示。在超声时代，使用 TEE 测量如舒张末期面积或舒张末容积等可以更好地评估外科患者的左心室前负荷状态。然而，PCWP 或 LAP 的升高仍然是评估心力衰竭急性加重的有用标准。

放置 PAC 的指征是评估血流动力学参数，例如心脏负荷状况（前负荷、后负荷）、心排血量和用于评估氧供和氧耗量的指标（如 SvO$_2$）。2003 年，美国麻醉医师学会肺动脉导管工作小组发布了最新的 PA 导管操作指南。这些指南强调，决定使用 PAC 时必须考虑患者、手术和操作训练水平等因素。一般来说，PAC 的常规使用见于高危患者（如 ASA Ⅳ 或 Ⅴ 级）和预计存在大的容量变化或血流动力学紊乱的高风险操作。操作训练水平是很重要的，因为证据表明使用 PAC 时训练不足及经验的缺乏可能会增加围术期并发症的风险。推荐在经过充分的训练及具有丰富的处理围术期患者经验的医师才可常规使用 PAC（框 10-9）。本章的作者列出了

表 10-2 正常的心内压力值

公 式	正常值
心排血指数 CI=CO÷BSA	2.6～4.2L/（min·m^2）
每搏量 SV=CO×1000÷HR	50～110ml（每次心跳）
每搏指数 SI=SV÷BSA	每次心跳 30～65ml/m^2
左心室每搏做功指数 LVSWI=1.36×（MAP－PCWP）×SI÷100	45～60（g·m）/m^2
右心室每搏做功指数 RVSWI=1.36×（MPAP－CVP）×SI÷100	5～10（g·m）/m^2
体循环阻力 SVR=（MAP－CVP）×80÷CO	900～1400（dyn·s）/cm^5
体循环阻力指数 SVRI=（MAP－CVP）×80÷CI	1500～2400（dyn·s）/（m^2·cm^5）
肺循环阻力 PVR PVR=（MPAP－PCWP）×80÷CO	150～250（dyn·s）/cm^5
肺循环阻力指数 PVRI PVRI=（MPAP－PCWP）×80÷CI	250～400（dyn·s）（m^2·cm^5）

BSA. 体表面积；CI. 心排血指数；CO. 心排血量；CVP. 中心静脉压；HR. 心率；LVSWI. 左心室每搏做功指数；MAP. 平均动脉压；PCWP. 肺毛细血管楔压；PVR. 肺循环阻力；PVRI. 肺循环阻力指数；RVSWI. 右心室每搏做功指数；SVR. 体循环阻力；SVRI. 体循环阻力指数

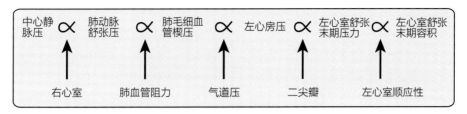

▲ 图 10-9 左心室舒张末期容积（LVEDV）与左心室舒张末期压力（LVEDP）通过左心室顺应性相关；左心室舒张末期压力与左心房压（LAP）通过二尖瓣跨瓣舒张压梯度相关；肺毛细血管楔压（PCWP）与左心房压通过肺毛细血管阻力相关；肺动脉舒张压（PAD）约等于 PCWP；如果右心室功能正常，中心静脉压（CVP）可以反映肺动脉舒张压

框 10-9 ASA 肺动脉导管应用指南

观点

- 肺动脉导管插管提供了可能改变治疗的新信息，但其对临床预后或死亡率影响的临床证据并不充分
- 尚无大型对照研究的证据表明术前置入肺动脉导管通过优化血流动力学而改善预后
- 围术期肺动脉导管血流动力学参数的监测导致了目标导向治疗在多个研究和临床方案中产生了不一致的数据
- 遇到血流动力学障碍，需要立即和精确地决定液体管理和药物治疗的特定亚群患者，通过直接肺动脉导管监测数据可实现对这类患者进行预先处理
- 临床医师的经验和对肺动脉导管监测的理解是肺动脉导管监测发挥功效的决定因素
- 手术患者常规放置肺动脉导管是不恰当的，应当限制在预计利大于弊的情况下才使用肺动脉导管
- 肺动脉导管置入可能对患者造成伤害

推荐

- 放置肺动脉导管的合理性要结合患者、手术及应用情况三方面相关因素来决定
- 有明显器官功能障碍或病情将导致血流动力学紊乱或不稳定的危险因素增加的患者（例如 ASA Ⅳ 或 Ⅴ 级的患者），围术期应考虑放置肺动脉导管
- 围术期应根据患者血流动力学风险考虑肺动脉导管的放置，而不是所有手术都推荐应用。高风险手术是指那些可以预见会出现大量液体变化或血流动力学紊乱，或发病率及死亡率高的手术
- 由于放置肺动脉导管有并发症的风险，因此不应由临床医师或护理人员在不能保证安全置管能力、准确判断结果和恰当留置导管的实际情况中进行该操作
- 患者、手术操作及应用情况仅引起低危或中危血流动力学改变的患者，不推荐放置肺动脉导管

引自 American Society of Anesthesiologists. Practice guidelines for pulmonary artery catheterization.http://www.asahq.org/~/media/ sites/asahq/files/public/resources/standards–guidelines/practice– guidelines–for–pulmonary–artery–catheterization.pdf

可能的程序说明（框 10-10）。框 10-11 总结了 PA 导管的禁忌证。

框 10-10 肺动脉导管监测的临床适应证

手术过程中涉及大量的液体转移或血液丢失的患者同时合并以下情况时，即为肺动脉导管监测的临床适应证

- 右心衰竭、肺动脉高压
- 治疗无效的严重左心衰竭
- 心源性或感染性休克合并多器官功能衰竭
- 原位心脏移植手术
- 左心室辅助装置置入

框 10-11 放置肺动脉导管的禁忌证

绝对禁忌证

- 严重的三尖瓣或肺动脉瓣狭窄
- 右心房或右心室团块
- 法洛四联症

相对禁忌证

- 严重的心律失常
- 左束支传导阻滞（考虑带起搏功能的肺动脉导管）
- 存在新置入的起搏器导线，安装自动植入式心律转复除颤器的患者或心脏再同步治疗患者
- 严重的凝血障碍

（二）并发症

放置 PAC 的相关并发症几乎包括所有中心静脉置管的并发症。此处将详细介绍 PAC 特有的并发症。ASA 肺动脉置管工作小组得出结论，0.1%～0.5% 接受肺动脉导管监测的患者会出现由肺动脉导管置入引起的严重并发症。

1. 心律失常

最常见的与 PAC 置管相关的并发症是一过性心律失常，尤其是室性期前收缩。然而，致命的心律失常很少被报道。在 PAC 置入过程中，将头抬高大约 5° 并右侧倾斜的体位（与 Trendelenburg 体位

相比），恶性心律失常的发生明显减少。

2. 完全性心脏传导阻滞

已存在左束支传导阻滞的患者可能在 PA 导管置入过程中发生完全性心脏传导阻滞。这一潜在的致命并发症最有可能是由于 PAC 尖端经过右心室流出道时产生的电刺激诱发短暂的右束支传导阻滞引起的。一项前瞻性研究显示，放置 PA 导管的患者右束支传导阻滞的发生率为 3%。存在左束支传导阻滞的患者中放置 PAC 前，必须预先备好体外起搏器或使用具备起搏功能的肺动脉导管。

3. 支气管内出血

在一项大型的系列研究中，PAC 诱发的支气管内出血的发生率为 0.064%~0.20%。ASA PAC 指南报道的发生率为 0.03%~1.5%。不管确切的发病率如何，这种罕见的并发症与高死亡率相关。这些报道呈现了几个危险因素：高龄、女性、肺动脉高压、二尖瓣狭窄、凝血障碍、置管过深和气囊过度充气。充气的气囊对远端肺动脉的压迫可能是肺动脉破裂的主要原因。低温体外循环时，由于搬动心脏导致导管末端向远端移动以及导管变硬，也可能增加肺动脉破裂的风险。现在普遍的做法是，在建立好体外循环后就将 PAC 拔出 3~5cm。

在制订治疗方案时考虑出血的原因是很重要的。如果出血量很小同时合并凝血障碍，则只须纠正凝血障碍。保护未受累的肺至关重要。可通过将患者向患侧倾斜，放置双腔气管导管或进行其他肺分离操作保护健侧肺。建议的止血策略包括应用 PEEP、放置支气管阻塞器和肺切除术。除非已知出血部位，否则临床医师显然处于不利地位。胸部 X 线片通常能显示病变的大致位置。虽然支气管内出血的原因可能不清楚，但在尝试手术治疗前必须明确出血部位。如果有活动性出血，少量对比剂可以帮助确定病变部位。经导管弹簧圈栓塞治疗已被用于严重出血和反复出血的情况，并可能成为首选治疗方法。

4. 肺梗死

肺梗死是 PAC 监测中罕见的并发症。一项早期研究表明，使用 PAC 有 7.2% 的肺梗死发生率。然而，连续监测肺动脉压波形并在不测定 PCWP 时保持气囊放气（以防止导管意外楔入）在当时不是标准做法。由于右心室的收缩舒张，导管未固定及导管随时间的软化也都可能导致术中肺动脉导管向

远端移动的情况。CPB 期间由于右心室容积变小及心脏退缩以进行手术也可导致导管意外嵌入。肺动脉导管上形成的血栓同样也会造成肺梗死。

5. 导管打结及难以退出

PAC 的打结通常是由于导管在右心室内盘绕引起的。在透视引导下插入适当尺寸的导丝有助于解开导管。如果没有心内结构被缠入，可以将结与引导器一起经皮收紧和拔出。如果心脏结构如乳头肌被缠入打结的导管中，则可能需要外科手术干预。心脏的缝合线也可能会不慎夹住肺动脉导管。此类病例的报道和经皮移除的细节已有描述。

6. 瓣膜损伤

气囊充气时回退导管可能导致三尖瓣或肺动脉瓣损伤。在气囊放气的情况下放置肺动脉导管可能会增加导管进入腱索间的风险。留置的肺动脉导管可引起感染性心内膜炎。

（三）起搏肺动脉导管

带电极涂层的 PAC 和起搏导丝导管已经商用。框 10-12 列出了放置起搏肺动脉导管的指征。

多功能的肺动脉导管（Edwards Lifesciences Corp., Irvine, CA）包含 3 个心房电极和 2 个心室电极，用于心房、心室或房室序贯起搏。报道的术中心房、心室和房室序贯起搏成功率分别为 80%、93% 和 73%。

Paceport 导管和 A-V Paceport 肺动脉导管（Edwards Lifesciences Corp., Irvine, CA）有用于导入心室起搏导丝和房室起搏导丝的腔道以进行临时的经静脉起搏。Paceport 肺动脉导管与电极起搏肺动脉导管相比，心室和房室起搏的成功率更高。

（四）混合静脉血氧

饱和导管监测 SvO$_2$ 是一种对氧气的供给相对于不同组织的需求（氧供需比）进行总体评估的方

框 10-12　围术期放置起搏肺动脉导管的适应证

- 窦房结功能障碍或心动过缓
- 血流动力学相关的 II 度（莫氏 II 型）房室传导阻滞
- 完全性（III 度）房室传导阻滞
- 需要房室序贯起搏
- 左束支传导阻滞

法。通过修改 Fick 公式并假设血液中的溶解氧可忽略不计，就可得出 SvO_2 的计算公式。

$$SvO_2 = SaO_2 - \frac{\dot{V}O_2}{CO \cdot 1.34 \cdot Hb}$$

SvO_2 的降低表明可能发生了以下情况：心排血量减少、耗氧量增加、动脉血氧饱和度降低或血红蛋白（Hb）浓度降低。为了在实验室中测量 SvO_2，须经肺动脉导管的顶端缓慢抽出血液，以免血样被经过肺泡氧合的血液污染。

肺动脉导管附加的纤维光束可以通过反射分光光度法来对 SvO_2 进行持续的监测。该导管连接到包含发光二极管和探测肺动脉返回光线的传感器的监测设备。根据饱和与不饱和血红蛋白吸收不同波长的光线这一差别来计算 SvO_2。用各种光纤导管系统获得的测量值与体外（碳氧血氧仪）SvO_2 的测量值有良好的一致性。

五、心排血量监测

心排血量是心脏每分钟输送到各组织的血液量。这个测量反映了不仅仅是心脏的，而是整个循环系统的状态，因为组织的自身调节对其存在影响。CO 等于 SV 和 HR 的乘积。前负荷、后负荷、心率和心肌收缩力是心排血量的主要决定因素。

热稀释法

1. 间歇性热稀释法心排血量测定

热稀释法是目前临床上通过肺动脉导管进行有创心排血量测定的最常用的方法。通过这种方法，可以通过无活性的指示剂进行频繁的心排血量的测定，而无须抽取血样。向右心房快速注入冷液体，通过肺动脉中的热敏电阻检测所产生的温度变化。使用热指示器后，可通过修正的 Stewart-Hamilton 方程计算心输出量。

$$CO = \frac{V(T_B - T_1) \times K_1 \times K_2}{\int_0^\infty \Delta T_B(t)\,dt}$$

其中 CO 是心排血量（L/min），V 是注射液体量（ml），T_B 是原始血液温度（℃），T_1 是注射液

体的温度（℃），K_1 是密度因子，K_2 是计算常数，$\int_0^\infty \Delta T_B(t)\,dt$ 是血液的整体温度随时间变化的积分。

通过计算机进行温度时间曲线下方的面积积分运算。心排血量与曲线下的面积成反比。

温度 – 时间曲线是该技术的关键，任何影响它的情况都会影响心排血量测量的准确性。具体而言，任何导致达到热敏电阻的液体不够冷、过冷或者导致温度基线不稳的情况都会影响技术的准确性。达到热敏电阻的液体不够"冷"的话会导致心排血量被高估。造成这一情况的原因有注射的指示剂量不足、温度过高、热敏电阻上有血栓附着或导管部分楔住。相反，如果注射的指示剂量过多或者温度过低的话则会出现对心排血量的低估。对于存在大的心内分流的患者，不推荐将肺动脉导管热稀释法用于精确的心排血量的测量。框 10-13 列出了肺动脉导管热稀释法测量心排血量常见的错误。

2. 连续热稀释法心排血量测定

具有连续测量心排血量功能的肺动脉导管是在 20 世纪 90 年代引入临床的。其中通过温和地加热血液而运作的方法获得了更多的临床应用。该方法与其他测量心排血量的方法之间存在良好的相关性。遗憾的是，该方法与采用间歇热稀释法测量心排血量在相关性方面是不一致的，尤其是在血流动力学快速变化的情况下，例如体外循环停机后的初始阶段。相反，在生理状态更稳定的时期获得的间歇和连续心排血量的测量值之间存在极好的相关性。造成这种现象的原因可能是低温体外循环后温

框 10-13　肺动脉导管热稀释法心排血量测定的常见错误

真实心排血量的低估

- 注射剂量大于预设的注射剂量（通常为 10ml）
- 在测量心排血量的同时给予大量液体（停止快速输液）
- 注射温度低于测量温度（注射液体温度探头在发热硬件旁边而不是在注射流体旁）

真实心排血量的高估

- 注射剂量小于预设的注射剂量
- 注射液体温度高于探头测量的温度

其他注意事项

- 心脏的手术操作
- 主动脉体外循环套管输液
- 心律失常

度基线不稳定。

六、冠状窦置管

在一些医疗中心，在微创心脏外科手术过程中会放置血管内冠状窦导管以便逆行灌注心脏停搏液。心脏麻醉医师通常在 TEE 和透视的引导下通过右 IJV 放置冠状窦导管。在置入导管和灌注心脏停搏液的过程中，可以监测冠状窦压力和压力波形。这一操作带来了许多问题，包括导管放置的深度，以及灌注心脏停搏液时适宜的压力和流量。逆行灌注停搏液的流速通常设置为 150～200ml/min，冠状窦压大于 30mmHg。

即使有 TEE 和透视监测，插入冠状窦导管也可能很困难。大约 110° 的改良两腔静脉切面可以使导管从上腔静脉到冠状窦清晰可见。导管进入冠状窦后，其最终位置通常需要由透视引导。导管进入冠状窦后给气囊充气，同时寻找压力曲线从典型的静脉压力曲线变为搏动性的心室化压力曲线（由于压力从左心室传回）。

第 11 章
术中经食管超声心动图基础
Basic Intraoperative Transesophageal Echocardiography

Ronald A. Kahn   Timothy Maus   Ivan Salgo   Menachem M. Weiner   Stanton K. Shernan

Stuart J. Weiss   Joseph S. Savino   Jared W. Feinman   著

张　帆　译

要　点

- 超声束是由探头或者声波产生器发出的持续或间断的声束，由密度或压力组成，超声波的特点分为波长、频率和速率。

- 多普勒频率平移分析用于获得血流速度、方向及红细胞的加速度，波幅和频率方向与移动物体的速率和方向相关，测量流速可以获得压差和容积。

- 轴向分辨率是与超声方向平行的两个界面的最小距离，使其两个不同界面成像；侧向分辨率是分辨垂直于声束方向的两个界面的最小距离；水平分辨率指的是成像平面上厚度的差异。

- 插管患者做食管超声的绝对禁忌证有食管狭窄、憩室、肿瘤、近期缝合、已知的食管闭锁，相对禁忌证包括有症状的裂孔疝、食管炎、凝血疾病、食管静脉曲张和不明原因的上消化道出血。

- 通过上下移动食管超声探头获得水平成像（上食管 20～25cm、中食管 30～40cm、经胃 40～45cm、经胃深部 45～50cm），多平面探头无须手控就可将成像轴面旋转 180°，从而进一步探查复杂的解剖结构。

- 主动脉狭窄可通过瓣口面积测量、主动脉压差或连续性方程来评估。瓣口面积测量法的使用通常受到主动脉瓣钙化的限制。峰压和平均压差可以在经胃深部或经胃长轴使用连续多普勒测量。使用连续性方程测量左心室流出道和主动脉瓣血流确定主动脉瓣口面积。

- 主动脉瓣反流的定量通常是基于彩色血流的分析，即舒张期左心室流出道的多普勒。最可靠的是测量缩流颈宽度，以及缩流颈宽度与左心室流出道宽度的比值。

- 二尖瓣狭窄可以在经胃左心室底段短轴平面评估，经二尖瓣多普勒分析可以计算平均跨瓣压差，使用压力半降时间计算瓣口面积。

- 二尖瓣反流可以在收缩期通过彩色多普勒在左心房进行定量分析。反流的严重程度可以通过肺静脉血流时间速度分析做进一步评估，可以用 PISA 法测量二尖瓣口反流面积，缩流颈的宽度是容易测量的，从而可用来重复评估二尖瓣反流。

心脏麻醉中很少有技术发展得像术中食管超声一样快。20 世纪 80 年代初，经食管超声心动图（TEE）在手术室开始使用，其主要应用是评估整体及左心室局部功能。从那以后，有很多技术进展：双平面和多平面探头；多频探头；增强扫描分辨率；彩色多普勒（CFD）、脉冲波多普勒（PWD）和连续波多普勒（CWD）；自动边缘检测；多普勒组织成像（TDI）；三维（3D）重建；数字图像处理。伴随这些进展，TEE 的临床应用数量显著增加。TEE 的常见应用包括：①评估瓣膜结构和功能；②评估胸主动脉；③检测心内缺损；④心内占位的检测；⑤心包积液的评估；⑥检测心腔内气栓和血栓的数量；⑦双心室收缩和舒张功能的评估。在许多评估中，TEE 能够提供进手术室以前没有的独特和关键的信息（框 11-1）。

一、基本概念

超声部分

在超声心动图中，心脏和大血管能接收超出人类可听到范围的声波，即超声波。超声波被发射入胸腔，部分由心脏结构反射。从这些反射中，计算出胸腔内物体的距离、速度和密度。

超声波是传感器或声波发生器连续或间歇发出的一系列声波。包括疏密波或压力波，可以存在于除真空以外的任何介质中。超声波的特征包括它们的波长、频率和速度。波长是超声束中压力或密度相等且速度最近的两个点的距离，速度即是波在介质中传播的速度。当声波传输时，通过超声束中的任何一个设定点，压力在高值和低值之间有规律地连续循环。每秒循环个数 [以赫兹（Hz）为单位] 被称为波的频率。超声波的频率在 20 000Hz 以上，这是人类听觉范围的上限。声波的频率（f）、波长（λ）和速度（v）的关系可通过以下公式描述：

$$v = f \times \lambda \qquad \text{[公式 11-1]}$$

压电晶体在超声波和电信号之间转换。出现高频电信号时，这些晶体产生超声波能量；相反，当它们被呈现出超声波振动时，它们会产生可转换的交流电信号。通常，压电晶体会发出一个短的超声波信号指向成像区域。超声波发射后，晶体"倾听"给定的回波，然后在重复此循环之前暂停。这个周期长度称为脉冲重复频率。此循环长度必须足够长，以提供足够的时间让信号往返于某个感兴趣的对象。反射的超声波返回至压电晶体，它们被转换成电信号，经过适当地处理和显示。电子回路测量发射和接收回波之间的时间延迟。因为超声波通过组织的速度是恒定的，通过时间延迟可以计算传感器和组织之间的精确距离。返回的超声波信号强度和幅度提供了目标组织的特征。

二、成像技术

（一）M 型超声

超声成像最基本的形式是 M 型超声心动图。这个模式中，在这个狭窄的超声束路径上所有组织的深度和位置（比如沿着一条直线）在视频屏幕上为滚动显示。滚动显示生成目标组织实时的、不断变化的切面图，持续几秒。因为这是实时运动显示（正常心脏组织通常在运动中），它被称为 M 模式。因为只有很有限的一部分心脏在任何一个时间点会被观察到，而且图像需要恰当的解释，M 模式目前还没有被用作主要成像技术。然而，该模式对于心脏周期内事件的精确定时是有用的，以及经常与 CFD 结合用于异常流量的定时。

（二）2D 模式

沿着某一区域通过快速重复扫描不同半径的扇形，超声心动图生成心脏某一切面的二维图像。这张图像，类似于解剖部分，比 M 模式显示容易理解。结构和运动信息在二维扫描平面中，每秒更新 20～40 次。这个重复的更新生成心脏的实时图像。二维超声心动图扫描装置通常使用电子控制的超声束（相控阵）使心脏成像。

框 11-1　食管超声心动图的常见应用

评估瓣膜结构和功能

评估胸主动脉

检查心内缺损

评估心包积液

检查心内气栓、血栓、占位

评估双心室收缩和舒张功能

评估心肌缺血

（三）多普勒技术

大多数现代超声心动图扫描仪结合了多普勒和二维成像功能。在获得所需的心脏二维超声心动图后，由光标表示的多普勒波叠加在二维图像上。操作者将光标尽可能平行于假设血液流动的方向，然后根据经验调整优化反射回的多普勒波束的视频信号。目前，多普勒技术至少可以用4种不同的方法测量血流速度：脉冲多普勒、高频多普勒、连续多普勒和彩色多普勒。

彩色多普勒

电子和计算机技术的进步使彩色多普勒超声扫描仪能够显示心脏内的实时血流，同时也可以显示黑白的二维图像。除了展示心脏血流的位置、方向和速度，这些装置还可以估算湍流中血流加速度和层流差异。彩色多普勒超声心动图是基于多闸门原理，使用脉冲多普勒沿整个切面的不同点对血流速度进行取样。同时，该技术也扫描生成二维图像。

心脏扫描定位检测到流向传感器的位置（图像扇区的顶部）被指定为红色。从这个方向流出的颜色是蓝色。此颜色分配是人为的，由设备制造商和用户设定。最常见的彩色流编码方案，速度越快（达到一定限度），颜色越深。在短时间内变化超过预设值的流速间隔（流动变异）可以在红色或蓝色加上绿色。快速加速的层流（流速变化）和湍流流速（流速方向的变化）满足流速快速变化的标准。总之，红色或蓝色在任何位置和时间的亮度通常是与相应的流速成比例，而色调与速度的时间变化率对应。

三、设备

所有的TEE探头都有几个共同的特点。当前可用的探头使用多频转换器，转换器安装在探头顶端。大多数超声心动图检查都是用3.5兆赫到7兆赫超声波。可以通过近端手柄上的旋钮来调整尖端的方向。大多数成人探头有两个旋钮，一个允许前后移动，另一个允许左右移动。多平面探头还包括一个控制装置，用于机械旋转超声心动图0°～180°，因此结合推进和撤回探头或旋转探头，可以获得多个超声心动图切面。另一个大多数探头的共同点是包含一个温度传感器以警告传感器对食管的热损伤。目前，大多数成人超声心动图探头是多平面的（在扫描平面上可改变方位），而儿科探头要么是多平面的，要么是双平面的（横向和纵向，与轴平行）。成人探测器通常轴长100cm，直径为9～12mm。探头尖端的形状和大小略有不同，但通常有1～2mm的差别。这些探头的大小要求患者体重至少为20kg。根据制造商的不同，成人探头每次扫描切面包含32～64像素。一般来说，图像质量与像素的数量直接相关。儿科探头安装的传感器在较窄较短的轴上。这些探头可用于体重只有1kg的患者。

一个重要的特性是可以改变扫描频率。较低的频率，如3.5兆赫，具有更大的穿透力，并且适用于经胃（TG）视图。它也增加了多普勒速度极限。相反，更高的频率产生更好的分辨率。TEE的局限性在于，非常接近探针的结构只能显示非常有限的区域。较新的探头或许可以提供更广阔的近场视野。最后，新的探头具有在多个平面上同时扫描的能力。使用非机械矩阵阵列探头可以同时从横向和纵向两个方向扫描，这个二维阵列可以创建三维超声图像，也可以创建相交的同步二维图像。

四、并发症

术中TEE引起的并发症可分为两种：气道和食管直接损伤及TEE的间接影响（框11-2）。在第一组中，潜在的并发症包括食管出血、灼伤、撕裂、吞咽困难和喉部不适。很多并发症可能是由于探头尖端对食管和呼吸道压迫所致。大部分患者中，尽管探头的最大弯曲不会导致压力高于17mmHg，但偶尔即使没有食管疾病，压力也会超过60mmHg。

框11-2 术中经食管超声心动图并发症

气道和食管直接损伤
- 食管出血、灼烧、撕裂
- 吞咽困难
- 喉部不适
- 菌血症
- 声带麻痹

间接影响
- 气道操作对血流动力学和肺功能的影响

操作时分散了对患者的观察

进一步证实 TEE 食管损伤的低概率事件见于少数并发症病例报告。文献中有少数报道术中致死性食管穿孔及良性 Mallory-Weiss 撕裂。因此，如果在推进探头时遇到阻力，原则上应该拔出以避免潜在的致命并发症。

TEE 引起的第二类并发症包括气道操作对血流动力学以及肺的影响，特别是对于新的 TEE 操作者，分散了看护患者的注意力。幸运的是，探头食管置入对麻醉患者的血流动力学的不良影响很少，也没有专门的研究关注这个问题。对于麻醉医师来说，更重要的是不能忽视患者看护的问题。尽管没有出现在文献中，TEE 检查时有几次气管导管断开未被注意导致氧饱和度下降的病例，此外，因为关注图像及超声仪器的操作而忽略对严重血流动力学异常的处理。显然，新的超声心动图操作人员应该寻求助理医师的帮助，在超声心动图检查期间观察患者。在获得足够的经验后可以不需要助理麻醉师。确保所有呼吸和血流动力学警报在心脏超声检查中被开启也很重要。

五、安全指南和禁忌证

为确保 TEE 的安全提出以下建议。每次插入前应检查探头的清洁度和结构是否完整。如果可能，还应检查电气隔离。探头应该轻轻插入；如果遇到阻力，则操作应中止。使用最小的换能器能量，不使用时应冻结图像。最后，当不需成像时，探头应保持在空挡，未锁定位置避免长时间压迫食管黏膜。

气管插管患者的绝对禁忌证包括食管狭窄、憩室、肿瘤、新近有缝合和已知的食管闭锁。相对禁忌证包括有症状的食管裂孔疝、食管炎、凝血障碍、食管静脉曲张和不明原因的上消化道出血。值得注意的是，尽管有这些相对禁忌证，TEE 已经用于肝移植患者，未见有不良后果。

六、探头置入技术

麻醉状态下 TEE 探头通过患者口腔和咽部时，有可能很有挑战性。通常的方法是把润滑良好的探头从前面和下面指向口咽后部。探头的其余部分可以通过控制旋钮和探头的近端部分固定在操作者的

颈部以及肩膀上方。然后，操作者的左手通过插入拇指抬高下颌骨，在牙齿后面用手指抓住下颌，然后轻轻地举起。然后，向前移动探头，以抵抗轻微但均匀的阻力，直到探头的尖端穿过咽部下括约肌时阻力消失，在新生儿中通常距离唇部 10cm，成人为 20cm。在超声心动图引导下进一步操作探头。

困难的超声探头插入可能是由于探头尖端紧挨梨形窝、舌后或食管憩室。气管导管套囊过度充气也会阻塞探头的通路。适当调整可能有助于探头通过，包括改变颈部位置、重新插入超声探头、提下颌骨。在喉镜的帮助下，探头也可以通过。探头不应强行通过障碍物，这可能导致呼吸道损伤或者食管穿孔。

七、术中多平面经食管超声心动图检查

（一）探头操作：专业术语和技巧

术中多平面 TEE 综合检查的过程从了解操作探头的术语和技巧开始（图 11-1）。有效的探头操作可以减少食管损伤，有助于获取和扫描二维图像平面。通过上下移动探头，获得水平成像平面（近端和远端）在食管中距门齿的不同深度 [上食管（UE）：20～25cm；食管中段（ME）：30～40cm；经胃平面：40～45cm；经胃深部平面：45～50cm]（表 11-1）。垂直面是通过手动转动探头向患者的左边或右边获得的。通过手动旋转探头手柄上的两个控制轮，可以进一步微调获得成像平面，使其弯曲探头顶端向左、向右、向前或后平面。多平面探头可进一步获得复杂的解剖结构，如二尖瓣（MV），通过允许高达 180° 的晶片轴向旋转而无须手动探头操作成像平面。

（二）术中食管超声全面检查：成像平面和结构分析

1. 左心室和右心室

应仔细检查左心室的整体和局部功能，使用多个探头平面、深度、旋转和角度方向（图 11-2）。基于定性的视觉评估的节段功能分析包括以下评分系统。左心室壁厚度和收缩期运动（心内膜边界偏移）：1= 正常（＞30% 增厚）；2= 轻度运动减退（10%～30% 增厚）；3= 重度运动减退（＜10% 增厚）；

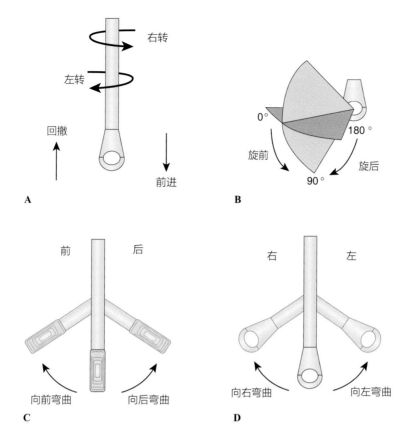

▲ 图 11-1　调节探头的方式

A. 探头在食管内移动；B. 通过旋转晶体探头获得扫描角度；C. 探头尖端前屈或背伸；D. 探头尖端左右移动

4= 无增厚；5= 运动障碍（矛盾运动）。最近推荐的食管中段五腔心平面，在 0°～20° 观察间隔壁和侧壁（稍前）的基底部至心尖部，同时观察左心室流出道（LVOT）、右心室和两个心房（图 11-2）。略高于中下平面的位置，轻微的超声探头推进使左心室流出道从图像上消失后，可以看到食管四腔心切面（图 11-2）。食管超声探头旋转至 80°～100°，形成食管中段两腔心切面（图 11-2），从成像窗口中移除右心房、右心室图像，可见左心室下壁和前壁的基底段、中间段和心尖段。在 120°～160° 的食管中段长轴（LAX）切面（图 11-2）可以评估左心室前间壁或下外侧（后）壁。因为左心室的方位通常低于真正的水平面，为了减少左心室腔变小，可能需要稍微向后弯曲探头尖端。在 0°～20°（图 11-2）时，经胃短轴乳头肌（TG mid-SAX）是最常用的观察左心室运动的切面，因为它可以在左心室乳头肌平面评估相应冠状动脉供应的左心室节段 [右冠状动脉、左回旋支和左前降支（LAD）]。这个平面也可以对心包积液进行定性和定量评估，即在经胃

深度推进或退出探头可在对应的经胃心尖短轴和基底段短轴进行左心室评估（图 11-2）。可以进一步通过在经胃乳头肌平面将探头向前旋转至经胃二腔心（80°～100°）（图 11-2）和经胃长轴（90°～120°）评估左心室（图 11-2）。

右心室局部和整体功能可由食管中段五腔心和四腔心切面评估（图 11-2），可以看见间隔壁和游离壁。尽管还没有为右心室游离壁制订正式的节段评估方案，但可以对间隔壁进行局部评估。将探头向右转动，并从食管中段深度稍微向前推进，可以显示三尖瓣（TV）、冠状窦（CS）和右心室心尖。将探头旋转 60°～90°，可看到食管中段右心室流入流出道（图 11-2），其中右心房（RA）、三尖瓣、右心室游离壁、右心室流出道（RVOT）、肺动脉瓣（PV）和主肺动脉（PA）可以被视为围绕着中心的主动脉瓣（AV）。这个切面通常被认为是用多普勒来评估三尖瓣的最佳切面，也有助于指导肺动脉导管漂浮和定位。同样的右侧结构也可以从不同的角度评估，将探头推进在经胃获得新推荐的经胃右心

表 11-1　全面的术中食管超声检查 （续表）

切　面	食管中段五腔心
多平面角度范围	0°～20°
成像解剖	左心室流出道 左心室和左心房 右心室和右心房 二尖瓣和三尖瓣 房间隔和室间隔
临床应用	心室功能：整体和局部
	心腔内占位：血栓、肿瘤、气体、异物
	评估二尖瓣、三尖瓣：病理、病理生理
	原发性或继发性房缺和室缺
	肥厚型梗阻性心肌病
	经二尖瓣和肺静脉评估心室舒张功能
	多普勒分析
	心包评估：心包炎、心包积液

切　面	食管中段四腔心
多平面角度范围	0°～20°
成像解剖	左心室和左心房 右心室和右心房 二尖瓣和三尖瓣 房间隔和室间隔 左肺静脉 右肺静脉 冠状静脉窦
临床应用	心室功能：整体和局部
	心腔内占位：血栓、肿瘤、气体、异物
	评估二尖瓣、三尖瓣：病理、病理生理
	原发性或继发性房缺和室缺
	肥厚型梗阻性心肌病
	经二尖瓣和肺静脉评估心室舒张功能
	多普勒分析
	心包评估：心包炎、心包积液
	评估冠状静脉窦：冠状静脉窦置管，永存 左上腔静脉继发性扩张

切　面	食管中段二尖瓣联合
多平面角度范围	60°～70°
成像解剖	左心室和左心房

临床应用	左心室功能：整体和局部
	心腔内占位：血栓、肿瘤、气体、异物
	评估二尖瓣：病理、病理生理
	左心室舒张功能评估，通过二尖瓣多普勒分 析

切　面	食管中段两腔心
多平面角度范围	80°～100°
成像解剖	左心室、左心房、左心耳 二尖瓣 左肺静脉 冠状静脉窦
临床应用	心腔内占位：血栓、肿瘤、气体、异物
	评估二尖瓣：病理、病理生理
	左心室舒张功能评估，通过二尖瓣多普勒 分析
	评估冠状静脉窦：冠状静脉窦置管，永存 左上腔静脉继发性扩张

切　面	食管中段长轴
多平面角度范围	120°～160°
成像解剖	左心室、左心房 左心室流出道 主动脉瓣 二尖瓣 升主动脉
临床应用	左心室功能：整体和局部
	左心室腔和左心房占位：血栓、肿瘤、气 体、异物
	评估二尖瓣：病理、病理生理
	左心室舒张功能评估通过二尖瓣多普勒 分析
	评估主动脉瓣：病理、病理生理
	升主动脉病变：粥样硬化、动脉瘤、夹层
	评估肥厚性梗阻型心肌病

切　面	食管中段主动脉瓣长轴
多平面角度范围	120°～160°
成像解剖	主动脉瓣 近端升主动脉 左心室流出道 二尖瓣 右肺动脉

（续表）　　　　　　　　　　　　　　　　　　　（续表）

临床应用	主动脉瓣：病理、病理生理
	升主动脉病变：粥样硬化、动脉瘤、夹层
	评估二尖瓣：病理、病理生理

切　面	食管中段升主动脉长轴
多平面角度范围	100°～150°
成像解剖	升主动脉
	右肺动脉
临床应用	升主动脉病变：粥样硬化、动脉瘤、夹层
	顺灌停跳液评估
	肺栓塞、血栓

切　面	食管中段升主动脉短轴
多平面角度范围	0°～60°
成像解剖	升主动脉
	上腔静脉短轴
	肺动脉主干
	右肺动脉
	左肺动脉
	肺动脉瓣
临床应用	升主动脉病变：粥样硬化、动脉瘤、夹层
	肺动脉：病理、病理生理
	肺动脉栓塞、血栓评估
	上腔静脉病变：血栓、上腔型房间隔缺损
	肺动脉置管

切　面	食管中段右肺静脉
多平面角度范围	0°～30°
成像解剖	升主动脉
	上腔静脉
	右肺静脉
临床应用	升主动脉病变：粥样硬化、动脉瘤、夹层
	上腔静脉栓子
	右肺静脉多普勒

切　面	食管中段主动脉瓣短轴
多平面角度范围	30°～60°
成像解剖	主动脉瓣
	房间隔
	冠状动脉开口
	右心室流出道
	肺动脉瓣
临床应用	主动脉瓣：病理、病理生理
	升主动脉病变：粥样硬化、动脉瘤、夹层
	左右心房肿块：血栓、栓子、空气、肿瘤、异物
	原发性和继发性房缺

切　面	食管中段右心室流入流出道（"环绕"）
多平面角度范围	60°～90°
成像解剖	右心室、右心房
	左心房
	三尖瓣
	主动脉瓣
	右心室流出道
	肺动脉瓣和肺动脉主干
临床应用	右心室和右心房占位；左心房：血栓、栓子、肿瘤、异物
	肺动脉瓣和瓣下结构：病理、病理生理
	肺动脉置管
	三尖瓣：病理、病理生理
	主动脉瓣：病理、病理生理

切　面	食管中段改良双腔三尖瓣
多平面角度范围	50°～70°
成像解剖	左心房、右心房
	上腔静脉（长轴）
	下腔静脉开口
	房缺
	右肺静脉
	冠状窦和冠状窦瓣
	下腔静脉瓣
	三尖瓣
临床应用	左心房和右心房占位：血栓、栓子、气栓、肿瘤、异物
	上腔静脉病变：血栓、静脉窦房间隔缺损
	下腔静脉病变：血栓、肿瘤
	股静脉置管
	冠状窦导管置入术
	右肺静脉评估：异常反流、多普勒评价左心室舒张功能
	先天性或获得性房间隔缺损评估
	心包积液评估
	三尖瓣狭窄、反流的评价、肺动脉压的计算估计
	多普勒流速测定

切　面	食管中段双腔心
多平面角度范围	80°～110°
成像解剖	右心房和左心房
	上腔静脉长轴
	下腔静脉口：推进探头并转到右边，在长轴上看到下腔静脉、肝、肝静脉和门静脉
	房间隔
	右肺静脉：探头右转
	冠状窦和冠状窦瓣
	下腔静脉瓣

（续表）

临床应用	左、右心房肿块：血栓、栓子、空气、肿瘤、异物 上腔静脉病变：血栓、静脉窦房间隔缺损 下腔静脉病变：血栓、肿瘤 股静脉置管 冠状窦导管置入术 右肺静脉评估：异常反流、多普勒评价右心室舒张功能 先天性或获得性房间隔缺损评价 心包积液评估
切　面	食管上段右肺静脉和左肺静脉
多平面角度范围	90°～100°
成像解剖	肺静脉 肺动脉 升主动脉
临床应用	肺静脉病变 升主动脉瘤、夹层 肺栓塞、血栓
切　面	食管中段左心耳
多平面角度范围	90°～110°
成像解剖	左肺静脉 左心耳
临床应用	左肺静脉多普勒血流速度 左心耳血栓
切　面	食管中段升主动脉短轴
多平面角度范围	0°～60°
成像解剖	升主动脉 上腔静脉（短轴） 肺动脉主干 右肺动脉 左肺动脉 肺动脉瓣
临床应用	升主动脉病变：动脉粥样硬化、动脉瘤、夹层
切　面	经胃左心室基底段短轴
多平面角度范围	0°～20°
成像解剖	左心室和右心室 二尖瓣 三尖瓣
临床应用	二尖瓣评价（"鱼口图"）：病理、病理生理 三尖瓣评价：病理、病理生理 基底部左心室局部功能 基底部右心室局部功能

（续表）

切　面	经胃左心室中段乳头肌平面
多平面角度范围	0°～20°
成像解剖	左心室和右心室 乳头肌
临床应用	左心室和右心室局部和整体功能 心腔容量状态
切　面	经胃左心室心尖短轴
多平面角度范围	0°～20°
成像解剖	左心室和右心室
临床应用	左心室和右心室心尖部局部功能室壁瘤
切　面	经胃右心室基底段
多平面角度范围	0°～20°
成像解剖	左心室和右心室 右心室流出道 三尖瓣短轴 肺动脉瓣
临床应用	左心室和右心室心尖部整体和局部功能 心腔容量状态 三尖瓣病变 肺动脉瓣反流和狭窄评估
切　面	经胃右心室流入流出道
多平面角度范围	60°～90°
成像解剖	右心室和右心房 左心房 三尖瓣 主动脉瓣 右心室流出道 肺动脉瓣和肺动脉主干
临床应用	右心室和右心房肿块及左心房血栓、栓子、肿瘤、异物 肺动脉瓣和肺动脉瓣下结构：病理、病理生理 肺动脉导管置入术 三尖瓣：病理、病理生理 主动脉瓣：病理、病理生理
切　面	经胃两腔心平面
多平面角度范围	80°～100°
成像解剖	左心室和左心房 二尖瓣：腱索和乳头肌 冠状窦

（续表）

临床应用	左心室局部和整体功能（包括心尖） 左心室和心房肿块：血栓、栓子、空气、肿瘤、异物 二尖瓣：病理、病理生理
切　面	**经胃右心室流入道**
多平面角度范围	100°～120°
成像解剖	右心室和右心房 三尖瓣：腱索和乳头肌
临床应用	右心室局部和整体功能 右心室和心房肿块：血栓、栓子、肿瘤、异物 三尖瓣：病理、病理生理
切　面	**经胃左心室长轴**
多平面角度范围	90°～120°
成像解剖	左心室和流出道 主动脉瓣 二尖瓣
临床应用	左心室局部和整体功能 二尖瓣：病理、病理生理 主动脉瓣：病理、病理生理
切　面	**经胃深部左心室长轴**
多平面角度范围	0°～20°（前屈）
成像解剖	左心室和流出道 室间隔 主动脉瓣和升主动脉 左心房 二尖瓣 右心室 肺动脉瓣
临床应用	主动脉瓣和主动脉瓣下结构：病理、病理生理 二尖瓣：病理、病理生理 左、右心室整体功能 左心室和右心室肿块：血栓、栓子、肿瘤、异物 先天性或获得性室间隔缺损评估
切　面	**食管上段主动脉弓：长轴**
多平面角度范围	0°
成像解剖	主动脉弓；左头臂静脉；左锁骨下和颈动脉；右头臂动脉
临床应用	升主动脉和主动脉弓病变：动脉粥样硬化、动脉瘤、夹层；体外循环时主动脉插管部位评估

（续表）

切　面	**食管上段主动脉弓：短轴**
多平面角度范围	90°
成像解剖	主动脉弓；左头臂静脉；左锁骨下和颈动脉；右头臂动脉 肺动脉主干和肺动脉瓣
临床应用	升主动脉和主动脉弓病变：动脉粥样硬化、动脉瘤、夹层 肺栓塞；肺动脉瓣评价（关闭不全、狭窄、Ross 手术）；肺动脉 导管放置
切　面	**降主动脉短轴**
多平面角度范围	0°
成像解剖	胸降主动脉 左侧胸膜腔
临床应用	降主动脉病变：动脉粥样硬化、动脉瘤、夹层 主动脉内球囊反搏置入术评价 左胸腔积液
切　面	**降主动脉长轴**
多平面角度范围	90°～110°
成像解剖	降主动脉 左侧胸腔
临床应用	降主动脉病变：动脉粥样硬化、动脉瘤、夹层 主动脉内球囊反搏置入术评价 左胸腔积液

室流入流出道切面（图 11-2）。经胃乳头肌短轴切面（图 11-2）显示左心室的左侧新月形、较薄的右心室。稍微退出探头在最新推荐的经胃右心室基底段中，显示更多右心室基底部和肺动脉瓣（图 11-2）。经胃右心室流入切面（图 11-2）是通过将探头向右转到右心室中心深度并将平面角度向前旋转100°～120°，从而显露出 RV 游离壁下段。

2. 二尖瓣

超声心动图对 MV 的评估需要对其瓣叶（前叶和后叶）、瓣环和瓣下结构（腱索、乳头肌和邻近的左心室壁）进行全面的评估来定位病变并确定病变的原因和严重程度。二尖瓣叶可以分为后叶，包括外侧（P1）、中间（P2）和内侧（P3）；对应于相应

食管中段切面

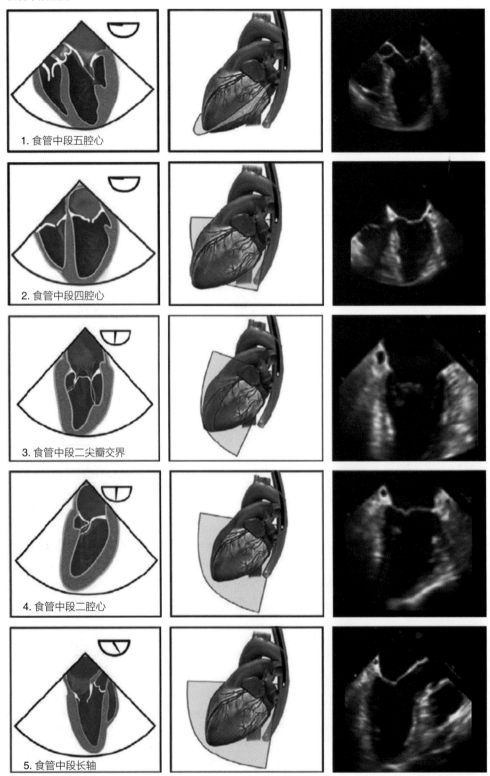

1. 食管中段五腔心

2. 食管中段四腔心

3. 食管中段二尖瓣交界

4. 食管中段二腔心

5. 食管中段长轴

▲ 图 11-2　全面检查示意图

经许可改编自 Hahn RT, Abraham T, Adams MS, et al. Guidelines for performing a comprehensive transesophageal echocardiographic examination: recommendations from the American Society of Echocardiography and the Society of Cardiovascular Anesthesiologists. *J Am Soc Echocardiogr*. 2013;9:921–964.

食管中段切面

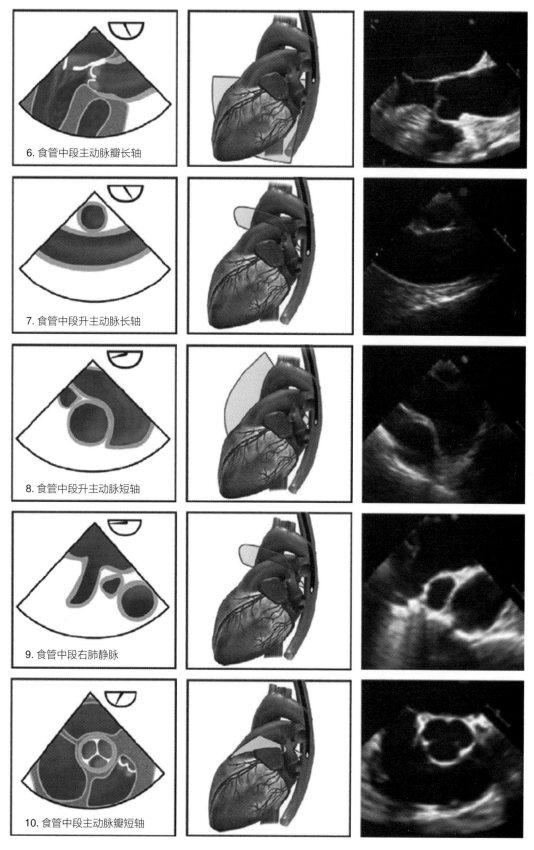

6. 食管中段主动脉瓣长轴

7. 食管中段升主动脉长轴

8. 食管中段升主动脉短轴

9. 食管中段右肺静脉

10. 食管中段主动脉瓣短轴

▲ 图 11-2（续）　全面检查示意图

食管中段切面

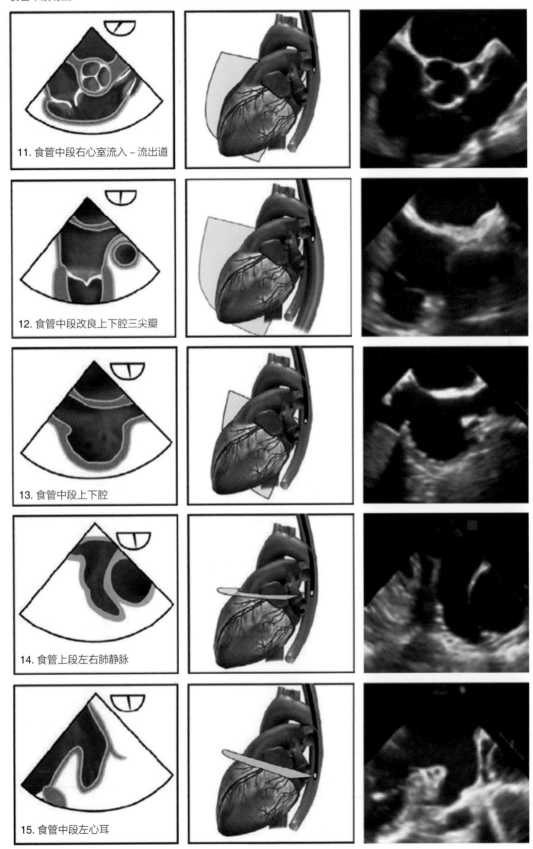

11. 食管中段右心室流入 – 流出道

12. 食管中段改良上下腔三尖瓣

13. 食管中段上下腔

14. 食管上段左右肺静脉

15. 食管中段左心耳

▲ 图 11-2（续） 全面检查示意图

经胃切面

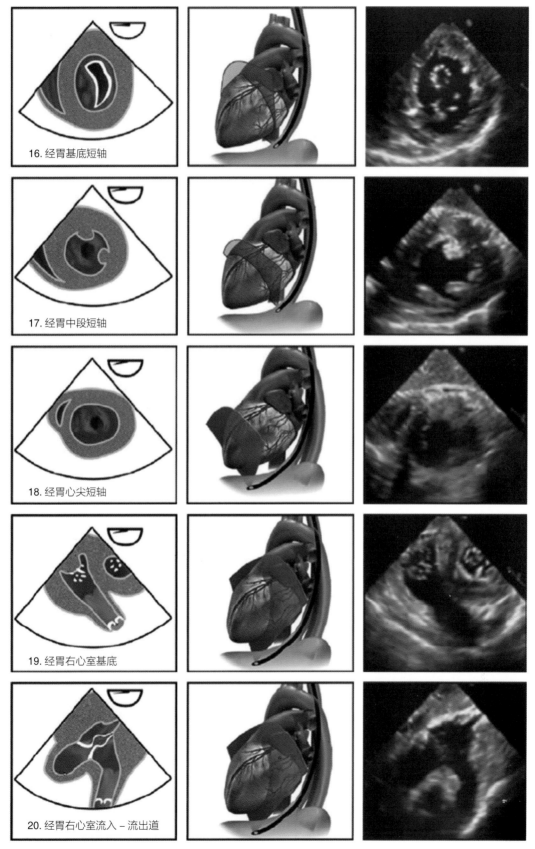

16. 经胃基底短轴

17. 经胃中段短轴

18. 经胃心尖短轴

19. 经胃右心室基底

20. 经胃右心室流入 – 流出道

▲ 图 11-2（续）　全面检查示意图

经胃切面

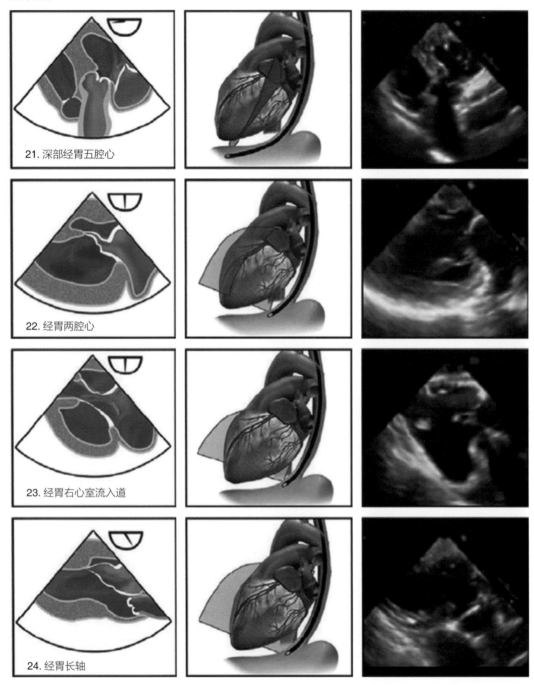

21. 深部经胃五腔心

22. 经胃两腔心

23. 经胃右心室流入道

24. 经胃长轴

▲ 图 11-2（续） 全面检查示意图

的前叶部分，包括外侧三分之一（A1）、中间三分之一（A2）和内侧三分之一（A3）。瓣叶在前外侧和后内侧联合，食管中段四腔心切面（图 11-2）显示大部分的前叶（A2、A3）及左侧后叶（P2、P1），而食管中段五腔心切面显示更多的 A1 和 P1。探头前屈提供二尖瓣前外侧的图像，而逐渐推进探头和

后屈将得到二尖瓣后内侧的图像。保持探头在食管中段深度并旋转多平面角度在 60°～70° 得到二尖瓣联合图（图 11-2），其中 A2 的右边是 P1，左边是 P3，使得 A2 看起来像"陷阱门"显示在整个心动周期内打开关闭的成像。探头进一步向前旋转到 80°～100°，形成食管中段两腔心视图（图 11-2），

大动脉切面

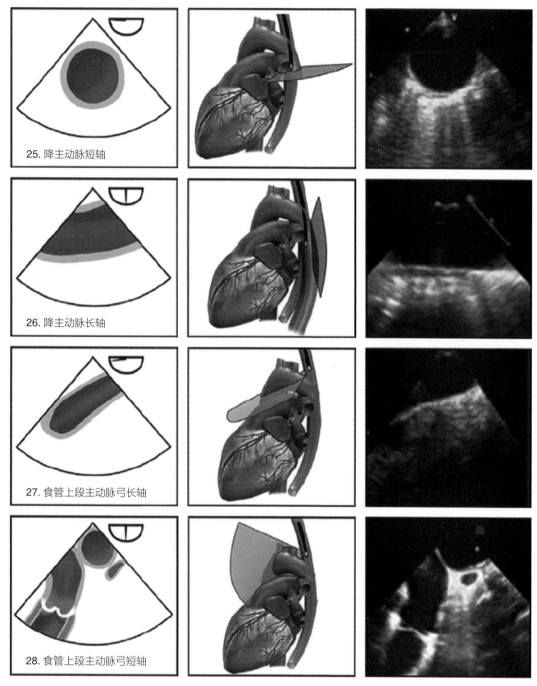

25. 降主动脉短轴

26. 降主动脉长轴

27. 食管上段主动脉弓长轴

28. 食管上段主动脉弓短轴

▲ 图 11-2（续）　全面检查示意图

左侧显示 P3，右侧显示 A1。最后向前探头旋转到
120°～160° 显示食管中段长轴平面（图 11-2），这
些图像 P2 在左边，A2 在右边。经胃基底短轴切面
（图 11-2）如果探头前弯并且从左心室的乳头肌水
平稍微退出，可以获得经胃基底段短轴，看见二尖
瓣前叶后叶（"鱼口状"），在这个视图中后内侧联

合在左上角，前外侧联合在右下，后叶在显示图像
的右边，前叶在左边。将探头旋转到 80°～100° 可
获得经胃两腔心切面（图 11-2），该切面特别适用
于评估腱索及相应的乳头肌。

3. 主动脉瓣、主动脉根部和左心室流出道
通过将探头向前旋转 30°～60° 获得食管中段

主动脉瓣短轴切面，这是显示三个半月形杯状的主动脉瓣图像的最好切面（图 11-2），无冠瓣在上方，靠近房间隔，右冠瓣在下方，左冠瓣在右方，指着左心耳的方向。此切面可以测量主动脉瓣口，评估主动脉瓣畸形（如二瓣化畸形）的诊断及使用连续多普勒定性评估主动脉瓣关闭不全。食管中段主动脉瓣长轴切面（图 11-2）可以在同样深度旋转探头至 120°～160°，可以看见左心室流出道、主动脉瓣环、瓣叶（右瓣和无冠瓣或者左冠瓣）、冠状动脉窦部、窦管结合部、升主动脉。该切面尤其适合使用连续多普勒评估主动脉瓣关闭不全、二尖瓣前叶收缩期运动，及近端升主动脉病变（如夹层、主动脉瘤）。将探头旋转回 90°～120°，进入胃至经胃水平显示经胃长轴切面（图 11-2）。在这个切面中，左心室流出道和主动脉瓣在显示图像的右方和下方，从而提供最佳的平行于多普勒的窗口用于评估血流和压力阶差 [主动脉狭窄（AS）、肥厚型梗阻性心肌病]。旋转探头回 0°～20°，深入胃部，前屈尖端与左心室心尖相邻，可形成深胃长轴切面，现在称为深胃五腔心切面（图 11-2），也就是为测量主动脉瓣和左心室流出道提供最佳的多普勒波束对准血流，并可提供一个另外的窗口，用于评估室间隔肌部室缺与左心室心尖部病变（血栓、动脉瘤）。

4. 三尖瓣

对三尖瓣的超声评估需要对其 3 个瓣叶（前瓣、后瓣和隔瓣）、瓣环、腱索、乳头肌和相应的右心室壁进行彻底评估。在食管中段五腔心中，隔瓣在右边，前瓣通常显示在瓣环左边。稍微推进探头，可以看到食管中段四腔心切面（图 11-2），隔瓣在右边，后瓣通常显示在瓣环左边。将多平面角度旋转到 50°～70° 显示食管中段右心室流入流出道切面（图 11-2），三尖瓣后瓣在图像左边，前瓣在图像右边紧邻主动脉瓣。

稍微从食管中段双腔心向右转动探头，可以看见新推荐的食管中段改良双腔心三尖瓣切面，其中前瓣在右边，后瓣在左边（图 11-2）。改良食管中段双腔心切面可以提供比较好的修正三尖瓣反流速度的连续多普勒切面，用以评估肺动脉压力。经胃右心室流入道切面（图 11-2）是通过将探头推进到胃，旋转到 100°～120°，这个视图非常适合观察右心室的腱索和乳头肌。旋转回 0°～20° 的经胃中段

左心室短轴，稍微退出探头，以获得经胃右心室基底段三尖瓣横截面，即三尖瓣短轴，三尖瓣前瓣在远场，后瓣在近场的左边，隔瓣在图像的右边。

5. 肺动脉瓣和肺动脉

肺动脉瓣是一个三叶形的半月瓣。食管中段主动脉短轴切面（图 11-2）显示 RVOT 和 PV 之间的转换。将探头向后旋转 10° 稍微后退可形成升主动脉短轴切面（图 11-2），显示 PV 与主 PA 之间的转换及其分叉。尽管右 PA 通常通过将探头向右、向左转动很容易看到，但左 PA 常常被充满空气的左主干支气管遮住。这个 ME-RV 流入流出切面（图 11-2）也可用于评估 PV 和主 PA，位于图像右侧，与 AV 相邻。然而，新推荐的 TG-RV 流入流出道切面是与多普勒波束一致的测量肺动脉瓣狭窄和反流的切面。

6. 左心房、左心耳、肺静脉和房间隔

当探头放置在食管时，左心房是最接近 TEE 探头的心脏结构。因此，左心房通常很容易显示在二维图像扇区的上方。经食管五腔心和四腔心切面（图 11-2）能显示几乎全部左心房，左心耳朝向心房上方以及当探头稍微被抽出时朝向侧方。左心耳内疏状肌的嵴不应与血栓混淆。稍微将探头进一步抽出，向左转动，并将阵列旋转至大约 90°，形成新定义的食管上段左肺静脉切面（图 11-2），显示左上肺静脉（LUPV）由前向后进入左心房，华法林嵴将其与左心耳的侧面分开。在这个深度向右转动探头显示新定义的食管上段右肺切面（图 11-2），将阵列稍微向前移动并旋转 0°，可以看到新定义的食管中段右肺静脉切面（图 11-2），两者都分别显示右上肺静脉（RUPV）从前向后进入左心房、右肺动脉或上腔静脉（SVC）。

房间隔（IAS）由较厚的边缘区及薄的卵圆窝组成，在食管四腔心切面中可见（图 11-2）。房间隔良性脂肪肥大必须与病理性占位如左心房黏液瘤等病变区分开来。房间隔的完整性和卵圆孔（PFO）或先天性房间隔缺损应用多普勒超声心动图和生理盐水微泡对比剂评估。前进和旋转探头至 80°～100°，获得食管双腔心切面（图 11-2），这样可以从左到右对左心房进行进一步成像。将探头稍微向左转动，获得新定义的食管中段左心耳切面（图 11-2），可以看见左心耳和左上肺静脉。在这个

水平向右旋转探头，将多平面角度调整到80°～110°将获得食管中段双腔静脉切面（图11-2），该图描绘了进入图像右侧右心房的上腔静脉，下腔静脉（IVC）从左侧进入。房间隔在中间将图像分为左右心房。

7. 右心房和冠状窦

将探头转到患者右侧得到食管中段五腔心切面和食管中段四腔心切面（图11-2），很容易见到右心房，食管中段右心室流入流出道切面（图11-2）也可以见到。在这一视图中，可以看见整个右心房的大小、整体功能和存在的肿块（血栓、肿瘤）。旋转80°～110°可得到食管中段双腔静脉切面（图11-2），显示RA及其内部结构（下腔静脉瓣、希阿里网、界嵴）。图像显示上腔静脉在右心耳上方从右边进入右心房，下腔静脉从左边进入右心房。向前推进并向右转动探头可以定性评估下腔静脉肝内段和肝静脉。在TG深度，两个TG-RV流入流出道和TG-RV流入道切面可能提供更理想的RA成像和腱索结构图像。起搏器电极和用于血流动力学监测或体外循环（CPB）的中心静脉导管很容易在这个切面中见到。

冠状静脉窦（CS）位于房室沟的后方，在房间隔的下方，将血汇入右心房。食管中段四腔心切面（图11-2）向前推进和稍微向后弯曲得到长轴视图，可见冠状静脉窦在三尖瓣环稍上方进入右心房。在ME双腔心切面（图11-2）的左上方可以看见CS短轴横截面。CS和冠状窦瓣膜也可以在食管中段双房心切面的左上方见到（图11-2），图像中CS以钝角进入RA。超声心动图显示CS有助于指导放置用于体外循环的CS导管。

8. 胸主动脉

食管中段升主动脉长轴切面可见胸主动脉根部和上升段（图11-2）。将探头推进或退出，应能看到从窦管结合部到主动脉瓣远端4～6cm的地方，以检查动脉瘤和夹层。将多平面角度旋转到100°～150°，获得ME升主动脉长轴切面（图11-2），可较好显示动脉前壁和后壁，测量主动脉根部和升主动脉的直径。也可在食管中段主动脉瓣长轴切面（图11-2）将探头轻微回退并左转得到这一切面。

主动脉弓的TEE成像模糊，常被充气的气管遮挡。主动脉弓的最佳切面是从0°的升主动脉短轴切面后退并向左旋转获得食管上段主动脉弓长轴切面（图11-2），显示主动脉弓部接着升主动脉，大血管（头臂干、左颈动脉和左锁骨下动脉）和远端主动脉弓，接近近端降主动脉，降主动脉在图像中显示为横截面。或者将探头向左旋转90°获得食管上段主动脉弓短轴切面（图11-2），在该切面向左转动探头可见远端弓部向近端降主动脉过渡。将探头向右转动并稍微抽出，弓部中段和大血管在屏幕右方成像，随后将探头推进和旋转120°时获得食管中段升主动脉长轴（图11-2），可见远端升主动脉。对主动脉扫描评估升主动脉及主动脉弓病变（如动脉瘤、夹层、动脉粥样硬化）以确定体外循环的钳夹和插管部位很有用。

通过在食管中段四腔心切面向左转动探头获得降主动脉的短轴图像（图11-2）。将探头的多平面角度从0°旋转到90°～110°获得一个长轴图像，即降主动脉长轴切面（图11-2）。持续推进探头并稍微向左转动，完整地检查胸降主动脉，直到探头在胃内时显示腹主动脉发出的肠系膜上动脉。彻底的胸降主动脉检查评估远端动脉瘤或夹层是必要的。另外，降主动脉长轴和短轴切面有助于确定主动脉内球囊放置的适当位置。

八、临床应用

左心室评估

1. 左心室大小的评估

左心室容积可使用二维超声心动图或三维数据设置双平面界面汇总或面积长度进行测量。因为双平面圆盘求和法（改良的辛普森法）修正了几何形态改变，是目前推荐的二维容量测量方法。用双平面圆盘总和，总的左心室容积是由一堆圆盘组成。每个圆盘的高度计算为左心室长轴的一部分，基于从两腔和四腔的角度测量左心室长径。横截面的面积（CSA）基于所获得的直径，以及估计的圆盘体积是通过这些值的总和得到的。

2. 舒张末期测量左心室前负荷

前负荷通常通过传统血流动力学方法测量左心充盈压力（肺毛细血管楔压、左心房压或左心室舒张末压）或测量左心室舒张内径。据推测，舒张末期的内径比 PCWP 更能较好地评价前负荷。从乳头肌水平的短轴切面得出舒张末期容积（EDV）并作为预测指标，对冠状动脉搭桥术后心脏指数的变化进行比较，手术中观察到舒张末期面积（EDA）或者舒张末期体积（EDV）与 CI 之间有很强的相关性，而 PCWP 和 CI 无显著相关性。

出于实用的原因，TEE 通常仅限于乳头肌水平短轴平面。一些证据表明这个水平上的短轴 EDA 与整个心脏超声心动图的测量结果和用放射性核素同时测量 EDV 有较好的相关性。主要有两种前负荷降低的超声心动图征象，EDA 的减少（$< 5.5 \mathrm{cm}^2/\mathrm{m}^2$）总是反映低血容量；收缩末期的区域（"心室亲吻征"）消失，伴随 EDA 降低，提示严重低血容量。

3. 左心室收缩功能

超声心动图评估左心室整体和局部功能包括二维、三维或心脏结构的多普勒评估。使用超声心动图，收缩力最常用舒张末期和收缩末期来评估。

通过二维超声心动图，可以获得多个断层切面并使用各种公式计算心室容积，如改良辛普森公式。利用心室容积，可以用标准公式计算射血分数（EF）。

$$EF = (LVEDV - LVESV)/LVEDV$$

[公式 11-2]

其中 LVEDV 为左心室舒张末期容积，LVESV 为左心室收缩末期容积。

术中 TEE 时，在乳头肌中段的水平监控单个 SAX 视图是最方便的。一旦用追踪软件描记舒张末期和收缩末期的心内膜区域，收缩力评估可使用面积变化分数（FAC）或射血分数面积（EFA）。

$$FAC = (LVEDA - LVESA)/LVEDA$$

[公式 11-3]

其中 LVEDA 为左心室舒张末期面积，LVESA 为左心室收缩末期面积。

九、心肌缺血监测

（一）局部室壁运动

数十年来，超声心动图已被用于评估与心肌缺血相关的节段性室壁运动异常（RWMA）。可靠检测 RWMA 的能力因其诊断和治疗指征而具有临床意义。因此需要注意的是，TEE 检测到的 RWMA

必须始终在临床背景下进行解释，因为并非每个 RWMA 都能诊断心肌缺血。心肌炎、心室起搏和束支传导阻滞很容易导致室壁运动异常，从而可能导致患者管理不当。

通过了解冠状动脉解剖，超声心动图可以根据室壁运动异常区域对潜在冠状动脉病变的定位作出判断。

1. 室壁运动

最简单的室壁运动评估是通过观察左心室各节段的运动来完成的。此定性评估分为正常、减低、消失、反常或室壁瘤。除运动外，正常心肌在收缩期增厚。室壁增厚可以定性评估。

$$PSWT = SWT - DWT / SWT \times 100$$

[公式 11-4]

其中 PSWT 是收缩期室壁增厚的百分比，SWT 代表收缩末期室壁厚度，DWT 是舒张末期室壁厚度。

增厚程度也可用于评估观察节段的整体功能。增厚 > 30% 为正常，10%～30% 为轻度运动减退，0%～10% 为重度运动减退，无增厚为运动消失；如果节段在收缩期膨胀，则存在矛盾运动。

2. 缺血的诊断

在包括经皮冠状动脉腔内成形术（PTCA）在内的急性缺血模型中，阻断血流后心肌功能变化的精确顺序已被研究。舒张功能异常通常先于收缩功能异常。正常功能对左心室充盈至关重要，依赖于心室舒张、顺应性和心房收缩。心室舒张功能可以通过监测与心室尺寸变化相关的充盈率来评估（见前面的讨论）。局部收缩功能可通过超声心动图测定心室长轴和短轴切面下收缩时的室壁增厚和室壁运动来估计。左心室乳头水平的短轴图显示由 3 条冠状动脉灌注的心肌，因此非常有用。然而，由于长轴切面不能显示心尖，这是一个非常常见的缺血部位，因此长轴和纵向心室切面在临床上也很重要。

虽然室壁增厚可能是比室壁运动更具体的缺血标志，但它的测量需要心外膜的可视化，这并不总是可能的。或者，在收缩期通过观察心内膜向室腔中心的运动，可以评估收缩期室壁运动。随着心肌氧供氧耗平衡的恶化，室壁运动分级异常由轻度运动减退发展为重度运动减退、运动消失，最后发展为运动反常。正常收缩的定义是半径从中心到心内膜边界缩短 30% 以上。轻度运动减退是指收缩过程中较正常收缩缓慢、力度减弱，向心缩短 10%～30%。严重的运动减退定义为小于 10% 的向心缩短。很难准确区分不同程度的运动减退。无收缩是指在收缩过程中没有心室壁运动或心内膜没有向内运动。矛盾运动是指心室收缩过程中心室壁的反常运动或向外运动。

3. 局限

尽管 TEE 与传统的术中心肌缺血监护仪相比有许多优点，但潜在的局限性仍然存在。TEE 监测最明显的局限性是不能在关键时期（如诱导期、喉镜检查期、插管期、紧急期和拔管期）检测到缺血。此外，伪影可能会影响 RWMA 分析。

特别是室间隔，必须在室壁运动和室壁增厚评估方面给予特别考虑。室间隔包括：下部肌肉部分和基底段部分。基底段的收缩程度与下部肌肉部分不同。在最上部的基底段，室间隔与主动脉流出道相连。它在这个水平上的运动通常在心室收缩时是矛盾的。室间隔也是左心室的一个独特区域，因为它也是右心室的一个区域，因此受到来自两个心室的力的影响。此外，胸骨切开术、心包切开术和体外循环都可以改变心脏在胸腔内的平移和旋转运动，这可能导致室间隔运动的改变。

RWMA 评估的另一个潜在问题即对束支传导阻滞或心室起搏引起的不协调收缩的评估。在这些情况下，用于评估 RWMA 的系统必须补偿心脏的整体运动（通常在浮动参考框架下完成），不仅要评估局部心内膜运动，还要评估心肌增厚。

并非所有的 RWMA 都提示心肌缺血或梗死。很明显，在正常情况下，所有的心脏都不会以均匀一致的方式收缩。然而，我们可以合理地假设，在大多数情况下，手术期间心脏局部收缩模式的急性变化可能归因于心肌缺血。此规则的一个重要例外可能适用于急性冠状动脉阻塞模型。在这些模型中，心肌缺血区中心的功能变得异常，但与缺血区相邻的心肌区也确实变得功能异常。一些研究表明，功能失调心肌的总面积通常超过缺血或梗死心肌的面积。非缺血组织的功能损害被认为是由束缚效应引起的。与尸检研究相比，超声心动图对梗死面积的高估可能是由于束缚或正常灌注的非束缚组织的附着而引起的。

手术中 RWMA 分析的另一个局限性是，它不能区分急性缺血和顿抑或冬眠心肌，也不能区分耗氧增加和供氧减少之间的缺血原因。最后，值得注意的是，先前缺血或瘢痕的区域可能会因后负荷的变化而变得不明显，并出现新的 RWMA。这在血管手术中尤为重要，因为在这期间，后负荷会发生显著的变化。

4. 结果的重要性

关于术中发现 RWMA 意义的数据表明，在没有血流动力学或心电图（ECG）证据的情况下，短暂性异常可能不代表明显的心肌缺血，并且通常与术后发病率无关。运动减退的心肌节段与无运动或运动消失节段的显著灌注缺陷相比，似乎灌注缺失较小。因此，运动功能减退可能是一个较低的预测术后发病率的指标。

术中 TEE 有助于预测 CABG 手术的预后。冠状动脉搭桥术后，局部心肌功能立即得到改善（这是持续的）。此外，有报道称，成功的冠状动脉搭桥术后，旁路可以补偿性地使过度收缩节段立即恢复正常。CABG 术后持续性 RWMA 似乎与不良的临床结局有关，而 CABG 术后没有 RWMA 与术后病程无心脏发病率相关。

（二）右心室功能

右心室是一个复杂的结构，将静脉血泵送到正常的低压低阻的肺动脉循环。当 RV 功能和负荷条件正常时，右心室在食管中段四腔心切面中呈典型的三角形，而在经胃中部短轴切面中呈新月形。右心室由三部分组成：①靠近 TV 的流入部分、腱索和乳头肌；②心尖心肌小梁；③室间隔和肺动脉附近的 RVOT。右心室的这三个部分形成一个环绕外观，这在食管中段右心室流入流出切面中很明显。与左心室活塞样收缩不同，右心室流入道以蠕动样方式收缩，然后是心尖部和流出道。RV 功能障碍常与肺血管后负荷增加和肺动脉高压有关，导致 RV 壁张力增高和 RV 氧供需失衡。当后负荷增加和（或）右心室缺血发生时，导致收缩功能下降、右心室舒张压升高和心室扩张。

如前所述，右心室对后负荷增加特别敏感。这种对后负荷慢性增加的反应可能是容积或压力相关的改变，如右心室扩张、肥大、室间隔异常和右心室衰竭。右心室舒张很容易被超声心动图识别，可以定性或定量评估。定性评估为，RV 大小与食管中段四腔心切面中的左心室大小进行比较，在食管中段四腔心切面中，其横截面积（CSA）通常占正常左心室 CSA 的 2/3。轻度增大是大于 2/3，当心室大小相等时为中度增大，而当右心室面积大于左心室面积时为重度增大。

右心室压力或容积超负荷可导致室间隔变形或变平，最容易在经胃中部短轴切面中识别。右心室负荷过重，以及右心室心排血量（CO）降低使左心室充盈不足，导致室间隔左偏，出现左心室腔呈 D 字形。

尽管右心室从基底部经心尖到流出道以蠕动的方式收缩，但对其收缩功能的最大贡献是基底部的纵向收缩。因此，测量三尖瓣环平面收缩期偏移是一种简便易行、应用广泛的方法，即测量收缩期三尖瓣环向心尖的纵向收缩。由于三尖瓣环的室间隔是固定的，右心室的纵向收缩引起外侧环的铰链状运动。这种运动可以在食管中段四腔心切面中测量为舒张和收缩时从瓣环到心尖距离的变化。目前的指南提示，小于 17mm 的数值提示右心室收缩功能障碍。

十、血流动力学评价

（一）血管内压

超声心动图技术可用于估计心内和血管内压力梯度。牛顿能量守恒定律指出，封闭系统内的能量必须保持不变。如果血液通过一个狭窄的区域，那么势能（用高压表示）必须转换成动能，就像观察到的高血流速度一样。利用血流速度的测量，可以获得与临床相关的压力梯度。简化的伯努利方程如下。

$$p_1 - p_2 = 4v_2^2 \qquad [公式 11-5]$$

其中，p_1 是梗阻近端的压力；p_2 是梗阻远端的压力；p_1-p_2 是超过梗阻的压差；v_2 是接近梗阻的速度。

利用这个公式，可以近似计算固定管口上的压力梯度。它可以用于测量血管内压力，就像测量狭窄管口的压力梯度。

（二）血管内压的测定

压力梯度可以通过血液流经反流瓣膜的速度直接计算，也可用于计算心内压。例如，TR 速度反映右心室和 RA 之间的收缩压差。右心室收缩压可通过在收缩期 TV 收缩压梯度上加上估计或测量的 RA 压（RAP）来获得。这个收缩梯度可以估计为 4 乘以 TR 速度的平方。在没有 RVOT 梗阻的情况下，PA 收缩压与 RV 收缩末压（RVESP）相同。例如，如果三尖瓣反流速度 = 3.8m/s，右心房压（RAP）= 10mmHg，那么根据公式 RVESP =（TR 速度）^{2} × 4 + RAP，即 $4 \times (3.8)^2 = 58$mmHg + 10mmHg，可知 RVESP = 肺动脉收缩压 = 68mmHg。

十一、心排血量

多普勒测量

除了测量压力梯度外，血流速度的测量还可用于估计给定结构的血流。CWD 速度值是速度随时间变化的显示。如果这个速度值被整合在两个时间点之间，也就是说计算曲线下的面积，那么在这段时间内"血液区域"穿过的距离可以被估计。给定周期内流速的积分称为速度时间积分（VTI），单位为 cm。

然后可以使用 VTI 计算流量。圆形孔口（如 LVOT）的 CSA 公式如下。

$$CSA = \pi (D/2)^2 \qquad [公式 11-6]$$

其中 D 表示通过 2D 成像获得的直径。通过一个给定的开口或容积（SV）的流量等于开口的 CSA 和在一个心动周期内通过的距离的乘积，由 VTI 计算。因此，SV 和 CO 可按如下公式计算。

$$SV = CSA \times VTI \qquad [公式 11-7]$$
$$CO = SV \times HR \qquad [公式 11-8]$$

其中 HR 是心率。

十二、造影适应证

生理盐水微泡对比剂有助于增强右侧结构。这些对比剂可以很容易地通过用三通旋塞连接的两个 10ml 注射器之间的手动搅拌来制备，可以添加少量血液来改善右侧的声学造影。这项技术最常用于 RA 和右心室混浊，有助于诊断心房和心室内分流，增强肺动脉多普勒信号。最常见的症状是 PFO 的检测。在获得双房心切面后，诱导 Valsalva 动作，并将生理盐水微泡对比剂注入大静脉。RA 混浊后，释放 Valsalva，检查左心房造影。

市售的对比剂也允许左心室声学造影（LVO）。LVO 可以增强正常判断有挑战性的患者的左心室内膜边界。这些具有挑战性的情况包括肥胖、肺部疾病、危重症或使用呼吸机的患者。低估标准超声心动图中常见的左心室容积测量，使用左心室造影可能会被消除。最后，左心室流出道可以更清晰地显示结构异常，如心尖肥厚、不充盈、心室血栓、心内膜心肌纤维化、左心室心尖球囊扩张（Takotsubo 心肌病）、左心室动脉瘤或假性动脉瘤以及心肌破裂。

超声造影可用于主动脉夹层的诊断。伪影与真正的主动脉夹层的区别在于主动脉腔内对比剂的均匀分布。内膜瓣可直观显示，出入口可明确，延伸至主动脉主干更容易界定。对比度的使用进一步增加了区分真假腔的成功率。

十三、瓣膜评估

（一）主动脉瓣评估

二维 TEE 提供了有关瓣膜面积、小叶结构和活动度的信息。瓣膜有 3 个纤维瓣叶，右、左和无冠瓣，附着在主动脉根部。瓣叶附着点之间的间隙

称为连合，这些连合的周向连接为窦管交界。每个主动脉瓣后的主动脉壁隆起称为主动脉窦（Valsalva 窦）。窦管交界、主动脉窦、瓣膜、主动脉瓣与室间隔的连接、二尖瓣前叶组成主动脉瓣复合体。主动脉环位于室间隔水平，是这个复合体的最低点和最窄的地方。主动脉瓣的 3 个小叶很容易被看到，在基础横切面或纵切面上可以识别出赘生物或钙化。

1. 主动脉狭窄（AS）

可能由先天性单叶瓣、二叶瓣、三叶瓣或四叶瓣引起；风湿热；老年人瓣膜退行性钙化。瓣膜性 AS 的特点是增厚、有回声、钙化、瓣叶开放受限，通常伴有左心室肥厚和扩张的主动脉根部。瓣叶在收缩期可能呈半球形，这一发现足以诊断 AS。

主动脉瓣面积（AVA）可用平面法测量（图 11-3）。可以使用 ME-AV-SAX 切面获得 AV 开口的横截面图，其中假设钙化程度不严重时，与经胸超声心动图（TTE）和心导管置入获得的 AVA 测量结果一致。严重钙化时，超声心动图阴影明显，限制了测量的准确性。

或者可以用 CWD 超声心动图定量。然而，严重程度的评估取决于超声束与通过 LVOT 的血流方向的校准。校准可使用深 TG 或 TG-LAX 切面获得。由于严重的狭窄限制了主动脉瓣的开放，实际 AV 瓣口的成像可能有难度。CFD 在钙化 AV 上的叠加可以指导 CWD 光标的精确定位。穿过主动脉瓣口的正常多普勒信号的速度小于 1.5m/s，在收缩早期

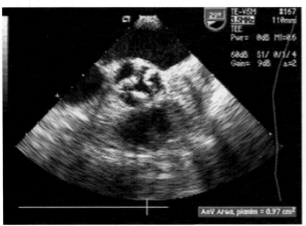
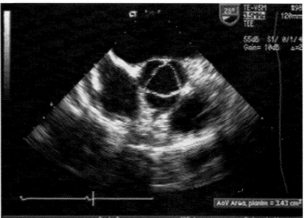

▲ 图 11-3 主动脉瓣狭窄的平面测量

左图显示狭窄的主动脉瓣，而右图显示正常的主动脉瓣。由于钙化不明显，平面法可用于估计主动脉瓣面积

出现峰值信号。随着 AS 的加重，血流速度增大，收缩后期出现峰值信号。严重 AS 的特征是峰值速度大于 4m/s，通常对应于大于 40mmHg 的平均压力梯度。

或者可以使用连续性方程比较通过 LVOT 的血流量和通过 AV 的血流量来计算 AVA。如先前更详细讨论过的，SV 可通过将特定开口的横截面积（CSA）乘以通过该开口的一个心动周期的 VTI 来估计。连续性方程描述了物理量的守恒，即能量和质量。心脏一部分的血流量必须等于心脏另一部分的血流量。连续性方程的这种应用通常用于计算 AVA。在这种情况下，假设在左心室流出道水平测量的血流量必须等于通过 AV 流出道的血流量。使用深 TG 或 TG-LAX 视图，显示 AV 和 LVOT 的多普勒频谱。LVOT 的直径是在一个长轴的切面下测量。

$$SV = CSA \times VTI \qquad [公式 11-9]$$

其中 SV 是每搏量，CSA 是瓣口面积，VTI 代表速度时间积分，连续性方程如下。

$$SV_{LVOT} = SV_{AV} \qquad [公式 11-10]$$

其中 LVOT 代表左心室流出道，AV 代表主动脉瓣。

把 SV 方程代入连续性方程。

$$CSA_{LVOT} \times VTI_{LVOT} = CSA_{AV} \times VTI_{AV}$$

$$[公式 11-11]$$

重新安排，公式如下。

$$CSA_{AV} = CSA_{LVOT} \times VTI_{LVOT} / VTI_{AV}$$

$$[公式 11-12]$$

因为 LVOT 本质上是圆柱形的，所以 CSA_{LVOT} 可以通过以下公式进行估算，

$$CSA_{LVOT} = \pi （半径_{LVOT}）^2 \qquad [公式 11-13]$$

因为已知 CSA_{LVOT}、VTI_{LVOT} 和 VTI_{AV}，所以可以计算 CSA_{AV} 或 AVA。

因为严重程度应该用最大速度、平均压差和 AVA 来描述。主动脉血流速度可将狭窄分为轻度（2.6~2.9m/s）、中度（3~4m/s）或重度（大于 4m/s）。正常的 AVA 是 3~4cm²；与轻度 AS 一致的 AVA 大于 1.5cm²；1.0~1.5cm² 的 AVA 为中度 AS；面积小于 1cm² 或 0.6cm² 为重度狭窄。

2. 主动脉瓣反流

AR 可由主动脉瓣叶或主动脉根部疾病引起。瓣膜病变可能导致 AR，包括瓣叶赘生物和钙化、穿孔或脱垂。AR 可由继发于多种原因的瓣环扩张引起，包括主动脉扩张、马方综合征、主动脉夹层、胶原血管病和梅毒。应确定瓣叶运动（过度、受限或正常）、喷射口起点（中央或周围）和反流束方向（偏心或中央），以便深入了解潜在的病理改变。

AR 的发生机制可按瓣叶运动分类。Ⅰ型功能障碍是主动脉环、主动脉窦或窦管交界处扩张的结果，排除其他原因引起的反流，由于 AV 环和窦管交界直径不匹配，瓣环扩张导致瓣叶闭合受限。Ⅱ型病变导致偏心反流，瓣叶形态和数量良好。瓣叶脱垂或连枷样改变属于Ⅱa型功能障碍，Ⅱb型功能障碍是一种游离边缘闭合不全。在这些情况下，有一个偏心的 AR 反流，没有明显的瓣叶脱垂迹象。最后，Ⅲ型功能障碍是瓣叶形态或数量变差的结果。这可能是由于心内膜炎或钙化引起的瓣膜增厚、僵硬或破坏所致。

CFD 一直是评价瓣膜反流严重程度的主要方法。主动脉瓣反流通过左心室流出道的特点是在舒张过程中高速湍流穿过左心室流出道和左心室。除了提供反流束面积外，还应仔细确定喷射的来源、宽度，以及空间方向。AR 的严重程度可以通过 CFD 测量检查反流的宽度来评估。

缩流颈是反流射流中最窄的部分，通常发生在瓣膜处或紧邻瓣膜的上游。这种射流宽度与反流的严重程度成正比，通常表现为高速和层流，并且比反流孔稍小，缩流颈直径小于 0.3cm 与轻度 AR 一致，大于 0.6cm 与重度 AR 一致（图 11-4）。偏心射流可能局限于左心室流出道壁，因此显得非常狭窄，低估了反流的严重性。同样，中央喷射可能在左心室流出道扩张，并可能高估反流的严重程度。

通过检查 LVOT 内近端缩流颈宽度与 LVOT 宽度之比（W_J/W_{LVOT}），确定缩流颈宽度与 LVOT 直径之比，可提高测量精度。W_J/W_{LVOT} 值为 0.25 时区分轻度和中度反流，比值为 0.65 时区分中度和重度反流。

（二）二尖瓣（MV）评价

MV 由两个瓣叶、腱索、两个乳头肌和一个瓣环组成。前叶大于后叶，呈半圆形，然而后叶与

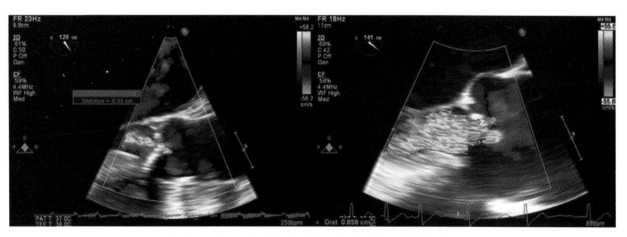

▲ 图 11-4 主动脉瓣反流彩色多普勒频谱（彩图见书末）

食管中段主动脉瓣长轴图显示左心室流出道有主动脉瓣反流射流。左图显示缩流颈约 3mm，提示轻度反流；右图显示缩流颈大于 8mm，提示严重主动脉瓣反流

MV 环有较长的周向连接。后瓣叶可分为 3 个扇形，包括外侧（P1）、中间（P2）和内侧（P3）。瓣叶在被称为前外侧和后内侧连合的连续瓣叶组织的接合处相互连接。一级、二级和三级腱索结构起源于乳头肌，当它们延伸并附着于游离边缘时，在前、后瓣叶的心室表面上，从边缘开始几毫米处细分。MV 的环主要支持 MV 后叶，而前叶与室间隔膜部、AV 和主动脉相连。

1. 二尖瓣狭窄

二尖瓣狭窄（MS）最常见的原因是风湿性心脏病，其他原因包括先天性瓣膜狭窄、瓣叶赘生物和钙化、MV 降落伞和瓣环钙化。除了结构性瓣膜异常外，MS 还可能是由非瓣膜因素引起的，如心房内肿块（黏液瘤或血栓）或外部收缩性病变。一般来说，多发性硬化的特征是瓣叶运动受限、瓣口缩小、舒张压增高，当 MV 无法容纳从左心房流入左心室的所有血液时，就会发生扩张性隆起，因此瓣体的分离比边缘多。在风湿性疾病中，瓣膜和瓣结构的钙化，以及前外侧和后内侧连合处瓣叶的增厚、变形和融合，产生一个特征性的鱼嘴状孔。其他可能与左心房流出道慢性阻塞相关的特征包括左心房扩大、自发超声造影或云雾状（与低速血流和随后红细胞形成的显影有关）、血栓形成和右心室扩张。

瓣叶、瓣环、腱索和乳头肌可以在 ME 四腔、连合、二腔和长轴的切面中进行评估。如果瓣环钙化明显，那么 TG 切面可能是评估瓣下结构的更好切面。由于血栓形成的倾向，应仔细检查整个左心房和左心耳。

跨瓣多普勒频谱是沿跨瓣血流束测量的，通常可以在四腔或两腔切面中获得。跨二尖瓣血流的特征是远离探头的两个峰值流量波。第一波（E）代表舒张早期充盈，而第二波（A）代表心房收缩。可使用修正的伯努利方程（压力梯度 =4× 速度^2）估计跨瓣压差。由于峰值压差受左心室顺应性和心室舒张功能的影响较大，因此平均压差是合理的临床测量值。

2. 二尖瓣反流（MR）

二尖瓣反流可分为原发性和继发性。反流的主要原因是结构性或器质性的，而次要原因是功能性的，无 MV 结构异常的迹象。原发性 MR 最常见的病因是退行性变（Barlow 病、纤维弹性变性、马方综合征、Ehlers-Danlos 综合征、瓣环钙化）、风湿性疾病、中毒性瓣膜病和心内膜炎。MR 可能是由 MV 结构的任何部分，特别是瓣环、瓣叶、腱索或乳头肌的病变引起的。慢性反流时，瓣环和心房扩张，瓣环失去正常的椭圆形，变得更圆。瓣环扩张，依次导致瓣叶对合不良和瓣膜功能恶化。虽然增大的左心房和左心室大小可能提示严重的 MR，但较小的房室大小并不排除诊断。

发达国家原发性慢性 MR 最常见的病因是 MV 脱垂。年轻人表现为巴洛综合征，而老年人则有纤维弹性缺乏症。巴洛瓣的特征通常是前叶或后叶的多个节段和腱索的冗长。瓣叶宽大、翻卷，多处脱垂。相反，纤维弹性不足通常只影响一个节段，未受影响的瓣叶变薄，受影响的部分变厚。在舒张期瓣叶附近过度移动的结构可能表现为延长的腱索或断裂的小腱索。连枷型瓣叶段通常脱向左心房的方向，这种瓣叶指向的方向性是从严重瓣膜脱垂中分离出连枷瓣叶的主要标准。连枷瓣叶最常由断裂的腱索引起，而较少由乳头肌断裂导致。

继发性或功能性 MR 的 MV 结构正常。继发于心肌梗死或原发性扩张型心肌病等其他过程的左心室扩张导致乳头肌移位和环状扩张，导致左心室瓣叶对合不完全。由于瓣膜反流只是疾病过程的一个组成部分，其进展比原发性 MR 差，其治疗也不太清楚。

3. 彩色多普勒定性分级

MR 的诊断主要通过彩色血流图（图 11-5）进行。由于血流束最好与超声束平行时检测，而且由于一些 MR 喷射可能很薄且偏心，应检查左心房的多个视图以获取 MR 的偏心喷射方向的证据。偏心喷射方向提供了结构瓣叶异常的确凿证据，其中可能包括瓣叶脱垂、腱索延长、腱索断裂或乳头肌断裂。

房室瓣反流可分为轻度、中度或重度。轻度以下的反流可分为轻度或微量。最常用的 MV 严重程度分级方法是左心房的 CFD 绘图。

当尼奎斯特极限设定在 50~60cm/s 时，喷射面积小于 $4cm^2$ 或左心房大小的 20% 通常被归类为轻度；而喷射面积大于 $10cm^2$ 或心房体积的 40% 则被归类为重度。此外，在分级反流时应考虑喷射方向，因为附着在心房壁上的偏心喷射（Coanda 效应）比具有相似反流量和反流分数的中心（自由）喷射面积小。MV 分级的另一种方法是基于缩流颈宽度。虽然缩流颈通常是圆形的，但也可能是椭圆形的，有继发原因或功能性反流。在这些情况下，应获得沿不同轴的缩流颈的多个切面并取其平均值。缩流颈小于 0.3cm 与轻度 MR 相关，而宽度大于 0.7cm 与重度 MR 相关。

（三）三尖瓣（TV）

TV 由三个瓣叶、瓣环、腱索和多个乳头肌组成。前叶通常最大，后叶和隔叶次之。TV 的隔叶通常比 MV 的瓣叶室间隔附着点更远。腱索由一个大的单乳头肌、两个或多个右心室间隔乳头肌和几个小的后乳头肌组成，附着在右心室相应的壁上。

尽管 TR 可能有主要的病因，但大多数病因是继发性的或功能性的，因为三尖瓣环扩张（> 40mm）或 RV 扩张。房室扩大导致瓣环扩张、乳头肌移位与 TV 瓣叶受限。这种牵拉可能导致瓣叶闭合不全。TR 导致右心室增大、进一步瓣叶牵拉和 TR 恶化。

TR 的严重程度对右侧心脏负荷状况非常敏感。因此在术中评估 TR、PA 和右心房压力时，应保持在清醒静息状态下观察到的水平附近。一些作者认为 TR 的严重程度可以通过 TR 彩色血流面积相对于右心房的大小来估计。中心喷射面积小于 $5cm^2$ 符合轻度反流，大于 $10cm^2$ 符合重度反流。此外，缩流颈宽度小于 0.3cm 与轻度反流相关，而缩流颈宽度大于 0.7cm 与重度反流相关。

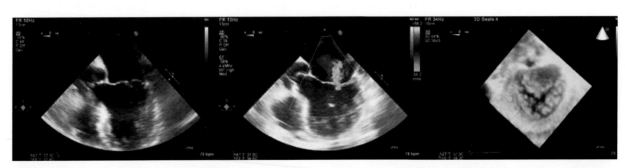

▲ 图 11-5　Ⅰ型二尖瓣反流（左图、中图）食管中段五腔心切面显示前、后叶在二尖瓣环水平对合缘缩短，但两瓣叶之间的间隙明显。中图为应用彩色多普勒显示中心喷流；右图为除了前叶和后叶闭合不良外，这个三维重建图还显示后叶有一个大裂口，导致反流（彩图见书末）

十四、术中经食管超声心动图的指征

超声心动图检查的第一个决定因素是是否适用TEE。术中TEE在管理二尖瓣病变患者中的应用已被广泛接受。然而即使在这一领域，与没有TEE的患者相比，有TEE的患者术中治疗的结果改善数据也很少。在心脏手术中执行TEE的决定得到了实践预期和意见一致的证实。为了开发一种基于证据的方法来应用这项技术，美国麻醉师协会和心血管麻醉师协会共同发起了一个工作组来制订围术期TEE指征的指南。尽管缺乏支持TEE在围术期应用的结果数据，但TEE已迅速被心脏外科医师和心脏麻醉医师作为心脏手术中的常规监测和诊断手段。1996年，特别工作组公布了他们的指导方针，旨在确定TEE的科学价值和它在特定患者中的使用。根据支持性证据和专家意见的强度，将适应证分为三类，即TEE能否改善结果（框11-3）。第一类指征表明，有力的证据和专家意见证实TEE有助于改善临床结果。第二类指征表明，有微弱的证据和专家意见证实TEE可改善这些情况下的结果。第三类指征表明，在这些情况中应用几乎或根本没有科学价值或专家支持。2010年，美国麻醉学学会发布了最新的建议（框11-4）。

（续框）

> **框11-3 经食管超声心动图的使用指征**
>
> - 心脏瓣膜置换术
> - 心脏动脉瘤
> - 心内肿块
> - 心内异物
> - 空气栓塞
> - 心内血栓
> - 大量肺栓塞
> - 创伤性心脏损伤
> - 慢性主动脉夹层
> - 慢性主动脉瘤
> - 主动脉粥样硬化症作为栓塞来源的检测
> - 评估心包切除术的有效性
> - 心肺移植
> - 机械辅助循环
>
> **第三类**
> - 其他心肌病
> - 骨科手术中的栓塞
> - 单纯性心包炎
> - 胸膜肺疾病
> - 主动脉内球囊反搏、肺动脉导管的放置
> - 监测停搏液的使用

改编自 the Practice guidelines for perioperative transesophageal echocardiography: a report by the American Society of Anesthesiologists and the Society of Cardiovascular Anesthesiologists Task Force on Transesophageal Echocard–iography. *Anesthesiology*. 1996; 84: 986.

> **框11-3 经食管超声心动图的使用指征**
>
> **第一类**
> - 心脏瓣膜修复
> - 先天性心脏病手术
> - 肥厚型梗阻性心肌病
> - 心内膜炎
> - 急性主动脉夹层
> - 急性不稳定主动脉瘤
> - 主动脉夹层中的主动脉瓣功能
> - 创伤性胸主动脉破裂
> - 心脏压塞
>
> **第二类**
> - 心肌缺血和冠状动脉疾病
> - 血流动力学紊乱风险增加

> **框11-4 2010经食管超声心动图更新建议**
>
> **心脏和胸主动脉手术**
> - 所有成人心脏直视手术（如瓣膜手术）和胸主动脉手术
> - 考虑冠状动脉旁路移植术
> - 经导管心内手术
>
> **重症监护**
> - 当无法通过经胸超声心动图或其他方式获得预期改变治疗的诊断信息时

改编自 Practice guidelines for perioperative transesophageal echocardiography: an updated report by the American Society of Anesthesiologists and the Society of Cardiovascular Anesthesiologists Task Force on Transesophageal Echocardiography. *Anesthesiology*. 2010;112:1084.

十五、术中经食管超声心动图病例分析

病例研究 1　心功能和局部室壁运动异常

思路

心室功能是心脏手术后预后的预测因子，也是心血管疾病患者长期预后的预测因子。代偿性充血性心力衰竭患者的 EF 严重降低，症状轻微。局部心室功能不全最常见的原因是心肌缺血或梗死。因此，有必要检测心室功能不全并进行治疗，以防止急性或长期不良后果。

心室功能正常还是异常？异常功能是整体性的还是区域性的？与 RWMA 相关的冠状动脉分布是什么？心室是大还是小？心肌是变薄了还是肥厚了？异常功能是新的还是旧的？内科或外科治疗是否能改善或恶化心室功能？

数据收集

根据局部和整体室壁运动，用超声心动图评价左心室收缩功能。评估方法包括局部室壁增厚、心内膜偏移引起的整体缩短率、面积变化分数和二尖瓣瓣环收缩期位移。EF 的离线测量可用 Simpson 法则计算。面积变化分数是评价左心室功能常用的指标。其他测量包括 EDA、收缩末期面积（ESA）和径向室壁应力。

局部评估提供了心肌健康指数，可与冠状动脉解剖和血流联系起来。虽然 TEE 不能测量冠状动脉血流，但 LAD、左回旋支（LCX）和右冠状动脉（RCA）的灌注和相应的心肌相对清晰，TEE 可以使用多平面成像进行检查。

左心室的 TG 短轴显像是最常用的评价室壁运动异常的方法。数字档案系统可捕捉单个心脏周期的能力，然后进行图像回放可以更仔细地检查。图像回放还允许并排显示不同条件下获得的图像（如体外循环前和体外循环后）。局部的心肌缺血引起相应心室壁的局部性改变可以发生在心电图改变之前。从正常室壁运动到运动减退或无运动。心肌运动异常、变薄和钙化提示一个非急性过程，可能是陈旧性梗死。

讨论

已有心室功能不全意味着手术的风险增加和远期预后不良。这种心室功能不全可能会在术中恶化，需要大量血管活性药物或机械辅助支持。一位术前 EF 为 10% 的患者计划接受 CABG 和 MV 成形，体外循环停机后心肌缺血、急性心功能衰竭和血流动力学不稳定的风险增加。预见到这些问题，搭桥前可放置主动脉内球囊反搏或股动脉置管（图 11-6）。同样的患者也需要正性肌力药物。

开放主动脉后心脏功能显著下降可能是由于心肌保护不佳或体外循环期间心脏扩张引起。通过监测心脏电活动、PA 压力、RV 和 LV 的张力可以减少风险的发生。心脏有效排气通常很难单独通过视觉检查来辨别，特别是通过小切口进行微创手术时。TEE 可以发现 AV 不全引起的心室张力增加。

并非所有先前存在的节段性室壁运动异常 RWMA 都能从冠状动脉血管重建中获益。局部心肌运动消失和矛盾运动通常是心肌梗死引起的，尽管可能是"冬眠"心肌，但心肌存活的可能性小。运动减低节段通常代表可存活的心肌缺血。术前正电子发射断层扫描（PET）可检测冬眠心肌，指导冠状动脉搭桥有效可行。检测慢性缺血区冬眠心肌及局部运动减退将指导外科医师重建相应狭窄的冠状动脉。相反，冠状动脉阻塞伴梗死不能从血运重建中获益，因为收缩功能可能已不可逆地丧失。然而，在后一种情况下，梗死后的血运重建可能会提供一些有利于降低室壁瘤形成的风险。

如果术中检查发现新的心室功能不全，手术团队必须确定病因和严重程度并计划治疗。引起 RWMA 的其他原因如传导异常（左束支传导阻滞或心室起搏）很难鉴别。心肌缺血的治疗可能包括优化血流动力学；使用抗凝药、硝酸酯类药物、钙通道阻滞药或 β 受体拮抗药；放置主动脉内球囊反搏；或实施体外循环和冠状动脉血运重建。停机后出现新发 RWMA 对搭桥术是比较棘手的。即使是没有冠心病的患者，由于低血压、大量空气或碎片进入冠状动脉循环、冠状动脉痉挛，也有心肌缺血的风险。冠状动脉疾病患者接受冠状动脉重建术可能有上述所有风险，吻合困难、冠

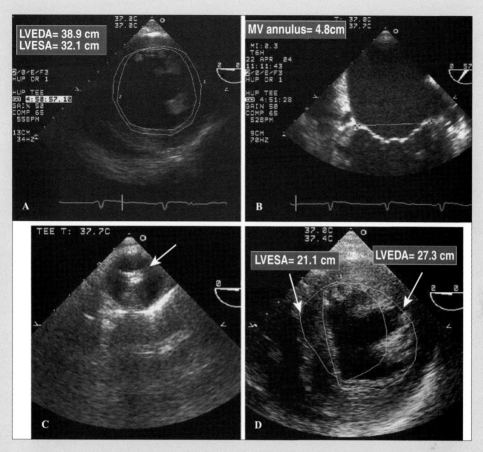

▲ 图 11-6 转流前经食管超声心动图（TEE）检查可能对停机后循环管理有预测价值

一位 63 岁女性，既往有高血压、充血性心力衰竭、肺水肿、扩张型心肌病、糖尿病和肥胖病史，计划接受冠状动脉旁路移植术（CABG）和二尖瓣（MV）成形。术前评估显示二尖瓣反流（MR）伴收缩期肺静脉血流频谱逆转。A. 术前食管中段四腔心切面显示左心室（LV）明显扩张，右心室（RV）轻度扩张，整体运动功能轻度减轻。TG 切面表现为严重的整体运动功能障碍，左心室舒张末期内径为 6.6cm。面积变化分数（FAC）为 17%[FAC=（左心室舒张末期面积 − 左心室收缩末期面积）/ 左心室舒张末期面积 × 100]。单纯再血管化不太可能显著改善 MV 功能。B. 食管中段 MV 双交界切面显示 MV 环明显扩张（长轴 =4.8cm），左心室扩张导致瓣叶活动受限。插入股动脉导管以监测中心主动脉压力和（或）可能放置主动脉内球囊反搏。患者接受 CABG 和 MV 成形术，术中 MR 中度，停机困难，需要米力农、肾上腺素、加压素和主动脉内球囊反搏。C. TEE 最初用于确认股动脉导丝的位置，后来用于定位气囊反搏，就在左锁骨下动脉的下方。D. 以中心静脉压升高、新发三尖瓣反流、右心室运动功能减退为特征的右心室功能恶化可通过室间隔压扁和右心室扩张来评估。左心室射血分数并没有像预期的那样降低；在纠正 MR 后，FAC 从 17% 略微提高到 22%。心功能继续改善，术后第 1 天取出反搏球囊，无并发症。持续输注米力农和肾上腺素

状动脉损伤（如刺伤冠状动脉后壁）或血栓阻塞冠状动脉桥血管或者主动脉夹层。应仔细检查冠状动脉、桥血管和吻合口的通畅性和流动性。确定桥血管通畅技术包括人工挤压观察再次充盈情况、采用手持多普勒超声和超声对比剂测量冠状动脉血流。桥血管分布区域出现 RWMA 时可以按照表 11-2 所列的策略处理。

表 11-2 搭桥术后新发心肌缺血的治疗策略

诊 断	合理的治疗
冠状动脉桥血管闭塞	修正冠状动脉桥血管
冠状动脉空气栓塞	增加冠状动脉灌注压
冠状动脉钙化 / 粥样硬化栓塞	应用冠状动脉扩张器
主动脉根部夹层	修复夹层
冠状动脉痉挛	循环支持

病例研究 2　缺血性二尖瓣反流的处理

思路

缺血性心脏病是美国二尖瓣关闭不全最常见的病因。瓣膜功能不全的机制是多种多样的，包括瓣环扩张、心肌缺血或梗死引起的乳头肌功能不全、乳头肌破裂或瘢痕引起的心室重塑，通常导致瓣下结构的活动受限。二尖瓣反流导致肺动脉高压、肺血管床充血和肺水肿，并伴有呼吸功能不全。随着左心室容量超负荷，相应的心室腔扩大，心室功能恶化。缺血性心脏病的严重 MR 未经治疗，预后差，诊断和治疗势在必行。外科冠状动脉重建术患者常伴有轻度或中度 MR。术中团队面临是否在冠状动脉手术中同时做 MV 手术。

MR 需要二尖瓣手术吗？反流的机制是什么？MR 的分级是多少？单纯冠状动脉血运重建术能改善 MR 吗？

数据收集

需要考虑相关数据，包括术前功能状态和评估，与术中数据进行比较。需要复习术前超声心动图和心室造影资料。术中血流动力学数据与 TEE 信息相结合，收集数据以完成决策。TEE 上 MR 的严重程度由缩流颈、最大反流面积、反流口面积和肺静脉血流速度来测量。室壁运动评估和心电图用于检测可逆性心肌功能障碍，这可能有利于血管重建。血流动力学和 TEE 数据与二尖瓣的注水试验相结合，用于模拟 MV 在清醒、非麻醉状态下的工作情况。瓣膜结构正常，术前轻度至中度 MR，在全麻条件下有可能消失。

讨论

大多数缺血性 MR 被归为"功能性"而非结构性。在 482 例缺血性 MR 患者的研究中，76% 有功能性缺血性 MR，而 24% 有明显的乳头肌功能不全。缺血性 MR 的发生机制是瓣环扩张，左心室扩大和局部左心室重构引起乳头肌移位，导致收缩期瓣叶运动受限。在一个动物模型中再现了局部左心室重构引起乳头肌移位的缺血性 MR 的重要机制。

MR 的最佳处理方式是根据主要诊断（如冠状动脉疾病）、合并疾病、反流程度、近期和远期预后决定。定量分析缺血 MR，明确瓣膜功能不全的机制。术中 MR 与术前检查结果进行比较。术前和术中评估瓣膜的差异可能反映了全麻对压力和容量负荷的影响。在功能性缺血性 MR 患者中，MR 为 1~2 级时，MV 往往不需要被修复或替换。然而，对麻醉下 2 级 MR 患者进行手术干预的必要性仍然是一个争论点，并且还没有前瞻性研究确切回答这一问题。对于 3 级缺血性 MR 或以上的患者，通常推荐 MV 手术用于改善功能状态和远期预后。在冠状动脉搭桥时重视明显的缺血 MR 可以给患者行 CABG 手术的同时带来益处。

不通过手术修复 MV、预期的残余反流对患者的风险与心房切开、二尖瓣手术、体外循环时间延长、主动脉阻断时间的风险相权衡，冠状动脉手术同时降低 MR 的严重程度，手术会更成功。增加的风险包括，如果成形手术不成功则可能需要机械瓣置换。急性缺血引起的 MR 在冠状动脉血流恢复后可能消失（图 11-7）。反流的可逆性很难预测，支持可逆性的因素包括结构正常的 MV、正常的左心房和左心室大小（包括二尖瓣环），以及伴有短暂反流和肺水肿的 RWMA。对相应部位的心肌进行再血管化，改善局部功能就能恢复正常二尖瓣对合。心肌梗死室壁运动消失或室壁瘤、慢性病变引起左心室和瓣环扩张，其他不可逆的结构异常（乳头肌或腱索破裂、瓣叶脱垂、瓣叶穿孔）提示心肌血运重建不太可能纠正瓣膜关闭不全。

在缺血性心脏病的情况下，进行或不进行二尖瓣手术的决定取决于医院和外科医师。拟行 CABG 手术的患者，术前或术中发现任何程度二尖瓣反流都应考虑是否需要外科处理。首先选择干扰小的术式行冠状动脉再血管化，然后仔细检查室壁运动和二尖瓣情况。如果血运重建没有纠正 MR，外科医师的继续进行 CPB 和二尖瓣手术。随着非体外循环冠状动脉搭桥手术的出现，这一过程变得更加复杂，因为进行二尖瓣修复的决定将使患者接受体外循环。在不久的将来，非体外循环二尖瓣手术可能成为选择。

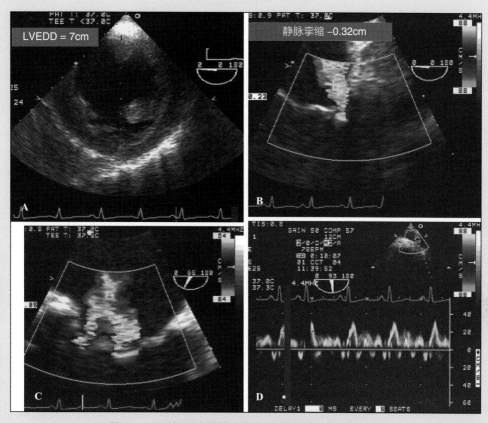

▲ 图 11-7　冠状动脉搭桥术患者二尖瓣反流（MR）的评估

一名 63 岁的男子计划接受非体外循环冠状动脉重建术。患者有进行性充血性心力衰竭病史，无急性肺水肿。体格检查心脏最强搏动点侧移和收缩期心尖杂音向腋窝传导。患者接受术中经食管超声心动图（TEE）检查以评估 MR 的严重程度。A. 左心室（LV）明显扩张，舒张末期大小为 7cm，收缩功能降低，估计射血分数为 40%，MR 表现为轻至中度的中央反流；B. MR 分级是基于反流的面积和从两个不同的角度观察的缩流颈。MR 的发病机制被认为是功能性的，是由于扩张的左心室导致瓣叶活动受限所致；C. 前叶和后叶在瓣环平面以下对合；D. 左下肺静脉测量的肺静脉血流频谱没有逆转，这支持了中度 MR 的评估，因为瓣环没有明显扩张（最小瓣环直径测量为 2.97cm），MR 分级仅为轻度至中度，外科医师继续他的非体外循环冠状动脉搭桥术的初步计划。MR 在血管重建后立即下降，患者的症状有望随着后负荷的减少而进一步改善。LVEDD. 左心室舒张末期内径

病例研究 3　既往未诊断主动脉瓣病变的处理

思路

超声心动图医师碰到相对常见的临床情况是评估先前未被认识的主动脉瓣病变。这里讨论对于超声心动图医师来说，面对新诊断的二瓣化主动脉瓣、主动脉瓣狭窄或关闭不全，如何进行分析。

引起患者就医的症状是什么？患者的心功能基础情况是什么？主动脉瓣的解剖结构是什么？

AR 或 AS 的严重程度如何？术中发现的 AV 与术前评估有什么不同？手术修复或置换主动脉瓣对患者的近期或远期预后有好处吗？计划是什么？

如果计划更改以处理新发现，风险是什么？是否需要另一个医疗服务提供者参与决定？是否手术处理瓣膜？主动脉瓣的病变是否需要手术治疗？

主动脉瓣的数据采集与特征分析

多平面 TEE 可以准确评估 AV 面积、瓣膜病变、反流和狭窄的严重程度，以及检测继发性心脏改变。在 AS 的情况下，瓣膜功能不全的严重程度是通过测量跨瓣压差、使用连续性方程计算 AV 面积和 AV 收缩期开口的面积。TEE 与 TTE 相比，测量主动脉瓣开口的面积与导管测量的瓣口面积（使用 Gorlin 公式）的相关性更好（$R =$ 0.91 vs. 0.84）。TEE 引起的 AR 的严重程度通常通过彩色多普勒测量进行分级，测量反流束的宽度相对于左心室流出道的宽度。TEE 对即使是最微小的 AR 也很敏感。TEE 测量的反流面积往往更大，其严重程度与 TTE 评估的 AR 相比分级也更高。确定 AR 的临床意义通常需要评估的不仅仅是反流程度，尽管严重的 4+AR 从来没有被忽视过。

TEE 可以很好地描述主动脉瓣的病因和范围，如图 11-8 所示。在 ME-SAX 和 LAX 切面的近场，主动脉瓣和相关结构有相对高分辨率，可以对瓣膜疾病的严重性和机制进行准确的评估。主动脉瓣叶检查是否有赘生物、穿孔、活动受限、增厚或钙化、闭合不良和瓣叶脱垂。瓣环下病变，如非连续的瓣下纤维状隔膜也能比较可靠地排除。从主动脉瓣到右肺动脉水平的升主动脉也应在长轴切面进行检察。这个切面通常是检查主动脉根部和升主动脉相关病变（如主动脉瓣环扩张、二叶主动脉瓣、A 型主动脉夹层）的最佳选择。

主动脉瓣狭窄由主动脉瓣钙化和风湿性心脏病引起。与普通人群相比，二叶主动脉瓣的风险更大。AS 在左心室和主动脉之间产生收缩期压差。根据患者的病程出现相应的继发表现。继发表现往往有助于手术决策，因为它们可以推断疾病的影响或预后，通常与左心室肥厚和左心室充盈异常有关。舒张功能常因左心室增厚而受损。因此，二尖瓣和肺静脉血流速度将显示心室的被动充盈期迟缓。收缩功能通常是正常或高动力的，左心室大小正常或较小。然而，长期的 AS 会导致进行性心室收缩功能障碍和心力衰竭。左心室扩张，收缩功能受损。当心室衰竭时，CO 降低，从而导致跨主动脉瓣压差降低。因此，通过 AV 的压差作为 AS 严重程度的测量可能会产生误导。

主动脉瓣狭窄的自然病程

成人 AS 的自然病程始于无症状期，此时死亡率最低。这种疾病的进展表现为瓣膜面积的缩

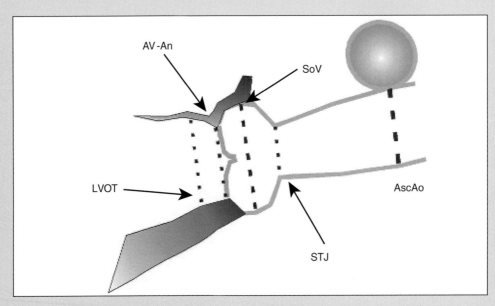

▲ 图 11-8 主动脉根部解剖

长轴上主动脉瓣的示意图显示了主动脉根部的组成部分，包括窦管交界（STJ）、主动脉窦（SoV）和主动脉瓣环（AV-An）。AscAo. 升主动脉；LVOT. 左心室流出道

小和收缩期跨瓣压差的增加。进展是非常迅速的，表现出有效瓣膜面积每年减少 $0.1\sim0.3cm^2$。超声心动图显示主动脉瓣钙化是一个独立的预测因素。无或轻度瓣膜钙化的患者与中度或重度钙化的患者相比，1 年和 4 年无事件生存率显著增加（分别为 92% vs. 60% 和 75% vs. 20%）。因为主动脉瓣病变的进程变化比较大，行其他心脏手术发现轻或中度主动脉瓣病变时，决定是否行主动脉瓣置换比较棘手。AS 的发病是一个主动的过程，与动脉粥样硬化的进展有许多相似之处。AV 钙化不是一个随机的退行性过程，而是一种与高胆固醇血症、炎症和成骨细胞活性相关的疾病。对这些过程进行更积极的医学控制可能会通过延缓退化过程而对结果产生积极影响。

轻中度主动脉狭窄的评估

术中对心脏手术时轻中度 AS 的处理仍有争议。一位患者到手术室预计行 CABG 手术，但发现有轻度或中度 AS，因为术前未得到重视，手术组必须决定是否手术治疗主动脉瓣。美国心脏病学会/美国心脏协会（ACC/AHA）特别工作组建议，如果无症状患者有严重 AS，应在冠状动脉手术时进行瓣膜置换，但承认在轻度或中度 AS 的情况下，支持干预的数据非常有限。正是在这种确切的情况下，AS 的进展速度是有价值的，但很少能得到。年轻患者的瓣膜快速钙化和迅速狭窄，将影响手术团队进行主动脉瓣置换术（AVR）。同期行两项心脏手术（CABG/AVR）增加了早期围术期的风险，也增加了长期人工瓣膜植入的风险。AVR 的延迟和未来行第 2 次心脏手术使患者在冠状动脉移植术后面临重复胸骨切开的风险及其相关并发症的风险。如果在 CABG 术中没有进行 AV 手术，AS 出现症状可能会延迟或不会发生。

通过回顾美国胸科医师学会国家数据库中的 1 344 100 例 CABG、CABG/AVR 或 AVR 患者，最终提出了决策建议。该研究评估 AV 疾病的进展率（压力梯度为 5mmHg/ 年）、瓣膜相关的发病率和年龄校正死亡率，这些都是从已发表的报告中获得的。作者提出了 3 个考虑 CABG 或 AVR/CABG 的因素，包括年龄（预期寿命）、峰值压力阶差和 AS 进展速度（如果明确）。由于后者很难

识别，假设疾病以平均速度进展，当压力梯度超过 30mmHg 时，推荐患者应接受 AVR/CABG。对于 70 岁以上的患者，执行这两种手术时以压差作为标准应提高，因为预期寿命的缩短降低了他们因主动脉瓣疾病而出现症状的可能性。拉希姆图拉（Rahimtoola）也讨论了在血管重建时是否同时进行 AVR，他提倡一种不那么激进的方法。这两项研究的一个问题是，他们分析了跨瓣压力阶差，这可能是对主动脉瓣狭窄程度的一个误导性测量，因为其值取决于 CO。即使在 AV 狭窄严重的情况下，低 CO 和低血流速度也会产生较低的跨瓣压差。然而，在保留心室收缩功能和轻度或中度 AS 的情况下，压力阶差仍是一个有用的指标。疾病进展的不确定性和关于"预防性"AVR 指征的争议，使得这类患者的处理不能套用公式。随着年龄的增长，无症状、左心室轻微肥厚、瓣口面积显示病情较轻、压力阶差小于 30mmHg 倾向于不进行 AVR。在一个无症状的年轻患者，瓣膜严重钙化、二叶主动脉瓣、中度狭窄的情况下左心室肥厚、压力梯度大于 30mmHg，提示 AVR 远期效果可能更好。患者的心内科医师和家属有助于决策过程。

主动脉瓣狭窄低压差的评估

有左心室功能不全和 CO 减少的患者，在 AS 的情况下，通常跨瓣压力阶差不高（< 30mmHg）。区分低 CO 的重度 AS 患者和轻至中度 AS 患者可能具有挑战性（图 11-9）。评估 AS 严重程度的标准是 AV 面积，通常使用连续性方法或平面几何法计算。与没有行瓣膜置换术的患者相比，接受 AVR 治疗的低压差和严重左心室功能不全患者的生存率和功能状态改善更多。

与左心室功能不全相关的低压力阶差可能无法使 AV 开放到最大容量。多巴酚丁胺在低压力阶差患者中的应用对辨别真正的 AS 很有用。区分真正狭窄和假性狭窄的能力取决于血流动力学和结构测量的特征性变化，能校正低 CO 的影响。该试验通常不在手术室进行，而是作为术前评估。计算 AV 面积的增加与 CO 的增加有关，可归因于原发性心功能不全的部分改善。如果多巴酚丁胺改善 CO 和增加 AV 面积，很可能

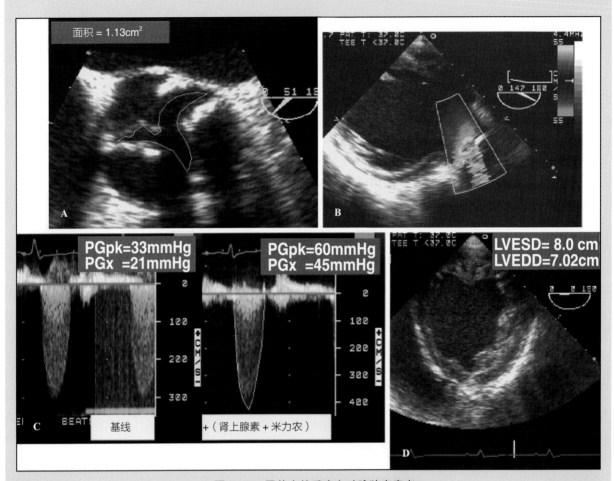

▲ 图 11-9　压差小的重度主动脉狭窄患者

一位 76 岁男性，恶病质状态，因严重二尖瓣反流（MR）和主动脉瓣狭窄可疑，拟接受手术治疗。A. 主动脉瓣（AV）的食管中段短轴显示一个高度钙化的三叶瓣，活动受限。AV 面积为 1.13cm²，由平面几何法测得，由于与钙化严重程度相关的阴影伪影，被认为低估了 AS 的严重程度；B. 获得经胃左心室长轴图，测量左心室流出道及 AV 血流速度频谱显示；C. 尽管患者诊断为重度 AS，但最大压差（PGpk）和平均压差（PGx）分别为 33mmHg 和 21mmHg，用连续方程计算 AV 面积为 0.83cm²；D. 左心室功能以射血分数为 8%、左心室收缩末期内径（LVESD）为 8cm、左心室舒张末期内径（LVEDD）为 7cm 的严重扩张型心肌病为特征。考虑到低压差的诊断，开始注射肾上腺素和米力农。心脏功能从 2.4L/min 提高到 4.5L/min，压差增加到峰压 60mmHg 和平均压 45mmHg。尽管在正性肌力药的支持下，计算瓣膜面积略微增加到 0.9cm²，经食管超声心动图（TEE）证实，压力梯度的显著增加与低压差的 AS 的诊断一致，并证实存在心脏储备

基线计算高估了 AS 的严重性。多巴酚丁胺激发试验如下，低压力阶差患者静脉注射多巴酚丁胺 5μg /（kg·min），剂量逐步增加。多巴酚丁胺激发后，患者瓣口面积（0.8～1.1cm²）显著增加，瓣膜阻力下降。固定的严重 AS 患者显示瓣口面积没有变化而瓣膜阻力增加。2003 年 ACC/AHA/ASE（美国超声心动图学会）工作组就多巴酚丁胺超声心动图在评估压力阶差 AS 和心室功能不全患者中的应用给出了一个Ⅱb 级建议（根据证据和意见，有效性和效能不太确定）。小剂量多巴酚丁胺超声心动图除了在鉴别真性狭窄和假性狭窄中的作用外，还有助于严重真性 AS 患者的危险分级。多巴酚丁胺治疗后收缩功能增强的患者术后疗效明显改善。

病例研究 4 急性主动脉综合征

思路

疑似急性主动脉疾病或损伤的不稳定患者通常是 TEE 病例中最具挑战性的。对于术中超声医师来说，最重要的决定莫过于快速准确地诊断急性主动脉损伤的性质和程度。低血压和呼吸窘迫可能会妨碍术前全面的评估。患者的病史往往是无法获得的，超声医师成了侦探。线索很快可以从已知的临床表现、过去的病史和相关的查体收集。TEE 通常是确定诊断和手术方案的唯一方法。

这是一个阴沉雨天的午夜。医院直升机飞行员呼叫"年轻女子，未系安全带驾驶，刹车受伤，方向盘撞击，胸部挫伤，昏迷，低血压。气管插管双侧有呼吸音。她的血压是 70/40mmHg，心率 125 次 / min，窦性心动过速。患者接受了液体复苏，直接转运到手术室。"由于生命体征太不稳定，患者无法进行磁共振成像（MRI）或计算机断层扫描（CT）。患者在经过急诊室时采集了床旁胸部 X 线片，显示纵隔扩大。生命体征没有改变，只是她正在接受 10μg/（kg·min）的多巴胺。在腹股沟和颈部可以感觉到脉搏（图 11-10）。主治医师转向麻醉超声医师，问道："我需要知道这是心脏前壁损伤、升主动脉损伤、心脏压塞，还是降主动脉损伤，还是患者有不能手术的损伤？前者需要做胸骨切开术。横断需要左胸切开术。如果我们做了错误的决定，患者肯定会死。"患者在手术室里稳定下来，插上食管超声探头。诊断完成后，对患者进行相应的定位和准备，以便进行最终手术。

TEE 对胸主动脉损伤或病变的诊断敏感性和特异性明显优于 TTE，与 CT、MRI 结果相似。TEE 提供了有关心脏功能和其他严重并发症的信息，这些并发症可能对确定手术方法和时机很重要。因此，即使 MRI 或 CT 已经证实了诊断，TEE 也是有意义的。

能否获得患者或家属的同意？在这种紧急情况下，进行 TEE 检查可能更为谨慎，而不会因为寻找家人而延误诊断和治疗。纵隔扩大的鉴别诊断是什么？TEE 如何区分纵隔扩大的不同原因？

TEE 是在清醒、有问题的患者身上进行的，还是在麻醉、插管的患者更可控的情况下进行的？有颈椎损伤的危险吗？有食管损伤的危险吗？插入 TEE 探头是否会进一步损害纵隔结构的通畅性？心包里有积液吗？双心室功能怎么样？有心肌破裂吗？有主动脉破裂吗？胸主动脉完整吗？有内膜飘动和夹层吗？有横断面吗？有胸腔或主动脉周围积液或血肿吗？哪些因素决定了干预的紧迫性和管理策略？

数据采集

由于诊断和不稳定的原因还没有确定，整个纵隔，包括左胸膜腔，在确定的治疗开始前都要进行检查。很少会没有足够的时间做一个完整的 TEE 检查。只要有 TEE 指导，手术团队通常可以满怀信心地对这些危重患者进行治疗。主动脉夹层的主要问题是主动脉内膜撕裂和分离。目前尚不清楚引发事件的原发性破裂是否伴有内膜的二次剥离，还是膜内出血以及随后的内膜破裂。收缩期射血迫使血液通过撕裂口进入主动脉肌层，导致内膜与肌层分离，形成假腔。假腔和真腔都可能通过连通的小孔存在血流。主动脉夹层按两种解剖模式（DeBakey 和 Stanford 分类）中的一种进行分类。横断是通过检测峡部附近的主动脉旁血肿和内膜的"台阶"样改变来诊断的。

讨论

涉及升主动脉或主动脉弓的急性夹层（Stanford A 型或 DeBakey Ⅰ 型或 Ⅱ 型）被认为是紧急外科急症。相比之下，仅限于降主动脉的夹层（左锁骨下动脉远端；Stanford B 型或 DeBakey Ⅲ 型）则采用药物治疗，除非患者显示近端扩张、出血或灌注不足。来自国际急性主动脉夹层登记（IRAD）的 384 例 B 型夹层患者中，73% 接受了内科治疗，住院死亡率为 10%。药物治疗后 4～5 年的长期生存率为 60%～80%，10 年为 40%～45%。非告知和回顾后有夹层的患者的生存率最好。从 IRAD 登记来看，外科患者的住院死亡率显著高于其他患者（32%）。选择外科组病情更严重、病程更复杂（误诊、漏诊、延误）

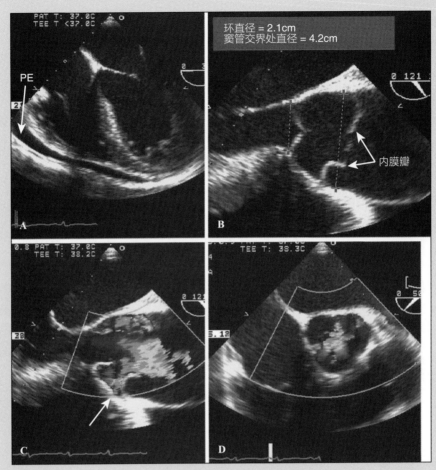

▲ 图 11-10　导致血流动力学改变的急性主动脉综合征

一名 62 岁司机，既往健康，未系安全带，出了车祸。到达急诊科时，患者有低血压（血压 = 90/45mmHg）和心动过速（心率 = 120 次 / min）。他口述有过严重胸痛时发生意识丧失，但不记得是不是在事故前发生的。胸部 X 线片是多处肋骨骨折，纵隔增宽，胸腔积液。患者情况越来越不稳定，被转移到手术室进行诊断性的经食管超声心动图（TEE）和必要时行手术治疗。超声心动图仪进行了快速的经胸超声心动图检查，证实心包积液，符合心脏压塞表现。液体复苏和麻醉诱导后，进行 TEE 检查。A. 食管中段四腔切面显示有心包积液，影响右心房充盈；B. 食管中段主动脉瓣长轴切面显示 A 型夹层，其特征是主动脉根部内膜破裂，并向远端延伸至降主动脉。主动脉瓣环大小正常，但窦和根部明显增大（窦管交界处直径 4.22cm）；C. 夹层延伸到无冠窦和右冠窦，右冠状动脉开口血流变窄（箭）。虽然心电图没有显示急性缺血，但右心室和左心室下壁轻度运动障碍；D. 这个年龄阶段的急性夹层往往提示先天性主动脉瓣二叶瓣，但主动脉瓣的短轴视图显示主动脉瓣是三叶瓣，无冠瓣对合不良导致主动脉瓣关闭不全。外科医师重新成形了主动脉瓣，并用人工血管更换了升主动脉和主动脉半弓。主动脉瓣修复成功只有 +1 度反流，术后心脏恢复正常。RCA. 右冠状动脉

的患者可能会使外科治疗患者的死亡率增加。总体报告的近期和远期结果与经药物治疗的 B 型夹层患者相似。142 例主动脉夹层患者中，1 年内内科治疗的死亡率低于外科治疗（15% vs. 33%），两组 5 年和 10 年生存率相似（60% vs. 35%）。

升主动脉夹层（累及主动脉根部、升主动脉或主动脉弓）是一种紧急外科急症，因为发生危及生命的并发症，如 AR、心脏压塞、心肌梗死、破裂和卒中的风险很高。发病后早期每小时死亡率高达 1%～2%。急性心肌缺血和脑梗死均不应禁止紧急干预。虽然进展中的卒中患者由于术中抗凝可能会增加出血性脑梗死的风险，导致出血

性卒中，但作者已经看到一些患者经历了戏剧性的神经恢复。在有经验的中心，升主动脉夹层的手术死亡率为 7%～36%，远低于药物治疗的 50% 以上的死亡率。

外伤性主动脉破裂是一种危及生命的血管损伤，常导致致命的出血。在 274 名患者的多中心试验中，总死亡率达到 31%，其中 63% 的死亡归因于主动脉破裂。主动脉横断和破裂通常发生在主动脉峡部（左锁骨下动脉和第一肋间动脉之间），是由无限制的正面碰撞产生的剪切力引起的。虽然主动脉造影被认为是诊断横断的金标准，但 TEE 和增强螺旋 CT 及 MRI 目前仍被看好，尤其是对肾功能不全的患者。血管内超声已被认为是鉴别主动脉损伤的潜在诊断工具。外伤性主动脉破裂需要与主动脉夹层区别开来。主动脉夹层的影像学通常显示多个层面的真假管腔。主动脉横断时，局部的主动脉损伤是相当局限的，在进行粗略检查时可能被忽略。第二个潜在的诊断问题是主动脉粥样硬化的隆起性改变可能很难与部分主动脉撕裂相鉴别。在峡部附近的短轴和长轴平面上都可以看到厚而不规则的腔内突起，对应于主动脉内膜和内膜层的破裂。纵观可见，内侧突起几乎垂直于主动脉壁，因为外伤性损伤通常局限在左锁骨下动脉远侧几厘米内。假性动脉瘤的局部破裂是常见的。CFD 成像和频谱多普勒成像可用于检测主动脉缺损处非层流相关的湍流和压力阶差的存在。传统的治疗方法包括采用右侧卧位入路的直接外科手术和主动脉切开并置入人工血管。血管内支架植入术已经成功实施。两个系列共包括 16 例主动脉截断患者报告成功修复，无死亡或严重并发症。然而，在这种情况下使用这种装置会造成左锁骨下血肿和截瘫的高风险。关于治疗的适当管理和时间进程的决定将取决于医院的技术可用性和专业知识，以及新的临床试验，如使用更新的更少的侵入性技术。

第 12 章
中枢神经系统监测
Central Nervous System Monitoring

Harvey L. Edmonds, Jr.　　Emily K. Gordon　　Warren J. Levy　著

潘韫丹　译

要 点

- 脑电图可检测脑缺血或缺氧和癫痫发作，并可测定镇静程度。
- 中潜伏期听觉诱发电位可客观检测镇静不足。
- 体感诱发电位可检测皮质和皮质下脑组织和周围神经的进行性损伤。
- 经颅运动诱发电位监测下行运动神经通路的功能。
- 经颅超声多普勒检查颅内大动脉评估血流的方向和性质，并识别微栓子。
- 脑氧饱和度可通过不同部位的经颅近红外光谱法进行测定，提供连续的脑氧供需平衡变化的指标。
- 使用多种监测方法，可以确保充分镇静并减少脑损伤的发生率。

　　每年，全世界接受心脏外科手术的 100 万患者中，近一半可能会出现短暂的神经、认知或神经心理功能障碍，其中 1/4 的患者，这种变化将持续存在。美国保险公司每年仅因心肌血运重建一种心脏手术而造成的脑损伤的直接费用估计为 20 亿美元。此外，损伤中枢神经系统（CNS）的同时似乎也会影响其他重要器官的功能障碍。因此，在心脏外科手术中促进中枢神经系统的保护，可以带来巨大的临床和经济获益。

　　从历史上看，心脏手术过程中的神经生理监测很少引起人们的兴趣，因为大动脉栓塞可能起到关键作用。人们普遍认为，在成人心脏手术中，大多数脑损伤是由于动脉粥样斑块或钙化物质在操作这些血管时从硬化血管中脱落而造成的。这些损伤一直被认为是不可避免和无法治疗的，直到非体外循环（CPB）或主动脉钳夹下心肌血运重建术的出现。

　　这种看法随着技术的发展正在改变。首先，尽管减少了主动脉操作并且在冠状动脉旁路移植术（CABG）和主动脉手术中采用了新的手术方法，但中枢神经系统损伤仍然存在。其次，神经生理学研究表明低灌注和氧合失调是中枢神经系统损伤的主要原因（框 12-1）。因为这些功能紊乱通常是可以检测和纠正的，所以研究神经生理监测在器官保护中的作用有重大意义。

框 12-1　心脏外科手术中导致脑损伤的因素

- 主动脉操作处脱落的动脉粥样硬化栓子
- 未洗心内吸引血再入循环致脂质微栓
- 漏气和气泡形成导致气体微栓
- 脑低灌注或高灌注
- 脑温度过高
- 脑氧合失调

一、脑电图

自第一次 CPB 手术以来，一般通过脑电图（EEG）检测脑缺血。然而，此前的一些因素限制了它的广泛使用。

首先，小型的、实用的、价格合理的脑电图监护仪直到最近才出现。

其次，传统的脑电分析诊断方法依赖于 21 通道模拟波形的复杂模式来识别局灶性脑缺血改变。这种分析需要大量的培训和持续的监测。因此，麻醉医师在心脏手术期间进行脑电图监测被认为是不切实际的。然而，减少围术期脑电图记录（包括双侧活动）的电极阵列，似乎在围术期和重症监护中可有效识别皮质缺血和癫痫活动。此外，脑电信号的计算机处理提供了简化的趋势显示，可避免许多早先的复杂信号解析的情况。

最后，心脏手术过程中的脑电图分析常常被麻醉药的使用、低温和滚筒泵伪迹所干扰。幸运的是，这些技术问题现在已经被克服了：①排除或更换滚筒泵为离心泵；②常规使用亚低温或常温旁路；③采用快通道麻醉，避免明显的脑电抑制。

（一）脑电图生理基础

心脏外科手术中，以脑电图导向纠正脑灌注不足，需要理解其神经生理学基础。头皮记录的脑电信号反映了长时程（10～100ms）突触后电位的时空总和，这些电位是由柱状皮质锥体神经元产生的（图 12-1）。

脑电节律表现为形状和持续时间相似的有规律且反复出现的波形。这些信号振荡依赖于神经元群的同步激发。传统 EEG 研究结果的描述性特征是振荡 [以每秒周期（cps）或赫兹（Hz）为单位测量]，是按振幅和频率分类的正弦波。用于描述最常见振荡模式频带的术语如图 12-2 所示。此外，可识别高频（25～55Hz）伽马波段（表 12-1）。

（二）脑电记录与信号处理的实用考虑

标准化电极放置基于国际 10-20 系统（图 12-3）。它允许电极间距均匀，与头围无关，定位在已知与大脑皮层特定区域相关的头皮区域。4 个解剖标志是鼻根、枕骨隆突和两个耳前点。

脑电波形的频率范围称带宽。上下带宽边界由滤波器控制，滤波器抑制高于和低于 EEG 带宽

表 12-1 脑电图频带

δ	0.1～4Hz
θ	4～8Hz
α	8～14Hz
β	14～25Hz
γ	25～55Hz

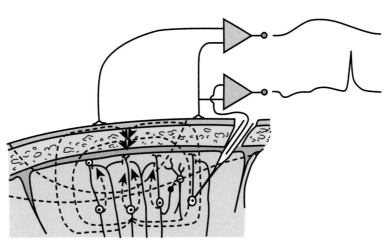

▲ 图 12-1 脑电图（EEG）波的产生

头皮电极记录皮层神经元细胞膜突触后电位引起的电位差异。闭合环虚线代表突触后电位产生的细胞外电流的总和。开放段虚线连接具有相同电压水平的所有点。两个头皮电极记录随时间变化的电压差（右上角上面的波形），下面的波形来自于插入单个皮层神经元的微电极，与脑电波的总和几乎没有直接关系（改编自 Fisch BJ. *EEG Primer*. 3rd ed. New York: Elsevier, 1999: 6. ）

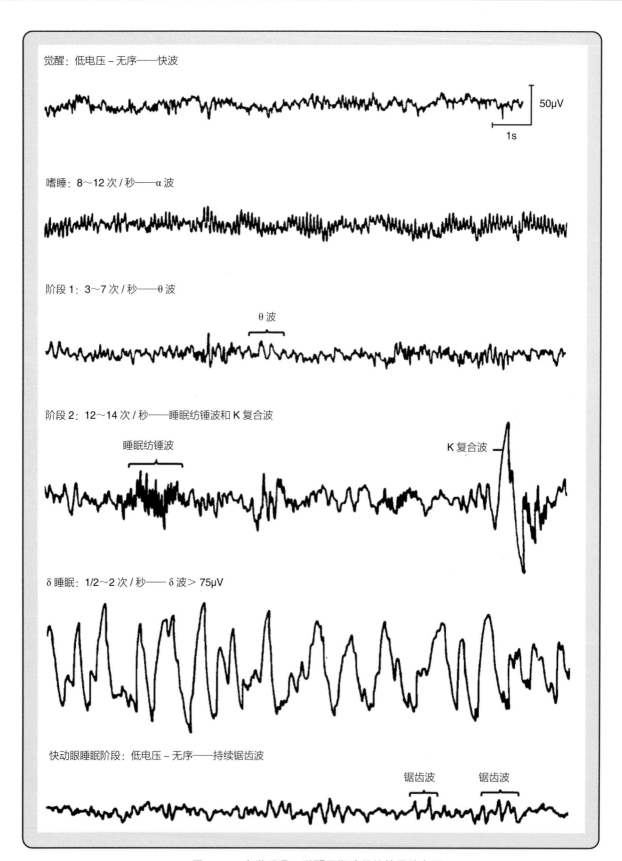

▲ 图 12-2　人类睡眠 - 觉醒周期阶段的特异脑电图

注意 4 个最常见频带的出现，从最低频率的 δ 到 θ 和 α，再到高频 β，还描述了更高的伽马频带（25～55cps）（由 GE Healthcare 提供）

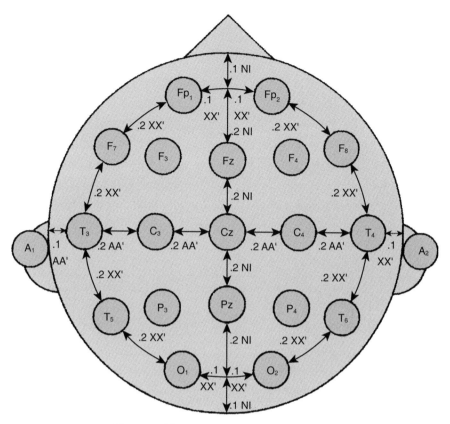

▲ 图 12-3　国际 10-20 系统脑电图电极放置位置

矢状半周长（标记为 AA′）是从一侧的颧骨根部（在耳朵的正前面）跨过头顶到另一侧颧骨的根部。第 3 个测量是从颧骨上方冠状半周长的 10% 处测量的同侧半周长（XX′）。通过这些交叉线，除了额叶（F_3、F_4）和顶叶（P_3、P_4），所有的头皮电极都可以定位。额叶和顶叶电极沿额叶或顶叶冠状线放置在中间电极和圆周环上标记的电极之间

的频率。未经处理的脑电波形和单变量数字脑电描述值，如平均主频（MDF）等，都可能受到信号带宽的严重影响，而信号带宽通常由用户通过高频和低频滤波器设置来控制。同样，不同的脑电设备记录到的同一脑生物电位可能会产生不同的波形和数值。

（三）脑电图信息显示

1. 时域分析

传统的脑电图显示是生物电位电压（y 轴）随时间变化的图形，因此被描述为一个时域过程。诊断性脑电图的目的是及时确定某一时刻导致波形异常最可能的原因。典型的诊断性脑电图是在控制条件的情况下，使用精确的流程获得的。将记录的 EEG 波与参考波进行比较，波形解释是基于具体的临床条件下特有波形模式的识别。相比之下，脑电图监测的目标是与个体基线比较，从而识别临床的

重要改变。与诊断性脑电判读不同，EEG 监测处在易受电子信号干扰、复杂和控制不良的记录环境中，需要监测即刻连续波动的信号。其解读多是通过数据统计特征性的改变，而不是波形模式识别。因此，数字化的描述值构成了脑电监测的一个适当的组成部分。

对脑电图诊断和监测的解读部分基于"脑电图定律"（框 12-2），其中包括振幅与主频的反比关系。在脑代谢状态不变的情况下，振幅与频率成反比。在某些高代谢状态（如癫痫发作活动）中，两

框 12-2　脑电图定律
• 在没有疾病的情况下，脑电图的振幅和频率是成反比的
• 同时减少可能提示缺血、缺氧或过度镇静
• 同时增加可能提示癫痫发作或伪影

者可能同时增加，而在低代谢状态（如体温过低）中可能会同步减少。如果排除了这些因素，振幅和频率同步降低可能提示缺血或缺氧（图 12-4）；同步增加可能表示伪影（图 12-5）。

传统脑电图的时域分析采用线性信号幅度（即电压）和时间标尺。脑电信号的振幅范围相当大（几百微伏），其集中趋势和离散度的单变量统计测量可能包含有用的临床信息。此外，振幅变化可能显示临床上显著的反应性改变，而频域分析可能无法显示此种变化。脑电振幅整合技术的进步促使人们重新对这种非常简单的方法产生兴趣，特别是在

儿科。

2. 频域分析

另一种方法称为频域分析，比如将白光分解成其组成部分的频率（即颜色频谱）。作为频谱分析的基础，Fourier 定理指出周期函数可以部分地用基频正弦和无穷级数整数倍（即谐波）来表示。特定频率下的傅里叶函数等于相关正弦的振幅和相位角。振幅和相位角随频率变化的曲线称为傅里叶谱（即谱分析）。脑电图振幅谱标尺（图 12-6）采用其电压值的平方，以消除不便解释的负值。平方后将振幅测量单位从微伏变为皮瓦（pW）或纳瓦（nW）。

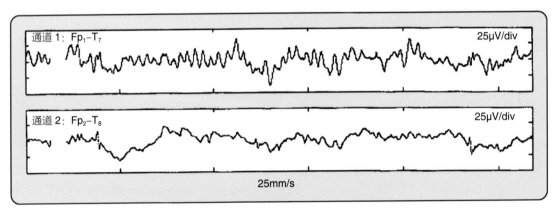

▲ 图 12-4 脑电图（EEG）基线记录的重要性

这两个通道的脑电图记录于麻醉诱导之后插中心静脉导管改变头位之前。麻醉诱导后发现了原本存在的脑波不对称，这在清醒的脑电图中是没有的。尽管患者有早期轻度脑血管意外和短暂性脑缺血发作的病史，但其术前评估的神经功能是正常的（由 GE Healthcare 提供）

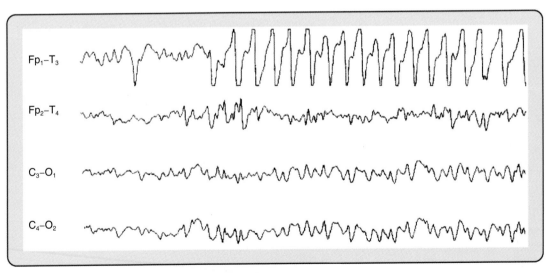

▲ 图 12-5 电伪影对脑电图的干扰

左额颞衍生部的 2Hz 大振幅三角波（第一条波形）是神经刺激器激活颞肌产生的。在下颌角选择适当的面神经刺激部位，可以将从刺激器到脑电图记录的电极电流降到最小（由 GE Healthcare 提供）

然而，功率振幅标尺往往过于强调大振幅变化。临床低振幅成分的重要变化在未处理的线性脑电波形中容易识别，但在功率谱中可能无法显示。

使用单变量数字描述值简化了大量谱信息。最常见的是，特定的传统脑电频带（δ、θ、α 或 β）中所包含的功率可以用绝对、相对或正常化的数值计算出来。

最广泛使用的单变量频率描述值（框 12-3）如下：①总功率（TP）；②峰值功率频率（PPF），包含最大振幅的单个谱频率；③平均主频（MDF），每个频谱频率所包含的功率之和乘以其频率除以 TP；④谱边缘频率（SEF），低于此频率时，90%

或 95% 谱功率产生；⑤抑制比（SR），采样中平线脑电图的百分比。

已经开发多变量（即由多个变量组成）描述值，以改进临床重要脑电图变化的简单数字描述。利用

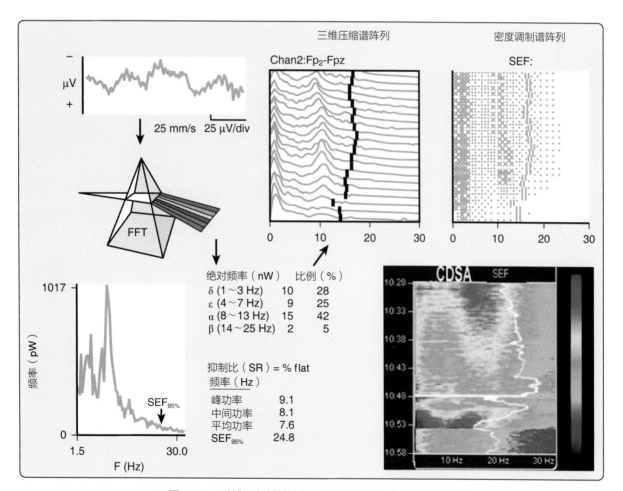

▲ 图 12-6　时域和频域脑电图（EEG）的比较（彩图见书末）

左上角显示的传统模拟脑电信号是头皮记录振幅（μV）随时间变化的时域图。数字化脑电片段（epochs）用快速傅里叶变换（FFT）进行了计算机处理。FFT 像棱镜一样，将复杂的电磁信号分解成一系列正弦信号，每个正弦信号的频率都是离散的。然后，瞬时关系用功率谱（左下角）图形化地表示，功率的频域图（μV² 或 pW）是频率的函数。谱边缘频率（SEF）定义了信号幅度的上边界。三维压缩谱阵列（CSA）在 z 轴（上中轴）上绘制随时间变化的连续功率谱。密度调制谱阵列（DSA；右上角）通过使用点密度来表示信号幅度（即功率），从而改进数据压缩。通过在右下角显示的彩色密度谱阵列（CDSA）中进行颜色编码，提高了振幅分辨率。SEF 显示为白色垂直线。注意每个频谱趋势底部的脑电抑制

这种方法，多种算法生成的一个数字可表示在一个时段出现的幅频相位关系。一些商用显示器提供的无单位数字已转换为任意（即 0～100）刻度。每个监护仪提供不同的概率，评估患者对口头指令的反应。表 12-2 列出了目前为麻醉医师设计的脑电监护。BIS（双谱指数，Covidien，Boulder，CO），NT（NarcoTrend，Monitor Technik，Bad Bramstedt，Germany），PSI（Sedline，Masimo，Irvine，CA）和 SNAP Ⅱ（Stryker Instruments，Kalamazoo，MI）是根据患者数据经验得出的基于规则的专有指数。相比之下，CSI（Danmeter A/S，Odense，Denmark）使用基于模糊逻辑的算法，而 SE 则将标准熵方程应用于脑电分析。每种产品都需要使用专用的粘贴前额传感器。总的来说，这些产品现在被广泛用作镇静效果的客观监测。

头皮记录的脑生物电位是复杂的生理信号。它们代表皮层突触活动（即脑电图）、上面部肌肉活动（即面部肌电图）和眼球运动（即眼电图）所产生的电压变化的代数总和。在清醒和轻度镇静期间，高频伽马功率（即 25～55Hz）是脑电图和受皮层下影响的面部肌电图的混合。由于信号发生器与记录电极的距离更近，信号主要来源于肌肉活动。镇静药和镇痛药通常抑制大脑和肌肉活动，导致伽马功率降低。由于上面部肌肉对中度神经肌肉阻滞相对不敏感，它们可能保持对伤害性刺激的反应。伤害感受导致伽马功率突然增加，与低频经典脑电活动无关。

上述描述的脑电图分析仪可提供高频信息的单独定量估计，或将此信息合并到镇静指数中。例如，Datex Ohmeda 熵模块（GE Healthcare/Datex Ohmeda，Helsinki，Finland）分别分析 32～47Hz 频段，

并定义信号响应熵（RE）。制造商声称在低频状态熵（SE）中加入 RE 有助于区分镇静和镇痛的变化，然而精心设计和充分支持的随机前瞻性研究仍然有待出现。脑电抑制降低了这两个熵指数，因为无噪声的平坦线脑电段通常被认为具有接近零的熵。然而，在心脏外科手术过程中，脑电图信号似乎被完全抑制，这可能与反常的非常高的熵值有关。为了最小化这个问题，SE 使用了一种特殊的算法，将零熵分配给 EEG 完全抑制的各个时间段。

除了定量的脑电数值指标外，许多监护仪还显示连续功率谱随时间变化的伪三维图。这种频域方法由 Joy 提出，并由 Bickford 推广，Bickford 创造了"压缩谱阵列"（CSA）的术语。它的流行部分源于巨大的数据压缩。例如，4h 的传统 EEG 记录中包含的基本信息（消耗超过 1000 页未处理的波形）可以在单个页面上以 CSA 格式显示。

使用 CSA（图 12-6），短暂（2～60s）脑电时程的连续功率谱显示为振幅随频率变化的平滑直方图。谱压缩是通过部分叠加连续谱来实现的，时间表示在 z 轴上。隐藏线抑制通过避免连续图像的重叠来提高清晰度。虽然这个显示在美学上很吸引人，但也有局限性。频谱重叠造成的数据丢失程度取决于非标准轴向旋转，其在脑电监护仪之间各不相同。

为减少数据丢失，CSA 显示器采用另一种多样化调制谱阵列（DSA），它使用时间的二维单色点阵图作为频率的函数（图 12-6）。点的密度表示特定时频交点处的振幅（如强烈的大点表示高振幅）。临床上显著的频率变化可能比 CSA 更早、更容易检测到，但是振幅变化的分辨率降低。因此，应用彩色密度谱阵列（CDSA）提高振幅分辨率（图 12-6）。

表 12-2　监测镇静的商业多变量量化脑电图指标

缩略词	索引名称	模　式	制造商
BIS	双频谱	双侧	Covidien, Boulder, CO
CSI	脑状态	单侧	Danmeter A/S, Odense, Denmark
NT	Narcotrend	双侧	MonitorTechnik, Bad Bramstedt, Germany
PSI	患者状态	双侧	Masimo, Irvine, CA
SE	状态熵	单侧	GE Healthcare/Datex–Ohmeda, Helsinki, Finland
SNAP Ⅱ	SNAP Ⅱ	单侧	Stryker Instruments, Kalamazoo, MI

CSA、DSA 和 CDSA 显示不太适合于非平稳或短暂现象的检测，如爆发抑制或癫痫样活动。

总之，快速评估脑电在时域或频域的变化主要集中在：①最大峰－峰振幅；②最大振幅与主频的关系；③振幅和频率的变异性；④对应的（即单侧大脑半球上的相同位置）脑电衍生值之间出现新的或正在增加的不对称性。清楚地了解每种显示器的特性和局限性后，通过浏览未处理和已处理的脑电信号的显示，可以进行很好的评估（框 12-4）。

二、听觉诱发电位

听觉诱发电位（AEP）可评估脑干、中脑和听觉皮质的特定区域。AEP 由于其简单性和重复性，适合于心血管外科手术过程中的患者监测。AEP 监测在该环境中的具体应用是评估温度对脑干功能的影响和评估镇静效果。随着可通过手术室生理监护仪进行的 EEG/AEP 监测模块的引入，心脏麻醉医师对 AEP 监测的直接参与可能会增加。

听觉刺激触发一种神经反应，这种反应是由从听觉神经到大脑皮层的同步神经元去极化整合而成的。从头顶和耳垂的电极获得的头皮记录信号，包含 AEP 和其他无关的脑电图和肌电图活动。从大振幅背景中提取相对低振幅 AEP 需要信号平均技术。由于每个刺激重复的 AEP 特征保持不变，多次重复的平均值线性增加信号振幅。因此，通常信噪比可以提高 10～30 倍。对于 AEP 感觉刺激，最常用的是咔嗒声。这些宽带信号由频率谱低于 10kHz 的单向矩形短脉冲（40～500μs）产生。

脑干听觉诱发电位（BAEP）在评估手术过程中的脑干和皮质下功能方面很有用，部分原因是它们对大多数麻醉药的抑制作用相对抵抗。

中潜伏期 AEP（MLAEP）在中脑和初级听觉皮层产生，刺激后潜伏期在 10～100ms。潜伏期和振幅的变化可以可靠地检测心脏手术过程中的意识

和伤害感受。此外，MLAEP 和定量 EEG 描述值（即BIS）的并行监测可以区分催眠和抗伤害麻醉部分。该方法也成功地应用于小儿心脏手术患者，以客观评估术后的镇静效果。

（一）体感诱发电位

在许多方面，体感诱发电位（SSEP）与 AEP相似。电刺激在手臂、腿部或在这两处共同施加，并跟踪信号通过脊髓和皮质下结构进行神经传导的过程，各种神经发生器在不同时间使记录信号产生特定的正向或负向偏转。由此，SSEP 可用于客观监测感觉上行通路功能。与 AEP 一样，它们记录大量刺激后的信号平均值，每次刺激后的记录持续时间稍长，因此刺激频率稍低。SSEP 对吸入麻醉药引起的抑制中度敏感，但一般不妨碍在平衡麻醉中强效镇静药物的使用或补充高剂量镇静药。图 12-7显示了适用于心脏外科神经监测的重要上肢感觉通路中涉及的关键神经组织结构。

（二）运动诱发电位

依靠快速刺激脉冲序列的传递，利用经颅运动诱发电位（MEP）可以连续监测下行运动通路的完整性。目前，这种新兴的心胸外科手术监测方法最常见的应用是在降主动脉的开放或血管内修复手术中。改善脊髓保护的必要性仍然是至关重要的，因为即使采用现代脊髓保护技术，患者在 Ⅰ 型和 Ⅱ 型动脉瘤修复期间仍然有非常高的梗死率。

MEP 的神经生理学基础如图 12-8 所示。个体高强度经颅刺激直接或间接通过激活中间神经元使轴突－丘区皮质运动神经元去极化。单个脉冲向节段性 α 运动神经元的突触传递降低了突触后膜电位，但通常不足以启动细胞放电。相反，这一目标是通过使用脉冲序列来实现的，脉冲序列通过单个阈下反应的时间总和触发下运动神经元放电。

尽管下肢 MEP 对于证明胸腰椎脊髓运动通路的功能完整性是必要的，但上肢记录也很重要。上肢反应识别普遍 MEP 抑制。其原因包括麻醉诱导的突触抑制、低碳酸血症和低温，以及涉及大脑或上肢运动通路或两者的位置相关性缺血（图 12-9）。表 12-3 总结了麻醉药对诱发电位的影响。除了这些普遍的影响，挥发性麻醉药抑制皮质和脊髓运动神经元。因此，在监测 MEP 期间，应避免或尽量

框 12-4　反映脑电图变化的监测指标

- 最大峰－峰振幅（或总功率）
- 最大振幅与主频的关系
- 振幅和频率的变异性
- 左右对称性

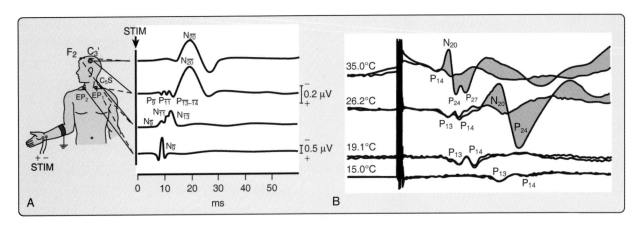

▲ 图 12-7 上肢体感诱发电位（SSEP）波形

A. 波形显示正中神经电刺激的上行传导。在非脑参考电极的辅助下，N_9 锁骨（Erb 点）电位反映了信号通过臂丛的情况，而 N_{13} 电位则代表了颈、脑干丘系结构的激活。通过皮层辐射和感觉皮层的信号产生 N_{20} 电位，可在头皮活动电极和头侧参照物之间记录到。B. 每对上肢 SSEP 波形都是由同侧和对侧的顶骨记录信号叠加到单侧正中神经刺激产生的。阴影区代表大脑皮层内产生的信号。降温到 26.2℃会增加皮层下和皮层波形成分的潜伏期，并导致第 2 次（即 P_{13}）脑干电位的出现。尽管 19.1℃的深低温抑制了皮层活动，但脑干 P_{13} 和 P_{14} 的反应性仍然存在（图 A 经许可引自 Misulis KE, Fakhoury T. *Spehlmann's Evoked Potential* Primer. 3rd ed. Boston: Butterworth–Heinemann; 2001:98. 图 B 改编自 Guérit JM. Intraoperative monitoring during cardiac surgery. In: Nuwer MR, ed. *Handbook of Clinical Neurophysiology. Vol. 8. Intraoperative Monitoring of Neural Function*. New York: Elsevier; 2008:834.）

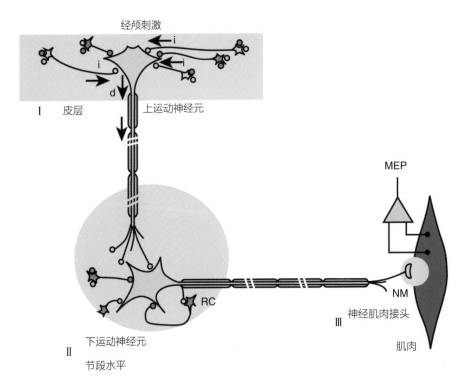

▲ 图 12-8 经颅运动诱发电位（MEP）

高强度经颅电或磁刺激可直接（d）激活上运动神经元。此外，间接运动神经元激活（i）是由横向的兴奋（光）和抑制（暗）神经元轴突经颅激活引起的。下行运动电位通过皮质脊髓、红核脊髓、顶盖脊髓、前庭脊髓和小脑脊髓束单向传导至脊髓外侧和前部的下（α）运动神经元。在没有神经肌肉（NM）药物完全阻断的情况下，α 运动神经元动作电位随后产生肌肉纤维收缩，这是由肌电图记录的（改编自 Journee JL. Motor EP physiology, risks and specific anesthetic effects. In: Nuwer MR, ed. *Handbook of Clinical Neurophysiology. Vol. 8. Intraoperative Monitoring of Neural Function*. New York: Elsevier; 2008:219.）

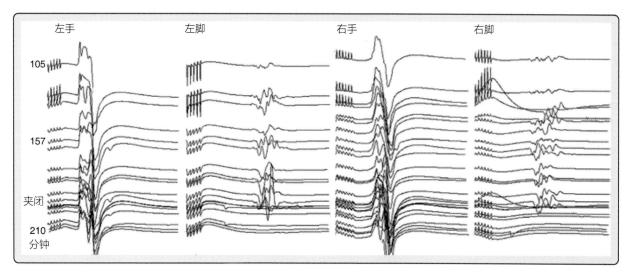

▲ 图 12-9　运动诱发电位（MEP）检测脊髓低灌注

胸腹主动脉瘤手术中，手（左手和右手）和脚（左脚和右脚）MEP 对夹闭降主动脉的反应。注意夹闭后双侧下肢 MEP 的丧失。MEP 监测有助于指导左心转流，以及肠系膜上动脉和肾动脉重新植入主动脉移植物

表 12-3　麻醉 [a] 对感觉和运动诱发反应的影响

药理学分类	药　物	SSEP	AEP	MEP
非特异性抑制药	异氟醚	抑制	抑制	抑制
	七氟醚	抑制	抑制	抑制
	地氟醚	抑制	抑制	抑制
	巴比妥类	抑制	抑制	抑制
GABA 特异性激动药	异丙酚	抑制 [b]	抑制	抑制 [b]
α₂ 激动药	可乐定	抑制 [b]	?	抑制 [b]
	右美托咪定	抑制 [b]	?	抑制 [b]
NMDA 拮抗药	氧化亚氮	抑制	—	抑制
	氯胺酮	增加	—	抑制 [b]
	氙气	抑制 [b]	抑制 [b]	抑制 [b]

a. MAC- 等效剂量

b. 轻微到极小的作用

AEP. 听觉诱发电位；GABA. γ- 氨基丁酸；MAC. 最小肺泡浓度；MEP. 运动诱发电位；NMDA. N- 甲基 -D- 天冬氨酸；SSEP. 体感诱发电位（改编自 Sloan TB, Jäntti V. Anesthetic effects on evoked potentials. In: Nuwer MR, ed. *Handbook of Clinical Neurophysiology. Vol. 8. Intraoperative Monitoring of Neural Function*. New York: Elsevier; 2008:94–126.）

减少使用这些药物。

正确解释 MEP 振幅变化需要精确监测和控制神经肌肉阻滞。从两侧上肢和下肢肌肉 4 种反应的诱发肌电图中获得的有关神经肌肉阻滞程度的信息有助于指导松弛药的使用和检测肢体缺血。

三、经颅多普勒超声

（一）超声波技术

临床经颅多普勒超声（TCD）的超声探头包含一个电激活的压电晶体，它通过颞骨最薄的部分

（即声窗）向脑组织传输 1～2 兆赫（MHz）的低功率声振动（即声波作用）。大动脉和大静脉中的血液成分（主要是红细胞）将这些超声波反射回探头，探头也充当接收器。由于层流的血液流动，红细胞在大血管中心区域的运动速度比血管壁附近的要快。因此，在每个血管（即样本体积）内，会产生一系列与不同速度相关的回波。声波信号和每个回波之间的频率差与相关速度成正比，该速度则可由多普勒方程算出。超声可以通过颞窗监测一些颅内大动脉，在心脏手术中常规选择大脑中动脉进行超声监测，因为它携带大约 40% 的大脑半球血流量。

1. 脉冲波谱成像

脉冲波多普勒是在用户选择的某一头皮下距离处（即单通道）检测采集超声回波。与量化脑电频谱的方法相同，采用傅里叶分析法分析这些多普勒频移回波的频率组成。分析产生一个瞬时振幅谱，显示为血流速度的函数（如多普勒频移）。这种关系在频谱图显示中被映射为一个垂直条带（图 12-10，右上角）。每个频率的振幅用随机回波背景的变化 [如分贝（dB）] 对数来表示。瞬时分析每秒重

复 100 次，生成与时间相关的流速变化的滚动频谱图。

最大速度，即速度谱的上边缘（包络线），代表血管中心的最大多普勒频移（红细胞速度）。从边缘频谱可推导出收缩期和舒张末期的峰值速度。通过对血管横截面上所有多普勒频谱信号的强度加权平均来计算强度加权平均速度。多个位置的取样回波（多通道）由每个不同距离的位置的探头取样产生（图 12-11）。

2. 功率 M 型多普勒成像

处理脉冲波多普勒回声的另一种方法是采用非频谱的功率 M 型多普勒（PMD）（图 12-12）。与多通道产生的一系列光谱不同，PMD 产生一幅图像，每个深度由信号幅度（即功率）和深度作为时间函数的图像表示。标尺的颜色表示流向（红色表示流向探头；蓝色表示远离探头），而颜色强度则与信号功率直接相关。

（二）栓子的检测

红细胞（约 5×10^6/ml）是具有最强声波反射

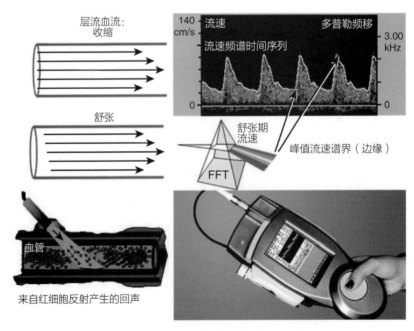

▲ 图 12-10　经颅多普勒（TCD）超声成像的生理基础（彩图见书末）

大血管层流导致红细胞速度的横截面序列，最接近血管壁的速度最小。血管超声产生一系列红细胞回声。超声信号与其回波的频率差（即多普勒频移）与红细胞速度和血流方向成正比。对复杂回波的快速傅里叶变换（FFT）分析产生一个瞬时功率谱，类似于脑电图分析中使用的功率谱。连续多普勒频移谱的时间序列（右上角）类似于动脉压波形，波形表示每个心动周期红细胞速度的变化。一些现代的 TCD 超声仪小到可以手持或并入多模态神经生理信号分析仪（500P 小型经颅多普勒图像由 Multigon Industries，Inc，Yonkers，NY 提供）

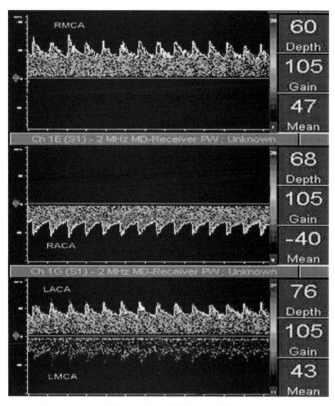

▲ 图 12-11 多通路经颅多普勒超声成像（彩图见书末）

多通路脉冲波多普勒信号允许同时显示几个不同颅内位置产生的回波谱。LACA. 左大脑前动脉；LMCA. 左大脑中动脉；RACA. 右大脑前动脉；RMCA. 右大脑中动脉

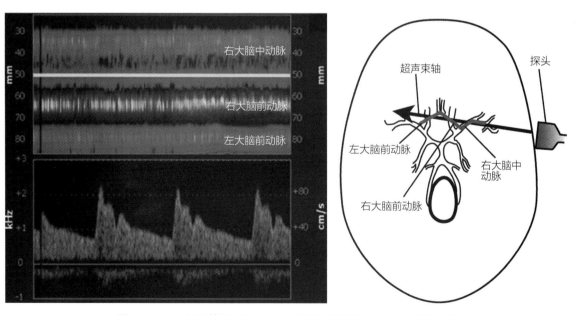

▲ 图 12-12 经颅多普勒（TCD）M 型与频谱成像的比较（彩图见书末）

比较了 TCD 连续波 M 型（左上）和脉冲波频谱（左下）成像。M 型图像的水平条带代表一系列多普勒频移回波。在 30～50mm 深度范围内的信号（上红色带）表示右侧大脑中动脉（右 MCA）与超声探头同侧的血流。红色表示流向探头（右图）。M 型图像的中间蓝色区域显示了来自同侧（右）大脑前动脉（RACA）的 55～70mm 的回声。72～85mm 范围内的信号来自对侧左大脑前动脉，血流方向指向探头（下红色带）。M 型图中深度为 50mm 的黄线提示 TCD 频谱成像的测量位置，显示在左下角（由 Dr. Mark Moehring, Spencer Technologies, Seattle, WA 提供）

的非病理性血液成分（即具有最大的声阻抗）。然而，气态和颗粒栓子比红细胞反射更强。在 PMD 或频谱 TCD 成像中存在高强度瞬时信号（HITS）提示存在栓子。

目前可用的频谱或 PMD TCD 监测仪不能确定产生 HITS 的栓子大小，也不能确定其成分（框 12-5）。尽管如此，HITS 的聚集被证明是主动脉外科手术后神经功能缺损的预测指标。

（三）干预阈值

由于红细胞的速度和流量可能受到血管直径、血液黏度、pH 及温度的影响，TCD 不是可靠的脑血流测量方法。然而，在没有血液稀释的情况下，TCD 速度的变化与血流的变化密切相关。突然的明显血流速度或方向改变很容易被连续的 TCD 监测发现。本文评估了清醒患者植入心律转复除颤器和倾斜台试验时血流速度变化的临床意义。在这两种情况下，脑低灌注的临床证据伴随着平均速度下降超过 60% 和无舒张速度。在血管手术中，缺血阈值似乎比术前基线降低了 80%。

一般来说，血流速度的降低提示严重缺血与脑电活动的深度抑制有关。然而，当软脑膜侧支血流充足时，大脑中动脉血流速度严重降低或消失时，脑功能可能保持不变。这些发现共同构成了基于 TCD 的干预阈值理论基础。在心脏外科手术中，平均血流速度降低超过 80% 或舒张期间的血流速度丧失表明临床上存在明显的脑灌注不足。

四、颈静脉球血氧测定法

可将发射 3 种波长光的血氧计导管插入脑静脉循环，直接连续测量脑（颈）静脉血氧饱和度（$SjvO_2$）。商用测量计是由最初用于肺循环的血氧计导管改进而来。反射光信号被平均、过滤和成像。导管扭结，导管周围的血流、血细胞比容的变化，导管上的纤维蛋白沉积和温度变化可以影响其测量的准确性。一般认为 $SjvO_2$ 正常范围在

55%～70%。然而，一项使用影像学证实了的导管放置位置的研究发现，健康受试者的正常范围更广，为 45%～70%。

这项技术有两大局限性。首先，$SjvO_2$ 代表了全脑静脉回流的整体测量指标而无脑部位特异性。由于脑和颅外静脉解剖结构有明显不同，临床很难合理解释测量值的变化。其次，使用颈静脉血氧测定法进行精确测量需要持续足够流量的血液经过导管。低流量或无流量状态，如严重低灌注或完全缺血，使 $SjvO_2$ 不可靠。

五、脑氧测定法

（一）近红外技术

由于人的颅骨对红外光是半透明的，因此可以用经颅近红外光谱（NIRS）无创测量颅内血管内 rSO_2。贴在头皮无毛皮肤上的粘贴片中包含的红外光源，发射红外光通过皮下组织传输到大脑皮层的外层。与光源相邻的传感器将从皮肤、肌肉、头骨和硬脑膜反射的光与脑组织的光区分开（图 12-13）。近红外光谱法可以测量直径小于 1mm 的气体交换血管组成的混合微血管床上所有的血红蛋白，由搏动性或非搏动性血管组成。测量组成有 70% 来自静脉血。脑氧测定可以准确定量患者脑氧基线的变化，并能客观测量脑区域低灌注。与脉搏和颈静脉球血氧测定法不同，脑氧测定法可用于非脉搏性体外循环和停循环过程。

与 TCD 监测类似，脑氧测定法主要用于定量变化值，因为大量的 NIRS 受试者之间的个体基线变异性使得很难建立一个统一表示脑组织损伤的可靠阈值。氧合血红蛋白分数的降低提示氧供需失衡。在高速离心、植入式心脏复律除颤器测试、倾斜试验、颈动脉闭塞和颅内动脉球囊闭塞的 G-force 研究中，清醒的受试者和患者已经证明了氧合血红蛋白分数下降的临床意义。在每种试验中，超过 20% 的下降都与晕厥或局灶性脑缺血有关。在成人和儿童心脏外科手术中，脑氧合失衡的程度和持续时间与医院费用的增加，以及不良临床结局的发生率和严重程度相关。

脑氧测定系统的临床应用有一定的设备特异性。一种设备的支持证据不一定适用于竞争产品。目前由于缺乏一种公认的区域性脑微循环血氧饱

框 12-5　经颅多普勒超声

- 检测颅内血流变化
- 检测微粒或气体栓塞

空间分辨 NIRS

差分 NIRS

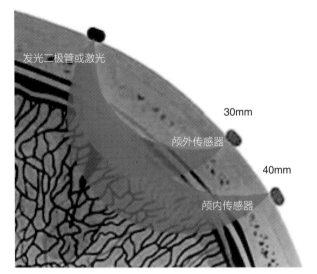

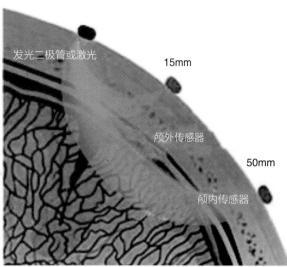

▲ 图 12-13 经颅空间分辨近红外光谱（空间分辨 NIRS）和差分近红外光谱的比较

未被吸收的光子沿着抛物线（即香蕉形）路径从安装在头皮上的红外光源穿过成人头盖骨，到达附近的传感器。这些反射光子的平均穿透深度等于光源 – 探测器分离的平方根。空间分辨近红外光谱使用一对传感器，位于距离光源足够远的位置，以确保两个信号都能检测到从颅外和颅内组织反射的光子（左图）。颅外和颅内两点测量允许存在颅外信号部分抑制和不同患者颅内光子散射的差异。由此产生的脑氧饱和度测量值似乎约为颅内的 65%。相比之下，差分近红外光谱使用一个非常靠近光源的传感器来记录唯一的颅外信号，另一个更远的传感器用于颅外和颅内测量（右图）。单点减影可以抑制颅外信号，但不能抑制颅内光子散射的患者间差异。试图通过使用额外的红外波长来减轻这种混淆的影响。代表颅内不同组织的区域血红蛋白氧饱和度信号的比例尚未确定（由 Covidien，Boulder，CO. 提供空间分辨近红外光谱图）

度的直接参考标准，这些装置之间的比较仍然很困难。

（二）有效性

通过对成人和儿童动脉和颈静脉球血氧饱和度的测量，验证了 rSO_2 值的可靠性。可稳定监测传感器邻近脑组织的低氧血症。除缺血和体外循环期间外，$SjvO_2$ 在饱和度值的中间范围和 rSO_2 相关，尽管在极端情况下可能出现差异。另外，通过直接微探针测量脑组织氧分压与 rSO_2 比较，这两种方法的测量值之间存在直接和显著相关性，证实了 rSO_2 的有效性。然而，有创性的脑组织氧合监测并不适用于心脏外科手术。

六、多模式神经监测

由于每种监测方式只能对中枢神经系统的一部分进行评估，因此多模式监测似乎是更全面地监测神经系统功能的理想方法（表 12-4）。

表 12-4　心脏外科手术神经监测的多种方法

方　法	功　能
脑电图	皮质突触活动
脑干听觉诱发电位	耳蜗、听神经和脑干听觉通路功能
中潜伏期听觉诱发电位	皮层下传入听觉通路功能
体感诱发电位	周围神经、脊髓和大脑体感传入通路功能
经颅运动诱发电位	皮质、皮质下、脊髓和外周神经传出运动通路功能
经颅多普勒超声	脑血流变化及栓塞
组织血氧饱和度	局部组织氧平衡

（一）主动脉手术

1. 停循环

当计划进行停循环操作时，不管有没有逆行脑灌注，首先必须确保大脑充分冷却，以便让大脑能承受必要的脑缺血期。只有当通过降温使得脑电图出现电静默时，大脑皮层组织才能得到最佳保护，因为大脑 60% 以上的代谢耗能都用于产生电信号。降温以程度依赖的方式减慢脑电图（图 12-14），复温脑电波恢复遵循相似的模式，但不一定遵循完全相同的曲线恢复或完全回到基线水平。发生脑电静默的实际温度可能在 11～18℃ 内变化，因此仅依赖温度进行脑保护可能会不必要地延长低温时间（从而导致复温和体外循环时间延长）。

降温会延长 SSEP 峰及峰间的潜伏期，并主要抑制皮质反应的振幅（图 12-7B）。因此，SSEP 反应也可用于评估降温效果。然而，与产生脑电图波不同，皮层下 SSEP 不需要太多神经元的突触参与，当皮层神经元活动完全被低温抑制时，这些电活动常常持续存在。因此，在 EEG 静止期，SSEP 可以检测脑缺血。由于 EEG 指导降温的临床效果相当好，目前尚不清楚 SSEP 监测的优势。

接受停循环的患者中有一部分存在主动脉夹层，在这些患者中，有证据表明 TCD 监测可能是有益的。一项前瞻性研究表明，在急性主动脉夹层修复期间，TCD 监测可将短暂性神经功能缺损的发生率从 52% 降低到 15%，而卒中、住院或 30 天死亡率没有明显变化。

2. 顺行脑灌注

通过右锁骨下动脉顺行脑灌注的处理，通常用于中度低温的主动脉外科手术。然而，Willis 环的不完整可能引起的脑缺血，有必要采用神经监测的方法早期发现脑缺血。Willis 环只在一小部分（25%）的患者中是完全正常的，尽管包括单个节段发育不全（而不是缺失）的许多血管异常可能并不会使患者容易出现脑缺血。因为不能肯定地预测灌注不良的脑组织区域，理论支持采用多通道脑电监测。采用任何一种方法监测脑电波，如果通过右锁骨下动脉开始灌注时出现不对称的脑电波，则提示需要改变手术灌注方法。

仅使用顺行脑灌注的中低温患者易出现另一种神经并发症，即脊髓缺血。因为大脑有灌注，而体循环无灌注，所以理论上必须采用 SSEP 监测证实脊髓神经元的完整性。临床报道使用顺行脑灌注行主动脉修补术的患者，术后脊髓并发症并不多见，表明理论上存在的这种并发症实际很少发生。

3. 降主动脉手术

胸降主动脉手术可能涉及部分（左心房至左股动脉）旁路、完全停循环或完全血管内技术。如果因为不能用近端阻断钳而停循环，那么仍然需要考

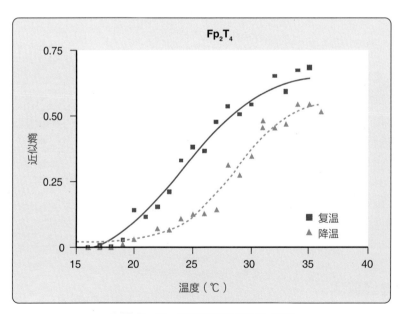

▲ 图 12-14　停循环时的降温和复温

降温至 18℃ 循环停止和随后的复温期间，根据单个脑电波通道计算近似熵。随着鼻腔温度的变化，脑电图活动恢复的延迟是显而易见的（经许可引自 Levy WJ, Pantin E, Mehta S, et al. Hypothermia and the approximate entropy of the electroencephalogram. *Anesthesiology*. 2003;98:53-57.）

虑讨论过的停循环的相关问题。此外，不管采用何种血管旁路的方法，降主动脉手术都会增加脊髓缺血的风险，需要考虑神经系统的监测，以便早期诊断和治疗。有 3 种监测方法有可能提供相关信息，即 SSEP、MEP 和组织氧合，尽管最后一种监测目前多为实验性的。根据脊髓血管供应的解剖，由主动脉根动脉供血的脊髓前部结构比后柱缺血风险更大，其血供来自于椎动脉的分支血管。因此，MEP 监测是首选监测。对 MEP 和 SSEP 监测的比较研究显示，他们对永久性缺血变化的预测价值非常高。然而，SSEP 监测受强效麻醉药物和肌肉松弛药物的影响小，可以在术中应用。相比之下，如果进行 MEP 监测，不能使用这些常用的药物，那么患者的麻醉管理会变得非常棘手。

（二）常规冠状动脉搭桥和瓣膜手术

近红外光谱监测是近年来神经监测技术中研究最为深入的一种。由于设备简单和在商业企业的刺激下证明其使用的合理性，因此引起不断的关注。各个监测仪使用不同的专有技术提取信号，在相同的临床条件下，各个仪器所测的 rSO_2 值不同。这使得治疗阈值难以确定，通过对测量值的改进（如改进 rSO_2 值）来评估所采用措施的价值，但不能指导并发症的预防。

（三）体外膜氧合

体外膜氧合（ECMO）在心肺功能衰竭患者中的支持应用越来越普遍。这种支持的程度可以完全替代自身的心肺功能，然而，即使 ECMO 血流基本上满足了全身的需要，一些心脏仍有射血。这种

小的心排血量血液通过肺部，如果患者出现呼吸衰竭，可能出现血氧合不足。这些血液首先流入无名动脉，低氧血液因而灌注入右侧大脑，此时动脉血气（从腹股沟或左桡动脉的留置导管抽血）显示正常。虽然在双手手指上使用的脉搏血氧计可以检测到右手氧饱和度下降，但在 ECMO 期间的脉搏波形通常无法通过脉搏血氧计监测血氧饱和度。脑氧饱和度监测非常适合评估这些患者单侧氧饱和度的下降，可能需要连续监测几天或几周。

（四）麻醉深度

麻醉深度最常用 BIS 或其他处理过的 EEG 等指标进行评估。这些镇静指数似乎提供了临床有用的信息。然而，它们本身的差异可能导致特异性的监测值。手术过程中，这些监测值无法统一。据报道，心脏手术期间的术中知晓率在 0.2%～2%，与一般外科手术人群相比，风险增加了 10 倍。美国麻醉师学会关于意识和脑监测的实践咨询建议患者进行脑功能监测，包括 BIS 监护应根据具体情况而定，不应被视为标准监护。

七、小结

对于不同的心脏外科手术，其相关的神经损伤风险、危及神经系统的部位以及损伤后的治疗选择存在显著差异。采取积极的治疗纠正临床上不明显或不明确的指标改变可能带来无法确认的风险，无法达到治疗的预期效果。要在心脏外科手术中正确应用这些监测方法，就必须理解其方法学、生理学背景和可能的治疗方法。

第 13 章
凝血功能监测
Coagulation Monitoring

Linda Shore-Lesserson　Liza J. Enriquez　Nathaen Weitzel　著

潘韫丹　译

要 点

- 活化凝血时间（ACT）是一种监测肝素抗凝的效果测试。低温和血液稀释可使 ACT 延长，而血小板活化或血小板病变可使 ACT 降低。
- 肝素抵抗可以是先天性或后天性获得的。肝素预处理使患者因抗凝血酶Ⅲ耗竭、血小板活化或外源性凝血激活而改变肝素反应性。
- 在考虑输注血浆之前，要通过肝素酶中和试验或鱼精蛋白中和试验来评估肝素的作用是否已被中和。
- 检测凝血因子活性（标准化比值、活化部分凝血活酶时间）和血小板功能的床旁试验可以指导输血。
- 新型凝血酶抑制药可用于肝素禁忌患者的抗凝治疗。用蛇静脉酶（ecarin）凝血时间或校正的 ACT 来监测其抗凝。在心脏外科手术中应用最为广泛的是比伐卢定和水蛭素这两种凝血酶抑制药。
- 血小板功能低下是体外循环术后出血最常见的原因，床旁试验可检测血小板功能。
- 由标准或床旁试验检测血小板功能，已证实血小板抑制可以降低冠状动脉介入治疗后心肌缺血的发生率。然而，用抗血小板药物治疗的心脏手术患者术后出血的风险增加。

外科手术中和术后的凝血功能监测的需要，使得心脏外科变成使用凝血监测仪器的主要科室。快速、准确地诊断凝血异常，推动了床边检测（POC）的发展。心脏外科患者凝血功能监测的主要目标是对患者的凝血功能异常进行及时有效的识别和处理。

一、肝素效果的监测

几十年以来，心脏外科手术中肝素的应用都是凭经验给予一定的首剂量和随后间断的维持量。由于缺乏简单易行的床边试验来监测肝素的抗凝效果，经验性用药仍在继续。

监测肝素抗凝效果的第一种方法是全血凝血时间（WBCT）或 Lee-White WBCT。这个测试只需要将全血在 37℃环境下放在一个玻璃管中，然后手动倾斜，直到血液不再流动。因为这项测试的劳动密集性，需要测试者集中注意力观察长达 30min，并不适合心脏手术。尽管试管的玻璃表面起到了激活因子Ⅻ的作用，但用于心脏外科手术的肝素剂量将明显地延长 WBCT，而无法用此方法进行肝素效果监测。为了加速凝血过程，方便临床应用，于是在试管中加入活化剂，并将活化凝血时间（ACT）引入临床。

（一）活化凝血时间

该法最早由 Hattersley 于 1966 年提出，至今仍是心脏外科手术中应用最广泛的肝素效果监测方法。将全血加入含有活化剂的试管中，活化剂可以是硅藻土或高岭土。活化剂的存在增加了凝血的接触激活，从而激活内源性凝血途径。这个动作可以手动进行，操作者可以测量从血液注入试管到沿着试管两侧看到血栓的时间。自动化的 ACT 更常见，可由 HemChron（International Technidyne Corp.，Edison，NJ）和 ACT Plus（Medtronic Perfusion Services，Minneapolis，MN）系统自动检测。在自动化系统中，试管被放置在一个能将样品加热到 37℃ 的装置中。Hemochron 装置的原理是将 2ml 全血加入含有 Celite 活化剂和一个小铁筒的试管并旋转；在血栓形成之前，小铁筒沿着旋转试管的底部滚动；当血凝块形成时，小铁筒从磁探测器上被拉开，磁场中断，并发出凝血时间结束的信号。ACT 正常值范围为 80～120s。Hemochron 系统也可用高岭土作为活化剂检测 ACT。

ACT-Plus[以前称为 Hemetec（Hepcon）ACT] 装置原理是将血液（0.4ml）加入两个装有高岭土活化剂的容器，并放置在热块中。菊花状的活塞升起再被动地落下。血栓的形成减慢了活塞的下降速度。光学系统检测活塞下降速度并显示 ACT 结束时间。在一些研究中比较了 Hemochron 和 Hemetec 的 ACT 试验，发现在低浓度肝素下有显著差异。然而，肝素浓度、活化剂浓度和测量技术的差异使这两种方法测量的 ACT 无法进行比较和互换。在接受 300U/kg 肝素体外循环（CPB）的成人患者中，Hemochron 和 Hemotec 在所有时间点测量的 ACT 都达到了转机标准。但在两个时间点 Hemochron 测出的 ACT 明显延长。

加入肝素酶可以改进 ACT 试验。肝素酶抵消了肝素的抗凝作用，可以在体外循环期间监测患者的凝血状态。比较加入肝素酶前后 ACT 值的变化，可以快速评估体循环中的肝素样物质或 CPB 后肝素的残留。

随着 ACT 监测在心脏外科手术中的应用，临床医师能够更准确地滴定肝素和鱼精蛋白的剂量。因此，许多回顾性分析显示，ACT 监测减少了失血量和输血需求。术后凝血功能的改善可能与术中对微血管凝血的抑制减轻和鱼精蛋白逆转肝素的监测水平提高有关。

ACT 监测仍有缺陷，由于 ACT 较大的变异性及与血浆肝素水平缺乏相关性，其使用一直受到批评（图 13-1）。ACT 易受体外循环中许多因素的影响，体外循环管路预充液会稀释血液，理论上会延长 ACT。但有证据表明，单靠这种程度的血液稀释还不足以改变 ACT。低温会"剂量依赖"地延长 ACT。尽管血液稀释和低温显著延长肝素化血样品的 ACT，但没有添加肝素的血不会出现类似的 ACT 延长。ACT 受血小板的影响更大，在轻至中度血小板减少时，基线和肝素化的 ACT 不受影响；直到血小板计数减少到 30 000～50 000/μl 以下，才出现 ACT 延长作用。与未使用血小板抑制药的患者相比，使用血小板抑制药（如前列环素、阿司匹林或血小板膜受体拮抗药）的患者肝素化 ACT 延长。这种 ACT 延长并不能单用血小板因子 4（PF4，PF4 是一种肝素中和物质）水平的降低来解释，因为用其他不被 PF4 中和的物质抗凝时也会发生这种情况。然而，血小板溶解时释放了 PF4 和其他血小板膜成分（可能具有肝素中和活性），从而显著缩短了 ACT。麻醉和手术可能通过促进血栓形成或激活血小板，从而缩短 ACT 并形成高凝状态。

在体外循环过程中，肝素的代谢个体差异很大，因为血液稀释和低温改变了肝素的代谢而很难测量。在一项 CPB 研究中，肝素的消耗量从 0.01～3.86U/（kg·min），并且肝素的初始敏感性与肝素衰减率之间没有相关性。

（二）肝素抵抗

肝素抵抗是指尽管肝素的剂量和血浆浓度足够，但不能将血液 ACT 延长到预期水平。在许多临床情况下，特别是当怀疑存在肝素脱敏或肝素抑制药作用时，可以通过竞争性地增加肝素剂量来治疗肝素抵抗。如果使用比预期剂量更大的肝素最终达到足够的 ACT，则被称为"肝素反应性的改变"。在心脏外科手术中，对体外循环需要 300～400s 的最小安全 ACT 的理论是基于一些相对匮乏的临床研究数据。然而，在肝素抵抗的患者中如果无法达到这种抗凝程度，心脏外科医师可能担心发生体外循环管路内血栓形成或微血管消耗性凝血病。

肝素抵抗与许多临床因素有关。败血症、肝病

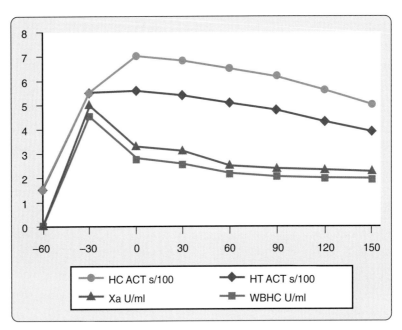

▲ 图 13-1　在基线（−60min）、肝素化（−30min）和体外循环后 6 个时间点测量的抗凝效果（彩图见书末）

抗因子 Ⅹa（Ⅹa，三角形）因子活性与全血肝素浓度（WBHC，正方形）有密切相关性，这与 Hemochron 激活凝血时间（ACT）（HC ACT，圆圈）或 Hemotec ACT（HT ACT，菱形）的变化并不同步（改编自 Despotis GJ, Summerfield AL, Joist JH. Comparison of activated coagulation time and whole blood heparin measurements with laboratory plasma anti–Ⅹ a heparin concentration in patients having cardiac operations. *J Thorac Cardiovasc Surg*. 1994;108:1076–1082.）

和药物因素只代表其中少数的几种。许多研究者记录了肝素预处理后抗凝血酶Ⅲ（AT Ⅲ）水平的降低。传统上，接受术前肝素治疗的患者需要更大的肝素剂量才能达到一定的抗凝水平，而抗凝水平是由 ACT 来衡量的。据推测，这种"肝素抵抗"是 AT Ⅲ水平或活性不足的结果。其他可能的原因包括因子Ⅷ活性增强和血小板功能不全导致对肝素的 ACT 反应降低。体外加入抗凝血酶Ⅲ可增强对肝素的反应。经热处理的人源性或重组的 AT Ⅲ浓缩液可以用于 AT Ⅲ缺乏症的患者（框 13-1）。

（三）肝素敏感性测定

即使没有肝素耐药性，患者对静脉注射肝素的反应也是极不稳定的。变异性来源于不同浓度的内

源性肝素结合蛋白，如卵黄蛋白和血小板因子 4。无论是测量肝素浓度还是 ACT 都存在这种可变性，然而当测量 ACT 时可变性似乎更大。由于肝素的反应性和潜在的肝素抵抗在患者间存在很大的差异，因此在心脏外科患者中使用肝素抗凝功能监测（有或没有肝素浓度测量）是非常重要的。Bull 指出，200U/kg 肝素剂量的不同 ACT 值范围相差达 3 倍，肝素代谢率也存在类似的差异，因此建议使用患者剂量 – 反应曲线来确定最佳肝素剂量。这是基于 POC 个体化肝素剂量反应（HDR）测试的概念。

HDR 曲线可以通过使用基础 ACT 和对体内或体外使用肝素后 ACT 值绘制生成，从而推断为了达到预定 ACT 所需追加的肝素剂量。一旦绘制出肝素剂量的实际 ACT 反应，则根据目标 ACT 和实际 ACT 的平均值进行进一步的剂量反应计算（图 13-2）。Bull 首先描述了这种方法，并为 Hemochron 和 Hemotec 专有设备中的自动剂量反应系统奠定了科学基础。Hemochron RxDx（International Technidyne Corp.，Edison，NJ）系统使用肝素反应试验，这是一种已知量的体外肝素（3U/ml）作

框 13-1　肝素抵抗

- 小儿主要由抗凝血酶Ⅲ缺乏引起
- 在成人心脏外科患者中是多因素的
- 获得性肝素抵抗患者所需要的 ACT 尚未确定
- 肝素抵抗预示可能发生肝素诱导的血小板减少症

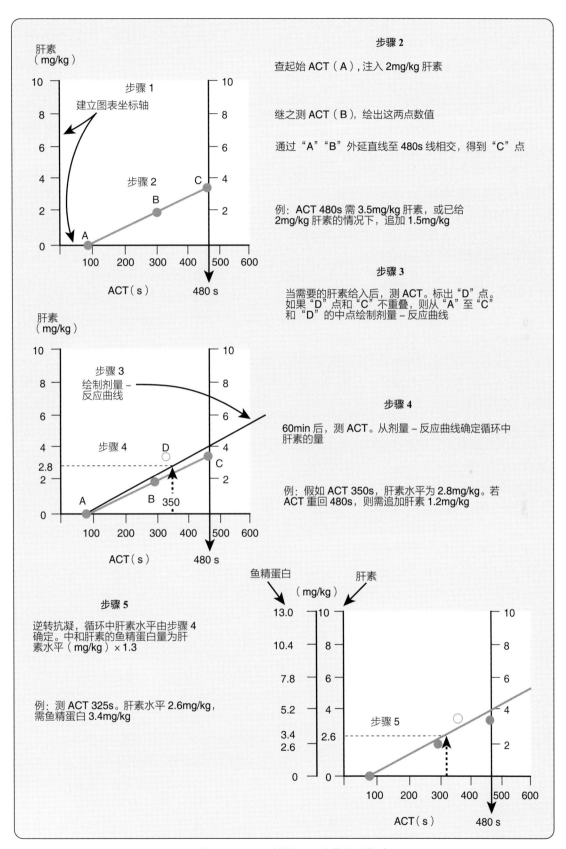

步骤 2

查起始 ACT（A），注入 2mg/kg 肝素

继之测 ACT（B），绘出这两点数值

通过"A""B"外延直线至 480s 线相交，得到"C"点

例：ACT 480s 需 3.5mg/kg 肝素，或已给 2mg/kg 肝素的情况下，追加 1.5mg/kg

步骤 3

当需要的肝素给入后，测 ACT。标出"D"点。如果"D"点和"C"不重叠，则从"A"至"C"和"D"的中点绘制剂量－反应曲线

步骤 4

60min 后，测 ACT。从剂量－反应曲线确定循环中肝素的量

例：假如 ACT 350s，肝素水平为 2.8mg/kg。若 ACT 重回 480s，则需追加肝素 1.2mg/kg

步骤 5

逆转抗凝，循环中肝素水平由步骤 4 确定。中和肝素的鱼精蛋白量为肝素水平（mg/kg）× 1.3

例：测 ACT 325s。肝素水平 2.6mg/kg，需鱼精蛋白 3.4mg/kg

▲ 图 13-2　肝素剂量－反应曲线的构建

ACT. 激活凝血时间（引自 Bull BS, Huse WM, Brauer FS, et al. Heparin therapy during extracorporeal circulation. Ⅱ. The use of a dose-response curve to individualize heparin and protamine dosage. *J Thorac Cardiovasc Surg.* 1975;69:685-689.）

用。生成一个剂量 – 反应曲线，该曲线通过使用一个算法计算达到目标 ACT 所需的肝素剂量，该算法包括患者的基线 ACT、估计的血容量和肝素反应试验。通过将肝素反应试验除以 3U/ml，可以以秒 /（国际单位 / 毫升）[s/（U/ml）] 计算患者的肝素敏感性。

Hemochron RxDx 系统还提供了基于鱼精蛋白反应试验（PRT）的个体化鱼精蛋白剂量。根据怀疑的循环肝素量（2 或 3U/ml），这是两种特定鱼精蛋白含量。根据鱼精蛋白反应曲线，利用患者的肝素化 ACT、PRT 和对患者血容量的估计，可以计算使 ACT 恢复到基线所需的鱼精蛋白剂量。

（四）肝素浓度

那些支持用 ACT 测量指导 CPB 抗凝的学者认为，这种对肝素抗凝效果的功能评估是强制性的，ACT 的可变性代表了患者凝血状态的真正可变性。反对者认为，在体外循环过程中，ACT 对肝素的敏感性发生了改变，并且 ACT 与肝素浓度或抗因子 Xa 活性之间没有相关性。肝素浓度可以使用 Hepcon-HMS 系统来测量，该系统使用自动鱼精蛋白滴定技术。使用一个装有 4 个或 6 个腔室的药筒，其中含有组织凝血活酶和一系列已知的鱼精蛋白浓度，0.2ml 的全血被自动分配到腔室中。凝血的第一个通道中，鱼精蛋白浓度最准确地中和了肝素而不产生肝素或鱼精蛋白过量。因为鱼精蛋白中和肝素的比率为每 100U 肝素中和 1mg 鱼精蛋白，所以可以计算出血样中肝素的浓度。可以先使用一个在较宽范围内监测肝素浓度的试剂盒，然后使用另一个可以在较窄范围内测量肝素浓度的试剂盒。维持稳定的肝素浓度而不是特定的 ACT 水平通常会需要使用大剂量的肝素，因为体外循环中的血液稀释和低温增加了 ACT 对肝素的敏感性。

二、肝素中和

（一）鱼精蛋白对凝血监测的影响

鱼精蛋白是最常用的逆转肝素抗凝的药物。目前提出了许多不同的成功给药方案。鱼精蛋白逆转肝素的推荐剂量为每 100U 肝素被 1~1.3mg 鱼精蛋白逆转，然而这一剂量通常会导致鱼精蛋白过量。

（二）肝素反弹的监测

肝素反弹的现象是指用鱼精蛋白中和肝素后肝素化状态的重新建立。最常见的假设解释是，鱼精蛋白注射后快速分布和清除，从而在鱼精蛋白清除后留下未结合的肝素。此外，内源性肝素拮抗药的寿命甚至比鱼精蛋白短，并且被迅速消除，从而产生游离肝素浓缩。也可能是肝素从被认为是肝素储存部位的组织（内皮组织、结缔组织）释放。内皮细胞通过 PF4 结合和分离肝素。被摄取到网状内皮系统、血管平滑肌和细胞外液的细胞内可能是肝素储存的原因，而肝素储存有助于肝素抗凝的重新激活，称为肝素反弹。

残余低水平肝素可在鱼精蛋白逆转后 1h 内通过敏感肝素浓度监测检测，并可在术后 6h 内出现。如果不仔细监测术后肝素反弹，可能会因肝素反弹而增加出血，特别是在使用大剂量肝素的情况下。肝素反弹的监测可以通过对低水平循环肝素敏感的试验来完成。这些试验也是在体外循环结束时确认肝素中和的有用监测手段。

（三）肝素中和的监测

为了在体外循环结束时给予适当剂量的鱼精蛋白，最好测量肝素的浓度，并给予仅中和循环肝素所需的鱼精蛋白剂量。由于肝素的代谢和消除在个别患者中有很大的差异，因此，逆转既定剂量肝素所需的鱼精蛋白剂量随着时间的推移而减少。此外，鱼精蛋白比抗因子 Xa 更有效地对抗肝素的抗因子 Ⅱa 作用，因此其效力取决于肝素的来源及其抗因子 Ⅱa 特性。固定大剂量鱼精蛋白或基于总肝素剂量的给药量不再是治疗的标准，并可能导致鱼精蛋白相关不良反应的发生率增加。因为未中和的肝素会导致临床出血，过量的鱼精蛋白可能会产生不希望的凝血病。依据剂量 – 反应曲线计算的个体化鱼精蛋白剂量明显下降，并已被证明可以减少术后出血。一种这样的剂量反应试验，即 Hemochron-PRT 试验，是对含有已知量鱼精蛋白的肝素化血样进行 ACT 检测。通过 ACT、PRT 和患者的估计血容量，可以推断中和现有肝素水平所需的鱼精蛋白剂量。Hepcon 仪器还有一个 PRT，即鱼精蛋白滴定法。首先凝固的小室含有鱼精蛋白的剂量，最接近肝素的循环剂量。肝素中和所需的鱼精蛋白剂量根据规定的肝素/鱼精蛋白剂量比通过测量循环肝素水平计算。

在心脏外科手术所需的肝素化水平下，试验需证实对肝素敏感且不发生凝血。ACT对肝素相对不敏感，只有高肝素水平时抗凝监测才较理想，但不能用于准确检测未完全中和的肝素。当ACT超过225s时，ACT对充分抗凝有很高的预测值[由实验室激活的部分凝血酶原时间（aPTT）证实]；但当ACT低于225s时，对不充分抗凝预测不足。肝素未完全中和时出现的低水平肝素最好通过其他更敏感的肝素诱导抗凝试验来测量，如肝素浓度、aPTT和TT。因此，体外循环后应通过肝素抗凝敏感试验（框13-2）来确认是否恢复到非抗凝状态。

三、凝血试验

凝血的标准试验包括凝血酶原时间（PT）和部分凝血酶原时间（aPTT），是在加入了抗凝血药柠檬酸盐的血浆中进行的。因为这些测试是在血浆中进行的，所以需要对血液进行离心分离，通常不适合在床边使用。aPTT检测内源和最终凝血途径的完整性，对低水平肝素比ACT更敏感。因子Ⅸ和Ⅹ对肝素效应最敏感，因此即使在非常低的肝素水平下，aPTT也会延长。该试验使用磷脂物质来模拟激活因子Ⅻ和血小板膜的相互作用。凝血酶原是一种含有组织因子和磷脂的组织提取物，部分凝血活酶（partial thromboplastin）一词指仅使用磷脂部分。在存在以下因子缺陷的情况下aPTT延长，包括因子Ⅻ、Ⅺ、Ⅸ和Ⅷ；HMWK（高分子量激肽原）和激肽释放酶。aPTT反应比PT慢得多，并且在分析中加入一种活化剂，如Celite或高岭土，以加速

框13-2　肝素中和

- 心脏手术后最常见的引起出血的原因是肝素残余
- 治疗采用鱼精蛋白或其他肝素中和产品
- 很少输注同种异体血液制品
- 剩余肝素可使用以下方法测量：
  - 鱼精蛋白滴定分析
  - 肝素中和凝血酶时间测定
  - 比较肝素酶ACT与ACT
  - 任何其他肝素酶试验，比较添加肝素酶前后的结果

因子Ⅻ的活化。将柠檬酸血浆与磷脂和活化剂孵育后，加入钙，测量血栓形成的时间。正常的aPTT为28～32s，通常表示为一个与来自同一实验室的对照血浆样本的比率。这一点很重要，因为部分凝血酶原试剂对肝素的敏感性不同，许多试剂在不同浓度范围内对肝素有非线性反应。

PT测量外源和共同凝血途径的完整性。在因子Ⅶ缺乏、华法林钠治疗或维生素K缺乏的情况下，PT延长。大剂量肝素也可延长PT，因为因子Ⅱ失活。在柠檬酸化血浆中加入凝血活酶可激活外源性凝血。在3min的孵育和再灌注后，测量血栓形成的时间并记录为PT。正常的PT是12～14s，但是由于使用凝血活酶的质量和数量不同，PT的绝对值不标准，很难在不同的测试中心进行比较。采用国际标准化比值（INR）作为凝血监测的标准。INR是一个国际标准化的实验室值，它是患者的PT与如果使用国际标准制剂而不是实验室试剂所获得结果的比值。每个实验室使用与国际参比制剂相关的具有特定灵敏度[国际灵敏度指数（ISI）]的试剂。特定试剂组的ISI由每个制造商提供，以便可以报告INR。

（一）床边凝血试验

对全血进行的PT和aPTT试验可在手术室或床边使用。Hemochron-PT试管含有丙酮干燥的兔脑凝血活酶，其中加入2ml全血，并将试管插入标准的Hemochron机器中。正常值范围为50～72s，由计算机自动转换为血浆等效PT和INR。Hemochron-aPTT含有高岭土活化剂和血小板因子替代物，其作用与PT类似。aPTT对低至0.2U/ml的肝素浓度敏感，与高达1.5U/ml的肝素浓度呈线性关系。

心脏外科手术后床边凝血监护仪的比较表明，与标准实验室血浆PT相比，Hemochron和Ciba-Corning Biotrack PT具有可接受的准确性和精密度，因此它们在围术期具有潜在的应用价值。与标准实验室测试相比，Hemochron-aPTT和Ciba-Corning-aPTT均未达到这一标准临床评价水平。由于周转时间很快，这些POC凝血监测仪可能有助于预测心脏手术后哪些患者会出血，而且它们也成功地用于指导输血，以减少心脏手术患者的输血量。

（二）纤维蛋白原水平

全血 POC 纤维蛋白原检测可使用 Hemochron 系统。特异性试管含有冻干的人凝血酶制剂、蛇毒提取物、鱼精蛋白、缓冲液和钙稳定剂。试管用 1.5ml 蒸馏水孵育，并在 Hemochron 仪器中加热 3min。全血放在稀释瓶中，稀释 50%，从该瓶中将 0.5ml 稀释的全血放在特定的纤维蛋白原试管中。如前所述，凝血时间是用标准的血液计时技术测量的。纤维蛋白原浓度通过与本试验的标准曲线进行比较来确定。正常纤维蛋白原浓度为 180～220mg/dl，与凝血时间为（54±2.5）s 相关。纤维蛋白原减少至 50～75mg/dl 对应的凝血时间为（150±9.0）s。

四、凝血酶抑制药的监测

一种新的选择性凝血酶抑制药，为体外循环提供了一种替代肝素抗凝的可行方法。这些药物包括水蛭素、阿加曲班、比伐卢定和实验药物。与肝素相比，这些药物的一个主要优势是它们能以非 AT Ⅲ 依赖的方式有效抑制凝血酶，对于肝素诱导的血小板减少症（HIT）患者也有用。肝素使用后发生的抗体诱导的血小板聚集是危险的。缺乏有效的对抗剂（如鱼精蛋白）和较长的作用时间是水蛭素和其他凝血酶抑制药在体外循环手术中未被广泛接受的主要原因。

比伐卢定

比伐卢定是一种 20 - 氨基酸的小分子，血浆半衰期为 24min。它是水蛭素的一种合成衍生物，因此可作为直接凝血酶抑制药，通过酶解连接点和离子连接点作用于流动相和血凝块结合的凝血酶。与凝血酶结合的分子部分被凝血酶本身裂解清除，因此比伐卢定的消除独立于特定的器官代谢。比伐卢定已成功地作为抗凝药用于介入性心脏病手术，成为肝素治疗的替代物（框 13-3）。

在非体外循环冠状动脉搭桥手术和体外循环中，比较比伐卢定和肝素抗凝的多中心临床试验显示比伐卢定"非劣化"。两组抗凝效果及失血指标相似，提示比伐卢定是一种安全有效的体外循环抗凝药物。这些多中心试验在术中用 ACT 作为抗凝药活性的监测指标，但理想的监测是使用蛇静脉酶

> **框 13-3　凝血酶抑制药**
>
> - 这些抗凝药物优于肝素
> - 它们抑制游离和结合的凝血酶
> - 它们不需要辅助因子，不活化血小板，无免疫原性
> - 这些药物包括水蛭素、阿加曲班和比伐卢定
> - 肝素仍是广泛使用的药物，因为它有很长的安全使用历史并且存在一种特效的药物解毒剂——鱼精蛋白

凝血时间。与 ACT 相比，蛇静脉酶凝血时间与抗因子 Ⅱa 活性和血浆药物水平的相关性更密切。因此，如果可以测量蛇静脉酶凝血时间，抗凝血酶治疗期间的标准 ACT 监测并非首选。血浆修饰的 ACT 比 ACT 更能准确地检测凝血酶抑制药的抗凝作用。该试验需要添加外源性血浆，因此不易作为 POC 分析。

五、血小板功能监测

血小板计数

心脏外科手术过程中的许多事件使患者易患血小板相关的止血缺陷。两大类型包括血小板减少症和血小板质量缺陷。血小板减少症通常发生在心脏外科手术过程中，其原因是血液稀释、隔离和非内皮表面破坏。血小板计数通常下降到 100 000/μl 或更低，然而最终的血小板计数在很大程度上取决于血小板的起始值和破坏性干预（即 CPB）持续时间。血小板计数在 10 000～100 000/μl，出血时间（BT）直接减少，而当血小板计数大于 50 000/μl 时，BT 和血小板计数与心脏外科术后出血均无相关性。

在体外循环中，血小板质量缺陷比血小板减少更常见。血小板功能障碍的可能原因包括创伤性体外技术、药物治疗、低温和纤溶；随着体外循环时间的延长，止血受损程度增加。使用气泡氧合器（虽然不常见）、非肝素涂层体外循环管路和心内吸引可引起不同程度的血小板活化，引发释放反应，并部分消耗血小板中 α 颗粒的含量。

鱼精蛋白 - 肝素复合物和鱼精蛋白也导致体外循环后血小板的抑制。轻度至中度低温与可逆的血小板活化程度和血小板功能障碍有关。总的来说，与低温体外循环相比，常温体外循环的潜在凝血益处需要在进行良好的随机试验中进一步研究（框 13-4）。

六、床边凝血和血小板功能检测

（一）黏弹性试验

1. 血栓弹力图

血栓测定仪（TEG, Haemonetics, Braintree, MA）可在手术室或实验室现场使用，并提供快速全血分析，产生有关血栓形成和溶解的信息

（表 13-1 和图 13-3）。在几分钟内就可以获得凝血级联的完整性、血小板功能、血小板 - 纤维蛋白相互作用和纤维蛋白溶解的信息。其原理如下，将全血（0.36ml）放入一个塑料试管中，塑料别针悬浮在其中；塑料别针连接到一根扭丝上，扭丝连接到一个放大器上并记录下来；然后试管在 37℃下通过 4°、45min 的弧线振荡。当血液是液体时，试管的运动不会影响别针。然而，当凝块开始形成时，针头与反应杯的运动耦合，扭丝产生一个被记录的信号。所记录的跟踪数据可由计算机存储，所需参数用简单的软件包计算，或者可以以 2mm/min 的记录速度在线生成跟踪。生成的跟踪具有特征构象，该构象是 TEG 的特征。目前市面上最流行的 TEG 将这种黏弹性测量方法应用于基于药筒的止血试验中，从而消除了血液吸管的需要，降低了仪器对运

表 13-1 床旁血小板功能监测仪的机制

仪 器	机 制	血小板激动药	临床应用
Thrombelastograph（Haemonetics, Braintree, MA）	黏弹性	凝血酶（天然）、ADP、花生四烯酸	体外循环术后、肝移植、儿科、产科、药物疗效
Sonoclot（Sienco, Arvada, CO）	黏弹性	凝血酶（天然）	体外循环术后、肝移植
ROTEM（TEM Systems, Durham, NC）	黏弹性	凝血酶（天然）	体外循环术后、指导输血
HemoSTATUS（Medtronic Perfusion Services, Minneapolis, MN）	ACT 缩短	PAF	体外循环术后、DDAVP、指导输血
Plateletworks（Helena Laboratories, Beaumont, TX）	血小板计数比	ADP、胶原蛋白	体外循环术后、药物治疗
PFA-100（Siemens Medical Solutions USA, Malvern, PA）	体外出血时间	ADP、肾上腺素	vWD、先天性疾病、阿司匹林治疗、体外循环术后
VerifyNow（Accriva Diagnostics, Accumetrics, San Diego, CA）	凝集	TRAP、ADP	GpⅡb/Ⅲa 受体拮抗药治疗、药物治疗、体外循环术后
Clot Signature Analyzer（Xylum, Scarsdale, NY）	剪切诱发的体外出血时间	胶原蛋白（仅一个通道）	体外循环术后、药物效应
Whole-blood aggregometry	电阻抗	多重	体外循环术后
Impact Cone and Plate（let）Analyzer（Matis Medical, Beersel, Belgium）	剪切诱发的血小板功能	无	体外循环术后、先天性疾病、药物效应
Multiplate Analyzer（Roche Diagnostics, Indianapolis, IN）	电阻抗	ADP、花生四烯酸、胶原蛋白、利斯托西丁、TRAP-6	药物治疗、先天性疾病、体外循环术后

ACT. 活化凝血时间；ADP. 二磷酸腺苷；DDAVP. 去氨加压素；Gp. 糖蛋白；PAF. 血小板活化因子；TRAP. 凝血酶受体激动肽；vWD. 血管性血友病

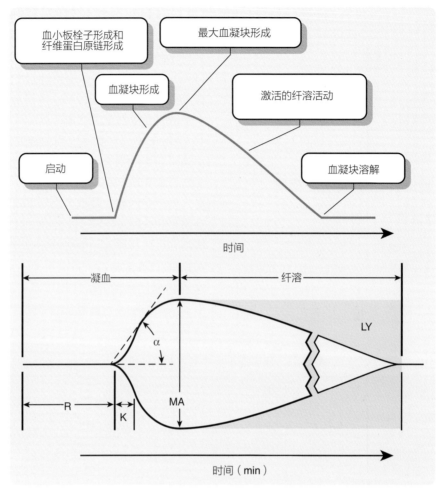

▲ 图 13-3 正常血栓弹力图及其标准参数（Haemonetics, Braintree, MA）

R. 从将血液放入杯中到凝块开始形成至图形开口振幅为 2mm 的反应时间或潜伏期（与凝血因子的功能或数量有关）；K. 图像开口振幅从 2mm 至 20mm 的时间（反映纤维蛋白原水平）；α. 图形中心线和与图像开口切线之间的角度（预测最大振幅）；MA. 最大振幅（测量图像的最大宽度），被认为代表凝血酶诱导的最大血小板活性和凝块形成（总凝块强度代表血小板功能和凝块相互作用）；LY. 溶解指数，通常测量 LY30，即达到 MA 后 30min 测量

动的敏感性。

TEG 测量的具体参数包括反应时间（R 值）、凝血时间（K 值）、"α" 角、最大振幅（MA）、最大振幅后 60min 的振幅（A60），以及 MA 后 30min 和 60min 的凝血溶解指数（LY30 和 LY60）（图 13-4）。R 值表示初始纤维蛋白形成的时间，并测量内源性、外源性和最终共同凝血途径。R 是从生物测定开始直到纤维蛋白开始形成，追踪的振幅为 2mm。正常值因激活剂而异，但使用 Celite 激活剂的时间范围为 7~14min，使用组织因子激活剂的时间范围为 1~3min。K 值是血栓形成速度的测量值，从 R 时间结束到振幅达到 20mm 时测量。正常值（3~6min）也随所用活化剂的类型而变化。α角是血栓形成速度的另一个指标，是追踪水平轴和 20mm 振幅下追踪切线之间形成的角度。α值通常为 45°~55°。由于 K 值和 α 角都是衡量血栓强化速度的指标，因此高水平的功能性纤维蛋白原可以改善两者。MA（正常值为 50~60mm）是由血小板功能、纤维蛋白交叉连接、血小板与聚合纤维蛋白相互作用所决定的凝血强度指标。凝块的峰值强度或剪切弹性模量 "G" 与 MA 呈曲线关系，定义如下：G=（5000MA）/（96-MA）。30min 后 MA 的下降百分比反映了纤溶活性的存在，通常不超过 7.5%。

可识别特征性的 TEG 图形对凝血缺陷有特异

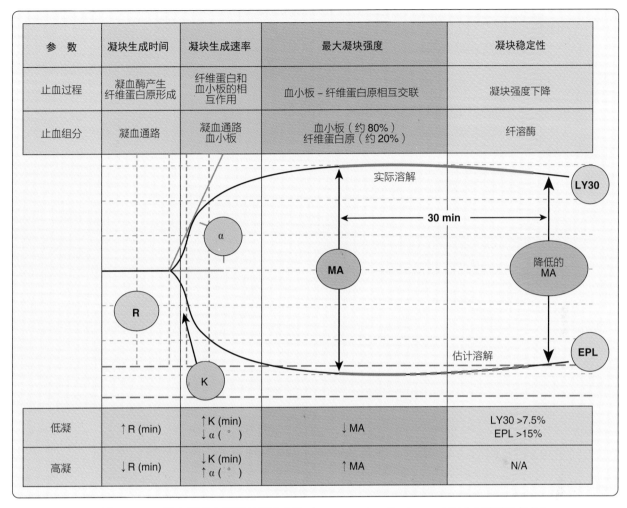

参　数	凝块生成时间	凝块生成速率	最大凝块强度	凝块稳定性
止血过程	凝血酶产生纤维蛋白原形成	纤维蛋白和血小板的相互作用	血小板 – 纤维蛋白原相互交联	凝块强度下降
止血组分	凝血通路	凝血通路血小板	血小板（约 80%）纤维蛋白原（约 20%）	纤溶酶
低凝	↑ R (min)	↑ K (min)　↓ α (°)	↓ MA	LY30 >7.5%　EPL >15%
高凝	↓ R (min)	↓ K (min)　↑ α (°)	↑ MA	N/A

▲ 图 13-4　正常血栓弹力图及其标准参数（Haemonetics, Braintree, MA）（彩图见书末）

α. 图形中心线和与图像开口切线之间的角度（预测最大振幅）；K. 图像开口振幅从 2mm 至 20mm 的时间（反映纤维蛋白原水平）；LY. 溶解指数；MA. 最大振幅（测量图像的最大宽度），被认为代表凝血酶诱导的最大血小板活性和凝块形成（总凝块强度代表血小板功能和凝块相互作用）；R. 从将血液放入杯中到凝块开始形成至图形开口振幅为 2mm 的反应时间或潜伏期（与凝血因子的功能或数量有关）

性的指示作用。R 值延长表明凝血因子活性或数量缺乏，通常见于肝病患者和接受抗凝药如华法林或肝素的患者。在血小板功能障碍或血小板减少的状态下，MA 和 α 角降低，在纤维蛋白原缺陷的情况下，MA 和 α 角进一步降低。LY30，即 MA 后 30min 的溶解指数，随着纤溶作用而增加。图 13-5 描述了这些特殊的 TEG 图形。

TEG 是诊断和治疗心脏外科手术患者围术期凝血障碍的有用工具，因为可能存在各种潜在的凝血缺陷。在 15～30min 内，可提供完整的凝血系统、血小板功能、纤维蛋白原功能和纤溶的相关信息。随着肝素酶的加入，在体外循环期间测 TEG，能提

供有价值和及时的凝血状态信息。由于 TEG 是一种黏弹性试验，可评估全血各个成分的相互作用，支持者认为 TEG 比常规凝血试验更能准确地预测术后出血。批评者指出，早期仪器的测得值之间存在差异，并有证据表明标准参数与出血有更好的相关性。

2. 血栓弹力图的改进

血小板图是对 TEG 的一种改进，通过采集花生四烯酸（AA）或二磷酸腺苷（ADP）受体 [MApl（血小板抑制因子）] 激活和无血小板活性（MAf）及最大血小板活化（MAkh）激活的 TEG，比较其 MA 波形来评估血小板功能。血小板图在肝素化的血液

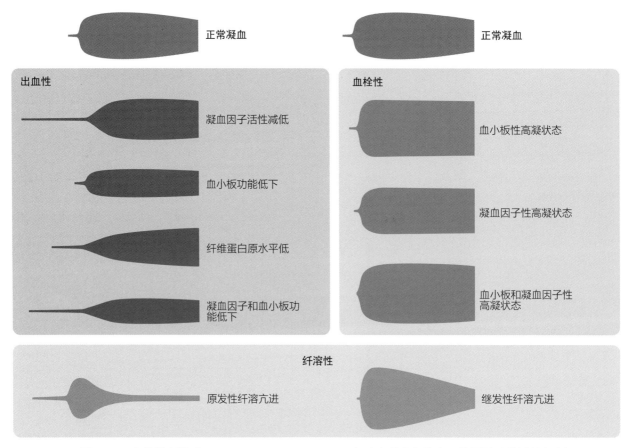

▲ 图 13-5　血栓弹力图（Haemonetics，Braintree，MA）在各种凝血状态下的图形（彩图见书末）

环境中进行，从而排除了凝血酶诱发血小板活化。在这种情况下，当使用蛇毒酶和因子 XIII 形成血栓时，产生的 MA 是"无血小板活性"的 MA，即 MA_f（纤维蛋白）。MA_{pi} 是血小板和纤维蛋白的最大活化，是特异性血小板活化剂（ADP 或 AA）所能达到的最大振幅。将 MA_{pi} 与 MA_f 进行比较。此外，还检测一个标准高岭土 – 肝素酶激活的 TEG，以显示凝血酶存在时血小板的最大激活（MA_{kh}）（图 13-6）。以下公式计算此检测的血小板活性降低百分比。

$$抑制率（\%）=100-\frac{（MA_{pi}-MA_f）}{（MA_{kh}-MA_f）}\times100$$

血小板图与血小板聚集分析结果一致。血小板图可以敏感检测阿司匹林抵抗，以及停止氯吡格雷治疗后血小板功能恢复的时间。基于血小板功能策略减少与冠状动脉旁路移植术（CABG）相关的氯吡格雷相关出血的时间研究（TARGET-CABG），调查了血小板图在曾经服用氯吡格雷的 CABG 患者

手术前停药等待时间。结果表明，血小板图不仅可用于根据血小板活性对等待时间进行个体化管理，而且在不增加出血并发症的情况下，可将等待时间减少 50%。血小板图已被证明在多个小规模研究中对预测体外循环术后出血非常有用，主要是在接受抗血小板药物治疗的患者中。抑制率和 MA_{ADP} 可预测术后胸导管引流量，这也是 TARGET-CABG 试验中采用的策略。

3. 旋转血栓测定法

旋转血栓测定法（ROTEM，TEM Systems，Durham，NC）提供了全血中血栓强度的黏弹性测量。将少量血液和凝血激活剂添加到一次性试管中，然后将其放入加热的试管架中。固定在旋转轴顶端的一次性针头（传感器）被放入全血样本中。通过附在轴上的小镜子光线的反射检测到，样品凝固时的弹性损失导致轴的旋转发生变化。探测器记录轴随时间旋转，并将此旋转转换为图形或血栓弹性图。ROTEM 函数以类似于 TEG 的方式测量血栓形成的黏弹性性质的变化，但有一些关键的区别。

血栓弹力图分析结果

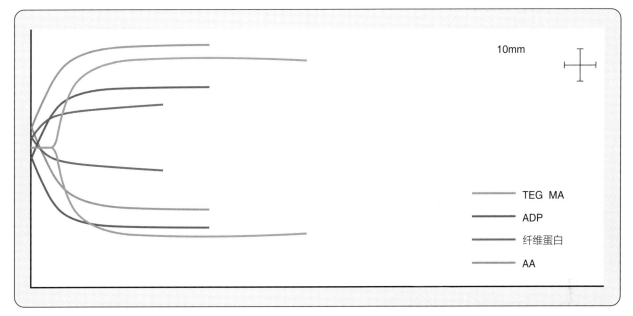

▲ 图 13-6　血栓弹力图（Haemonetics，Braintree，MA）改进后与血小板图有关的 4 种标准反应图形（彩图见书末）

血小板抑制百分率的计算公式如下：抑制率（%）= 100-[（MA$_{pi}$-MA$_f$）/（TEG MA-MA$_f$）×100]，其中 MA$_f$ 是纤维蛋白激活曲线的最大振幅，MA$_{pi}$ 是特定血小板活化剂 [二磷酸腺苷（ADP）或花生四烯酸（AA）] 的最大振幅，TEG MA 是高岭土活化的 TEG 的最大振幅

与标准 ROTEM 追踪相关的主要描述参数（图 13-7）如下。

• 凝血时间：对应于从反应开始到振幅增加 2mm 的时间（s）。它代表凝血的开始、凝血酶的形成和凝血块聚合的开始。

• CFT（凝血形成时间）：振幅从 2mm 增加到 20mm 的时间（s）。这确定了纤维蛋白聚合，以及血小板和因子 XIII 对血栓的稳定作用。

• α 角：通过 2mm 点与凝血曲线的切线。它反映了凝血的动力学。因此，较大的 α 角反映了凝血酶激活血小板、纤维蛋白和激活因子 XIII（因子 XIII a）介导的快速血栓形成。随着 α 角的增大，CFT 变短，这两个参数紧密相关。

• A10（10min 时获得的振幅）：这与最大血栓硬度（MCF）直接相关，可用于预测 MCF 和血小板功能。

• MCF：追踪中与血小板计数、血小板功能和纤维蛋白原浓度相关的最大振幅（mm）。

• LI30[30min 时的溶解指数（%）]：表示在确定时间点（通常为 30min）纤溶的参数。它与 MCF（剩余血块百分比）相关。

• ML（最大溶解）：这是达到最大凝块硬度后的最低振幅与最大凝块硬度的比值。和 LI30 一样，这个参数可以用来评估高纤溶状态。

ROTEM 在 2011 年获得美国食品药品管理局（FDA）批准后，在欧洲得到广泛应用，在美国的应用也越来越广泛。ROTEM 使用各种试剂进行凝血试验（表 13-2），最常见的试验包括 INTEM（固

表 13-2　标准旋转血栓测定试剂和评估模式

EXTEM	组织因子激活；因子 VII、X、V、II、I、血小板和纤溶
INTEM	接触期激活；因子 XII、XI、IX、VIII、II、I、血小板和纤溶
FIBTEM	EXTEM 加细胞松弛素 D（血小板阻断）；纤维蛋白原检测
APTEM	EXTEM 加抑肽酶的评估；在与 EXTEM 比较时有助于排除纤溶作用
HEPTEM	INTEM 加肝素酶；有助于检测残余肝素

APTEM. 组织因子活化＋氨甲环酸 / 抑肽酶；EXTEM. 外源系统；FIBTEM. 纤维蛋白原活性测定；HEPTEM. 肝素存在时的内源系统；INTEM. 内源系统

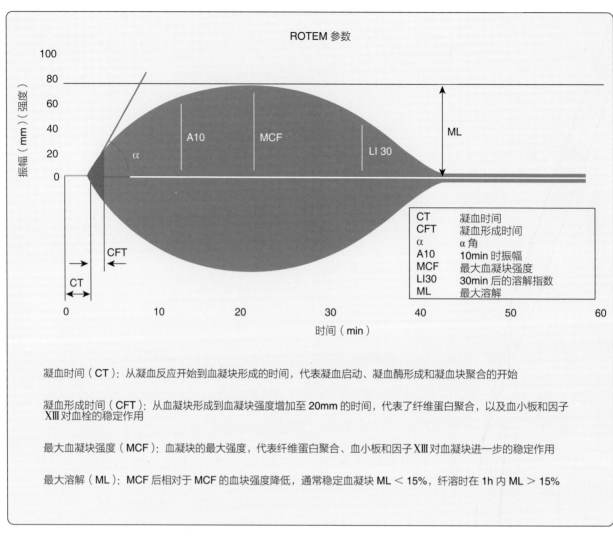

ROTEM 参数

凝血时间（CT）：从凝血反应开始到血凝块形成的时间，代表凝血启动、凝血酶形成和凝血块聚合的开始

凝血形成时间（CFT）：从血凝块形成到血凝块强度增加至 20mm 的时间，代表了纤维蛋白聚合，以及血小板和因子 XIII 对血栓的稳定作用

最大血凝块强度（MCF）：血凝块的最大强度，代表纤维蛋白聚合、血小板和因子 XIII 对血凝块进一步的稳定作用

最大溶解（ML）：MCF 后相对于 MCF 的血块强度降低，通常稳定血凝块 ML ＜ 15%，纤溶时在 1h 内 ML ＞ 15%

▲ 图 13-7　旋转血栓测定（ROTEM，TEM Systems，Durham，NC）参数

有系统）、EXTEM（外源系统）、HEPTEM（肝素存在时的固有系统）、FIBTEM（测量纤维蛋白原活性）和 APTEM（组织因子活化＋氨甲环酸或抑肽酶）。图 13-8 提供了凝血正常患者与血小板功能障碍患者的一系列 ROTEM 反应的示例。

2015 年，ROTEM 发布了一个附加在标准平台上的模块，该模块增加了对 3 种血小板激动药 [ADP、AA 和凝血酶受体激动药肽（TRAP）] 进行血小板聚集功能监测的能力，分别称为 ADPTEM、ARATEM 和 TRAPTEM。与多片式聚集仪类似，该系统使用与标准全血聚集仪相同的概念。

（二）血小板对激动药反应的床旁试验

与黏弹性测试相比，现在有多种平台可提供 POC 设备，可在使用激动药后进行血小板功能测试。每个系统都使用独特的概念，尽管大多数已经用基于实验室的光透射聚集仪（LTA）进行了很好的验证，有些已经用之前描述的黏弹性试验进行了验证。

1. VerifyNow

VerifyNow（Accumetrics，San Diego，CA）是 FDA 批准用作血小板功能测定的 POC 监测仪。在全血中，它通过光学检测系统测量纤维蛋白原包被珠的 TRAP 激活诱导血小板凝集。抗凝全血加入混合室后，如果血小板对激动药有反应，血小板就会被激活。血小板上活化的糖蛋白（Gp）IIb / IIIa 受体通过珠子上的纤维蛋白原与相邻血小板结合，引起血液和珠子的凝集。测量通过腔室的透光率，并

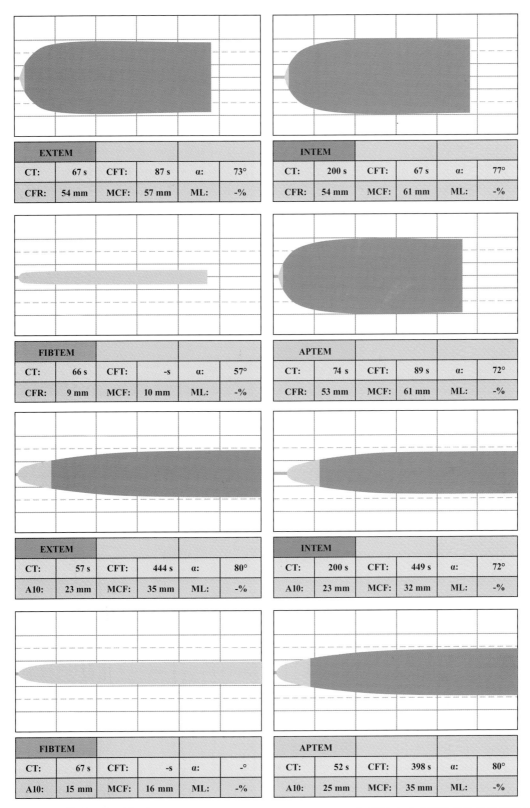

EXTEM					
CT:	67 s	CFT:	87 s	α:	73°
CFR:	54 mm	MCF:	57 mm	ML:	-%

INTEM					
CT:	200 s	CFT:	67 s	α:	77°
CFR:	54 mm	MCF:	61 mm	ML:	-%

FIBTEM					
CT:	66 s	CFT:	-s	α:	57°
CFR:	9 mm	MCF:	10 mm	ML:	-%

APTEM					
CT:	74 s	CFT:	89 s	α:	72°
CFR:	53 mm	MCF:	61 mm	ML:	-%

EXTEM					
CT:	57 s	CFT:	444 s	α:	80°
A10:	23 mm	MCF:	35 mm	ML:	-%

INTEM					
CT:	200 s	CFT:	449 s	α:	72°
A10:	23 mm	MCF:	32 mm	ML:	-%

FIBTEM					
CT:	67 s	CFT:	-s	α:	-°
A10:	15 mm	MCF:	16 mm	ML:	-%

APTEM					
CT:	52 s	CFT:	398 s	α:	80°
A10:	25 mm	MCF:	35 mm	ML:	-%

▲ 图 13-8　左图为旋转血栓测定（ROTEM，TEM Systems，Durham，NC）系统中 4 个标准参数的正常轨迹；右图为血小板功能障碍，表现为外系统（EXTEM）和内系统（INTEM）试验中凝血形成时间（CFT）延长、最大血凝块强度（MCF）降低（彩图见书末）

A10. CT 后 10min 振幅；APTEM. 组织因子激活 + 氨甲环酸 / 抑肽酶；CFR. 血凝块形成率；CT. 凝血时间；FIBTEM. 纤维蛋白原活性测定；ML. 最大溶解

随着凝集作用的增加而增加，这一点与标准聚集测定法相同。抗血栓药物效应导致凝集作用减弱（通过透光率测量），因此可以量化血小板抑制的程度。VerifyNow 有激动药来检测 Gp Ⅱ b /Ⅲ a 抑制药、阿司匹林和氯吡格雷的抗血小板活性，并能报告和量化血小板抑制程度，与 LTA 有良好的相关性。

2. 血小板功能分析仪

血小板功能分析仪（PFA-100；Siemens Medical Solutions USA，Malvern，PA）是一种血小板黏附能力监测仪，目前已获得 FDA 的批准，对于鉴别药物引起的血小板异常、血管性血友病的血小板功能障碍，以及其他获得性和先天性血小板缺陷具有重要价值。该试验是以改良的体外 BT 进行的。全血通过真空室抽取，并通过涂有激动药（肾上腺素或 ADP）的胶原膜的孔灌注。血小板黏附和聚集物的形成封闭了孔径，从而显示了由 PFA-100 测量的"闭合时间"。在心脏外科患者中，术前 PFA-100 闭合时间与术后失血量显著相关（框 13-5）。

框 13-5 血小板功能试验

- 根据可能的血小板功能缺陷选择适当的试验测量血小板功能
- Thrombelastograph（TEG, Haemonetics, Braintree, MA）、Rotational Thromboelastometry（ROTEM, TEM Systems, Durham, NC）和 thromboelastometry 方法及其他可能的黏弹性试验，可用于检测体外循环后血小板缺陷。VerifyNow（Accumetrics, San Diego, CA）和 Multiplate（Helena Laboratories, Beaumont, TX）可用于测量糖蛋白Ⅱb/Ⅲa、二磷酸腺苷受体拮抗药和阿司匹林治疗的效果
- PFA-100 试验（Siemens Medical Solutions USA, Malvern, PA）有助于测定阿司匹林对血小板黏附的影响
- 准确地使用适当的检测方法了解各种血小板缺陷是很重要的

第四篇
心脏手术麻醉
Anesthesia For Cardiac Surgical Procedures

第 14 章
心肌血管重建术的麻醉
Anesthesia for Myocardial Revascularization

Alexander J.C. Mittnacht　Martin J. London　John D. Puskas　Joel A. Kaplan　著

朱茂恩　译

要　点

- 新版指南强调了多支冠状动脉病变患者行外科心肌血管重建术的有效性。
- 降低围术期风险的措施，包括周密考虑与患者相关的抗高血压、抗血小板、抗心绞痛药物的使用。
- 计划行冠状动脉血运重建术的患者的瓣膜异常应在手术计划中予以评估和考虑。
- 非体外循环冠状动脉旁路手术是体外循环下心肌血管重建术 [即冠状动脉旁路移植术（CABG）] 的替代方案。两种方案的选择和结果都高度依赖于外科医师。前者尽管避免了心肺转流术（CPB）从而带来了显著的好处，但在包含多数低风险患者的大规模前瞻性试验中并未显示出非体外循环方案在降低死亡率方面的证据。
- 冠状动脉旁路移植术中应用肺动脉导管的适应证包括肺动脉高压、右心衰竭、严重的心室功能损害，特别是那些术后需要监测心排血量的患者。
- 快通道管理，包括早期拔管和活动，已经被广为接受用于心肌血管重建手术的患者。
- 麻醉药，特别是吸入麻醉药，通过预处理和后处理效应，可能有助于减少 CPB 和主动脉横断钳闭引起的心肌损伤。然而，作用的大小仍然有争议。

在接受心肌血管重建术患者的围术期治疗中，麻醉医师的作用不断提高。在过去 20 年间取得的进展包括提供安全的麻醉使之快速恢复，优化监测包括确立经食管超声心动图（TEE）作为心脏手术室标准监测手段。另外的一些发展包括围术期外科之家（PSH）的尝试，将影响行心肌血管重建患者的管理模式。麻醉医师在多学科管理方案中非常重要。良好的围术期管理需要心脏团队内不同专家之间的沟通合作。这个过程从决定手术开始，接着是围术期优化、最佳的围术期和术后管理，以及出院后康复。除了安全麻醉技术，麻醉医师必须精通冠心病（coronary artery disease，CAD）患者围术期管理的方方面面。这包括了降低药理学风险的新进展、新手术技术和用于提高预后的麻醉管理监测技术。

一、流行病学

按照 2014 年更新的美国心脏协会发布的心脏疾病与卒中统计数据，与心血管疾病有关的流行病学数据总结发现，因心血管疾病死亡的总体比率降低了 31%；2000—2010 年间，因冠心病死亡的比率降低了 39.2%。这部分归功于急性冠状动脉综合征（ACS）的紧急处理、心肌梗死（MI）后二级预防治疗、急性心力衰竭（HF）的治疗、慢性冠心病患者的血管重建及其他预防措施的改进。然而，心血管疾病的死亡率仍然很高，占美国所有死亡人数的 31.9%。基于目前的测算，到 2030 年，43.9% 的美国人将患有某种形式的心血管疾病。与此类似，2010 年，美国有 1540 万人患冠心病，接近 1/6 的人死于缺血性心脏病。同年，379 559 名美国人死于冠心病，据统计，每 34s 就有一个人发生冠状动脉事件。

2000—2010 年间，美国心血管疾病住院病例数增加了 28%，在 2010 年总共进行了 7 588 000 例血管手术。2010 年，估计有 219 000 名患者接受了 397 000 例冠状动脉旁路移植术（CABG）（图 14-1）。尽管并发症更多，此手术的院内死亡率下降了 50%。仅冠心病单独产生的费用高达 440 亿美元，使之成为治疗费最高的疾病。据报道，2010 年美国心血管疾病和卒中直接和间接花费估计达到 3154 亿美元，高于任何其他诊断的群体。

二、冠状动脉疾病的病理生理学

（一）解剖学

哪怕只是为了解释血管造影术上的显著发现，麻醉医师也应熟悉冠状动脉的解剖。冠状动脉循环和 CABG 术中远端血管吻合常选部位将在图 14-2 至图 14-4 中说明。

右冠状动脉（RCA）起源于右 Valsalva 窦，在冠状动脉血管造影左前斜位显示最佳。其发出数毫米后，行走于右房室沟内，绕向心脏后方行走至十字交叉处，即室间隔（IVS）与房室沟交汇处。84% 的病例右冠状动脉终止于后降支（PDA）。后降支是右冠状动脉最重要的分支，也是室间隔后上方唯一的血供来源，其他重要的分支在 60% 的患者中供应窦房结，在大约 85% 的患者中供应房室结。解剖学家认为，无论后降支起始于哪支动脉，右冠状动脉越过心脏的十字交叉后，继续在房室沟内行走，都会成为优势动脉。然而，血管造影医师认为，后降支（PDA）的形成归因于优势血管——右冠状动脉或左冠状动脉（即回旋支）。

在主动脉插管，体外循环直视下心脏瓣膜手术中，空气气泡可以轻易通过右冠状动脉垂直向上部位的开口。当气泡达到足够量时（如冠状动脉气栓），就可能发生左心室壁下部及右心室的心肌缺血（图 14-5）。相比较而言，左主冠状动脉近垂直方向的开口处发生气栓者较少见。

左冠状动脉（LCA）自左 Valsalva 窦发出后，

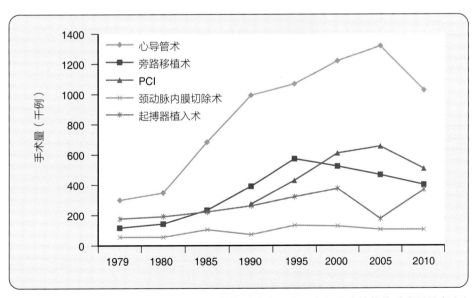

▲ 图 14-1　1979—2010 年间，美国心血管住院患者手术及介入治疗的趋势（彩图见书末）

PCI. 经皮冠状动脉介入治疗（引自 Mozaffarian D，Benjamin EJ，Go AS, et al.American Heart Association Statistics Committee and Stroke Statistics Subcommittee.Heart disease and stroke statistics: 2015 update.A report from the American Heart Association. *Circulation*.2015; 131: e29. ）

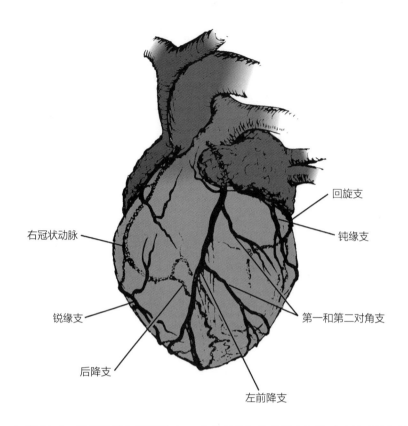

▲ 图 14-2 冠状动脉血管造影（**30° 左前斜位**）为显露右冠状动脉的最佳部位

画线处表示静脉桥远端吻合通常选择的部位（引自 Stiles QR, Tucker BL, Lindesmith GG, et al. *Myocardial Revascularization*: *A Surgical Atlas*. Boston, Little, Brown; 1976.）

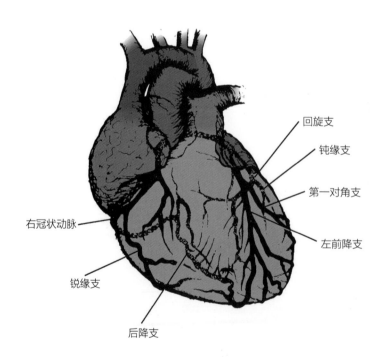

▲ 图 14-3 冠状动脉血管造影（**10° 右前斜位**）是左主冠状动脉及其分支（即左前降支和回旋支）的最佳位置

画线处表示远端血管移植吻合通常选择的部位（引自 Stiles QR, Tucker BL, Lindesmith GG, et al. *Myocardial Revascularization*: *A Surgical Atlas*.Boston, Little, Brown; 1976.）

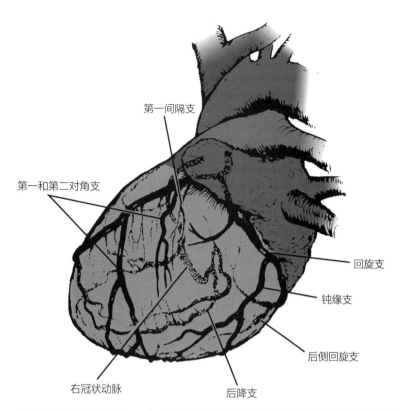

▲ 图 14-4　冠状动脉血管造影（75° 左前斜位）为冠状动脉左前降支和回旋支的最佳显示位置

画线处表示静脉桥远端吻合通常选择的部位（引自 Stiles QR, Tucker BL, Lindesmith GG, et al. *Myocardial Revascularization*: *A Surgical Atlas*. Boston, Little, Brown; 1976.）

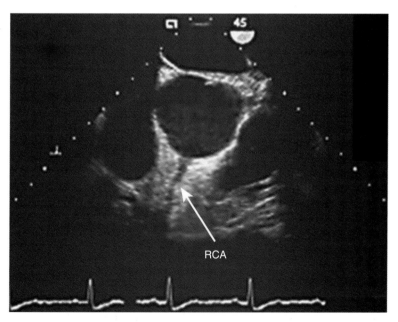

▲ 图 14-5　经食管超声心动图（TEE）显示右冠状动脉从主动脉根部垂直向上发出的部位

食管内 TEE 探头在屏幕的上方，患者胸壁在屏幕下方。如有空气优先进入右冠状动脉，将导致下壁心肌缺血，这取决于进入的气量和冠状动脉灌注压力。通常使用去氧肾上腺素升高灌注压来治疗冠状动脉气栓。左主干冠状动脉（未显示）在图上大约 3 点钟位置分出 [由 Martin J.London, MD, University of California, San Francisco, CA（www.ucsf.edu/teeecho）提供]

成为左冠状动脉主干（LM）。它在右前斜位的浅方看得最清楚（图 14-3）。左主干向左前方行走至主动脉与肺动脉之间，分出左前降支（LAD）和左回旋支。左前降支（LAD）沿前室间沟行走于左右心室之间，可能只到达距心尖 2/3 的位置，也可能扩展至整个心尖靠近膈面的左心室部分。沿途发出对角支和前室间隔支。对角支是左前降支的主要分支，向左心室游离壁供血。前室间隔支行走于其后，供应室间隔的大部分。左前降支发出许多对角支和前间隔支，其中第一对角支和第一前室间隔支是描述左前降支（LAD）病变的重要标志。

左回旋支（LCX）呈近乎直角从左主干（LM）发出，沿左心房室沟行走。左回旋支发出后降支（PDA）时，左侧的循环占优势，并且左冠状动脉循环向整个室间隔和房室结供血。在约 40% 的患者中，左回旋支发出供应窦房结的分支。多达 4 支钝缘支（OM）起自回旋支，向左心侧壁供血。

之前描述的所有心外膜分支发出供应外 1/3 心肌的小血管与心内膜下的血管丛吻合和透壁心肌血管。该毛细血管丛是唯一作为动脉内系统的毛细血管丛。每条心外膜下小动脉都供应该毛细血管丛，其形成终末回路，而非与来自另一心外动脉的邻近血管丛吻合，在微循环水平并不存在有意义的侧支循环。该毛细血管解剖解释了心肌缺血或梗死的确切位置，可能与个别心外膜的动脉病变有关。冠状动脉疾病（CAD）通常发生于心外膜心肌血管，而心肌内血管损伤少见（移植心脏除外）。但在正常冠状动脉，特别是糖尿病、女性和变异型心绞痛患者中，有微循环功能不全和原发性冠状动脉储备缺陷的报道。心外膜血管损害可以单发，但通常是多发

的，右冠状动脉加左冠状动脉两分支都出现损伤则为三支血管病变。心肌的静脉系统主要通过冠状窦排出，它在下腔静脉和三尖瓣之间进入右心房。另一小部分通过心最小静脉直接进入心腔。

（二）心肌缺血和梗死

冠心病（CAD）患者出现心肌缺血，通常是因为增加的心肌耗氧量超过了狭窄冠状动脉的供氧能力（图 14-6）。在动脉粥样硬化性心脏病中，基本病变是心外膜部分的冠状动脉内膜脂质斑块慢性狭窄和发作性血栓形成及突然的斑块破裂，导致几乎完全闭塞。易损斑块的特征包括脂质含量高、纤维帽薄、平滑肌细胞数量减少，以及巨噬细胞活性增加。在慢性炎症和急性过程中，例如斑块破裂会导致血小板和白细胞释放血管活性物质，产生内皮功能障碍和血管收缩，并进一步降低冠状动脉血流量（CBF）。较大的斑块破裂和长时间的血栓形成会导致 Q 波型心肌梗死伴透壁性心肌坏死。

侧支血管存在于正常心脏中，但在 CAD 的情况下，它们的大小和数量都会增加。在缺血区和由不同血管供血的相邻非缺血区之间可能会产生侧支。虽然在休息时有益，但在运动或需氧量增加时，CBF 可能会从缺血性心肌转移到具有完整自我调节功能并能够舒张血管的区域，这被称为冠状动脉盗血。

三、冠状动脉旁路移植术的麻醉

为进行冠状动脉血运重建术的患者提供麻醉必须计划一项考虑患者和手术特定因素的麻醉方案，

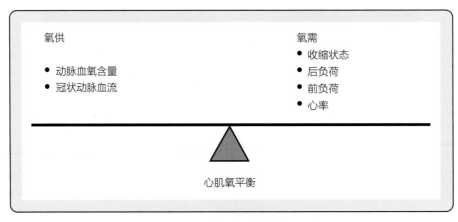

▲ 图 14-6　决定心肌氧供需的因素

但该计划还应考虑有关冠心病患者围术期管理的最新建议和指南。

在心脏外科手术的早期，对接受 CABG 患者进行麻醉管理的重点主要在于保持血流动力学稳定性和预防缺血。这反映出当时缺乏具有最小血流动力学作用的麻醉药。后来的报道支持用药技术本身没有效果，表明血流动力学控制更为重要（即关键不是您用什么，而是您如何使用它）。随着现代麻醉药的引入，重点已转移到研究各种方案和技术如何帮助改善接受心肌血运重建的患者的预后。如大量数据表明，使用强效吸入麻醉药或交感神经阻滞药对心肌缺血和术后心肌梗死的指标具有有益作用，如加快恢复和缩短住院时间（LOS）。

（一）术前用药

术前用药的概念已经超越了传统意义上镇静催眠药或相关药物的范围，达到减少患者的焦虑感并促进遗忘。心脏麻醉医师必须熟悉给药的潜在益处或不给药物（包括抗心绞痛药、β 受体拮抗药和抗血小板药物）的危害。

1. 抗焦虑、遗忘和镇痛

术前用药的目的是减轻忧虑和恐惧，为诱导前的潜在疼痛事件（如血管插管）提供镇痛作用，并产生一定程度的遗忘。在患有 CAD 的患者中，前期用药可能有助于预防相对常见的术前心绞痛发作，这可能是焦虑或疼痛刺激引起的心动过速引起的。速效苯二氮䓬类药物是用于此目的的主要药物。在术前停留区为冠心病患者静脉内给药时，应吸氧，并通过脉搏氧饱和度仪、心电图（ECG）和无创血压（BP）监测患者。

2. 术前用药管理

行心肌血管重建术的患者常服用旨在预防急性冠状动脉事件、局部缺血或心力衰竭症状恶化的药物。这些药物中有许多对麻醉处理有影响，麻醉医师应熟悉目前的指南和建议中其在围术期的使用（框 14-1）。

3. β 受体拮抗药

β 受体拮抗药常规用于许多冠心病患者。早在 20 世纪 70 年代中期，Kaplan 建议在接受心脏或非心脏手术的局部缺血性心脏病患者（即使是心室功能较差的患者）中继续进行 β 受体拮抗药治疗是安全的。这在许多前瞻性、随机试验中得到了证实，

框 14-1 围术期药物管理

- β 受体拮抗药
  - 对于没有禁忌证（如低血压、三度心脏传导阻滞、支气管痉挛）的所有患者，应在冠状动脉旁路移植术（CABG）之前至少使用 24h
  - CABG 手术后，所有无禁忌证的患者应尽快恢复用药
- 他汀类药物：除非有禁忌证，否则所有接受 CABG 的患者均应接受他汀类药物
- 钙通道阻滞药：已经使用钙通道阻滞药的患者应在围术期继续服用
- 血管紧张素转化酶抑制药
  - 术前停药存在争议（即低血压和血管麻痹综合征的风险增加）
  - 除非有禁忌证，否则对于稳定的 CABG 患者，应在术后开始并无限期地继续治疗
- 利尿药：没有确定的建议，但要确保足够的血清钾水平
- 阿司匹林：应在术前服用。手术前是否及何时停用阿司匹林的决定，取决于患者的特定因素，例如个体出血的风险和急性冠状动脉综合征的存在。术后应尽早开始阿司匹林（即手术后 6～24h 内）
- 抗血小板药，例如嘌呤能受体 P2Y12 的口服抑制药：由于它们与出血风险增加有关，建议在手术前数天停药。然而，在高危患者中和（或）在放置药物洗脱支架后，建议可能会改变，尽管出血风险增加，围术期仍继续静脉使用糖蛋白Ⅱb/Ⅲa 抑制药或坎格雷洛
- 肝素：治疗方案通常取决于外科医师。对于稳定的患者，通常在术前 4h 停药，对于严重的左主干疾病或急性不稳定型心绞痛患者，持续并覆盖至体外循环阶段以前
- 口服降糖药：没有确定的建议，考虑撤药管理。但必须确保控制血糖
- 抗生素预防：最佳时机和剂量调节（对于组织渗透缓慢的抗生素，如万古霉素尤其重要）。通常，在切皮前 20～60min 用第二代头孢菌素，如头孢唑林（2g IV）或头孢呋辛（1.5g IV）；缓慢输注万古霉素（15mg/kg），以避免低血压和潮红（由于组织渗透缓慢，应在皮肤切开前 20～30min 完成输注）

IV. 静脉注射

这些试验确定了围术期持续进行 β 受体拮抗药的安全性。

在 Meta 分析中，Wiesbauer 等发现围术期应用 β 受体拮抗药可减少心脏手术围术期的心律失常，但它们并未显示出对心肌梗死或死亡率的影响。基于一些随机、对照试验、回顾性研究和 Meta 分析的现有证据，许多专业学会建议接受冠状动脉旁路移植术的患者使用 β 受体拮抗药。

2011 年美国心脏病学会基金会和美国心脏协

会（ACCF/AHA）针对冠状动脉旁路移植术的指南建议，对于所有无禁忌证的患者，应在 CABG 前至少 24h 服用 β 受体拮抗药，以减少术后心房颤动（AF）的发生率或临床后遗症。该指南指出，射血分数（EF）＞ 30% 的 CABG 患者应用 β 受体拮抗药可有效降低院内死亡率和围术期心肌缺血的发生率。在左心室功能严重低下（EF ＜ 30%）的患者中，术前应用 β 受体拮抗药降低院内死亡率的有效性尚不确定。CABG 后，对于所有无禁忌证的患者，应尽快恢复使用 β 受体拮抗药。

2015 年，AHA 发布了一份科学声明，补充了 CABG 之后针对二级预防措施的现有指南。专家声明支持在手术前开始使用 β 受体拮抗药，除非有禁忌证（如心动过缓、严重的反应性气道疾病），否则将其用于心肌梗死的患者。对于先前患有心肌梗死的患者，特别推荐合并心力衰竭症状和 EF 低于 40% 的患者使用 β 受体拮抗药。

4. 抗血小板药物

根据当前指南，大多数行 CABG 的患者均接受血小板抑制药治疗。阿司匹林是所有缺血性心脏病患者一级和二级预防策略的公认组成部分。冠状动脉支架置入术后已确立了氯吡格雷给药的惯例，对于 ACS 患者，建议与阿司匹林联用。

各个专业协会已经发布了有关目前正在接受手术治疗的患者中抗血小板药物证据的指南，并定期更新。胸外科医师学会指南中有关在接受 CABG 的患者中使用抗血小板药物的指南更新于 2012 年。最高证据水平（Ⅰ类推荐，A 级证据）建议，对于不出血的患者在术后 6~12h 内服用阿司匹林，以优化静脉移植的通畅性；且对于 ACS 后接受 CABG 的患者术后应在出血风险降低后尽快进行双重抗血小板治疗，从而降低不良心血管预后。具有 B 级证据的 Ⅰ 类建议推荐在手术前数天停用 P2Y12 受体抑制药，以减少出血的风险和输血的需求。

2011 年 ACCF/AHA CABG 手术指南建议，术前应让 CABG 患者服用阿司匹林。对于择期冠状动脉旁路移植术患者，应在手术前至少 5d 停用氯吡格雷和替卡格雷，而普拉格雷至少停用 7d，以减少输血需求。对于紧急手术，应停用氯吡格雷和替卡格雷至少 24h，以减少严重的出血并发症的发生。术后应在 6h 内继续使用阿司匹林，对阿司匹林过敏者应改用氯吡格雷。小剂量阿司匹林应无限期服用。2015 AHA 关于在 CABG 术后二级预防措施的科学声明中确认了这些建议并推荐使用阿司匹林和氯吡格雷双重抗血小板治疗 1 年。

5. HMG-CoA 还原酶抑制药（他汀类药物）

对于 3- 羟基 -3- 甲基 - 戊二酰辅酶 A（HMG CoA）还原酶抑制药（即他汀类药物），已被报道了具有有效的抗炎和抗血栓形成作用，以及对内皮功能和血管生成的有益作用。还被描述了能改善接受 CABG 的患者预后。这包括减轻 CPB 后的心肌再灌注损伤、降低短期和长期死亡率，以及减少 CABG 患者的早期移植血管闭塞的发生。

基于他汀类药物治疗对心肌血管重建患者有益的累积证据，对指南进行了调整。2011 年 ACCF/AHA CABG 手术指南建议，除非有禁忌证，否则所有接受 CABG 的患者均应接受他汀类药物治疗，将低密度脂蛋白（LDL）、胆固醇降低至少 30% 或降至 100mg/dl 以下。对于极高风险的患者，甚至建议更低的目标值（＜ 70mg/dl）。AHA 关于在 CABG 之后二级预防措施的最新科学声明中确认了这些建议，并建议他汀类药物在术前开始服用，并在手术后继续服用。

6. 血管紧张素转化酶抑制药

血管紧张素转化酶（ACE）抑制药被广泛认为具有血管保护作用，特别是在急性心肌梗死后的心室重构方面，它们似乎减少了缺血再灌注后的损伤。已经研究了 ACE 抑制药在改善缺血性心脏病患者和进行心肌血运重建患者主要结局中的作用。

2011 年 ACCF/AHA CABG 手术指南建议，除非有禁忌证，否则患者病情稳定后应在术后尽快继续使用 ACE 抑制药和血管紧张素 Ⅱ 受体拮抗药（ARB）。若术前未使用 ACE 抑制药和 ARB，应在术后开始，并在 CABG 稳定的患者中无限期继续使用，除非有禁忌证。专家组主张，接受长期治疗的患者术前 ACE 抑制药或 ARB 的安全性尚不确定。AHA 在 CABG 之后关于二级预防措施的最新科学声明证实了这些建议，并建议对所有 LV 功能障碍的患者在 CABG 后给予 ACE 抑制药或 ARB 治疗。

（二）监测

1. 心电图

到达手术室时，接受 CABG 的患者应放置常规监护仪，包括脉搏血氧仪、无创血压和心电图（ECG）。五导联心电系统是心脏手术患者的标准配置。监测导联 V_5 和 II 可检测出 90% 的缺血发作并评估心律，以诊断各种房性和室性心律失常（框 14-2）。

2. 动脉血压监测

通常在 CABG 期间行桡动脉置管以进行监测血压。选择桡动脉插管的最佳部位取决于具体手术的考虑及机构和从业者的偏好。诸如先前的桡动脉导管置入术（TRAC）、桡动脉采血或腋下 CPB 插管之类的操作可能会影响有创动脉压监测部位的选择。较新的 TRAC 套管在紧急 CABG 期间可能难以监测，并且与许多并发症相关。先前行 TRAC 一侧的桡动脉不应再用于监测。

已经证实低温 CPB 刚开始时桡动脉压力不准确。在几项临床研究中，桡动脉压力大大低于主动脉压，并且通常需要 20～60min 才能缓解。前臂血管阻力降低被认为是造成这种常见现象的原因。通过使用针头或主动脉灌注管直接从主动脉暂时测量动脉压，可以解决此问题。

3. 中心静脉导管

通常在心脏手术麻醉中放置中心静脉导管，以进行右心房压力测量和输注血管活性药物。一些医院通常在中心静脉中放置两个导管（即较大的鞘管

和较小的 CVP 导管），以方便容量输注及血管活性或正性肌力药物的给药。

4. 肺动脉导管

肺动脉导管（PAC）在医疗和外科手术环境中的使用逐步下降，这主要是由于来自大型随机研究的数据量不断增加，这些数据表明，使用 PAC 并不会改变主要的临床结局（尤其是死亡），并且应该考虑 PAC 监测的不利影响。在进行心肌血管重建术期间及在重症监护病房（ICU）的情况下，尽管使用 PAC 可获得大量的生理信息，但与患者的结局无关。

Judge 及同事对心血管麻醉医师协会的成员当前 PAC 的使用情况进行的调查显示，麻醉医师在私立医院中使用 PAC 进行血流动力学监测最多，其次是教学和公立医院。PAC 更有可能用于非脱机冠状动脉旁路移植（OPCAB）和微创 CABG 手术监测。

可能需要放置 PAC 的适应证，包括严重的心室功能损害、已知的肺动脉高压和右心衰竭。2011 年 ACCF/ACC CABG 手术指南指出，PAC 放置对于心源性休克或血流动力学不稳定的患者可能有用。

5. 食管超声心动图（TEE）

心肌缺血的最早迹象包括舒张功能障碍，然后是节段性室壁运动障碍（RWMA），其发生在急性冠状动脉闭塞的数秒内。CABG 后 RWMA 的恶化与远期心脏不良事件的发生率增加有关，并已被建议作为不良心血管预后的指标之一。术中经常检测到新的 RWMA，可能是由于非缺血性或缺血性原因引起的，如负荷状况的变化、心脏电传导的改变、CPB 起搏、CPB 脱机前或脱机过程中因缺血引起的心肌顿抑或心肌储备低下。TEE 高度敏感，但缺乏心肌缺血监测的特异性。此外，并非所有室壁段都可以实时连续监测并与术前进行比较也限制了它的应用。

尽管有这些限制，在接受 CABG 的患者中使用 TEE 也还是能提供除缺血之外的宝贵信息。TEE 可以帮助进行 CPB 之前的心脏功能评估，评估和量化可能影响手术计划 [例如伴随的二尖瓣反流（MR）、主动脉瓣狭窄] 或 CPB 管理（如主动脉瓣反流）的瓣膜病变。

TEE 可以评估主动脉粥样斑块的存在和严重程度，帮助找到合适的插管和钳夹位置，或者完全避免主动脉上操作（即非接触式技术）。TEE 指导可

框 14-2　心肌血管重建术中监测

- ECG：导联 V_5 对心肌缺血最敏感；导联 II 用于监测心律和下壁缺血
- 动脉血压：通过留置动脉导管进行连续有创动脉血压监测和血气采样
- PAC：没有证据表明使用 PAC 可以改善预后。但是，在 ICU 中通常用于与 TEE 监测相结合的治疗指导和术后护理，尤其是在心功能严重受损的患者和肺动脉高压患者中
- TEE：建议用于所有心脏手术。TEE 可以帮助进行 CPB 前的心脏功能评估、相关的瓣膜病变及主动脉中的动脉粥样斑块评估
- 温度监测：对于所有 CPB 病例，建议使用膀胱或食管（即核心温度）和鼻咽或鼓膜（即脑温度）测温，以最大限度地降低复温过程中的温度梯度和脑部高温。对于 OPCAB，仅膀胱温度就足够了
- 对所有患者留置导尿管

CPB. 心肺转流术；ECG. 心电图；ICU. 重症监护病房；OPCAB. 非体外循环冠状动脉旁路移植术；PAC. 肺动脉导管；TEE. 经食管超声心动图

以辅助插管技术，包括逆行性心脏灌注管定位、留置左上腔静脉插管（即逆行性心脏停搏问题）、允许无障碍静脉引流的静脉插管，以及主动脉插管在主动脉弓中的位置定位。TEE 可以检测出诸如医源性主动脉夹层等并发症，并可以评估主动脉横断钳闭术释放后的排气。TEE 监测可以指导 CPB 后的血流动力学管理，包括评估心室功能、容量状态，以及对正性肌力支持的选择和反应。

美国麻醉医师学会（ASA）和心血管麻醉医师学会（SCA）于 1996 年制订了围术期使用 TEE 的操作指南。该指南于 2010 年更新，建议对所有心脏或胸主动脉手术，包括所有 CABG 或 OPCAB 手术，常规使用 TEE。ASA 专家组因此认为，TEE 信息可能会影响围术期麻醉、手术管理和患者预后。美国超声心动图协会专家组建议在 CPB 前后或 OPCAB 手术中完成血运重建后进行全面的 TEE 检查。

6. 神经功能监测

无论是否使用 CPB，脑卒中和神经认知功能障碍都是与 CABG 相关的并发症，并且它们的发生率很高，需要进一步降低。尽管仅靠监测不能改变结果，但尽早识别可能的有害事件和有利于预后的干预措施可能会有益。对于应该选择哪种神经监测方式尚无共识。但是，专家协会越来越多地建议进行神经监测，以减少与心脏手术（包括 CABG 和 OPCAB）相关的神经系统不良结果的发生率。2011 年 ACCF/AHA CABG 手术指南建议对接受心肌血运重建的患者进行中枢神经系统监测（Ⅱb 类推荐）。但他们也认识到，需要更多的证据证明其明显的益处，并且根据现有数据检测脑灌注不足的有效性也尚不确定。

（三）全身麻醉的诱导与维持

选择接受 CABG 患者诱导技术的主要考虑因素是左心室功能和冠状动脉病变。没有一种单一的 CABG 麻醉方法适合所有患者。大多数催眠药、阿片类药物和挥发性全麻药已以不同的组合用于麻醉诱导和维持，在经验丰富的临床医师手中取得了良好的效果。对于有条件进行快通道麻醉和早期拔管的患者，鼓励限制阿片类药物的用量或使用短效药物。因为采用现代的心脏停搏术并假定术中过程平稳，通常可以很好地保留心脏功能，目标应该是术

后 6h 内拔管（框 14-3）。

1. 麻醉药

多年来已经研究了常用诱导用药的心脏作用。揭示特定药物对心脏和循环的直接或间接作用是复杂的，因为总体作用是基于收缩力、血管张力，以及自主神经系统和压力感受器的反应。

依托咪酯通常是心功能低下患者的首选诱导剂，因为它几乎没有或没有直接的负性肌力或拟交感作用。尽管血流动力学稳定，但不良反应还是很常见的。注射期间，特别是在浅表静脉中，由于明显疼痛使患者不舒服，并导致心动过速和高血压，这两者均增加了心肌耗氧量。除非与足够量的阿片类药物联合使用，否则对插管的肾上腺素能反应的抑制效果很差，并可能导致高血压和心动过速。虽然单次依托咪酯注射也能抑制肾上腺线粒体羟化酶的活性，导致类固醇生成减少。但是，心脏手术患者的结局差异尚未得到一致记录。

异丙酚常用于 CABG 患者的麻醉诱导、维持和在 ICU 中术后镇静。一项独立于负荷的收缩力测量方法发现，在四个不同的异丙酚血浆浓度

框 14-3 心肌血管重建术麻醉诱导和维持的注意事项

- 麻醉诱导中严格控制血流动力学参数（即避免心动过速、低血压），尤其是在有左主干或近端 LAD 疾病的患者中
- 旨在早期拔管的快通道麻醉方案对大多数患者而言是有益的
- 鉴于越来越多的证据表明了预处理的效果，因此应将有效的吸入全麻药作为麻醉方案的一部分。避免使用氧化亚氮，因为它可能会使气栓膨胀
- 维持 CPP 而不增加心肌耗氧量（如去氧肾上腺素、硝酸甘油，避免心动过速）
- 除 OPCAB 患者外，行抗纤溶治疗（即 ε- 氨基己酸或氨甲环酸）。抑肽酶在美国不再可用
- 游离左乳内动脉（LIMA）时应考虑低潮气量无 PEEP 和通气
- 肝素通常在钳紧 LIMA 蒂之前使用，以避免血栓形成。罂粟碱如果由外科医师逆行注入 LIMA，通常会伴有低血压
- 在 CABG 且 CPB 的患者中，肝素给药（300~400U/kg）或通过肝素滴定（Hepcon）计算。建立 CPB 需要 ACT > 480s 和（或）肝素水平> 2.5U/ml

ACT. 活化凝血时间；CABG. 冠状动脉旁路移植；CPB. 心肺转流术；CPP. 冠状动脉灌注压；LAD. 左冠状动脉前降支；LIMA. 左乳内动脉；OPCAB. 非脱机冠状动脉旁路移植术；PEEP. 呼气末正压

（0.6～2.6mg/ml）下，虽然降低了前负荷和后负荷，但对收缩力没有直接影响。尽管在有心肌损伤风险的患者中使用吸入麻醉药似乎有充分文献支持的优势，但异丙酚的益处也已有报道。异丙酚具有很强的清除自由基的特性，在一项CABG研究中，它似乎可以减弱心肌脂质的过氧化作用。在一项多中心、前瞻性研究中，比较了接受瓣膜和CABG联合手术的患者基于吸入性麻醉药和全静脉麻醉的预后，并未观察到七氟烷降低复合终点死亡率、减少ICU停留时间和降低肌钙蛋白水平的结果。一项大型Meta分析包括了133项研究及14 516例心脏和非心脏手术患者，发现有无使用异丙酚时，死亡率无差异。

苯二氮䓬类药物常用于接受CABG患者的术前镇静，并与其他麻醉药联合用于诱导。咪达唑仑具有很好的耐受性，即使在患有严重心脏功能障碍的患者中，对血流动力学的影响也很小。

20世纪70年代后期，Stanley首次报道了在有或没有补充苯二氮䓬类药物的情况下对CABG患者使用高剂量的芬太尼。全世界的临床医师均认为无组胺释放是其非常有利的性质，并迅速将芬太尼用于临床实践。

使用更为强效的舒芬太尼的报道与芬太尼同时出现，尽管大多数研究直到20世纪80年代后期才被报道。尽管人们担心它在高剂量下会产生非常强的致心动过缓作用，尤其是在与非迷走兴奋性肌肉松弛药联合使用时，但舒芬太尼仍被广泛采用。

在20世纪90年代中期，引入了瑞芬太尼，并且由于对快通道麻醉（在同一时间范围内推广）所推动，人们对其进行了深入研究。

先前描述的阿片类药物是纯阿片类受体激动药，即使在高血清浓度下，也无法提供可预测的剂量反应关系的完全麻醉作用，以抑制应激反应和释放内源儿茶酚胺（尤其是去甲肾上腺素）。据报道，高血压和心动过速是对诱导或插管及手术刺激（尤其是胸骨切开术）的反应。在当前的实践中，仅使用大剂量阿片类药物的麻醉已很少进行。为了提供完全麻醉，通常的做法是用吸入或其他静脉药物以弥补阿片类药物的不足。这样可以减少阿片类药物的总剂量，尤其是使用吸入麻醉药时，可以更快地恢复呼吸肌力，促进早期拔管。

神经肌肉阻滞药已被用于在CABG期间产生足够的插管条件和肌肉松弛。传统上，泮库溴铵被提倡用于大剂量阿片类药物麻醉技术，因为它可以抵消阿片类药物引起的心动过缓。目前，尤其是在快通道心脏外科手术中，作用更短的神经肌肉阻滞药已完全取代了泮库溴铵，从而使拔管和出ICU更早。

2. 吸入麻醉药和心肌保护

由于从使用大剂量阿片类药物转向快通道麻醉，并且越来越多的证据表明强效吸入麻醉药能通过引起类似于缺血预处理的保护性细胞反应而保护心肌免受缺血的影响，因此在接受CABG的患者中常规使用吸入麻醉药。

有证据表明，有些药物如强效吸入麻醉药和阿片类药物有类似缺血预处理的效果，称为药物预处理或麻醉预处理。

几项Meta分析研究了心脏手术患者的预处理和死亡率或长期结局的联系。在一项仅包括七氟烷和地氟烷研究的Meta分析中，Landoni及同事显示了心脏手术后死亡率降低、心肌梗死发生率降低。然而在另外两个也包括异氟烷的Meta分析中，未见此类益处。De Hert及同事表明，应在术中整个时期而不是在预计的心肌缺血事件前立即给予七氟醚，可达到最佳的心肌保护效果。

2011年ACCF/AHA CABG手术指南提供了A级证据，行心肌血管重建的患者使用以吸入全麻药为基础的麻醉可降低围术期心肌缺血和梗死的风险。

3. 中枢神经阻滞的作用

平衡的全身麻醉仍然是接受CABG的患者最常用的技术。但是，有许多出版物涉及使用神经轴技术，特别是欧洲和亚洲的心脏手术患者。长期以来，人们一直认为胸交感神经切除术对心脏和冠状动脉循环具有良好的作用。

在美国，麻醉医师担心严重的神经系统损伤这种罕见但真正的危险，在手术前一天晚上放置导管的可行性问题（在美国，大多数接受非紧急CABG手术的患者都是在手术当天早上入院的），并且在硬膜外导管置入过程中出血的情况下取消手术的可能性限制了该技术。冠心病患者普遍使用有效的抗血小板药物，有关在胸膜硬膜外麻醉之前和术后拔除导管之前何时安全停用这些药物的数据不足。快通道麻醉的出现可能是一种驱动力（例如能够更快地拔出气管导管并让胸段膜硬膜外麻醉的患者更舒适），尽管大多数证据表明可以使用多种技术来有效地促进早期拔管。吸入麻醉药的心脏保护作用可能与胸交感神经切除术的有益作用一样有效。

（四）血管重建术患者的心肌缺血

除了提供麻醉之外，麻醉医师主要关注的是心肌缺血的预防和治疗。2011 年 ACCF/AHA CABG 手术指南建议应监测冠状动脉灌注的决定因素 [即心率（HR）、舒张压或平均动脉压（MAP）及右心室（RV）或左心室舒张末期压力（LVEDP）] 以减少围术期缺血的风险。监测相关的血流动力学参数、检测心肌缺血和及时治疗对于进行心肌血运重建的患者至关重要。

主要的血流动力学目标是确保足够的冠状动脉灌注压力（CPP，即舒张压减去 LVEDP）和控制心率。心率是心肌耗氧量最重要的可治疗性因素。表 14-1 总结了急性围术期心肌缺血的治疗。

图 14-7 证明了即使在没有心动过速的情况下，高血压（即室壁压力增加）作为对手术应激（如切皮）的反应，也可能与肺动脉高压、肺毛细血管楔压升高（PCWP），以及 PCWP 波形上突出的 A 波和 V 波有关。心肌缺血（即缺血性 MR）的症状通常可通过输注硝酸甘油（NTG）来解决。

术中心肌缺血的治疗

（1）静注硝酸甘油：自 1976 年 Kaplan 介绍 V_5 导联可以诊断心肌缺血并通过静注硝酸甘油对其进行治疗以来，该药物一直是治疗围术期心肌缺血的

表 14-1　疑似术中心肌缺血的急性治疗 [a]

相关血流动力学表现	处　理	剂　量
高血压、心动过速 [b]	加深麻醉 静脉注射 β 受体拮抗药	艾司洛尔，(20～100) mg ±（50～200）μg/(kg·min) 泵入 美托洛尔，0.5～2.5mg 拉贝洛尔，2.5～10mg
血压正常、心动过速 [b]	静脉注射硝酸甘油 确认足够的麻醉药量，更改麻醉方案 静脉注射 β 受体拮抗药	硝酸甘油，10～500μg/min [c] 如上所述，β 受体拮抗药
高血压、正常心率	加深麻醉 静脉注射硝酸甘油或尼卡地平	尼卡地平，(1～5) mg ±（1～10）μg/(kg·min) 硝酸甘油，10～500μg/min [c]
低血压、心动过速 [b]	静脉注射 α 受体激动药 调整麻醉方案（如减浅麻醉） 血压正常时静注硝酸甘油	去氧肾上腺素，25～100μg 去甲肾上腺素，2～4μg 硝酸甘油，10～500μg/min [c]
低血压、心动过缓	减浅麻醉 静脉注射麻黄碱 静脉注射肾上腺素 静脉注射阿托品 血压正常时静注硝酸甘油	麻黄碱，5～10mg 肾上腺素，4～8μg 阿托品，0.3～0.6mg 硝酸甘油，10～500μg/min [c]
低血压、正常心率	静脉注射 α 受体激动药 / 麻黄碱 静脉注射肾上腺素 调整麻醉方案（如减浅麻醉） 血压正常时静注硝酸甘油	α 受体激动药，如上所述 肾上腺素，4～8μg 硝酸甘油，10～500μg/min [c]
无异常	静脉注射硝酸甘油 静脉注射尼卡地平	硝酸甘油，10～500μg/min [c] 尼卡地平，(1～5) mg ±（1～10）μg/(kg·min)

a. 确保充分氧供、机械通气和血管内容量适当，并考虑手术因素，如刺激心脏

b. 快速性心律失常（如阵发性房性心动过速、心房颤动）应直接用同步电复律或特定药物治疗

c. 最初可能需要大剂量（25～50μg）和高输注速度

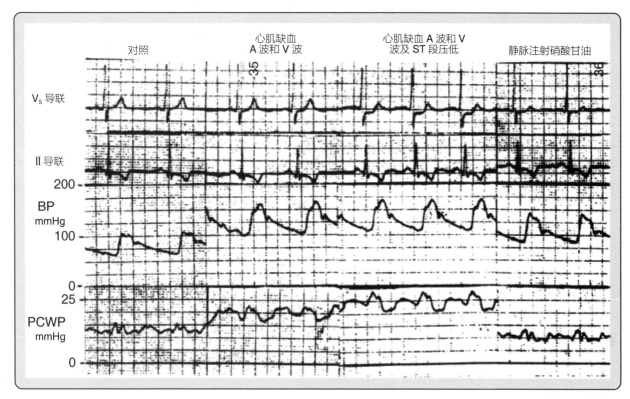

▲ 图 14-7　硝酸甘油（NTG）减轻了插管后的术中心肌缺血，其表现为肺毛细血管楔压（PCWP）描记中的大 V 波，然后 ST 段压低

BP. 血压（引自 Kaplan JA, Wells PH: Early diagnosis of myocardial ischemia using the pulmonary arterial catheter. *Anesth Analg*. 1981；60：789.）

主要方法之一。低剂量静脉硝酸甘油主要通过降低静脉张力来立即降低左心室前负荷和室壁张力，而剂量较大时，它会降低动脉和心外膜冠状动脉的阻力。它对于治疗心室功能不全并伴左心室舒张末期容积、左心室 EDP 和肺动脉压（PAP）突然升高的急性心肌缺血最有效。左心室前负荷和室壁张力的升高进一步加剧了缺血性心内膜下的灌注不足，通常硝酸甘油立即有效。

　　在 CPB 前期和 OPCAB 期间，硝酸甘油可用于治疗局部缺血征象，例如 ST 段压低、麻醉技术无法控制的高血压、心室功能障碍和冠状动脉痉挛（框 14-4）。在 CPB 期间，硝酸甘油可用于控制平均动脉压，但由于 CPB 药物的药代动力学和药效学改变，只对约 60% 的患者有效。导致其有效性降低的因素，包括 CPB 系统中塑料管道的吸附、局部血流的变化、血液稀释和体温过低。血运重建后，硝酸甘油可用于治疗残余缺血或冠状动脉痉挛，减少前负荷和后负荷，并在治疗冠状动脉栓塞时可与血

框 14-4　术中静脉注射硝酸甘油
• 高血压 • 肺动脉压升高 • 新发 AC 和 V 波（缺血性二尖瓣反流） • 急性缺血（ST 变化＞1mm） • 经食管超声心动图检查发现新发节段性室壁运动障碍 • 舒张功能障碍 • 收缩功能障碍（有足够的冠状动脉灌注压力） • 冠状动脉痉挛

管加压药（如去氧肾上腺素）联合使用以提高 CPP（框 14-5）。

　　静脉注射硝酸甘油已与其他血管扩张药（如硝普钠和钙通道阻滞药）进行了比较。Kaplan 和 Jones 首次证明在 CABG 期间硝酸甘油优于硝普钠。两种药物均可控制术中高血压并减少心肌耗氧量，但 NTG 可改善 ECG 的缺血性改变，而硝普钠则不能。硝普钠降低了 CPP 或在约 1/3 的心肌缺血患者

框 14-5　静脉注射硝酸甘油在体外循环终止时的应用

- 心肌缺血或顿抑
- 舒张功能障碍
- 肺动脉压、肺毛细血管楔压、中心静脉压、肺血管阻力、全身血管阻力升高
- 使用升压药时冠状动脉灌注压增加
- 预防动脉移植物痉挛（即桡动脉移植物）
- 冠状动脉痉挛
- 回输氧合器内容量

中产生了冠状动脉内盗血。

(2) 钙通道阻滞药：尼卡地平是一种类似于硝苯地平的短效二氢吡啶类钙拮抗药，但它在酯侧链中具有叔胺结构。它具有高度特定的作用方式，包括冠状动脉解痉和舒张作用及全身性血管舒张作用。在钙通道阻滞药中，尼卡地平的独特之处在于其有使冠状动脉血流量（CBF）持续增加和诱导冠状动脉血管床产生有效的血管舒张反应的能力。尼卡地平可产生的心肌抑制很小，并显著改善缺血性心脏病患者的舒张功能。尽管具有这些有益的特性，但尼卡地平通常不是治疗 CABG 期间心肌缺血的首选药物。

氯维地平被引入治疗围术期高血压。它是一种超短效、静脉用二氢吡啶钙通道阻滞药，也是选择性血管扩张药，其作用被血液和组织酯酶迅速终止。在一项接受心脏手术患者的随机、双盲、安慰剂对照、多中心药物试验中，氯维地平有效降低了动脉血压。像尼卡地平一样，如果硝酸甘油无法控制血压，也可以使用它。

(3) β 受体拮抗药：交感神经刺激引起的高血压、心动过速、心律不齐和心肌缺血在围术期很常见。尽管尽早使用 β 受体拮抗药可治疗心肌缺血，但先前可获得的 β 受体拮抗药具有相对较长的半衰期和较长的作用时间，大大限制了它们在手术期间和术后即刻期的使用。然而，在 20 世纪 80 年代后期，随着艾司洛尔的引入，半衰期为 9min 的超短效心脏选择性 β_1 受体拮抗药变得可用。艾司洛尔很快被许多临床医师采用来预防和治疗心肌缺血。艾司洛尔的平均剂量为（17±16）mg/min，范围为 8～24mg/min，可有效减轻不稳定型心绞痛患者的胸痛，同时增加心排血量。

结果显示，艾司洛尔即使在左心室功能不佳

（即 PCWP 增加 15～25mmHg）的患者中也能有效治疗急性心肌缺血。若艾司洛尔的输注剂量高达 300μg/（kg·min），会导致 HR、BP 和心脏指数降低。但是，PCWP 并没有因药物输注而明显改变。即使在中度左心室功能障碍的情况下，艾司洛尔仍可安全降低急性心肌缺血患者的血压和心率。

由于其良好的药理特性和令人鼓舞的临床发现，艾司洛尔很快在 CABG 期间被频繁用于治疗高血压和心动过速并预防心肌缺血。通常以 20mg 静脉注射（IV）的测试剂量给予，然后持续输入。

（五）术后即刻

1. 镇静

通常术后给患者镇静，以利于转运至 ICU，并在术后即刻持续直到达到拔管标准为止。右美托咪定、异丙酚和咪达唑仑是在这种情况下是静脉内给药的良好药物。

α_2 受体激动药具有独特的特性（框 14-6），这解释了它们为何在某些心脏外科手术中越来越多地被使用。1999 年，FDA 批准右美托咪定在 ICU 中连续（最长 24h）静脉使用镇静药。它是一种比可乐定更具选择性的 α_2 受体激动药，并具有中枢性交感神经兴奋和外周血管收缩作用。由于右美托咪啶刺激血管平滑肌中的外周 α 和 β_2 肾上腺素能受体，静脉推注给药会导致 MAP 和全身血管阻力的短暂增加。其连续输注 [0.2～0.8μg/（kg·h）] 具有剂量依赖性的血流动力学效应，以 HR、血浆儿茶酚胺

框 14-6　α_2 激动药特性

- 镇静
- 抗焦虑
- 镇痛
- 血流动力学稳定性
- 中枢交感神经作用
- 降低血压和心率
- 减少围术期耗氧量
- 血浆儿茶酚胺水平降低
- 快速性心律失常的发生率降低
- 预防组胺引起的支气管收缩
- 术后发抖的治疗与预防
- 术后谵妄患者的镇静作用
- 吸毒和酗酒的人戒断症状减弱
- 可能抑制炎症反应

水平和 MAP 下降最多。右美托咪定在术后早期可能是有用的药物，因为其镇静特性所致的呼吸抑制小，并且似乎模仿自然睡眠模式。与安慰剂相比，在术后患者中连续给药时，它不会引起呼吸频率、血氧饱和度、动脉血 pH 和动脉血二氧化碳（CO_2）张力的变化。患者通常可以被有效地镇静，但仍能对言语刺激做出反应和配合。由于镇痛特性，它显著降低了 ICU 机械通气患者对其他阿片类镇痛药物需求。

异丙酚已被广泛用于术中及 ICU 镇静。多项研究比较了术后应用异丙酚和右美托咪定的区别。右美托咪定减少了对阿片类药物的镇痛需求，但对于心肌血管重建术后的患者，其心率降低幅度大于异丙酚，而两组的动脉血压无差异。

一项多中心、随机研究比较了 ICU 中 CABG 术后基于右美托咪定的镇静方案与异丙酚镇静方案。尽管拔管时间没有差异，但研究人员发现右美托咪定方案组对其他镇痛药（即使用异丙酚镇静的

患者需要的吗啡为 4 倍平均剂量），止呕药和利尿药的需求显著减少，并且他们发生需要 β 受体拮抗药干预的快速性心律失常更少（即异丙酚治疗组中 5% 患者发生室性心动过速，右美托咪定组中无）。但是，右美托咪定组的低血压发生率高于异丙酚镇静的患者（24% vs. 16%）。约 25% 的右美托咪定相关性低血压发生在研究的第 1 小时，特别是在 $1\mu g/kg$ 的负荷输注期间或之后的 10min 之内。为了避免在右美托咪定的大负荷剂量下出现低血压，临床实践中很少使用负荷剂量，但是要在患者从手术室转移时更早地开始连续维持泵注剂量以达到适当的血浆水平。

2. 冠状动脉和动脉导管痉挛

已经有许多关于这种并发症的描述。痉挛通常与心电图上的 ST 段抬高、低血压、严重的心室功能障碍和心肌刺激性有关。许多假说被提出来解释冠状动脉痉挛的起源（图 14-8）。潜在的机制可能类似于 Prinzmetal 变异型心绞痛所见的冠状动脉痉挛。

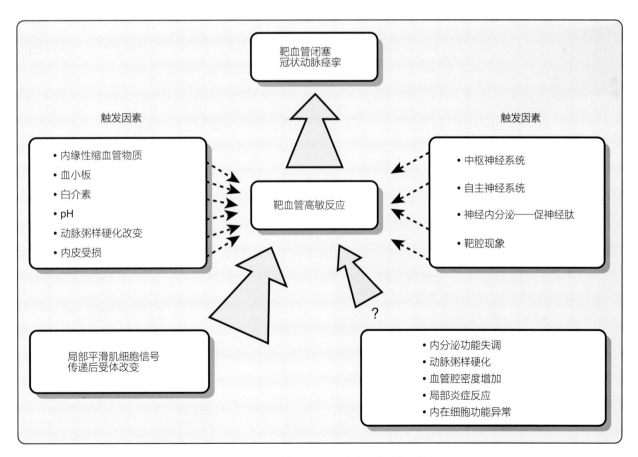

▲ 图 14-8　冠状动脉痉挛的发病机制示意图

该疗法通常对多种血管扩张药有效，如硝酸甘油、钙通道阻滞药、米力农或硝酸甘油和钙通道阻滞药的组合。血管移植物如左乳内动脉（LIMA），尤其是桡动脉移植物，在血运重建后易于痉挛，因此预防和识别痉挛对于防止严重并发症至关重要。

3. 冠状动脉旁路移植术的快通道管理

尽管快通道麻醉的临床途径涵盖了围术期和出院后管理的各种策略，但早期拔管仍最受关注（框 14-7）。早期拔管被认为是快通道临床途径的关键组成部分，也是 20 世纪 90 年代中后期快通道实践高峰期中最根本的改变（框 14-8）。

Cheng 及同事在 1996 年报道的严格、随机、对照试验（$N = 100$）中，平均拔管时间为 4.1h，被认为是当代早期拔管研究中最具影响力的研究。从那以后，已有报道称在美国及其他一些国家的教学和私立医院、老年人、农村地区和退伍军人事务部的患者中成功使用了快速通道技术。

报道的早期拔管首次 Meta 分析是基于来自随机对照试验的累积数据。该研究回顾了将快通道定义为减低阿片类药物剂量（即芬太尼 ≤ 20μg/kg）并试图术后 10h 内拔管的研究。他们选定了 10 项试验（$N = 1800$），其中大部分是 1989—2002 年间的 CABG 患者。快通道组的拔管时间较短（8.1h），主要发病率或死亡率无显著差异，仅 1 例需二次插管。ICU 停留时间减少了 5.4h，尽管并未缩短术后住院时间。阿片类药物的剂量（即芬太尼 ≤ 20μg/kg）表示打算在术后不到 10h 内拔管。

一些中心采用了更激进的快通道形式。Walji 及同事创造了"超快通道"一词来描述他们的做法，并报道术后 4 天出院率为 56%，术后 2 天出院率为 23%，尽管再入院率为 3.9%，但没有早期死亡病例。来自挪威的 Ovrum 及同事报道了 5658 例 CABG 患者，其中 99% 的患者在 5h 内（中位数为 1.5h）拔管，再插管率为 1.1%。第 2 天早上，超过 99% 的患者被转移到病房。

四、非心肺转流术冠状动脉旁路移植术

CPB 和主动脉横断钳闭术的固有风险仍然是 CABG 并发症和死亡发生的主要因素。完全避免使用 CPB 似乎可以提供解决方案。直到 20 世纪 90 年代中后期，外科研究人员开发出了有效的心肌稳定器设备，以最大限度地减少吻合口周围的位移，OPCAB 手术才引起了外科医师广泛的兴趣。

OPCAB 手术的节奏与常规 CABG 的节奏大不相同。手术操作涉及心脏解剖结构的各种几何变形及其导致的血流动力学效应。手术团队所有成员之间的沟通及对这些变化的预判对于将心脏和其他器官受到的不利血流动力学影响降至最低至关重要。不能逆转的重大血流动力学变化可能需要在 OPCAB 手术期间随时紧急转换为 CPB。

（一）非脱机冠状动脉旁路移植术对心血管的影响

OPCAB 期间遇到的血流动力学变化涉及两个独立变量，其中一个是扭曲右心房或左心房和心室稳定器和悬挂装置的；另一个是对吻合过程中心肌缺血的影响。对于涉及多支血管吻合的 OPCAB 手术，使用放置在心尖或外侧壁上的固定吸盘，心包回缩缝合线，吊索或其他的不会产生严重的血流动

框 14-7　快通道管理的围术期目标

- 术前教育
- 尽可能入院当日开始
- 为早期拔管而设计的麻醉技术
- 术后有效镇痛
- 灵活使用恢复区（例如麻醉后监护室而不是重症监护室）
- 方案驱动的护理
- 早期下床活动
- 早期出重症监护室和出院
- 出院后的随访（如电话、上门拜访）
- 跨学科的持续质量改进策略

框 14-8　早期拔管建议标准

- 体温 > 35℃
- 正常酸碱状态
- 在最小的正性肌力药支持下稳定的血流动力学
- 止血充分，纵隔引流减少或稳定
- 稳定的心律
- 自发呼吸频率、潮气量和吸气力恢复
- 胸部 X 线片无严重异常（例如最小的肺不张）
- 尿量充足
- 充分逆转神经肌肉阻滞
- 唤醒、警觉、合作并移动四肢

力学损害技术，使之能显露心脏的后表面以操作后降支和回旋支血管至关重要。与 LAD 和对角支吻合的方位相对，将心脏在后血管上的抬高通常称为垂直化（图 14-9 至图 14-11）。

已经研究了将心脏位置调整的效果，包括心脏的垂直化。大多数数据来自正常功能或仅轻度心室功能低下而无明显瓣膜疾病的患者，在 Trendelenburg 体位（头低脚高位）使用章鱼吸盘型稳定器，右心室舒张末期压力在每个位置均增加，增加最多发生在显露回旋支血管时。此位置与每搏量减少程度有关（约 29%，而 PDA 为 22%，LAD 为 18%）。当比较射血分数大于或小于 40% 的患者

时，在低射血分数时，MAP 和心排血量降低的趋势不明显。

Mishra 及同事报道了 OPCAB 手术患者的大规模前瞻性观察数据。所有患者均使用 TEE 和 PAC，约 40% 被认为是高风险。为显露后壁的垂直化使 MAP 降低了 18%，CVP 升高了 66% 和每搏量降低了 36%，心脏指数降低 45%。新发节段性室壁运动障碍（RWMA）很普遍（60%），并且整体功能以相似的比例下降。他们的研究涉及在此期间使用正性肌力药（使用率为 79%，前壁为 22%）。但仅 11% 的人需要主动脉内球囊反搏（IABP），而 0.7% 的人需要 CPB。

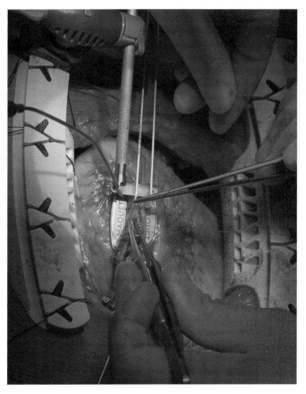

▲ 图 14-9　图像描绘了使用左乳内动脉（LIMA）移植物在非脱机冠状动脉旁路移植术中与左前降支（LAD）吻合

该图从患者的头部看，Maquet 机械稳定器（Maquet，Wayne，NJ）与用于暂时阻塞动脉的血管圈套器缝合线一起使用。LIMA 正在与 LAD 吻合，借助于使用加压和高度湿润的二氧化碳吹雾来显现血管腔（由 Alexander Mittnacht, MD, Mount Sinai School of Medicine, New York, NY 提供）

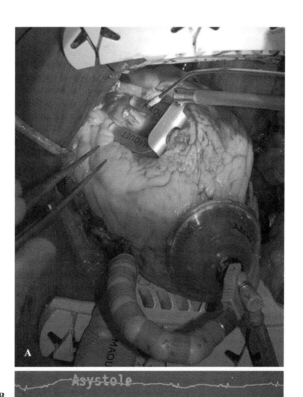

▲ 图 14-10　A. 在非脱机冠状动脉旁路移植术（CABG）期间，使用大隐静脉与后降支（PDA）吻合。该图从患者的头部看，Maquet 固定装置（Maquet, Wayne, NJ）吸住心脏（即垂直化），以便于进入左心室下表面。稳定器就位，并且正在对 PDA 进行吻合。B. 在心脏垂直化过程中进行特征性心电图（ECG）描记有助于在非脱机 CABG 期间使 PDA 显露以进行吻合

心脏操作会改变心脏与表面电极之间的位置关系。描线的形状已改变，幅度减小了。设备会将低压心电图认为心搏停止，发出警报声，并在 ECG 描线边显示 Asystole 警报（由 Alexander Mittnacht, MD, Mount Sinai School of Medicine, New York, NY 提供）

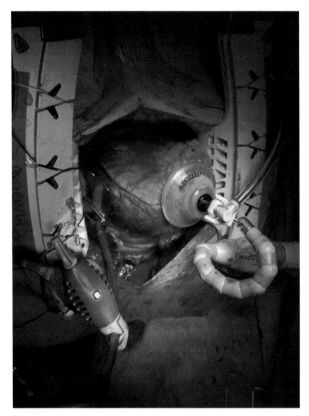

▲ 图 14-11　使用大隐静脉在非脱机冠状动脉旁路移植术中与第一钝缘支吻合

该图是从患者的头部看的，可以看到先前完成的左乳内动脉到左前降支吻合。Maquet 固定装置（Maquet，Wayne，NJ）使用吸力固定心脏（即垂直化），以方便到达回旋支冠状动脉系统（由 Alexander Mittnacht, MD, Mount Sinai School of Medicine, New York, NY 提供）

（二）接受非脱机冠状动脉旁路移植术患者的麻醉特殊注意事项

　　用于 OPCAB 与脱机 CABG 手术患者的麻醉技术区别不大（框 14-9）。麻醉技术应针对每个患者量身定制，除其他因素外，还应取决于 OPCAB 手术的适应证。快通道管理，包括早期出 ICU 和出院，通常是与 OPCAB 手术相关的目标，特别是对于左心室功能好的患者。应安排高龄、伴有严重的升主动脉疾病、左心室功能不全及多种并发症的患者进行 OPCAB 手术，以避免主动脉横断钳闭术，且有时仅行 LIMA-LAD 吻合。

　　OPCAB 手术期间的挑战是心脏固定过程中遇到的血流动力学变化。在此阶段，PAP、PCWP 和 CVP 通常会增加，大 V 波的发生提示急性缺血或二

框 14-9　非脱机冠状动脉旁路移植手术的麻醉注意事项

• 使用标准监测，包括有创动脉血压监测和中心静脉置管
• LV 功能差或二尖瓣反流明显的患者应考虑放置 PAC
• 除非有禁忌证，否则建议对所有行 OPCAB 手术的患者都进行 TEE
• 使用加热装置以维持正常体温
• 根据医院或外科医师的偏爱使用肝素的剂量
• 快通道管理，包括早期拔管，通常是 OPCAB 手术的目标
• 神经麻醉技术可用于术后镇痛或作为主要麻醉技术。必须仔细评估患者的绝对禁忌证（例如有效的抗血小板治疗方案）
• 心脏移位或固定操作可能会引起血流动力学不稳定。位置调整、容量管理和血管活性药物可用于维持血流动力学稳定。CPB 通常应立即使用

CPB. 心肺转流术；LV. 左心室；OPCAB. 非脱机冠状动脉旁路移植术；PAC. 肺动脉导管；TEE. 经食管超声心动图检查

尖瓣反流。在 TEE 上经常可以看到室壁运动异常和急性严重二尖瓣反流。新发或二尖瓣反流加重可能与心脏位置改变（如环形畸变）、稳定器应用或缺血引起的结构改变有关。

　　OPCAB 手术期间的血流动力学不稳定可以通过 Trendelenburg 体位、容量管理和临时血管收缩药来改善，以在远端吻合期间维持冠状动脉灌注压。右胸膜腔的开放可容纳右心室，从而减轻压迫并改善血流动力学。胸骨牵开器的右支应常规地在卷起的毛巾上抬高，以创造空间并避免右心房或右心室被胸骨右缘压迫。同样，当心脏向右旋转时，必须松开右侧心包牵引缝合线，以免血流动力学不稳定的右心房和右心室被心包右缘压迫。在远端冠状动脉吻合术中维持冠状动脉灌注压至关重要，在此阶段，MAP 需要保持在 80mmHg 以上。

　　仅在严重的血流动力学损害的情况下，使用血管收缩药和容量疗法配合正性肌力药治疗。在进行性局部缺血的情况下，随着正性肌力药物带来需氧量的增加可能会使患者处于严重的心肌损伤风险中。在明显的二尖瓣反流对抗缺血治疗无反应的情况下，进一步增加后负荷可能会使临床情况恶化。如果外科医师在手术吻合的关键阶段不能纠正心脏位置，则可以暂时给予正性肌力药物。外科医师可能会或可能不会进行临时的冠状动脉内分流术以灌注远端。关于分流在提供心肌保护方面是否具有临床益处还是相反会引起内皮损伤，是存在争议的数

据和观点。

如果血流动力学状况无法通过药物改善，则在 OPCAB 手术期间常应立即使用 CPB。在近端（主动脉）吻合期间，通常维持较低的动脉血压，以避免因部分主动脉夹闭（即主动脉侧钳）而出现并发症。现在有避免主动脉横断钳闭术的自动缝合设备和技术可用。避免主动脉部分钳夹与 OPCAB 期间脑血管栓子和神经系统事件的显著减少相关。无论使用哪种特定的技术或设备，在操作主动脉和近端吻合时，MAP 均应保持在 60mmHg 左右。为了达到这个目的，经常使用血管扩张药（如硝酸甘油）并进行滴定。

由于无法使用带有热交换器的 CPB 来维持目标温度，因此 OPCAB 手术期间患者发生体温过低的风险增加。在早期拔管的快通道方案中，这尤其成问题。应该相应地调节室温，并应使用加热装置。

OPCAB 手术患者的抗凝治疗是一个有争议的领域，在麻醉诱导之前，应与外科医师讨论。一些外科医师偏爱低剂量肝素化（如 100～200U/kg 肝素），其目标活化凝血时间（ACT）为 250～300s，而另一些医师则可能选择全肝素化（如 300U/kg）。术中应每 30min 测量 1 次 ACT，并相应给予肝素以维持目标 ACT。

（三）非脱机冠状动脉旁路移植术的结局

尽管文献基础在增加，但是结局差异及哪些患者可从 OPCAB 中获益尚未定论。考虑到 OPCAB 手术的技术挑战和高度依赖操作者的结果，即使在大型、前瞻性、随机试验中也难以定论，这并不奇怪。

Cheng 及同事进行的一项随机试验的 Meta 分析发现，在 30d 或 1～2 年死亡率、心肌梗死、脑卒中（30d 和 1～2 年）、肾功能不全、需要 IABP、伤口感染、因出血而再次手术，以及再次介入手术（缺血）方面无显著差异。OPCAB 与心房颤动的发生率明显降低有关 [优势比（OR）= 0.58]、与输血患者数量（OR = 0.43）、呼吸道感染（OR = 0.41）、需要正性肌力药物（OR = 0.48）患者数减少有关，与通气时间 [加权平均差异（WMD）为 3.4h]、ICU 停留时间（WMD 为 0.3d）和术后住院时间（WMD 为 1.0d）减少有关。术后即刻神经认知功能障碍的变化没有差异。它们在 2～6 个月时有显著改善（OR = 0.57），但在 12 个月时没有明显差异。

仅 4 项研究提及了移植物通畅的关键问题，评估发生的时间差异很大。只有 1 项研究报道了差异（即 OPCAB 降低了回旋支通畅性）。由于患者人数少，该类别的整体数据被认为不足以进行 Meta 分析。

AHA 心血管外科和麻醉学术委员会的一个专家组分析了当时的文献和一些小型的 Meta 分析，尽管这些文献与 Cheng 及同事并不相同。他们以非正式的方式得出结论，OPCAB 可能与出血、肾功能不全、短期认知功能障碍（尤其是主动脉钙化患者）的发生率降低和住院时间减少有关。但是，他们还观察到，其对技术的要求更高，学习曲线更大，并且可能与较低的长期移植血管通畅率相关。与脱机下 CABG 相比，OPCAB 可能与更高的技术要求有关，外科医师似乎放置的移植血管更少，并且不完全的血运重建可能会影响长期结果。Puskas 及同事回顾了 12 812 例 CABG 患者（1997—2006 年间），并比较了 OPCAB 与脱机下 CABG 术后的院内主要不良事件和长期生存率。脱机和非脱机患者的长期（10 年随访）结果无显著差异。OPCAB 与短期结果（如手术死亡率、脑卒中和主要不良心脏事件）的显著降低有关。进一步的数据分析表明，两组的短期结果（即手术死亡率）没有差异，相较于低风险患者 [即胸外科医师协会（STS）预测死亡风险较低者]，高危患者 OPCAB 死亡率更低。

五、微创冠状动脉手术

1967 年首次报道了微创直接冠状动脉旁路移植术（MIDCAB），是在跳动的心脏上进行的，并进行了小的左胸廓切开术和 LIMA-LAD 移植。在随后的 50 年中，通过中线胸骨切开术进行冠状动脉手术已成为最常用的方法。在心脏外科手术的早期，这种手术包括大的中线切口及相关的并发症，如伤口感染和臂丛神经损伤。为了避免这些并发症、促进患者更快康复、更早出院及提高患者满意度（如美观的切口），心脏外科医师寻求并开发了创伤较小的技术。以下术语是用于描述各种手术方法的例子。

MIDCAB 的原始术语是指通过前胸廓微小切口切下 LIMA 并吻合至 LAD。可以在非脱机或者通过股动脉插管脱机下进行。目前已经开发了胸腔镜和机器人技术来避免胸壁回缩和相关并发症。机器人辅助 CABG 的经验有限，并且尚无明确的结局获益报道。由于使用这种方法接入冠状动脉系统的局限性，该手术通常与使用冠状动脉支架的经皮血管重建术（即混合冠状动脉血管重建术）结合使用。对于患有复杂的 LAD 近端开口狭窄且在非 LAD 血管中容易放置支架的特定患者，混合手术越来越受欢迎。

完全内镜下冠状动脉血运重建术（TECAB）描述为使用胸腔镜器械和机器人通过较小的胸壁切口进行完整的外科手术血运重建，该机器人可进入不靠近胸壁切口的冠状动脉病变。可以在有或没有 CPB 的情况下执行该手术。后者称为不停跳 TECAB。内窥镜辅助 CABG（EndoACAB）的开发避免了与使用机器人的高昂费用。EndoACAB 代替昂贵的机器人设备，使用胸腔镜和非一次性器械来获得 LIMA，冠状动脉吻合在跳动的心脏上进行。

最微创的冠状动脉手术在技术上要求很高，并且需要多学科的手术团队密切配合以计划确切的方案，包括手术切口的类型和位置、手术入路（尤其是在机器人手术中）、脱机还是不脱机、快通道的目标（包括早期拔管和适当镇痛）。尽管通常首选快通道麻醉技术，但麻醉诱导和维持与中线胸骨切开术所使用的方法没有什么不同（框 14-10）。

一个重要的区别是，在不停跳微创开胸手术或胸腔镜手术中，手术切口一侧需要进行肺通气。已经有人描述了肺隔离技术的应用，包括经双腔管和标准气管插管的支气管阻塞器。另外，据报道射流通气有利于外科手术。与单肺通气的胸外科手术相比，新增的挑战是胸腔充入 CO_2，这对于胸腔内外科手术器械的操作和心脏表面的血管吻合术及其血流动力学结果是不可避免的。注入压力通常保持在 $10 \sim 15mmHg$ 以下；但 CVP 和 PAP 通常会显著增加。在胸腔充气时可发生节段性室壁运动障碍，因为在较高的充气压力下心排血量会下降。通常使用

框 14-10　微创冠状动脉手术的麻醉注意事项

- 应用快通道麻醉技术，应包括适当的术后镇痛
- 术中监测应包括中心静脉置管、有创动脉压监测和经食管超声心动图检查。在复杂的多支冠状动脉血运重建中，肺动脉导管监测的益处可能超过风险
- 除颤器电极板是必不可少的，需要根据手术切口的确切位置进行放置
- 非脱机手术可能需要肺隔离
- 胸腔内 CO_2 充气会引起血流动力学改变
- 在长手术中，充足的灌注和氧平衡的测量应经常进行
- 可能需要紧急转换为脱机和（或）紧急胸骨切开术

输液和血管收缩药或正性肌力药支持来维持血流动力学稳定。尿量、血乳酸值和 SvO_2 应该经常进行监测，尤其是在较长的手术中。

如果血流动力学稳定性（包括无法控制的外科手术出血）无法维持或被严重损害，则使用股 - 股插管和迅速启动 CPB 可以挽救生命。呼末 CO_2 无法解释的升高，提示胸腔正压充气中 CO_2 被过多地吸收。在正压充气的情况下，呼末 CO_2 的突然降低，提示可能发生大量的 CO_2 栓塞。

在长时间外科手术中，因为与胸腔正压和长时间的单肺通气相关的血流动力学变化，谨慎监测血流动力学和氧合参数是明智的。尽管缺乏患者结局数据，常置入 PAC 导管，并建议使用 TEE，尤其在计划行多支血管吻合的患者中。

若放置电极板受限，则必须在患者体位摆放和铺单之前放置除颤器电极板。手术器械干扰和左胸壁切口会使情况进一步复杂化，除颤器电极板的位置可能必须相应地改变。由于早期活动和出院这些经常被提及的优点，快通道麻醉通常是围术期管理策略的一部分。与胸腔镜开小切口相比，大多数患者中线胸骨切开术的痛苦要更小。因此，为实现这些患者的快通道目标，必须进行适当的镇痛管理。长效肋间神经或其他类型的神经阻滞，在皮肤切开前完成，并在手术结束时重复，能优化麻醉整体方案和术后镇痛。

第 15 章
瓣膜性心脏病的置换与修复
Valvular Heart Disease: Replacement and Repair

Harish Ramakrishna   Ryan C. Craner   Patrick A. Devaleria   David J. Cook   Philippe R. Housmans

Kent H. Rehfeldt   著

张　重　译

要　点

- 虽然不同的瓣膜病变会引起不同的生理改变，但所有瓣膜性心脏病都会引起心室负荷的改变。
- 正常情况下，左心室通过提高前负荷来补偿后负荷的增加。根据 Laplace 定律，舒张末期心肌纤维的伸展或心室半径的增加引起室壁压力加大，使心肌纤维缩短相应地减少，但在前负荷增加的情况下，心肌收缩力提高，能使每搏量得以维持。
- 肥厚性梗阻型心肌病是一种相对常见的遗传性心脏畸形，其治疗方法包括应用 β 受体拮抗药、钙通道阻滞药及室间隔部分心肌切除术。新的治疗手段还包括双腔起搏和室间隔注入酒精缩减（消融）术。
- 主动脉瓣反流症状的严重程度与血流动力学改变及心肌收缩功能损伤的程度之间没有明显的关系，由此可导致不能准确地判断患者进行性恶化的病情，从而延误手术治疗的时机。
- 二尖瓣反流引起左心室容量超负荷。治疗方法取决于其病理机制，具体措施包括早期再灌注治疗、血管紧张素转化酶抑制药的应用和手术修复或二尖瓣置换。
- 风湿性疾病和先天性异常是导致二尖瓣狭窄的主要病因，病程进展缓慢。手术治疗可选择闭式和开放式分离术及经皮二尖瓣分离术。
- 大部分的三尖瓣手术病例都存在严重的主动脉瓣和二尖瓣病变，麻醉的管理主要取决于左心瓣膜的损害程度。
- 新型的瓣膜修复手术方式包括主动脉瓣修复和开放式或闭式二尖瓣反流的手术。

从麻醉管理的角度来看，瓣膜手术与冠状动脉旁路移植术（CABG）也很不一样。在瓣膜性心脏病（VHD）的自然病程中，其生理学特点改变显著，手术期间生理和血流动力学状况多变，且易受麻醉的影响。对于一些瓣膜病而言，要在术前预测心脏在瓣膜修复或置换术引起的负荷变化后如何反应，是相对困难的。

了解各类成人获得性瓣膜疾病的病程进展和病理生理学的演变至关重要。选择适宜的时机实施瓣膜手术效果较好，而在病程晚期再进行手术效果则难以令人满意。因此，正确地掌握瓣膜置换或修复的手术时机显得十分重要。掌握瓣膜疾病个体化的生理特点和损害过程是制订麻醉计划的前提条件。麻醉计划应包括根据需要改变前负荷、调整起搏心率和节律、合理使用正性肌力药物（或负性肌力药物），以及合理使用血管舒张或收缩药物来调节心脏负荷状态等。

虽然不同的心脏瓣膜病变可产生多种不同的生理变化，但有一个统一的概念是所有的心脏瓣膜疾病都会引起心室负荷异常。进行性的容量或压力超负荷会引起瓣膜本身病变和心室功能受损，长期如此将改变心室的状态。VHD 患者的病情亦因此复杂而多变。患者可能在心室收缩功能正常的情况下出现临床症状失代偿，也可能在射血分数正常的情况下出现心室功能失代偿。VHD 的负荷异常会导致心脏泵功能和心肌本身的收缩力出现差异，而这种差异可能是每种特定心室负荷异常生理代偿的结果。

一、主动脉瓣狭窄

（一）临床特征和自然病程

主动脉瓣狭窄（AS）是美国最常见的心脏瓣膜疾病。有 1%～2% 的人口出生时合并二叶主动脉瓣畸形，而这种二叶瓣很容易随年龄的增长发生狭窄。临床上有症状的主动脉瓣狭窄在年龄超过 65 岁的个体中占 2%，而在年龄＞ 85 岁个体中，其比例升至 5.5%。

主动脉瓣钙化与冠心病（CAD）有很多共同特征。两者均好发于老年男性和高胆固醇血症患者，在某种程度上都是炎症过程的结果。有临床证据显示动脉粥样硬化过程是导致主动脉瓣狭窄的细胞机制。诱发动脉粥样硬化的临床风险因素，例如高脂蛋白水平、低密度脂蛋白（LDL）和胆固醇升高、吸烟、高血压、糖尿病、血清钙离子和肌酐水平升高、男性等，都与主动脉瓣狭窄的发展有明确的关系。主动脉瓣硬化的早期病变可能与 CAD 和瓣膜粥样硬化有关。主动脉瓣钙化是由动脉粥样硬化危险因子所引起的炎症过程的结果。

主动脉瓣狭窄患者的瓣膜面积（AVA）平均每年减少 $0.1cm^2$，而瞬间峰值压差每年增加 10mmHg。60 岁以上老年男性患者的病程进展要比女性更快，而 75 岁以上女性患者比 60—74 岁的女性患者要快。

心绞痛、晕厥和充血性心力衰竭（CHF）是主动脉瓣狭窄的典型症状，尸检发现有症状主动脉瓣狭窄患者的存活期只有 2～5 年，因而一旦出现症状多预示预后不良。

有证据表明，中度主动脉瓣狭窄（即瓣膜面积 $0.7～1.2cm^2$）的患者，当出现临床症状时，其发生并发症的风险也会增加。

心绞痛是常见的主动脉瓣狭窄典型症状，2/3 的严重主动脉瓣狭窄患者可出现心绞痛，一半有症状的患者存在解剖学意义上的 CAD。

对有症状的主动脉瓣狭窄患者实施手术治疗可能永远都不会太晚。首先，与主动脉瓣反流（AR）不同，大多数有症状的主动脉瓣狭窄患者在左心室功能正常时就接受了瓣膜置换手术。其次，即使存在因主动脉瓣狭窄导致左心室功能受损的情况，手术也能解除或至少改善心室压力超负荷的状态，从发病率、死亡率和临床效果来看，即使是超高龄患者的手术效果也是令人满意的。手术技术和围术期管理的提高有利于高龄（超过 80 岁）患者实施主动脉瓣膜置换（AVR）手术，降低其术后并发症的发生率。

主动脉瓣狭窄术前多普勒超声心动图检查应包括主动脉瓣瓣口面积（AVA）和跨瓣压差的测定。而跨瓣压差则是通过多普勒定量测定流经瓣膜的血流速度来进行计算，因为主动脉瓣狭窄时其跨瓣血流速度会增快。将跨瓣峰值流速（v）代入修正的 Bernoulli 方程式，可计算出左心室（LV）和主动脉之间的压差（PG）。

$$PG = P（左心室）- P（主动脉）= 4（v^2）$$

跨瓣压差是指心室收缩时左心室和主动脉之间压力差的最大值。

根据有创的方法（心导管直接测量）或多普勒超声心动图计算压差来诊断的主动脉瓣狭窄的严重程度，其诊断正确率不及通过评估主动脉瓣瓣口面积（AVA）的 50%。而首选的测量 AVA 的方法只需要两个多普勒超声测量的速度，即狭窄瓣膜近端和远端流速。把这两个值代入连续方程，就能计算出 AVA。连续方程是指狭窄近端和远端的相应速度和横截面积的关系。

$$V_{max} × AVA = 面积（LVOT）× V（LVOT）$$

在这个等式中，AVA 是指主动脉瓣瓣口面积，V 是指速度，而 LVOT 是左心室流出道。

（二）病理生理学

正常的 AVA 为 $2.6～3.5cm^2$，通常当瓣口面积≤

1cm² 时才会出现明显的血流动力学梗阻。被普遍接受的严重流出道梗阻的标准，包括（跨瓣）收缩压差≥ 50mmHg、心排血量正常及 AVA < 0.4cm²。鉴于严重主动脉瓣狭窄（AVA < 0.7cm²）的患者预后不佳，因此当这种程度的主动脉瓣狭窄患者出现症状时，通常需要马上行主动脉瓣置换术。简化的 Gorlin 等式可以通过心排血量（CO）和跨瓣峰值压差（PG）来计算 AVA。

$$AVA = CO/\sqrt{PG}$$

然而对于这个等式，有一种特殊的情况，当心排血量明显减少时，虽然压差看上去"最小"，但是这提示左心室流出道血流阻塞的程度最为严重（即压差的产生需要一定的血流量）。临床医师早已认识到这种看似"矛盾"的现象，即当心脏杂音变小时（最小跨瓣膜血流），主动脉瓣狭窄却更为严重。

主动脉瓣狭窄可使血流流经左心室到主动脉时产生压差。而根据 Laplace 定律，为克服狭窄阻力会导致心室腔内收缩力增高，而这种腔内收缩力的增高又将直接增加室壁张力，其公式如下。

$$室壁张力 = P \times R/2h$$

在这个等式中，P 代表心室压力，R 代表心室内半径，h 代表室壁厚度。

室壁张力的增加，会直接刺激心肌细胞肌节的平行复制，最终形成慢性压力超负荷导致的心室向心性肥大。而左心室肥厚将产生一系列后果，如舒张期顺应性下降、心肌氧供和氧耗潜在的不平衡、心肌细胞本身收缩力的下降。

图 15-1 显示了典型的主动脉瓣狭窄患者的压力 - 容积环。主动脉瓣狭窄患者的压力容积环与正常相比，有两个显著的不同。首先，因为存在较高的跨瓣压差，收缩期的峰值压力会增高；其次，主动脉瓣狭窄患者的压力环舒张期的斜度很陡，反映了左心室壁增厚导致的左心室舒张期的顺应性下降。而在临床上，舒张末容积稍有增加就会导致左心室充盈压的相对大幅度的提高。

心室变硬后可使心房收缩在心室充盈过程中变得更为重要，主动脉瓣狭窄患者心房收缩所产生的充盈量占左心室舒张末容积（LVEDV）的 40%，而在正常情况下该比例为 15%～20%。超声心动图和放射性核素研究发现，心室肥大患者的病因是多种多样的，其心室舒张充盈和松弛是异常的，而等容

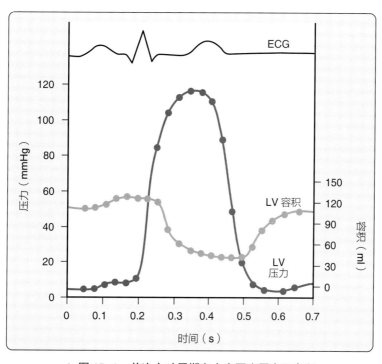

▲ 图 15-1　单次心动周期左心室同步压力及容积

ECG. 心电图（引自 Barash PG, Kopriva DJ. Cardiac pump function and how to monitor it. In: Thomas SJ, ed. *Manual of Cardiac Anesthesia*. New York: Churchill Livingstone; 1984:1.）

舒张期的显著延长是最具特征性的改变。而这种延长可以代偿性增加快速舒张早期的充盈量和充盈时间，并且相对提高心房收缩在整个舒张期充盈中的作用。非窦性节律时，左心房平均压力会大幅增加以维持左心室的充盈。交界节律的治疗方法之一是容量输注。

主动脉瓣狭窄患者的压力容积环的收缩支显示其心肌泵功能并没有下降，因为其压力容积环中每搏量和射血分数都没有下降。前负荷增加和左心室肥大可能是心脏本身内在的代偿机制来维持前向血流。临床研究也证实了，射血能力得以维持的代价是心肌肥大。根据 Laplace 定律，在一定范围内室壁压力越高，则室壁肥厚越重。左心室肥厚在一定范围内是一种生理性代偿，但是后负荷过多增加会相应的引起左心室极度肥厚，导致心内膜下灌注不足和缺血加重后心肌收缩力下降。

主动脉瓣狭窄患者出现充血性心力衰竭的症状和体征，通常是因为前负荷储备失代偿，而不是因为心肌收缩性能内在损伤或永久性损伤。这一点与二尖瓣反流（MR）和主动脉瓣反流（AR）明显不同，因为主动脉瓣反流的患者在出现明显症状前，其心肌功能就已有不可逆损伤。

对于肥厚的心肌来说，最危险的事情是其对缺血极度不耐受。室壁肥厚会直接增加心肌细胞氧耗（$M\dot{V}O_2$）的基础值。而决定总的 $M\dot{V}O_2$ 的其他主要因素还包括心率、心肌收缩力、室壁张力（最重要）。根据 Laplace 定律，室壁张力的升高是心肌肥大相对不完全的直接结果。室壁压力直接关系到升高的收缩峰压和肥大的室壁之间的平衡，当室壁压力升高时，不完全心室肥大的患者发生缺血性心肌收缩性能异常的可能性加大。虽然有大量的证据支持主动脉瓣狭窄患者心肌氧供耗关系中"供应"失常，但临床资料也支持 $M\dot{V}O_2$ 升高是导致心肌缺血发生的另一个重要原因。

在氧供方面，顺应性差的左心室舒张末压力（LVEDP）升高，必然会导致舒张期冠状动脉灌注压力（CPP）差减小。严重的流出道梗阻、SV 降低和随之产生的低血压会严重影响冠状动脉灌注。缺血会导致舒张障碍，而舒张障碍又使心室顺应性变差，从而使冠状动脉灌注压 CPP 差更低，而这又将进一步引起收缩功能障碍，降低 SV，使低血压的情况进一步严重，形成一个恶性循环。

（三）低跨瓣压力差、低心排血量主动脉瓣狭窄

严重主动脉瓣狭窄、左心室功能障碍的低跨瓣压差患者，手术死亡率高且预后不良。对低流量、低跨瓣压差的主动脉瓣狭窄的患者准确地评估其 AVA 是十分困难的，这是因为计算的瓣口面积是与前向的 SV 的大小成比例，而 Gorlin 常量在低流量的状态下会发生变化。一些低流量、低跨瓣压差的主动脉瓣狭窄患者的 AVA 降低是因为前向的 SV 减少，而不是因为解剖上的狭窄。手术治疗对这些患者效果不佳，因为其根本的病理是心肌收缩无力。尽管低流量、低跨瓣压差的血流动力学状态增加了围术期风险，但严重主动脉瓣狭窄的患者还是可以从瓣膜置换术中受益。美国心脏病学院（ACC）和美国心脏病学会（AHA）的指南推荐多巴酚丁胺超声心动图来评估主动脉瓣狭窄，以区分解剖固定性（fixed）主动脉瓣狭窄和流量依赖性主动脉瓣狭窄的患者。低流量、低跨瓣压差的主动脉瓣狭窄的定义为平均压差 < 30mmHg 和钙化的 AVA < 1.0cm²。

（四）手术时机

无症状的主动脉瓣狭窄患者，看上去直到出现症状时再施行手术都是相对安全的，但预后却完全不同。中度和重度瓣膜钙化伴随主动脉射流速增快，提示患者预后不良，这类患者宜在早期行瓣膜置换术，而不应等到出现症状时才考虑手术。

超声心动图和运动试验有助于判断无症状的动脉瓣狭窄患者是否需手术治疗。一项针对 58 例无症状主动脉瓣狭窄患者的研究显示，有 21 例患者在进行运动试验时首次出现症状。主动脉瓣狭窄患者行主动脉瓣置换术的时机，指南推荐标准见表 15-1。

表 15-1 压力超负荷型肥大

有益方面	不利方面
增加心室做功	降低心室舒张期的扩张
壁应力正常	损伤心室舒张
维持室壁张力正常	损伤冠状动脉血管扩张药储备，导致心内膜下缺血

引自 Lorell BH, Grossman W. Cardiac hypertrophy: the consequences for diastole. *J Am Coll Cardiol.* 1987;9:1189.

80 岁以上患者行主动脉瓣置换术也能获得良好预后、围术期风险降低和令人满意的远期生存率。严重左心室功能不全和平均跨瓣压差低的患者，手术死亡率增加，但主动脉瓣置换术仍可改善患者的功能状态。年轻患者和置换了较大人工瓣膜的患者术后存活率高，其中期存活率取决于术后功能状况改善的程度。

（五）麻醉注意事项

上述的病理生理机制提示麻醉管理应着重于避免低血压、维持窦性心律和适当的血管内容量，以及警惕可能发生的心肌缺血（框 15-1）。未出现充血性心力衰竭（CHF）的患者，适当的术前用药能降低术前过度紧张、心动过速及潜在的心肌缺血和跨瓣膜压差恶化等情况发生的可能性。然而，过量的术前用药对伴有严重流出道梗阻的患者不利，因为这些药物引起的血管扩张将降低左心室舒张末容量（LVEDV）和压力（LVEDP），而这类患者需要更高的 LVEDV 和 LVEDP 来克服跨瓣压差，以维持前向血流，因此最终会降低收缩期的前向血流。预防性的吸氧将有助于降低这类患者术前镇静药的不良影响。

围术期监测宜采用标准 5 导联心电图，包括 V_5 导联，有助于监测左心室缺血情况。因为术前有左心室肥大，这些患者通常存在心电图改变。此时的 ST 变化（如劳损波形）将难以与心肌缺血的心电改变相区别，至少是与之相似，这使术中判断变得困难，Ⅱ 导联和食管导联心电图对于监测室上性心律失常时观察 P 波的变化非常有用。

因为缺乏前瞻性的数据来支持临床决策，所以血流动力学的监测仍存在争议。当左心室顺应性严重下降时，中心静脉压（CVP）监测几乎不能反映左心室充盈的情况。当 CVP 的数值是正常时，其 LVEDP 或 PCWP 或许已经明显升高了。主动脉瓣狭窄患者采用肺动脉导管（PAC）监测时，在理论上（很少见）可能发生心律失常而导致低血压和心肌缺血。心房非同步收缩或室上性心律失常，可影响顺应性已经降低的左心室舒张期充盈，从而导致低血压和急剧的血流动力学改变。肺动脉导管引起的心律失常对主动脉瓣狭窄患者非常危险。另外，若将正常低值的 CVP 作为左心室功能良好的证据，而未能有效地补充外科术中失血的做法可能会引起

左心室充盈严重不足，导致灾难性后果。当左心室顺应性明显降低时，PCWP 在一定范围内都可能低估 LVEDP 和 LVEDV。放置肺动脉导管（PAC）的优点是能测定心排血量、计算血流动力学参数、混合静脉血氧饱和度（SvO_2），以及实施经静脉心脏起搏。

术中液体管理目标应为维持适度较高的左心室充盈压力。PAC 能进行充盈压监测这也是为什么大多数临床医师认为即使 PAC 存在较低的致心律失常的风险，仍有其应用价值的原因。及时补充丢失的血管内容量对非心脏血管手术患者非常重要，因为这类手术时间较短，往往选择吸入麻醉或者有血管扩张效应的区域麻醉而不是传统的阿片类镇痛麻醉。

主动脉瓣狭窄患者出现症状后往往需行主动脉瓣置换术，否则预后不良。很少专门有研究来比较这类患者在麻醉诱导时是采用吸入麻醉还是标准静脉麻醉。然而，这类患者对阿片类镇痛药和非阿片类镇痛药的反应与其他类型的瓣膜性心脏病患者却并无不同。阿片类药物麻醉诱导的优势是在气管插管期间能维持足够的麻醉深度，防止有潜在危险的交感神经反应引起的心动过速和心肌缺血。

许多临床医师倾向于单纯使用阿片类镇痛药物来维持麻醉。吸入麻醉药有负性肌力作用，理论上会削弱左心室克服流出道梗阻的能力。临床上应用此类药物时比较常见的问题是发现其增加心律失常并致低血压的发生率较高，尤其是对那些结性节律患者，因为他们已经失去了心房收缩在充盈过程中的重要作用，更易出现低血压。

即使在主动脉瓣膜存有狭窄和镇痛深度看似足够的情况下，手术刺激偶尔也可引起高血压的发生。低浓度的吸入麻醉药能够有效地控制这些患者的血压，此时同时监测心排血量是很有用的。对于大部分患者而言，使用血管扩张药物来控制术中高血压是不适合的。但若其存在心肌缺血的风险，硝

框 15-1 主动脉瓣狭窄

- 维持前负荷和舒张期充盈
- 维持窦性心律
- 维持或增加后负荷
- 避免心肌抑制
- 避免心动过速、低血压、增加心肌氧耗的情况

酸甘油则是一个特别合适的药物。而硝酸甘油是否能改善主动脉狭窄患者的心内膜下缺血尚存在争议，且硝酸甘油过量时，仍然有增加短暂心肌缺血的风险。而主动脉瓣狭窄的患者心肌肥厚，需要足够的冠状动脉灌注压 CPP 才能维持血供，不能耐受短暂的体循环血压下降。

任何原因引起的术中低血压，都应立即治疗，常使用 α 受体激动药如去氧肾上腺素。治疗目标是首先尽快恢复冠状动脉灌注压，然后再行病因治疗（血容量不足、心律失常等）。动脉血压恢复后，应该同样积极进行病因治疗，给予缩血管药物后应马上快速输液和心脏复律等治疗。当重度主动脉瓣狭窄患者血压恢复后仍持续存在着心肌缺血的体征时，治疗上应更积极，使用强心药物或者尽快实行心肺转流术（CPB）。

二、肥厚型心肌病

（一）梗阻性肥厚型心肌病

梗阻性肥厚型心肌病（HCM）是相对常见的遗传性心脏畸形，发病率约为 1/500。这类患者的心肌肥大始发于室间隔并向游离壁发展，常呈向心性肥大。非对称性室间隔肥大引起左心室腔心尖部与左心室流出道之间形成一个变化的压力梯度差。LVOT（左心室流出道）梗阻导致左心室压力增加，后者进一步加重左心室肥厚，而左心室肥大又进一步增加 LVOT 的梗阻，形成一个恶性循环。

治疗措施包括 β 受体拮抗药、钙通道阻滞药和室间隔部分心肌切除术。40 多年来，标准术式一直是室间隔部分心肌切除术——Maorrow 手术，即切除主动脉瓣下的部分室间隔。近年来出现两种新的治疗方法，即双腔起搏和无水乙醇室间隔消融疗法，已经逐步得到认可。

（二）临床特征和自然病程

HCM 患者的临床表现多样。超声心动图大大提高了无症状 HCM 患者的检出率。大多数 HCM 患者无症状，多是在亲属患有 HCM 后，再行超声心动图检查后被确诊。HCM 患者的随访是心脏专家关注的一个重要问题，因为轻微症状的患者比无症状的患者发生猝死或心脏停搏的概率高出 50%。

HCM 很少出现以下典型的症状，如气促、心绞痛和晕厥。其临床表现常与主动脉瓣狭窄患者相似，表明两者可能有相似的病理生理基础（如舒张期顺应性降低）。但是症状出现对 HCM 患者预后判断的意义不大。虽然心脏停搏可在无任何征兆下发生，但也存在长期稳定性心绞痛或间断性的晕厥史达数年之久的情况。常常出现的心悸与各类心律失常有关。

（三）病理生理学

HCM 患者基本的病理生理学改变是心肌肥大。而这种肥大作为主要改变与流出道梗阻无关。与主动脉瓣狭窄不同，HCM 是心肌肥大引起左心室流出道压差，而不是压差引起肥大。组织学上可见心肌纤维交错排列形成肥大，解剖上可见到室间隔非对称性增厚。

HCM 的特征是梗阻的严重程度不一。一些患者中完全不存在梗阻，而另一些患者则出现各种不同程度的梗阻。而 HCM 梗阻典型的特征包括梗阻是动态的（取决于收缩状态和负荷情况）、梗阻时机（发生在收缩早期且峰值可变）和梗阻位置在瓣膜下。主动脉瓣下的梗阻是因为肥大的室间隔占据了收缩期的流出道（前部边界为室间隔，后部边界为二尖瓣前叶）。在大部分有梗阻的患者中，收缩期二尖瓣前叶朝向室间隔过度的前向运动会加重这种梗阻。这种二尖瓣收缩期前向运动（SAM）的原因尚不明确。一种原因可能是由于室间隔增厚使乳头肌的位置发生改变，而这种改变使乳头肌收缩时会将二尖瓣前叶拉向室间隔。另一种理论则认为，肥大的室间隔在强烈的收缩时会使血流在流经狭窄的流出道时速度进一步加快，此时产生的流体力（与 Venturi 效应一致）可拉动二尖瓣前叶靠近或接触室间隔（图 15-2）。而一旦形成梗阻，二尖瓣前叶就会被这种狭窄孔两侧的压差推向室间隔。然而，这种压力的变化会进一步把狭窄孔变小，而狭窄孔变小又会进一步增大压差，因此形成一个时间依赖性的正反馈回路。临床上观察到的压差大小与二尖瓣和室间隔接触的时间长短直接相关也支持这个解释。尽管仍然存在争议，但是 SAM 的程度与压差的大小有很好的相关性。而老年 HCM 患者特征性的严重主动脉瓣下狭窄的病理基础也是 SAM- 室间隔的接触，在这种类型中，室间隔向二尖瓣移动的程度更大。

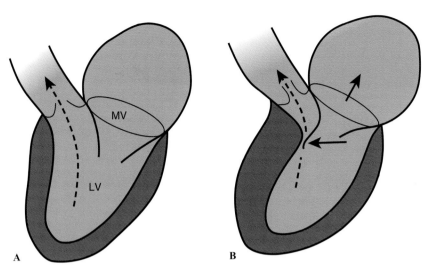

▲ 图 15-2　肥厚型心肌病收缩期前向运动的机制

A. 正常情况，血液从左心室（LV）射出时无阻力；B. 室间隔增厚导致流出道变窄，这种梗阻造成血液更接近于二尖瓣（MV）前叶区，以更快的速度射出。结果近似形成一个高速率流体通道，通过 Venturi 效应，二尖瓣向前突向肥大的室间隔（左箭）（引自 Wigle ED, Sasson Z, Henderson MA, et al. Hypertrophic cardiomyopathy: the importance of the site and the extent of hypertrophy—a review. *Prog Cardiovasc Dis*. 1985;28:1.）

除 SAM 外，大约 2/3 的患者还存在多种结构性二尖瓣畸形，包括瓣叶过大和过长或者异常乳头肌直接进入二尖瓣前叶。HCM 并不只是一种只累及心肌的疾病过程，因为获得性或机械因素不可能使二尖瓣发生这样的解剖异常。

常规心力衰竭治疗的三大原则，包括增加心肌收缩力、降低后负荷、降低前负荷，会加重 SAM - 室间隔接触的程度，并且产生 HCM 患者特有的动力性梗阻。其共同的影响途径是心室容量的减少（主动地增强心肌收缩力，对血管扩张的直接或反射性反应，或被动地降低前负荷），这些均可以使二尖瓣前叶向肥大的室间隔移位更加明显。而常规损伤心肌收缩力因素如心肌抑制、外周血管收缩、心室过度扩张等，反而能够特征性地改善 HCM 患者的心脏收缩及减轻流出道梗阻。

诊断学上，我们利用这种看似"矛盾"的现象来量化主动脉瓣下梗阻的程度，例如静脉滴注异丙肾上腺素（增加心肌收缩力、增快心率、减少心室容量）和 Valsalva 动作（减少静脉回流和心室容量），这两者均能诱发流出道压差增大。在手术室中，心导管操作引起的异位节律或者心内操作导致室性早搏，而这种早搏后强化可增强心肌收缩力并引起暂时性增加流出道压差。治疗上采取扩容、减弱心肌收缩力和缩血管治疗等手段，可减轻梗阻、增加前

向血流。

舒张期顺应性减低是舒张功能异常最常见的临床表现。尽管收缩期射血增强，且舒张末期容积正常或低于正常，但左心室充盈压还是显著升高。这种心室容积的减少，强调了肥大心肌本身所致的内在收缩力下降在 HCM 整个病理过程中起重要作用。心肌肥大同样引起后负荷减低，增强心室的收缩功能，导致舒张期容量逐渐降低。然而心肌肥大同样也损伤了舒张功能，导致心室舒张期顺应性下降，心室充盈压力增加。因此左心室充盈压升高不能反映心力衰竭后心室扩大的程度，而压力容积关系表明其心肌自身收缩能力已降低。心室收缩功能障碍和舒张功能异常均是 HCM 的特征性改变。

同主动脉瓣狭窄患者一样，HCM 患者的相对高的左心室充盈压力意味着需要较高 LVEDV（即前负荷储备程度）以克服流出道梗阻，因此不宜使用血管扩张药物。因为心室顺应性下降，所以 HCM 患者需要充足的血管内容量及维持窦性心律，以保证足够的舒张期充盈。左心房收缩在心室充盈过程中所起作用在 HCM 患者比在主动脉瓣狭窄患者中更重要，可能达到每搏量的 75%。

HCM 和主动脉瓣狭窄的另一个相似之处在于两者均存在心肌肥大，可伴或不伴有左心室流出道梗阻，而这些改变可引起心肌氧供需关系的失衡。

HCM 患者经典临床症状是一种类心绞痛表现，其发病机制可能是 $M\dot{V}O_2$ 的增加，尤其是心肌总质量增加和心室射血时为对抗动力性主动脉瓣下梗阻而产生的室壁张力的增高。然而，与主动脉瓣狭窄的患者一样，HCM 亦存在心肌氧供的损害。

治疗 HCM 的基本药物有 β 受体拮抗药和钙通道阻滞药。β 受体拮抗药是最有效的预防交感兴奋的药物，而交感兴奋可引起压差增加，同时其也可预防心动过速，而心动过速也可加重流出道梗阻。丙吡胺能抗心律失常，并降低心肌收缩力。无论 HCM 患者是否存在收缩期流出道梗阻，钙通道阻滞药都被认为是临床有效的药物，其作用机制是改善舒张期松弛，在相对低的 LVEDP 下增加 LVEDV。负性肌力药物会降低主动脉瓣下压差，但如果有些患者出现了严重的和意料之外的血管扩张后，压差不但不会减低，反而会增加。

外科手术（室间隔心肌切除术和经主动脉部分心肌切除术）应用于大剂量的药物治疗后仍有症状的患者。在一项长期的回顾性研究中发现，行外科手术的累计存活率要远高于药物治疗的患者。然而，对于主动脉瓣下动力性梗阻的患者，药物治疗可能更合适。进一步改善手术患者预后的方法是加用维拉帕米，我们设想这是从疾病的收缩（心肌切除）和舒张（维拉帕米）两个方面来解决问题，双腔起搏是治疗这种疾病的热点，在部分患者中可以降低主动脉瓣下压差，但不适合心房颤动患者。

（四）麻醉注意事项

这类患者麻醉管理中最重要的是避免加重主动脉瓣狭窄梗阻，同时要注意舒张功能的紊乱，它可能对直接的药物治疗并不敏感（框 15-2）。因此必须要维持血容量稳定，避免直接或者反射性心肌收缩力和心率的增加。全身麻醉深度足够则可以使心率不快，并可产生直接的心肌抑制。无论采用哪种方法，均须应用血管收缩药物而非强心药来维持

框 15-2　肥厚型心肌病

- 前负荷增加
- 后负荷增加
- 目标是心肌抑制
- 避免心动过速、正性肌力药物和血管扩张药物

足够冠状动脉灌注压，以避免心肌缺血。可以使用较强的术前用药来预防精神紧张所致的心动过速和心室充盈降低。长效 β 受体拮抗药和（或）钙通道阻滞药均宜应用至手术当日，并在术后立即恢复使用，行非心脏手术的 HCM 患者尤应如此。

术中心电图监测系统应包括 V_5 导联和 6 个肢体导联。Ⅱ导联监测有利于准确诊断室上性和交界性心动过速。而这两种心律失常会导致舒张期缩短、心房不能正常收缩，引起左心室充盈不足，从而造成严重的血流动力学恶化。对于舒张期顺应性严重下降的患者，其心房收缩的作用更为关键。20%～50% 的 HCM 患者可见异常 Q 波，但并不代表他们存在陈旧性心肌梗死，而是反映出正常室间隔除极增强或异常心肌除极过程的延迟。有些患者 P-R 间期缩短，并伴 QRS 波起始部粗钝，这些患者在存在预激的情况下，有发生快速性室上性心律失常的风险。HCM 患者术中出现各类心律失常的风险增加，但其原因尚不明确。

虽然 HCM 患者的左心室舒张期顺应性明显异常，CVP 不能准确反映左心室的容量的变化。然而，中心静脉置管在需要给予血管活性药物的时候仍然非常有用。与主动脉瓣狭窄患者类似，即使存在少许心律失常的风险，在 HCM 患者中置入肺动脉导管仍然是有价值的，能够获得有用的信息。由于血容量不足很可能加重流出道的梗阻，因此临床医师对血容量的准确判断至关重要。心室舒张顺应性降低时，PCWP 会高估患者的实际血容量，故维持 PCWP 稍高于正常高值更为合理。心房的超速起搏（overdrive pacing）能迅速改善房室交界性心律失常引起的血流动力学变化，因此放置具有起搏功能的肺动脉导管更为理想。对于这类患者，保证足够的前负荷怎么强调都不为过，因为有时仅仅由于患者体位的改变都可能导致血流动力学恶化，甚至出现急性肺水肿。

HCM 患者围术期出现的心律失常应更积极地治疗。心脏手术期间，置入静脉导管可能会引起房性心律失常，而心律失常引发的低血压可能会造成严重后果，因此外科医师应先实施主动脉插管。如果室上性心律失常和房室交界性快速型心律失常导致严重低血压时，应立即进行复律。虽然维拉帕米对于治疗阵发性房性和交界性心动过速有效，但如果其引起血管过度扩张或者在严重低血压时使用，

则可能加重左心室流出道梗阻。因此在 MAP 已经下降的情况下，更宜采用电复律，也可合用去氧肾上腺素。HCM 患者使用去氧肾上腺素风险低、适应证广、可增加冠状动脉灌注、降低流出道压差，其在治疗快速型心律失常引起的低血压时，反射性迷走神经兴奋亦可能对患者有益。

吸入麻醉药是 HCM 患者常用药物。其剂量依赖性负性肌力作用可降低 SAM 的程度，从而减轻左心室流出道梗阻。但吸入麻醉药引起的血管扩张，可加重因血容量不足而导致的低血压。对于 HCM 患者而言，正性肌力药物、β 受体激动药和钙剂进行治疗应为禁忌，因为这些药物会加重收缩期梗阻，并延长低血压时间。大部分患者可通过积极补充容量和去氧肾上腺素而获得满意的治疗效果。

三、主动脉瓣反流

（一）临床特征和自然病程

主动脉瓣反流的病因包括瓣膜本身异常、二叶畸形、风湿性和感染性因素，以及其他引起主动脉根部扩张和瓣叶分离的原因。其中非风湿性因素包括感染性心内膜炎、创伤及结缔组织疾病，如马方综合征、主动脉瓣中层囊性坏死。高血压和慢性退行性病变也可导致主动脉夹层而引起主动脉根部扩张和功能失代偿。

慢性主动脉瓣反流患者早期长时间无症状，在此期间瓣膜损害和继发的左心室扩大会进行性加重。当出现症状时，多表现为充血性心力衰竭（CHF）和胸痛，并常常是非劳力性的。病情严重患者的预期寿命约为 9 年，与主动脉瓣狭窄不同，主动脉瓣反流患者开始出现临床症状时，并不表明会立即进入病程恶化阶段。即使不做手术，主动脉瓣反流的早期诊断和血管扩张药物的长期应用也能延长患者的寿命。

慢性主动脉瓣反流患者有一个比较棘手的特点，即症状的严重性、持续时间同血流动力学及心脏收缩功能失代偿的严重程度之间并无明显的关系。这个问题体现在手术时机的把握上，很多主动脉瓣反流的患者虽无症状，但心肌的收缩力却正在进行性恶化，此时可能需要手术。无创性检查手段（例如放射性核素血管造影术、二维和多普勒超声心动图评估其对药物负荷应力反应）有助于早期诊断已有心肌收缩功能减退而症状轻微的患者。这点对心脏病专家考虑手术时机十分重要，因为术前左心功能差的患者，术后心力衰竭的发生率和围术期死亡率均明显升高。

急性主动脉瓣反流与慢性主动脉瓣反流的生理机制完全不同。急性主动脉瓣反流的常见病因有感染性心内膜炎、创伤和急性主动脉夹层。因为缺乏慢性代偿过程，这些患者通常表现为肺水肿和难治性心力衰竭，对药物治疗无效，同时还有低血压，往往处于循环系统崩溃的边缘。

（二）病理生理学

慢性主动脉瓣反流最显著的病理生理特征是左心室容量超负荷，反流量的多少决定左心室容量超负荷的程度。影响反流的因素有反流颈的大小、主动脉与左心室之间的压差和心室舒张时间。

慢性主动脉瓣反流引起左心室容量和压力超负荷。因主动脉瓣反流而导致容量逐渐超负荷，进而增加舒张末期室壁张力（即心室后负荷），刺激肌小节连续复制，造成离心性心室肥大。根据 Laplace 定律，左心室的扩张增加了收缩期室壁张力，造成部分向心性心室肥大，而这种改变可保持心室壁厚度和室腔半径比例的正常。这种左心室离心性肥大在所有瓣膜疾病中是最明显的，左心室舒张末期容积可达正常的 3～4 倍，能维持相当高的心排血量。

图 15-3 显示了急性和慢性主动脉瓣反流的压力 – 容积环。慢性主动脉瓣反流的压力 – 容积环中，舒张期压力容积曲线大幅向右移动，代表 LVEDV 显著增加而得以维持左心室充盈压不增高，一个常用的术语描述这种现象为高舒张期顺应性。

由于前负荷的增加可被心室肥大所代偿，根据 Frank-Starling 定律，心排血量可维持正常，即使存在收缩能力下降也不会出现心力衰竭的情况。因为心室会在整个舒张期充盈，所以实际上并不存在等容舒张阶段。同样，由于主动脉舒张压力低，心室等容收缩时间也非常短暂。此时射血阻力很小，可使前向 SV 增大，最终在耗氧量较低的情况下心肌做功最大。最终，心室容量超负荷会增加心室舒张末容积（EDV），此时说明心室肥大已经失代偿，收缩功能随之降低。而收缩功能受损后，收缩末容积会进一步增加，左心室壁张力会增加，左心室功能又因后负荷的加大而受到更大的损害。在这一

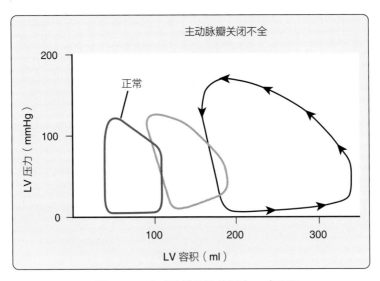

▲ 图 15-3　主动脉瓣反流的压力 - 容积图

图示急性主动脉瓣反流（绿环）和慢性主动脉瓣反流（黑环）。LV. 左心室（改编自 Jackson JM, Thomas SJ, Lowenstein E. Anesthetic management of patients with valvular heart disease. *Semin Anesth.* 1982;1:239.）

点上，心室功能的下降是进行性的，可以是相当迅速的。

尽管 M$\dot{V}O_2$ 相对正常，严重主动脉瓣反流的患者即使在不并发 CAD 时，仍有 1/3 发生心绞痛。由于肥大的心肌导致冠状动脉循环异常，慢性主动脉瓣反流的患者存在心肌缺血的风险。心肌总质量的增加导致基础 M$\dot{V}O_2$ 增加，此时冠状动脉血流量总量虽然也有增加，但仍无法满足氧耗的增加。研究表明，这种隐匿性心肌收缩力下降可能是心肌缺血的基础。

慢性主动脉瓣反流的患者在围术期出现心动过缓可能会诱发急性心肌缺血。因为心动过缓可延长舒张时间而增加反流量，左心室舒张期压力和室壁张力亦迅速增加。同时，因为舒张期主动脉反流和舒张期心室压力增加，会降低冠状动脉灌注压（CPP）。在这种情况下，心肌灌注压力不足，临床上可迅速出现失代偿的表现。心室缺血后会迅速扩张，导致进行性收缩末期心室腔增加，使心肌缺血和心室衰竭成为一种恶性循环。

（三）手术决策

在慢性 AR 患者中，仅根据临床病史来判断左心室功能是不可靠的，因此准确的判断心肌收缩功能对于手术决策非常重要。无症状的患者存在心室功能异常并非少见，而有症状的患者也可能并没有心肌收缩功能下降。一系列的指标被用来评估早期心室功能情况，为手术的决策提供参考。临床症状如根据运动耐量、NYHA（纽约心脏病学会）心功能分级、有创性和无创性检查结果，可用来评估左心室功能。血流动力参数，如收缩末压力 - 容积关系和估测的左心室收缩功能，可以预测左心室功能的恶化情况。

无症状患者若出现左心室收缩功能下降建议行瓣膜置换术。无症状的患者已存在心室扩大时，即使 EF 正常，也应施行手术。对于有症状但心室功能正常的患者，美国心脏病学会（ACC）和美国心脏协会（AHA）推荐对一些无关原因进行进一步评估和观察，并对这些患者进行一系列超声心动图的检查，例如出现左心室功能异常应行手术治疗。

（四）急性主动脉瓣反流

急性主动脉瓣反流时，左心室无法适应突然增加的舒张期容量负荷，由于处于压力 - 容积曲线中最陡的部分，因此左心室舒张末期压力也会急剧增加。急性重度主动脉瓣反流时，LVEDP 与主动脉舒张压力相等，且在舒张末期压力会高于左心房压力，这将导致在左心房收缩前出现二尖瓣关闭。这种重要的超声表现提示严重的急性主动脉瓣反流。二尖瓣提前关闭可以在疾病的初期阶段保护肺毛细血管免遭急剧升高的 LVEDP 的损伤，但这种保护作用持续时间较短。而严重的左心室扩张，可导致二尖瓣环的扩大和功能性二尖瓣反流。

急性主动脉瓣反流失代偿时，SV 将不可避免的下降，引起交感兴奋，如心动过速和外周血管阻力增加。适当的心动过速会缩短反流时间，且并不减少左心室的充盈。而外周血管收缩虽然也可维持冠状动脉灌注压（CPP），但却是以主动脉 – 左心室压差增大和反流量增多为代价。

急性主动脉瓣反流的患者发生心肌缺血的风险明显增加。在慢性主动脉瓣反流和心率减慢时，动脉舒张压降低和 LVEDP 急剧增加会导致冠状动脉灌注不足。在严重急性主动脉瓣反流的患者中，CPP 的严重下降导致的心外膜血供模式转向以收缩期供血为主。在急性主动脉瓣反流患者中，冠状动脉开口撕裂很少发生，但一旦出现常常导致其死亡。除了心肌结构异常会降低心肌氧供外，严重低血压及高 LVEDP 也可能加重心肌缺血和心室扩张。当正性肌力药和血管扩张药等药物治疗无效时，紧急外科手术是抢救这些患者生命的唯一希望。主动脉内球囊反搏会增加舒张期压力，加重反流，因此在此类患者中应视为禁忌。

急性主动脉瓣反流最常见的病因是感染性心内膜炎或主动脉夹层，术中经食管超声心动图（TEE）在急性主动脉瓣反流的诊断和手术治疗的决策中起着越来越重要的作用。经食管超声心动图检查对感染性心内膜炎的诊断具有高度敏感性和特异性，明显比经胸超声心动图敏感。TEE 在诊断与心内膜炎相关的脓肿方面特别有用，并且可以检测出先前未预料到的异常。

（五）麻醉注意事项

因为有潜在心肌缺血的危险，围术期心电图监测应当采用外侧心前区导联（框 15-3）。在大多数瓣膜置换术中，肺动脉漂浮导管（PAC）都能提供非常有用的信息。慢性主动脉瓣反流患者的临床症

框 15-3　主动脉瓣反流
• 前负荷增加
• 后负荷增加
• 目标是增加前向血流量
• 避免心动过缓

状和 EF 结果均不可靠，而 PAC 能够测定基础充盈压和心排血量，也能准确的监测心室前负荷和药物对心排血量的影响。积极使用血管扩张药通常是治疗围术期心室衰竭适宜的手段，但使用扩血管药物同样会降低左心室已经长期适应的增加的前负荷。因此使用药物调控后负荷时，应在肺动脉舒张压（PAP）或者肺动脉楔嵌压（PCWP）的指导下增加前负荷，对调节最佳的心排血量起着决定作用。PAC 的另一作用是可用来起搏。前文已经提到心动过缓对主动脉瓣反流的不利影响，入室后患者心率低于 70 次 /min 或者不能迅速体外除颤（再次手术），是放置起搏导线，尤其是心室起搏导线的适应证。因为主动脉瓣反流时心房收缩对于左心室充盈作用不大，所以放置心室起搏导线比心房起搏线更为可靠。由于慢性主动脉瓣反流患者左心室腔明显扩大，经静脉放置起搏导线可因此而变得很困难。

主动脉瓣反流患者有着不同程度的心功能异常，所以麻醉处理需因人而异。无论心脏还是非心脏手术，血流动力学的管理目标是保持轻度的心动过速、维持正性心肌收缩状态和减小周围血管阻力。对于心脏手术，多巴胺、多巴酚丁胺、泮库溴铵、氯胺酮和硝普钠是非常合适的药物。急性主动脉瓣反流的患者也应按同样的原则进行血流动力学的处理，但必须强调紧急情况的处理。积极使用正性肌力药（肾上腺素等）和血管扩张药能迅速减轻舒张末期和收缩末期的心室容量。应注意正性肌力药能增加主动脉壁切力，有加重主动脉瓣反流患者主动脉根部撕裂的可能。尽管理论上有这种风险，但由于能在 CPB 开始前为保持循环稳定赢得宝贵的时间，手术室的患者仍需继续使用正性肌力药物。

急性和慢性主动脉瓣反流患者，无论血压如何变化，连续的心排血量监测能够反映心室大小，并能调整其达到最佳状态。TEE 也能够观察左心室的大小，然而如果能同时行连续心排血量监测可能能获得更准确治疗目标。在急性主动脉瓣反流和二尖瓣过早关闭的情况下，所测得的肺动脉压明显低于 LVEDP，而舒张期主动脉反流会使 LVEDP 持续升高。

CPB 的前期和后期对于主动脉瓣反流可能是一个困难的时期，再次手术的患者尤其如此。在放置主动脉阻断钳之前，如果左心室不能有效射血或引

流减压，则存在扩张的风险。当左心室在转流期间发生扩张时，心室内压力可能和主动脉根部压力相等。这种情况下，由于尚无冠状动脉灌注，心室可能迅速扩张并出现严重的心肌缺血。其原因可能是在行主动脉横断钳闭术前，伴有心动过缓、心室纤颤、心动过速，甚至快速性室上性心律失常，应相应地采取纠正心律失常、起搏、阻断主动脉或者左心室引流等措施。除主动脉瓣反流，其他心脏手术亦可发生上述问题。未被发现或未被矫正的主动脉瓣关闭不全患者，如果不能迅速恢复心律和射血，松开主动脉阻断钳同样可导致心室膨胀和心肌缺血。因此在自主有效的心脏节律建立之前，均应保持心室排空或者人工起搏。对于轻度和中度主动脉瓣反流拟行冠状动脉手术而不行主动脉瓣置换术的患者，或是术中未行 TEE 监测的患者都应考虑同样的问题。

四、二尖瓣狭窄

（一）临床特征与自然病程

临床上成人的二尖瓣狭窄通常由风湿性疾病引起，先天性二尖瓣狭窄畸形并不多见。还有一些情况如三房心、左心房赘生物和肺静脉闭锁等，并不直接累及二尖瓣结构，但可以限制左心室流入量，从而表现出类似二尖瓣狭窄的临床症状。

风湿性二尖瓣狭窄可长达数十年无临床表现，直到瓣口面积由正常的 4~6cm^2 下降到 2.5cm^2 或更小时，才出现相关症状（图 15-4）。当瓣口面积下降到 1.5~2.5cm^2 时，在运动或发热、怀孕和心房纤颤等引起心率增快和心排血量增加的情况之下可出现症状。当瓣口面积＜ 1.5cm^2 时，即使在静息状态时亦可有症状。部分患者可以通过逐渐减少运动强度来延长无症状的时间。二尖瓣狭窄的患者往往以呼吸困难为最初的临床表现，反映出其左心房压力及肺循环阻力已有明显的升高。除此之外，部分患者还可能主诉心悸，这种表现代表合并心房颤动。有 10%~20% 的病例中可出现全身性的血栓栓塞性疾病，且与瓣环的狭窄程度或左心房的大小无关。少数二尖瓣狭窄的患者可出现类似心绞痛的胸痛，其原因可能是右心室肥厚而非冠心病。

二尖瓣狭窄患者的典型发病年龄已经发生改变。以前，尤其是女性患者好发于 20—30 岁。

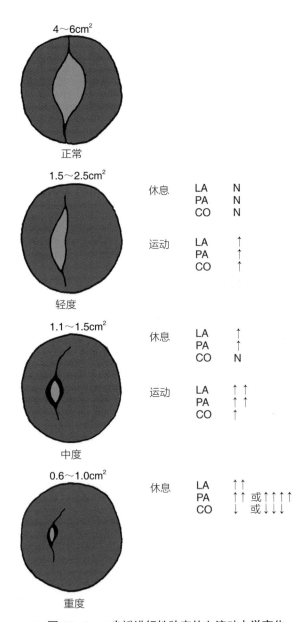

▲ 图 15-4　二尖瓣进行性狭窄的血流动力学变化

CO. 心排血量；LA. 左心房；N. 正常；PA. 肺动脉；↑. 增加；↓. 减少（引自 Rapaport E. Natural history of aortic and mitral valve disease. *Am J Cardiol*. 1971;35:221.）

从 20 世纪 90 年代早期开始，可能是由于疾病的发展趋于缓慢，美国的患者发病年龄已推迟到 40—50 岁。

在症状出现后病程仍缓慢进展。患者可在 10—20 年内仅有轻微的症状，如活动后气促等，并未达到丧失劳动能力的 NYHA 分级 III 级和 IV 级的标准。症状的严重程度也有利于判断预后。有轻微的临床表现者其 10 年生存率接近 80%，而有严重症状而丧失劳动能力的患者，若不手术其10年生存率仅为15%。

（二）病理生理学

风湿性二尖瓣狭窄由瓣叶的增厚和瓣叶结合处融合造成，晚期发展为瓣叶的钙化和瓣下腱索的融合。这些改变导致二尖瓣有效瓣口面积减小，限制了舒张期血流入左心室。这种左心室流入道的梗阻，导致左心房压的上升，升高的左心房压影响肺静脉回流，当肺血管压力逐渐升高会引起肺动脉增大和肺动脉压力（PAP）的增加，并因此而逐渐演变为肺动脉高压。肺动脉高压将导致右心室舒张末容量和压力增加，因此部分患者会出现腹水和外周水肿等右心衰竭的表现。左心房增大几乎是二尖瓣狭窄患者的共同表现，同时也是导致心房颤动发生的高危因素。

二尖瓣狭窄的患者难以耐受心动过速。进入左心室的血流量本来就已受到狭窄瓣膜的机械性阻挡，而心动过速会使舒张期时间进一步缩短又将进一步减少进入左心室的血流量。此时舒张期已经缩短，为维持左心室的充盈，必须加快流经狭窄二尖瓣的血流速度。而因为瓣口面积已经固定，根据下列 Gorlin 公式，左心房和左心室之间压差的与导致血流速度的平方成正比。公式中 PG 代表跨瓣压差。

瓣口面积＝跨瓣流速 /（常数 × $\sqrt{PG}$）

心动过速导致房室跨瓣压差显著增加，也可使清醒患者感觉呼吸困难。对于心房颤动的患者而言，心室率的增快尤其有害，甚至比失去心房收缩能力的影响更大。虽然心房功能的维持也很重要，但在二尖瓣狭窄和心房颤动的患者治疗中，控制心室率应是主要的目标。

二尖瓣狭窄降低了左心室前负荷储备。如图 15-5 的压力容积环所示，LVEDV 和 LVEDP 呈现下降，同时伴随 SV 的降低。但对这类患者的左心室收缩功能状态的评估还存在争议。前负荷的下降可能是某些患者 EF 下降的一个原因。然而，一些患者术后依然存在左心室功能受损的情况，提示可能还有其他导致左心室功能异常的原因。有研究表明，风湿性心肌炎也是可能的原因，然而其机制尚不清楚。

（三）手术决策

正确的手术决策需综合考虑临床资料和超声心动图结果。症状严重的患者（例如 NYHA 心功能分级 III～IV级）内科治疗效果不佳，必须考虑立即手术治疗。轻度瓣膜狭窄伴有轻微或无症状的患者，可在定期评估下实施保守治疗。而对于无症状的中度二尖瓣狭窄（二尖瓣瓣口面积 1.0～1.5cm²）

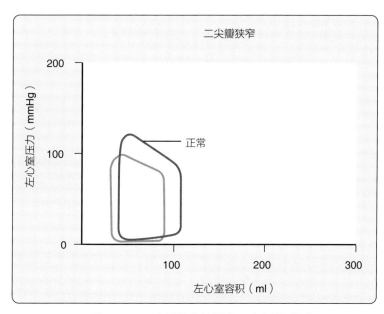

▲ 图 15-5　二尖瓣狭窄的压力－容积环（绿）

LV. 左心室（引自 Jackson JM, Thomas SJ, Lowenstein E. Anesthetic management of patients with valvular heart disease. *Semin Anesth.* 1982;1:239.）

的患者需要进行详细的评估，若有明显的肺动脉高压（例如肺动脉收缩压＞ 50mmHg）者应考虑手术。如果加大运动强度后，患者出现症状或出现肺动脉压力升高者也可进行手术干预。

二尖瓣狭窄的术式也在不断地发展。分离融合瓣膜的二尖瓣闭式扩张术始于 20 世纪 20 年代，在 20 世纪 40 年代流行，至今还在发展中国家中应用。20 世纪 50 年代随着 CPB 技术的发展，开放式二尖瓣扩张术应用于临床，术者可以在直视下分离瓣膜。无论是开放式还是闭式二尖瓣分离术，治疗目标都是增加有效的瓣口面积、降低房 - 室间的压差，从而缓解患者的症状。

经皮二尖瓣扩张术（PMC）可实现经导管到达二尖瓣，其创伤更少。此技术在 1984 年由 Inoue 首次报道，随后得到广泛的应用，现每年这种手术的量超过 1 万例。PMC 技术通过将带有球囊的导管直接穿过狭窄的二尖瓣，这种特殊设计的球囊可以对球囊远端和近端进行连续扩张，但一定要确认球囊的中部正好穿过二尖瓣时才能进行融合瓣膜的扩张分离。而实行 PMC 治疗的患者要认真进行超声评估，以把握好手术适应证。

并非所有的患者都适合行外科二尖瓣瓣叶分离术或 PMC 术。如瓣叶钙化严重或是有明显二尖瓣反流患者的手术效果并不满意。因为瓣膜解剖结构的异常而不适用 PMC 技术的患者在西方国家较为常见，这可能和患者被诊断的平均年龄较大有关。对于这类患者推荐使用瓣膜置换术，手术的风险取决于患者自身的特点，如年龄、功能状况和其他的并发疾病等。无其他疾病的年轻患者的手术风险低于 5%。相反，有严重症状和并存多种其他疾病的老年患者，手术风险可达 10%～20%。

（四）麻醉注意事项

二尖瓣狭窄患者的麻醉管理应遵循下述重要原则。首先，麻醉医师应尽量预防术中心动过速，一旦出现应立即处理（框 15-4）。其次，应维持适当的左心室前负荷并避免加重肺循环淤血。再次，麻醉医师应避免任何增加肺动脉压力和损害右心室功能的因素。

预防和治疗心动过速是这类患者围术期管理的重点。心动过速可缩短舒张充盈的时间，要在缩短的舒张时间内维持前负荷，必须加大跨瓣的血流速

框 15-4　二尖瓣狭窄
• 前负荷正常或增加
• 后负荷正常
• 目标是控制心室反应
• 避免心动过速、肺血管收缩

度，从而导致左心房 - 左心室压差的增加。避免心率增快的措施应从术前阶段开始，焦虑导致的心动过速可以通过小剂量的镇痛药或苯二氮䓬类药物来控制。然而，过度镇静会产生通气不足，导致低氧血症和高碳酸血症，可能使患者本身存在的肺动脉高压进一步加重，过度镇静还可影响患者已受限制的前负荷，因此并不可取。术前接受镇痛或苯二氮䓬类药物患者应给予适当的监测和充分的吸氧。术前服用的控制心率的药物，如洋地黄、β 受体拮抗药、钙通道阻滞药和胺碘酮等应在围术期内继续使用。术中可根据需要使用 β 受体拮抗药和钙通道阻滞药，尤其是在心房颤动患者需要控制心率的情况下。控制心房颤动患者的心室率是围术期麻醉管理的一个重要目标，而对房性快速型心律失常引起血流动力学不稳定时应进行电复律术。大剂量阿片类镇痛药方案对避免术中心动过速是有益的。但需要注意的是，如患者使用了其他的迷走神经兴奋药，大剂量阿片类药物将可能导致严重的心动过缓。肌松药（如泮库溴铵）可以预防这种大量阿片类药引起的心动过缓。

对于有固定左心室充盈障碍的患者而言，维持前负荷是麻醉管理的另一个重要目标。补充失血量和避免因麻醉引起的血管过度扩张有助于维持术中循环稳定。有创血流动力学监测可以帮助麻醉医师在维持适宜前负荷的同时避免液体治疗过量，从而避免肺淤血的发生。有创动脉血压监测能及时发现血流动力学的不稳定，而肺动脉导管在重度二尖瓣狭窄的患者应用价值很大，虽然 PCWP 可能高估左心室充盈压力和肺动脉舒张压，从而不能准确反映左心容量，但其动态变化趋势和对治疗的反应仍然有助于循环的评估。心动过速时，左心房和左心室的压差会变大，而心率增快时会加大 PCWP 测量值与 LVEDP 真实值之间的差别。尽管有这些缺点，PAC 仍然是十分有效的监测手段，可提供心排血量和肺动脉压的有用信息。

许多二尖瓣狭窄的患者伴有肺动脉高压，避免 PVR 增高的麻醉技术对这类患者有利，可以预防右心室功能的恶化。仔细分析血气的结果可以指导呼吸机参数的调节。这类二尖瓣狭窄合并肺动脉高压的患者使用血管扩张药往往无效，因为血管扩张药物可以进一步降低左心的充盈，并且对心排血量无改善。但是对于合并二尖瓣反流、严重肺高压、右心衰竭的二尖瓣狭窄患者，血管扩张药物可能有益，因为其可改善肺血流而增加左心室充盈。右心衰竭的治疗已在之前相关章节论述。

五、二尖瓣反流

（一）临床特征与自然病程

与二尖瓣狭窄主要由风湿性瓣膜病引起不同的是，二尖瓣反流则是由多种疾病引起，这些病变主要影响二尖瓣瓣叶、腱索、乳头肌、瓣环或左心室。二尖瓣反流可分为器质性和功能性两类。器质性二尖瓣反流的定义是疾病导致瓣叶和腱索结构畸变、破坏或断裂。在西方国家本病的主要病因是二尖瓣叶退行性变导致瓣叶脱垂引起，可伴有或不伴有腱索断裂。引起器质性二尖瓣反流的其他病因包括感染性心内膜炎、二尖瓣瓣环钙化、风湿性瓣膜病和结缔组织异常，如马方综合征或 Ehlers–Danlos 综合征。其他少见的病因，包括先天性二尖瓣裂、食物药物或麦角胺中毒，以及伴有代谢活性的肺类癌引起的瓣膜疾病或心内右 – 左分流。

功能性二尖瓣反流是指在腱索和瓣叶结构正常的情况下发生二尖瓣反流。二尖瓣反流源于左心室或瓣环的功能或几何形状的改变，常常见于缺血性心脏病，因此功能性二尖瓣反流有时亦被称为缺血性二尖瓣反流。然而，功能性二尖瓣反流也可出现在非 CAD 的患者，如特发性扩张型心肌病和二尖瓣瓣环扩张。因此，缺血性二尖瓣反流最能描述那些由已知缺血性疾病导致的功能性二尖瓣反流的患者。乳头肌断裂导致急性重度二尖瓣反流却很难分类。因为乳头肌断裂是急性心肌梗死（AMI）的并发症之一，此时二尖瓣虽然有正常瓣叶及腱索，但其瓣环结构却遭到破坏。

由于二尖瓣反流的疾病发展多变，因此其病程也呈现多样化特点。即使是急性发病的患者，其病程仍取决于不同的反流机制和对治疗的反应。如乳头肌断裂引起的重度急性二尖瓣反流若不行手术，结果不乐观。然而，由心内膜炎引起的急性二尖瓣反流如果对抗炎治疗反应良好，则预后较好。慢性二尖瓣反流的患者在病程早期阶段是代偿期，多无临床症状，故难以预计其何时会发展至左心功能障碍和出现左心衰竭症状。资料显示，二尖瓣反流的病程发展变异很大，5 年生存率为 27%～97%。

（二）病理生理学

二尖瓣反流导致左心室容量超负荷。反流量加上正常的左心房容量都会在舒张期进入左心室。在病程的早期，增加的前负荷导致心肌肌小节张力增加，根据 Frank–Staling 机制，可增强左心室收缩能力。收缩期将血流射入相对低压的心房则进一步加强了左心室的收缩。

二尖瓣反流患者的临床表现由特定的条件下病理生理所决定，如发病机制、严重性、急性程度等。在急性重度二尖瓣反流的患者中，如急性心肌梗死后的乳头肌破裂，心室收缩力因前负荷的突然增加而相应提高（Frank–Starling 机制），此时尽管前负荷已经增加，但心室大小起始并无改变，而心肌收缩力已经增强，即心肌将血液射入相对低压循环（如左心房）的能力增强，从而后负荷降低。因此在这种急性重度二尖瓣反流患者中测量左心室射血分数虽可高达 75%，但其前向每搏量仍是下降的。由于当大量的反流量进入左心房时，左心房容量无法迅速扩张，此时左心房压会迅速增加，继发肺循环淤血，出现肺水肿和呼吸困难。

许多病程缓慢的二尖瓣反流患者可发展至慢性、代偿性阶段。在此阶段，慢性的容量超负荷可通过刺激心肌离心性肥大而引起左心室扩张。增加的前负荷能持续增强左心室的收缩能力，同时左心房也因进行性反流量增多而出现反应性扩大。虽然左心房扩大能维持左心房压不高，有利于 LV 收缩期的射血，但依据前述的 Laplace 定律，左心室直径的增加导致了左心室壁张力增大。

二尖瓣反流患者进入失代偿阶段时，左心室收缩功能也下降了。左心室进一步扩张后加大了室壁张力和后负荷，进一步损害了左心室的收缩功能，加重了二尖瓣环扩张，导致反流的增加。左心室收缩末压力也随之增加。左心室充盈压的增加引起左心房压力升高，最终发展为肺淤血、肺动脉高压和右心衰竭。此时除乏力和虚弱外，慢性失代偿二尖瓣反流患者还将出现呼吸窘迫和端坐呼吸。临床上难以预测患者何时将发展至失代偿状态，病程进展取决于二尖瓣反流的病因、严重程度、左心室对容量超负荷的反应，以及药物治疗的影响。因为前负荷增加且心室射入低压的左心房的能力增强，二尖瓣反流的患者其 LV 功能正常时会出现 EF 增加。与之相反，若 EF 为正常瓣膜的正常水平时，在二尖瓣反流患者中则意味着左心室功能下降。在重度二尖瓣反流患者中，EF 值在 50%～60% 则意味着该患者的左心室功能严重下降，有手术适应证。

（三）缺血性二尖瓣反流

缺血性二尖瓣反流（IMR）是指缺血性心脏病中出现的二尖瓣反流，且无明显的二尖瓣瓣叶和腱索结构的异常。心肌缺血可以导致左心室局部或整体的膨出，而随着时间的推移，心室会重构成一个球形。这种几何形状的改变使乳头肌位置外移，而慢性缺血性二尖瓣反流相关的改变正是乳头肌的外移。当乳头肌外移，二尖瓣瓣叶的结合部向心尖移动，远离瓣环，引起瓣膜呈幕状改变。除左心室的膨出外，乳头肌的瘢痕和挛缩都会导致二尖瓣瓣叶被拴住（tethering），从而引起瓣叶对合不严和瓣膜功能障碍。缺血性二尖瓣反流的另一个潜在的机制是二尖瓣瓣环后叶收缩力下降。在收缩期，瓣环收缩能降低二尖瓣瓣口面积约 25%。二尖瓣前叶瓣环主要为纤维成分，后叶瓣环收缩在减少瓣口面积上起主要作用。心肌缺血后二尖瓣反流与后叶瓣环的收缩力下降有关。

缺血性二尖瓣反流的临床治疗方案主要取决于疾病产生的机制。若存在当乳头肌断裂的情况往往需要及时的外科治疗。对于那些继发急性心肌梗死且二尖瓣结构完整的缺血性二尖瓣反流患者而言，早期再灌注治疗有利于局部和整体心室功能的恢复，减少心室扩大，降低不良心室重塑和乳头肌移位的可能性。心室功能和几何形状的改善可降低缺血性二尖瓣反流的发生率。

（四）手术决策

二尖瓣反流的外科技术已经逐步取得进步，其病理生理过程也日渐明晰。20 世纪 80 年代居高不下的手术死亡率，使许多临床医师倾向于采用保守方法来治疗患者。左心房对容量负荷能很好耐受且具有高顺应性，因此可使明显二尖瓣反流的患者在相当长的时间内都不会出现症状，这些患者直到开始出现严重的症状时才会考虑手术。术前症状越严重说明左心室射血分数越低，术后发生慢性充血性心力衰竭的可能性越大。重度二尖瓣反流的患者 EF 低于 60% 时，提示其左心功能已经明显受损，手术或药物治疗预后均不良。20 世纪 80 年代常用的手术方式也可能是造成预后不良的一个因素，例如瓣下结构的切除将降低二尖瓣置换术后左心室的收缩功能，虽然其机制尚不十分清楚。

得益于手术的进步，一些医疗中心的 75 岁以下器质性二尖瓣反流患者的手术死亡率已近于 1%。除保留了瓣下结构外，另一种手术技术即瓣膜成形术也有利于改善患者手术预后。虽然瓣膜成形术并非适用于所有患者，如合并活动性风湿性疾病等，但其临床应用正日渐广泛。

瓣膜成形术优点甚多。如在充分考患者的基础情况后，行瓣膜成形术患者的手术死亡率和长期生存率较置换术相比，均明显改善，其原因很可能是瓣膜成形术改善了术后的左心室功能。在合并冠状动脉旁路移植术的瓣膜成形术患者术后生存率同样有优势。同瓣膜置换术相比，瓣膜成形术并不增加二次手术的可能性。二尖瓣成形术既往多用于后叶疾病，现在也常规应用于前叶修复，且效果同样令人满意。修补前叶脱垂时，外科医师往往会置入人工腱索。对连枷的或脱垂的二尖瓣后叶，瓣膜成形术通常会切除病变的瓣叶。而除了切除病变的瓣叶和折叠多余的瓣叶组织外，外科医师也会放置成形环，以缩小瓣口面积并使瓣环的结构更符合生理的情况。一些外科医师也喜欢使用一种软的后瓣成形环，可以使后瓣环的收缩增强，改善术后左心室功能。

（五）二尖瓣微创手术

目前，微创二尖瓣手术一般指在右侧乳房下即第 4 或第 5 肋间隙行一个 3～4cm 切口进行瓣膜修复术。在原切口附近再开几个长约 1cm 的切口有助于放置机器人手臂或其他胸腔镜设备。CPB 的动脉插管可以直接经股动脉或者用管道间接插入股动脉或者经胸切口直视下行升主动脉插管。静脉引流则通过食管超声心动图引导下股静脉插入一根多孔的外周套管。有些医院在 CPB 中也采用右侧颈内静脉置入一根 15 号或 17 号的静脉套管或经肺动脉置入尾端多孔的导管来加强静脉引流。

心脏停搏可通过主动脉根部行顺行灌注或通过冠状静脉窦逆行灌注。顺行灌注有两种，术者可以任选其一。第一种为在胸腔镜直视下经右胸骨旁切口插入导管进入升主动脉。这种方法与经正中胸骨切开术的标准顺行灌注类似，通过右侧胸壁切口放入长的主动脉阻断钳在灌注管的远端夹闭主动脉。第二种顺行灌注的方法为通过股动脉插入一个特殊的主动脉内导管，导管远端有个球囊，其在食管超声心动图的引导至升主动脉处。球囊充气能阻断升主动脉，在装置末端可马上行停跳液顺行灌注。

虽然是"机器人"，其实达芬奇系统被称为遥控装置更为合适。手术者可坐在远程控制台，通过手和脚的配合将这些动作转换到末端操控装置，即在胸腔内行手术操作。当术者坐在机器人的远程操控端操作时，与传统的 2D 屏幕相比，术者的视野近立体。机器人设备不仅能对动作进行缩放，还可滤过术中的颤动，使操作更顺利。因为机器人手臂在其远端有活动关节，术者可在患者胸腔实施 7 个方向的自由操作，与开胸手术几乎无区别。相比之下，胸腔镜的长杆设备之间方向经常互相平行只能提供 4 个方向的自由操作。胸腔镜和机器人辅助设备手术方法与标准开胸修复一样，有经验的术者会行瓣叶切除、人工腱索置入或转移、sliding plasties 技术缝合修复、双孔法成形修复和置入瓣环成形环。

正如心导管技术在主动脉狭窄治疗中的应用一样，二尖瓣反流的导管介入治疗技术也在发展。目前临床应用最广泛的装置是 MitraClip 系统（Abbott Laboratories，Abbott Park，IL）。瓣叶缝合是基于 Alfieri 及同事报道的开放手术中采用的技术。这项技术是指在二尖瓣反流处缝合瓣叶自由缘，以改善瓣叶的对合并减少反流的双孔法成形术。MitraClip 则是在 X 线和超声双重引导下，采用经皮股静脉入路，经房间隔投送一个钴铬夹子，将二尖瓣瓣叶的一部分牢牢夹住。

经皮技术装置利用了冠状静脉窦和二尖瓣瓣环的正常解剖关系，通过间接将后瓣环推向前方来纠正瓣环的病理状态。Carillon Mitral Contour System 就是这样的一种装置，由近端自释放的镍钛合金和远端锚及连接两者的镍钛桥组成。这种装置释放后的张力可将二尖瓣的后瓣环推向前，减少室间隔与侧瓣环之间的距离。

（六）麻醉注意事项

进入手术室的二尖瓣反流患者病情相差较大，他们在病程、症状、循环稳定性、心室功能和是否累及右心及肺循环等方面的表现各不相同（框 15-5）。如因急性乳头肌断裂导致严重二尖瓣反流的患者，入室时可能处于心源性休克和肺充血状态，往往需要行主动脉球囊反搏（IABP）以辅助稳定循环。而新近诊断二尖瓣后叶连枷患者的左心室功能相对较好，无任何症状。由于左心房顺应性高，患者也可不出现肺淤血、肺动脉高压和右心室功能障碍的表现。

尽管患者的表现各异，但麻醉的一般管理原则是相似的，即维持前向的心排血量，减少二尖瓣反流量。同时麻醉医师必须优化右心功能状态，尤其要防止肺淤血和肺动脉高压的出现。要达到上述血流动力学管理目标，必须根据患者的病情状态，采取不同的治疗措施。

有创血流动力学监测为麻醉医师提供了许多重要的信息。动脉置管能实时监测血压，可实时反映各种外科和麻醉操作中的血压变化。肺动脉漂浮导管（PAC）有利术中麻醉管理，可以帮助准确了解术中左心的充盈压力，虽然 PCWP 和肺动脉舒张压依赖于左心房和左心室的顺应性和充盈，但它们在围术期的应用可帮助麻醉医师给予患者合适的前负荷，避免容量过多。定期监测心排血量可以比较客观地评价患者对容量治疗或正性肌力药物的反应。在 PCWP 中出不出现 v 波或 v 波的大小与二尖瓣反流的严重程度并无明确关系，而主要与左心房的顺应性相关。与主动脉瓣反流患者类似，放置 PAC 导管的另一个优点是可以借此放置心室起搏导线，能快速纠正影响循环的心率减慢。CVP 的监测对右心

框 15-5 二尖瓣反流

- 前负荷增加
- 后负荷减少
- 目标是心率适当增快，血管扩张
- 避免心肌抑制

功能损伤的患者可能有益。通过 CVP 检测到的三尖瓣反流提示肺高压可能已导致右心室扩大了。

二尖瓣反流患者术中行 TEE 监测非常重要。TEE 可明确二尖瓣反流的机制，从而指导外科采用合适的术式，也能客观地评估心脏腔室的大小和功能。TEE 还能迅速地判断出血流动力学紊乱的原因，有助于正确的治疗。如对二尖瓣修复后出现的二尖瓣 SAM 征，麻醉医师可以进行容量治疗，并合理使用艾司洛尔或去氧肾上腺素。如果通过这些治疗措施，严重的 SAM 征仍然存在，则外科医师可能需要再次行瓣膜修复或置换术。TEE 还有利于发现其他并存的病理情况，如心房水平分流和其他瓣膜病变等。

在微创和机器人辅助的二尖瓣手术中，术中 TEE 的应用尤为重要。这些手术经右侧胸骨小切口入路，避免了经胸旁路插管，代替的是经股动静脉插管，无论是否有上腔静脉或肺动脉插管来加强静脉引流。实时的 TEE 可指导建立 CPB 的插管。如果采用主动脉内球囊阻断血流，使用超声心动图能确保球囊在升主动脉内正确的位置。

微创和机器人辅助的二尖瓣手术中，除了要考虑使用 TEE 来指导 CPB 过程中的插管外，还要注意一些其他麻醉处理的不同。虽然目前还不是完全普及，但是已经有很多医院都采用了双腔插管或支气管封堵器行单肺通气。单肺通气在这些微创手术的 CPB 撤机时往往会引起肺氧合下降。

在 CPB 开始之前，二尖瓣反流患者的围术期麻醉管理要点是维持前向的心排血量、减少二尖瓣反流量及防止肺动脉高压恶化。维持足够的前负荷是必须的，因为左心室已扩大，其要在 Frank-Staling 曲线的高值部分运行，必然需要足够的充盈。但同时也要防止补液过多，否则将导致二尖瓣环的扩大，加重二尖瓣反流。另外，液体过多也可在已有肺淤血和肺动脉高压的患者中诱发右心衰竭。因此通过 PAC 相关参数及 TEE 相关图像共同评估，才能获得较为理想的前负荷。很多二尖瓣反流的患者术前都存在左心功能不全，因此麻醉医师应针对性地选择麻醉诱导和维持方案，以免左心功能进一步下降。既往流行的使用大剂量阿片类镇痛药物正是因为有此考虑。而另一些研究表明，小剂量镇痛药结合吸入性麻醉药同样可维持术中循环稳定。现在无症状二尖瓣反流患者早期行二尖瓣修复术，在这

个趋势下早期拔管减少术后机械通气时间的麻醉方式更有帮助。

对于已有严重左心功能障碍的患者，可使用正性肌力药物，如多巴胺、多巴酚丁胺、肾上腺素，以维持足够的心排血量。磷酸二酯酶抑制药（如米力农）也有利于增加左心室的收缩力和降低肺血管及外周血管阻力。当肺血管或外周血管阻力降低时，前向血量就增加了。硝酸甘油和硝普钠也可用于降低心肌射血阻力。如果这些正性肌力药物及血管扩张药物对患者无效，此时应考虑首选置入主动脉内球囊反搏。

因为重度二尖瓣反流可能导致肺动脉高压和右心衰竭，因此围术期应避免高碳酸血症、缺氧及酸中毒。轻度的过度通气对某些患者是有利的。

CPB 后有明显右心衰竭患者的麻醉管理可能相当困难，除避免增加 PVR 外，其他治疗方案很少。有血管舒张作用的正性肌力药物（如多巴酚丁胺、异丙肾上腺素和米力农）能增强右心室收缩并降低 PVR，但这些药物也可导致明显低血压反而限制了其应用。前列腺素 E_1（PGE_1）可以有效降低 PVR，大部分药物在肺循环中首过代谢。虽然 PGE_1 可以在 CPB 后降低肺动脉压力，但体循环的低血压可以经左心房导管使用血管收缩药来纠正。

吸入一氧化氮（NO）是治疗伴有肺动脉高压的右心室衰竭的另一选择，它能有效松弛肺血管系统，然后与血红蛋白结合而被快速灭活。研究显示吸入一氧化氮期间很少发生低血压。

左心室功能障碍也是 CPB 后循环不稳定的一个重要原因。当瓣膜功能修复术后，左心室低压射血的状态不复存在，扩大的左心室必须将血液全部射入主动脉。扩大的左心室导致室壁张力增加，在 CPB 后常有左心室的后负荷增加。同时因二尖瓣反流而产生的前负荷增加的情况也已消失，这些因素都导致术后左心室的收缩能力下降。CPB 后早期治疗措施包括应用正性肌力药物和血管扩张药物，必要时实施主动脉球囊反搏。

六、三尖瓣反流

（一）临床特征和自然病程

三尖瓣疾病是由瓣叶结构破坏或功能性的损害所导致的。三尖瓣瓣环的原发疾病会引起更严重的

三尖瓣反流，这些疾病包括先天性疾病（如 Ebstein 畸形）、风湿性瓣膜疾病、瓣叶脱垂、放疗、类癌综合征、钝性胸部创伤、心内膜心肌活检（与创伤、右心室起搏器 / 除颤器相关的损伤）。尽管有这么多种原发疾病能导致三尖瓣疾病，但是总体说来这些原发病仅占所有三尖瓣疾病的 20%。其余的三尖瓣的疾病几乎都是功能性病变，而左侧的瓣膜疾病尤其是二尖瓣反流是最主要原因之一。功能性的三尖瓣反流也可能继发于二尖瓣狭窄、主动脉瓣反流或狭窄或单纯的肺动脉高压。功能性三尖瓣反流的病因，包括右心室扩张或重构引起的三尖瓣瓣环扩张和瓣叶受限；心肌病或心肌炎或引起心肌缺血、心肌梗死或右心室乳头肌破裂的冠心病导致的整个右心室功能障碍。当二尖瓣反流严重到需要手术修复或置换时，30%～50% 的患者会出现三尖瓣反流。

单纯的三尖瓣反流患者在不伴肺动脉高压的情况下，其临床症状多较轻微。静脉药物成瘾患者的三尖瓣心内膜炎正是这种情况的典型例子。这些患者的瓣膜结构损伤可能相当严重，但其并未伴有其他的心脏疾病，因此他们能耐受三尖瓣完全切除而很少有不良反应。因为将人工瓣膜放入感染区域的方式效果并不理想，所以这类患者切除三尖瓣已经很普遍。如果瓣膜成分尚可，行三尖瓣成形环置入的修补术可能远期生存率更好。

三尖瓣成形术明显优于置换术的另一个原因可能是因为后者血栓发生率较高，这与右心系统较低的压力和血液流速状况有关。

因右心室扩张而引起的慢性三尖瓣反流患者，其临床表现与单纯的三尖瓣病变有明显的不同。患者大部分的血流动力学异常都与二尖瓣或主动脉瓣疾病有关。长期肺动脉高压的后负荷压力引起右心室扩张以应对较高压力，而这种右心室扩张，引起舒张末期心肌纤维变长（如前负荷储备），而通过 Starling 机制使其收缩增强。然而，这些代偿会因为右心室心肌不能相应增厚而无效。三尖瓣反流可降低右心室的室壁张力，但有效的前向每搏量亦因此减少。

右心室扩大的一个重要结果是室间隔会左偏，从而使左心室腔变小。这将降低左心室腔容积和左心室舒张期压力 - 容积曲线的斜率，以及降低左心室顺应性。室间隔的左移通过降低左心室顺应性造成左心室充盈降低和左心室舒张末压力的升高。右心室衰竭又通过降低有效 SV 和一些解剖因素（室间隔左移）造成左心室充盈不足。

（二）手术决策

对于器质性的三尖瓣病变，无论是修复术还是置换术都没有疑问要进行。但是对于功能性三尖瓣反流，情况就不一样了。绝大多数的功能性三尖瓣反流的患者是由左心瓣叶病变导致右心室超负荷引起，因此当左侧的主动脉瓣或二尖瓣的瓣叶被修复或置换后，三尖瓣反流的程度会减轻（典型的反流至少会改善一个级别）。当患者行左心瓣膜手术时，三尖瓣是否需要处理是不明确的。此时，TEE 将发挥重要作用。如果在 CPB 前再次评估三尖瓣为重度反流，通常会行三尖瓣手术，因为很少有证据支持这类患者术后三尖瓣反流会降为中度。当患者 CPB 之前三尖瓣反流为中度，一些外科医师会选择行三尖瓣修复术，另一些可能选择继续观察。在行左心瓣膜手术时，合并三尖瓣中度或重度反流的情况非常常见，因此在术后当心脏全部恢复射血能力时，要使用 TEE 再次评估三尖瓣。若此时三尖瓣仍有中度以上反流，很多外科医师会决定做三尖瓣手术，而如果反流是中度或不超过中度，合适的手术方案目前还不确定。

一些已经行左心瓣膜手术的患者会面临再次行三尖瓣手术的情况。这些再次手术患者的并发症发生率和死亡率比当时在做二尖瓣和主动脉瓣手术的同时行三尖瓣修复术的患者要高。由于无法定量地评估三尖瓣反流和右心室障碍的程度，因此功能性三尖瓣反流的手术决策更复杂。

（三）麻醉注意事项

由于大部分三尖瓣反流手术都并存有明显的主动脉瓣或是二尖瓣疾病，因而麻醉的管理主要取决于左心瓣膜的损害，但有一个例外的情况，就是患者合并严重肺动脉高压和右心衰竭时，影响这些患者术后循环稳定的主要因素是右心衰竭而非左心功能。

如果预计会出现右心功能障碍，即便行三尖瓣置换手术，放置肺动脉导管也十分有用。因为三尖瓣置换手术时需取出 PAC，但其仍可在 CPB 前获得心排血量和肺动脉压，以准确评估右心功能，必要时进行血流动力学支持。PAC 远比单独的中心静脉导管更有用，因为心房和上腔静脉的高顺应性导致即便是大量的三尖瓣反流其 CVP 的压力也并不会增高，因此 CVP 对于血管充盈和三尖瓣的反流程度判断是不准确的。

在术中已经有 TEE 监测的情况下，PAC 仍有其应用价值。如同主动脉瓣反流与左心室的关系一样，长期三尖瓣反流患者同样存在右心室容量超负荷和右心室扩大，需要更大的舒张末期容积来维持前向的血流。同时，由于以 CVP 来评估容量不准确，有可能使三尖瓣反流和右心室功能不全的患者超负荷。使用血管扩张药可以增加右心衰竭患者的心排血量，根据术中 TEE 可以实时监测右心室腔大小，而连续的心排血量的监测（正如在主动脉瓣反流患者中一样）可以指导心排血量达到最佳水平，虽然有时会引起体循环血压下降。当出现明显的右心室扩张时，要仔细考虑是否发生室间隔左移和继发的左心室舒张顺应性降低，而超声心动图对这种情况的判断特别有帮助。

单纯三尖瓣手术患者 CPB 后的麻醉处理通常比较简单，这些患者往往没有明显的右心室衰竭和肺动脉高压，行 CPB 时间较短且不需阻断主动脉。大部分患者，特别是继发于主动脉瓣狭窄的患者，正常停机后并不需要右心功能支持。主动脉瓣狭窄患者的左心室功能在行主动脉瓣置换术后会明显改善，能有效地降低肺动脉压力和右心室的负荷。如果是继发于二尖瓣疾病，那么右心功能的改善通常并不明显，往往需要应用大剂量的正性肌力药物来支持右心室功能。联合应用磷酸二酯酶抑制药、血管扩张药和儿茶酚胺对患者很有帮助。连续测定心排血量以平衡体循环压力和右心室输出量及充盈量至关重要。

三尖瓣修复和置换手术的麻醉管理还需注意其他的一些问题。第一，因为三尖瓣反流的患者存在右心压力长期升高，因此在施行 CPB 前必须确定是否存在卵圆孔未闭或其他左向右分流病变。第二，这类患者的血容量偏高，通常在转流期间需血滤，以避免不必要的红细胞输注。第三，如果患者有右心衰竭的表现或是有外周水肿或腹水，则表明可能存在与肝脏充血有关的凝血机制紊乱，麻醉管理应注意此点。第四，应确保放置在中心静脉内的各类导管，特别是肺动脉导管，不要被缝线固定在右心内。

七、瓣膜成形术的创新

介入心脏病学已经明显地影响了 CABG 手术数量，可以预见，随着时间的推移，介入心脏病学也必将改变瓣膜心脏病的手术现状。多样化、微创的二尖瓣修复手术方式正在进行动物和早期临床实验，经皮主动脉瓣置换术亦在深入研究之中，外科瓣膜修复手术的革新也在继续开展，这些新的手术方式包括主动脉瓣成形术、二尖瓣反流患者的闭式和开放修复术。

（一）主动脉瓣修复术

近几年来，二尖瓣的退行性病变的手术治疗正在由置换术向成形术转变，而主动脉瓣的手术却未见到同样的变化，其原因一是主动脉瓣疾病患者病情差异较大，二是流经主动脉瓣区域的血流流速急、压力高，使修复手术难度变大，更容易失败。然而，主动脉瓣反流修复术在合适的患者中应用正日益增多。因主动脉根部裂开或扩张而导致的主动脉瓣反流瓣膜修复手术应用更为广泛，而单纯的瓣膜修复术仍较为少见。越来越多的数据表明：由二叶畸形引起的主动脉瓣反流的年轻患者，主动脉瓣修复术与置换术相比，优点更多。同 AVR 相比，主动脉瓣修复术不需使用机械瓣膜置换后所必需的抗凝药物，也延长了生物瓣膜置换后出现瓣膜功能异常而需要二次手术的时间。主动脉瓣二叶畸形引起的反流通常是由瓣尖的退缩或脱垂所引起，瓣叶修复主要包括对此处作三角形切除来缩短和抬高瓣尖而改善瓣叶对合。虽然缺乏长期随访的资料，但是已经出现修复失败后期需要再次手术的病例。这些失败的病例主要是那些主动脉瓣修复术的早期病例。

随着这类手术经验的日益丰富，主动脉瓣修复术的应用可能会更为广泛。虽然主动脉瓣反流患者瓣膜修复术的临床适应证与 AVR 相同，但麻醉管理多较简单，对于麻醉医师来说，最关键的是使用超声评估瓣膜是否能行修复术及修复术后效果是否满意。

（二）免缝合瓣膜置换术

对于有严重症状的主动脉瓣狭窄患者，主动脉瓣置换的外科治疗仍然是金标准。对于那些症状非

常严重而被认为不能耐受外科手术的患者，与单纯
药物治疗相比，经皮主动脉瓣置换术（TAVR）减
少了其死亡率。在高风险患者中行经皮主动脉瓣置
换术比开放手术的 1 年死亡率低。然而，TAVR 这
类微创手术并非没有风险，其风险包括严重的心动
过缓需置入永久起搏器、心脏穿孔、心肌梗死、与
手术入路相关的并发症，以及其他的瓣膜相关的问
题，如瓣周漏和瓣膜未知的长期稳定性。

对于那些不是完全不能耐受外科手术但又需要更
短的主动脉阻断时间的患者而言，免缝合主动脉瓣置
换术越来越受到重视。随着经导管瓣膜技术和材料的
快速发展，对于高风险的重度主动脉瓣狭窄的患者，
免缝合主动脉瓣置换手术是另一种可选择的治疗方
案。免缝合主动脉瓣置换术的潜在优点，包括能够去
除已经病变或钙化的自身瓣膜，能在微创手术的前提
下进一步减少主动脉阻断时间和 CPB 时间。

八、二尖瓣修复术的新技术

二尖瓣反流往往伴随着充血性心力衰竭。当心

肌扩张并有缺血性心肌病时，二尖瓣瓣环的扩张可
以导致二尖瓣瓣叶的对合不良和瓣膜功能不全。此
时尽管外科手术能进行有效的治疗，但是死亡率不
低。现已有三种不同的方法来处理无明显结构病变
的二尖瓣反流。包括处理二尖瓣瓣叶对合不良（瓣
叶或瓣环水平）和调整室间隔与左心室侧壁的解剖
关系。

改变心室结构来减少二尖瓣反流

瓣叶和瓣环修复的技术已经在这一章的前面部
分叙述过。闭式二尖瓣修补的方法是通过改变左心
室侧壁和室间隔的几何关系，令瓣叶重新对位。目
前一种商业化的 Coapsys 装置已经进入临床试验阶
段。这种装置由前、后两个心外膜垫和瓣下腱索组
成。开胸后，腱索经心室放置在瓣膜下位置，调好
腱索的张力后再将心外膜垫固定。这样可有效地缩
短心室壁的距离从而改善瓣叶对位。TEE 可用来指
导调节腱索的长度和心外膜垫的位置。与之前的基
于瓣叶和瓣环的修复方法相比，Coapsys 法需要开
胸手术但不需要 CPB。

第 16 章
成人先天性心脏病
Congenital Heart Disease in Adults

Victor C. Baum　　Duncan G. de Souza　著

张　重　译

要　点

- 由于先天性心脏病（CHD）的治疗取得的巨大成功，目前成人先天性心脏病的患者数不仅与儿童相当，甚至更多。
- 这些患者可能需要对原发病进行初次修补，对之前的姑息性治疗后的再次修补，以及由于人工材料毁损或其不能随心脏长大而增大需进行再次矫正，或将以前不理想的修补进行一次更好的手术。
- 非心脏专科麻醉医师也会遇到这些患者，因为这些患者也会有一些其他的疾病需要手术。
- 如果可能，成年中度至复杂先天性心脏病患者的非心脏手术应在有成人先天性心脏病经验的麻醉医师指导下且在成人先天性心脏病治疗中心进行。
- 指定一名专门的麻醉医师来联络心脏外科并进行围术期的评估及对成人先天性心脏病患者进行分类是非常有帮助的。
- 术前准备和回顾分析所有相关的心脏检查和评估。
- 术前绘出心脏的解剖和血流路径可使看似复杂的心脏病简单明了。

　　小儿先天性心脏病围术期治疗在过去数十年的进步，使经姑息治疗或心脏修补的先天性心脏病患儿活到成年的数量不断增加。1973 年发表了第一篇成人先天性心脏病的论文。而这一领域的进一步发展，出版了多部相关专著，并在 20 世纪 90 年代成立了针对此病的专业学会——国际成年人先天性心脏病学会（http://www.isachd.org）。在美国，每年新增的先天性心脏病病例约为 32 000 例，全世界约为 1 500 000 例。而超过 85% 的先天性心脏病患儿有望活到成年。据估计，在美国有 1 000 000 成人患先天性心脏病，欧洲有 1 200 000 例，而这个人群还在以每年 5% 的速度增长。55% 的成人先天性心脏病患者属于中度到重度风险，在美国有超过 115 000 的病例是复杂疾病。这些患者可能需要对原发病进行初次修补，对之前的姑息性治疗后的再次修补，由于人工材料毁损或其不能随心脏长大而增大需进行再次矫正，或将以前不理想的修补进行一次更好的手术，此时麻醉医师又将面对这些患者（框 16-1）。此外，这些患者还因一些普遍的疾病（如衰老及创伤）而需要手术。尽管有研究提出，青少年和成人先天性心脏病患者行心脏病变修复手术的并发症和死亡率接近于儿童，但该数据仍有其局限性，其样本中相对较年轻和非发绀人群较多。另有资料表明，超过 50 岁的先天性心脏病患者术

框 16-1　成人先天性心脏病的心脏手术适应证

- 原发病修补
- 姑息治疗的矫正
- 矫治术后的再次修复
- 之前不甚理想的修补进行现代更新
- 心脏移植

后死亡率明显升高，之前的手术次数和发绀是两个危险因素。

习惯诊治成人疾病的内科医师并不了解这些患者的解剖和生理的复杂性，同样儿科医师也不熟悉成人及孕妇的相关医疗问题。这些问题促使了成人先天性心脏病亚专业的成立。美国心脏学会总结了现有的证据后，在 2008 年出版了著名的成人先天性心脏病诊疗指南。这个指南最主要的推荐意见是，中度或复杂的成年先心病患者需要到专门的成人心脏中心诊治。而一名经验丰富学识渊博的麻醉医师是这些患者诊疗团队中不可或缺和关键的一员。学会还有一个特别的建议，即有中度至复杂先天性心脏病的成年患者做非心脏手术也需要在成人先天性心脏病中心进行（地区中心），同时必须由一名有成人先天性心脏病专业经验的麻醉医师进行指导。事实上，一位成年先心病亚专业的创始人写道："在先天性心脏病领域，一名有经验的心脏麻醉医师是核心……心脏麻醉医师和心脏外科主治医师比非心脏的外科医师更重要"。尽管指南是如此推荐的，大部分成人先天性心脏病患者仍在一些非成人心脏病中心进行日间手术。

一、长期先天性心脏病者的一般性非心脏问题

各个器官系统都有可能受到长期先天性心脏病的影响，这些影响在框 16-2 中进行了总结。因为先天性心脏病可以是多器官遗传病或畸形综合征中的一个表现，所以这些患者均需要全面系统的检查。

二、心脏问题

心脏解剖结构病变引起的基本血流动力学改

框 16-2　先天性心脏病患者中潜在的非心脏器官影响

潜在的呼吸并发症

- 肺顺应性降低（肺血流增加或肺静脉引流受阻）
- 气道受扩张并压力增高的肺动脉压迫
- 支气管受压
- 脊柱侧弯
- 咯血（晚期 Eisenmenger 综合征）
- 膈神经受损（既往胸科手术）
- 喉返神经损伤（既往胸科手术，罕见心脏结构的侵犯）
- 对低氧血症的呼吸反应迟钝（发绀患者）
- 在发绀患者可通过呼气末 CO_2 估计动脉血 CO_2 分压

血液系统并发症

- 有症状的血液黏滞度过高
- 出血体质
- 异常的血管假性血友病因子
- 人为增加的凝血酶原/部分促凝血酶原的时间
- 人为血小板减少症
- 胆结石

潜在的肾脏并发症

- 高尿酸血症和关节痛（伴发绀）

潜在的神经系统并发症

- 反常栓塞
- 脑脓肿（右向左分流患者）
- 癫痫（来源于旧脓肿灶）
- 胸内神经损伤（医源性膈神经、喉返神经或交感神经干损伤）

变，会随着时间、长期发绀的叠加效应、肺部疾病和年龄等因素的变化而发生改变。尽管外科手术治疗的目标是彻底治愈，但真正术后没有残余分流、没有后遗症和并发症的患者在整个人群中并不多见，除了小儿中非肺动脉高压患者的 PDA 结扎和 ASD 修补术。尽管已有很多关于成人先天性心脏病的式式，但将这么多种先天性心脏病类型和之前手术的结果进行概括非常困难。先天性心脏病患者心功能变差可以是先天性的，但也可能是受长时间发绀、多次手术创伤及不满意的心肌保护影响。这对于在若干年前做过心脏修补，而当时心肌保护不如现在，长大后又再次做心脏修补的患者更是如此。术后心律失常较常见，尤其是手术在心房留下较长的切口时。心房内可能会有血栓，因此应避免立即电复律。心动过缓可能继发于手术对窦房结或传导组织的损伤，也可能是心脏病的一部分。

由于先天性心脏病的种类、亚型较多，加之大量当下或过时的姑息、矫正手术方式，使得全面讨

论所有先天性心脏病是不可能的。读者们可以参考最新的关于儿科心脏麻醉的论著，以更详细地了解这些先天性心脏病、外科手术的处理方法，以及在初次修复手术时麻醉的注意事项。关于这些患者的常规围术期指南列在框 16-3。

（一）主动脉瓣狭窄

主动脉瓣狭窄是最常见的先天性心脏病，但从另一个角度来看，主动脉瓣狭窄又不算是先天性心脏病，因为通常这些患者直到成年才会出现症状。大多数成人主动脉瓣狭窄是由于先天的二叶瓣畸形

所致，尽管这些患者终身都有发生心内膜炎的风险，但是这些患者一般直到中老年才会发病。这些患者一旦出现症状（心绞痛、晕厥、近似晕厥、心力衰竭），则生存期明显缩短。出现心绞痛后中位生存期为 5 年，出现晕厥后中位生存期为 3 年，出现心力衰竭后中位生存期为 2 年。无论主动脉瓣狭窄是先天性（最常见）还是获得性的，其麻醉管理都是一样的。

（二）主动脉肺动脉分流

根据年龄的不同，成年患者在儿童时期可能有一个或多个主动脉 - 肺动脉分流来减轻发绀，如图 16-1 所示。虽然这些分流可以救命，但从长远来看，这些分流仍有相当大的缺点。因为一些氧合血液通过肺静脉汇入左心房和左心室后又通过分流

框 16-3　先天性心脏病患者麻醉的一般方法

总则

- 有先天性心脏病成人心脏手术和非心脏手术的最好在一个由多学科团队组成的中心进行。这个多学科团队应熟知各种先心病的解剖、生理及特殊表现相关的特殊注意事项，且对成人先天性心脏病患者的护理经验丰富

术前

- 回顾最新的实验室数据、各种导管的数据和情况、超声心动图和其他影像学数据。心脏病专家最近一次的会诊意见通常是最有帮助的。提前准备并回顾这些内容
- 绘制一张心脏图，图中包括氧合、压力和血液流向，经常可帮助理清复杂的和表面上不熟悉的解剖和生理特点
- 如果患者术前已有明显的红细胞增多，应避免禁食时间延长，以免血液进一步浓缩
- 术前镇静一般无禁忌

术中

- 再次开胸术和发绀患者需要大口径静脉通路
- 避免所有静脉管道内出现气泡。即使主要病变是左向右分流的病变也可出现短暂性的右向左分流（可使用过滤器但会严重限制输血和输液的速度）
- 在再次开胸术和心功能很差的患者中贴好体外除颤电极
- 适当预防心内膜炎（在切皮前口服或静脉注射抗生素）
- 考虑抗纤维蛋白溶解治疗，尤其是之前已经做过一次胸骨切开术的患者
- 经食管超声心动图用于监测心脏手术
- 通过合适的药物及调节通气参数来适当调节肺循环和体循环阻力

术后

- 适当的疼痛控制（保证发绀患者对高碳酸血和镇痛药物有正常的通气反应）
- 维持适当血细胞比容以保证动脉氧合
- 维持中心静脉和左心房压力，以适应心室舒张顺应性的改变或人造一个有益的心室水平分流
- 在从右向左分流的患者，提高氧供并不能提高 O_2 分压。同样，当氧供降低时，O_2 分压也不会马上降低（在没有肺部疾病的情况下）

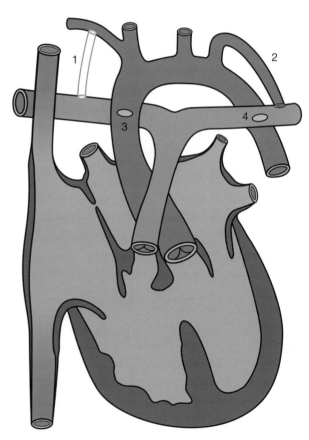

▲ 图 16-1　各种主肺动脉吻合术

图示心脏为法洛四联症，吻合包括：①改良的 Blalock–Taussig；②经典 Blalock–Taussig；③ Waterston（Waterston–Cooley）；④ Potts（经许可转载，引自 Baum VC. The adult with congenital heart disease.*J Cardiothorac Vasc Anesth*.1996；10：261.）

到达肺，这就注定了这种分流是低效的，并且也增加了心室的容量负荷。很难量化早期分流的大小，如 Waterston 分流(升主动脉到右肺动脉的侧向分流）和 Potts 分流（从降主动脉到左肺动脉的侧向分流）。如果分流太小，患者会有严重的发绀；如果分流太大，肺循环会超负荷，导致有肺血管疾病的风险。事实上，Waterston 有时会使血流不均衡，导致在同侧（右）肺动脉高灌注、高压力而对侧（左）肺动脉低灌注。要想彻底纠正这些问题，只能考虑进行手术。要纠正 Waterston 分流就需要做一个肺动脉成形术以纠正吻合处肺动脉畸形，而 Potts 畸形的吻合口在后侧，因此不能采用正中开胸入路。典型的 Blalock–Taussig 分流术患者几乎无法触及分流侧的脉搏、分流侧手臂长度和肌力可能会受到轻微影响。即使能触及脉搏（从肩胛周围的侧支循环），这只手臂的血压也会很低。在改良 Blalock–Taussig 分流术（使用一根 GORE-TEX 管，而不是行锁骨下动脉和肺动脉的端侧吻合）后，两个手臂的血压也可能存在差异。术前应测量双臂的血压以确保后续测量有效（表 16-1）。

（三）房间隔缺损和部分性肺静脉异位引流

ASD 有几种解剖类型，最常见的类型就是房间隔中部缺损。房间隔下端的缺损为原发型，是心内膜垫缺损的一种，也是最常见的房室管型。静脉窦型，缺损在房间隔上端近上腔静脉入口处，几乎均伴有部分肺静脉异常引流，右上肺静脉常引流至上下腔静脉。这一章的目的只讨论中央型房间隔缺损，其他类型的房间隔缺损，其病程也类似（框 16-4）。

因为 ASD 的症状和临床表现很轻微，所以往往直到成年才出现症状。房间隔缺损患者在所有成

框 16-4　成人房间隔缺损的并发症
• 反常栓塞
• 劳力性呼吸困难
• 房性心动过速
• 妊娠时右心衰竭
• 肺动脉高压
• 随着年龄增加，右心衰竭增加，伴左心室顺应性下降
• 二尖瓣关闭不全

人先天性心脏病中约占 1/3。尽管这类患者无症状生存到成年很常见，但经过一定时间，明显的分流（$\dot{Q}_P/\dot{Q}_S > 1.5$）将会引起症状，通过小的缺损分流会发生反常栓塞。ASD 患者到 30 岁时有 30% 会出现劳力性呼吸困难，到 40 岁时，10% 患者有心房颤动。为避免产生这些成年时期的并发症，房间隔缺损患者可以选择在儿童时期无症状时进行手术修补。40 岁后未矫正的 ASD 患者死亡率为每年 6%，基本上 60 岁以上患者都会出现症状。大的未修补的缺损，在 30—40 岁时会由于房性心动过速或右心衰竭而死亡。ASD 患者随着年龄的增加，其左心室舒张期顺应性下降，常伴有高血压、冠心病，同时左向右分流增加。ASD 患者的肺血管病变一般在 40 岁后才会出现，不像心室和导管水平分流的患者，在早期就可导致肺血管病变。反常栓塞终身均有危险。

5 岁以后闭合房间隔缺损并不能完全缓解右心室的扩张，一些 ASD 患者成年后行房间隔缺损修补术后仍可出现左心功能不全，而中年以后再做房缺修补术可能并不能预防房性心动过速和脑卒中。据报道，如果在 24 岁之前进行手术，无肺血管疾病的患者生存率最好；如果在 25—41 岁进行手术，其生存率为中等；如果超过 41 岁再手术，生存率可

表 16-1　主动脉肺动脉分流

分　流	解　剖	目前术式的流行状态
Waterston	升主动脉→右肺动脉	已经不做
Potts	降主动脉→左肺动脉	已经不做
经典 Blalock–Taussig	锁骨上动脉→同侧肺动脉	已经不做
改良 Blalock–Taussig	GORE-TEX 管道，锁骨上动脉→同侧肺动脉	目前在做
中心分流	GORE-TEX 管道，升主动脉→主肺动脉	目前在做

能最糟糕。然而，最近一系列研究显示，即使在 40 岁以上，与单纯药物治疗相比，手术修复也能使患者长期生存且没有并发症。在这些患者中术后并发症的发病率较高的主要是心房颤动、心房扑动或交界性心律。目前的做法是在解剖学上能封堵的房间隔缺损在心导管技术下进行经血管封堵（图 16-2）。如果 ASD 患者合并肺静脉异位引流就不适合行经皮封堵。经血管介入封堵的适应证与手术修补是一样的。

尽管有一些关于静脉和吸入诱导麻醉药的讨论，但对于现代低溶解性的吸入麻醉药，其临床差别已经很小。热稀释法的心排血量反映了肺血流

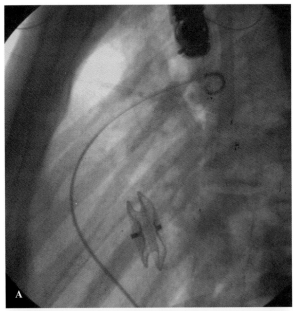

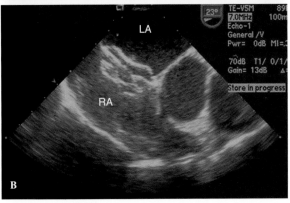

▲ 图 16-2　成人先天性房间隔缺损的经血管封堵（Amplatzer 封堵伞）

A. X 线片；B. 经食管超声心动图。可清晰看到封堵伞释放，成功封堵房间隔缺损。RA. 右心房；LA. 左心房（由 Dr. Scott Lim 提供）

量，会高于全身的血流量。肺动脉导管不是常规适应证。通常患者能够耐受任何适当的麻醉药物，但对于有肺动脉高压、右心衰竭的患者应特别注意。

（四）主动脉缩窄

成人未修复的主动脉缩窄发病率和死亡率均不低。死亡率在 20 岁时为 25%，30 岁时为 50%，50 岁时为 75%，60 岁时为 90%。左心室壁瘤、脑动脉瘤破裂和夹层动脉瘤的形成，都导致了其死亡率增高。40 岁以后如未经手术修复容易发生左心衰竭，如果不及时手术，将会有早发冠状动脉粥样硬化的危险。即便是实施了手术，冠状动脉病变仍是手术后 11～25 年内死亡的主要原因。大多数主动脉缩窄的患者伴有二叶主动脉瓣畸形。对于这些有异常瓣膜的患者，终身都有发生感染性心内膜的危险，通常这些患者到中年后才会发生瓣膜狭窄。主动脉缩窄往往同时也伴有二尖瓣的异常（框 16-5）。

缩窄修复部位可在数年后发展成动脉瘤，并可在青春期或成年后再次出现狭窄。修复方式包括切除缩窄和端端吻合。在婴儿时期行一期手术后，一部分患者会出现再狭窄，此时常做的修复术是 Waldhausen 或锁骨下动脉片修补术，即结扎左锁骨下动脉，其近端开放，旋转后扩大缩窄区。在成人患者行缩窄部位切除后，切除部位出现动脉瘤尤其要引起重视。持续的高血压在缩窄手术后很常见，高血压的风险与未修复缩窄的持续时间是一致的。成人需定期随访血压，脉压差＞ 20mmHg 或更高（大量侧支减少）提示需要治疗。再狭窄可以通过手术或球囊支架来治疗。成人患者在行外科修复后死亡率增加与再狭窄或动脉瘤有关，也可能与术中因之前手术导致的瘢痕或广泛的侧支血管引起的大出血有关。为获得最佳的手术显露野需要肺隔离术及在右臂放置动脉导管。事实证明，血管内修复如球囊扩张 / 支架植入术对这些患者很有用。

框 16-5　成人主动脉缩窄的并发症
• 左心室衰竭
• 早发性冠状动脉粥样硬化
• 脑动脉瘤破裂
• 狭窄修复位置出现动脉瘤
• 二叶主动脉瓣的相关并发症
• 妊娠期高血压恶化

血压监测一般在右上肢，除非确定左上肢及下肢血压未被残余或复发的缩窄所影响。术后高血压也很常见，且需治疗数月。术后肠梗阻也很常见，故患者应该保持禁食约 2d。

（五）Eisenmenger 综合征

Eisenmenger 综合征是指临床上大量的左向右分流导致肺血管疾病形成，已被不少综述所研究。虽然在大量左向右分流疾病的早期，肺血管系统可反应良好，然而持续的损伤会使肺动脉器质性高压，且对肺血管扩张药无反应。最终，肺血管阻力（PVR）水平很高，以致出现从右向左的分流逆转。临床上，从右向左心内分流的发绀患者被认为存在有 Eisenmenger 生理学改变，即使他们的 PVR 可能还没有真正固定在高压水平。这是疾病发展到真正固定 PVR 前的中间阶段。肺血管反应性的程度可以在心导管实验室来测量，分别在室内空气、纯氧和纯氧混合 NO 的条件下测量肺血流量。

这些患者可以长期接受药物治疗，如静脉注射前列环素、口服磷酸二酯酶 5 抑制药 [如西地那非（revatio）]、口服内皮素受体拮抗药（如波生坦）、前列腺素，或可溶性鸟苷酸环化酶刺激药 [如利奥西呱（adempas）]。因为有肺部血栓形成的风险，患者可长期服用抗凝血药。

Eisenmenger 生理变化与成年时期的生存率相适应。晕厥、中心静脉压升高、动脉氧饱和度低于 85%，所有这些都与短期不良的结果有关。其他与死亡率相关的因素，包括晕厥、年龄、功能状态、室上性心律失常、右心房压升高、肾功能不全、严重右心室功能障碍和 21 三体综合征。大多数死亡是心脏性猝死。其他死亡原因包括心力衰竭、咯血、脑脓肿、血栓栓塞，以及妊娠及非心脏手术导致的并发症。这些患者可能面临重大围术期风险。框 16-6 总结了 Eisenmenger 综合征。器质性肺动脉高压合并心脏缺损的外科修复术有极高的死亡率。肺或心肺联合移植是另一种可选择的手术方式。

当 Eisenmenger 综合征的患者必须行非心脏手术时，如果时间允许，术前的心导管检查可以有助于确定肺血管对氧及 NO 的反应性。固定 PVR 使者不能快速适应围术期血流动力学变化。体循环的血管阻力变化决定了心内分流的变化。体循环的阻力减低，将伴随着右向左分流增加及体循环氧供减

框 16-6　　Eisenmenger 综合征的发现
• 查体：肺动脉第二音显著亢进，伴或不伴第二心音分裂、肺动脉瓣反流的舒张期杂音（Graham-Steell 杂音）、肺动脉收缩早期喷射音（咔嚓声）
• 胸部 X 线检查：外周肺动脉血管影变细，中心肺血管影显著增粗（截断征）
• 心电图：右心室肥大
• 运动耐量受损
• 劳力性呼吸困难
• 心悸（通常由心房颤动或心房扑动引起）
• 红细胞增多症或血液黏滞度增加导致的并发症
• 肺梗死、肺血管破裂或侧支血管破裂导致的咯血
• 反常肺栓塞导致的并发症
• 心排血量降低或心律失常导致的晕厥
• 心力衰竭（通常出现在终末期）

少。另外，体循环阻力的急剧下降还可降低左心室的充盈导致室间隔进一步左偏。全身性血管扩张药物，包括局部麻醉药都应谨慎使用，密切评估血管内容量是非常重要的。硬膜外镇痛已经成功地用于 Eisenmenger 综合征患者，但是局麻药必须缓慢给药且需密切观察患者的血压和氧饱和度。术后体位性低血压也会增加右向左分流的程度，这些患者应该缓慢改变体位。所有静脉管道必须保证无气泡。

根据定义，固定 PVR 意味着对药理学或生理学干预无反应，但如前所述，只有真正处于疾病末期的患者才有固定 PVR。因此临床医师仍然必须避免已知的会增加 PVR 的因素，包括寒冷、高碳酸血、酸中毒、缺氧和 α 受体激动药。尽管 α 受体激动药因能增加 PVR 需要避免使用，但是在由心内分流导致的肺血管疾病时，α 受体激动药的全身血管收缩作用占主导地位，可使全身血氧饱和度增加。

如果运用合理，神经阻滞也不失为一种有吸引力的替代全身麻醉的方法。

如果患者进行了全身麻醉，应考虑在重症监护室或中级监护室进行术后观察。因为这类患者围术期的风险增高，患者应该处于整夜观察中，尤其是当这些患者最近都没有进行手术或麻醉时，因此这些患者对手术和麻醉的反应是未知的。而日间手术则可用于在镇静或神经阻滞下进行简单小手术的患者。

尽管这类患者过去的围术期死亡率估计高达 30%，但从目前的一系列对成年时期非心脏手术后

死亡率的估计表明，非心脏手术和（或）因麻醉药导致的死亡风险比过去要低。

（六）Fontan 术生理学

Fontan 及同事证明了将体静脉血不通过心室泵功能而直接汇入肺循环的可能性，该手术命名为 Fontan 术。Fontan 术是先天性心脏病的一个里程碑式的发展，因为其为单心室患者建立了一系列"正常"的循环系统。而这一系列正常循环系统所付出的代价是被动肺血流的独特生理需求。Fontan 术发展到现在已经改良为连接心房 – 肺动脉（图 16-3）。成功 Fontan 循环建立需要体循环静脉到肺动脉通路通畅，肺血管没有解剖上的扭曲（如以前的 Blalock-Taussig 分流术造成了肺血管解剖上的扭曲）、PVR 低、心室功能好、无明显房室瓣

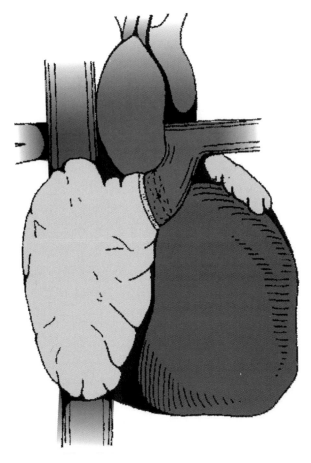

▲ 图 16-3　Fontan 手术的心房 – 肺功能改变

经许可转载，引自 Kreutzer G, Galindez E, Bono H, et al. An operation for the correction of tricuspid atresia. *J Thorac Cardiovasc Surg*. 1973;66:613.

反流。Fontan 通路由心房参与构成的效果不尽人意。因心房失去了其收缩功能，故对肺血流无辅助作用，且可能引发严重并发症。了解这些并发症及 Fontan 手术发展是管理这些具有挑战性的复杂先天性心脏病患者（只是减轻，并没有治愈）的关键。

1. 现代 Fontan 手术

心房 – 肺动脉连接被证明是一种低效的肺血流流动的方法。上下腔静脉血流相撞导致能量损失并在心房内形成湍流。当血液在扩大的心房里缓慢的旋转时，也就丧失了将血液向前推动到肺血管的能量。现代 Fontan 手术是全腔静脉肺动脉连接（图 16-4）。侧隧道 Fontan 术改善了肺血流量，只有心房外侧壁显露于中心静脉高压。心外 Fontan 术进一步改进成全腔静脉肺动脉连接。心外 Fontan 术大大减少了心房切开的次数，并有希望长期保持无房性心律失常的状态。现代 Fontan 术改善了患者的预后吗？目前已经发现了其心律失常发生率减少和总生存率的提高。心外 Fontan 术甚至优于外侧隧道 Fontan 术，但随访时间还较短。现在还没有确定是真正减少了长期并发症的发生，还是其发生延迟了。

2. 术前评估

Fontan 术后患者要面临各种各样的非心脏手术。Fontan 术后患者心排血量是降低的。即使患者心室功能良好、房室瓣反流微量，肺血管阻力也低，患者仍可出现低心排血量。而且，这些患者自我评估时大大高估了自己客观的运动耐量。这些都让麻醉医师在面对 Fontan 患者时会麻痹大意，认为这个患者的功能状态还不错。经胸超声检查作为术前筛查是必须要做的，除非手术实在太小。根据超声结果及有成人先天性心脏病处理经验的心脏科医师会诊后确定下一步检查。超声心动图显示心室功能正常时，对于 Fontan 循环患者，可在风险分层时列为"低风险"。

麻醉医师需对"失败 Fontan（failing Fontan）"这一术语引起足够重视。手术失败的原因各不相同，但其共同特点是心功能状态不佳。该类患者可能单一或合并出现难治性心律失常、肝功能不全、低氧血症或充血性心力衰竭。"失败 Fontan"患者需查找原因，并进行有效治疗。首先，需优先采用经皮扩张及支架置入技术，以治疗存在于 Fontan 通路上的任何阻塞。其次，采用起搏器恢复窦律。如果

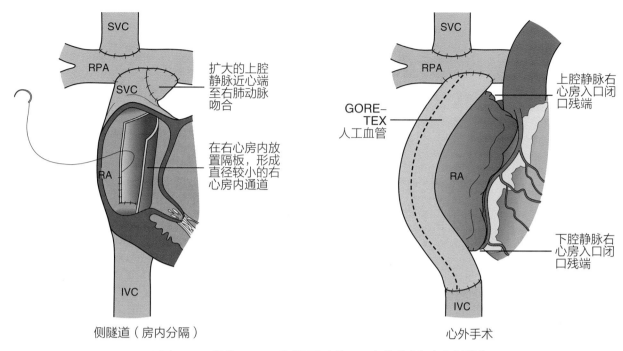

侧隧道（房内分隔）　　　　　　　　　　　　　　　心外手术

▲ 图 16-4　现代 Fontan 术式两种变体——心外手术和心房侧隧道

IVC. 下腔静脉；RA. 右心房；RPA. 右肺动脉；SVC. 上腔静脉 [经许可转载，引自 D'Udekem Y, Iyengar AJ, Cochrane AD, et al: The Fontan procedure: contemporary techniques have improved long-term outcomes. *Circulation*. 2007;116（11 Suppl）:I157.]

窦性节律未恢复且合并严重快速型心律失常，则需行 Fontan 转换手术。最后，部分患者可出现侧支血管。主肺动脉侧支可以引起单心室容量负荷进行性增加。Fontan 患者的功能状态各有不同，但最终会分成两种类型，第一类也是最常见的类型，是指这些患者的心功能达到 NYHA Ⅰ～Ⅱ级，但与那些年龄相同的双心室的患者相比，心肺功能储备明显降低。这些患者能耐受绝大部分外科手术，且相对风险可接受。第二种类型患者数量较少，由具有一个或多个具有"失败 Fontan"征象组成的患者。该类患者手术风险很大，且如需手术，必须有经验丰富的成人先天性心脏病医师参与会诊。就麻醉技术而言，该类患者的麻醉处理类似于获得性冠心病患者的麻醉处理。换言之，对于该类患者，既无完全正确的用药，也无所谓最好的麻醉技术。麻醉医师清晰、全面认识这类患者的病理生理是处理这类患者的关键。所以，关键不是用了什么药，而是如何用药。Fontan 病理生理及患者的处理原则见框 16-7。

3. 通气管理

为了尽量减小 PVR，应用少量的呼气末正压（PEEP）或持续气道正压（CPAP）通气来维持功能性残余容量，并应避免肺容量过大。当 PEEP 和

框 16-7　Fontan 患者的处理原则

- 维持前负荷至关重要，尽量避免无静脉输液情况下长时间禁食
- 在容量状态允许的情况下，可采用局麻和神经阻滞麻醉，不宜选用高平面椎管内麻醉，硬膜外麻醉优于作用迅速的腰麻
- 气道管理需避免高碳酸血和避免肺血管阻力增加
- 在强刺激操作前（如气管插管）应保持足够麻醉深度，儿茶酚胺大量释放会导致命性心动过速
- 虽然自主通气能够增加肺血流，但应权衡利弊使用；深麻醉下自主通气会导致高碳酸血，高碳酸血引起肺血管阻力增加会抵消自主通气的优势
- 制订出处理心动过速的计划
- 术前详细了解患者起搏器的安装情况，制订出避免电凝干扰起搏器的预案，这点对于起搏器依赖的患者尤为重要
- 如果预计有大量液体丢失，需进行中心静脉压和经食管超声心动图监测
- 建立恰当的术后镇痛方案，需要抗凝的 Fontan 患者，排除了放置硬膜外导管以行术后镇痛
- 围术期需经验丰富的先天性心脏病医师参与患者处理

CPAP 的压力不超过 $6cmH_2O$ 时，对心排血量的影响并不大。这类患者能保持自主呼吸是最佳选择，因其能够降低胸膜腔内压且能改善肺循环的前向血

流。应通过限制平均气道压（胸腔内）来优化心排血量，最大限度地降低吸气峰压、限制吸气时间、调低呼吸频率，并在使用较高潮气时应用合适的 PEEP 值以维持正常的通气（normocarbia）。术后早期气管拔管的好处（在手术室）被认为对这些患者特别有用。

（七）法洛四联症

法洛四联症的经典描述包括：①室间隔膜部巨大缺损；②主动脉骑跨；③肺动脉漏斗部狭窄；④右心室肥大，均起源于胚胎期主动脉近心端偏离于隔膜口。然而，还有一系列的更严重的缺损，包括肺动脉瓣狭窄、肺动脉瓣环狭窄，甚至更为严重的肺动脉瓣狭窄和发育不全。法洛五联症是指再加上房间隔缺损。随着遗传学的进步，1/3 或更多的四联症病例已经被认为有遗传学的异常，包括 21 三体、22q11 微缺失、NKX 2-5、JAG1、GATA4 基因等。法洛四联症是成年人中最常见的发绀性病变。未修复或未治疗的患者，约有 25% 活到青春期，之后死亡率每年增加 6.6%。只有 3% 的人活到 40 岁。不同于儿童，患有四联症的青少年和成人不会发生缺氧发作。法洛四联症手术修复后的目标是具有良好生活质量的长期生存。据报道，法洛四联症患者术后 32～36 年存活率为 85%～86%，主要症状是心律失常和运动耐力降低，主要发生在一期修复后 15～20 年里，发生率为 10%～15%（框 16-8）。

法洛四联症患者若不手术很难活到青春期或成年期。然而，外来移民或在儿童时期无法手术治疗的解剖变异的患者，可见法洛四联症。法洛四联症由于肺动脉狭窄导致右心室梗阻，肺血管阻力正常或更低。右向左分流取决于右心室流出道的梗阻程度，而不受肺血管阻力的影响。然而增加外周血管阻力的药物，可使分流变小。因为室间隔缺损很

框 16-8 法洛四联症患者手术后猝死的危险因素

- 手术时需要心室切开
- 手术时年龄较大
- 严重的左心室功能不全
- 术后右心室高压（残余流出道梗阻）
- 大量的肺动脉瓣反流
- QRS 间期延长

大，并且没有在儿童时期被修复，所以在成年时期体循环高血压会将压力负荷作用在两个心室，而不只是左心室。所以外周循环阻力增加减轻了右向左分流，减轻了发绀，但同时可能导致右心室或左右心室衰竭。心肌收缩力增强，增加了右心室漏斗部的动态梗阻，并加重了右向左分流。β 受体拮抗药通常用以降低心肌收缩力。历史悠久的麻醉药——氟烷，由于能够抑制心肌并维持体循环血管阻力，所以应用于法洛四联症的儿童，目前临床应用七氟烷，运用得当时，也无明显降低体循环血管阻力的不良影响。任何麻醉药物均可作为成人诱导药物，但须牢记应维持收缩压、避免血容量过低、不增加心肌收缩力的原则。

法洛四联症患者需要修补室间隔缺损，处理肺动脉狭窄。目前的手术方案是通过右心房修补室间隔缺损，以达到维持肺动脉瓣的完整和限制心室切开的作用，而年龄更大的患者可能需要通过右心室切开来进行修补。增大的右心室切口提高了心律失常和突发死亡的风险。右心室切开的成人患者心电图可能表现为右束支传导阻滞。然而，不同于其他成人常见的束支传导阻滞，其 His-Purkinje 系统仅在心室流出道即右心室切开部分受损。由于大多数 His-Purkinje 传导是完好的，其发展成完全性心脏传导阻滞的风险并没有增加。

有些患者伴有残余肺动脉反流，需要通过放置经肺动脉瓣环补片来修复肺动脉狭窄。孤立的轻度到中度肺动脉瓣反流患者通常耐受力比较好，但从长远来看，可能导致右心室功能不全，并有室性心动过速和猝死的风险。

年龄超过 30 岁的患者，通常在术毕数年后发生猝死或室性心动过速，需要治疗的概率高达 5.5%。这些心律失常的病灶通常位于手术区域的右心室流出道，可用心导管技术进行射频消融。猝死的预测指标，包括手术时年龄较大、严重的左心室功能不全、残余流出道梗阻或流出道梗阻复发导致术后右心室压力增高、大量的肺动脉瓣反流、QRS 间期延长（> 180ms）（框 16-8）。室性早搏和非持续性室性心动过速并不罕见，但似乎与猝死无关，因此很难选择合适的治疗方法。

大多数成年患者需要再次手术修复右心室流出道，或在肺动脉处插入或置换瓣膜。再次手术的其他原因，包括修补补片处的流出道动脉瘤、修补残

余的室间隔缺损或修复功能不全的三尖瓣。这些患者经常右心室舒张顺应性降低，需要高于正常值的中心静脉压。术后处理包括尽量减少 PVR 和维持中心静脉压。患者通常需要脱离 CPB 后进行强心和降低后负荷的治疗。

（八）大动脉转位（D– 转位）

大动脉转位术中的 D– 转位，是心室和动脉的错误连接。主动脉和冠状动脉起源于右侧心室，肺动脉起源于左心室。因此这两大循环是分离的。出生后生存需要在两大循环间进行血液交换，主要是通过卵圆孔和（或）肺动脉导管或室间隔缺损进行交换。1 岁内的死亡率接近 100%。D– 转位的所有成年患者均需要手术干预。老年患者需行心房修补（Muslard 或 Senning 矫正术），而在 20 世纪 80 年代中叶之后出生的儿童，修复术则采用大动脉调转术（Jatene 矫正术）。一些伴有中 – 大面积的室间隔缺损的 D– 转位患者也可通过 Rastelli 矫正术加以修复。

心房修复导致系统性右心室，这些患者的右心室功能会持续异常，右心室射血分数进行性下降至 40%。轻度三尖瓣反流很常见，但重度三尖瓣反流却提示已发生严重右心室功能不全。这些行手术的患者 10 年生存率可达到 85%～90%，但 20 年生存率低于 80%。超过 25 年，约有 50% 患者会发展为中度右心室功能不全，1/3 的患者会发展为严重的三尖瓣反流。尽管总会有功能异常，但认为越早手术越能最小限度地降低右心室功能不全的发生率。

第 17 章
胸主动脉
Thoracic Aorta

Prakash A. Patel   John G.T. Augoustides   Enrique J. Pantin   Albert T. Cheung   著

叶 治 译

要 点

- 胸主动脉疾病偶尔可以通过药物治疗与监测进行管理，而其他情况则需要手术干预。根据疾病进展，一些手术可择期进行，而另一些则需急诊手术。
- 主动脉手术较复杂，因此它需要为了特定的血流动力学、神经监测和脑 / 脊髓灌注的目标而制订麻醉方案。
- 胸主动脉瘤可压迫气管、左主支气管、右心室流出道、右肺动脉或者食管。
- 人工低温是在主动脉弓重建术中脑灌注暂时中断期间预防脑缺血最重要的治疗性干预。
- 早期发现和干预以提高脊髓灌注压对预防胸腹主动脉瘤修复后延迟性脊髓缺血是有效的。
- 胸主动脉或者降主动脉中严重的动脉粥样硬化性疾病或血栓是脑卒中的危险因素。
- Stanford A 型主动脉夹层累及升主动脉和主动脉弓，是一种外科急症。Stanford B 型主动脉夹层局限在降主动脉或腹主动脉，应尽可能进行药物干预。
- 当缺乏适当的术前影像学资料时，术中经食管超声心动图可以被用于诊断需要紧急手术的 A 型主动脉夹层或创伤性主动脉损伤。
- 术中经食管超声心动图和颈动脉超声成像，可有助于诊断主动脉瓣反流、心脏压塞、心肌缺血、脑灌注不良及并发 A 型主动脉夹层。
- 治疗胸主动脉疾病的新型血管腔内方法对择期及急诊主动脉手术均会产生重大影响。

胸主动脉疾病通常需要手术治疗（框 17-1）。急性主动脉夹层、主动脉瘤破裂、创伤性主动脉损伤是外科急症。亚急性主动脉夹层和主动脉瘤样扩张需要紧急的外科干预。稳定的胸部或胸腹主动脉瘤（TAAA）、主动脉狭窄或导致栓塞的动脉粥样硬化性疾病可以通过择期手术解决。由于公众意识增强、人口老龄化、早期诊断、影像学的多种进展及外科技术的进步（包括血管内支架置放术）等因素，胸主动脉手术量稳定地增长。专门研究胸主动脉疾病的医疗中心已经出现，从而改善疾病的治疗和患者的生存。这一进展造就了一组患者，他们因为长期的并发症，例如瓣膜或移植物衰变、吻合位点假性动脉瘤、心内膜炎和（或）原病变进展至残余主动脉而需要再次手术。

框 17-1　胸主动脉疾病手术治疗适应证
• 动脉瘤
• 先天的或后天的
- 马方综合征、Ehlers–Danlos 综合征
• 退行性的
- 主动脉中层囊性病变
- 主动脉瓣环扩张
- 动脉粥样硬化
• 创伤性的
- 钝性穿透性创伤
• 炎症性的
- 大动脉炎、Behcet 综合征、川崎病
• 微血管疾病（多动脉炎）
• 传染性的（霉菌性的）
- 细菌、真菌、螺旋体、病毒
• 机械性的
- 狭窄，与动静脉瘘相关
- 吻合口（动脉切开术后）
• 假性动脉瘤
• 主动脉夹层
- Stanford A 型
- Stanford B 型
• 壁内血肿
• 穿透性动脉粥样硬化溃疡
• 创伤性主动脉损伤
• 主动脉缩窄

引自 Kouchoukos NT, Dougenis D. Surgery of the aorta. *N Engl J Med*. 1997;336:1876–1878.

胸主动脉疾病的麻醉管理具有独特的注意事项，包括血流暂时中断，这常导致主要器官系统缺血。麻醉管理的关键部分包括维持器官灌注、缺血期间重要器官的保护，以及终末器官缺血的监测与管理。因此，警觉和熟练的麻醉医师对这些手术的总体成功有着重要贡献。由胸主动脉团队实施的器官保护程序，例如用于远端主动脉灌注的部分左心旁路术（PLHB）、心肺转流术（CPB）伴深低温停循环技术（DHCA）、选择性脑灌注、腰部脑脊液（CSF）引流，这些技术在其他的医学领域均不常规实施。

一、主动脉手术患者围术期护理的常规注意事项

接受胸主动脉手术的患者，在安全使用麻醉及围术期护理时的常见注意事项，在这一章节中有提到（框 17-2）。

框 17-2　胸主动脉手术患者的麻醉注意事项
麻醉前评估
• 手术的紧急性（急诊、紧急或择期）
• 疾病的病理和解剖范围
• 胸骨正中切开术、胸廓切开术及血管内方法的比较
• 纵隔肿物的影响
• 气道受压或偏移
既往存在或相关的疾病
• 主动脉瓣疾病
• 心脏压塞
• 冠状动脉狭窄
• 心肌病
• 脑血管疾病
• 肺部疾病
• 肾功能不全
• 食管疾病 [经食管超声心动图（TEE）禁忌证]
• 凝血病
• 既往主动脉手术
术前用药
• 华法林（Coumadin）
• 抗血小板治疗
• 降压治疗
麻醉管理
• 血流动力学监测
- 近端主动脉压
- 远端主动脉压
- 中心静脉压
- 肺动脉压和心排血量
- TEE
• 神经生理监测
- 脑电图
- 体感诱发电位
- 运动诱发电位
- 颈静脉血氧饱和度
- 腰部脑脊液压力
- 体温
• 开胸术中单肺通气
- 双腔支气管导管
- 支气管封堵器
• 潜在的出血
- 大孔径静脉通道
- 血液制品的可用性
- 抗纤溶治疗
• 抗生素预防治疗
术后护理注意事项及并发症
• 低体温
• 低血压
• 高血压
• 出血
• 脊髓缺血
• 脑卒中
• 肾功能不全
• 肺功能不全
• 膈神经损伤
• 膈肌功能障碍
• 喉返神经损伤
• 疼痛管理

（一）麻醉前评估

主动脉疾病的诊断是最重要的，因为它的严重程度及生理影响都会决定麻醉管理和手术方式。左颈动脉近端的主动脉疾病通常通过胸骨正中切开术来处理，而该点远端的主动脉疾病通常通过胸骨左侧切开术或胸腹部切口来处理。虽然主动脉疾病的诊断通常是在术前明确的，但有时确定诊断必须在进入手术室（OR）后，通过诊断性直接检查或通过随后的经食管超声心动图获得。在每一个病例中，与手术团队一起审查手术方案有利于进行周密的麻醉准备。直接审查足够的主动脉疾病诊断影像不仅验证了手术前诊断，还明确了手术适应证。麻醉医师可通过主动脉疾病的解剖细节预测潜在的围术期困难，包括可能出现的术后并发症。

（二）麻醉管理

手术过程必然伴有大量出血及循环衰竭的可能性。因此，准备好浓缩红细胞、凝血因子、大孔径的血管通路、有创血压监测和中心静脉置管是至关重要的。肺动脉导管有助于管理与 CPB、DHCA、PLHB 相关的心功能紊乱。术中 TEE 适用于胸主动脉手术（包括血管内介入），它能辅助血流动力学的监测、手术指导和内漏检测。选择左侧或右侧桡动脉置管进行动脉内血压监测是有原因的。右侧桡动脉血压的监测经常会检测到流入头臂动脉的衰减血流，因为主动脉横断钳闭术位置太靠近头臂动脉起点。右侧桡动脉血压监测在需要钳夹左锁骨下动脉时也不会影响手术监测。当通过右腋动脉进行选择性顺行性脑灌注（ACP）时，需要进行左侧桡动脉压监测，但如果外科医师使用直接头臂插管，则右侧桡动脉置管可能是 ACP 的首选。有时，可能需要监测双侧桡动脉血压。股动脉压监测可用于在 PLHB 术中评估主动脉远端灌注。

大孔径外周静脉穿刺置管可确保血管通路，用于快速的血容量扩充。可通过带有液体加温装置的静脉输液器进行快速输血。或者，可用大孔径中心静脉置管扩容。如果需要肺动脉导管（PAC），用于扩容的第二个导管鞘也可以放置在相同的中心静脉中。有超声引导的中心静脉置管速度和安全性均可提高，特别是在紧急情况下。尿道或鼻咽温度探头被用于监测外周和核心的绝对温度，以及在人工低温和随后复温中的变化率。直肠是用于监测外周体温的另一个位点，并且 PAC 也可提供核心温度监测。

全身麻醉诱导需要仔细的血流动力学监测，并预判到因麻醉药和气管插管而引起的变化。按需及时使用适当的血管活性药物。通常在麻醉诱导前需停止输注血管扩张药。因为依托咪酯不会减弱交感神经的反应性，而且对心肌收缩力没有直接影响，所以在血流动力学不稳定的情况下，它可能是首选。然后，滴定麻醉药（如芬太尼）及苯二氮䓬类药物（如咪达唑仑）等将提供全麻维持。在择期手术中，常规静脉注射镇静催眠药以进行麻醉诱导，随后麻醉药的滴定可减轻气管插管和皮肤切开引起的高血压反应。大多数情况下，至少在切皮前 30min 内完成抗生素治疗是最佳方案，以达到足够的组织杀菌水平。

全身麻醉的维持通常采用稳定的静脉和吸入麻醉技术，通过滴定非去极化类肌肉松弛药实现神经肌肉的阻滞。中度低温时应减少麻醉药用量，深低温时停用麻醉药。使用持续的脑电图（EEG）和（或）躯体感觉诱发电位（SSEP）监测，通过避免使用巴比妥类药物、异丙酚推注及吸入麻醉药的剂量 > 0.5 个最小肺泡有效浓度，可最大限度地减少麻醉对信号干扰。输注异丙酚、麻醉性镇痛药及神经肌肉阻滞药不会干扰 SSEP 监测。当麻醉技术为仅使用异丙酚和麻醉性镇痛药（如瑞芬太尼）的全静脉麻醉而无神经肌肉阻滞时，监测术中的运动诱发电位（MEP）可获得高质量信号。

潜在的大量出血和快速输血总是与胸主动脉手术相关的。因此，在大量红细胞输注期间，应谨慎使用新鲜冷冻血浆和血小板进行持续替代。标准实验室检测所致的时间延迟严重限制了相关数据在术中输注的指导。然而，黏弹性试验正越来越频繁地用于确定凝血需求。在这些手术中减少出血和输血的策略，包括术前及时停用抗凝血药、抗血小板药，抗纤溶治疗，术中采用回收血液、生物胶、活化凝血因子Ⅶ，并且避免围术期高血压。抗纤维蛋白溶解的赖氨酸类似物，ε- 氨基己酸或氨甲环酸，在伴或不伴 DHCA 的胸主动脉手术中是常用的血液保护剂。重组的活化因子Ⅶ是一种合成的药物，可加速凝血酶产生从而止血，对常规治疗无效的 CPB 术后顽固性非手术性出血，患者可考虑使用该方法。尽管已证明这种试剂对复杂的主动脉手术有效，但是出现动脉栓塞事件的可能性仍然存在，需要进一步试验来研究围术期的安全性。最后，在心脏手术中使用纤维蛋白原浓缩物治疗凝血病的研究仍在继续，最近的证据显示，纤维蛋白原浓缩物用于主要动脉术后凝血病的一线治疗时，可减少术中出血。

（三）术后护理

除了一些主动脉腔内手术，当患者要直接从 OR 被运送至重症监护病房（ICU）时，常在术后保留气管导管并维持镇静。从 OR 到 ICU 的持续护理应按照规范无缝衔接。在没有并发症的情况下，早期麻醉苏醒有利于早期评估神经功能。如果不允许早期苏醒，则应使用镇静和镇痛药。胸部 X 线片可以确认气管内导管和血管内导管的位置，以及诊断急性胸内病变。常见的早期并发症包括低体温、凝血病、谵妄、脑卒中、血流动力学不稳定、呼吸衰竭、代谢紊乱和肾衰竭。经常进行临床和实验室评估对管理这种动态的术后恢复至关重要，包括安全进行气管拔管。考虑到心脏手术后的高血糖症，血糖水平的管理应该标准化，最近的数据显示更加宽松的血糖控制（葡萄糖低于 180mg/dl）是可接受的且预后良好。术后抗生素预防治疗通常需持续 48h，以使手术感染风险降到最低。

二、胸主动脉瘤

胸主动脉瘤是一种永久性的胸主动脉局部扩张，直径至少增加 50% 且有三层动脉壁。胸主动脉的局部扩张小于正常的 150% 时，称为扩张。主动脉环扩张被定义为升主动脉、主动脉根部、主动脉瓣环的孤立性扩张。假性动脉瘤是主动脉的局部扩张，不具备血管壁的三层结构，而是由结缔组织和血凝块组成。假性动脉瘤是由主动脉包裹性破裂或内膜破裂、穿透性动脉粥样硬化，或既往主动脉假体血管移植物的缝合线部分裂开所致。

胸主动脉瘤很常见，并且是 65 岁以上人群第 15 位常见的死亡原因。这种疾病是致命的（框 17-3）但是具有惰性，因为它通常以 0.1cm/ 年的速度缓慢生长。其加速恶化最常见的原因是急性主动脉夹层。除了后天获得性危险因子（如高血

框 17-3　胸主动脉瘤的并发症

- 主动脉破裂
- 主动脉瓣反流
- 气管支气管和食管受压
- 右肺动脉或右心室流出道梗阻
- 附壁血栓引起的全身性栓塞

压、高胆固醇血症、吸烟）外，现有的证据表明遗传因素也具有很强的影响。动脉瘤的位置和大小决定了手术策略和相关的围术期并发症。主动脉根部和（或）升主动脉的动脉瘤通常与二叶式主动脉瓣相关。主动脉瓣环、主动脉根部、升主动脉的扩张将主动脉瓣的瓣叶拉开，引起主动脉瓣中心反流（AR）。动脉瘤累及主动脉弓时需要暂时中断脑血流以完成手术修复。血管内支架修复术是治疗局限于降主动脉动脉瘤的一种既定治疗方法，升主动脉支架已被用于在开放手术中具有高风险的特定患者。降主动脉瘤的修复需要牺牲多节肋间动脉分支，这会损害脊髓灌注，并显著增加了脊髓缺血所致的术后截瘫风险。

胸主动脉瘤大多无症状的且经常是被偶然发现的。胸主动脉瘤的常见症状包括由动脉瘤夹层、破裂或骨侵蚀引起的胸部和背部疼痛。胸廓内巨大的胸主动脉瘤的"肿块效应"可以压迫局部结构，从而导致声音嘶哑（喉返神经）、呼吸困难（气管、主支气管、肺动脉）、中心静脉高压（上腔静脉压迫综合征）和（或）吞咽困难（食管）。胸主动脉瘤破裂是一种外科急症，并且通常伴或不伴有低血压的剧烈疼痛。升主动脉瘤破裂可能引起心脏压塞，但降主动脉破裂可能引起血胸、主动脉支气管瘘或主动脉食管瘘。

（一）胸主动脉瘤外科手术注意事项

手术修复的目的是用一个管状移植物替换主动脉瘤以阻止进一步出现动脉瘤并发症。对于胸主动脉瘤的切除术，适应证为有症状的动脉瘤而无论其大小，有破裂迹象，升主动脉瘤直径＞ 5.5cm，或者降主动脉瘤的直径＞ 7.0cm。出现症状通常预示动脉瘤破裂或夹层的发生，应该被视为急诊手术的适应证。约 5% 的患者会出现症状。不幸的是，其余 95% 的患者首发症状往往是死亡。此外，那些

接受开放主动脉瓣手术及主动脉根部或升主动脉直径 > 4.5cm 的患者，应该考虑同时进行主动脉置换（Ⅰ级推荐，B 级证据）。

在技术上可行的情况下，降主动脉有动脉瘤的患者应该考虑胸主动脉腔内修复术（TEVAR）。升主动脉和主动脉弓的动脉瘤可行胸骨正中切开术。在标准的 CPB 下通过在升主动脉远端或主动脉弓近端插管，并在主动脉导管和动脉瘤之间应用主动脉横断钳闭术，可修复局限于主动脉根部和升主动脉、未延伸至主动脉弓的动脉瘤。累及主动脉弓的动脉瘤需要 CPB 伴脑灌注暂时中断（DHCA）。这种情况下的神经保护策略包括深低温、选择性 ACP 和逆行脑灌注（RCP）。降主动脉的动脉瘤需切开胸部侧面以开放手术入路。动脉瘤切除需要行主动脉横断钳闭术伴或不伴远端主动脉灌注。

（二）升主动脉和主动脉弓动脉瘤的外科修复

外科修复的类型取决于主动脉瓣功能以及动脉瘤的位置和大小。围术期 TEE 可以评估主动脉瓣的结构和功能并以此指导外科干预（再植术、修复、替换）并评估其效果。此外，TEE 可以评估主动脉根、升主动脉和主动脉弓的直径以指导干预。与升主动脉动脉瘤相关的主动脉瓣疾病中最常见的是二叶式主动脉瓣或主动脉根部扩张引起的 AR（图 17-1）。如主动脉瓣及主动脉根部正常，可用单纯管状移植物置换升主动脉。如果主动脉瓣是病变的但是 Valsalva 窦（主动脉窦）是正常的，运用主动脉瓣置换术联合升主动脉管状移植物，无须重新植入冠状动脉。如果病变同时累及主动脉瓣和主动脉根，患者需要主动脉根部置换及主动脉瓣介入治疗。如果技术上可行，可以再植主动脉瓣，包括主动脉根部移植物重建及冠状动脉再植入。如果不可行，则适合采用带主动脉瓣人工血管进行主动脉根部置换（Bentall 手术）。主动脉根部置换需要冠状动脉再植入术或主动脉冠状动脉旁路移植术（Cabrol 技术）。

（三）升主动脉瘤及弓部主动脉瘤的麻醉管理

在这种情况下，进行全身麻醉需要特别的注意。影像学检查应关注瘤体对纵隔结构，如右肺动脉及左主支气管的压迫情况。预防高血压的发生可以增加 AR 的前向血流量，并最大限度地降低动脉

瘤破裂的风险。对左侧或右侧桡动脉置管的选择取决于外科医师对主动脉弓的修复方式。若计划对右侧腋动脉、锁骨下动脉或头臂动脉进行动脉置管，进行 CPB 或 ACP 等操作通常需要双侧桡动脉置管用于同时监测脑灌注压和全身灌注压。鼻咽温度、鼓膜温度和膀胱温度监测对于评估 DHCA 下的大脑和核心体温非常重要。对颈静脉球部血氧饱和度和脑电图的监测可以反映脑代谢活动，并指导 DHCA 的进行。术中 TEE 对指导和评估外科干预至关重要。对于患有 AR 的患者，TEE 可以通过引导诸如逆行性心脏停搏液灌注导管（冠状窦）的置入，并通过监测左心室（LV）容积，确保左心室引流管位置正确，维持心室塌陷状态，从而有助于 CPB 的进行。术中 TEE 的运用在胸主动脉手术，包括介入治疗中是合理的，它有助于血流动力学的监测、步骤指导和内漏检测。

（四）暂时性脑血流阻断下的神经保护策略

当进行主动脉弓重建时，在脑缺血期间发生卒中的风险很大。一方面是由于主动脉弓修复过程中脑血流灌注不足或暂时性的循环停止而引起的脑缺血。另一方面是由于继发于 CPB 或动脉粥样硬化的栓塞引起脑缺血。动脉栓塞的原因包括空气从打开的心腔、血管套管或动脉吻合口进入循环。动脉粥样硬化的斑块碎片可能在主动脉夹闭或开放、升主动脉和主动脉弓的吻合、严重钙化和病变心脏瓣膜的切除过程中脱落。CPB 可能导致血小板和脂肪微粒聚集。从 CPB 中主动脉套管内流出的高速湍流血液也可能使主动脉内的动脉粥样硬化斑块脱落。由于 CPB 需进行股动脉置管，逆行性血流经过病变的降主动脉也可引起逆行性脑栓塞。基于这些原因，在胸主动脉手术中提供神经保护策略是至关重要的（框 17-4），并且用于保护和监测脑功能的方法也存在巨大差异。

框 17-4　主动脉弓重建术中的脑保护策略

- 全身性深低温
- 局部脑组织降温
- 逆行性脑灌注
- 选择性顺行脑灌注
- 复温过程中对脑部温度过高的预防

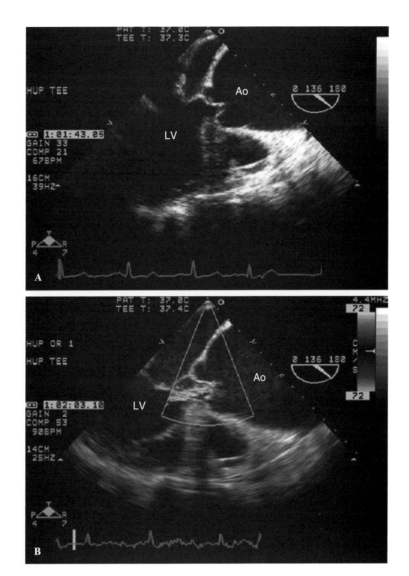

▲ 图 17-1　经食管超声心动图食管中段长轴图像显示主动脉根部和升主动脉动脉瘤样扩张（A）；多普勒彩色血流成像
（B）显示主动脉瘤引起的主动脉瓣尖向外栓系引起的重度主动脉瓣关闭不全（彩图见书末）
Ao. 主动脉；LV. 左心室

深低温循环停止技术

大脑在循环停止后的数分钟内极易受到缺血损伤，主要是由于大脑代谢率高、对代谢底物有持续需求，以及高能磷酸化合物的储量有限等。深低温作为一种神经保护策略，其生理学基础是降低脑代谢率及氧耗，从而增加大脑对循环停止的耐受时间。现有证据表明，应用 alpha-stat 稳态血气管理的人工低体温策略可以维持脑血流量的自身调节，从而不会影响患者的临床转归。在 14℃下，接受 RCP 的 DHCA 成年人中，直接测量其大脑代谢产物和脑干电活动，结果表明仅在 18～20min 后就会

发生脑缺血。尽管有此发现，但大量针对人工低体温的实验证据和临床证据均表明，这是预防循环停止后神经损伤最重要的干预措施。

尽管在需要循环停止的手术中低温治疗已经被证明是有效的，但是对于施行人工低温的最佳方案仍没有统一的意见。在主动脉弓手术的围术期管理中，我们必须首要关注脑保护策略以预防卒中并改善认知功能。虽然 DHCA 的平均鼻咽温度可能在 18℃左右，但 DHCA 的最佳温度尚未确定。选择 DHCA 理想温度时面临的一个挑战是无法直接测量大脑温度。在基于 EEG 的方法中，虽然出现脑

电静息鼻咽温度的中位数为 18℃，但是有 99.5% 的病例在鼻咽温度为 12.5℃或经 CPB 冷却至少 50min 后才出现脑电静息。

DHCA 延长了 CPB 的持续时间，从而增加了凝血病和栓塞的风险。复温过程可增加脑代谢率，并加重脑缺血再灌注引起的神经元损伤。因此，维持热交换器的温度梯度不宜超过 10℃，以实现逐步复温，避免出现脑部温度过高（鼻咽温度 > 37.5℃），这是非常重要的。

（五）逆行性脑灌注（RCP）

虽然临床研究认为应将直接 DHCA 的持续时间限制在 45min 以内，以避免显著增加的卒中和死亡风险，但是在神经保护策略中辅助灌注技术的应用已使外科医师能够安全操作更长时间。同样的，这些辅助灌注技术也增加了中度低体温治疗（20.1～28.0℃）的运用。RCP 是一种脑灌注技术，通过 CPB 将 8～14℃的冷含氧血通过留置管注入上腔静脉中。维持颈内静脉压在 25mmHg 以下，以预防脑水肿的发生。通过颈内静脉导管入口在上腔静脉灌流导管近端测量颈内静脉压力，并在耳水平处归零。将患者采用 Trendlenburg 体位置于 10° 平面上，以降低大脑空气栓塞的风险，并防止在开放主动脉弓时将空气引入脑循环内。RCP 流量一般可以达到 200～600ml/min。RCP 潜在优点包括供应部分脑代谢底物、冲洗脑部栓子及维持脑低温。

1. 选择性顺行脑灌注（ACP）

在持续时间超过 45min 以上的主动脉弓修复术中，应该考虑选择性 ACP。与单独的 DHCA 相比，DHCA 联合选择性 ACP 在降低死亡率方面更有优势。ACP 通常在 DHCA 期间通过对右腋动脉、右锁骨下动脉、头臂动脉或左颈总动脉的选择性置管后进行。在横向主动脉弓重建术中，可以在打开主动脉弓后将单个灌注套管置入主动脉分支血管的开口端来进行 ACP。在将主动脉弓分支血管与血管移植物重新吻合后，可以通过血管移植物臂或直接在血管移植物中置管来进行 ACP。血管吻合术期间，当头臂动脉或左颈总动脉的顺行灌注中断时，Willis 环可以提供对侧脑灌注。10～14℃的含氧血液以250～1000ml/min 的流速进行 ACP 时，脑灌注压通常可以达到 50～80mmHg。

通过右腋动脉置管进行单侧 ACP 是成人主动脉修复的主流技术。进行该技术的前提是假定 Willis 环有足够的代偿能力。然而，Willis 环的解剖学完整性并不能保证在主动脉弓修复过程中充分的大脑交叉灌注。因此，仍然需要以诸如脑氧饱和度、颈动脉扫描和经颅多普勒等方式，来监测行单侧 ACP 时对侧大脑半球的情况。

2. 深低温循环停止技术下的药物神经保护策略

在胸主动脉手术中，目前没有被证实药物治疗方案能够有效地降低神经损伤的风险或严重程度。在主动脉弓手术中被报道使用的药物包括硫喷妥钠、异丙酚、类固醇、硫酸镁和利多卡因。此外，在主动脉弓修复术中这些药物的使用存在巨大差异。总的来说，现有的证据表明，在低灌注引起的脑缺血中，药物的神经保护作用应该被认为是一种辅助性的神经保护策略，而不是低温保护的替代品。

（六）胸降主动脉及腹主动脉瘤

胸降主动脉及腹主动脉瘤的外科治疗方法是用人工血管移植物替代含有瘤体的主动脉。手术入路为胸廓外侧或胸腹联合切口。尽管近年来医学正在进步，但是外科手术的挑战仍然存在，因为典型的患者多为有严重并发症的老年人。此外由于术中常并发血栓栓塞、侧支血管网丢失、暂时性的血流中断及再灌注损伤，因此术后脊髓、肠系膜、肾脏和下肢缺血的风险很大。此外，由于横膈膜分离与手术切口较大，还有术中膈神经及喉返神经损伤，术后发生切口裂开或呼吸衰竭的风险仍然很大。因此，TAAA 修复术仍然是高风险的。

胸腹主动脉瘤通常是依据 Crawford 分级（图 17-2）来定义的。Ⅰ型 TAAA 始于左锁骨下动脉，于横膈膜下方终止，但在肾动脉之上。Ⅱ型 TAAA 累及整个胸降主动脉，并终止于横膈膜下的主动脉分叉处。Ⅲ型 TAAA 始于降主动脉的下半段，终止于横膈膜下的主动脉分叉处。Ⅲ型 TAAA 累及整个腹主动脉。若Ⅰ型或Ⅱ型 TAAA 累及主动脉弓远端，则其手术置换通常需要在 DHCA 下进行近端吻合。Crawford 分级除了对手术风险进行分级外，还可对围术期管理进行指导。开放性 TAAA 修复术一般是通过主动脉横断钳闭术来完成，可以使用或不使用分流器、PLHB 或部分 CPB。使用分流器、PLHB 或部分 CPB 的目的是在行主动脉横断钳

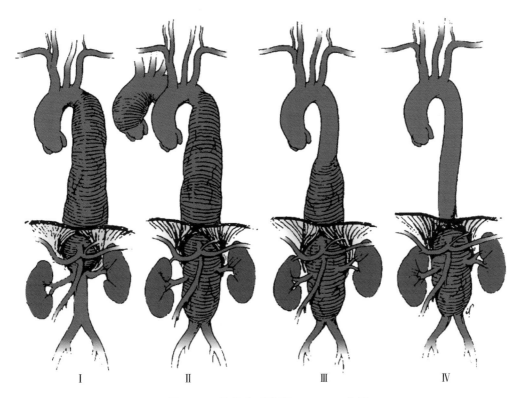

▲ 图 17-2　胸腹主动脉瘤 Crawford 分级

引自 Coselli JS, Bozinovski J, LeMaire SJ.Open surgical repair of 2286 thoracoabdominal aortic aneurysms.*Ann Thorac Surg*. 2007；83（2）：S862–S864.

闭术时提供远端灌注。

1. 单纯主动脉横断钳闭术

这种由 Crawford 开创的技术最大的缺点是主动脉阻断后随之而来的重要脏器的缺血。因此，外科手术速度对于实现缺血时间＜ 30min，从而避免重要脏器功能受损来说至关重要。其缺点还包括近端主动脉高压、出血和再灌注期间血流动力学紊乱。尽管有麻醉干预，这种近端主动脉高压仍可能引起左心室缺血。术中红细胞回收可将失血量降至最低。可以通过纠正代谢性酸中毒、快速扩张血容量、血管升压药治疗和（或）逐渐松开钳闭夹来最大限度地减少再灌注期间的血流动力学紊乱。轻度全身性低温疗法和选择性脊髓冷却可防止与该技术相关的局部缺血。尽管存在生理影响，但该技术仍然很受欢迎，因为它简单易行，并已被证明具有临床效果（框 17-5）。

2. Gott 分流术

被动分流可在主动脉横断钳闭术中将血液从近端主动脉转移到远端主动脉，以进行胸主动脉修

框 17-5　远端灌注技术的优缺点

潜在优点
- 控制近端高血压
- 降低左心室后负荷
- 减少主动脉阻断和开放时的血流动力学紊乱
- 减少肠系膜的缺血时间
- 降低由脊髓缺血引发的截瘫风险
- 通过热交换器控制体温
- 快速扩张血容量
- 通过体外氧合设备对血液进行氧合
- 选择性灌注肠系膜器官或主动脉分支血管
- 维持下肢躯体感觉诱发电位和运动诱发电位，以用于神经生理监测

潜在缺点
- 需要更高水平的全身性抗凝
- 增加置管部位血管损伤风险
- 增加血栓栓塞事件的风险
- 需要灌注团队
- 需要监测和控制全身上下大动脉的压力及流量
- 增加技术操作的复杂性

复。其中一种特殊类型是运用具有肝素涂层分流器的 Gott 分流术。通过分流器从近端主动脉到远端主动脉的血流量取决于近端主动脉压力、分流器的长度和直径，以及远端主动脉压力。监测股动脉压有助于评估远端主动脉的灌注和分流。Gott 分流术的优点是简单、廉价且仅需部分抗凝。其缺点包括血管损伤、分流器脱出、出血及动脉硬化栓塞。

3. 部分左心转流

在 TAAA 修复术中，我们可以通过 PLHB 技术实现对主动脉近端和远端血流灌注的控制。这项技术需要在左心房置管，一般是选择左肺静脉。从左心房流出的含氧血经 CPB 回路从动脉置管处流入远端主动脉或主动脉主干。CPB 回路可包括热交换器、膜肺式氧合器和（或）静脉贮血器。在没有氧合器的情况下，肝素涂层回路对 PLHB 肝素化程度最小。具有膜肺式氧合器和热交换器的 CPB 回路要求 ACT 大于 400s 的全身性抗凝。在 PLHB 期间，近端平均动脉压（MAP，桡动脉）一般维持在 80～90mmHg 范围内。通过股动脉导管监测以控制血液流速在 1.5～2.5L/min 范围内，主动脉远端平均动脉压维持在 60～70mmHg 范围内。在 PLHB 期间通过逐渐推进主动脉横断钳闭术以实现主动脉的间断重建，同时可以减少终末器官缺血。PLHB 的优点包括可以控制主动脉压力及体温，提供可靠的远端主动脉灌注及重要分支血管的选择性顺行灌注。其缺点是价格昂贵、操作复杂及需要全身性抗凝（框 17-6）。另一种部分 CPB 技术是在有氧合器或无氧合器的情况下，通过股静脉对股动脉进行灌注。这种技术无须心脏或主动脉置管即可实现远端灌注。但是，它不能提供在 PLHB 下所能实现的控制手段。

4. 深低温循环停止下的心肺转流术

当 TAAA 累及远端主动脉弓时，除了要求充分的夹闭之外，还需要使用深低温循环停止下的心肺转流术才能实现远端吻合。该技术对于胸腹主动脉重建术来说具有可接受的围术期转归，因为它可以保护脊髓和肠系膜器官免受缺血损伤。若计划通过深低温循环停止下的心肺转流术由左胸外侧切口进行 TAAA 修复，则术中 TEE 应被用于主动脉瓣反流的监测，以便在人工低温期间可通过插入引流管处理心脏停搏引起的左心室扩张。DHCA 下 CPB 的缺点包括 DHCA 的安全期有限，主动脉逆行灌注

表 17-6　降低胸主动脉或胸腹主动脉术后的截瘫风险
尽量减少主动脉横断钳闭术的时间
• 远端主动脉灌注
• 被动转流（Gott）
• 部分左心转流
• 部分 CPB
人工低温
• 轻到中度的全身性低温疗法（32～35℃）
• 深低温循环停止技术（14～18℃）
• 选择性脊髓冷却（硬膜外冷却，25℃）
增加脊髓灌注压
• 重要肋间及节段性动脉分支的再植
• 腰椎脑脊液（CSF）引流（CSF 压力≤ 10mmHg）
• 升高动脉压（平均动脉压≥ 85mmHg）
术中监测下肢神经生理功能
• 体感诱发电位
• 运动诱发电位
术后神经功能评估用于迟发性截瘫的早期发现
• 一系列的神经系统检查
具有神经保护作用的药物
• 糖皮质激素
• 巴比妥类或中枢神经系统抑制药
• 硫酸镁
• 甘露醇
• 纳洛酮
• 利多卡因
• 鞘内注射罂粟碱

可导致卒中风险增加，另外会延长 CPB 持续时间并增加出血风险。对于累及远端主动脉弓的 TAAA，可以进行二期象鼻手术以代替深低温循环停止下的心肺转流术。在二期象鼻手术中，首先通过胸骨正中切口进行横向主动脉弓移植，剩下一小部分移植物移植到降主动脉中。修复的第二阶段是通过左胸外侧切口将横向弓形移植物的远端与降主动脉移植物的近端相吻合。这种二期修复避免了通过病变降主动脉进行 CPB 逆行灌注的需要，降低了位于主动脉弓远端附近的喉返神经、食管和肺动脉损伤的风险。

5. 胸主动脉瘤血管内支架移植修复

血管内支架是由一根金属丝支架加固的管状移植物，该金属丝支架在导管内折叠，以便在主动脉腔内输送和展开。胸主动脉腔内修复术（TEVAR）的原理是展开的支架移植物跨越病变的主动脉，以防止血流进入动脉瘤腔内。TEVAR 在管状移植物的每个末端都需要一个锚定区。

目前血管内 TAAA 修复主要有两种选择，即单纯型 TEVAR 和混合型 TEVAR。单纯型 TAAA 修复需要定制支架以保留主要主动脉分支的开口或侧支。在混合型 TAAA 修复中，无开口血管内移植物的锚定区是在主动脉去分支过程中形成的，如肾和肠系膜动脉与髂动脉吻合。该方法已被用于患有主动脉弓动脉瘤的高危患者的主动脉弓重建术中。此外，TEVAR 最近也被应用于近端动脉瘤（如部分升主动脉瘤）的治疗。

（七）胸腹主动脉瘤修复术的麻醉管理

接受 TAAA 修复患者在麻醉管理上，通常需要在左开胸手术的情况下，选择右肺通气并采取干预措施，以预防脊髓缺血。一般首选右侧桡动脉进行有创血压监测，尤其是在主动脉修复过程中需要钳夹左锁骨下动脉或将左侧肱动脉作为血管入路的情况下。当计划使用 PLHB 或被动分流进行远端主动脉灌注时，需要监测股动脉压。PAC 的血流动力学监测通常有助于前文已讨论过的特殊灌注技术的管理。为了避免肾功能下降和脊髓灌注减少，麻醉方案需要考虑对体感诱发电位（SSEP）和运动诱发电位（MEP）或两者同时进行监测。最后，麻醉方案还需要考虑术后镇痛策略。

肺隔离技术

在 TAAA 修复过程中，右肺选择性通气伴左肺萎陷，可扩大手术野，从而保护右肺并避免左肺出血。使用双腔支气管导管（DLT）或支气管阻塞导管对左主支气管进行插管时可以实现左肺萎陷。常规的纤维支气管镜引导可保证这两种方法的有效性。左主支气管长度的增加有助于左侧 DLT 的放置，并可在术中加以固定。此外，还可通过下列装置之一阻塞支气管，即 Arndt 支气管阻塞导管、Cohen 支气管阻塞导管或 Univent 导管。在纤维支气管镜下通过导丝引导支气管阻塞导管，可将气囊导管头端精确引导并定位在左主支气管中。左侧 DLT 的优点，包括可进行左肺选择性持续气道正压通气。它的缺点包括会增加放置在困难气道中的难度，以及当支气管解剖结构发生变异时易造成支气管损伤。支气管阻塞导管的主要优点是与现有的标准 8.0mm 气管导管相匹配。这对于紧急情况或困难气道是有利的。支气管阻塞导管的缺点，包括增加手术过程中左肺萎陷和移位的时间。大多数患者术后需要暂时性的机械通气，通常是通过单腔气管内导管进行。ICU 工作人员一般不习惯于处理那些存在导管易位、气道阻塞或气道分泌物过多等风险的 DLT 患者。若合并气道水肿，则更换气管内导管时可能具有挑战性。在喉镜直视下更换气管内导管会更加安全。

（八）胸腹主动脉瘤修复后截瘫

截瘫是 TAAA 修复后的一种严重并发症。TAAA 修复期间远端主动脉灌注的暂时中断和脊髓节段性动脉的损伤是发生脊髓缺血和术后截瘫的核心病理机制。除此之外还有许多因素。TAAA 修复后缺血脊髓的水平通常是胸中段且伴有较高的围术期死亡率。对于此类 TAAA 修复后的严重并发症，这里有一些预防性的治疗策略（框 17-6）。

脊髓的血供为 TAAA 修复后截瘫的临床特征提供了部分解释。脊髓前动脉供应脊髓的前 2/3，而脊髓后动脉供应后 1/3。来自各椎动脉的分支连接形成沿脊髓前表面中线下降的脊髓前动脉。脊髓前动脉有时是不连续的且在不同程度上接受起源于颈升动脉、颈深动脉、肋间动脉、腰动脉和骶动脉的脊髓根动脉血供。脊髓后动脉也来源于椎动脉，并接受后方脊髓根动脉侧支的血供。末端脊髓接受起源于髂内动脉和骶动脉网的脊髓根动脉的血供。胸腰段脊髓通常具有丰富的血供，临床上易受到严重缺血的影响。在这个分水岭区段，主要的血供源于大的脊髓根动脉（75% 的患者为 $T_9 \sim T_{12}$ 肋间动脉，15% 的患者为 $T_8 \sim L_3$ 肋间动脉，10% 患者为 $L_1 \sim L_2$ 肋间动脉）。这条重要的动脉被称为大根动脉或 Adamkiewicz 动脉。脊髓前动脉区域的缺血可引起运动神经麻痹，同时保留本体感觉。然而临床实践表明，TAAA 修复术后的脊髓缺血是可变的、不对称的，并且会分别或同时影响运动和感觉功能。

截瘫的定义是下肢运动无力，肌肉力量无法对抗重力。轻度截瘫被定义为下肢无力但肌肉力量至少可以抵抗重力。即发性脊髓缺血定义为在麻醉后 24h 内出现的下肢无力。迟发性脊髓缺血定义为虽有下肢无力，但麻醉苏醒后术后神经系统检查正常，其比例占术后截瘫患者的 37%。这种迟发性脊髓缺血在 TAAA 修复后数天、数周甚至数月都可能出现。即发性截瘫可能是术中脊髓缺血的结果，导致脊髓在手术期间就发生梗死。与迟发性截瘫不同，没有一致性的证据证明在即发性截瘫患者中的干预能使患者恢复。其缺乏治疗反应说明可能已经发生了不可逆的脊髓损伤。因此，预防即发性截瘫的措施是术中脊髓保护（框 17-7）。术中脊髓监测的目的是发现脊髓缺血从而立即干预以改善脊髓灌注。保证远端主动脉灌注可在主动脉横断钳闭术期间维持脊髓功能，并提高在手术期间使用 SSEP 或 MEP 进行脊髓完整性监测的能力。

迟发性截瘫表明，尽管术中保护了脊髓，但在术后仍然容易发生局部缺血。尽管目前尚不完全明确这种综合征的病因，但低血压往往是先兆症状。减少迟发性截瘫的措施，包括预防围术期低血压、麻醉后早期苏醒以便进行连续的神经系统评估，以及腰穿脑脊液引流（框 17-8）。考虑到 TAAA 修复后永久性截瘫这一灾难性后遗症，所有适时治疗迟发性截瘫的尝试都是合理的。

1. 腰部脑脊液引流

强烈推荐腰部脑脊液（CSF）引流用于 TAAA 修复后的脊髓保护。其生理学原理是，降低 CSF 压力可改善脊髓灌注压（SCPP），也可以抵消因主动

框 17-7 降低术中脊髓缺血风险的技术

- 轻度全身低温疗法
- 腰穿脑脊液引流
- 选择性脊髓低温
- 保证主动脉远端灌注
- 缩短缺血时间
- 节段性主动脉重建
- 保护肋间动脉
- 药物性神经保护
- 术中运动诱发电位 / 体感诱发电位监测
- 升高动脉压

框 17-8 迟发性脊髓缺血的预防和治疗

- 维持平均动脉压≥ 85mmHg
- 对出现下肢无力或感觉丧失的患者进行连续性神经学评估
- 立即治疗以增加脊髓灌注压
- 升压治疗以增加动脉压
- 腰穿脑脊液引流
- 预防低血压

脉阻断、再灌注、中心静脉压升高和（或）脊髓水肿引起的 CSF 压力升高。腰部脑脊液引流是通过在 L₃~L₄ 椎间隙插入带有 14 号 Tuohy 针的硅胶脑室引流导管来进行的。将导管置入蛛网膜下腔，并在大约 15cm 处牢固地固定在皮肤上，以防止在患者进行抗凝治疗时发生导管移动。导管的开口端连接到无菌容器，当腰部 CSF 压力超过 10mmHg 时，CSF 排出。腰部 CSF 压力是通过压力传感器（以大脑中线为零点）进行测量的。目前，创伤性腰椎穿刺或血性脑脊液引流的最佳管理策略尚未确定。在术前或术中置入腰部 CSF 引流导管，术后 24h 内持续引流，随后可以将引流管夹闭并留置 24h。在神经系统检查正常且凝血功能正常后，方可将其取出。

腰部 CSF 引流的潜在并发症，包括椎管内血肿、导管断裂、脑膜炎、颅内低压和脊髓性头痛。腰穿引流术后的椎管内血肿仍是随后接受 CPB 全身抗凝治疗的患者的重要风险。尽管存在这种风险，但该技术的整体安全性已在多个案例中得到了确认。降低椎管内血肿的措施，包括确保插入和拔出 CSF 导管时患者的凝血功能正常，以及在插入导管后和 CPB 肝素化之间相隔数小时。在两项大型队列研究中确定的胸主动脉修复术中与 CSF 引流相关的并发症发生率约为 1%，其中不包含脊髓血肿。CSF 引流过多是颅内低压和随后的硬膜下血肿的主要危险因素，提示 CSF 引流的方案有一定局限性。常规操作是，当腰部 CSF 压力超过 10mmHg 时，只能使用闭式引流排出 CSF。脑膜炎的特征是高热、精神改变和脑脊液中细胞增多，通常含细菌。小心地拔除导管可使导管断裂的风险降到最低。

2. 升高动脉压

通过升高动脉压来优化脊髓灌注压从而进行脊髓保护的策略已经得到了认可。动脉加压术和脑脊液引流术预防和处理术后脊髓缺血的原理与优化脊髓灌注压有关。在低血压的情况下，TAAA 修复术后的脊髓缺血更可能发生，这是因为肋间动脉损伤等因素导致脊髓动脉侧支网络减少。维持脊髓灌注压的外科技术，包括选择性术中脊髓灌注和使用介入移植重建肋间动脉血运。脊髓灌注压可用平均动脉压减去腰部脑脊液压来估算。通常，在 TAAA 修复术后，脊髓灌注压应保持在 70mmHg 以上，也就是说，平均动脉压为 80~100mmHg。

3. 术中神经生理学监测

建议将脊髓的神经生理监测 [SSEP 和（或）MEP] 作为诊断脊髓缺血的措施，以允许在术中立即进行神经保护性干预，如肋间动脉移植、相对性高动脉压和 CSF 引流。这种处理措施可以防止术后即发性截瘫。SSEP 监测是通过对周围神经施加电刺激并记录在周围神经、脊髓、脑干、丘脑和大脑皮质水平产生的诱发电位来进行的。由于 SSEP 只能监测脊髓后部完整性，因此更提倡使用 MEP，因为 MEP 可以监测 TAAA 修复术期间常处于危险中的脊髓前部。MEP 监测是通过对头皮施加成对的刺激并记录在胫前肌中产生的诱发电位来进行的。与上肢相比，脊髓缺血引起的截瘫明显抑制了下肢产生的诱发电位。术中进行上肢和下肢诱发电位的比较可将脊髓缺血与麻醉药、体温过低和（或）电干扰的一般影响区分开。如前所述，麻醉药的设计必须尽量减少对所选神经监测方式的干扰。

4. 脊髓低温疗法

除 DHCA 和全身亚低温疗法外，还可采用冷盐水硬膜外输注使局部脊髓低温，以免在 TAAA 修复过程中出现局部缺血。在主动脉远端重建术中鉴于其附带的好处，以及用于硬膜外冷却的专门逆流闭腔导管的临床开发，该技术可能会得到进一步推广。

5. 脊髓的药理学保护

大剂量全身应用糖皮质激素、甘露醇、鞘内罂粟碱和麻醉药等对脊髓的保护性作用已经有所描述。其他有所研究的神经保护药还包括利多卡因、纳洛酮和镁剂。尽管还有多种药物具有潜在的益处，但在临床实践中仅常规使用少数几种药物。

（九）胸腹主动脉瘤修复术后的镇痛

众所周知，胸腹部的大切口会使患者感到极度的疼痛。由于硬膜外镇痛已被证明在这种类型的广泛切口中具有显著疗效，因此它通常是 TAAA 修复术后镇痛方案中的一部分。硬膜外导管置入和镇痛的时机必须考虑到患者的围术期抗凝状态，以最大限度地减少椎管内血肿的风险。此外，硬膜外镇痛方案应主要针对感觉阻滞，以便对下肢进行连续运动评估，并尽量减少交感神经阻滞引起的全身性血管舒张。例如在患者表现出正常的神经功能后，丁哌卡因（0.05%）与芬太尼（2μg/ml）的联合使用

可以 4～8ml/h 的基础速率开始。不建议通过硬膜外导管推注高浓度局部麻醉药，以避免交感神经阻滞和相关的低血压。硬膜外导管可以在术前、术中或术后置入。

（十）胸主动脉血管内修复术（TEVAR）的麻醉管理

TEVAR 彻底改变了下胸部和胸腹部主动脉瘤手术的方式，具有显著的临床疗效。其麻醉管理不但要基于行腹主动脉血管内修复患者的管理原则，还需要考虑脊髓缺血和卒中发生的可能。通常，这些患者是在有创血压监测和建立中心静脉通路的情况下接受全身平衡麻醉的。一些临床中心已经使用局部或区域麻醉技术成功地进行了这些血管内手术。但重要的是，将椎管内阻滞效应与脊髓缺血的症状区分开来。由于左锁骨下动脉常被遮盖，左肱动脉又常作为手术的一部分，因此会优先使用右侧桡动脉进行血压监测。TEE 在 TEVAR 中是合理的，它可能有助于血流动力学监测、操作指导和内漏检测。TEVAR 后发生卒中的危险因素，包括既往中风史、移动性主动脉弓动脉粥样硬化斑块形成及近端或整个降主动脉的 TEVAR。因此，在主动脉弓中发现可移动的动脉粥样硬化斑块是 TEVAR 中一项重要的 TEE 发现，因为它预示着较大的卒中风险。TEVAR 后脊髓缺血的危险因素，包括围术期低血压（SCPP 降低）、腹主动脉/降主动脉既往手术史（脊髓侧支动脉网络受损），以及手术覆盖整个胸主动脉降支（肋间动脉显著受损）。因此，TEVAR 术腰部 CSF 引流的适应证，包括手术广泛涉及降主动脉分支、既往腹主动脉/降主动脉手术史，以及尽管维持相对高血压后但仍发生的术后下肢轻瘫/截瘫。

三、主动脉夹层

主动脉夹层的形成是由于内膜撕裂，使主动脉内的血液在搏动的压力下进入病变的主动脉壁中层所致。血液可能会流出真正的主动脉腔，并撕裂主动脉壁形成假腔。主动脉夹层可以局限在原始内膜撕裂处的破口部位，也可以向近端、远端或两端同时延伸。它也可能延伸到主动脉分支血管中引起分支闭塞，或者内膜层可能在分支血管的部位撕裂，

导致内膜穿孔。夹层向主动脉根部延伸可引起 AR。变薄的主动脉壁通常会导致急性主动脉扩张，并可能发展为破裂，导致心脏压塞、出血或两者兼有。

根据位置和范围，胸主动脉夹层有两种公认的分类（框 17-9）。

（一）A 型主动脉夹层

累及升主动脉（Stanford A 型）的主动脉夹层被认为是外科急症。在最初的 48h 内，若没有进行紧急手术的死亡率每小时约为 1%，1 周内约为 60%，2 周内约为 74%，6 个月内约为 91%。立即进行外科手术会显著改善死亡率，尤其是对于 80 岁以下的患者。死亡的主要原因，包括主动脉破裂、心脏压塞、冠状动脉夹层引起的心肌缺血、严重的急性主动脉瓣反流、由头臂动脉夹层引起的卒中，以及包括肾衰竭、肠缺血和肢体缺血在内的灌注不良综合征。主动脉夹层时间不到 2 周的为急性，超过 2 周的为慢性。这种区别在临床上很重要，因为 2 周后，死亡率趋于平稳，不一定需要进行急诊手术。

（二）B 型主动脉夹层

除非存在危及生命的并发症，如灌注不足和主动脉破裂，以及积极的药物治疗后依然存在的剧烈疼痛和（或）高血压，否则应使用药物控制局限于降主动脉（Stanford B 型）的主动脉夹层。在这种类型的主动脉夹层中，药物疗法的死亡率显著

低于进行手术的死亡率。更高的手术死亡率归因于 B 型主动脉夹层的严重并发症及手术本身。强烈建议使用 TEVAR 治疗复杂的急性 B 型主动脉夹层。

（三）主动脉夹层的麻醉管理

急性主动脉夹层是外科急症。医疗处理首要目标旨在治疗疼痛并使用降压药物降低动脉压。初期应当使用血管扩张药控制血压以减少血管壁压力。在存在急性主动脉瓣反流的情况下，应谨慎使用 β 受体拮抗药，因为它们会抑制代偿性心动过速。在没有禁忌证的情况下，应将心率 60 次 /min 作为 β 受体拮抗药用量的参考。艾司洛尔是一种特别有用的 β 受体拮抗药，因为它的药理半衰期短且可以快速滴定。对于具有 β 受体拮抗药禁忌证的患者，应使用非二氢吡啶类钙通道阻滞药（如维拉帕米或地尔硫䓬）来控制心率。如果在心率控制良好时，收缩压仍 > 120mmHg，则应调整血管扩张药（如硝普钠、氯维地平或尼卡地平）的用量，以进一步降低血压，同时保持重要器官得到足够的灌注。在心率得到良好控制之前，不应使用血管扩张药治疗，以免引起可能加重主动脉夹层的反射性心动过速。

通常，A 型主动脉夹层的麻醉管理与需要 DHCA 的升主动脉瘤的治疗类似。B 型主动脉夹层的麻醉管理类似于 TAAA 修复术。大孔径静脉导管对于静脉内给药和快速扩容至关重要。根据外科医师的喜好，用于有创性血压监测的桡动脉导管比股动脉导管更适合用于 CPB 穿刺置管。如果检测到脉搏不足，应选择最能代表中心主动脉压的动脉压力监测点。可以使用中心静脉导管或 PAC 来监测 CVP、肺动脉压和心排血量。TEE 置入是在麻醉诱导后进行的，可用于验证诊断。

对血流动力学稳定的主动脉夹层患者进行全身麻醉的诱导应更加谨慎。麻醉诱导时可能需要减少静脉降压药的剂量，以防止与麻醉药合用时发生严重的低血压。既存向心性 LV 肥大的患者在麻醉诱导过程中，由于静脉扩张和正压通气引起的交感神经系统张力减弱或心脏前负荷降低，也可能发生低血压。麻醉医师应当预见到气管插管、TEE 探头置入和胸骨切开时的高血压反应，并用麻醉性镇痛药物缓解。

> **框 17-9　急性主动脉夹层的分类**
>
> **DeBakey 分类**
> - Ⅰ 型：累及整个主动脉（升主动脉、主动脉弓和降主动脉）
> - Ⅱ 型：局限于升主动脉
> - Ⅲ 型：起源于降主动脉的内膜撕裂，向远端或逆行延伸
> - Ⅲ A 型：起源于降主动脉的内膜撕裂，向远端止于膈膜上方，向近端延伸至主动脉弓
> - Ⅲ B 型：起源于降主动脉的内膜撕裂，向远端延伸至膈膜下方，向近端延伸至主动脉弓
>
> **Stanford 分类**
> - A 型：累及升主动脉和（或）主动脉弓，无论起源部位或远端情况如何
> - B 型：局限于左锁骨下动脉起源点远端的降主动脉

（四）Stanford A 型主动脉夹层的外科治疗

A 型主动脉夹层的外科修复需要切除夹层的近端。对 A 型夹层进行外科手术修复的目的是防止主动脉瓣反流引起的死亡、升主动脉破裂引起的心脏压塞、夹层进入冠状动脉口引起的心肌梗死，以及进入主动脉弓分支引起的卒中。

尽管股动脉置管在 CPB 中很流行，但远端升主动脉或腋动脉（理想情况下采用端到端移植物）的穿刺置管与明显改善的临床结局相关。当选择经发生夹层的主动脉中央置管时，TEE 是必须的，以验证最初的导丝置入真正的动脉腔。在整个手术过程中监测大脑灌注以检测和纠正急性灌注异常仍然很重要。选择性脑灌注技术和循环停止的使用对于完成动脉弓重建以减少神经并发症是合理的。

在 DeBakey Ⅰ 型主动脉夹层中，撕裂的降主动脉通常会发生动脉瘤样变性，从长期来看会导致与主动脉相关的死亡。因此，如果可以预防这种主动脉远端变性，则可以显著改善广泛的 A 型夹层的长期预后。在开放性主动脉弓修复术中，对胸主动脉降支使用顺行支架置入治疗 DeBakey Ⅰ 型主动脉夹层已有相关报道。这种技术也被称为血管内支架象鼻技术或冷冻象鼻技术。夹层急性期立即置入支架可防止降主动脉的远期动脉瘤样变性。

（五）Stanford B 型主动脉夹层的综合管理

单纯 B 型主动脉夹层目前通过药物治疗具有最佳的临床效果。B 型主动脉夹层的药物治疗旨在控制全身性高血压，以防止主动脉瘤形成、主动脉破裂和主动脉瘤扩张。在存在危及生命的并发症的情况下，TEVAR 已成为手术的首选替代疗法。与 B 型主动脉夹层相关的灌注不良综合征也可以通过内膜开窗术进行处理。

四、创伤性主动脉损伤

创伤性主动脉损伤的最常见原因是钝性胸部创伤和与机动车事故或跌落相关的快速减速伤。尽管这种损伤可能是致命的，但大多数患者的受伤部位在主动脉峡部。创伤性主动脉损伤的患者通常会伴有严重的外伤。TEE 便于携带，通常在手术室中可用，可以用于快速诊断，并且不需要主动脉检测仪器或注射对比剂，因此对创伤性主动脉损伤的处理很有帮助。TEE 还可以检测心脏压塞、左胸腔积液、血容量不足、心肌挫伤引起的心室功能障碍或胸部穿透性伤口引起的血管损伤。其缺点包括在面部损伤、疑似颈椎损伤和升主动脉远端病变的情况下成像有限。升主动脉或主动脉弓的损伤通常需要 CPB 和 DHCA 进行修复。主动脉峡部的损伤可以通过左胸切开术修复。降主动脉通常在 PLHB 的帮助下用介入移植物修复。当远端主动脉灌注良好时，围术期脊髓缺血的风险最小，因为仅需更换胸主动脉的一小段。尽管可以进行开放式手术，但 TEVAR 一般是首选干预措施。

第 18 章
少见心脏疾病
Uncommon Cardiac Diseases

Jonathan F. Fox　　Mark M. Smith　　Gregory A. Nuttall　　William C. Oliver　　著

陈旭良　译

要　点

- 心脏肿瘤较少见。一般来说,心脏内团块更可能是赘生物或血栓,而不首先考虑肿瘤。继发(转移性)肿瘤比原发心脏肿瘤常见得多。在原发心脏肿瘤中,良性病变比恶性肿瘤更常见。

- 心脏黏液瘤是最常见的心脏良性肿瘤。心脏黏液瘤患者的典型临床症状和体征主要由心内梗阻、栓塞、全身症状三个原因之一引起。

- 乳头状弹力纤维瘤是最常见的瓣膜性心脏肿瘤,也可能是最常见的良性病变。弹力纤维瘤多为单发,常见于二尖瓣和主动脉瓣瓣叶。偶然发现的这种良性病变的患者中,冠状动脉和脑血管栓塞比例很高。

- 原发恶性心脏肿瘤较良性肿瘤少见。绝大多数原发恶性肿瘤是肉瘤。

- 转移性心脏肿瘤比原发肿瘤更常见。心包受累是最常见的形式。

- 类癌是转移性神经内分泌肿瘤。在类癌综合征的患者中,类癌性心脏病比较常见,主要表现为三尖瓣反流、肺动脉瓣狭窄合并反流、右心衰竭。主要诊疗措施包括生长抑素类似物、抗肿瘤治疗、心脏手术治疗。

- 心肌病是一组异质性较大的疾病,可能是后天获得性疾病或先天遗传性疾病,疾病可能局限于心脏(原发性)或作为全身性疾病的组成部分(继发性)。美国心脏协会将心肌病分为遗传性、后天获得性和混合性。

- 扩张性心肌病是最常见的心肌病,分为后天获得性、遗传性和特发性。

- 肥厚型心肌病很可能是最常见的遗传性心脏病,可能向以下三方面发展:①心脏性猝死;②心力衰竭;③心房颤动伴或不伴心源性脑卒中。

- 限制性心肌病异质性较大,典型特征是心肌舒张受限和心室顺应性降低。鉴于治疗方案的巨大差别,限制性心肌病和缩窄性心包炎必须仔细鉴别。

- 心脏手术中经食管超声偶然发现的卵圆孔未闭的处理方式仍无定论。极少有数据能显示关闭该种卵圆孔未闭可获得降低死亡率和并发症的益处,相反,这种处理可能增加术后卒中的风险。

本章讨论的某些疾病相当罕见，除大型中心医院外很少能遇见。但其他疾病（如慢性肾脏病）则极为常见，而且很可能在患者群体中经常发现。然而，不管这些疾病的发生率如何，恰当的麻醉总是建立在对其病理和病理生理学充分理解的基础上。疾病进程可能影响到麻醉，而麻醉也可能影响到疾病进程。

一、心脏肿瘤

心脏肿瘤是心脏占位性病变的一种，可能会与其他心脏占位性病变相互误诊，如赘生物、血栓。心脏肿瘤可分为原发性和继发性（转移性）。原发性肿瘤可能为良性或恶性，而继发性肿瘤可能侵犯心脏的方式，包括直接蔓延（乳腺癌或肺癌）、静脉延伸（肾细胞癌和肝细胞癌）、血性转移（黑色素瘤、乳腺癌和类癌）或淋巴性转移（淋巴瘤）。

总的来说，心脏肿瘤比较少见。心脏彩超或X线发现的心脏占位性病变更可能是血栓或赘生物，而心脏肿瘤的可能性较小。转移性肿瘤较原发性肿瘤常见，转移性肿瘤在尸检结果中发生率为2.3%～18.3%，而原发性肿瘤为0.0014%～0.33%。在原发肿瘤中，良性病变较恶性病变更常见。在成年人群中，黏液瘤是最常见的原发性良性肿瘤。但是有一些研究表明，乳头状弹力纤维瘤也许才是最常见的原发性心脏肿瘤（表18-1）。在儿童中，横纹肌瘤是最常见的心脏良性肿瘤。有15%～25%的心脏原发肿瘤是恶性的，其中肉瘤在成年人和儿童中都是最常见的类型。易发生心脏转移的肿瘤主要有胸膜间皮瘤、黑色素瘤、肺腺癌和鳞状细胞癌、乳腺癌等。肿瘤转移可能累及心包、心外膜、心肌、心内膜，其中心包受累最常见。

尽管心脏肿瘤可能无临床症状而仅仅在尸检中确诊，但是影像学的进步使心脏肿瘤常常被偶然发现。二维心脏彩超的持续推广、三维心脏彩超的闪亮登场、CT和MRI的不断精进使心脏肿瘤可以获得更早、更频繁、更彻底的评估。心脏恶性的原发或继发病变可产生全身症状，而即使是良性肿瘤也可导致心内梗阻和心外栓塞相关症状和体征。

心脏原发肿瘤的最佳治疗方式是彻底的手术切除，手术死亡率约2%。复发率为3%～13%。传统认为，复发率与肿瘤生物特性更相关，与手术技巧相关性较小。原位心脏移植可用于无法切除的心脏肿瘤，但其获益仍不明确。尽管恶性肿瘤更少见，但是其手术切除的风险和预后明显差于良性肿瘤，尤其是对于年轻患者。

（一）原发良性肿瘤

1. 黏液瘤

黏液瘤是一种良性、单发、增长缓慢的肿瘤，较难诊断。在显微镜下，黏液瘤常常和血栓机化相似，这可能隐藏其原发心脏肿瘤的身份。这种带蒂肿瘤被认为是起源于卵圆窝或其临近内膜的未分化细胞，突向左心房和右心房的概率分别是75%和20%。但是，黏液瘤也可能出现在心脏的其他部位，甚至占据一个以上心腔。黏液瘤主要发生在30—60岁人群，但是任何年龄段都可能发生，超过75%的患者为女性。尽管大多数病例为散发型，但有7%～10%为家族聚集型，表现为常染色体显性遗传，即Carney综合征。

除心脏彩超偶然发现外，黏液瘤也可能产生一系列症状，主要包括栓塞、心内梗阻、全身症状三个方面，约80%患者会表现出三方面症状之一。最常见的首发症状为活动后气促，一般由左心房黏液瘤阻塞二尖瓣口引起（图18-1）。某些黏液瘤因蒂部的特异性会导致血流梗阻，从而出现溶血、低血压、晕厥或猝死。另外一些二尖瓣梗阻的症状与二尖瓣狭窄类似，包括咯血、体循环栓塞、发热、体

表 18-1 成人和儿童不同心脏良性肿瘤发病率

肿　瘤	发生率（%）	
	成　人	儿　童
黏液瘤	45	15
脂肪瘤	20	—
乳头状弹力纤维瘤	15	—
血管瘤（Angioma）	5	5
纤维瘤	3	15
血管瘤（Hemangioma）	5	5
横纹肌瘤	1	45
畸胎瘤	<1	15

引自 Shapiro LM, Cardiac tumors: diagnosis and management. *Heart*. 2001; 85: 218.

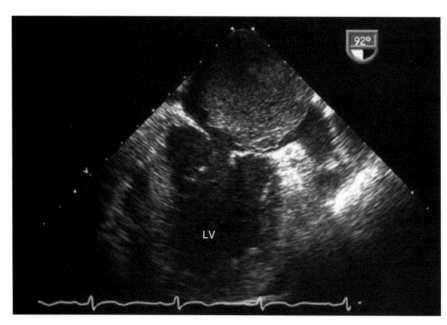

▲ 图 18-1　一例巨大左心房黏液瘤经食管超声心动图表现

食管中段两腔心切面，收缩期可见左心房 5cm×7cm 团块。LV. 左心室（引自 Otto CM, *ed.Practice of Clinical Echocardiography*. 4th ed. Philadelphia: Saunders/Elsevier; 2012.）

重减轻。如果肿瘤引起二尖瓣梗阻，听诊时在第二心音后可听到肿瘤扑落音。出现类似症状时，持续的窦性心律有助于区分心房黏液瘤和二尖瓣狭窄。无二尖瓣受累时，严重的肺动脉高压提示反复肺栓塞，常由右心房或右心室黏液瘤引起。偶尔，发绀型先天性心脏病的心内分流可能导致右心肿瘤。

约有 1/3 的黏液瘤患者胸部 X 线片无任何表现。胸部 X 线片上的钙化对于右心房黏液瘤较有诊断价值，但是偶然也会出现在左心房黏液瘤。在心脏彩超应用之前，造影被用于诊断黏液瘤。但是现在造影可能仅在必要时用于了解冠状动脉情况。CT 和 MRI 可用于明确肿瘤的范围及与周边心脏和胸部结构的关系。肿瘤在心脏彩超下显影模糊或图像不佳时或者肿瘤表现不典型时，MRI 尤其具有诊断价值。血栓和黏液瘤的异质性都很大，导致二者之间的鉴别诊断相当困难。

经胸心脏彩超无创伤、可区分肿瘤类型、可充分获得每个心腔的图像，因此是一种非常好的鉴别心腔内肿瘤的方法。经胸心脏彩超在筛查方面具有突出的地位。经食管超声可以更好地辨别肿瘤的大小、部位，可以判断肿瘤的附着点，也可以发现多发病变。

当一台心脏手术的主要目标是移除心内肿瘤时，在手术切皮之前一定要进行经食管心脏彩超检查，确保肿瘤仍然存在。如果是心内血栓，可能已经发生溶解。如果是黏液瘤，术中超声检查可以帮助外科医师确立最终手术方案，也可以检测出之前未发现的肿瘤。肿瘤移除之后，经食管心脏彩超的目标是确保所有可见肿块已被切除，临近结构无损伤。具体来说，如果黏液瘤附着于房间隔，必须确保切除后无房间隔分流；如果黏液瘤附着于或临近瓣膜装置，必须检测切除后瓣膜功能是否完善。

第一例切除黏液瘤的手术发生在 1954 年。此后，即使是偶然发现的黏液瘤也建议手术切除，因为中枢神经系统栓塞的发生率可能有 30%～40%。手术死亡率为 0%～7%。更重要的是，近期研究显示，黏液瘤切除术后长期生存率与年龄、性别匹配的普通人群无明显差异。

2. 乳头状弹力纤维瘤

乳头状瘤（乳头状弹力纤维瘤）是一种罕见、良性、易影响心脏瓣膜功能的肿瘤，多数为单发（90%），大小为 1～4cm，多位于高位乳头肌、带蒂、无血管，瘤体被一层富含弹力纤维的透明基质内皮覆盖（图 18-2）。乳头状弹力纤维瘤多数起源于瓣膜心内膜层，常累及主动脉瓣的心室面和二尖瓣的心房面，但是很少引起受累瓣膜功能障碍。年

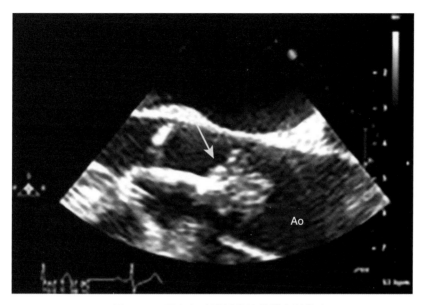

▲ 图 18-2　巨大主动脉瓣乳头状弹力纤维瘤

经食管超声心动图中，食管中段长轴切面主动脉瓣可见 4.7cm 带蒂肿块附着于主动脉瓣的右冠状动脉瓣（白箭）。Ao. 主动脉（引自 Fine NM, Foley DA, Breen JF, Maleszewski JJ.Multimodality imaging of a giant aortic valve papillary fibroelastoma.*Case Rep Med*. 2013; 2013: 705101.）

龄 40—80 岁的成年人是主要患者群，诊断时平均年龄为 60 岁。多数患者无症状，因此 47% 患者是在心脏彩超、心导管或者心脏手术中偶然发现也就不足为奇了。它们在心脏彩超上的表现与心内膜炎赘生物类似，或者容易与 Lambl 赘生物混淆，后者倾向于有更多的结节样结构。

尽管传统认为乳头状弹力纤维瘤无害，但是尸检研究已经表明颅内或冠状动脉栓塞的发生率很高。相应的，其症状常常跟卒中、一过性脑出血或心肌梗死相关。手术切除是有效的治疗方式，但是1/3 的病例术中可能需要修补或置换瓣膜，复发非常罕见。

（二）原发恶性肿瘤

大约 25% 原发心脏肿瘤是恶性，其中 95% 是肉瘤。它们一般被发现在右心房浸润生长并导致心腔梗阻，但因所处部位不同临床症状差异也较大，导致诊断困难。原发恶性肿瘤好发于 30—50岁，早期仅有非特异症状（如气促），病变迅速进展并导致死亡。血管肉瘤是最常见的肉瘤，是一种进展迅速的血管源性肿瘤，往往生长于右心房靠近下腔静脉处，易侵犯纵隔。其症状包括胸痛、呼吸困难、充血性心力衰竭和血性心包积液。治疗主要

是姑息性的，因为对化疗和放疗不敏感。手术切除是可能的，但是生存期少于 2 年。横纹肌肉瘤是一种侵袭性肿瘤，其细胞排列类似横纹肌，可行手术切除，但是远处转移降低了其成功率。化疗和放疗无效。

总的来说，心脏原发恶性肿瘤生长和转移迅速，可能需要手术、放疗和化疗的联合治疗来限制心腔梗阻。局部复发是较远处转移更常见的导致死亡的原因。尽管仍然存在争议，但原位心脏移植可考虑用于无法切除的仅累及心脏的肿瘤，然而生存期不超过 1~2 年。恶性心脏肿瘤切除术的手术死亡率是良性肿瘤的 7 倍，而并发症发生率是其2 倍。

（三）转移性肿瘤

尽管总体上较为罕见，但是继发或转移性心内肿瘤比原发肿瘤常见得多。这些肿瘤首先累及的部位可能有心包、心外膜、心肌或心内膜。不同的转移部位常常意味着不同的临床意义，如心包受累常见于临近胸腔内结构直接蔓延或淋巴性转移，而心内膜受累是血源性播散的典型表现，心外膜或心肌受累的起因倾向于淋巴性转移。

心脏转移发生率较高的肿瘤有间皮瘤（48.4%）、

285

黑色素瘤（27.8%）、肺腺癌（21%）、未分化肺癌（19.5%）、肺鳞状细胞癌（18.5%）和乳腺癌（15.5%），还有尸检研究显示食管癌也常常发生心内转移。在侵犯心脏的转移性肿瘤中，直接蔓延常见于肺癌、乳腺癌、食管癌等，血性转移更常见于黑色素瘤，而淋巴性转移一般与淋巴瘤或白血病有关。静脉播散主要累及右心结构，见于肾脏肿瘤（肾细胞癌）、肝脏肿瘤（肝细胞癌）和子宫肿瘤（子宫平滑肌肉瘤）。

心脏转移性肿瘤预后差。在近期一项小规模研究中，心脏恶性肿瘤 1 年死亡率 53.4%。尽管手术切除一般不是典型的治疗方式，但在该研究中53.5% 的患者接受了切除手术，而手术组患者 1 年生存期为 56.5%。

（四）麻醉注意事项

心脏肿瘤麻醉管理首先考虑的问题是患者的并发症，其次是肿瘤位置。

除了美国麻醉学会推荐的包含持续氧合、通气、循环、体温的标准监测外，心脏肿瘤切除术的麻醉毫无疑问需要置入动脉管路用于血流动力学连续监测，需要建立中心静脉通路用于血管活性药物输注、容量输入和静脉压监测。麻醉诱导时动脉管路置入时机需考虑到患者并发症和操作者经验。类似的，中心静脉导管的选择和置入的部位需要根据患者的疾病状态和操作者的经验决定。

麻醉管理取决于肿瘤部位和患者并发症。如左心房黏液瘤常导致二尖瓣梗阻，同时常合并肺静脉高压。麻醉管理与二尖瓣狭窄患者非常类似。相应地，右心房黏液瘤常导致三尖瓣梗阻，从而出现右心衰竭相关表现。患者术前体位必须要小心地摆放，以防出现静脉回流严重受阻后迅速出现低血压和心律失常。尺寸较大的肿瘤会增加血流动力学不稳定的可能性，而尺寸较小的肿瘤可能增加栓塞的风险。围术期心律失常尤其是心房颤动或心房扑动，发生率可能达 25%，需要即刻治疗。

（五）肿瘤的全身表现

1. 类癌

类癌是一类转移性的神经内分泌肿瘤，主要起源于小肠，发生率为 1～2/10 万。诊断类癌时有20%～30% 患者表现为类癌综合征的症状，表现为阵发性血管扩张、支气管痉挛、低血压、腹泻、右心功能不全，主要是因为 5- 羟色胺、组胺、缓激肽和前列腺素等释放引起，常由按压或药物刺激导致。类癌综合征临床症状主要见于肝转移的患者，因为肝脏灭活大量血管活性物质的功能受损。

类癌性心脏病最早描述于 1952 年，在类癌综合征中发生率为 20%～50%。恶性类癌和类癌性心脏病的治疗在过去 20 年进展显著，但其发病率和死亡率仍相当可观，无类癌性心脏病时中位生存期是 5.9 年，而合并有类癌性心脏病时中位生存期降至 2.6 年。

三尖瓣反流和肺动脉瓣狭窄并反流是类癌性心脏病特征性的病变，常导致严重右心衰竭。肿瘤生长于肝内时，肿瘤代谢产物可以不经肝脏首关效应代谢而直达右心房。类癌斑由肌纤维母细胞、胶原蛋白、黏液样基质组成，主要沉积于三尖瓣和肺动脉瓣，使瓣叶活动受限和增厚，从而导致特征性的瓣膜病变。手术时，80% 三尖瓣表现为关闭不全，仅 20% 表现为狭窄，而肺动脉瓣关闭不全和狭窄的发生率倾向于均等。瓣膜损伤的确切机制尚不明确，但是类癌性心脏病患者有时会发现 5- 羟色胺浓度高。不到 10% 的类癌性心脏病会累及左心，可能是由于 5- 羟色胺未在肺内失活导致。二尖瓣或主动脉瓣也可能在这些情况中受累，如支气管类癌、心内右向左分流、类癌控制差时血液循环系统中血管活性物质水平高。

需要仔细检查有无卵圆孔未闭（PFO），因为卵圆孔未闭会增加左心瓣膜受累的可能性。

一直以来，类癌综合征患者预后较差。未经治疗的患者，出现全身症状后，中位生存期是 38 个月。当出现心脏受累和类癌性心脏病时，中位生存期下降至 11 个月。但是，药物治疗和手术技巧的进步使症状控制和死亡率方面有所好转。尽管 20世纪 80 年代开始使用的生长抑素类似物可以改善症状控制，但是没有证据表明其能提高生存期。目前有两种可用的生长抑素类似物，为奥曲肽和兰瑞肽。

肿瘤和类癌综合征的治疗并不能逆转类癌性心脏病，使用生物瓣或机械瓣置换三尖瓣和肺动脉瓣的瓣膜置换手术是唯一可行的治疗选择。手术干预的最佳时机尚不明确，但是如果没有早期手术干预，在右心衰竭出现时应当考虑手术治疗。

麻醉注意事项

类癌性心脏病需要心脏手术治疗时，对麻醉是一个挑战。血管活性物质过度释放引起的类癌危象可造成生命危险，可能由患者面临手术时的焦虑和恐惧诱发。一系列药物可能与类癌危象的发生有关，包括硫喷妥钠、哌替啶、吗啡、阿曲库铵、琥珀酰胆碱等药物，以及肾上腺素、去甲肾上腺素、多巴胺、多巴酚丁胺等儿茶酚胺类药物。此外，物理刺激也可能诱发，如喉镜检查、气管内插管、血管置管、导尿术等，以及术中对肿瘤的直接按压也可能导致血管活性物质的强烈释放。

理想的术前症状控制有助于围术期患者管理。一般是采用长效生长抑素类似物，配合以短效皮下注射制剂，通过仔细监测和逐步上调剂量来达到目的。有些机构会在手术前夜或手术当天在术前等候区注射奥曲肽 50～100μg/h，麻醉管理过程中如有临床适应证，会额外静脉注射 20～100μg。需要注意的是，奥曲肽偶尔会导致严重的高血糖，因为奥曲肽会抑制胰岛素分泌，尤其是在与类固醇合用时。

因为患者焦虑和紧张可能诱发类癌危象，术前需慎重考虑使用抗焦虑药物。有众多推荐的策略，但是对于一个术前使用长效和短效奥曲肽或其类似物的症状控制良好的患者来说，使用哪种抗焦虑药物不如药物的使用方法重要，也不如麻醉医师的警惕之心重要。

2. 肾细胞癌

心脏麻醉的相关话题中一般不包括肾细胞癌，但是心脏麻醉团队成员越来越关注到伴有显著静脉延伸（癌栓）的肾细胞癌。肾细胞癌占成人恶性肿瘤 2%～3%，是最常见和最致命的肾脏肿瘤，占肾脏恶性肿瘤近 90%，（死亡率在 30%～40%）。传统的诊断要点包括侧侧腹痛、血尿和肿块，但是目前大多数肾细胞癌都是因其他原因行 X 线检查偶然发现。吸烟、肥胖和高血压是三个主要的可控危险因素，但是也有少数（2%～3%）肾癌与家族性综合征相关，比如 von Hippel-Lindau 病。

传统上，Ⅲ期或Ⅳ期癌栓需要 CPB，常常需要深低温循环停止。外科医师已经使用体外循环但是无须深低温循环停止的手术方法，以及非转机的手术方法，可以避免深低温循环停止导致的神经系统并发症，可以避免大量输血并发症。即使是深达右心房的癌栓病例也可以使用以上方法（图 18-3）。

麻醉注意事项

从麻醉的角度来说，进行肾癌扩大切除和癌栓切除手术中患者管理的最重要的问题在于建立足够的静脉通路和进行全面的经食管心脏彩超检查。放置肺动脉导管对于术前双侧心室功能正常的患者可能是不必要的，并且高位癌栓延伸至膈肌上方下腔静脉和右心房是放置肺动脉导管的禁忌证。股静脉

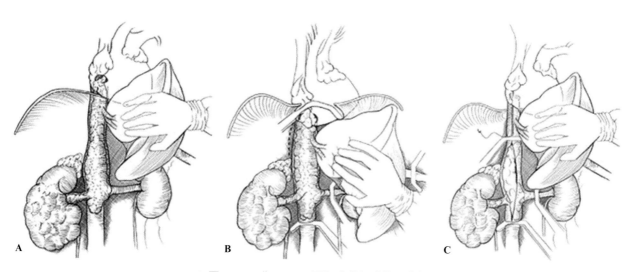

▲ 图 18-3 非 CPB 下Ⅳ级癌栓切除的手术技巧

A. 游离肝脏显露肝后下腔静脉；B. 从腹后壁游离下腔静脉和膈肌中心腱（虚线），阻断远端下腔静脉、右心房、左肾静脉和肝门；C. 从膈肌上方下腔静脉挤压肿瘤并取出，避免开胸或 CPB（引自 Ciancio G, Shirodkar SP, Soloway MS, et al.Renal carcinoma with supradiaphragmatic tumor thrombus: avoiding sternotomy and cardiopulmonary bypass. *Ann Thorac Surg*.2010; 89: 507.）

（续框）

置管补充容量在术中作用不大，因为术中需阻断下腔静脉血流。尽管目前尚没有足够证据，但考虑到高凝状态，在体外循环手术中应避免使用抗纤维蛋白溶解药物。

二、心肌病

1995 年，世界卫生组织（WHO）和国际心脏病学会（ISC）根据病理生理学和病因学因素重新定义了心肌病，将心肌病定义为"伴心功能不全的心肌疾病"。除保留之前存在的扩张型心肌病（DCM）、限制型心肌病（RCM）和肥厚型心肌病（HCM）外，新增"致心律失常型右心室心肌病（ARVC）"。

按照美国心脏协会（AHA）的定义，心肌病分为原发型和继发型，取决于原发受累器官。原发型心肌病是指心肌病，而继发型心肌病是指系统性疾病心肌受累。原发型心肌病主要累及心脏，可分为遗传性、混合性、后天获得性（图 18-4）。继发型心肌病作为系统性疾病心肌受累的表现，原因众多（框 18-1）。

为避免进一步混淆，欧洲心脏病协会心肌和心包疾病工作组在 2018 年制订了心肌病分类表。欧洲分类表类似于世界卫生组织和国际心脏病学会的心肌病分类，分为肥厚型、扩张型、致心律失常性右心室心肌病、限制型、未分类型，每种分类又可

框 18-1　美国心脏协会继发型心肌病分类

- 浸润性[a]
  - 淀粉样变（原发型、家族性常染色体显性遗传[b]、老年性，继发型）
  - Gaucher 病[b]
  - Hurler 病[b]
  - Hunter 病[b]
- 沉积性[c]
  - 血色素沉积症
  - Fabry 病[b]
  - 糖原贮积病（Ⅱ型、Pompe 病）[b]
  - Niemann–Pick 病[b]
- 中毒性
  - 药物、重金属、化学制剂
- 心内膜心肌病
  - 心内膜心肌纤维化
  - 嗜酸细胞增多综合征（Löffler 心内膜炎）

框 18-1　美国心脏协会继发型心肌病分类

- 炎性（肉芽肿性）
  - 结节病
- 内分泌
  - 糖尿病[b]
  - 甲状腺功能亢进
  - 甲状腺功能减退
  - 甲状旁腺功能亢进
  - 嗜铬细胞瘤
  - 肢端肥大症
- 心面综合征
  - Noonan 综合征[b]
  - 着色斑病[b]
- 神经肌肉和神经性
  - Friedreich 共济失调[b]
  - 进行性假肥大性肌营养不良[b]
  - Becker 肌营养不良[b]
  - Emery–Dreifuss 肌营养不良[b]
  - 强直性肌营养不良[b]
  - 神经纤维瘤[b]
  - 结节性硬化[b]
- 营养缺乏
  - 脚气病（维生素 B_1 缺乏症）、糙皮病、坏血病（维生素 C 缺乏症）、硒缺乏、肉碱缺乏、kwashiorkor 病
- 自身免疫与胶原性
  - 系统性红斑狼疮
  - 皮肌炎
  - 类风湿关节炎
  - 硬皮病
  - 结节性多动脉炎
- 电解质失衡
- 癌症治疗的结果
  - 蒽环类抗生素：多柔比星（阿霉素）、柔红霉素
  - 环磷酰胺
  - 放射

a. 心肌细胞间异常物质的胞外沉积
b. 遗传起源
c. 心肌细胞内异常物质的胞外沉积

引自 Maron BJ, Towbin JA, Thiene G, et al; American Heart Association; Council on Clinical Cardiology, Heart Failure and Transplantation Committee; Quality of Care and Outcomes Research and Functional Genomics and Translational Biology Interdisciplinary Working Groups; Council on Epidemiology and Prevention.Contemporary definitions and classification of the cardiomyopathies: an American Heart Association Scientific Statement from the Council on Clinical Cardiology, Heart Failure and Transplantation Committee; Quality of Care and Outcomes Research and Functional Genomics and Translational Biology Interdisciplinary Working Groups; and Council on Epidemiology and Prevention.*Circulation*.2006; 113: 1814.

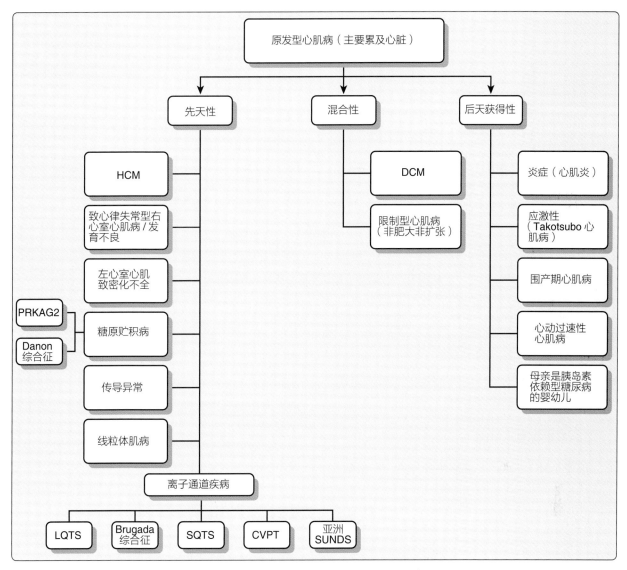

▲ 图 18-4　美国心脏协会关于原发型心肌病的分类

尽管有罕见病例报道了遗传性的原发型心肌病，但原发型心肌病绝大多数是非遗传性（见正文）。CVPT. 儿茶酚胺源性多形性室性心动过速；DCM. 扩张型心肌病；HCM. 肥厚型心肌病；LQTS. 长 QT 间期综合征；PRKAG2. AMP 活化蛋白酶 γ2 非催化亚基；SQTS. 短 QT 间期综合征；SUNDS. 夜间不明原因猝死（引自 Maron BJ, Towbin JA, Thiene G, et al; American Heart Association; Council on Clinical Cardiology, Heart Failure and Transplantation Committee; Quality of Care and Outcomes Research and Functional Genomics and Translational Biology Interdisciplinary Working Groups; Council on Epidemiology and Prevention.Contemporary definitions and classification of the cardiomyopathies: an American Heart Association Scientific Statement from the Council on Clinical Cardiology, Heart Failure and Transplantation Committee; Quality of Care and Outcomes Research and Functional Genomics and Translational Biology Interdisciplinary Working Groups; and Council on Epidemiology and Prevention.*Circulation*.2006; 113: 181. ）

以细分为家族遗传性和非家族遗传性（图 18-5）。

　　由于心肌病的定义和众多分类没有统一标准，因此尽管其并不罕见，但非常难以描述其流行病学特性。就扩张型心肌病来说，在美国，任何原因的扩张型心肌病年发病率为 5～8/10 万，总患病率约为 36/10 万，每年导致约 10000 人死亡。肥厚型心肌病更为常见，可能是最常见的遗传性心肌病，发病率为 1/500～1/200，在美国至少有 70 万名患者。考虑到如此高的发病率，不管是心脏手术或是非心脏手术，麻醉医师都很可能遇到心肌病的患者。

　　在下文中，主要依据世界卫生组织和欧洲心脏病协会分类，总体概述扩张型心肌病、肥厚型心肌

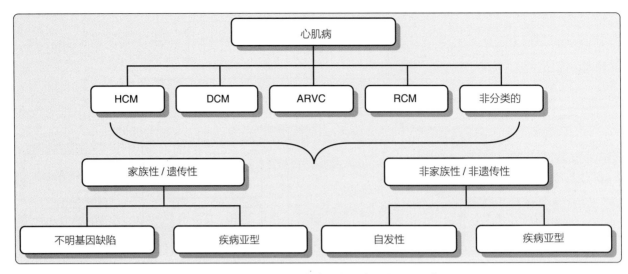

▲ 图 18-5　欧洲心脏病学会心肌病分类（见正文）

ARVC. 致心律失常型右心室心肌病；DCM. 扩张型心肌病；HCM. 肥厚型心肌病；RCM. 限制型心肌病（引自 Elliott P, Andersson B, Arbustini E, et al.Classification of the cardiomyopathies：a position statement from the European Society of Cardiology Working Group on Myocardial and Pericardial Diseases.*Eur Heart J*.2008；29：271.）

病、限制型心肌病、致心律失常型右心室心肌病，并讨论了麻醉管理的要点（表 18-2）。

（一）扩张型心肌病

按照 WHO 和欧洲心脏病协会分类，扩张型心肌病是成人 4 种心肌病中最常见的一种，以往被称为充血性心肌病或特发性心肌病。得益于分子生物学和遗传学的进步，人们对于扩张型心肌病的发病机制了解得更透彻，"特发性"这一词语的使用越来越少了。

表 18-2　心肌病的特点

特点	肥厚型心肌病	扩张型心肌病	致心律失常型右心室心肌病	限制型心肌病
临床				
心力衰竭	偶尔（左心室）	常见（左心室或双心室）	常见（右心室）	常见（双心室）
心律失常	房性和室性心律失常	房性或室性心律失常，传导异常	室性心动过速（右心室），传导异常	心房颤动
猝死	0.7%～11%/ 年	常见（无数据）	常见（无数据）	1%～5%/ 年
血流动力学				
收缩功能	高血流动力，流出道梗阻（偶尔）	减弱	正常或减弱	接近正常
舒张功能	减弱	减弱	减弱	严重减退
形态学（心腔直径）				
心室	减小（左心室）	扩大（左心室或双心室）	扩大（右心室）	正常或减小（双心室）
心房	正常或扩大（左心房）	扩大（左心房或双心房）	扩大（右心房）	扩大（双心房）
室壁厚度	非对称肥大（左心室）	正常或减小（左心室或双心室）	正常或减小（右心室）	正常（双心室）

引自 Franz WM, Müller OJ, Katus HA.Cardiomyopathies: from genetics to the prospect of treatment.*Lancet*.2001; 358: 1628.

任何分类方法均存在局限性，扩张型心肌病介于遗传学疾病和后天获得性疾病之间。家族遗传性扩张型心肌病的遗传学病因复杂，而后天获得性扩张型心肌病的病因也是多样的（框18-2）。

框 18-2　扩张型心肌病病因

特发性
- 特发性扩张型心肌病
- 特发性致心律失常型右心室发育不良

家族性（遗传性）
- 常染色体显性遗传
- X染色体
- 多态性
- 其他

中毒
- 乙醇
- 可卡因
- 多柔比星
- 儿茶酚胺过量
- 吩噻嗪类药物、抗抑郁药
- 钴
- 一氧化碳
- 铅
- 锂
- 环磷酰胺
- 二甲麦角新碱
- 苯丙胺
- 伪麻黄碱或麻黄碱

炎症（感染性）
- 病毒（柯萨奇病毒、细小病毒、腺病毒、埃可病毒、流感病毒、人类免疫缺陷病毒）
- 螺旋体（钩端螺旋体病、梅毒）
- 原虫（美洲锥虫病、弓形虫病、毛线虫病）

炎症（非感染性）
- 胶原血管病（硬皮病、红斑狼疮、皮肌炎、类风湿关节炎、结节病）
- 川崎病
- 过敏性心肌炎

各种后天获得性心肌病
- 产后心肌病
- 肥胖

代谢和营养
- 硫胺素（维生素 B_1）
- Kwashiorkor 病、糙皮病
- 坏血病
- 硒缺乏症
- 肉碱缺乏症

内分泌
- 糖尿病

（续框）

框 18-2　扩张型心肌病病因

- 肢端肥大症
- 甲状腺毒症
- 黏液性水肿
- 尿毒症
- Cushing 病
- 嗜铬细胞瘤

电解质失衡
- 低磷血症
- 低钙血症

生理性
- 心动过速
- 中暑
- 低体温
- 辐射

自身免疫性疾病
- 浸润性心肌病（扩张型心肌病一般由限制型心肌病发展而来，终末期）
- 心脏淀粉样变性
- 血色素沉积病

应激和儿茶酚胺诱导的心肌病
- 围术期压力
- 肾上腺素刺激

引自 Bozkurt B.Heart failure as a consequence of dilated cardiomyopathy. In: Mann DL, Felker GM, eds.*Heart Failure*: *A Companion to Braunwald's Heart Disease*, 3rd ed.Philadelphia: Elsevier; 2016: 301.

不管何种病因，终末期心肌病的表现都是类似的，所有四个心室都有明显的扩张、心室壁适度变薄、心肌细胞和心脏整体明显肥大，反映出心肌受到慢性容量超负荷的影响。尽管瓣叶一般正常，但是心脏扩大继发乳头肌移位和瓣叶对合不良，常导致二尖瓣和（或）三尖瓣反流。组织学上的改变是非特异性的，通常对病因的了解很少。显微镜下可见组织斑块状和弥漫性丢失，伴有间质纤维化和瘢痕。对传导系统的侵犯会产生心电图（ECG）上常见的束支传导异常的表现。

对于扩张型心肌病，尽管舒张功能也会受损，但一般以收缩功能受损为主，与舒张功能受损程度不对称。在收缩功能减弱的早期，舒张末期容积的增加维持了每搏量。心室扩张及瓣膜反流，使心肌代谢能力受损，从而产生明显的循环衰竭。代偿机制可能会使心功能不全的症状在很长一段时间内被忽视。

心脏彩超在扩张型心肌病患者的门诊管理中

非常有用。典型的二维表现是左心室扩张，收缩功能全面下降。事实上，收缩功能的所有指标 [射血分数、缩短分数、每搏量、心排血量（CO）] 都同步降低。其他相关的发现可能包括二尖瓣环扩张致二尖瓣关闭不全、心房扩张、右心室扩大、左心室心尖血栓（图 18-6）。在某些情况下，会出现局部室壁运动异常。代偿良好的扩张型心肌病患者可能只有轻微的舒张功能损害。随着病情的发展，患者代偿能力降低，左心室舒张充盈模式逐渐向充盈受限模式转变。尽管这些患者的收缩功能可能没有改变，但是左心室充盈受限导致的充盈压力增加往往会加重充血性心力衰竭（CHF）的症状。

急性失代偿性 CHF 的治疗仍在不断发展，但对于 DCM 患者来说，明显充血性心力衰竭的发生是一个预后不良的指标。治疗包括基于症状类别的药物和器械装置干预（表 18-3）。

近年来，对药物治疗效果不好的 CHF 患者接受了双腔起搏、心肌成形术、左心室辅助装置（LVAD）、心脏外科非移植和移植手术。采用双心室起搏的心脏再同步治疗可改善植入 6 个月后纽约心脏病协会（NYHA）的心功能分级和射血分数。植入的 LVAD 使终末期患者能够等待到移植，或者

成为那些不能接受移植患者的最终治疗。如果扩张型心肌病患者出现二尖瓣反流，建议二尖瓣修复或置换。手术治疗对此类高危人群是安全的，并且提高了 NYHA 分级和生存期。移植可以大大延长寿命，目前 55 岁以下患者 15 年生存率 50%。然而，有限的器官供应和药物相关不良反应的发生率表明，LVAD 或人工心脏等器械装置治疗可能是提高生存的最佳机会。

麻醉注意事项

扩张型心肌病患者最常见的心脏手术是纠正二尖瓣和三尖瓣反流，安置可植入心脏复律除颤器（ICD）治疗难治性室性心律失常，以及安置器械装置（LVAD，全人工心脏）或原位心脏移植。麻醉管理的前提是尽量减少进一步的心肌抑制、优化前负荷、恰当地减少后负荷。

患有扩张型心肌病的患者可能对心脏抑制作用的麻醉药极为敏感。过去，大剂量静脉注射阿片类药物 [如芬太尼（30μg/kg）] 被认为对射血分数低于 30% 的患者具有良好的镇痛和血流动力学稳定性，但阿片类药物可能会导致长时间的呼吸抑制，从而延迟拔管。瑞芬太尼等短效麻醉药可能不适合因心动过缓和严重低血压而导致左心室功能不良的

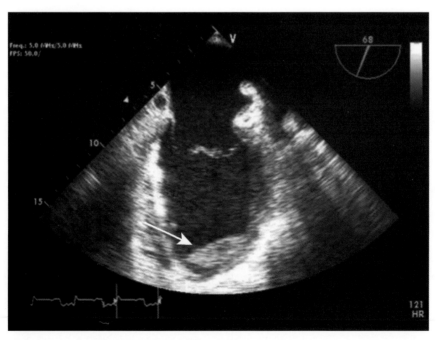

▲ 图 18-6　经食管超声心动图的食管中段两腔心切面，可见左心室心尖血栓（箭）

引自 Oliver WC, Mauermann WJ, Nuttall GA.Uncommon cardiac diseases.In: Kaplan JA, Reich DL, Savino JS, eds. *Kaplan's Cardiac Anesthesia: The Echo Era.6th ed*.Philadelphia: Saunders; 2011: 684.

表 18-3　慢性心力衰竭药物和器械装置治疗

指　征	ACEI	ARB	利尿药	β受体拮抗药	醛固酮拮抗药	强心甙类	CRT	ICD
无症状左心室功能不全（NYHA I级）	有适应证	患者 ACEI 不耐受时	无适应证	心肌梗死后有适应证[a]	近期心肌梗死	•心房颤动控制心室率 •从严重心力衰竭改善后且窦性心律	可考虑[a]	有适应证
有症状心力衰竭（NYHA II级）	有适应证	有适应证，单用或与 ACEI 联用	如有尿潴留则有适应证	有适应证	有适应证	•有心房颤动 •从严重心力衰竭改善后且窦性心律	有适应证[b]	
严重心力衰竭（NYHA III级）	有适应证	有适应证，单用或与 ACEI 联用	有适应证联合应用利尿药	有适应证（在专科医师指导下）	有适应证	有适应证	有适应证[c]	有适应证
终末期心力衰竭（NYHA IV级）	有适应证	有适应证，单用或与 ACEI 联用	有适应证联合应用利尿药	有适应证（在专科医师指导下）	有适应证	有适应证	有适应证	无适应证[d]

a. 可能建议于缺血导致左心室射血分数 ≤ 30%，窦性心律，QRS ≥ 150ms，并且有左束支传导阻滞表现

b. 应用于 QRS ≥ 130ms 且有左束支传导阻滞表现，或 QRS ≥ 150ms 且没有左束支传导阻滞表现

c. 应用于 QRS ≥ 120ms 且有左束支传导阻滞，或 QRS ≥ 150ms 且没有左束支传导阻滞表现但 EF ≤ 30%

d. 心功能 IV 级患者在置入 CRT 装置时，可考虑使用 ICD

ACEI. 血管紧张素转化酶抑制药；ARB. 血管紧张素 II 受体拮抗药；CRT. 心脏再同步治疗；ICD. 植入式心律转复除颤器；NHYA. 纽约心脏病协会

引自 Mann DL, Zipes DP, Libby P, et al.*Braunwald's Heart Disease: A Textbook of Cardiovascular Medicine, 10th ed.*Philadelphia: Saunders; 2015: 519.

心脏手术患者。尽管依托咪酯对心脏移植患者的心肌收缩力几乎没有影响，但氯胺酮由于其心血管作用主要归因于中枢神经系统的拟交感神经作用，因此常被推荐用于危重患者的诱导。异丙酚用于心肌病可能是一个值得关注的问题，因为已经观察到心血管抑制，可能归因于交感神经活动抑制和血管舒张特性。然而，在心肌病仓鼠模型中，异丙酚对心肌收缩力没有直接影响。谨慎使用异丙酚，就像使用任何药物一样，因为它对交感神经活动有间接抑制作用，许多心肌病和左心室功能下降患者可能依赖交感神经活动来维持血流动力学稳定。然而，如前所述，选择一种特定的药物或药物组合可能不如怎样使用药物重要。

（二）肥厚型心肌病

根据最新的美国心脏病学会（ACC）和 AHA 指南，HCM 是首选术语，是一种"以无法解释的左心室肥大但没有心室扩张为特征的疾病状态，患者在没有另一种心脏或系统疾病的情况下产生明显的肥大"。虽然左心室肥大通常用 TTE 评估，但心脏 MRI 也越来越多的用于评估。左心室肥大可能是不对称的，但不一定发生于室间隔基底部。此外，虽然通常是在成人左心室壁厚至少为 15mm 的情况下进行诊断的，但实际上任何壁厚都可能与本病相符，即使室壁厚度在正常范围。在显微镜下，HCM 是一种原发型心肌异常，伴有肌节紊乱和不对称左心室肥大。结缔组织增多，加上心肌细胞明显排列紊乱和肥大，促成了本病的舒张功能异常，表现为心室僵硬度增加、舒张受限、电生理不稳定，导致复杂心律失常和猝死。

HCM 是一种全球性的常见病，可能是最常见的遗传性心脏病，患病率为 1/500～1/200。据估计，HCM 影响 70 万或更多的美国人。HCM 是常染色体显性遗传，其外显率差异较大并且与年龄相关。目前已知，至少 11 种不同基因的突变导致 HCM，这些基因编码了粗细肌丝和末端 Z 盘中的蛋白质。

在最常见的 HCM 表现中，基底部室间隔不对称性肥大导致左心室流出道（LVOT）梗阻。然而，50 多年的临床研究告诉我们，事实上有多种类型的肥大，即使没有基底部肥大、二尖瓣收缩期前向运动（SAM）和 LVOT 梗阻，也并不能排除 HCM 的诊断。通过 MRI 可以比 TTE 更清楚地显示其他

常见的形态学类型，包括心室中部肥大和心尖肥大（图 18-7）。

临床上，患者病情倾向于沿着以下三个方向的一个或多个进展，即心脏性猝死、心力衰竭和心房颤动伴或不伴心源性栓塞卒中（图 18-8）。

ICD 是唯一被证实能延长 HCM 患者寿命的干预措施。用 β 受体拮抗药或钙通道阻滞药进行药物治疗可以缓解症状，但不能改善死亡率。然而，除颤器并非没有并发症，据估计每年发生率为 4%～5%，包括不恰当的装置放电、导线断裂或移位、装置相关感染、装置相关出血或血栓形成。

HCM 可能进展的第二个方向是心力衰竭，早期是舒张功能下降，随后是收缩功能下降。尽管有些 HCM 患者持续无症状并且享受到正常的预期寿命，但是有些患者将出现症状，主诉劳累时呼吸困难、心悸和胸痛。将近一半的 HCM 患者会出现心力衰竭的症状和体征。虽然心力衰竭的症状经常反映左心室流出道梗阻和血流的减少，特别是在运动或应激时可能出现的低血容量、心动过速和收缩力增加的情况下，但它们也可能在没有梗阻的情况下发生，因为心肌肥厚时氧供和氧耗不平衡，心内膜持续处于缺血边缘，左心室舒张受限和顺应性降低致左心室舒张功能受损，并且经常合并二尖瓣反流。

与室间隔中段型或心尖型 HCM 的患者不同，对于典型的左心室基底部室间隔不对称性肥大的患者，当血液从左心室顶端通过流出道和主动脉瓣射出时，肥大的室间隔基底部和发生 SAM 现象的二尖瓣装置形成狭窄通道，血流就会发生梗阻。低血容量、全身血管阻力（SVR）降低、心动过速和收缩力增加，所有这些都可能在运动、压力和麻醉下的外科干预下发生，共同作用加剧流出道梗阻。就临床决策而言，影响治疗决策的是峰值（或最大）瞬时梯度。静息状态时 LVOT 内 30mmHg 或更大的压差考虑存在梗阻，是心力衰竭和死亡的独立预测因子。而如果症状严重，并且静息或诱发状态下压差达到 50mmHg 或更大，就应该考虑手术或经皮室间隔减容。

TTE 是评价 HCM 的首选方法。连续频谱多普勒用于测量左心室流出道的压差。多普勒信号具有独特的"匕首状"外观（图 18-9）。由于前叶可能同时被推和拉入流出道，二尖瓣反流的射流通常是

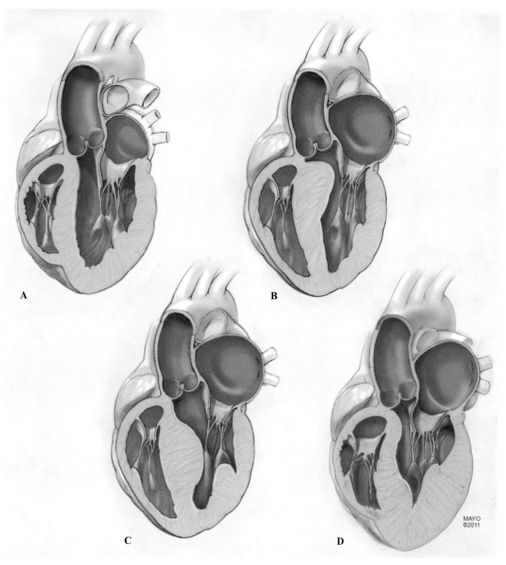

▲ 图 18-7　正常心脏和肥厚型心肌病的表型变化

A. 正常心脏；B. 孤立的室间隔基底部肥大；C. 室间隔中段肥大；D. 心尖肥大；注意，一个患者可能同时存在超过一种类型的肥大（引自 Mayo Foundation for Medical Education and Research.All rights reserved.Illustration No.EBW1078418-001-3.）

后向的（图 18-10）。尽管二尖瓣反流是后向的（偏心性反流），但与左心室流出道梗阻相关，即使反流很严重，也很少需要手术干预，一般会在病因得到解决后（特别是基底部室间隔肥大引起的左心室流出道梗阻）得到很大程度的解决。

对于因流出道梗阻而出现心力衰竭症状的患者，一线治疗是采用 β 受体拮抗药进行药物治疗，其目的是缓解症状。对于不能耐受 β 受体拮抗药的患者，非二氢吡啶钙通道阻滞药（如维拉帕米和地尔硫草）是二线药物，尽管它们可能通过降低平均动脉压而加重流出道梗阻。对于使用 β 受体拮抗药

和（或）钙通道阻滞药（两者都可以降低运动诱发的压差，但不能降低静息状态压差）治疗后仍有症状的患者，丙吡胺可以减少静息状态流出道压差，并提供一定程度的症状缓解。

对于药物治疗后仍有持续症状的患者，下一个选择是采用酒精室间隔消融术或心肌切除手术。对于有严重症状（NYHA 心功能分级 Ⅲ 级或 Ⅳ 级）和严重静息或诱发状态的左心室流出道梗阻（≥ 50mmHg）的患者，即使接受了最大限度地药物治疗，室间隔心肌切除术仍是 Ⅰ 类手术适应证。由于手术死亡率现在低于 1%，室间隔心肌切除术

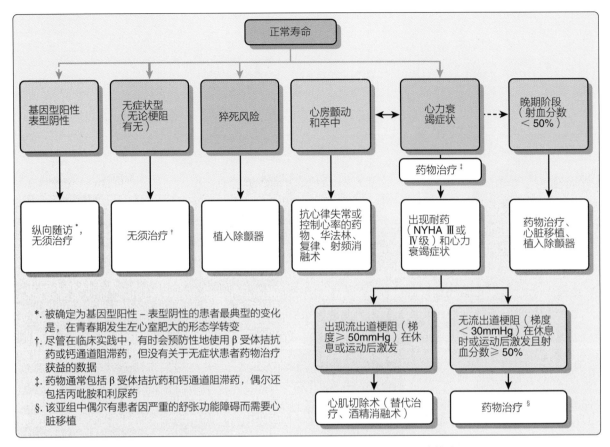

▲ 图 18-8　肥厚型心肌病不同表现的预后通路和治疗策略

不同通路之间不一定互相排斥，彩色箭的粗细代表每一条通路受影响的患者比例（引自 Maron BJ, Maron MS.Hypertrophic cardiomyopathy. *Lancet*.2013; 381: 247.）

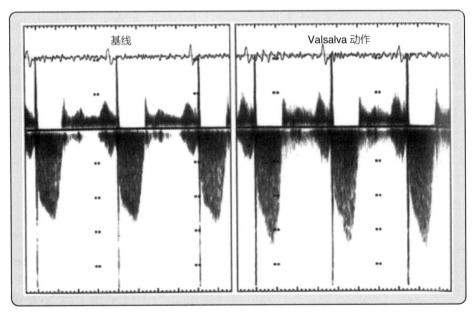

▲ 图 18-9　经心尖连续多普勒频谱显示左心室流出道梗阻

注意典型的倒置峰，像匕首或滑雪坡。基线（左）速率是 2.8m/s，相应左心室流出道峰压差 31mmHg。Valsalva 动作时，速率增加到 3.5m/s，对应压差为 49mmHg（经许可引自 Oh JK, Seward JB, Tajik AJ: *The Echo Manual*, ed 3, 2006. Mayo Foundation of Medical Education and Research 版权所有）

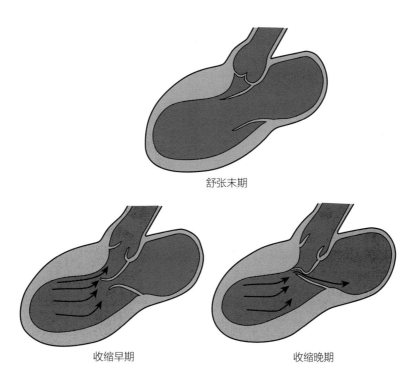

舒张末期

收缩早期   收缩晚期

▲ **图 18-10 肥厚型心肌病左心室流出道梗阻的机制**

二尖瓣前瓣叶的收缩期前向运动（SAM）开始于收缩早期，经常在左心室等容收缩期（未描绘），此时 Venturi 效应可忽略。随着主动脉瓣开放和收缩射血期开始（下部左、右图），二尖瓣前瓣被同时推和拉进入左心室流出道。另外，因 SAM 导致的二尖瓣反流束一般指向侧后方（见正文）（引自 Oliver WC, Mauermann WJ, Nuttall GA.Uncommon cardiac diseases.In: Kaplan JA, Reich DL, Savino JS, eds.*Kaplan's Cardiac Anesthesia*: *The Echo Era*.6th ed.Philadelphia: Saunders; 675–736 和 Ommen SR, Shah PM, Tajik AJ.Left ventricular outflow tract obstruction in hypertrophic cardiomyopathy: past, present and future. *Heart*.2008; 94: 1276–1281, 2008.）

有可能使受累个体的预期寿命正常化。

在心肌切除术后，TEE 被用来评估残余二尖瓣反流的程度及查找残余 SAM 和左心室流出梗阻的迹象。也必须仔细评估室间隔分流，以寻找医源性室间隔缺损（VSD）的证据。在心肌切除处，常常可以见到冠状动脉横断处小分流进入左心室流出道。重要的是，这些分流不能与 VSD 分流混淆。当医源性 VSD 发生时，预期的分流是从左心室流入右心室，而不是从冠状动脉间隔支横断处进入左心室。此外，通过室间隔的分流主要发生在收缩期，而从室间隔穿支流入左心室的分流主要发生在舒张期。

对于有严重症状的患者，尽管有最佳的医疗管理，但对于那些手术条件差或强烈要求避免心脏直视手术的患者，酒精室间隔消融术是室间隔切除术的一种替代方法。该手术的目标是确定一个占主导地位的冠状动脉左前降支前间隔穿通支，该支供应基底隔肥大部分。一旦辨认出这样的血管，注入

1～3ml 乙醇制造局部梗死，导致随后的坏死和基底隔梗阻区域的萎缩。虽然重塑发生在接下来的数月里，但注射的同时可以导致相关心肌顿抑从而促成压差的一次即刻降低。该术式需要永久性起搏器安置而风险更高，因复发性或持续性梗阻而再次手术的风险更大，因产生透壁性心肌梗死有引起恶性室性心律失常的风险。

麻醉注意事项

血流动力学管理最困难的患者是基底隔不对称肥大和流出道梗阻的患者。如果出现心动过速、收缩力增强、SVR 降低和低血容量时，则应迅速避免和治疗，以利于梗阻和低血压的状况。

室间隔心肌切除术后，左束支传导阻滞或部分左束支传导阻滞较为常见。术前右束支传导阻滞增加术后完全性心脏传导阻滞的风险。

心尖变异的 HCM 患者值得单独提及。在这些患者中，心尖肥大与梗阻或 SAM 无关，但会导致心室腔变小，再加上心肌肥大和僵硬，舒张功能异

常，会导致心室舒张期充盈明显受限，每搏量显著降低。尽管他们测量的左心室射血分数可能是正常的，甚至是超常的，但每搏量降低使心排血指数降低。从正常血压降到令人不适的低血压，或将左侧充盈压推到肺静脉高压临界点，通常只需要很少每搏量的改变。

（三）限制型心肌病

原发性限制型心肌病（RCM）是一种罕见的心肌疾病，AHA 描述为"双心室容积正常或减小，伴有双心房扩大，左心室壁厚度和房室瓣正常，心室充盈受限的生理表现"，这也符合欧洲心脏病学会的标准。DCM 是一种形态学定义，RCM 是一种病理生理学定义，其特征是心肌舒张功能受损，心室顺应性降低，并产生较高的充盈压（框 18-3）。

诊断上，区分 RCM 和缩窄性心包炎（CP）是很重要的，因为它们的治疗方法是完全不同的（表 18-4）。虽然这两种疾病都表现为充盈压升高，但原因不同。在限制型心肌病中，升高的压力反映了心肌僵硬，而在缩窄性心包炎中，反映了心包变硬后的约束。RCM 的治疗应基于潜在的疾病过程（如对 Gaucher 和 Fabry 疾病的酶替代治疗，对结节病的类固醇治疗）。否则，药物治疗就是针对心力衰竭症状的缓解。随着双心房的扩大，RCM 患者容易发生心房颤动，如果心房颤动持续，应控制心率和抗凝治疗。

麻醉注意事项

RCM 患者很少接受心脏手术，但淀粉样变的患者是一个例外，他们可能接受循环辅助装置安置、原位心脏移植或心脏和肝脏联合移植。

诱导和维持药物的选择当然可能基于与患者生理学相关的理论问题，但没有证据支持临床上某一特定的给药方案。准备移植的心脏淀粉样变患者在诱导时可能表现出特别不稳定的血流动力学。舒张功能严重受损和心室充盈受损结合起来类似于收缩功能不全性心力衰竭，并且淀粉样变性累及神经系统可能导致自主神经功能紊乱，在以上因素合力作用下，即使最谨慎的给药方案也可能产生不可预知的后果。

（四）致心律失常性右心室心肌病

该病以前称为致心律失常性右心室发育不良，

框 18-3　限制型心肌病的病因分型

心肌原因
- 非浸润性
  - 特发性心肌病 [a]
  - 家族性心肌病
  - 肥厚型心肌病
  - 硬皮病
  - 弹性假黄色瘤
  - 糖尿病心肌病
- 浸润性
  - 淀粉样变性 [a]
  - 结节病 [a]
  - Gaucher 病
  - Hurler 病
  - 脂肪浸润
- 贮积性疾病
  - 血色素沉积症
  - Fabry 病
  - 糖原贮积症

心内膜原因
- 心内膜心肌纤维化 [a]
- 嗜酸性粒细胞增多综合征
- 类癌性心脏病
- 转移癌
- 辐射 [a]
- 蒽环类药物的毒性作用 [a]
- 引起纤维性心内膜炎的药物（5- 羟色胺、二甲麦角新碱、麦角胺、汞剂、白消安）

a. 临床实践中更容易遇到的情况

引自 Oliver WC, Mauermann WJ, Nuttall GA. Uncommon cardiac diseases. In: Kaplan JA, Reich DL, Savino JS, eds. *Kaplan's Cardiac Anesthesia: The Echo Era*, 6th ed. Philadelphia: Saunders; 2011: 693.

1995 年世界卫生组织将 ARVC 定义为"进行性右心室心肌纤维脂肪替代，最初有典型的区域性和后期的整体性右心室和部分左心室受累，间隔相对侵犯较少。"

在 30%～50% 的 ARVC 患者中有家族遗传性，主要是常染色体显性遗传，表现多样，外显率降低。据估计，ARVC 的患病率为 1∶2000～1∶5000，男女性患者比例为 3∶1。它最常见的表现是开始出现心律失常，范围从起源于右心室的室性早搏到心室颤动。目前已知该病经历三个阶段：①隐匿期，无症状，但有一些电生理改变，有猝死的危险；②明显的心律失常；③晚期，伴有心肌丢失、双心室受累和充血性心力衰竭。尸检显示心肌弥漫性或

表18-4　心包缩窄和心肌舒张受限的鉴别

特　征	心包缩窄	心肌舒张受限
颈静脉波形	y波速率较慢	y波速率较快 大A波
左心房压＞右心房压	消失	几乎总是
听诊	早期高调 S_3，无 S_4	晚期低调 S_3，有时有 S_4
二尖瓣或三尖瓣反流	经常无	经常有
胸部X线片	心包钙化（20%～30%）	心包钙化罕见
心脏大小	正常或增大	正常或增大
心电图	传导异常较罕见	传导异常较常见
心脏彩超	心房轻度增大	心房显著增大
右心室压力曲线	"根号"型	"根号"型，凹陷和平台相对不显著
右侧和左侧心脏舒张压	大部分病例差值＜5mmHg	差值很少＜5mmHg
右心室收缩峰压	几乎总是＜60mmHg，有时＜40mmHg	经常＞40mmHg，有时＞60mmHg
心室峰压与呼吸变化	右心室和左心室收缩压与呼吸变化不一致	与呼吸变化一致
奇脉	经常出现	罕见
CT和MRI	心包增厚	心包增厚罕见
心内膜心肌活检	正常或非特异改变	非特异性异常改变

引自 Hancock EW: Cardiomyopathy: Differential diagnosis of restrictive cardiomyopathy and constrictive pericarditis.*Heart*. 2001; 86: 343–349. Chatterjee K, Alpert J. Constrictive pericarditis and restrictive cardiomyopathy: similarities and differences. *Heart Fail Monit*.2003; 3: 118–126. Oliver WC, Mauermann WJ, Nuttall GA.Uncommon cardiac diseases.In: Kaplan JA, Reich DL, Savino JS, eds.*Kaplan's Cardiac Anesthesia*: *The Echo Era*. 6th ed.Philadelphia: Saunders; 2011: 694.

节段性丢失，主要在右心室，心肌被脂肪和纤维组织取代，右心室扩张，右心室游离壁变薄。脂肪和纤维组织替代心肌为致命性心律失常创造了良好的环境，而致命性心律失常可能是ARVC第一个表现出来的症状。虽然ARVC是一种罕见的疾病，但它占年轻人猝死的20%。根据修订后的专家组标准，分级（主要和次要）的诊断包括结构改变[通过超声心动图、MRI和（或）右心室造影诊断]、组织学评估、超声心动图异常、心律失常、遗传研究和家族史。诊断可能依赖于心肌内膜活检来显示ARVC的显著变化，但如果活检是从室间隔区域获得的，则诊断是无效的，因为该区域缺乏特征性。

麻醉注意事项

在ARVC进展过程中，可能发生室上性和室性心律失常。由于心律失常更可能发生在围术期，所以术中和术后恢复期间必须尽量减少有害刺激、低血容量、高碳酸血症和浅麻醉。然而，全身麻醉似乎并不会直接导致心律失常。酸中毒可能特别有害，因为它会导致心律失常的产生，并影响心肌功能。

三、二尖瓣脱垂

二尖瓣脱垂（Mitral Valve Prolapse，MVP）伴严重二尖瓣反流是目前心脏手术的常见原因。作为最常见的心脏瓣膜异常，MVP可能发生在健康人群，或发生在伴有多种并发症的人群（框18-4），在男女之间分布平均。MVP是一种退行性疾病，在组织学检查中发现黏液样变，从而导致腱索增厚、延长和改变。MVP作为一种结构和功能异常性瓣

框 18-4　二尖瓣脱垂的相关病因

遗传性结缔组织疾病
- 单纯性二尖瓣脱垂
- 马方综合征
- Ehlers–Danlos 综合征 I、II 和 IV 型
- 弹性假黄色瘤
- 成骨不全
- 多囊肾病

其他遗传性疾病
- 进行性假肥大性肌营养不良
- 强直性肌营养不良
- 脆性 X 综合征
- 黏多糖贮积症

获得性胶原血管疾病
- 系统性红斑狼疮
- 复发性多软骨炎
- 风湿性心内膜炎
- 结节性多动脉炎

其他相关疾病
- 继发孔型房间隔缺损
- 梗阻性肥厚型心肌病
- Wolff–Parkinson–White 综合征
- 乳头肌功能不良
  - 缺血性心脏病
  - 心肌炎
- 心脏创伤
- 二尖瓣手术后
- 血管性血友病

引自 Fontana ME, Sparks EA, Boudoulas H, Wooley CF. Mitral valve prolapse and the mitral valve prolapse syndrome. *Curr Probl Cardiol*. 1991; 16(5): 309–375.

膜病，人群发病率为 1%～2%，这取决于采取的诊断标准。在退行性二尖瓣疾病的患者中，从弹力纤维缺失到 Barlow 病等一系列疾病都是需要考虑的（图 18–11）。Carpentier 首先将弹力纤维缺失确定为 MVP 的一种形式，这种 MVP 没有出现瓣叶波浪或瓣膜组织过多，其机制是由于缺乏胶原蛋白、弹性蛋白和蛋白多糖而导致结缔组织产生受阻，但其原因尚不清楚。与 Barlow 病不同，弹力纤维缺失症状的出现通常伴随着腱索断裂，随着年龄的增长发病率更高，并且病变的显著性和广泛性明显不及 Barlow 病，手术修复也不那么复杂。

Barlow 病被认为是由于二尖瓣黏液瘤样变性、腱索延长和变细，以及瓣膜组织冗余导致的，其机制尚不清楚，但细胞外基质成分的调节似乎是一个主要问题。正常的二尖瓣瓣叶在关闭时可能会形成小波浪，但在 MVP 中，多余的二尖瓣叶在收缩中晚期脱垂到左心房（图 18–12）。二尖瓣叶呈拱形并高于房室环水平是诊断 MVP 的指标。二尖瓣装置任何部分的扭曲或故障都可能导致脱垂，并产生伴随杂音的喀喇音或反流。如果腱索延长，瓣叶可能波浪样突出得更多，当进展到瓣叶不能相互对合时就产生瓣叶脱垂了。这些病变的程度将决定二尖瓣反流的存在。三维心脏彩超为二尖瓣病变的诊断提供了新的视角。

最后，即使在组织学上，正常的二尖瓣也可能发生脱垂。正常的二尖瓣功能取决于许多因素，包

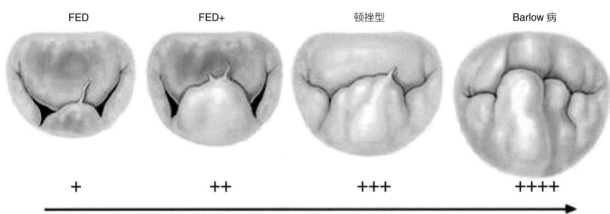

FED	FED+	顿挫型	Barlow 病
+	++	+++	++++

瓣叶组织

▲ 图 18–11　退行性二尖瓣疾病谱

退行性疾病谱包括弹力纤维缺失（FED）伴瓣叶变薄和腱索断裂（+），长时间 FED 导致瓣叶节段脱垂的黏液样变（++），不完全型黏液样变和一个或多个节段瓣叶组织冗余（+++），Barlow 病伴黏液样变、冗余瓣叶组织和瓣叶尺寸大（++++）（引自 Adams DH, Rosenhek R, Falk V. Degenerative mitral valve regurgitation: best practice revolution. *Eur Heart* J.2010; 31: 1958–1966.）

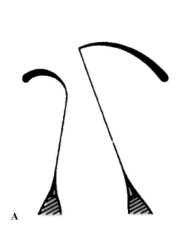
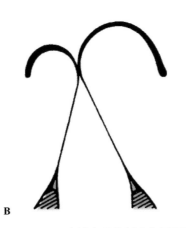
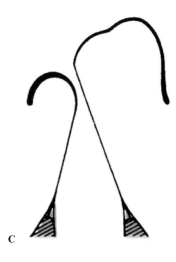

▲ 图 18-12　二尖瓣病理机制改变示意图

A. 二尖瓣脱垂伴反流；B. 出现二尖瓣波浪，但无脱垂或反流；C. 二尖瓣波浪、脱垂伴反流（引自 Barlow JB, Pocock WA. Mitral valve prolapse enigma—two decades later. *Mod Concepts Cardiovasc Dis*.1984; 53: 13.）

括左心室大小和二尖瓣瓣叶等，这些结构的改变可能会导致非器质性 MVP。

目前尚无诊断 MVP 的通用标准。典型的听诊特征是收缩中期喀喇音和收缩晚期杂音。某些动作有助于对 MVP 的听诊诊断，如 Valsalva 动作、下蹲或抬腿，这些动作改变了左心室舒张末期容积，从而改变喀喇音在收缩期内出现的时间。目前，二维心脏彩超对 MVP 的诊断较多，因为其对 MVP 严重程度的认识和评估更为优越。鉴于二尖瓣环呈鞍状，MVP 的诊断通常是在 TTE 胸骨旁长轴切面进行的。MVP 的定义是在收缩期一个或两个瓣叶向左心房侧移位＞ 2mm。

多数 MVP 患者无症状。然而，对照研究显示 50% 的患者有心悸症状。自主神经功能的改变、儿茶酚胺的反应性或者两者的结合可能导致胸痛、疲劳、心悸、呼吸困难、头晕、晕厥和惊恐发作等症状。这些症状和一些纤瘦体型、低血压和心电图复极异常的临床表现与 MVP 相关，称为 MVP 综合征。二尖瓣反流是 MVP 最严重的并发症。严重的二尖瓣反流发生在 2%～4% 的 MVP 患者中，其中 2/3 是男性患者。大多数患者会有轻度至中度二尖瓣反流，不需要手术。MVP 是严重二尖瓣反流最常见的原因，严重反流的出现标志着治疗干预的必要性。无论症状如何，严重的二尖瓣反流都会导致预期寿命的降低。后叶比前叶更常受累。这种变化经常出现在腱索连接处，导致腱索断裂和瓣叶牵拉。

随着严重二尖瓣反流的进展，肺动脉高压、左心房扩大、心房颤动等频繁出现。建议早期修复以保持左心室功能并降低心房颤动的可能性。对于无症状的二尖瓣脱垂伴反流的处理，仍需不断考虑手术干预利弊实际，尤其是考虑到早期二尖瓣修复的手术风险和预后改善。

二尖瓣修复术与二尖瓣置换术相比，被广泛推荐用于 MVP 的治疗。与二尖瓣置换术相比，二尖瓣修复术可显著提高手术生存率、5 年和 10 年生存率。与二尖瓣置换术相比，二尖瓣修复术的优点包括血栓栓塞、出血、感染性心内膜炎的风险更低，并且由于瓣膜结构得到保留，心室功能更好。后叶脱垂是二尖瓣反流最常见的病因。后叶修补术的风险历来较低，双叶修补术的技术难度较大。前瓣脱垂修补术再手术率高，生存率低。最近，通过 MitraClip 装置（Abbott Vascular，Santa Clara，CA）进行血管内二尖瓣修复已成为某些不适合外科手术的二尖瓣反流患者可行的治疗方案。

心律失常和猝死与 MVP 的关系是一个需要长期观察的问题。在成人 MVP 患者的动态监测中，房性和室性早搏、房室传导阻滞、室上性或室性心动过速很常见。导致这些心律失常的原因是多方面的，可能是在解剖基础上与某种形式的自主神经功能异常结合在一起产生的。成人 MVP 猝死的发生一直是争论的焦点。猝死的风险很低，估计年发病率为 40/10 000，但这一数字是普通人群的 2 倍。

MVP 患者确实可能会在家中发生猝死。约 2/3 的 MVP 患者心电图异常，但动态心电图监测显示，除非伴有严重的二尖瓣反流，否则不会出现过多的房性或室性心律失常。一般来说，大多数低风险患者不需要治疗，无论是症状还是防止猝死。

细菌性心内膜炎是 MVP 的一种罕见并发症，但其发病率是一般人群的 3～8 倍。美国心脏协会目前的指南非常具体，不建议对没有人工心脏瓣膜、复杂先天性心脏病（CHD）、心脏移植后瓣膜病变或有细菌性心内膜炎病史的患者进行预防性抗生素治疗。

麻醉注意事项

要理解"二尖瓣脱垂"病因上较宽泛，这对麻醉很重要。大多数有 MVP 的患者使用简单的全身麻醉，因为他们有 MVP 而没有严重的并发症，并发症通常被称为 MVP 综合征。尽管 MVP 中迷走神经张力增加，术前最好避免使用抗胆碱能药物。中等的麻醉深度是可取的，以尽量减少儿茶酚胺水平和潜在的心律失常。必须谨慎使用氯胺酮或具有类似交感神经作用的药物。高碳酸血症、缺氧和电解质紊乱会增加心室兴奋性，应予以纠正。如果需要肌肉放松，维库溴铵是一个很好的选择，因为它不会引起心动过速。

二尖瓣反流的 MVP 患者发生并发症的风险更大，与 MVP 综合征患者相比，需要采用不同的麻醉方法。病情较重的 MVP 患者可能迅速发展为 CHF，需要进行心脏手术。二尖瓣反流的严重程度将严重影响麻醉管理。机器人二尖瓣手术麻醉管理的独特方面，包括外周体外循环插管、单肺通气和经常使用的区域麻醉技术（如椎旁阻滞），以促进术后立即拔管。血管腔内二尖瓣修补术（MitraClip，Abbott Vascular，Santa Clara，CA）的麻醉管理通常需要全身麻醉，以便于频繁地经食管心脏彩超操作。

四、卵圆孔未闭

卵圆孔未闭（PFO）是最常见的累及房间隔的先天性缺陷。空气、血栓或脂肪可能通过 PFO 从右心房到左心房然后进入体循环，导致反常栓塞，可能影响大脑或冠状动脉循环。使用微创技术能够如此简单和安全地关闭 PFO，这使制订相关指南来阐述 PFO 的治疗策略成为必要。

卵圆孔存在于胎儿循环中，以改善母体含氧血液从脐静脉经下腔静脉瓣选择性地输送到左心房。随着出生和呼吸的开始，肺血管阻力降低，促进卵圆孔的功能性关闭。如果在 1 年内第一房间隔的片状覆盖物没有与第二房间隔融合，那么这种解剖闭合失败就形成了 PFO（图 18-13）。在 PFO 患者中，任何导致右心房压力超过左心房压力的情况都有助于右向左分流。相反，导致左心房压力大大超过右心房压力的情况将导致左向右分流。存在 PFO 的患者可能会多年无症状，这取决于分流量的大小。

PFO 在人群中的发病率因研究和诊断技术而异。TEE 已成为诊断 PFO 的金标准，其图像分辨率高于其他方法，与尸检结果相比敏感性和特异性均为 100%。由于 TEE 更具侵袭性，TTE 和经颅多普勒的技术进步提高了它们的灵敏度，并且当两者结合时，可足以用于 PFO 筛查。

当 PFO 可能增加卒中或其他并发症，如偏头痛、斜卧呼吸 - 直立性低氧血症综合征风险时，可能做出关闭 PFO 的决定。当存在房间隔瘤、巨大的下腔静脉瓣、偏头痛和年龄 ≥ 50 岁时，反常栓塞更为常见。中到大量分流，合并凝血功能障碍，与反常栓塞高度相关。要诊断反常栓塞，必须采取正确的激发措施，确保空气或对比剂从右向左运动。经静脉注射的生理盐水和 Valsalva 动作是最常用的诊断方法。Valsalva 动作增加的胸腔内压将导致在动作结束后静脉血的暂时性回流增加，因此，右心房压力将短暂超过左心房压力，以允许注入右颈内静脉的对比剂进入左心房。如果左心房压力升高到一定程度，激发性措施不会导致右向左分流，则可能出现假阴性结果。

PFO 的处理方式跟多个因素相关，并且争议很大，因为最近几项大型研究和 Meta 分析的结果不一致。目前经皮关闭 PFO 安全有效，因此外科手术关闭一个孤立的 PFO 是罕见的。然而，在心脏外科手术中使用 TEE 增加了偶然诊断的 PFO 的数量。不仅越来越多的 PFO 被关闭，而且随着时间的推移，越来越多的外科医师选择关闭 PFO。造成这些趋势的原因尚不确定，但在手术中偶然诊断出的 PFO 给外科医师带来了一个难题。

在心脏手术期间是否关闭偶然发现的 PFO？决定并不总是显而易见的，需要根据患者的短期和

右矢状面　　　　　　　　　　　　冠状面

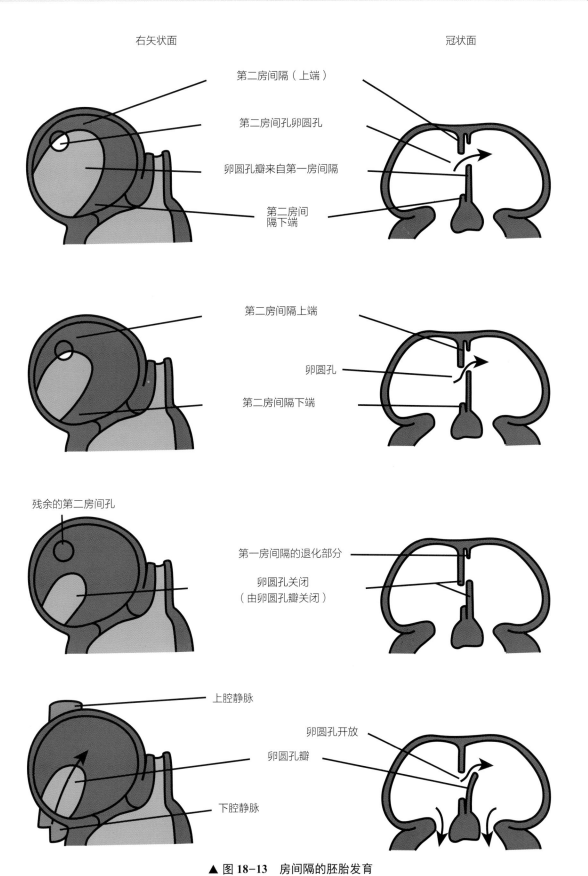

第二房间隔（上端）

第二房间孔卵圆孔

卵圆孔瓣来自第一房间隔

第二房间
隔下端

第二房间隔上端

卵圆孔

第二房间隔下端

残余的第二房间孔

第一房间隔的退化部分

卵圆孔关闭
（由卵圆孔瓣关闭）

上腔静脉

卵圆孔开放

卵圆孔瓣

下腔静脉

▲ 图 18-13　房间隔的胚胎发育

引自 Hara H, Virmani R, Ladich E, et al.Patent foramen ovale: current pathology, pathophysiology, and clinical status. *J Am Coll Cardiol*.
2005; 46: 1768–1776.

长期风险。某些情况下要求关闭 PFO，如插入左心室反搏（LVAD）可促进反常栓塞的形成，或由于增加的右侧压力引起大量右向左分流而导致严重缺氧。几乎没有证据表明，在没有相关病史的患者中偶然发现 PFO 会增加发病率或死亡率。事实上，一项研究表明，临时改变手术计划去关闭一个偶然发现的 PFO 实际上增加了卒中的风险。某些外科手术，如三尖瓣或二尖瓣修复或置换术，包含了 CPB 和心房切开，关闭 PFO 与原计划的手术流程偏差极小，因此风险很小。与此相反，非停跳冠状动脉旁路移植术（CABG）中如关闭偶然发现的 PFO，将有进行 CPB、主动脉横断钳闭术和其他与体外循环相关并发症的风险。在这种情况下，决定关闭偶然发现的 PFO 必须仔细评估每个患者的风险和收益。

麻醉注意事项

经皮 PFO 闭合术的麻醉管理通常涉及清醒镇静。在心脏手术中关闭一个偶然发现的 PFO，麻醉治疗很少偏离预定手术步骤。但是，一旦确定了 PFO，就应采取某些预防措施。

预防静脉空气应成为心脏手术的标准流程，包括小心注射药物，以防止外来空气进入静脉系统。一些麻醉医师一旦发现 PFO 的存在，就在所有静脉输液管道上使用内置空气过滤器，但这种做法并不普遍。对于任何需要机械通气的患者，了解其出现反常栓塞的可能性是很重要的。在肺血管阻力升高的情况下，如高碳酸血症或呼气末正压（PEEP）＞ 15mmHg 时，右向左分流的可能性增加。

五、肺出血

有咯血的患者中，肺出血发生率约为 1.5%，但其死亡率可达 85%。大咯血的定义各不相同，但通常为 24h 内咳血超过 600ml，或连续数天每天反复出血超过 100ml。肺泡腔中的 400ml 血液可严重影响氧合。肺出血可能趋于稳定，但在没有明显原因的情况下再次恶化，反映出其不可预测的性质。值得注意的是，死亡不是出血导致血流动力学不稳定引起，而是肺泡内血液过多，导致通气不足和顽固性缺氧所致。血块形成可导致支气管段甚至主支气管阻塞。由于难以确定出血部位而延误治疗，是肺出血死亡率高的重要原因。

咯血可能与多种疾病有关（框 18-5）。大咯血

框 18-5　大咯血的原因

气管支气管疾病
- 淀粉样变
- 支气管腺瘤
- 支气管扩张 [a]
- 支气管肺癌
- 支气管结石
- 支气管血管瘘
- 囊性纤维化
- 异物吸入
- 气管支气管损伤

心血管疾病
- 先天性心脏病
- 二尖瓣狭窄
- 肺动静脉瘘
- 脓毒性肺栓塞
- 胸动脉瘤破裂
- 动静脉畸形

局限性实质性疾病
- 阿米巴病
- 曲霉菌瘤 [a]
- 非典型分枝杆菌感染 [a]
- 球虫病
- 肺脓肿
- 毛霉病
- 肺结核 [a]

弥漫性实质性疾病
- 肺出血肾炎综合征
- 特发性肺含铁血黄素沉着症
- 结节性多动脉炎
- 系统性红斑狼疮
- Wegener 肉芽肿

其他原因
- 肺动脉置管致肺动脉破裂
- 医源性（如支气管镜检查、心导管检查）
- 肺动脉高压
- 肺水肿
- 肺梗死

a. 最常见的原因
引自 Thompson AB, Teschler H, Rennard SI.Pathogenesis, evaluation, and therapy for massive hemoptysis.*Clin Chest Med*.1992; 13: 69.

通常是紧急情况，因为潜在的肺部疾病使患者的生理储备降至最低。

出血的治疗方法取决于出血的程度。支气管镜检查可以确定出血的来源并执行操作，如肾上腺素冲洗和冷盐水冲洗可尽量减少出血，也可以用球囊阻塞支气管压迫止血。支气管镜检查的技术进步表明，在出血处注射氧化再生纤维素网等药物是有效

的。此外，据报道，局部应用Ⅶa因子（FⅦa）已成功用于医源性大出血，尽管其使用方式不符合说明书。其他用于减少出血的药物包括复合雌激素、去氨加压素、升压素和氨甲环酸。对于快速或持续出血，可能需要双腔气管导管（ETT）将出血与未受影响的肺隔离。

保守治疗后仍有持续出血的需要支气管动脉栓塞，这被认为是大咯血的一线治疗。尽管报道的成功率为75%～98%，但16%～20%的患者可在1年内再次出血。

如果出血持续和（或）非手术治疗失败，或不可行，则可能需要手术治疗。手术前最好确定出血部位和足够的肺功能，因为可能需要全肺切除术。术后死亡率差异很大，为1%～50%。肺癌侵犯气管、纵隔、心脏或大血管、晚期恶性肿瘤、进行性肺纤维化者是手术禁忌证。

为了降低肺动脉导管（PAC）导致肺动脉破裂的风险，应避免在肺动脉远端放置PAC。将PAC推进肺动脉瓣5cm以上是不可取的。气囊不应该对抗阻力充气，特别是当患者被给予抗凝血药或从CPB脱离后。在气囊充气和放气时，应始终仔细观察肺动脉波形。建议在CPB开始时将PAC缩回右心室，或在CPB开始前将PAC退出5cm。

六、心包性心脏病

心包分两层，包绕心脏和大血管。内层是覆盖心脏表面的浆膜（脏层心包），外层是一个纤维囊（壁层心包），附着在大血管、横膈和胸骨上。壁层心包是一种坚硬的胶原膜，对急性扩张有抵抗力。两层之间的空间是心包腔，通常包含多达50ml的透明液体，这是一种超滤血浆。如果积液缓慢积聚，心包腔可以逐渐扩张以容纳大量液体，但是，积液快速积聚会导致心脏压塞。心包的两层在大血管水平和膈肌中央腱尾端相连，浆膜层延伸过这些交界处，与纤维囊（壁层心包）连接在一起。膈神经在心脏两侧走行是一个重要的解剖关系，因为膈神经被包裹在心包内，在心包切除术中很容易受到损伤。心包不是生命所必需的，心包切除术不会导致明显的功能异常，但它有许多微妙的功能是有利的。最重要的是，它可以减少心脏的扭转，减少来自周围器官的摩擦。

（一）急性心包炎

急性心包炎常见，但实际发病率未知，因为它往往未被识别出来。一般来说，它是自限性的，症状持续6周左右。急性心包炎有很多原因（框18-6），其中最常见的是病毒（30%～50%）。麻醉医师遇到的急性心包炎手术患者一般是有恶性肿瘤、心肌梗死、心脏切开术后综合征、尿毒症或感染等基础疾病，由于症状严重并且药物治疗失败而进行手术治疗。

（二）缩窄性心包炎

缩窄性心包炎（CP）是壁层心包和脏层心包的紧密融合，无论病因如何，都会限制心脏的舒张充盈。心包的变化可能是由于瘢痕引起，也可由急性心包炎的一次发作引起，或是长期显露于复发或慢性炎症过程中引起。表18-5列出了慢性CP的一些原因。高达18%的心包切除术归因于以前的心脏手术，这可能解释了在过去15年中CP病例数量的增加。

（三）心包疾病的手术注意事项

心包切除术用于治疗复发性心包积液和对保守

框18-6　急性心包炎的病因

- 特发性
- 感染性
  - 病毒性
  - 细菌性
  - 真菌性
  - 寄生虫性
- 免疫学
  - 心肌梗死后（Dressler综合征）
  - 心脏切开术后综合征
  - Still病
  - 类风湿关节炎
  - 系统性红斑狼疮
  - 多动脉炎
- 肿瘤性
- 辐射
- 创伤
- 肾衰竭
- 药物诱导

引自 Oakley CM.Myocarditis, pericarditis and other pericardial diseases. *Heart*. 2000; 84: 449–454.

表 18-5　缩窄性心包炎的病因

病　因	百分比（%）
特发性心包炎	40
冠状动脉旁路移植术后	30
肺结核	10
辐射诱发	5
胶原血管病	5
其他（恶性肿瘤、尿毒症、化脓性）	5

引自 Kabbani SS, LeWinter MM.Diastolic heart failure.Constrictive, restrictive, and pericardial. *Cardiol Clin.* 2000; 18: 505.

治疗无效的 CP。心包剥离术治疗渗出性心包炎是一种简单易行的方法，然而，心包切除术往往是一种外科挑战，其手术死亡率为 5.9%～11.9%。可能伴有三尖瓣反流，表现与 CP 相似，有右心衰竭和容量超负荷症状。三尖瓣反流的存在，标志着 CP 患者处在病程更晚期。

心包切除术后即刻出现持续的低心排血量是并发症和死亡的主要原因，14%～28% 的患者在术后即刻发生。这些发现与以往公认的观点相矛盾，以往认为心包是这些患者的问题，心肌是正常。虽然心脏压塞的患者通常在心包打开后临床症状会有所改善，但对于 CP 患者，心包切除后并不总是立即明显改善。心功能的明显改善可能需要数周，但 90% 的患者术后症状会得到缓解。

麻醉注意事项

心包切除术的 CP 患者麻醉目标包括尽量减少心动过缓、心肌抑制，以及减少前负荷和后负荷。由于术后低心排血量综合征的风险，肺动脉置管（PAC）监测经常被使用。低心排血量综合征发生在部分患者中，与心包切除的方法或范围无关。低心排血量、低血压和心律失常（房性或室性）在心包剥离过程中很常见。由于有限且相对固定的心室舒张充盈程度，心排血量呈速率依赖性。如果心功能或心率降低，那么 β 受体激动药或起搏器将改善心排血量。如果心房或心室穿孔，灾难性出血可能会突然发生，这就需要足够的中心静脉通路。冠状动脉的损伤也可能在心包剥脱过程中发生，因此谨慎地监测心电图上的缺血迹象是明智的。

（四）心脏压塞

心包腔积液增加导致心包内压显著增加并限制心脏充盈时，就会导致心脏压塞。心包积液的速度是发生心脏压塞的决定因素，而不是绝对心包积液量。典型的 Beck 三联征急性压塞仅在 10%～40% 的患者中观察到，包括：①动脉压降低；②静脉压升高；③心音低钝的心脏。奇脉（图 18-14）也可以观察到，吸气时收缩压下降超过 10mmHg，这是由于吸气时右心充盈增加而导致左心室每搏量减少所致。奇脉对心脏压塞既不灵敏也不特异，因为它可能存在于阻塞性肺疾病、右心室心肌梗死或缩窄性心包炎患者中。血流动力学监测可能有助于心脏压塞的诊断。最终，右心房压、肺动脉舒张压和肺毛细血管楔压达到平衡。这些压力的平衡（彼此在 5mmHg 内）需要立即治疗，以排除急性压塞。目前，心脏彩超是诊断心包积液、排除心脏压塞的首选方法和最可靠的无创方法。

心脏压塞的心脏彩超特征，包括心脏在心包内的过度运动、心房和心室的塌陷。支持心脏压塞的特殊二维心脏彩超表现，包括右心室舒张期塌陷、舒张期右心房反向运动、室间隔运动异常，以及心室大小随呼吸周期的变化。右侧心腔舒张性塌陷是由于在舒张期心包压超过心内压而发生的。如果右心房塌陷出现在心动周期的 1/3 以上，那么，它是心脏彩超检查中的一个特征性发现。

心包穿刺术适用于危及生命的心脏压塞，一般配合液体复苏，以保持足够的充盈压力。心包穿刺术后血流动力学应随之改善。尽管心包穿刺术可以缓解心脏压塞的症状，但仍应针对其根本原因进行明确的治疗。心包穿刺术的主要并发症包括冠状动脉裂伤、心脏穿孔和气胸。心脏手术后患者出血引起的心脏压塞需要立即纵隔探查，以确定出血源并稳定血流动力学。

麻醉注意事项

心脏压塞患者在全身麻醉诱导后出现严重低血压或心脏骤停，其原因包括心肌抑制、交感神经抑制、静脉回流减少，以及经常伴随麻醉药物和正压通气而出现的心率变化。复苏需要立即引流心包积液。局麻或轻度镇静下经剑突下切口行心包切开术也是一种选择。如果心包内病变得到证实，则心包腔减压后可诱导全身麻醉。氯胺酮（0.5mg/kg）和

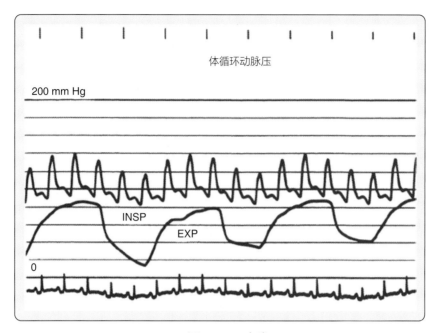

▲ 图 18-14　奇脉

吸气时，动脉收缩压下降超过 12mmHg。EXP. 呼气；INSP. 吸气（引自 Reddy PS, Curtiss EI.Cardiac tamponade.*Cardiol Clin*.1990；8: 628.）

100% 氧气可在局部浸润麻醉时合用，以在胸骨切开之前引流严重心脏压塞。自主呼吸比正压通气能更有效地支持心排血量，直到压塞解除。代谢紊乱必须纠正。低血压患者可能需要补充容量。与 CP 类似，心脏压塞患者的每搏量相对较低且固定，因此依赖心率和适当的充盈来维持心排血量。注射儿茶酚胺或起搏器可用于避免心动过缓。

七、颈动脉和冠状动脉联合病变

颈动脉内膜切除术（CEA）和冠状动脉旁路移植术（CABG）的结合，是由 Bernhard 等于 1972 年首次提出的，目的是降低颈动脉和冠状动脉联合病变患者的并发症和死亡率。最近的对照试验证明了 CEA 对有症状和无症状的颈动脉重度狭窄都有好处，这使人们对这种方法产生了新的兴趣。随着老龄人口的增长，现有超过 70% 的颈动脉分叉狭窄患者数量，仍将继续增加。结果是更多的患者合并颈动脉和冠状动脉疾病，但治疗并没有形成共识。

一般认为，接受冠状动脉旁路移植术有症状的颈动脉疾病患者患卒中的风险显著增加，有必要将颈动脉和冠状动脉血管重建作为一种联合或分期的手术。然而，单侧或双侧无症状颈动脉狭窄的治疗

仍在继续发展。无症状重度颈动脉狭窄是心脏手术和 CPB 后发生同侧半球卒中的危险因素，但在无症状患者身上发现颈动脉严重狭窄会影响决策，从而阻碍了对真实风险的评估。

麻醉注意事项

除了心脏手术的常规监测外，脑电图或其他评估神经生理学完整性的方法是有用的，但有很高的假阳性率。对于麻醉医师来说，应该了解大多数卒中不能归因于术中不良事件，如低血压或低流量，这是很有帮助的。然而，很难将真正的卒中与其他 CABG 手术相关的暂时性神经损伤状态区分开来，如重度镇静、肌松药导致的残存的肌无力，或继发于脑水肿的脑病。使用全身麻醉行 CEA 术后，确定神经系统功能完整性的临床方法被延迟，同时治疗也被延迟。在联合手术中使用局部麻醉行 CEA 手术对减少麻醉显露和减少与分流相关的并发症、减少损伤风险具有重要价值。与全身麻醉相比，局麻下更早识别神经损伤的优势可能被证明是有价值的。然而，在局部麻醉的 CEA 过程中，必须控制焦虑和疼痛，以减少心肌缺血。早期拔管有助于早期评估合并病例的神经功能。

在清醒的 CEA 期间，快速建立 CPB 非常具有挑战性。另一种可能性是对 CEA 进行全身麻醉，

然后进行唤醒试验，以便在开始 CPB 之前对任何明显的神经损伤进行评估和治疗。

八、妊娠期心脏手术

心脏病是孕期母婴死亡的主要危险因素，发病率为 1%～3%。它是孕期非产科死亡的最常见原因，占孕产妇死亡率的 10%～15%。产科心脏病患者由于与妊娠和分娩相关的血流动力学变化，极有可能发生严重并发症。如果在怀孕期间或怀孕后立即进行心脏手术，那么麻醉管理就要求了解怀孕的诸多变化，以及其对相应心脏病和胎儿健康的影响。

妊娠期的某些生理变化对心脏病女性患者有负面影响。到妊娠中期末，心率和每搏量均增加 25%。在妊娠晚期的早期，血管内容积增加了近 50%。怀孕期间的这三个变化导致心排血量增加 50%，并且可因生理性贫血和血管压迫进一步加重。宫缩可以迅速增加已经升高心排血量。这种血容量和心排血量的增加对于患有瓣膜性心脏病的产妇尤其困难。心排血量升高会增加心肌耗氧量，加重心力衰竭，而低外周血管阻力则会使冠状动脉灌注更差，导致心肌缺血。

二尖瓣病变是妊娠期需要手术治疗的最常见的瓣膜病。实际上，慢性二尖瓣或主动脉瓣反流可能因正常的妊娠生理变化而出现小幅度的症状改善。相反，狭窄性瓣膜病变对这些变化耐受性差。主动脉瓣和二尖瓣狭窄是导致血流动力学恶化的常见原因，迫使心脏手术前紧急分娩。妊娠期急诊心脏手术最常见的适应证是由二尖瓣狭窄引起的充血性心力衰竭失代偿。自 20 世纪 50 年代初，首次描述应用 CPB 行孕妇心脏手术以来，产妇发病率已从 5% 下降到不足 1%。胎儿死亡率仍然很高，为 16%～33%。不幸的是，胎儿死亡率与 CPB 的使用、手术时间和低温有关。CPB 的非生理特性与妊娠的变化相结合，母亲和胎儿的反应和耐受性都不确定。CPB 会使胎儿暴露在许多不良影响下，其可能产生不可预测的后果。CPB 的启动激活全身炎症反应，对凝血、自动调节能力、血管活性物质的释放、血液稀释和其他可能对胎儿和母亲产生不利影响的生理过程产生多重影响。开始 CPB 后即刻或 5min 内，由于低外周血管阻力、血液稀释和血管活性药物的释放，母体血压可能立即下降，从而导致

胎盘灌注不良。胎儿心率变异性常常丧失，此时也可能出现胎儿心动过缓（< 80 次 /min）。由于子宫血流量不能自动调节，完全依赖于母体血流量，母体血压下降引起胎儿缺氧和心动过缓。增加 CPB 流量 [2.5L/（m²·min）] 或灌注压（> 70mmHg）会增加母体血流量，通常会使胎儿心率恢复到 120 次 /min。随后可能出现代偿性儿茶酚胺驱动的心动过速（170 次 /min），提示存在氧债。尽管如此，增加 CPB 血流和平均动脉压并不总是纠正胎儿心动过缓，如果没有纠正，则必须考虑其他原因。

静脉回流或体外循环其他机械方面的问题也可能限制体循环血流，导致胎盘灌注减少。如果在整个 CPB 过程中持续存在酸中毒，那么可能是其他因素造成的，而不是母亲低血压，例如母亲体温过低、子宫收缩或可转移到胎儿身上的药物等因素。监测胎儿心率对于评估胎儿活力和随后的治疗措施非常重要。通过胎儿监护可早期发现部分问题，从而降低死亡率。

除了低温对酸碱状态、凝血和心律失常的影响外，它还可能导致子宫收缩，从而限制胎盘灌注，导致胎儿缺血而影响存活。低温引起宫缩的原因可能与 CPB 伴随的严重血液稀释和降低孕酮水平有关。胎儿的胎龄越大，宫缩发生的可能性就越大。因此，如果怀孕期间需要 CPB，强烈建议进行子宫监测。如果宫缩在 CPB 期间开始，那么停止宫缩对胎儿存活至关重要。

麻醉注意事项

麻醉药物必须考虑到母体心脏病、CPB 的影响以及对胎儿的影响。必须确保母亲的安全和胎儿的最佳结局。了解孕期心脏麻醉常用药物的安全性是非常重要的。在心脏手术和 CPB 过程中，使用大量药物的胎儿致畸风险很高，但大多数婴儿都成功地避免了这种影响。没有麻醉药被证明对人类有致畸作用。

九、肾功能不全与心脏手术

近年来，接受心脏手术的慢性肾衰竭（CRF）患者人数在心脏手术人群中增加了 2%～3%。CRF 患者术前可能不一定依赖透析，但与术前肾功能正常者相比，CPB 后肾功能恶化的可能性更大。由于 CRF 加速了动脉粥样硬化的发展，许多患者最终将

需要心肌血运重建。不管 CRF 患者是否依赖透析，他或她都是一个麻醉挑战，尤其是在液体管理、电解质状态和止血方面。非透析依赖性 CRF 患者避免透析对住院时间和长期死亡率非常重要。心脏外科医师、麻醉师、肾科医师和心脏内科医师的共同努力有助于这些患者的管理。不幸的是，即使围术期并发症发生率很低，长期生存率仍明显降低。

慢性肾衰竭患者更容易出现液体超载、低钠血症、高钾血症和代谢性酸中毒。术前最佳的血流动力学和液体状态很重要。强烈建议在手术前一天进行透析，尤其是那些严格依赖透析的患者。慢性透析患者往往表现为左心室功能下降，这可能是废物和毒素清除效率低下的原因。充血性心力衰竭可能由血容量过多和左心室功能差可导致，表现为肺水肿和呼吸窘迫。患者的术前状态优化可能需要透析和改善心脏功能药物的治疗。应仔细检查长期使用的药物，以确保给予某些特定药物（如抗高血压药物等）。CRF 患者术前准备的重要性是显而易见的，紧急手术相关的死亡率非常高。

CRF 心脏手术患者围术期死亡率与几个危险因素有关。术前肌酐 2.5mg/dl 与死亡率增高相关，即使是非透析依赖性 CRF 患者中也是如此。为肾衰竭高危患者或 CRF 患者寻找肾保护剂的努力一直没有成功。随机双盲前瞻性试验观察了 N- 乙酰半胱氨酸在慢性肾衰竭患者 CPB 中的应用，结局喜忧参半。非诺多泮，一种多巴胺 -1 受体激动药，被用于术前肌酐水平高于 1.5mg/dl 并接受 CPB 手术患者的研究中，患者在围术期给予肾用剂量的多巴胺或非诺多泮，术后参数仅在接受非诺多泮的患者中得到改善，提示其有肾脏保护作用，但还需要进一步的研究。甘露醇和呋塞米也可以预防早期少尿性肾衰竭。

麻醉注意事项

CRF 影响分布容积较大药物的剂量。血清蛋白浓度降低会减少药物血浆结合，导致与受体结合的游离药物浓度升高。许多 CRF 患者有低蛋白血症。一般来说，麻醉诱导药和苯二氮䓬类药物在 CRF 患者中使用是安全的。完全依赖肾脏排泄的药物作用有限。芬太尼和舒芬太尼对疼痛治疗可能更有效，因为它们不像吗啡那样完全依赖于肾脏排泄。目前使用的挥发性麻醉药很少引起任何额外的肾功能不全，即使有潜在的慢性肾衰竭，除非麻醉持续时间

严重延长。肌肉松弛药和肌肉麻痹拮抗药有不同程度的肾排泄。

胃排空延迟的 CRF 患者建议进行快诱导。由于术前 6～8h 禁食和术前 24h 内透析，麻醉诱导前也可能出现明显的细胞外容积减少，这可能导致诱导时低血压。由于 CPB 对液体的要求通常很高，肺动脉置管对于液体管理尤其有用。TEE 可通过评估左心室容积和功能来协助液体管理。在开始 CPB 之前，应限制液体的使用，特别是当患者为透析依赖者时。对于非透析依赖的患者，应给予液体以保持足够的尿量，但也应避免过度的心血管充盈压，从而引发肺水肿。液体不应该被过度限制，因为在 CRF 的基础上这样做可能会导致急性肾衰竭。小剂量多巴胺已被推荐用于 CRF 患者，但其价值尚不确定。

一般来说，CPB 后 CRF 会恶化，部分原因是非脉冲性血流、低肾灌注和低温的联合作用。平均动脉压应保持在 80mmHg 以上。手术和低温的压力可能会损害自身调节，从而使肾血管收缩减少肾血流量。考虑到 CRF 先前存在的贫血，如果不在预充液中添加红细胞或在启动 CPB 后立即添加，那么 CPB 所需的预充液可显著降低血红蛋白和携氧能力。在 CPB 期间，血细胞比容应保持在 25%。建议在输注红细胞时使用洗涤红细胞，以减少术中过高的钾和葡萄糖浓度。应定期检测血浆钾水平。慢性肾衰竭患者常因胰岛素反应异常而产生葡萄糖不耐受，因此应更频繁地监测血糖水平。

肾衰竭患者对长时间 CPB 后高血容量的耐受性差。透析可以在 CPB 过程中进行，技术上简单有效，因为小分子（尿毒症溶质，电解质）可以被去除。与 CPB 期间的透析不同，血液滤过（超滤）常常更有效，可以清除多余的水而不会出现透析时那样的血流动力学不稳定。血液循环通过血液浓缩器的中空纤维，它的孔径比白蛋白（55000 道尔顿）小，可以去除水和溶质。钾可以被清除，从而有助于减少通常与心脏停搏液给药相关的过度高钾。CPB 过程中的血液滤过可能在一定程度上不能使患者的总液体平衡净减少，因为体外循环的静脉储液罐中必须保持最小的液体量。

CPB 术后出血过多在 CRF 患者中并不少见，部分原因是术前血小板功能障碍。抗纤溶药是一种药物措施，成功地用于减少与心脏手术相关的过度

出血和输血需求。氨甲环酸是一种廉价的合成抗纤溶性药物，主要通过肾脏排出，因此需要根据术前肌酐水平减少剂量。

术后，如果终末期肾病患者需要透析，那么透析依赖的风险大大增加。如果患者术前依赖透析，透析通常在手术后 24～48h 内恢复，然后根据患者术前常规优化液体、电解质和代谢状态。如果液体进入血管内引起充血性心力衰竭，手术室返回后不久可能需要透析。持续性肾脏替代治疗可以在术中和术后实施，以治疗急性肾衰竭伴容量超负荷和代谢不稳定，对心脏病患者有很好的疗效。近 10 年来，连续性肾脏替代治疗在心脏外科患者中非常流行，因为床边护士可以根据患者血流动力学状态的变化来调整液体的超滤量。

十、心脏手术患者的血液疾病

由于 CPB 对凝血和输氧系统造成的压力，接受心脏手术的血液病患者的麻醉问题更加复杂。血友病、冷凝集素病（CA）、镰状细胞病（SCD）、抗凝血酶（AT）缺乏和血管性血友病（vWD）是一些在使用 CPB 时需要特别考虑的血液病。

（一）血友病

血友病 A 是第三常见的 X 染色体连锁疾病，每 5000 名男性新生儿中就有 1 名发生。血友病 B，也称为圣诞病，也是一种 X 染色体连锁疾病，发病率为血友病 A 的 1/4。F Ⅷ因子是正常凝血级联反应的组成部分。F Ⅷ因子半衰期只有 8～12h，它和 F Ⅸa 因子加速了 X 因子的活化。血友病的特征是关节和肌肉出现严重的自发性出血。血友病 A、B 的治疗主要依靠 F Ⅷ因子或 F Ⅸ因子的替代。

轻度血友病的凝血因子水平为 6%～30%，偶尔出现症状，占血友病病例的 30%～40%。中度血友病的凝血因子水平为 1%～5%，占血友病病例的 10%。严重血友病患者的凝血因子水平低于 1%，如果因子活性保持在 1%，则很容易在手术期间发生严重出血。约 50% 的血友病病例表现为严重血友病。大多数患者手术时 F Ⅷ因子或 F Ⅸ因子活性低于 5%。尽管接近 50% 的凝血因子水平被认为足以实现非心脏手术止血，但心脏手术和 CPB 的止血需求和相关凝血异常将需要更高的 F Ⅷ因子水平。心

脏手术前 F Ⅷ因子活性应为 80%～100%。

接受替代治疗的血友病患者可能会产生 F Ⅷ因子或 F Ⅸ因子抗体。F Ⅷ因子或 F Ⅸ因子抗体的发生率分别为血友病患者的 18%～52% 和 2%～16%。抗体效价将患者定性为轻度或高应答者。高应答者有很大的风险，因为记忆反应可能产生非常高的抗体滴度，使因子替代疗法完全无效。产生抗体并需要手术患者的问题是，无法预测在住院期间的任何止血情况。

（二）血管性血友病

血管性血友病（von Willebrand Disease，vWD）是最常见的遗传性止血异常，普通人群发病率约为 0.8%。vWD 是由 vWF 缺乏和（或）异常引起的常染色体显性遗传性出血性疾病。获得性 vWD 与多种疾病状态和药物有关。vWF 和 F Ⅷ因子复合物的命名已经标准化，以解决过去的混乱。

每个 vWF 亚单位都有一个血小板受体结合位点和血管壁的细胞外基质成分附着位点。vWF 具有两个主要的止血功能：①F Ⅷ因子的载体蛋白和稳定剂；②调节血小板与损伤部位的黏附。在高剪切条件下，它在介导血小板黏附、血小板聚集和凝血方面起着至关重要的作用。vWD 患者 vWF 和 F Ⅷ因子均异常。vWD 分为三种主要类型和四种亚型（表 18-6）。1 型和 2 型人群分别占 vWD 患者的 70% 和 20%。3 型 vWD 仅占 10%，为常染色体隐性遗传。3 型 vWD 患者受影响严重，表现类似于血友病患者，其 F Ⅷ因子活性非常低（1%～4%）。

vWF 缺乏的纠正可以通过促进 vWF 从体内储存部位释放或给予外源性成分来完成。每种类型的 vWD 都需要特定的治疗方法。1- 去氨基 -8-D- 精氨酸加压素（DDAVP）是一种天然激素垂体后叶加压素的合成类似物，无加压作用，是治疗 vWD 的首选药物，但并非所有类型的 vWD 都对其有反应。DDAVP 对 1 型 vWD 有效，但不推荐用于 2B 型 vWD，因为可能导致血小板减少。对 3 型 vWd 无效，因为没有储备的 vWF 可供释放。DDAVP 并不直接导致内皮细胞释放 F Ⅷ/vWF，而是刺激单核细胞产生释放 vWF 的物质。对 DDAVP 的反应一般在 30min 内出现，F Ⅷ因子和 vWF 增加 3～8 倍，可能持续 8～10h。DDAVP 是现成的、廉价的，对患者的风险最小，但对于动脉粥样硬化、心力衰竭，

表 18-6　血管性血友病分类

新分类 [a]	旧分类 [a]	特　点
1	Ⅰ型血小板正常、Ⅰ型血小板低下、1A、Ⅰ-1、Ⅰ-2、Ⅰ-3	vWF 部分定量缺乏
2A		部分缺乏伴高分子量 vWF 多聚体缺乏导致的血小板功能下降
2B		部分缺乏伴血小板 GP Ⅰ b 亲和力增加
2M		部分缺乏伴非高分子量 vWF 多聚体缺乏导致的血小板功能下降
2N		部分缺乏伴Ⅷ因子亲和力显著下降
3		vWF 完全缺乏

GP Ⅰ b. 糖蛋白受体Ⅰ b；vWF. 血管性血友病因子
a. 引自 Castaman G, Rodeghiero F. Current management of von Willebrand's disease. *Drugs*. 1995; 50: 602.

需利尿药治疗者是禁忌证。静脉给药（0.3μg/kg）需要 20～30min，以避免平均动脉压下降 15%～20%。

除非另一种治疗无效或禁忌，否则不应给 vWD 患者使用血液制品。如果患者对 DDAVP 无反应，血浆凝血因子浓缩物是目前标准的替代治疗。这些商用浓缩物含有大量的 vWF 和 FⅧ因子，但纯化、病原体去除和灭活技术不同。一般情况下，推注剂量 60～80U/kg 的凝血因子浓缩物，用于维持止血。对于 3 型 vWD 患者，如果在使用凝血因子浓缩物后仍有出血，应考虑血小板输注。

（三）抗凝血酶缺乏症

抗凝血酶（AT）和蛋白 C 是两种主要的凝血抑制药。促凝血系统和凝血抑制药之间存在微妙的平衡（表 18-7）。AT 是最为丰富和最重要的凝血途径抑制药。

AT 缺陷可能是先天性或后天性缺陷。后天性缺陷是继发于 AT 消耗增加、血管内 AT 丢失（肾衰竭、肾病综合征）或肝病（肝硬化）。AT 正常水平为 80%～120%，活动度低于 50%，被认为具有临床意义。

与罕见的先天性 AT 缺乏症相比，获得性 AT 缺乏症在心脏外科患者中更常见。CPB 中，肝素抗凝依赖于 AT 抑制凝血，因为肝素本身对凝血没有影响。肝素通过与 AT 上的赖氨酸残基结合并改变其构象来催化 AT 抑制凝血酶超过 1000 倍。凝血酶实际上攻击 AT，使其失效，但在这个过程中，

表 18-7　血液循环中凝血和抗凝血之间的平衡

促凝血因素	抗凝血因素
凝血酶	抗凝血酶
Xa 因子	蛋白 C
Ⅶa 因子	蛋白 S
组织因子	肝素辅因子Ⅱ
活化血小板	组织因子蛋白抑制药
内皮细胞紊乱	血栓调节蛋白
其他	活化蛋白 C 辅因子 2 其他

引自 Blajchman MA. An overview of the mechanism of action of antithrombin and its inherited deficiency states. *Blood Coagul Fibrinolysis*. 1994; 5(Suppl 1): S5.

AT 与凝血酶结合，形成 AT 凝血酶复合物。这种复合物没有活性，被迅速清除。在这个过程中消耗了 30% 的 AT，因此 AT 水平暂时降低。如果不能恢复到正常水平，就可能出现一种称为肝素抵抗的情况。框 18-7 中列出了肝素抵抗的许多原因。肝素抵抗是指为开始 CPB 做准备时特定肝素剂量（300～400U/kg）不能延长激活凝血时间超过 480s。未能达到 480s 可被视为抗凝不足，有可能在 CPB 期间形成血栓。

多年来，新鲜冰冻血浆（FFP）一直是治疗肝素抵抗的常规方法。然而，在一项前瞻性随机试验中发现，重组 AT 或 FFP 治疗持续被定义为肝素耐

框 18-7　导致肝素抵抗的疾病或情况

- 感染性心内膜炎
- 主动脉内球囊反搏
- 嗜酸性粒细胞增多综合征
- 口服避孕药
- 休克
- 低级别血管内凝血
- 既往肝素治疗
- 既往链激酶治疗
- 体内存在血栓
- 先天性抗凝血酶缺乏
- 怀孕
- 新生儿呼吸窘迫综合征
- 血小板水平升高
- 凝血因子Ⅷ水平升高
- 抗凝血酶水平的继发性下降
- 持续凝血和肝素的利用

引自 Anderson EF.Heparin resistance prior to cardiopulmonary bypass. *Anesthesiology*. 1986; 64: 504.

药的患者后，AT 水平在两组间存在很大差异。最近，在被定义为肝素抵抗的患者中，两个单位的 FFP 常常不能使 AT 水平正常化。75μg/kg 剂量的重组 AT 有效地将 CPB 前的 AT 活性从 56% 提高到 75%±31%。不鼓励使用同种异体血液制品治疗 AT 缺乏症。

（四）冷凝集素病

冷凝集素病（CA）很常见，但很少有临床意义。

心脏外科患者的发病率为 0.8%～4%，通常与淋巴网状肿瘤、支原体肺炎和传染性单核细胞增多症有关，它们是抗红细胞 I 抗原或相关抗原的免疫球蛋白 M（IgM）类自身抗体。CA 在红细胞膜表面形成抗原抗体反应，引起溶血。溶血程度与 CA 的循环滴度和热幅有关。热幅，也就是 CA 反应时的血液温度，是确定临床相关性的关键信息。通过间接血凝试验可在一定温度范围内测定滴度和热幅。大多数人都有冷的自身抗体，在 4℃下反应，但滴度很低。从病理角度来看，热幅比滴度更重要。病理性 CA 导致红细胞聚集和血管阻塞，损伤心肌、肝脏和肾脏。温度升高会使 CA 迅速失活。

血库通常在 37℃下检测自身抗体的存在，但仅在较低温度下有反应的冷抗体未被检测到。通过评估红细胞在 20℃生理盐水和 30℃白蛋白中的凝集作用来确定 CA。如果没有凝集，则不太可能出现明显溶血。在 CPB 开始之前，必须测定 CA 的滴度和热幅，以避免 CPB 过程中的温度引起溶血。术中，可以通过将冷停搏液与患者的一些血液混合以检查细胞的分离来确定低热幅 CA。血液稀释通常与 CPB 有关，在低体温条件下高反应性和高滴度的 CA 患者中，血液稀释可能会减弱凝集和溶血。

如果术前怀疑或确定有 CA，那么避免低温是最安全的方法，尽管常温 CPB，冷停搏液可能导致心肌小血管内红细胞凝集。如果在有 CA 存在的前提下，低温 CPB 仍是必要的，那么选择的措施有术前血浆置换、血液稀释和维持 CPB 温度高于 CA 的热幅（图 18-15）。

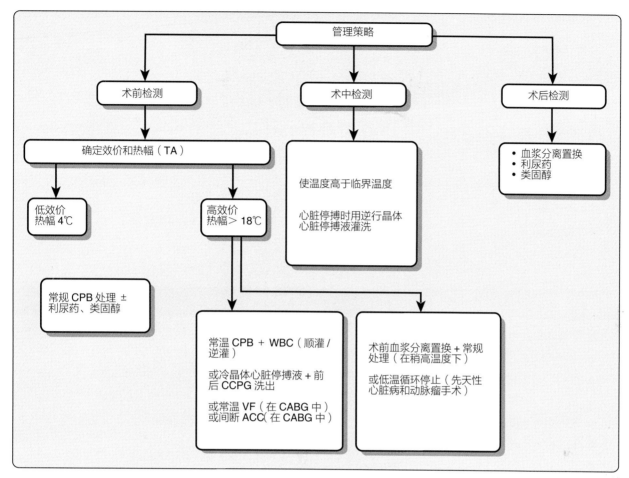

▲ 图 18-15 冷凝集素的处理策略

ACC. 主动脉阻断；CABG. 冠状动脉旁路移植术；CCPG. 冷晶体心脏停搏液；CPB. 心肺转流术；VF. 心室颤动；WBC. 温血心脏停搏液（引自 Agarwal SK, Ghosh PK, Gupta D.Cardiac surgery and cold-reactive proteins. *Ann Thorac Surg*. 1995; 60: 1143.）

第 19 章
心、肺和心肺联合移植的麻醉
Anesthesia for Heart-Lung and Heart-Lung Transplantation

Andrew W. Murray　Joseph J. Quinlan　著

邹　宇　译

要　点

- 心脏去神经支配是心脏移植不可避免的后果，神经再支配充其量也是部分和不完全的。
- 直接作用于心脏的药物是心脏移植后改变心脏生理的首选药物。
- 同种异基因移植物心脏移植术后冠状动脉血管病变仍然是长期生存的最大威胁。
- 放宽供者标准减少了等待肺移植的时间。
- 严重阻塞性肺病患者的肺内空气潴留可能会导致血流动力学不稳，此时需要有目的低潮气量通气。
- 新移植的肺应以低潮气量和低气道压通气，并尽可能降低吸入氧浓度。
- 再灌注损伤是围术期最常见的死亡原因。
- 随着肺移植频率的增加，心肺联合移植的频率逐渐减少。

一、心脏移植

心脏移植的历史已跨越了近一个世纪。1905年，首次报道了犬异位心脏移植，由于对免疫系统的运作机制一无所知，此种努力最终都以失败告终（框19-1）。20世纪50年代末和60年代初的研究进展为 Barnard 在1966年进行的第一次人体心脏移植奠定了基础。然而，由于对人类免疫系统的认知和调控的理解不足，在这个时代没有长期存活的心脏病患者，业界也对这一术式普遍持不支持态度。经过一些中心（如 Stanford University）持续不懈的研究及从肾移植中获取的经验教训，人们对所需的技术问题和免疫学有了更深入的了解，到20世纪80年代初，心脏移植作为终末期心脏病患者的可行选择得到了业界广泛的认可。

在20世纪80年代中后期，心脏移植数量发生了爆炸性增长，但到90年代初，全世界每年心脏移植的数量已稳定在3500例左右。年心脏移植数量无法持续增长的限制因素是缺乏合适的供体。截至2015年2月，在器官分配联合网络（UNOS）等待心脏移植的名单上，共登记了4000多名患者（包括所有美国的适合患者），相比2004年增加了25%。在同一时期，心脏移植的频率也增加了（约17%），但未能跟等待移植人数的增加保持一致。2014年，美国仅进行了2431例心脏移植，略高于过去10年平均每年2290例心脏移植的水平。心脏移植的中位等待时间因血型而异 [根据截至2015年2月1日器官获取和移植网络（OPTN）的数据，AB 型受者的中位等待时间约为52d，而 O 型受者的中位等待时间在2003—2004年期间为241d]。在

2009 年被列入心脏移植名单的患者中，有 27.5% 的患者等待移植时间花了 1 年多。心脏移植等待名单上的成年患者根据状态被标记为 1A、1B 或 2 的三种状态。状态 1A 患者需要机械辅助循环、机械通气、使用大剂量或多种正性肌力药物，并需持续监测左心室充盈压。状态 1B 患者需要 30d 以上的机械辅助循环或使用正性肌力支持，但不需连续左心室充盈压监测。所有其他患者都被归类为状态 2。成人心脏移植最常见的适应证仍然是特发性或缺血性心肌病。其他不常见的诊断，包括病毒性心肌病、淀粉样变等全身性疾病和复杂的先天性心脏病（CHD）。

据报道，心脏移植术后 1 年生存率为 79%，随后每年死亡率约为 4%。在过去 10 年中，存活率只有轻微的提高。OPTN 报道，1997—2004 年期间，在美国移植的心脏移植后 1 年和 3 年的存活率分别为 87% 和 78%。对于再次心脏移植的 1 年生存率，间隔 6 个月以上的再次心脏移植术后 1 年生存率略低（63%），而间隔 6 个月以内更糟（39%）。死亡率增加的危险因素主要与受体因素（之前的移植手术、人类白细胞抗原匹配不良、呼吸机依赖、年龄和种族）、医疗中心因素（心脏移植量、缺血时间）和供体因素（种族、性别、年龄）有关，在过去 20 年里，危险因素一直保持相对不变。早期死亡最常见于移植物衰竭，而中期死亡则主要由急性排斥反应或感染所引起。心脏移植术后晚期死亡最常见的原因是移植血管病变、移植后淋巴增生性疾病或其他恶性肿瘤和慢性排斥反应。

（一）受体选择

心脏移植的潜在候选者通常要接受多学科评估，包括完整的病史采集和体格检查、常规血液学、生化检查（评估肝肾功能）、病毒血清学指标、心电图、胸部 X 线片、肺功能，以及左、右心导管检查。必要时还需进行动态心电图、超声心动图和心脏核素门控扫描。这些评估的目的是确认终末期心脏病的诊断、确认其他疗法无效，确定心脏病可能在 1～2 年内导致患者死亡，并排除心脏移植后可能很快导致死亡的其他器官功能障碍。患者通常有纽约心脏协会（NYHA）Ⅳ级症状，左心室射血分数低于 20%。尽管大多数中心并没有严格的年龄限制，但候选人的生理年龄应该 < 60 岁。检测肺动脉高压并确定其是否由于肺血管阻力（PVR）的不可逆性升高所致是至关重要的；PVR 增加 [经肺梯度 > 15mmHg 或 PVR > 5（dynes・s）/cm^5] 患者的早期死亡率升高 3 倍。如果检测到 PVR 增加，选择更大的供心、异位心脏移植或进行心肺联合移植（HLT）可能更合适。活动性感染和近期肺动脉血栓合并肺梗死是心脏移植的附加禁忌证。由于心脏移植是一个急诊手术，所以应严格记录广泛评估的结果并列成表格，以便随时提供给麻醉团队。

（二）供体选择与移植物获取

一旦确认有脑死亡供体，接受移植中心必须进一步评估同种异基因移植物的适宜性。因为老年人冠心病的发病率明显增加，中心通常希望捐献者既往无心脏病史且年龄小于 35 岁。然而由于缺乏合适的心脏供体，许多移植中心不得不考虑使用没有冠心病危险因素和症状的老年供体。如果有必要，并且供体医院有条件，可以通过超声心动图（节段性室壁运动异常）或冠状动脉造影进一步评估心脏，以之作为术中冠状动脉的标准触诊的完善补充。供体没有以下情况也很重要，包括败血症、心脏骤停的时间延长、严重胸部创伤和大剂量正性肌力药物需求等。供体与预期受体在 ABO 血型相容性和体型上要匹配（体型在 20% 以内，尤其是在受者 PVR 高的情况下），仅当受者的抗体筛查呈阳性时，才进行交叉匹配检验。

捐献者可能有严重的血流动力学和代谢紊乱，从而对器官移植后的恢复产生不良影响。大多数脑死亡供体血流动力学不稳定。循环不稳的原因，包括低血容量（继发于利尿药或尿崩症）、心肌损伤（可能是颅内压升高期间儿茶酚胺风暴所致）和脑干梗死引起的交感张力不足。捐献者往往也有神经内分泌功能的异常，如低甲状腺素 T_3 和 T_4 水平。

供体心脏切除术是通过胸骨正中切口进行的，通常与其他脏器（如肺、肾和肝）的获取同时进行。

在摘取心脏之前，供体被肝素化，并在升主动脉置入静脉导管，用于常规灌注心脏停搏液。结扎上腔静脉（SVC）并横断下腔静脉（IVC）以排空心脏，同时向主动脉根部注入冷高钾心脏停搏液。当心脏停止射血时，主动脉被横断钳闭。心脏表面用冰凉的生理盐水局部冷却。停搏后，离断肺静脉，切断 SVC，游离升主动脉至无名动脉的近端，将肺动脉在其分叉处切断。至此，将心脏放入一个无菌塑料袋中，然后再放入另一个装满冰盐水的袋子中，并将之一起置于冰柜中以备运输。在所有测试的配方中，传统的心脏停搏液在保护心脏功能方面被证明是最有效的。人体心脏离体保存的上限约为 6h。

（三）外科手术

1. 原位心脏移植

原位心脏移植采用胸骨正中切口入路，与常规的冠状动脉血管重建或瓣膜置换相似。患者多有正中胸骨切开手术史，再次的胸骨切开术必须使用摇摆锯谨慎进行。腹股沟应提前备皮消毒铺单，以提供必要时建立心肺转流术（CPB）插管的快速通道。心包打开后，尽可能在主动脉远端插管，通过右心房高位分别行上腔静脉和下腔静脉插管。如果经食管超声心动图（TEE）检测到心内血栓，在实施 CPB 前对心脏的操作是受限的。在 CPB 开始和主动脉横断钳闭术后，心脏停止跳动并被切除（图 19-1）。主动脉和肺动脉在各自瓣膜水平以上游离离断，在各自的房室沟处切断心房。这一经典方法的一个变体是完全切除两个心房，进行双腔（上、下腔静脉）吻合术。该术式可降低移植后房性心律失常的发生率，避免三尖瓣反流，从而更好地保护心房功能，提高移植后心排血量。

然后，从左心房（LA）吻合术开始，使用所有可行方法以保持组织低温的情况下将供体心脏植入。如果卵圆孔未闭，则先缝合之。将供体右心房从下腔静脉至右心房（RA）耳基底部切开（保留供体窦房结），开始右心房重建。相应的如果使用双腔吻合术，则分别行 IVC 和 SVC 吻合术。供体和受体肺动脉以端到端的方式吻合在一起，然后供体与受体主动脉端端吻合。在主动脉横断钳取出后，心脏通过升主动脉引流排气。在停止 CPB 之前，将其中一个静脉导管撤至右心房，再拔除另一根。然后患者以常规的方式从 CPB 中停机。止血后，放置纵隔引流管，不缝合心包，标准流程关胸。

2. 异位心脏移植

尽管对于大多数患者来说，心脏原位移植是最佳选择，仍有少数患者并不适合原位手术，取而代之的是，将移植心脏放置在右侧胸腔，并与受者心脏并行组成循环系统。异位移植的两个主要适应证包括显著的不可逆肺动脉高压和供受体大小不匹配。异位移植可避免无条件反射的供体心脏在右心室后负荷急剧增加时发生急性右心室衰竭。

异位移植的供体心脏获取亦是按照此前描述方式进行的，只是需结扎和游离奇静脉以增加供体上腔静脉的长度；广泛的解剖和分离肺动脉以提供可能最大长度的主肺动脉和右肺动脉；并缝合供体下腔静脉和右肺静脉，切开左肺静脉人造一个大孔。手术通过胸骨正中切口进行，打开并切除右胸膜。受体经右心耳行上腔静脉插管，经右心房下部行下腔静脉插管。灌停受体心脏后，在受体右上肺静脉附近切开左心房，向下延伸该切口，然后经此切口吻合左心房。然后将受体右心房 - 上腔静脉切开并与供体右心房 - 上腔静脉吻合，然后端侧吻合供体和受体主动脉。最后，如果供体肺动脉足够长，则以端侧方式将其与受体主肺动脉吻合，通过插入式血管移植物连接（图 19-2）。

3. 特殊情况

机械性心室辅助装置已经成功地用于桥接那些在等待移植时可能死于急性心力衰竭的患者。尽管心室辅助装置可以提高等待移植的患者的生存率，但与之相关的并发症可能会对移植后的生存率产生负面影响。这种患者的移植技术实际上与普通原位移植相同。然而，再次的胸骨切开术是不可避免的，再次的胸骨切开术与更高的发病率和死亡率及更多的术中用血量、术后重症监护室（ICU）和住院时间，以及心脏移植术后因出血再次手术的频率有关。

在极为罕见的情况下，有患者会同时行心脏移植和肝脏移植。心脏移植通常先进行，以更好地使患者能够应对肝移植时再灌注相关的潜在血流动力学波动。必须开放大口径静脉通路。可实施传统的全肝素化方案或低剂量肝素联合肝素结合回路。在完成心脏移植手术时，可以在右心房留置一根腔静脉导管，作为随后肝移植术中进行静脉 - 静脉转流的回流通路。

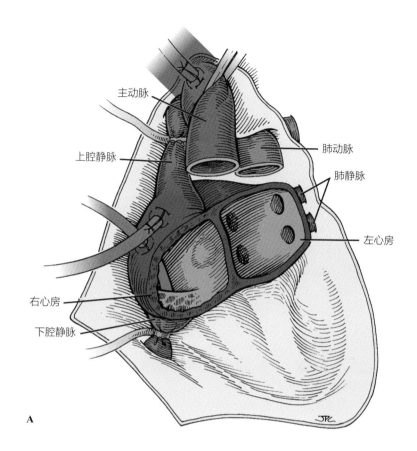

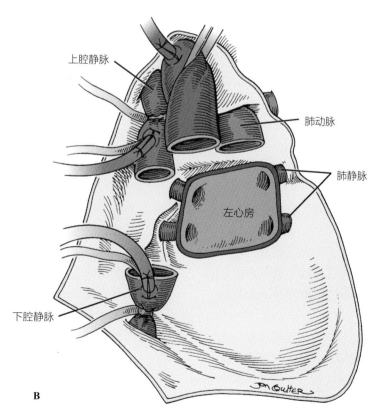

▲ 图 19-1　受体心脏切除后，尚未植入异体移植物前的纵隔

静脉插管放置在上腔静脉和下腔静脉，动脉导管放置在升主动脉。A. 经典的原位移植术；B. 双腔吻合术

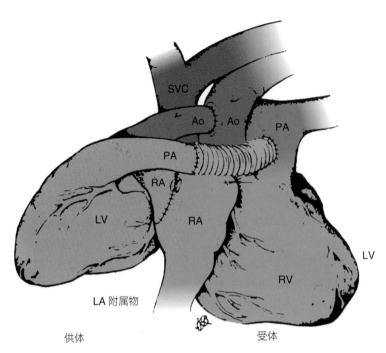

▲ 图 19-2　异位移植心脏置于右侧胸腔，移植心脏与原心脏相应的左心房（LA）、右心房（RA）、升主动脉（Ao）分别吻合，肺动脉（PA）通过插入式血管吻合

LV. 左心室；RV. 右心室；SVC. 上腔静脉（引自 Cooper DKC, Lanza LP. *Heart Transplantation: The Present Status of Orthotopic and Heterotopic Heart Transplantation*. Lancaster, United Kingdom: MTP Press; 1984.）

（四）移植前的病理生理学

心脏移植候选者的病理生理状态主要是终末期心肌病。通常这类患者既有收缩功能障碍（以每搏量减少和舒张末期容积增加为特征）又有舒张功能障碍（以心腔内舒张压升高为特征）。作为维持心排血量（CO）的代偿机制，左心室（LV）压升高导致肺静脉压升高，并发展为肺血管充血和水肿。如果右心室发生衰竭，也会发生类似的过程。心力衰竭患者的自主交感神经张力增加，导致全身血管收缩，以及水钠潴留。血管收缩和心室扩张同时作用可显著增加心肌壁张力。随着时间的推移，高水平的儿茶酚胺通过降低受体密度（即下调）和减少心肌去甲肾上腺素储备，导致心脏和血管系统对这些药物的敏感性降低。

心力衰竭的治疗寻求逆转或对抗这些过程。几乎所有的候选者都会坚持使用利尿药，低钾和低镁血症可能继发于尿液丢失，麻醉师亦必须警惕此类患者会因过度利尿而有低血容量的可能。另一种主要的治疗方法是血管扩张药（如硝酸盐类、肼屈嗪和血管紧张素转化酶抑制药），它们通过降低左心

室排空的阻抗的机制改善终末期心力衰竭患者的心功能和生存率。矛盾的是，在一些等待心脏移植的患者中，缓慢递增的 β_1 受体拮抗药（如美托洛尔）也能改善血流动力学和运动耐量。尽管采取了上述措施，任何有症状的患者往往需要采用正性肌力疗法。地高辛是一种有效而温和的正性肌力药物，然其使用受到毒性不良反应的限制。磷酸二酯酶抑制药（如氨力农、米力农和依诺昔酮）是有效的，但长期治疗可能增加死亡率而限制了其使用。因此，肌力依赖性患者往往需要静脉注射 β 受体激动药，如多巴胺或多巴酚丁胺。经上述这些措施都不满意的患者可以使用主动脉内球囊反搏支持，但它的应用会显著增加血管并发症，并使患者往往需要制动。许多心排血量低的患者，特别是伴有心房颤动时都需要使用抗凝血药（如华法林），以防止肺循环和体循环血栓。

（五）移植后的病理生理学

不但心脏移植中心的麻醉师对心脏移植术后患者的生理学感兴趣，整个麻醉学界也对此很感兴趣，因为这些患者中有相当一部分会返回医院进行

后续的外科手术。

心脏去神经是心脏移植不可避免的结果。许多长期研究表明，在人类中，再神经化是不存在的，或者充其量只是部分的或不完全的。去神经支配并不会显著改变心脏的基线功能，但它确实显著改变了机体心排血量需求增加时的心脏反应。正常情况下，心率增加可迅速增加心排血量，但移植心脏并没有这种反馈机制。心率只随着运动而缓慢增加，这种作用是由循环中的儿茶酚胺介导的。而且运动后心排血量的增加主要是来自于心搏量的增加。因此维持足够的前负荷对心脏移植的受体至关重要。由于缺乏副交感神经的支配，移植受体运动后心率呈逐渐下降，与常人的快速下降不同。

去神经支配对心脏移植术后药物的选择具有指导意义。通过交感神经系统（麻黄碱）或副交感神经系统（阿托品、潘库溴铵、依酚氯铵）间接作用于心脏的药物通常无效。具有直接和间接混合效应的药物将仅显示其直接效应（使用地高辛导致房室结不应期增加的效果会消失，使用去甲肾上腺素引起心动过速的效果会消失，使用新斯的明的心动过缓的效果也会消失）。因此，具有直接心脏效应的药物（如肾上腺素或异丙肾上腺素）是移植后改变心脏生理的首选药物。然而，在心脏移植受者体内发现的长期高儿茶酚胺水平可能会减弱 α 肾上腺素能药物的作用，而与之对应的是 β 肾上腺素能药物的作用并不会减弱。

同种异体移植物心脏移植术后冠状动脉病变仍然是长期生存的最大威胁。同种异体移植物易于形成一种不寻常加速进展的冠状动脉粥样硬化，其特征是累及整个冠状动脉节段的周向弥漫性受累，与传统的冠状动脉粥样硬化不同，传统冠状动脉特征是近端冠状动脉的局灶性偏心斑块。形成这种过程的病理生理基础仍不清楚，但很可能是由于免疫细胞介导的血管内皮细胞活化，从而上调平滑肌细胞生长因子的生成。超过 50% 的心脏移植受者在移植 3 年后有同心动脉粥样硬化的迹象，而在 5 年后超过 80%。由于传入性心脏再神经支配是罕见的，大部分血管加速病变的受者会出现无症状缺血。无创检测冠状动脉粥样硬化的方法对检测移植血管病变不敏感。此外，冠状动脉造影常常低估了同种异基因移植物动脉粥样硬化的严重程度，其他诊断方案，如血管内超声和多巴酚丁胺负荷超声心动图，

在血管造影上没有显著病变的情况下，可分别检测形态学异常或功能性缺血。因此，即使没有症状，无创检查，甚至造影结果都正常，对于任何心脏移植受者术后超过 2 年的患者，麻醉医师应把他们当作有冠状动脉血管病变的患者来处理。

（六）麻醉注意事项

1. 术前评估和准备

由于供体心脏运达都是紧急的，术前准备的时间往往非常受限制。即便如此，快速病史筛查应包括末次进食、近期抗凝治疗、期间心室功能恶化或心绞痛模式的改变情况，体格检查应评估当前容量状态，实验室检查的回顾（如有资料）和胸部 X 线片可以发现肾、肝及肺功能的异常。许多已住院患者将得到正性肌力药物输注和（或）主动脉球囊反搏的支持，输液速度和球囊反搏的介入时机应予以审查。

准备常规 CPB 所需的设备和药物。要准备可供单次推注和持续输注的形式使用的 β 受体激动药，用于治疗心室衰竭，而 α 受体激动药，如去氧肾上腺素或去甲肾上腺素，则有助于对抗麻醉药的血管舒张作用，因为即使是前负荷和后负荷的小幅度降低，也可能导致这些患者的心排血量和冠状动脉灌注的灾难性改变。

在诱导前进行有创性监测将有助于对诱导期间的血流动力学事件做出快速而准确的反应。除了标准的无创监测外，在明智地使用镇静和局部麻醉药后，还要放置动脉导管和肺动脉导管（PAC，带有一个长的无菌鞘，以便在移植期间部分退出）。在中心大动脉部位放置动脉导管监测血压可以避免 CPB 术后经常出现的桡动脉和中心动脉间压力的偏差，但既往有胸骨切开手术史的患者可能需要股动脉插管供 CPB 动脉回输。由于心腔扩张和严重的三尖瓣反流，肺动脉导管可能很困难漂浮到正确的位置。必须开放大口径静脉通路，特别对于此前有过胸骨切开术手术史的患者，在这种情况下，外部除颤器/起搏贴片也可能是有用的。在诱导前，应尽可能评估和优化整体血流动力学特征。如果血流动力学不能很好维持，则推荐开始或增加正性肌力药物的输注。

2. 麻醉诱导

大多数接受心脏移植的患者不会处于禁食状

态，应该视他们为饱胃患者处理。因此，诱导技术的目的应是在避免心肌抑制的同时，迅速控制气道防止吸入。短效催眠药与最小心肌抑制（依托咪酯，0.3mg/kg），与用于对抗喉镜和插管反应所致心动过速的中等剂量麻醉药物（芬太尼，10μg/kg）和琥珀胆碱（1.5mg/kg）相结合的方案很受欢迎；不使用苯二氮䓬的大剂量麻醉技术也提倡使用。血管舒张应该用α受体激动药来对抗。麻醉药和镇静药（苯二氮䓬类或东莨菪碱）亦可用于维持麻醉。

3. 术中管理

诱导后，在导尿的同时，可以通过胃管和 TEE 探头进行胃减压。完整的 TEE 检查通常会显示其他检查无法立即获得的有用信息，如存在心脏血栓、心室容量和收缩情况，以及升主动脉和主动脉弓的粥样斑块。一旦手术开始，应立即进行交叉配血，特别是在患者既往有胸骨切开术的情况下。以前未接触过巨细胞病毒的患者应接受同样为巨细胞病毒阴性的献血者的血液。胸骨切开术和 CPB 插管的要点如前所述。除了心律失常和冠状动脉灌注恢复缓慢外，由于剥离心脏和插管时的操作，CPB 前的一段时间通常是平稳的。在双腔插管完成前，应将肺动脉导管从右心撤出。

一旦开始 CPB，停止机械通气，并确认两侧颈动脉有无震颤。大多数患者血管内容量过多，通过给予利尿药和（或）泵超滤可能有助于提高血红蛋白浓度，可能使患者获益。在最后一次吻合完成后，即将开放主动脉横断钳闭时，给予一个剂量的糖皮质激素（甲泼尼龙，500mg）以减弱可能的超急性免疫反应。在心肌再灌注期间，开始持续输注正性肌力和正时性药物。TEE 用于监测 CPB 前心腔是否充分排气。

在恢复通气和移除上腔静脉导管后，开始断开 CPB 旁路。如果输注了正性肌力药物仍出现心动过缓，则应安置起搏器。一旦患者从 CPB 中脱机，肺动脉导管就可以重新放置到位。肺动脉血管阻力升高的患者有发生急性右心室衰竭的风险，可能受益于肺血管扩张药，如前列腺素 E_1[0.05～0.15μg/（kg·min）]。在极为罕见的情况下，此类患者需要右心辅助装置的支持。TEE 可提供关于左、右心功能和容量的有用信息，并记录通过吻合口的正常血流动力学。除非采用双腔吻合术，左心房出现的冗余组织嵴不应引起恐慌。

CPB 停机满意后，给予鱼精蛋白逆转肝素的效果。心脏移植术后，尽管有足够的鱼精蛋白，持续的凝血病仍然常见，尤其是对于既往胸骨切开术患者。治疗方法与其他 CPB 术后凝血病相似：仔细注意手术止血、经验性给予血小板、在相应凝血功能研究指南指导下输注新鲜冰冻血浆和冷沉淀。充分止血后，以标准模式关胸，患者送往重症监护室。

4. 术后处理及并发症

手术结束后 ICU 的管理实质上是 CPB 后麻醉管理的延续。心电图、动脉 / 中心静脉 / 肺动脉压、动脉血氧饱和度等指标需要持续监测。心脏移植患者将继续需要 β 肾上腺素能药物输注维持心率和心肌收缩 3～4d。血管扩张药用于控制高血压及降低左心室射血阻抗。当血流动力学稳定且出血停止时，可以停止患者的呼吸支持并拔管。所选的免疫抑制方案（通常包括环孢素、硫唑嘌呤和泼尼松，或他克莫司和泼尼松）应在到达重症监护病房后即开始。当解除正性肌力药物支持时，可以考虑不再进行侵入性监测，并且在引流减少后（通常在 24h 后）拔除纵隔引流管。患者通常可以在 2d 或 3d 后从 ICU 转移至普通病房。

心脏移植术后早期并发症包括急性和超急性排斥反应、心力衰竭、体循环和肺动脉高压、心律失常、肾衰竭和感染。由针对供体心脏抗原的受体细胞毒性抗体介导的超急性排斥反应是一种极为罕见但具有破坏性的综合征。供体心脏会立即因广泛微血管血栓形成而发绀，并最终停止收缩。除非能在对患者进行机械辅助循环的同时撑到有合适的供体，这种综合征将是致命的。术后早期一直有急性排斥反应发生的可能，表现形式多样（如低心排血量、心律失常）。急性排斥反应通常发生在移植后的最初 6 个月，多能被序贯的心内膜活检监测到，如果临床病情有急变，可进行额外的心内活检以评估病情变化。检测到急性排斥反应后需积极增加免疫抑制水平，通常包括糖皮质激素冲击或将环孢素改成他克莫司。移植后低心排血量可能反映了许多情况：如低血容量、肾上腺素能受体刺激不足、器官获取时的心肌损伤、急性排斥反应、心脏压塞或脓毒症。低心排血量的治疗应以有创监测、TEE 和心内膜活检等为指导。全身性高血压可能是由疼痛引起的，因此在应用血管扩张药控制血压之前，应充分的镇痛。由于在接受评估时排除了肺动脉高压，心脏移植后的肺动脉高压通常是一过性的，而且无论原位或异位移植的患者均对前列腺素 E_1、硝酸盐或肼屈嗪等血管扩张药反应良好。心脏移植后房性和室性心动过速较常见，一旦排除排斥反应，抗心律失常药物就可被用于转律或控制症状（不能使用地高辛等通过间接机制起作用的药物，或具有负性肌力特性的药物，如 β 受体拮抗药和钙通道阻滞药）。几乎所有的移植患者在围术期都需要 β 受体激动药或起搏来增加心率，术后 10%～25% 的患者需要永久性起搏。移植后肾功能通常会立即改善，但环孢素和他克莫司等免疫抑制药可能会损害肾功能。最后，感染对免疫抑制的移植受体的威胁一直存在。术后早期常见细菌性肺炎，术后数周以后条件性致病的病毒和真菌感染变得更为常见。

二、肺移植

（一）历史与流行病学

尽管 1963 年人类就进行了第一次肺移植，但由于外科手术技术、器官保存和免疫抑制方案的不充分，直到 20 世纪 80 年代中期，这一手术才被广泛接受（框 19-2）。这些领域的进展使肺移植成为许多终末期肺病患者的可行选择。根据 UNOS 在 2000—2002 年期间收集的数据显示，肺移植的年手术量一直停滞不前，手术总量平均每年约 1000 例。由于供体器官短缺，对器官的需求仍然远远超过供应，肺移植的进一步增长可能受到限制。2009 年公布的数据显示，双肺移植提供了更低的住院率和更高的长期生存率，这可能会使供需矛盾进一步恶化。自 2003 年以来，美国双肺移植的数量显著增加，而单肺移植的数量仍然停滞不前。不伴 α1 抗胰蛋白酶缺乏的慢性阻塞性肺病患者和间质性肺病患者的双肺移植手术增长最快。

框 19-2　肺移植
• 更宽泛的供体标准减少了从登记到移植的时间
• 一氧化氮减少了再灌注损伤
• 移植后应采用保护通气策略（低吸入氧浓度、低潮气量 / 气道压）对供体肺进行通气

据估计，超过 100 万终末期肺病患者是接受肺移植的潜在受体。在美国 OPTN 登记的肺移植候选患者有 1643 名。这个数字并不能准确反映所需器官的数量，因为有些患者需要双侧肺移植。1999 年，移植平均等待时间增加到 451 天，但最近，这一时间已缩短到 325 天。从 2001—2003 年，美国每年的移植量仅略高于 1000 例，自 2010 年以后，美国每年的移植量稳步增长为 1700～1900 例。目前，约 1/4 的患者在 251 天内接受移植。这种改善大多发生在 50 岁以上的患者。一种解释可能是器官选择标准越来越宽松。宽泛标准的使用似乎并未增加死亡率。候诊名单上的患者死亡率也在继续下降，从 2001 年约 500 人 / 年的最高点下降到 2014 年约 198 人 / 年。虽然这种改善可能部分归因于候诊名单上的患者得到了比以往更好的医疗管理，但一部分可能是因为接受移植的标准放宽，以及每年进行的移植数量相应增加。

1990—2012 年的数据显示，肺移植的中位生存期约 5.7 年。双肺移植受体的中位生存期比单肺移植好，为 7.0 年，而单肺移植为 4.5 年。一些经验丰富移植中心的数据更高（双肺受体 1 年生存率为 82%，单肺受体为 90%）。在移植后的 1 年内，感染是最常见的死亡原因，1 年之后闭塞性细支气管炎（bronchiolitis obliterans，BO）跃居头号死亡原因。导致死亡的其他原因，包括原发性移植物衰竭、手术技术和心血管因素。在存活时间较长的患者中，病因更多地转向闭塞性细支气管炎、慢性排斥反应和恶性肿瘤。

一些囊性纤维化患者是最具挑战性的。这类患者肺移植术后 1 年生存率为 79%，5 年生存率为 57%，这表明尽管这类患者营养不良的发生率很高，而且合并几乎无处不在的多药耐药菌定植，但这些患者仍然可以成功地接受肺移植，并预后还是可接受的。

再次肺移植的存活数据出炉是肺移植技术成熟的标志。再次移植具有很高的早期死亡率，中位生存率为 2.5 年。再次移植前有感染和多器官衰竭的患者几乎全部死亡。然而，来自 UNOS 的后续数据显示，再次移植患者的 1 年生存率为 66.3%，而初次移植患者的 1 年生存率为 83.8%。然而，3 年后再次移植生存率明显比首次肺移植差，分别为 38.8% 和 63.2%（框 19-3）。

框 19-3　死亡率增加的危险因素

- 小型移植中心，每年 30 例移植
- 供体、受体身高不匹配
- 老年受体，55 岁以上
- 高胆红素
- 高供氧疗法
- 低心排血量
- 低用力肺活量
- 高肌酐

框 19-5　肺移植的相关禁忌证

- 年龄 > 65 岁，功能储备有限
- 肥胖
- 营养不良
- 严重骨质疏松
- 既往肺切除术
- 机械通气或体外生命支持
- 高耐药细菌定植
- 乙型和丙型肝炎
- 可检测病毒载量的 HIV 感染
- Burkholderia 菌和脓肿分枝杆菌感染，且预期无法得到良好的控制

（二）受体选择

因为供体肺的稀缺性，所以选择最有可能从肺移植中受益的患者作为受体非常重要。总体来说，受体应患有终末期肺病（NYHA 功能分级 Ⅲ 级或 Ⅳ 级，预期生存时间约 2 年），精神状况稳定，没有危及其他器官系统的严重医学疾病（特别是肺外感染）。已经需要机械通气的患者不是最佳的受体，尽管在这种情况下肺移植可以成功。其他因素，如高龄、既往的胸部手术或畸形，以及类固醇依赖，可能被个别移植中心视为相对禁忌证。单纯由右心功能不全引起的肝病不应视为禁忌证（框 19-4 和框 19-5）。

应当对等待肺移植患者的移植适宜性进行多学科的评估，包括肺活量测定、放射影像（X 线片和胸部 CT 扫描）、超声心动图或门控影像采集（multigated image acquisition scan）。40 岁以上的患者和肺动脉高压患者通常需接受左心导管术，以排除明显的冠状动脉粥样硬化或心内分流。TEE 可能会获取一些信息（例如未预料到的房间隔缺损），这些信息将改变约 1/4 的严重肺动脉高压患者随后的手术方式。被选定的受体通常会安排身体调理方案，以逆转肌肉萎缩和衰弱，并保持在理想体重的 20% 之内。因为肺移植是一个紧急手术（受 6~8h 的供体肺保存时间限制），所以麻醉团队应当随时可以获取以上综合评估的结果。

（三）供体选择与移植物获取

合适供体的持续短缺导致了供体选择标准的限制放宽。不再单纯根据吸烟史排除吸烟者作为潜在肺供体的可能。计算机断层扫描已经被用来评估供体肺结构的完整性，特别是应用于遭受创伤性胸部损伤的捐赠者中。只限于单一肺叶且不到单个肺叶 30% 的肺挫伤，还是认为是合适的供体。来自年龄较大但健康供体（55—60 岁）的器官也被更多地利用了，特别是在缺血时间较短的情况下。胸部 X 线片清晰、血气结果正常、支气管镜及痰液染色无明显异常发现、术中直接支气管镜检查和大体评价都可证实肺部状况良好。供体的 ABO 血型和大小与受体相匹配（过大的肺会导致严重肺不张和受者静脉回流受损，特别是双肺移植后）。供体血清学和气管分泌物培养将指导受体术后的抗菌和抗病毒治疗。

大多数供体是在多脏器供体获取过程中一同摘取的。按照心脏移植的描述，采用血流阻断和停搏的方法切除心脏，同时游离上腔静脉、下腔静脉、主动脉和主肺动脉。主动脉横断钳闭术后，立即用含有前列腺素 E_1 的冰冷细胞外保存液冲洗肺血管。

框 19-4　肺移植绝对禁忌证

- 2 年内恶性肿瘤（最好 5 年）
- 其他器官系统中无法治疗的重大疾病
- 未纠正的动脉粥样硬化性疾病
- 急性医学不稳定性，如肝衰竭
- 不能纠正的出血体质
- 分枝杆菌结核病感染
- 高毒性或高抗性微生物感染
- 胸壁畸形
- 肥胖
- 医学依从性差
- 精神疾病导致治疗计划的不合作
- 社会支持体系缺失
- 药物滥用 / 成瘾
- 功能状态严重受损

前列腺素 E_1 被认为能促进肺血管舒张，有助于保存液的均匀分布。其他添加剂包括硝酸甘油和低钾 5% 右旋糖酐。充分游离左心房呈袖状，为心脏供体和肺供体中肺静脉吻合留下足够的左心房袖口。供肺取出后，还要进行冲洗以清除肺静脉中的所有血块。膨肺后，夹持、分开并缝合主气管（或孤立肺的支气管）。膨起的肺已被证明能增加供体器官对冷缺血的耐受力。至此，供体肺被取出，装袋，浸在冰冷的盐水中进行转运。细胞外保存液的应用已被证明有助于保护肺免受缺血 / 再灌注损伤。然而，确定对缺血 / 再灌注的抵抗力最重要的因素是缺血本身的持续时间。当缺血时间超过 330min 时，死亡率迅速增加。

（四）外科手术

由于肺供体相对缺乏，而且即使只有一侧进行肺移植，受者仍能获得显著的活动耐量，因此单肺移植曾是所有肺移植受者的首选手术。然而，随后公布的数据显示，接受双肺移植的患者预后更好。实际上，在某些情况下双肺移植确实会更好，如存在慢性感染（囊性纤维化和严重支气管扩张）相关肺部疾病的情况必须双肺移植，以防止受体肺作为感染源交叉污染异体肺。如果预测移植后可能出现无法控制的通气 / 灌注不匹配，严重肺内空气潴留的患者也应进行双肺移植。

1. 单肺移植

通常是基于多种因素决定选择移植哪一侧肺，包括避免原有手术部位、切除通气 / 血流比最差的自体肺、供体情况等。将受体置于后外切口体位，并对同侧腹股沟消毒铺单，以备 CPB。在隔离肺的情况下，进行全肺切除术，并注意将肺动脉尽可能留长。待病肺取出后，将供体肺放入胸部，并小心保持供体组织的低温状态。首先行支气管吻合术。如果供体和受体之间的大小有明显差异，则采用"望远镜"套筒式吻合。采用这项技术的目的是尽量减少吻合口裂开的可能。虽然一度流行用大网膜包裹支气管吻合口，但对于套筒式吻合术，大网膜包裹并没有产生额外的好处。然后将肺动脉吻合，最后将含有肺静脉孔的供体左心房袖与原左心房吻合。之后开放肺循环放血并排气。供体一开始用冷保液冲洗（4℃），但随后用温保护液（37℃）冲洗。温保护液冲洗通常在最后完成血管吻合的时候。肺

保护液的灌注目的是为了获得可控的再灌注。该溶液的成分见框 19-6。

注射糖皮质激素后，取下血管夹，开始再灌注。检查血管吻合口有无任何出血区域，然后通过一系列通气方式使肺复张并达到完全的功能残气量。在完善止血、血气指标满意后，放置胸腔引流管，关闭切口，并将患者转运至重症监护室。

2. 双肺移植

早期双肺移植的尝试是使用整体移植技术（en bloc 技术），采用胸骨正中切口入路，由于器官吻合口处的血供很差，术后常发生气管裂开，过多游离纵隔造成大出血（还造成心脏去神经支配），此术式还需完全 CPB 和心脏停搏（以便于肺动脉和肺静脉吻合），而且后纵隔的显露也很差。随后发展起来的双肺序贯移植术通过一个"翻盖式"横断胸骨的开胸术式（其特点是分别序贯进行两侧单肺移植），避免了整体移植的术式固有的缺陷。在体型瘦长的患者还可以使用双侧前外侧切口开胸替代翻盖式切口，这样对女性患者还有一个令人满意的外观效果，因为术后的手术瘢痕会被乳房的褶皱掩盖。使用或不使用 CPB 皆可，后纵隔的显露大大改善（有利于止血），而且通常可以避免心脏去神经支配。在囊性纤维化的患者常有比较严重的胸膜瘢痕，如果在 CPB 下行手术，术后出血和凝血病往往是主要问题。

两侧肺移植都是在仰卧位下进行。腹股沟区需消毒铺单以备 CPB。如果采用翻盖式切口，双臂将被包裹并抬举过头固定于麻醉头架上。如果患者体型瘦长而且胸部前后径正常，也可将双臂置于患者侧方。受体肺的切除和供体肺的植入依次序贯进行，方法与前文所述的单肺移植相同。应选自体肺

框 19-6　温肺保护液

- 去白细胞血，血细胞比容（HCT）18～20
- L- 谷氨酸
- L- 天冬氨酸
- 腺苷
- 利多卡因
- 硝酸甘油
- 维拉帕米
- 葡萄糖
- 胰岛素

功能较差的一侧先行手术。如果患者是因为化脓性肺部疾病手术的，胸膜腔应使用含有抗生素的溶液进行脉冲式灌洗，而所选抗生素应当是有明确药敏结果针对该患者细菌的。另外，在供体肺拿上手术台之前，麻醉医师还要用稀释的碘伏溶液冲洗气管和支气管。

（五）移植前病理生理学

患者的肺顺应性高和呼气气流受阻，不能完全呼出吸入的气体，造成整个呼吸周期胸膜腔正压 ["自发性 PEEP"（呼气末正压）、"内源性 PEEP"]，这可减少静脉回流并造成低血压。自发性 PEEP 与第 1 秒用力呼气量（FEV，预计百分比）呈高度负相关，而与肺阻力和静息状态下高碳酸血症呈高度正相关。患者肺过度膨胀是阻塞性肺病患者肺移植术中单肺通气的常见并发症。通过将患者从呼吸机上断开 30s 并打开通向大气的呼吸回路，可以确认由过度膨胀引起的血流动力学不稳定。如果血压恢复到基准值，肺膨胀很可能是根本原因。有意识的低通气（减少潮气量和潮气速率）可以改善过度膨胀。尽管这可能导致严重的高碳酸血症，但在没有低氧血症的情况下，患者能很好耐受高二氧化碳血症。在机械通气时，PEEP 还可通过减小呼气阻力来减少肺内气体潴留。然而在使用 PEEP 时要严密监测，因为如果外加的 PEEP 超过内源性 PEEP，可加重肺内气体潴留。

由于右心室的后负荷逐渐增加，有肺高压的受体常发生右心室衰竭。对于逐渐增加的后负荷，右心室会出现代偿性心肌肥厚，但最终还是会失代偿。结果右心室每搏量下降，心腔扩张。右心室后负荷增加及每搏量减少（随后左心室每搏量减少）造成了不利的供需状况，使右心室更容易衰竭。对严重功能不良的患者要时刻注意以下几点（框 19-7）。首先，胸腔内压的增加可能显著增加 PVR，直接导致慢性右心室功能不良患者发生右心室衰竭。右心室功能的改变可能在增加 PEEP、增加潮气量或缩短呼气时间后立即发生变化，并可能造成灾难性后果。其次，对正常 PVR 的患者，血管内扩容可以增加心排血量，而对高 PVR 的患者过多输液可增加右心室舒张末压和室壁张力，降低心排血量。对于 PVR 高的情况，使用有血管扩张活性的正性肌力药物（如多巴酚丁胺、米力农）能比扩容更好地

框 19-7　术中右心室衰竭的治疗

- 避免因以下原因导致胸腔内压力大幅度增加
  - 呼气末正压（PEEP）
  - 大潮气量
  - 呼气时间不足
- 血管内容积
  - 如果肺血管阻力正常则增加前负荷
  - 如果肺血管阻力增加则依靠正性肌力药物（如多巴酚丁胺）
- 使用 α 受体激动药维持右心室冠状动脉灌注压
- 谨慎使用肺血管扩张药（避免体循环和气体交换不足）
  - 前列腺素 E_1[0.05～0.15ug/（kg·min）]
  - 吸入一氧化氮（20～40mg/L）

增加心排血量。另外，这种情况下右心室比正常情况下代谢需求更大，但冠状动脉灌注压更低。只要使用的 α 受体激动药不会成比例的增加 PVR，就可用之来增加右心室冠状动脉灌注而加大右心室输出量。加压素是一个很好的选择，以实现这一结果。这有时是一个比用 β 肾上腺素能药物增加灌注压力更好的选择，因为氧气供应增加，而对氧气的需求并没有大幅增加。此外，使用去甲肾上腺素也被证明可以改善全身和肺的压力比率。最后，扩血管药物（如硝普钠和前列腺素 E_1）在此类疾病早期，仅有轻到中度肺高压时，可有效降低 PVR，但在重度或终末期肺高压的患者，这类药物使用价值很有限。体循环血管扩张和加重分流的效果常常限制这类药物的应用。吸入一氧化氮可激活鸟苷酸环化酶，提高环磷酸鸟苷水平，从而导致局部血管舒张，它已被证明是一种可在移植前、移植期和肺移植后不改变全身血流动力学的情况下，迅速降低 PVR 的方法。一氧化氮降低 PA 压和肺内分流。此外，吸入一氧化氮和雾化前列环素具有协同作用，但不会对体循环灌注压产生不良影响。一氧化氮单独或与可吸入前列腺素联合使用或可使肺移植患者免于 CPB。除了刚才提到的药物，肺动脉高压患者也可能已经开始应用磷酸二酯酶-5 抑制药、可溶性鸟苷酸环化酶和内皮素受体拮抗药。患者也可能在术前进行前列腺素输注，并应在移植过程中持续输注。

（六）移植后病理生理学

供体肺植入后会明显改变受体的呼吸生理。在

进行单肺移植的受体，通气/灌注匹配状态取决于原有疾病的进程，如在肺纤维化的患者，通气和灌注都逐渐转向移植来的肺，而在原有肺高压的患者，移植肺接受几乎全部的血流而只接受总通气量的一半。这种情况下自体的一侧肺几乎是无效腔通气。移植必定造成供体肺失去交感和副交感神经支配，因此气道平滑肌的生理反应也发生变化。在对肺移植受体的部分研究（不是全部）中观察到失神经支配的肺对毒蕈碱受体激动药（乙酰胆碱）产生过度的支气管收缩反应。高反应性的机制可能在于胆碱能突触，因其是支气管收缩的主要介导机制，如电刺激移植的支气管（这可激活胆碱能神经）可致强烈收缩反应。这提示要么是对副交感神经的反应性增加促进了胆碱能神经末梢释放乙酰胆碱，要么是没有抑制性神经支配。这不大可能是突触后原因引起的，因为移植肺支气管上的胆碱能受体数量和亲和力与对照组是相似的。在动物实验中显示在术后数周到数月，移植肺重新获得神经支配，但在2008年一个小样本研究结果发表之前，没有明确证据表明人类肺移植能重获神经支配，该研究显示受体在12个月内恢复对有害刺激（刺激吻合口以远部分）的咳嗽反射。移植后黏膜纤毛的功能会暂时受到严重损害，而且在术后的一年内都持续受到明显抑制。所以受体需特别积极的气管内吸痰来排出气道分泌物。

肺移植也深刻影响了血管系统。移植必然伴随的缺血和再灌注会损伤内皮细胞。冷缺血这单一因素就可以把β肾上腺素能环磷酸腺苷介导的血管舒张功能降低40%，之后的再灌注又更大程度损伤β肾上腺素能环磷酸腺苷和环磷酸鸟苷介导的肺血管平滑肌的舒张功能。供体肺内皮细胞的损伤又造成肺泡毛细血管"渗漏"和肺水肿。供体肺的渗透性约是健康志愿者的3倍。肺血管张力只受体液因素调节也是肺去神经支配的另一个不良反应。循环内这些体液因子的浓度变化或是肺血管系统对这些因子的反应性发生变化，都可能引发出乎意料的效果。前者的实例是移植后即刻强效的血管收缩因子内皮素的水平显著升高2～3倍，并持续至术后1周。去神经支配的肺血管对α受体激动药、前列腺素 E_1 的反应都有变化，也有实验证明急性去神经支配的肺对一氧化氮的反应都降低了。如果在CPB下进行手术，对血管活性因子的非正常反应会被

放大。再灌注后吸入一氧化氮可确切降低肺血管阻力。但一氧化氮是否可减轻再灌注损伤还不确定。数个研究检测发现肺水减少、脂质过氧化酶的活性减低、供体肺内中性粒细胞的聚集减少、IL-6、IL-8、IL-10降低，提示一氧化氮防止或是调节了再灌注损伤。也有些研究显示，尽管一氧化氮对肺的血流动力学有影响，但并不改善再灌注损伤。

前列腺素雾化吸入制剂可降低再灌注后的PVR并改善氧合，而且理论上没有加重再灌注损伤的风险。用前列腺素吸入制剂治疗再灌注引起的肺损伤，疗效和一氧化氮大致相同，而且费用更低廉。

鉴于上述病理生理的紊乱，移植肺的PVR升高也就不足为奇了。然而，临床医师能观察到的情况往往取决于术前患者肺血管功能障碍的严重程度。移植前有肺高压的患者往往在移植术中肺动脉压会显著下降，并可在移植后数周至数月持续下降。伴随着PA压力的降低，在肺移植术后，那些先前存在肺动脉高压患者的右心室大小立即变小，并且室间隔的几何结构也会恢复正常。这两种效果能持续数周至数月。尽管右心室功能的超声心动图指标（右心室面积变化分数）在移植后即刻并未有明显的改善，但其他几项研究已证实在肺移植后的前几个月内右心室功能有所改善。一个令人瞩目的发现是，在围术期内，右心室功能的持续性降低（界定标准：基础右心室面积变化分数低于30%，术后增加不超过5%或增加不超过基础值的20%）在统计学上与术后早期死亡相关。

（七）麻醉注意事项

1. 术前评估和准备

与术中管理相关的移植前即刻再评估，需包括可能影响麻醉管理的病史和体格检查，快速浏览近期病情恶化情况和新增异常情况。需特别注意近期体格状态，尤其是在9～12个月前进行移植评估的患者。较上次评估时最大运动能力的下降可能是肺部疾病进展或右心室功能恶化的征兆。大多数患者虽经鼻导管持续吸氧仍有轻度低氧血症。卧床不起或说话时必须停顿的患者几乎没有功能储备，在诱导过程中可能表现出血流动力学不稳定。需确定最后的进食时间，以帮助确定气道的保护适当方法。体格检查应着重注意评估气道问题和喉镜插管难易程度、可逆性的肺功能障碍（如支气管痉挛），以

及心力衰竭征兆。硬皮病患者可能会出现插管困难，因为他们往往开口受限，颈部活动受限在麻醉开始前最新的实验室检查结果往往还没出来，但应着重注意胸部影像检查结果，查看有无气胸、胸腔积液或过度肺膨胀，上述情况会影响后续的麻醉管理。

肺移植麻醉的必备设备与其他需 CPB 的手术相同，且心搏骤停时有发生。需要的特殊装备是可以行使肺隔离通气的工具，尽管有人提倡使用支气管阻塞导管，但双腔管在通气肺的转换、非通气侧肺的吸引、利于术后分侧肺通气上有很大优势。左支双腔管几乎适合于所有的肺移植患者（甚至是左肺移植）。不管是使用支气管阻塞导管还是双腔管，都必须使用纤维支气管镜快速、明确正确的插管位置、评估支气管吻合口和清除气道分泌物。成人型纤维支气管镜有更好的视野和吸引能力，但只能通过 41Fr 或 39Fr 的双腔管。为限制性肺病受体顺应性极差的肺或缺血再灌注的供体肺选用低内在顺应性的呼吸机，以提供足够的通气量。能进行压控模式通气的呼吸机也很重要，尤其对肺纤维化的患者或正经历再灌注损伤的供体肺。肺顺应性高的患者进行单肺移植后需要用第 2 台呼吸机进行独立的分侧肺通气。可以测量右心室射血分数（RVEF）的肺动脉导管在诊断右心室衰竭、判断右心室对扩血管药物和正性肌力药物的反应，以及对夹闭一侧肺动脉的反应都很有用处。但 RVEF 导管在有明显三尖瓣反流和位置不佳时的准确性欠佳。连续混合静脉血氧饱和度监测对术中评价突然的严重心脏失代偿患者的组织氧供及其相应治疗效果很有价值。对于因吻合口瘘、纵隔侧支血管结扎不充分、胸壁粘连或 CPB 术后凝血病而发生大出血的病例，快速输液系统可以挽救生命。

2. 麻醉诱导

肺移植患者在进入手术室时术前常未用药。实际上许多患者从家中直接进入手术室。由于移植手术的固有特点，患者进入等待名单后要经数月，所以通常极度焦虑。考虑到患者有低氧或高碳酸血症，或两者兼而有之，任何镇静药都可能造成呼吸抑制，所以静脉使用苯二氮䓬类或麻醉性镇痛药须慎而又慎才能确保安全。在进行有创监测时一丝不苟地完善局麻效果，既提高了患者的舒适度，又为麻醉医师操作创造良好条件。标准的无创监测同常

规心血管手术（包括心前区导联在内的两个导联的心电图、袖带血压、脉搏氧饱和度、二氧化碳监测和体温）。静脉通路要满足可供大量快速输液。通常开放 2 路大口径（16G，但 14G 更好，或 9Fr 的静脉输送鞘）静脉导管。采用"翻盖"式切口进行双肺序贯移植的患者应将静脉导管置于颈内或颈外静脉，因为当将双上肢在肘部屈曲并悬吊于麻醉头架时，外周静脉就不可靠了。为监测血压和采血气样本，动脉导管是必须放置的。如果有可置于动脉内连续监测血气的光纤电极，也可用上，有时会有好处。因为可能在腹股沟区进行 CPB 或体外膜肺氧合（ECMO）的插管，所以如果可能，尽量避免在股动脉置管。尽管桡动脉或肱动脉测压在单肺移植时常用，但对于需 CPB 的病例（例如在整体移植技术下做双肺移植或患者有严重的肺高压）不是最好选择，因为穿刺部位的血压不能对应 CPB 之中和之后的中心动脉血压，而对行翻盖式切口的，因为体位因素可能血压测量也不准确。腋动脉置管在翻盖开胸情况下可能有用，因为它提供了一种更精确的中央主动脉压力测量方法，并允许在离灌注大脑更近的地方采集血液。股动脉插管的部分 CPB 可能会导致上半身和下半身的不同灌注，这种情况下腋动脉置管就很重要。肺动脉导管可经颈内或颈外静脉置入。控制气道后置入 TEE 探头。术前有肺高压的患者监测肺动脉压非常有用，尤其是在诱导期、单肺通气开始时和钳闭肺动脉时，可用 TEE 确定肺动脉导管的位置，以确保其位于主肺动脉中。

如果计划不使用 CPB，应做好有效措施使体温维持在理想的生理范围内，以减少凝血病，并增加耗氧量。这可以通过置于手术台上、患者头部、手臂、膝关节以下腿部的加温毯实现。这种情况下，输液加温装置也很有用。

整个麻醉诱导计划应当遵循三大原则：①保护气道；②避免心肌抑制，有右心室功能不良的患者避免增加右心室后负荷；③在肺顺应性增加和呼气气流受阻的患者避免和时刻警惕肺过度膨胀（框 19-8）。由于所有肺移植都以急诊方式进行，大部分患者术前不久可能进食过，必须被当成"饱胃"患者对待。因为诱导期误吸会造成灾难性后果，所以应当使用一切措施确保气道安全。如果患者有已知的或可疑的气道解剖异常，应当在气道表面麻醉后进行清醒插管。尽管使用短效催眠药（如依托咪

框 19–8　肺移植麻醉诱导的关键原则

- 保护气道安全
- 静脉快速序贯诱导或持续环状软骨加压联合麻醉镇痛药阶梯诱导
- 避免心肌抑制和右心室后负荷增加
- 避免肺过度膨胀

酯 0.2~0.3mg/kg）、小剂量麻醉药（如芬太尼不多于 10µg/kg）和琥珀酰胆碱进行常规快速序贯静脉诱导。患者通常可以耐受，但这种麻醉药配伍可能使严重右心室功能不良的患者产生严重循环不稳。对此类患者，推荐更为温和的阶梯诱导，依赖大剂量麻醉性镇痛药，并在人工通气时持续对环状软骨加压。需要高吸气压的大疱性病变或肺纤维化患者，在正压通气开始时可能会造成气胸。如果动脉氧饱和度急剧降低伴通气困难和难以纠正的低血压，就应高度怀疑发生了张力性气胸。诱导期药物诱导的心肌抑制、后负荷增加或急性右心室扩张引发的心肌缺血都会损害右心室功能。此类患者应避免使用有心肌抑制作用的药物。麻醉不充分、慢性低氧和高碳酸血症及代谢性酸中毒加重，都会增加右心室后负荷，正压通气所致的胸内压增高亦然。患者对低血压的耐受性很差，因为增高的右心室舒张末压会抵消右心室冠状动脉灌注的净压力。而且，慢性增高的右心室后负荷增加了右心室心肌的代谢需求。一旦气管插管完成，正压通气开始，在肺顺应性增高或大疱性疾病的患者，避免过度膨胀是极其困难的。应当使用小潮气量、低通气频率和吸/呼（I:E）比，即使这会增加呼气末 CO_2（"允许性高碳酸血症"），但应注意这一作用对肺动脉压力的作用。如果正压通气后确实发生循环不稳，则应断开呼吸机与患者的连接。如果是因肺过度膨胀引起低血压，脱开呼吸机后 10~30s 血压应当回升，血压回升后可选择合适的潮气量和频率在血流动力学稳定的情况下恢复机械通气。

可用多种方式维持麻醉。中等剂量的麻醉性镇痛药（芬太尼 5~15µg/kg 或等效药物）复合低浓度强效吸入麻醉药具有循环稳定、吸入氧浓度高、快速滴定麻醉深度和利于术后早期拔管的优点。有严重右心室功能不良的患者可能连低浓度的吸入麻醉药也不能耐受，只能使用纯麻醉性镇痛药麻醉技

术。通常不使用氧化亚氮，因为整个手术过程都需要吸入高浓度氧气，而且如果有气栓或隐匿性气胸存在时，氧化亚氮会产生不良后果。

3. 术中管理

在肺门解剖之前就要进行单肺通气，这可能会危害血流动力学或气体交换，也可能兼而有之（框 19–9）。肺顺应性降低的患者往往能耐受正常潮气量的单肺通气，而不会影响循环。与之相反，肺顺应性增加，气道梗阻的患者，多会发生明显的循环不稳，除非降低潮气量或增加呼气时间。单肺通气开始后 20min 低氧血症可达峰值。单肺通气时的低氧血症可通过对非通气侧肺实施持续气道正压（CPAP），通气侧加 PEEP 来治疗，或两种方式一同使用。持续气道正压可使分流部分充氧，但可能干扰手术显露。PEEP 减少通气肺不张，但同时可能增加通往非通气侧肺的肺内分流。快速隔离和夹闭非通气性肺动脉提供了非通气性肺内分流的明确治疗。如果使用大潮气量，单肺通气时可能导致非手术侧气胸。

除肺高压并且右心室功能储备减小的患者外，多数患者可很好耐受阻断一侧的肺动脉。如果右心室功能受损程度不确定，可先进行 5~10min 的肺动脉阻断试验，然后通过一系列的心排血量

框 19–9　肺移植期间单肺通气的治疗原则

- 潮气量和呼吸频率
  - 肺顺应性正常或下降的患者保持不变（如原发性肺动脉高压、肺纤维化患者）
  - 在肺顺应性增加的患者把潮气量和频率都减小（如阻塞性肺病）以避免过度膨胀（允许性高碳酸血症）
- 以下方式可保证氧合
  - 吸 100% 浓度的氧气
  - 非通气侧肺加 CPAP（5~10cmH_2O）
  - 通气侧肺加 PEEP（5~10cmH_2O）
  - 必要时短时（停止）通气
  - 外科结扎非通气侧肺动脉
- 对非手术侧肺可能发生气胸保持警惕
  - 氧饱和度、呼气末二氧化碳急剧降低
  - 气道峰值压急剧升高
  - 大疱性疾病风险增加
- 治疗
  - 减压
  - 恢复通气
  - 紧急心肺转流术

和 RVEF 测量、TEE 检查来评估右心室功能。如果心排血量下降明显，提示患者可能需要体外支持。框 19–10 列出了其他肺移植需要进行 CPB 的适应证。

有严重肺高压的患者（高于体循环压力的 2/3）通常在阻断肺动脉前就开始 CPB。术中使用一氧化氮 [20/100 万～40/100 万（ppm）] 有时会帮助部分患者免于 CPB。

肺移植通常不用 CPB 就可完成，即使是双肺序贯移植，经验丰富的团队仅在 1/4 的肺移植手术中使用 CPB。尽管 CPB 可提供稳定的循环，但也增加输血量。另外，供体肺的功能（由肺泡 - 动脉氧分压差反映）可能受到损害，内皮细胞依赖环鸟苷酸介导和 β 肾上腺素能环腺苷酸介导的肺血管舒张功能受损可能更严重，还可能需要长期机械通气支持。以下几种特殊情况需要 CPB：由阻断肺动脉引起的严重肺高压——可能引起急性右心室衰竭和未阻断肺动脉侧肺内"出血"、修补相关心脏畸形（如卵圆孔未闭、房间隔或室间隔缺损）、严重循环和气体交换不稳，以及亲属活体肺叶移植。患者实际上对高碳酸血症都能很好耐受，不需使用 CPB。因此，受体的不同疾病发病率因素决定 CPB 使用的频率，如终末期肺血管疾病发病率和伴发的心脏畸形。

肺移植时使用股动静脉转流可能造成静脉引流不佳和（或）上下半身的"差异性灌注"。更有甚者，CPB 时自体肺内还有血流，起了肺内分流的效果。在这种情况下，大脑血管接受这种氧合不充分的血液，而下半身灌注的是从 CPB 管道中来的完全氧合的血液。从恰当的动脉采血测血气或将氧饱和度探头置于恰当的部位就可以发现这种情况。对此的常规治疗是增加静脉回流和加大旁路流量，如果方便也可以在右心房内放静脉引流管。麻醉医师也应当将吸入氧浓度调至最大，并加用 PEEP 以减少肺内分流。如果所有其他的措施都不能达到效果，可用

框 19–10	肺移植需要进行 CPB 的适应证

- 心脏排血指数 < 2L/（min·m²）
- SvO_2 < 60%
- 平均动脉压 < 50～60mmHg
- SaO_2 < 85%～90%
- pH < 7.00

交流电诱导心室颤动，尽管这种情况非常罕见。

ECMO 被建议用作肺移植时 CPB 的替代手段。用肝素化管道的 ECMO 可减轻肺水肿而改善单肺和双肺移植患者的转归。这种技术的另一个好处是术野中没有了 CPB 管道，使左肺移植和右肺移植一样畅通无阻。在原位使用 ECMO 的另一个额外好处是，可以更容易地控制肺的再灌注，因为可以精确地控制经过新移植肺的心排血量。对晚期肺动脉高压患者尤有意义。

如果使用了 CPB，在所有吻合口完成后可逐渐脱机。重新开始机械通气时应当用与急性呼吸窘迫综合征（ARDSnet）试验中相似的通气策略。该试验显示当患者有由 ARDS 引起的肺顺应性下降时，使用 6ml/kg 的潮气量和低于 30cmH₂O 的平台压进行通气，可使死亡率减少 22%。减少吸入氧浓度有助于防止氧自由基生成和调节再灌注损伤。FiO₂ 可降至维持 SpO₂ > 90% 所需的最低水平。在此期间，应特别注意评估和支持右心室功能，因为右心室衰竭是脱机失败的最重要原因。虽然右心室可从外科术野直视，但在这个关键时期 TEE 对于观察右心室的结构功能特性更有价值。TEE 还可以评估肺动脉和肺静脉吻合。肺动脉直径应 > 1cm。肺静脉应显示出至少 0.5cm 的二维直径，并有彩色多普勒测量的血流。此外，脉冲多普勒探及的流速应 < 100cm/s，以表明吻合口足够。应注意在两肺均有灌注的情况下测量这些流速，因为如果在一个肺动脉夹闭的情况下测量，测量可能会出错。如果房室功能障碍明显，可能需要多巴酚丁胺或肾上腺素的正性肌力支持，以及硝酸甘油、硝普钠、米力农或一氧化氮等舒张肺血管。米力农的优点是既具有正性肌力作用，又具有血管扩张作用，但它的使用可能会导致严重的全身性低血压。

CPB 脱机后凝血病是常见的。双肺移植比单肺移植术后凝血病严重，可能是因为肺切除范围更广，有更多的侧支循环和瘢痕，CPB 时间更长。麻醉医师可以控制的因素，包括未完全中和肝素的作用，这可以通过测定激活凝血时间（ACT）来解决。与之相似的，如果术前特意进行抗凝治疗（如华法林），术中应当使用新鲜冰冻血浆充分纠正。由于血小板功能障碍在 CPB 后常见，如果凝血病持续存在，有理由根据经验输注血小板。肺移植时凝血和纤溶系统被激活，尤其是在使用 CPB 时，尽管抑肽

酶可以减少激活并可能减少围术期出血，但该产品已停止生产。在肺移植中用氨基己酸、氨甲环酸和去氨加压素（DDAVP）替代抑肽酶的效果尚不明确，尽管一些有限的研究显示，氨甲环酸可能和抑肽酶有相似的效果。

不用CPB时，在再灌注时常伴有轻到中度的血压下降，偶尔有严重的低血压。这可能由严重的体循环血管扩张引起的。发生原因尚不明确，但可能因素是肺保存液中的离子（如钾）和添加剂（如前列腺素 E_1）进入循环，或是缺血再灌注时产生的血管活性物质。这种低血压通常对大剂量 α 受体激动药反应良好，幸运的是血压下降是短暂的。在这种情况下最常用的药物是去甲肾上腺素和加压素。恢复通气时的肺保护策略与CPB脱机时相同。

慢性阻塞性肺病术前即存在肺顺应性增高的患者，在行单肺移植后会出现两侧肺顺应性的极大不一致。根据再灌注损伤情况的不同，供体肺的顺应性往往是正常或降低的。这会导致自体肺相对的过度膨胀，而供体肺膨胀不足伴功能残气量减少。因为纵隔移位，尤其在应用PEEP时，自体肺过度膨胀会导致循环不稳。因此，在单肺通气期间表现出过度膨胀迹象，并可通过故意的低通气得到改善的患者，在再灌注后应采用独立的肺通气治疗。为实现这措施，在供体肺植入体内时，将患者术后用的呼吸机推入手术室。在所有吻合口完成后，用正常潮气量（8～10ml/kg）和频率进行通气，并将PEEP起始值设为10cmH$_2$O，可根据血气结果调节这一参数。绝大多数的气体交换将在供体肺进行。自体肺用低潮气量（2～3ml/kg）和低频率（2～4 次 /min）通气，且不加PEEP。这样做的目的是防止自体肺过度膨胀，且不发生大的分流。二氧化碳的交换主要在供体肺内进行。

虽然术后胸部X线片通常可检测到一定程度的肺水肿，但再灌注后立即在手术室出现严重肺水肿的情况并不多见。然而，一旦发生，再灌注后的肺水肿多是剧烈而致命的。大量粉红色泡沫状分泌物可能需要几乎持续的抽吸以保持气道通畅，并可能伴有严重的气体交换和顺应性异常。治疗包括高水平的PEEP、使用选择性肺通气、利尿和容量限制。有时，患者可能需要用ECMO支持数天直到再灌注损伤消退，大多数患者这样处理后最终存活。

充分的镇痛对于肺移植患者来说是至关重要

的，它有助于尽早拔管、下床活动和参与呼吸锻炼，以增强或保持肺功能。腰或胸段硬膜外麻醉镇痛在最大限度地减少镇静的同时，提供了良好的镇痛效果。在极可能需要 CPB 的患者身上放置硬膜外导管，仍是个充满争议的问题。

4. 术后处理及并发症

常规肺移植术后的监护和治疗延续自手术室内的治疗。正压通气至少要持续数小时，如果术中使用差异性分侧肺通气，术后早期都要延续此治疗。由于器官保存／再灌注的因素和失去了淋巴引流，供体肺易于发生肺水肿，所以如果条件允许，应对液体输注进行最严格的限制并且鼓励使用利尿药。当不再出血、胸部 X 线片清晰、患者又符合常规拔管的标准，就可以拔管。患者进入 ICU 后就可以开始预防性抗菌、抗真菌、抗病毒治疗，以及免疫抑制药的配伍治疗。

肺移植后即刻的外科手术技术相关的并发症不常见，但手术并发症可有高致残性。肺静脉梗阻的表现一般是移植肺的急性、持续性肺水肿。彩色血流和多普勒 TEE 显示狭窄的肺静脉孔有湍流、高速血流并失去正常的波形时相。如果移植肺恢复灌注后肺动脉压没有下降，就应当怀疑有肺动脉吻合口梗阻。如果是右肺动脉梗阻，在 TEE 检查时的表现通常和肺静脉梗阻相同；而 TEE 对左肺动脉吻合口的检查很困难，尽管有些中心报道成功率很高。可通过测量吻合口两端的压差来确定是否有梗阻，测量方法可直接用针插入吻合口的两端测压，也可将肺动脉导管导入到肺动脉吻合口远端以测吻合口两端压差。然而，应当注意不应该在对侧的肺动脉夹闭时测量压差，因为当所有的心排血量进入一侧肺时，会放大压差。血管造影和灌注显像扫描也可用于血管梗阻的诊断，但不能在手术室内进行。围术期支气管的开裂与梗阻极其罕见，可以通过纤维支气管镜检查发现并进行评估。

麻醉医师必须时刻警惕气胸可能，尤其是非手术侧肺。开胸手术时诊断非手术侧肺的气胸是极其困难的，其主要特征是伴有气体交换恶化和低血压的突发性吸气压力增高。然而，这些表现也可能由肺过度膨胀、痰液堵塞和双腔管位置不佳引起。暂时停止机械通气和即刻进行纤维支气管镜检查可以除外上述混淆情况，而在发生张力性气胸时，手术术野可能看到纵隔向上移位。如果强烈怀疑张力性气胸，那么胸腔穿刺排气可能有挽救生命的效果。同样的，外科医师可以直接切开纵隔为非手术侧肺减压，促进肺的复张。

张力性心包积气和术后血胸伴完全性通气 / 灌注不匹配是另一个曾有报道的肺移植术后的罕见并发症。由于肺移植术后右心室后负荷快速下降，术前有肺高压和右心室肥大的患者术后可能偶尔会发生动态的右心室流出道梗阻，而这可以通过 TEE 确诊。与心脏移植类似的超急性排斥反应在肺移植中尚未有报道。

术后早期造成患者死亡的最常见原因是由再灌注损伤引起的移植肺功能障碍，其常见表现是低氧血症、肺部浸润、肺顺应性差、肺动脉高压和右心室衰竭。如果没有技术原因可以解释的肺动脉高压和右心室衰竭，那么必须怀疑发生了移植肺功能障碍。不幸的是，很少有治疗能显著改善移植物功能障碍，只能加大支持治疗的力度。扩血管治疗可以降低 PVR 进而降低右心室后负荷，可能会改善血流动力学，甚至在一些病例中可以改善气体交换。前列腺素 E 和硝酸盐均可逆转肺移植术后严重低氧血症和肺动脉高压，后者可减轻缺氧诱导的血管收缩因子基因（如内皮素和血小板衍生生长因子）转录的增加。事实上，有文献报道单肺移植后"预防性"输注小剂量前列腺素 E_1 可保证动脉氧分压而不影响肺的血流动力学。此外，一氧化氮的应用也改善了移植物功能障碍患者的肺血流动力学和气体交换。对一氧化氮适用于临床前后发生移植物功能障碍的患者进行历史性比较发现，吸入一氧化氮减少了机械通气时间、气道并发症的发生率和死亡率。改善血流动力学和气体交换的效果说明一氧化氮补偿了移植后内皮衍生舒张因子的减少。如果一氧化氮已用于术后控制肺高压，停药时必须逐渐减量，以避免反跳性肺血管收缩。最后，ECMO 可用于支持治疗，直至肺功能恢复到满意程度。

对于免疫抑制的患者，感染是一个持续的威胁。供体常见感染因素是院内感染和误吸，所以针对性的预防性抗生素应覆盖这些因素。一旦供体气管培养有明确结果，就可改进抗生素覆盖面。囊性纤维化患者应在移植前针对自体肺内发现的细菌进行抗生素治疗。一旦发现胸部 X 线片有浸润表现就应考虑有感染，尤其是伴发热和白细胞增高时，但很难分辨是感染、再灌注损伤还是排斥反应。诊断

性纤维支气管镜检查和支气管肺泡灌洗在确定治疗方案和鉴别感染还是排斥反应很有价值。为明确诊断，偶尔还需开胸活检。血清病毒指标为阴性的患者，接受病毒指标阳性（如巨细胞病毒）的供体时，还需进行预防性抗病毒治疗。排斥反应很常见，甚至在移植数天后就会发生。常见表现是在气体交换恶化的情况下胸部 X 线片有新发的浸润。经纤维支气管镜行支气管活检可帮助排除外病情恶化的其他原因，并可证明排斥反应一致的急性改变。肺急性排斥反应的治疗，包括大剂量类固醇激素冲击治疗（如甲泼尼龙）和改变免疫抑制药（环孢霉素改成他克莫司，反之亦然）。呼出一氧化氮可作为肺移植后患者慢性排斥反应的一个指标。将环孢霉素改成他克莫司后会使检测到的呼出一氧化氮减少，反映出肺黏膜中的炎性反应减少。呼出一氧化氮可能成为观察患者肺慢性排斥反应发生和变化的有用工具。

肺移植最严重的并发症之一出现较晚。闭塞性细支气管炎是以同种免疫损伤所致、小气道因纤维化瘢痕而闭塞为特点的综合征。闭塞性细支气管炎的患者表现为咳嗽、进行性呼吸困难、肺功能检查气流受阻和胸部 X 线片有间质浸润。此综合征的治疗包括加大免疫抑制药用量、细胞溶解药（已有不同程度的成功案例），难治病例可行再次肺移植。

（八）亲属活体肺移植

由于缺乏合适的供体肺，移植名单上等待时间超过 2 年时，多达 30% 的候选者死亡。与活供体相关的肺移植项目已经开发出来，以解决肺移植候选人的需要，急性恶化预期会影响生存。将一个肺叶移植给支气管肺发育不良或 Eisenmenger 综合征的儿童，或将两个肺叶移植给囊性纤维化的儿童和年轻成人已有成功经验，这鼓励了一些中心考虑进行此类手术。此类手术的麻醉管理注意事项已有人回顾分析过。应对供体候选人进行严格评估，以确保没有肺叶捐赠的禁忌证，并且不是被迫捐献。供体的肺叶切除手术在标准的后外侧切口开胸术下进行。此类手术麻醉医师特别需要注意的是，需单肺通气以利于手术显露，需持续输注前列腺素 E_1 以促进肺血管扩张，切下肺叶前给予肝素和激素。受体麻醉管理与标准的肺移植一致，而行双侧肺叶移植的需在 CPB 下进行。

三、心肺移植

（一）历史与流行病学

从 20 世纪 90 年代开始，心肺联合移植逐渐被肺移植取代，手术量逐渐减少。世界范围的心肺联合移植数量在 1989 年达到顶峰，为 241 例，之后数年连续下降，直到手术量只有约顶峰期的 50%。截至 2005 年 3 月初，在 UNOS 登记的等待心肺联合移植的患者约有 173 例，不到肺移植等待名单上的 5%。最常见的适应证仍是原发性肺动脉高压、先心病（包括 Eisenmenger 综合征）和囊性纤维化。

心肺移植术后 1 年生存率为 60%，明显低于单纯心脏移植术。随后数年的死亡率约为 4%/ 年，与心脏移植相似。HLT 后死亡率增加的危险因素是受者呼吸机依赖、男性受者和供体年龄 > 40 岁。早期死亡通常是由于移植失败或出血，而中期和晚期死亡主要是感染和 BO。重复性 HLT 是一种罕见的手术，而且很可能仍然如此，因为重复性 HLT 后 1 年生存率很低（28%）。

（二）受体选择

随着越来越多的肺动脉高压和囊性纤维化患者接受单纯肺移植治疗，心肺联合移植将会被限于有不可逆肺动脉高压且在肺移植时心脏畸形不能同期矫治的先天性心脏病患者，或是伴有严重左心室功能不良的肺动脉高压患者。

（三）供者选择与器官收获

潜在的心肺供体不仅必须满足心脏供体的标准，而且还必须满足肺供体的标准，这两项都在本章前面描述过。供体获取的方式与之前描述的心脏移植相似。在游离大血管和气管后，主动脉根部注入冷心脏停搏液，造成心脏骤停。停跳后，用通常含有前列腺素 E_1 的冷保存液冲洗肺动脉。离断升主动脉、上腔静脉和气管，并在解剖游离食管后将心肺整体取出。在装袋运输之前，夹闭气管，将供体浸泡在冷溶液中。

（四）外科手术

手术通常是通过正中胸骨切开术进行，但翻盖式胸骨切开术也是一种可接受的方法。在体外抗凝前分解所有肺部粘连。CPB 管道建立方法与心脏移植类似。主动脉横断钳闭术后，以原位心脏移植的方法切除心脏。分别切除两侧肺（包括肺静脉）。气道在各自主支气管的水平上分开，进行双侧支气管吻合术。准备进行气管吻合，游离到隆突水平而不剥离隆突的血供，在紧靠隆突水平构建吻合。心房吻合的方式与原位心脏移植相似，最后将主动脉与受体主动脉连接。患者在排气再灌注后，停止 CPB，止血，伤口闭合。

（五）移植前病理生理学

心肺联合移植的受体可有本章前文提及的所有病理生理特点。患者常有终末期双心室衰竭和严重肺动脉高压。可能有复杂心脏畸形。如果有肺气流梗阻的表现，那么在进行正压通气后有肺过度膨胀的危险。

（六）移植后病理生理学

和单独的心脏移植类似，心肺联合移植后的生理特点是心脏去神经支配和由供体摘取、转运及植入过程引起的短暂的心肌缺血损伤，还有长期对加速型同种异基因移植物血管病变和排斥反应的易感性。另外还有和肺移植后相似的特点，如肺血管和气道平滑肌去神经支配后反应性的变化、一过性肺缺血损伤、肺部淋巴引流的改变和黏膜纤毛清洁功能的受损。

（七）麻醉注意事项

由于要使用 CPB，心肺联合移植的麻醉管理更接近于心脏移植的麻醉管理。在建立与心脏移植类似的有创和无创监护后，可用任何上文提及的心脏或肺移植的麻醉技术进行诱导。与肺移植相似，要点是应避免心肌抑制及保护和控制气道。虽然不必强制使用双腔管，但双腔管有助于 CPB 脱机后显露后纵隔以利于止血。另外，CPB 前的麻醉管理与心脏移植相似。

在主动脉横断钳闭术开放时给予一次剂量的糖皮质激素（如甲泼尼龙，500mg）。再灌注一段时间后，开始输注正性肌力药，并用 TEE 检查心脏看是否排气完全。CBP 脱机前开始机械通气，使用正常潮气量和频率，并加 PEEP（5～10cmH$_2$O）。成功 CPB 脱机后，可将肺动脉导管重新置入肺动脉。之后以鱼精蛋白逆转肝素的抗凝作用。根据血气分析将吸入氧浓度降至毒性较低的水平。

CPB 脱机时会遭遇与单独心脏移植或肺移植类似的问题。肺再灌注损伤和功能障碍可能会损害气体交换，所以应尽量少输入晶体液。偶尔在手术室内也有发生再灌注后肺水肿，需要高水平的 PEEP 和吸入氧浓度来支持。心室功能衰竭通常对增大 β 受体激动药用量有反应。与单独的心脏移植或肺移植不同的是，心肺联合移植后即刻发生明显的右心室衰竭并不常见，除非肺保护严重不足。心肺联合移植后凝血病常见，应当积极治疗，主要方法是追加鱼精蛋白（如果有适应证）、血小板和新鲜冰冻血浆。

（八）术后处理及并发症

心肺联合移植术后早期的护理原则是单独心脏移植和肺移植的结合。手术室内的有创和无创监测会被延续。正性肌力药物支持将和心脏移植一样延续下去。机械通气方式同肺移植，使用最低可接受的吸入氧浓度以避免氧毒性，血流动力学稳定数小时、出血停止和气体交换满意后可逐渐脱离呼吸机。推荐使用利尿药。最后，开始使用配伍好的免疫抑制药。

就单独的心脏移植而言，感染在心肺联合移植的患者中，是更常发和更严重的并发症。细菌和真菌感染在移植后的第 1 个月尤为常见，病毒和其他病原体（卡氏肺孢子虫和诺卡氏菌）在随后的数月内出现。

与单纯的心肺移植相似，心肺移植后早期排斥反应也很常见。排斥反应可独立发生在心脏或肺。治疗方法与单独心脏或肺移植排斥反应相似。

心肺组织中的心脏移植物容易类似于单独心脏的加速型冠状动脉血管病变。与肺移植一样，心肺移植的晚期并发症是闭塞性细支气管炎。约 1/3 的心肺受者会发展成到这一过程。在没有对照的研究中，报道的绝大多数患闭塞性细支气管炎的患者同时合并加速型冠状动脉血管病变。

第 20 章
肺动脉内膜剥脱术治疗慢性血栓栓塞性肺动脉高压
Pulmonary Thromboendarterectomy for Chronic Thromboembolic Pulmonary Hypertension

Dalia A. Banks　William R. Auger　Michael M. Madani　著

邹 宇 译

要 点

- 由于缺乏特异的临床表现，加之人们对其认识的不足，血栓性疾病的发病率往往难以估计。

- 慢性血栓栓塞性肺动脉高压（CTEPH）的原因，包括肺栓塞（CPE）后栓塞动脉未完全再通或复发性肺栓塞。

- 急性肺动脉栓塞后 CTEPH 原因不明，可能的机制包括纤维蛋白溶解酶异常或血栓对纤维蛋白溶解的抗性。

- 肺动脉血栓内膜剥脱术（PTE）是 CTEPH 患者最有效的治疗方案。

- 因为肺血管阻力（PVR）增加、心排血量降低，以及继发于肺泡无效腔增加而引起的每分通气量的需求增加，患者通常表现为渐进性劳力性呼吸困难和运动不耐受。

- 右心导管术可定义肺动脉高压的严重程度和心功能障碍分级。

- 术前 PVR 超过 1000（dynes·s）/ cm^5 的患者手术死亡率较高，但并不构成手术禁忌。

- 术后并发症包括再灌注性肺水肿和持续性肺动脉高压。

- 利奥西呱是 FDA 批准的用于治疗某些 CTEPH 患者的第一个药物。

- 对于某些慢性血栓栓塞疾病患者，其手术难以处理时，球囊扩张肺血管成形术是一种替代 PTE 的方法。

- 再灌注肺水肿和呼吸道出血是肺动脉血栓内膜剥脱术两种最难处理的并发症。

慢性血栓栓塞性肺动脉高压（CTEPH）是肺动脉高压（PH）的一种类型，其特征在于反复或残留的管腔内纤维血凝块引起肺血管床完全或部分阻塞，导致肺血管阻力（PVR）增加，严重的肺动脉高压最终导致右心衰竭。由于急性肺动脉栓塞（PE）发病率和溶栓失败患者百分比的不确定性，其发病率很难估计。慢性血栓栓塞性肺高血压的发生率，范围很宽，为不到急性肺栓塞患者的 1%，或可高达 9%。

在肺动脉高压或不明原因的呼吸困难患者中筛查 CTEPH 是至关重要的，因为这种类型的肺动脉高压有可能通过肺动脉血栓内膜剥脱术（PTE）治愈，也被称为肺动脉内膜剥脱术。手术成功的关键在于切除肺血管树内膜和其中纤维机化血栓。肺移植是另一种潜在的选择，但不是 CTEPH 患者的选择，因为等待移植时死亡的风险、器官供应不足、费用、免疫抑制药的风险、感染和排斥等因素。

一、肺动脉高压的分类

肺动脉高压的分类始于 1973 年世界卫生组织（WHO）的会议，此后随着对肺动脉高压疾病的认知和治疗方法的发展，肺动脉高压的分类经历了多次修改。目前，肺动脉高压被分为 5 个不同的亚组，每个亚组都有各自的特征（框 20-1）。

肺动脉高压的进一步分类定义了毛细血管前（Ⅰ、Ⅲ、Ⅳ和Ⅴ组）或毛细血管后（Ⅱ组）模式的存在。CTEPH 是毛细血管前肺动脉高压，由右心导管测定，其特征是平均肺动脉压（mPAP）＞25mmHg，有低于 15mmHg 的正常肺毛细血管楔压，但 PVR＞300（dynes·s）/ cm⁵。继发于左心疾患的毛细血管后肺动脉高压是最常见的，它的特征是肺动脉压＞25mmHg，肺毛细血管楔压＞15mmHg，而 PVR 正常。鉴于左心疾患的高发生率，区分肺动脉高压（PAH）和Ⅱ组的肺静脉高压是很重要的。超声心动图是初步筛选和评估肺动脉高压的重要工具（表 20-1）。

二、病理生理

急性或复发性肺动脉栓塞被认为是 CTEPH 发生发展的诱因。栓子不完全溶解，随后的血栓纤维机化导致部分或完全血管阻塞。此外，远端肺动脉（肺动脉病变）的血管重塑也可能导致 PVR 的增加，

框 20-1 世界卫生组织修订的肺动脉高压分类

- Ⅰ组：肺动脉高压（PAH）及其他亚型 PAH
- Ⅱ组：左心疾病
- Ⅲ组：呼吸系统疾病和低氧血症
- Ⅳ组：慢性血栓栓塞性肺动脉高压
- Ⅴ组：其他原因

改编自 McLaughlin V, Langer A, Tan M, et al.Contemporary trends in the diagnosis and management of pulmonary arterial hypertension. *Chest*.2013; 143: 324–332.

这是一些患者在成功 PTE 后残留肺动脉高压的原因。近端肺动脉树中未溶解的 PE 可通过两种方式引起血管阻塞：血栓的管化形成多条内皮化的小通道，由带状和网状组织或纤维蛋白凝块组织分隔，或无管化，导致致密的纤维结缔组织完全阻塞动脉管腔。该纤维塞牢固且与动脉壁粘连，外科手术的挑战是将足够多的纤维塞作为一个整体移除，以降低血管阻力而不破坏动脉壁。

大多数患者的自然病程是血栓栓塞事件完全消失，恢复正常血流和血流动力学。然而，在一些患者中，栓塞的溶解是不完全的，导致了 CTEPH 的发展。血栓栓塞物质残留的机制尚未完全阐明。多种因素可能起作用。栓塞物质的体积可能过大，纤溶系统无法完全溶解，主要动脉分支的完全闭塞也会阻止纤溶物质到达并阻止其完全溶解栓子。栓塞可能是由正常机制无法溶解的机化良好纤维血栓等物质所构成。有些患者可能存在血栓形成、高凝状态或异常纤溶机制的倾向。诊断时较大的灌注缺损、特发性血栓栓塞疾病、起病时的高肺动脉压（PAP）和反复 PE 病史是急性 PE 后 CTEPH 发生的危险因素。

其他已确定的危险因素，包括房室分流术、起搏器感染、脾切除术、既往静脉血栓栓塞、复发性静脉血栓栓塞、O 型以外的血型、狼疮抗凝或抗磷脂抗体、甲状腺素替代治疗或恶性肿瘤病史。尽管是静脉血栓栓塞的危险因素，但遗传性血栓形成状态（抗凝血酶Ⅲ、蛋白 C 和蛋白 S 缺乏，以及因子Ⅱ和因子Ⅴ莱顿突变）的肺动脉栓塞发病率与正常对照组或特发性 PH 患者相似。相反，狼疮抗凝或抗磷脂抗体可在 21% 的 CTEPH 患者中发现，41% 的 CTEPH 患者中发现因子Ⅷ水平升高。最后，小规模的初步研究表明，CTEPH 患者纤维蛋白原的结构和功能异常可能导致纤溶抵抗。

三、临床特征

25%～30% 诊断为 CTEPH 的患者既往无急性血栓栓塞事件史。因此，即使没有既往肺栓塞的证据，对于存在运动性呼吸困难和运动不耐症的患者，高怀疑指数对诊断 CTEPH 很重要。在发病过程的早期，患者可能会经历一个"蜜月期"，在这个时期内，PH 的症状和体征并不明显。当右心室

表 20-1　超声心动图在肺动脉高压初筛和评估中的应用

完整的？	行动项目	注意事项
☐	记录预估 PASP	• 当多普勒波束对准不良或 TR 血流少量时可能被低估 • 严重贫血患者或某些情况下，连续波多普勒监测超声发泡试验，增强 TR 血流的患者被高估（来自毛刺） • 假设没有肺动脉狭窄 • 超声心动图上的 PASP 不等于平均 PA 压（根据指南，肺动脉高压的定义是基于有创血流动力学：平均肺动脉压≥ 25mmHg）
☐	评估 RV 大小和功能	• 右心室扩大征象（心尖四腔切面）：右心室与左心室在心尖处等分，右心室＞左心室，右心室基底径＞ 4.2cm • 右心室肥厚（肋缘下切面）：右心室舒张末期壁厚＞ 5mm • 右心室收缩功能障碍：右心室面积变化＜ 35%，TAPSE ＜ 1.6cm，右心室游离壁（三尖瓣环）底部组织多普勒速度＜ 10cm/s • 室间隔偏移：收缩期＝右心室压力超负荷，舒张期＝右心室容积超负荷
☐	评估 PVR 升高的迹象	• 脉冲多普勒剖面上的 RVOT 切迹是 PVR 升高的标志 • 峰值 TR 速度（m/s）/RVOT–VTI（cm）＜ 0.18：PVR 不太可能升高
☐	估计容量状态	• 使用 IVC 的宽度和变异度（在最大呼吸试验中）来确定 RA 压力 • 肝静脉血流：收缩期血流逆转可能是严重的 TR、RV 负荷过重和（或）RV 顺应性降低的标志 • RA 超负荷或增大迹象：RA 面积＞ 18cm^2，房间隔从右向左凸出
☐	评估三尖瓣反流（TR）的严重程度	• 提示严重 TR 的特征：连续多普勒显示大量 TR 血流、V 波截止征和肝静脉脉冲多普勒成像显示收缩期血流逆转
☐	评估心包积液	• 在肺动脉高压患者中，心包积液是预后不良的征象
☐	评估 PH 的原因（如左心疾病、分流病变）	• 左心疾病：明显的左心室收缩功能障碍、2 级或更严重的舒张功能障碍、严重的主动脉瓣或二尖瓣病变，以及较少见的左心异常（如肥厚型心肌病、三房心） • 分流病变：进行超声发泡试验
☐	PAH 与 PVH 的鉴别	• 有利于 PVH 的征象：LA 增大（大小 LA ＞ RA），房间隔弓自左向右，E/A ratio ＞ 1.2；E/e′（外侧）＞ 11；外侧 e″＜ 8cm/s • 静息状态 PASP 显著升高的患者：1 级舒张功能障碍模式（E/A ratio ＜ 0.8）提示左心室充盈不足，有利于肺动脉高压的诊断。RV–LV 相互作用（右心室对左心室的外源性压迫）可致左心室顺应性降低

E/A ratio. 二尖瓣早晚期动脉血流速度比值；IVC. 下腔静脉；LA. 左心房；LV. 左心室；PA. 肺动脉；PAH. 肺动脉高压；PASP. 肺动脉收缩压；PH. 肺动脉高压；PVH. 肺血管高压；PVR. 肺血管阻力；RA. 右心房；RV. 右心室；RVOT. 右心室流出道；TAPSE. 三尖瓣环缩期位移；TR. 三尖瓣反流；VTI. 速度 – 时间积分

引自 McLaughlin V, Shah S, Souza R, et al. Management of pulmonary arterial hypertension. *J Am Coll Cardiol*. 2015; 65; 1976–1997.

在运动中不能充分增加收缩力以保证左心室（LV）前负荷和心排血量（CO）时，症状就会出现。进行性劳累性呼吸困难通常是 CTEPH 的初始症状，不幸的是，它通常归因于更常见的医疗状况，如阻塞性肺病、肥胖或去适应状态。劳累性呼吸困难是由于增加的 PVR 限制 CO 和肺泡死腔增加所导致的呼吸需求增加。

随着病情的发展和右心衰竭，患者可能会出现腹水、早期出现饱腹、上腹部或右上腹膨隆、水肿、胸痛和先兆晕厥或晕厥。其他症状可能包括干咳、咯血和心悸。左声带功能不全和声音嘶哑可能是由于左喉返神经受主动脉和扩大的左肺动脉间压迫引起。在疾病过程的早期，体格检查可能是正常的，或者可能闻及加强的肺动脉第二心音。通过部分闭塞或再通血栓的湍流引起肺血流杂音或肺野杂音。这些血流杂音在 30% 的 CTEPH 患者中可以听到，而在特发性 PH 中并未发现。

在发病后期，患者会出现与劳累有关的晕厥和静息呼吸困难。临床症状可能并不一致，即使在呼吸困难的患者中，如果右心室（RV）功能不全还没有出现，体检也可能出人意料地毫无异常。右心室衰竭的体征表现，如颈静脉扩张、右心室抬高、第二心音固定性分裂、三尖瓣反流（TR）杂音、右心室奔马律、肝大、腹水和水肿可能在疾病晚期出现。大多数患者有缺氧的表现，吸室内空气动脉氧分压在 65mmHg 范围内。这种缺氧是由于通气/灌注（$\dot{V}/\dot{Q}$）失调和混合静脉血氧饱和度低造成的。休息时明显的低氧血症意味着严重的右心室功能障碍或存在相当大的右向左分流，通常分流通过未闭的卵圆孔（PFO）。随着代谢代偿（减少的碳酸氢盐），二氧化碳的张力会略有降低。伴随通气/灌注失调，通气无效腔增加，尽管这些特征与肺血管阻塞程度相关性较差。

四、诊断性评估

（一）肺功能检查

基本的肺功能检查并不能为 CTEPH 的诊断提供具体线索，这些测试对于评估患者是否同时患有实质性肺病或通气阻塞最为有用。20% 的 CTEPH 患者表现出轻到中度的限制性通气功能障碍，通常是以前肺梗死造成的实质性瘢痕所形成。类似地，在一些 CTEPH 患者中，肺一氧化碳呼吸弥散量（DLCO）可能会适度降低。DLCO 正常值并不能排除诊断，DLCO 严重降低表明远端肺血管床明显受损，从而可能做出替代诊断。

（二）胸部 X 线片

胸部 X 线片在 CTEPH 早期可能不明显。然而，随着病情的发展，肺近端血管床逐渐扩大。在一些慢性血栓栓塞性疾病患者的主肺动脉或肺叶肺动脉等中央肺动脉的扩大可能是不对称的。这与小血管疾病引起的肺动脉高压患者的影像学表现不同。随着右心室逐渐适应肺血管阻力升高，可观察到胸骨后间隙闭塞、右心缘突出等室性增大等影像学征象。如果一个机化血栓阻碍了流向该区域的血流，可发现相对无血管的肺区域。在这些灌注不良的肺区域里，周围肺泡混浊、线状瘢痕样病变和胸膜增厚可能是由实质损伤和梗死引起的。

（三）经胸超声心动图

经胸超声心动图（TTE）是疑似肺动脉高压患者常用的筛查方法，常作为肺动脉压力升高或右心室受损的第一客观指标。目前的技术允许估测收缩期肺动脉压力（使用多普勒分析三尖瓣反流的速度），以及心排血量和右心室的功能。右心室扩大和由此引起的三尖瓣反流、室间隔变平或矛盾运动、右心室扩大压迫左心室腔导致左心室充盈受限等症状，可在有明显肺动脉高压的患者中发现。使用静脉注射发泡盐水的超声心动照影可能显示由于卵圆孔未闭或先前未发现的室间隔缺损引起的心内分流。超声心动图也有助于排除左心室功能不全、瓣膜病或先天性心脏病，先心病可能引起肺动脉高压。在一些可疑的 CTEPH 患者中，静息时 TTE 表现正常或轻度肺动脉压力升高，但这些患者运动时可显示肺动脉压力显著升高或右心室扩张。

（四）通气/灌注显像

对 CTEPH 患者进行的下一步评估是通气/灌注扫描。对于确诊为肺动脉高压的患者，以及不明原因呼吸困难和疑似肺血管疾病的患者，通气/灌注扫描是推荐的 CTEPH 筛查试验。在 CTEPH 中，至少存在一个，更常见的是多个，节段性或更大的失调灌注缺陷（图 20-1）。在肺小血管疾病的患者中，灌注扫描结果正常或呈"斑驳"状，表现为非节段性缺损。通气/灌注扫描作为筛查研究的最大价值在于，相对正常的灌注模式排除了外科 CTEPH 诊断。研究人员还观察到，可手术性疾病的 CTEPH 患者，表现出的灌注缺陷程度可能低估了血管造影所确定的肺血管阻塞程度。因此，即使通气/灌注扫描显示有限数量的灌注不匹配缺陷或相对灌注不足区域（"灰色区域"），应考虑 CTEPH，也有必要对可手术疾病进行评估。

尽管在 CTEPH 患者中可观察到异常的灌注扫描结果，但这一发现缺乏特异性。其他一些影响近端肺血管的疾病可能会导致类似于 CTEPH 的扫描结果。因此，进一步的诊断成像是必要的。根据可用的成像方式和专业解读，传统的基于导管的血管造影 [计算机断层肺动脉造影（CTPA）] 及磁共振成像（MRI），都是用来定义大血管、肺血管解剖的有利方法和提供确诊 CTEPH 所需的诊断信息。

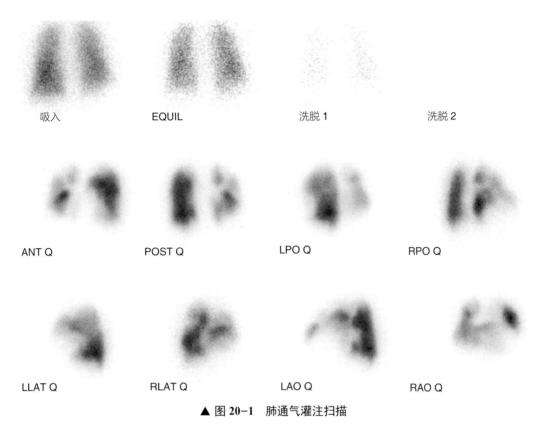

吸入　　　　　　　EQUIL　　　　　　　洗脱1　　　　　　洗脱2

ANT Q　　　　　　POST Q　　　　　　LPO Q　　　　　　RPO Q

LLAT Q　　　　　　RLAT Q　　　　　　LAO Q　　　　　　RAO Q

▲ 图 20-1　肺通气灌注扫描

不匹配的灌注异常，包括左上肺叶低灌注及舌叶和右肺散在节段性灌注缺损。ANT. 前位；EQUIL. 平衡；LAO. 左前斜位；LLAT. 左侧位；LPO. 左后斜位；POST. 后位；Q. 灌注；RAO. 右前斜位；RLAT. 右侧位；RPO. 右后斜位

（五）肺动脉导管造影

传统上，导管式肺动脉造影被认为是明确肺动脉血栓剥脱术患者 CTEPH 诊断及评估慢性血栓栓塞性疾病近端血管病变的金标准。在这种情况下，适当的肺动脉造影，包括侧位照，可以为判断慢性血栓位置和手术可及性提供足够的信息。CTEPH 的血管造影表现与急性肺动脉栓塞明确的腔内充盈缺损不同。CTEPH 中的血管造影模式反映了急性血栓栓塞事件后复杂的组织机化和再通模式。CTEPH 中描述了几种血管造影模式，包括"囊袋状缺损"、肺动脉网格样或束带状改变、内膜不规则、主要肺动脉突然且经常性呈角状狭窄，以及主肺动脉、大叶或节段肺血管在其起始点完全阻塞。在大多数 CTEPH 患者中，通常有累及双肺中两个或多个血管造影表现（图 20-2）。

（六）胸部计算机断层扫描

随着技术的进步，胸部 CTPA 在 CTEPH 的评估中发挥着越来越重要的作用。在慢性血栓栓塞病患者中，可以发现某些血管和肺实质的计算机断层扫描（CT）表现。这些包括肺实质的"马赛克灌注"、中央肺动脉和右心腔的扩大、肺叶大小的变异和节段性血管口径的缩小伴随慢性血栓，以及灌注不良的肺区域周围的瘢痕样病变。在 CT 成像中，随着肺血管的对比增强，可以看到机化血栓排列在肺血管上，通常呈偏心的方式。相关的肺动脉变窄、网状或束带样狭窄、狭窄远端血管扩张，以及其他多种内膜不规则性改变也可以出现。这些影像学征象不同于急性血栓栓塞所观察到的腔内充盈缺损。在适当时机静脉注射对比剂行 CTPA，可出现肺循环和全身循环显影。这种类型的成像可以检查肺血管床和一些心脏特征，包括心腔大小、室间隔的位置和形状（在严重右心室压超负荷的情况下偏向左心室）、先天性心脏异常、肺静脉异常引流，以及由体循环发出的侧支血管大小和分布，如主动脉发出的支气管动脉和冠状动脉发出的侧支血管。

尚不能完全评估的是 CTPA 在确定某些亚组

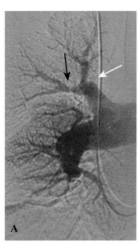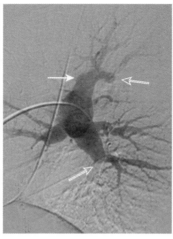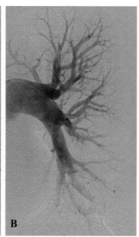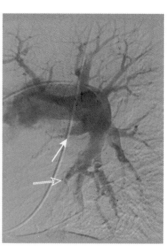

▲ 图 20-2　A. 伴随的肺血管造影显示血管造影与慢性血栓栓塞疾病特征一致："血管网"狭窄（黑箭）；近端血管闭塞，右肺前上叶（白箭）；右肺后上叶动脉和右降肺动脉"囊袋"性病变（空心箭）；B. 左肺血管造影显示舌叶肺动脉近端几乎完全闭塞（白箭）和左前下叶的节段性狭窄，正侧位视角最清晰（空心箭）

CTEPH 患者手术方面的作用。这一点尤其重要，因为手术技术允许在肺段血管水平切除慢性血栓栓塞物质。临床经验表明，CTPA 上无线性血栓或中心血管内膜增厚等表现，并不能排除 CTEPH 的诊断或手术切除的可能性。直接比较 CTPA 与常规肺动脉造影的研究有限。

CT 提供的补充信息不仅对发现肺实质和纵隔的病变，而且对鉴别 CTEPH 与"影像学拟态"具有重要价值。对于同时存在间质性肺病或肺气肿的 CTEPH 患者，CT 能明确肺实质病变的范围和位置。尝试性肺动脉血栓剥脱术如导致肺实质病变则可能意味着不良的术后结果。因此，这种情况应将患者排除在手术人群之外。当通气 / 灌注扫描显示整个肺没有或几乎完全没有灌注时，CT 是排除纵隔腺病、纤维化或肿瘤引起的外源性肺血管压迫的必要方式。CT 常显示 CTEPH 的表现与原发性近端肺血管肉瘤、大中型肺血管动脉炎（如大动脉炎或结节病）和累及近端肺动脉或肺静脉的纵隔纤维化等类似。

（七）磁共振成像

在一些 CTEPH 专科中心，MRI 和 MRA 显示肺血管床是诊断 CTEPH 和确定手术候选性的可靠方法。在对 34 例 CTEPH 患者的研究中，可以看到累及中央肺动脉的附壁血栓性栓塞物质。管腔内的网和带结构及异常的血管变细和截断，均可发现。研究者还表明，在明确可切除的慢性血栓栓塞材料近端位置方面，MRA 优于数字减影血管造影（DSA）。

其他的可用于评估 CTEPH 患者 MRI 特征包括 CINE 成像，它可以用于评估 RV 和 LV 功能，并提供收缩末期和舒张末期容积、射血分数和心肌质量的数据。此外，相位对比成像（phase-contrast imaging）可以用来测量心排血量，以及肺循环和体循环动脉的流量。

（八）慢性血栓栓塞性肺动脉高压患者行肺血栓内膜剥脱术的评价

对疑似 CTEPH 的患者进行评估的目的是确立诊断，确定肺动脉栓塞是否存在，并在仔细评估并发症、风险和预期效益后，确定是否应进行手术治疗。一旦确诊为 CTEPH，下一个考虑因素是确定慢性血栓性病变的外科可及性，即"可手术性"（框 20-2）。尽管在诊断和手术经验方面取得了进

框 20-2　肺动脉血栓内膜剥脱术患者选择标准
• 存在可手术切除的慢性血栓栓塞性疾病
• 有症状的慢性血栓栓塞性疾病，有或无肺动脉高压和静息时右心功能不全
• 没有对生命构成直接威胁的并发症
• 基于对不良心肺功能和预后的不满，患者渴望外科治疗
• 患者接受肺动脉血栓内膜剥脱术死亡风险的意愿

展，但这项评估仍然是主观的。对前几节所述诊断研究的解读经验和对肺栓塞专业中心外科团队能力的了解决定了哪些慢性血栓栓塞性病变可以切除。随着手术经验的积累，不仅可以切除主要的主肺动脉和肺叶动脉水平的病变，还可以切除更远端、节段性的慢性血栓栓塞病变（图20-3）。尽管早期肺动脉血栓剥脱术处理的经验主要集中在治疗肺动脉高压和右心室衰竭，但外科干预的适应证已经扩大到包括那些静息时有症状的有慢性血栓的肺动脉高压患者。42例具有症状的慢性血栓栓塞性疾病，且基线平均肺动脉压低于25mmHg患者的报道表明，肺动脉血栓内膜剥脱术可显著改善患者的功能状态和生活质量。在这组患者中，肺动脉血栓内膜剥脱术及严重肺高压发生前的肺再灌注可能会阻止小血管动脉病变的发展。

同样重要的是围术期风险的评估。对于正在接受外科评估的CTEPH患者，正确执行的右心导管插入术使临床医师能够精确地明确肺动脉高压严重程度和右心室功能障碍程度。早期观察表明，重度PH患者[PVR > 1000（dynes·s）/cm^5]围术期死亡率较高。尽管全世界围术期死亡率已降低，更严重的肺动脉高压患者和CTEPH导致的失代偿性右心室衰竭患者仍然风险更高。Madani和同事报道，在2006—2010年间，500名接受PTE手术的患者中，术后总死亡率下降了2.2%。而在同一组中，那些术前有PVR且> 1000（dynes·s）/cm^{5}的患者死亡率为4.1%，而PVR低于1000（dynes·s）/cm^{5}的患者死亡率为1.6%。

最后，我们应该预期肺动脉血栓内膜剥脱术将为接受这个复杂且技术上有挑战性手术的患者带来有意义的预后。患有严重肺气肿或限制生命的恶性疾病等严重并发症的患者不仅在围术期有相当大的风险，而且也不太可能从肺动脉血栓剥脱术中获得功能状态的受益。虽然手术在技术上可能是可行的，但这种积极的干预并不明智。此外，当血管造影术显示的肺动脉高压与可触及的慢性血栓栓塞性疾病的程度不成比例时，手术切除预期不会造成肺血流动力学的实质性改善，也不应考虑手术治疗。不幸的是，这种评估仍然是主观的。在先前建立客观标准的尝试中，小血管疾病亦可贡献CTEPH患者的肺血管阻力，而肺动脉闭塞波形分析用于"划分"近端与远端血管阻力成分。尽管需要专门的设

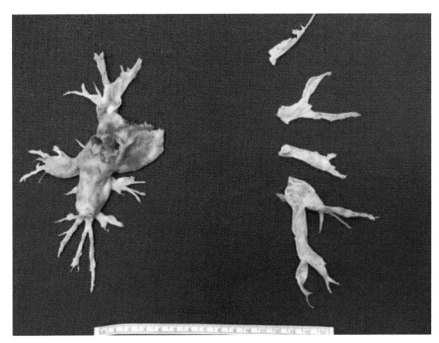

▲ 图20-3　肺动脉血栓内膜剥脱术时取出的物质显示，右肺主动脉有机化血栓伴半机化血凝块，而在左侧，节段性动脉内膜血栓被切除

术前肺血流动力学：平均右心房压10mmHg；肺动脉压88/33mmHg（平均压55mmHg）；心排血指数2.09L/（min·m^2）。术后血流动力学：中心静脉压9mmHg；肺动脉压43/15mmHg（平均压24mmHg）；心排血指数4.8L/（min·m^2）

备，并且在这类患者群体中获得合适的闭塞波形可能十分困难，但是从这项技术获得的可用数据强调了 CTEPH 中存在的肺血管病变的异质性，那些可手术的患者具有更大程度的近端阻力。

五、手术

（一）历史背景

慢性血栓栓塞性疾病，直到 20 世纪 20 年代末才被认为是一种独特的可诊断疾病。1958 年，首次报道了从肺动脉壁清除附壁血栓的手术尝试。这项具有里程碑意义的手术将动脉内膜剥脱术而不是血栓剥脱术作为慢性血栓栓塞性疾病的首选手术方式。在 1961 年和 1962 年，采用 CPB 的系统性低温被用于两次成功的动脉内膜剥脱术。由于对手术技术进行了逐步的改进，死亡率降低至 1%～2%。

（二）肺动脉血栓内膜剥脱术

肺动脉血栓内膜剥脱术是治疗 CTEPH 的唯一有效方法，在经验丰富的中心，围术期死亡率低于 2%～5%，血流动力学几乎正常，并且大多数患者的临床症状有明显改善。CTEPH 中的治疗决策应由 CTEPH 团队根据内科医师、放射科医师和专业外科医师间的跨学科讨论做出。除非有至少两个独立的有经验 PTE 外科医师对患者进行了评估，否则患者的情况不应被视为不能手术。详细的术前患者评估和筛选、手术和麻醉技术，以及细致的术后管理是手术成功的关键。完全动脉内膜剥脱术后，随着肺血流动力学的接近正常化，肺血管阻力明显下降。该手术应遵循以下四个基本但重要的原则。

- 动脉内膜剥脱术必须是双侧的，所以手术入路是通过正中胸骨切开。
- 确定正确的解剖水平至关重要，而且必须在每个节段分支和亚段分支中确定该水平。
- 完美的可视化是必要的，如果不停止循环，就不能进行彻底的远端动脉内膜剥脱术。停循环通常每次限制在 20min 内，并通过冷却到 18℃ 来支持停循环。
- 彻底的一直到最小血管远端的动脉内膜剥脱术是必要的。

肺动脉内膜剥脱术必须是双侧的，因为几乎所有的 CTEPH 患者都存在双侧血栓栓塞性疾病，肺动脉高压是一种双侧现象。历史上，许多报道描述了单侧手术，这些手术仍然多数是在缺乏经验的中心进行单侧开胸手术。然而，单侧入路忽略了对侧的疾病，不仅患者在肺动脉夹闭过程中可能血流动力学紊乱，并且由于支气管血流持续存在，无法允许足够的可视性，患者还可能再次行对侧手术。此外，侧支循环不仅通过支气管动脉，而且还由膈血管、肋间血管和胸膜血管发出。因此，通过开胸切口在胸膜腔分离肺可能非常容易出血。正中胸骨切开术除了提供双侧入路外，还可避免进入胸膜腔，并允许随时进行 CPB。

CPB 对于确保手术时心血管稳定和降温使循环停止至关重要。在无血视野中，要确定一个足够的动脉内膜切除水平，然后沿着肺动脉血栓标本深入到亚段肺血管内，需要良好的可视性。通常，在这些病例中会出现大量支气管血流，因此需要停循环一段时间，以确保良好的可视性。然而，零星的报道已经描述了在没有停循环的情况下进行这项手术。循环停止期限制在 20min 内，每次停循环间隔期血流恢复。根据经验，动脉内膜剥脱术通常可以在每侧停循环一次。一个真正的动脉内膜剥脱术必须在中膜水平上进行。有必要认识到，清除可见血栓在很大程度上是偶然的。

当 CPB 开始时，用头部包裹套和身体冷却毯进行表面降温，用泵式氧合器对血液降温。在降温中，动脉血与膀胱或直肠温度之间的梯度不超过 10℃。降温通常需要 45～60min。当心室颤动发生时，通过右上肺静脉在左心房增置一个导管。这个导管可以防止左心房（LA）和左心室因大量支气管血流而膨胀。

与血栓相关的肺动脉闭塞性疾病可分为五类。California 大学 San Diego 分校（UCSD）的分类系统描述了血栓栓塞的不同水平，并对应于动脉内膜剥脱的困难程度（框 20-3）。0 级无慢性血栓栓塞性疾病的迹象。换句话说，即发生误诊，或者任一肺完全不受血栓栓塞疾病的影响，这两种情况都很罕见。本病的特征是固有的小血管疾病，尽管可能由于淤血产生继发性血栓。小血管疾病（原发性肺动脉高压）可能与血栓栓塞事件无关，但也可能与血栓栓塞性肺动脉高压有关，继发于先前未受影响血管中的高流量或高压状态，类似于 Eisenmenger 综合征产生的机制。研究人员认为，来自受影响对

框20-3　慢性血栓栓塞分类（California 大学 San Diego 分校）

- Ⅰ级：主肺动脉的慢性血栓栓塞性疾病
- ⅠC级：慢性血栓栓塞性疾病完全阻塞一条主肺动脉
- Ⅱ级：始于肺叶肺动脉水平或降主肺动脉的慢性血栓栓塞性疾病
- Ⅲ级：始于肺段动脉的慢性血栓栓塞性疾病
- Ⅳ级：始于亚肺段动脉的慢性血栓栓塞性疾病
- 0级：任一肺均无慢性血栓栓塞性疾病的证据

引自 Madani MM, Jamieson SW, Pretorius V, et al. Subsegmental pulmonary endarterectomy: time for new surgical classification. Abstract presented at the International CTEPH Conference, Paris, 2014.

侧或同一肺部狭窄区域的交感神经"相互作用"也可能存在。

Ⅰ级疾病是指血栓栓塞物存在，并可见于在左主、右主肺动脉开口处的情况。ⅠC是Ⅰ级病变的一个子集，是左肺或右肺动脉完全闭塞及肺无灌注。完全闭塞可能代表一种完全不同的疾病，尤其发生在单侧即左侧。这组患者，典型的是左肺动脉完全闭塞的年轻女性，尽管行了动脉内膜剥脱术，但其受影响的肺可能不会再灌注。因此，提示与血栓栓塞疾病无关的不同的内在肺血管疾病。

在Ⅱ级，疾病开始于肺叶动脉或中间水平动脉，而主肺动脉不受影响。Ⅲ级疾病仅限起源于肺段血管的血栓栓塞性疾病。Ⅳ级是肺亚段血管的疾病，其在近端没有其他疾病。Ⅲ级和Ⅳ级疾病是最具挑战性的外科情况。病变位于远端，局限于节段和亚段分支。这些水平的病变通常与上肢来源的复发性血栓、长期留置的导管、起搏器导联或房室分流术有关。

肺动脉内膜剥脱术完成后，恢复CPB，并开始复温。注射甲泼尼龙（500mg，IV）和甘露醇（12.5g，IV），在加热过程中，灌流液和体温之间的温度梯度不超过10℃，最大灌注温度37℃。如果全身血管阻力（SVR）高，则使用硝普钠促进血管扩张和复温。

当左肺动脉切开术修复后，肺动脉引流管被替换到左肺动脉。如果术中经食管超声心动图（TEE）显示有房室间隔缺损，则打开右心房并进行检查。任何心房内通路都需闭合。尽管三尖瓣反流在这些患者中是恒定的，并且通常很严重，但除非存在三

尖瓣的独立结构异常，否则不进行三尖瓣修复。如果三尖瓣形态正常，术后数天，右心室发生重构同时三尖瓣功能恢复。如果需要其他心脏手术，如冠状动脉或二尖瓣或主动脉瓣手术，则在全身复温期间进行。当所有的心脏手术结束，停止心肌冷却。拆除左心房引流管，并修复引流口。从心脏排出所有的空气，取出主动脉横断钳。当患者复温完毕时，停止CPB。尽管CPB持续时间长，但止血很容易，血液制品通常是不必要的。伤口常规闭合。在CPB后的前数小时内，通常会有强烈的利尿效果。

六、肺动脉血栓内膜剥脱术的麻醉处理

（一）血流动力学与麻醉诱导

手术当天，在术前区备置大管径外周静脉导管和桡动脉导管。苯二氮䓬类药物偶尔会被用于镇静，但需格外小心且有全面的监控，最好是在手术室内使用。镇静治疗应逐案进行，注意焦虑和疼痛可增加肺循环阻力，而过度镇静可导致高碳酸血症和缺氧，导致酸中毒，加重高肺循环阻力。肺动脉导管（PAC）可在术前放置，但通常在麻醉诱导后放置。

CTEPH按其分类归类为毛细血管前型肺动脉高压，其特点是左心室收缩功能正常，右心室血流动力学异常。因此诱导和决策的中心在于右心室功能。右心室通常肥厚和扩张，并伴有右心房扩张。接受肺动脉血栓内膜剥脱术的患者，有恒定的肺血管阻力和伴随的右心功能障碍。因此，诱导期间平均动脉压的任何显著降低都可能损害右心灌注并导致心血管衰竭。维持适当的体循环阻力、适当的正性肌力状态和正常的窦性节律有助于维持体循环血流动力学和右心室冠状动脉灌注。应避免尝试使用硝酸甘油或硝普钠，尽管药理学上应用他们可降低肺循环阻力，因为这些药物在治疗相对固定的肺循环阻力方面的疗效很低，并且它们导致体循环阻力降低，从而损害右心室冠状动脉灌注和右心室功能，从而迅速导致低血压和心血管衰竭。吸入一氧化氮（NO）可安全使用，但有些患者对NO无反应，在诱导时很少需要。在治疗低血压和促进右心室灌注方面，给予缩血管药物，如去氧肾上腺素或血管

升压素是至关重要的。尽管 PVR 相对固定，但仍应尽量减少进一步增加肺循环阻力的情况，如缺氧和高碳酸血症的发生。

麻醉诱导药物的选择取决于血流动力学不稳定的程度。依托咪酯经常使用，因为它维持交感神经张力，并没有明显的直接心肌抑制作用。琥珀胆碱或罗库溴铵可用于实现快速插管条件及控制气道。建议在控制通气后滴定使用阿片类镇痛药以减弱插管反应，以避免胸壁僵直和通气不足。对心血管衰竭的高危患者使用儿茶酚胺输注提供正性肌力支持（框 20-4）。

通常，由于右心导管术的数据术前已存在并可回顾，因此肺动脉导管通常在诱导后放置，而不是在诱导前放置。TEE 可以很好地引导肺动脉导管的放置，确定肺动脉导管在肺动脉中的位置。肺动脉血栓内膜剥脱术患者的右心房和右心室往往扩张，从而可能使肺动脉导管的放置变得困难。肺动脉导管对评估外科手术对肺血管反应性的影响至关重要。晚期疾病患者可能无法仰卧或处于Trendelenburg 姿势，这有时会导致心肺衰竭。如果术前 TTE 显示右心房（RA）、右心室（RV）或主肺动脉血栓，则在诱导后和放置肺动脉导管前行 TEE 检查。在这种情况下，肺动脉导管的放置由 TEE 引导，肺动脉导管留在上腔静脉（20cm 处），直到手术完成。由于所有接受肺动脉血栓内膜剥脱术的患者也会经历长时间的 CPB 和停循环，在诱导后放置股动脉导管以监测 CPB 后的动脉压，因为桡动脉导管会显著低估体循环动脉压达 20mmHg 的梯度。

SEDLine 脑功能监测（Hospira, Lake Forest, IL）用于监测脑电图。这种四通道处理的脑电图仪用于证实大脑的等电位，使在循环停止前大脑对氧的消耗最小。在手术过程中，它还起到监控意识水平的作用。脑近红外光谱用于监测患者在手术和循环停止期间额叶组织内的脑血氧饱和度状态。该装置是一种无创的用于估计颈静脉球静脉血氧饱和度

（SjvO$_2$）的方法，从而评估在临床环境下的整体脑氧平衡。脑血氧饱和度低于 40% 且持续时间超过10min 的患者，其神经认知功能障碍发生率增加。

在所有肺动脉血栓内膜剥脱术手术过程中，可通过多种方式实现温度监测，以便准确量化温度梯度，并确保均匀降温和复温。膀胱温度和直肠探头用于估计核心温度。鼓膜探头用于测量脑的温度，肺动脉导管用于测量血液温度。

急性等容血液稀释通常用于初始血细胞比容增高的情况，且患者须没有任何伴随心脏疾病。通常，麻醉诱导后采集 1～2 单位的全血，这取决于初始血细胞比容，需要时用胶体代替以维持血流动力学的稳定。急性等容血液稀释有助于降低血液黏度、优化毛细血管血流，促进均匀降温，对深低温停循环具有重要意义。这种自体采集的全血在注射鱼精蛋白后重新回输，从而提供血小板和因子，并补充 CPB 泵预充引起的凝血因子稀释。抗纤维蛋白溶解药并不是肺动脉血栓内膜剥脱术的常规用药，因为患者通常具有血液高凝状态。

TEE 用于肺动脉血栓内膜剥脱术患者常规监测血流动力学，评价右心室和左心室功能，鉴别心内血栓或瓣膜疾病，评价 CPB 后右心室功能和排气情况。进行彻底的房间隔评估以排除卵圆孔未闭，卵圆孔未闭在肺动脉血栓内膜剥脱术患者中的发生率为 35%。所有患者均采用彩色多普勒超声和超声发泡试验。如果彩色血流多普勒成像结果不确定，超声发泡试验特别有用。在 30cmH$_2$O 下施加正压10s，随着 Valsalva 动作的释放，注入这样的发泡超声对比剂（发泡血液或 5% 白蛋白，不添加任何空气）。由于对比剂这样注射后曾出现血流动力学衰竭，最好在患者准备好并铺单后再进行试验。大多数卵圆孔未闭在手术中修复。卵圆孔未闭评估的流程如图 20-4 所示。在极少数情况下，当手术结果不理想，且右心压力较高时，卵圆孔未闭作为"压力阀"往左侧开放以改善右心室功能和增加心排血量，代价是导致低氧血症。在这种情况下，关闭卵圆孔未闭可能会减少左心室充盈和增加非顺应性右心室充盈，从而不利于临床。

患者的头被包裹在冷却毯中，因为所有经肺动脉血栓内膜剥脱术治疗的患者都会停循环。头部包裹系统由两个部件组成，即可重复使用的 Polar Care 500 冷却装置（冷却桶、泵、泵支架和交流电

框 20-4　循环即将衰竭的迹象

- 右心室舒张末压 > 15mmHg
- 严重的三尖瓣反流
- 肺血管阻力 > 1000（dynes·s）/cm^5

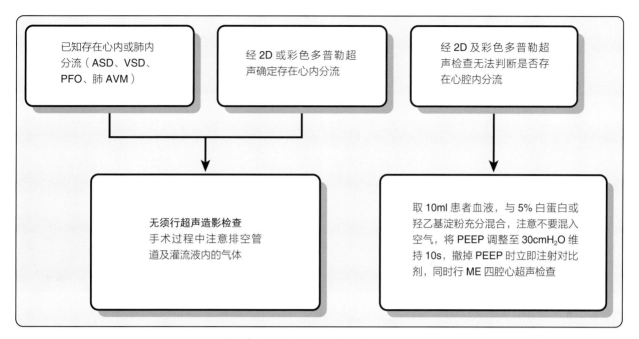

▲ 图 20-4　肺动脉血栓内膜剥脱术中超声心动图对比造影的流程
ASD. 房间隔缺损；AVM. 动静脉畸形；ME. 食管中段；PEEP. 呼气末正压；PFO. 卵圆孔未闭；VSD. 室间隔缺损；2D. 二维

源变压器）和一次性使用的实际包裹。在 55 名停循环期间使用该装置的患者中，平均鼓膜温度为 15.1℃。头套（包裹整个头部）为大脑提供足够的冷却，比冰袋更容易使用。

（二）心肺转流术预充、降温和低温停循环

除非计划同时进行冠状动脉旁路移植术，CPB 前的时间通常很短。CPB 系统中注入 1000ml Plasma-Lyte A（Baxter，Deerfield，IL）、100ml 25% 白蛋白、5~12ml（100U/kg）肝素，12.5g 甘露醇和 8.4% 50ml 碳酸氢钠。对于循环停止，在原药中加入 30mg/kg 的甲泼尼龙，最大剂量为 3g，在复温时再加入 500mg。类固醇理论上起着细胞膜稳定药和抗炎药的作用。苯妥英钠（15mg/kg）在开始转流后由灌注师给予用于预防术后癫痫发作。

心肺转流术开始后立即开始冷却，方法是使用 CPB 温度调节、患者下方的冷却毯及冷却头套。留出足够的时间来降温和复温，同时监测直肠、膀胱、鼓膜、肺动脉和灌注温度等处体温保持合适的温度梯度，确保均匀和彻底地降温和复温。在开始深低温停循环前立即给予异丙酚 2.5mg/kg，以确保大脑完全等电位。因为大脑降温有可能不均匀或不完全，并且考虑到肺动脉血栓内膜剥脱术是开放性手术，有发生脑栓塞的可能，SEDLine 脑功能监测就是用于此目的的，如果脑电活动稀疏，它将监测出任何残余电活动。

停循环前必须确认脑电图等电位，鼓膜温度低于 18℃，膀胱、直肠温度低于 20℃，患者所有监护导管关闭，减少失血时空气进入血管的风险。

（三）复温阶段与心肺转流术分离

复温灌注不应超过 37℃，血液与膀胱或直肠温度的梯度不应超过 10℃。升温过快会促进循环气泡的形成，脑氧饱和度降低及升温不均匀，可加重脑缺血，增加术后体温降低的机会。为达到 36.5℃ 的核心温度，根据患者的身体质量和全身灌注情况，复温周期可长达 120min。

从 CPB 分离的过程与大多数其他心脏手术相同，只有少数例外。与外科医师沟通至关重要，因为血栓栓塞性疾病的外科分类和成功清除的机化血栓的数量将决定停机时需要多少正性肌力药物和缩血管药物支持（如果有）。动脉内膜剥脱术成功后，CPB 后 TEE 即刻可示 PVR 明显降低及 RV 功能改善（图 20-5）。

如果观察到残余的肺动脉高压，患者可能需要积极的正性肌力支持 [如多巴胺 3~7μg/（kg·min）；

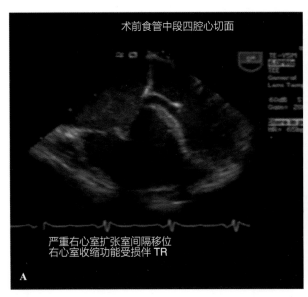
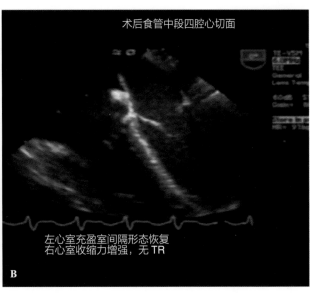

▲ 图 20-5　A. 食管中段（ME）切面慢性血栓栓塞合并严重肺动脉高压患者在肺动脉血栓内膜剥脱术前的四腔心。注意严重扩大的右心房和右心室，房间隔和室间隔向左心房及左心室移位；B. 肺动脉血栓内膜剥脱术成功后，注意右心房和右心室（RV）大小

TR. 三尖瓣反流

或肾上腺素 0.03～0.15μg/（kg·min）]，合并肺血管扩张药，如米力农和吸入前列环素或 NO。吸入 NO 是首选，因为它作用于肺血管而全身影响最小。用临时心外膜起搏电极以 90～100 次/min 的频率对右心房进行常规起搏，确保不完全的房室充盈以减少室壁张力。同时放置心室心外膜电极，但它们仅在房室传导受损时作用。呼吸末二氧化碳是衡量通气充分性的一个很差指标，它不能代表这些患者在 CPB 前后的真实动脉二氧化碳，因为无效腔通气在肺动脉血栓疾病中通常存在。动脉与呼气末二氧化碳梯度在手术成功后通常会改善，但不同患者反应和时间进程存在差异。为补偿由 CPB、循环停止和低温引起的代谢性酸中毒，患者通常需要更高的分钟通气量。在 CPB 停机之前，用 TEE 和肺动脉导管评估心内空气、右心和左心功能。手术成功后，术中 TEE 可观察到 RV 功能迅速改善，室间隔偏移和变平等表现消失。随着肺动脉血栓内膜剥脱术后肺动脉高压的显著降低，经二尖瓣舒张血流以可预测的方式改善。这种变化并不意外，其与心排血量和心排血指数（CI）的改善有关。

为了规范通气和维持术后过度通气，肺动脉血栓内膜剥脱术后使用便携式运输呼吸机将患者送往重症监护室。如果术后护理顺利，大多数患者在术后第 2 天或第 3 天出监护室，随后约在手术后 2 周出院。

（四）气道出血的处理

再灌注性肺水肿和气道出血是肺动脉血栓内膜剥脱术最可怕的并发症。因此，麻醉医师必须做好准备，为这些罕见的并发症提供诊断和治疗手段，并在 CPB 停机前的复温阶段定时检查气管导管，以检查是否有出血或气管导管内的泡沫状液体。

大多数出血是自发的，只有在心脏恢复射血后才发现。然而，如果在肺动脉血栓内膜剥脱术期间怀疑外膜损伤，外科医师可能预测会出血，这将有助于及时确定需要隔离的支气管侧。从 CPB 中脱机后，气管导管内出现暗红色血液，通常表明一个肺动脉分支的血-气道屏障被手术破坏。相反，粉红色的泡沫血通常表明早期和严重的再灌注损伤，当肺动脉血栓内膜剥脱术增加先前闭塞血管的血流量时，这种情况就有可能出现。气道出血的处理以预防失血和维持足够的气体交换为中心。保守治疗包括呼气末正压、用支气管封堵器隔离肺段出血、中和肝素和纠正凝血病。这些措施通常可以减少轻微的出血和再灌注损伤。如果在 CPB 脱机前发现出血，外科医师应使心脏短暂射血，在纤维支气管镜下直接观察出血区域，以确定出血部位。尝试通过使用支气管封堵器来隔离受影响的肺段，以防止血液溢出到其他肺段并导致气流和气体交换进一步受损。因此，在CPB脱机前，应特别注意氧合和通气的优化。此外，当患者在进行CPB时，肺动脉引流口正在吸引时，可以尝试更换更大（9～10mm）的气管导管，以便允许使用大号支气管镜和9Fr单侧封堵器（LMA North America，San Diego，CA）。我们建议使用气道交换导管，因为出血、水肿和不理想状况导致的直视不良的发生率很高。使用单侧封堵器有利于肺或肺叶的隔离，而Arndt封堵器（Cook Medical，Bloomington，IN）更适合于特定节段的隔离。双腔管不建议使用，双腔管对于使用具有更强的抽吸和诊断能力的大型支气管镜情况是一个挑战。对于轻微外膜损伤，可在直视下将阻塞球囊放气，恢复正常通气，但如果发现持续出血，则需进行继续的肺隔离。

在严重的情况下，如果氧合、通气持续不足，血流动力学不稳定，应考虑各种形式的体外生命支持。有以下3种选择。

①双心室功能障碍的患者，可在抗凝的情况下应用体外循环体外膜肺氧合（ECMO）。

②在右心室功能不全和左心室功能尚可的情况下，右心房流入道和肺动脉流出道的旁路ECMO有助于气体交换和支持右心室功能。

③在右心室和左心室功能尚可的情况下，使用无须全身抗凝肝素结合管路的静脉-静脉ECMO，可改善氧合，但不提供心室支持。

CPB术后出血的处理流程如图20-6所示。Avalon Elite双腔导管（Maquet，Rastatt，Germany）通常通过Seldinger技术在超声和TEE引导下置入右侧颈内静脉。使用彩色血流多普勒的双房心切面确保射流朝向三尖瓣。这项技术有效，不需要抗凝血药，可保持适当的气体交换的同时，保持肺和全身搏动性血流，同时允许自然止血过程修复受损的肺动脉或毛细血管床。通常，自然修复在24～48h后完成，之后才可从ECMO中脱机。肺动脉血栓内膜剥脱术患者围术期死亡的第三大最常见原因，是肺动脉血栓内膜剥脱术后的大面积肺出血，其主要原因是残余肺动脉高压和再灌注肺水肿。

七、术后患者的管理

在许多方面，肺动脉血栓内膜剥脱术患者的术后管理原则与其他需要胸骨切开和CPB的手术相似。希望尽量减少机械通气时间，使用血管活性药物进行正性肌力和血流动力学支持、伤口护理、纵隔胸导管管理、使用"预防性"抗生素、疼痛管理及术后心律失常和凝血病的治疗是内科医师、护士、药剂师和呼吸治疗师在治疗肺动脉血栓内膜剥脱术后患者时所面临的常见问题。

然而，这种手术有几个方面经常面临独特的术后挑战，如约4h的CPB中位持续时间是凝血病和血小板减少的危险因素，可能导致短暂但显著的纵隔出血。术后肌酐水平的轻中度升高也经常被观察到，尽管需要透析的很少。还观察到血清转氨酶水平的短暂升高，可能是由于长期低灌注所致。深低温在复温期常导致术后代谢性酸中毒，而长时间停循环与术后精神状态改变和谵妄有关。内膜剥脱术本身在术后即刻就显著改变了心肺生理。成功的肺动脉血栓内膜剥脱术后，右心室后负荷显著降低，先前被机化血栓阻塞血管供应的肺区域获得显著增加的肺血流。对这些直接生理变化的理解，为肺动脉血栓内膜剥脱术后患者的个体化的治疗提供了理论基础。

（一）肺动脉血栓内膜剥脱术后血流动力学管理与持续性肺动脉高压

有效肺动脉血栓内膜剥脱术后的即时血流动力学成效，包括肺动脉压和肺血管阻力（右心室后负荷）的降低，以及右心室功能和心排血量的改善。然而，在术后最初数天短暂窦房结功能障碍常常需要心房起搏。这种功能障碍可能是术中低温和停搏液的残余作用所致。此外，尽管右心室后负荷减少，但可以观察到一些持续性右心室功能障碍。从超声心动图上可以看出，一定程度右心室劳损可能持续，尽管与术前情况不同。我们认为，这种右心室劳损可能是由于低温（包括使用心脏冷却套）和心脏停搏液的残余效应，是种右心室对肺血管顺应性下降的反应，或肺动脉血栓内膜剥脱术期间的心包切开所致。适度的肌力支持通常在这一短暂时期内能有效地维持足够的心排血量。有时在缺乏感染或药物作用证据的情况下，肺动脉血栓内膜剥脱术

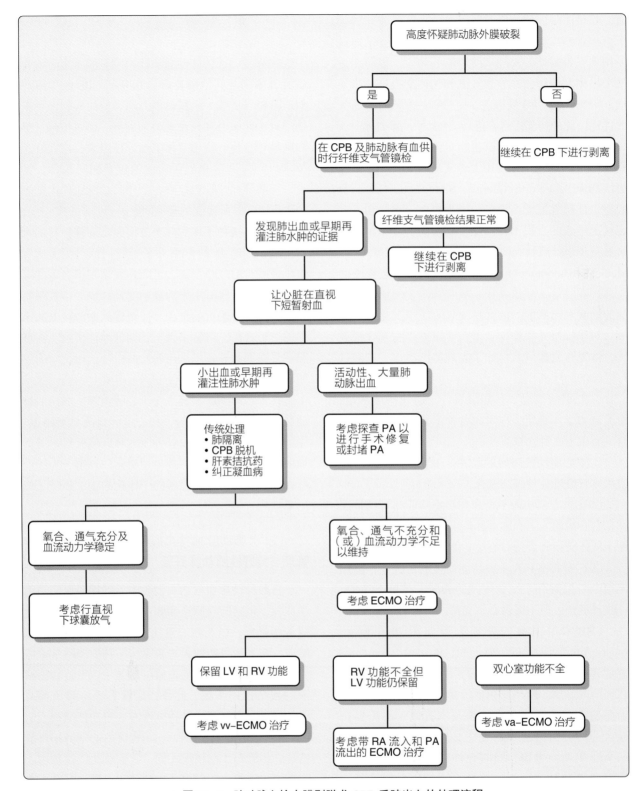

▲ 图 20-6　肺动脉血栓内膜剥脱术 CPB 后肺出血的处理流程

CPB. 心肺转流术；ECMO. 体外膜氧合；LV. 左心室；PA. 肺动脉；RA. 右心房；RV. 右心室；va. 动 – 静脉；vv. 静 – 静脉 [经许可转载，引自 Cronin B, Maus T, Pretorius V, et al. Case 13—2014: management of pulmonary hemorrhage after pulmonary endarterectomy with venovenous extracorporeal membrane oxygenation without systemic anticoagulation. *J Cardiothorac Vasc Anesth*.2014; 28(6): 1667–1676.]

后SVR持续降低。如前所述，这种现象可能是由于体温过低引起，α受体激动药通常对支持血压有效。在极少数情况下，肾上腺功能不全可能是低血压的基础，因此应评估皮质醇（服用促肾上腺皮质激素后）的水平，以证实该诊断。部分患者在肺动脉血栓内膜剥脱术后出现肺动脉收缩压和右心室功能异常，其发生率为5%~35%。合理的解释包括不能手术切除的残余慢性血栓栓塞性疾病或大量并存的小血管动脉病变。

目前，对功能状态和生存率产生负面影响的残余肺动脉高压水平尚缺乏长期信息。术后即刻明显的右心室功能障碍使临床过程变得复杂。氧合状态的关注和精细的容量管理、酸碱失衡的纠正、正性肌力支持，有时可能需要静脉注射前列腺素等药物靶向治疗肺动脉高压，以支持患者度过这一脆弱的术后时期。在极端情况下，当其他措施失败时，特别是伴随出现缺氧性呼吸衰竭时，可使用ECMO支持。这种方法成功的前提是心肺不稳定的可逆性降低，有时这种积极的治疗可以被视为在应急情况下器官移植的桥接方案。

（二）其他肺部因素与低氧血症的处理

肺动脉血栓内膜剥脱术成功后，肺灌注流入至手术开放的肺动脉支配区域。这种改变伴随着无慢性血栓物质的肺区域灌注减少，这种现象被称为灌注盗血。尽管先前未灌注肺实质的再灌注是右心室后负荷减少的基础，但术后灌注移位是导致通气/灌注失调的重要原因，而通气/灌注失调是急性再灌注肺损伤发生的重要因素。这种形式的急性肺损伤发生在动脉内膜剥脱的肺区，与不同程度的低氧血症[动脉氧分压与吸入氧分压之比（P/F比值）<300]有关，这种现象在手术后72h内开始，表现为胸部X线片上缺乏其他临床解释的肺部浸润。虽然最初的观察提示其机制与高渗透性和炎症介导有关，但其病理基础尚不完全清楚。使用大剂量皮质类固醇可减少再灌注反应发生率和严重程度，这类经验支持了上述结论。此外，一项随机、安慰剂对照的临床试验显示，在接受肺动脉血栓内膜剥脱术的患者中，使用选择素类似物阻止中性粒细胞黏附和迁移，使肺损伤的相对风险降低了50%。精心设计的随访研究调查了围术期使用大剂量皮质类固醇的效果，但未能显示其有效性，并且在无明显原因和无

手术或麻醉管理方面的改变的情况下，灌注性肺损伤术后并发症的发生率逐年下降，这对将"炎症"反应作为肺损伤的唯一生理基础提出了质疑。此外，有报道称术前肺血管阻力增高与肺动脉血栓内膜剥脱术后肺损伤的发生率增高有关，更多的观察显示CTEPH患者存在毛细血管后微血管病变，提示血流动力学也参与了肺动脉血栓内膜剥脱术后再灌注肺损伤的机制。

再灌注肺损伤的治疗方法主要是支持性的，干预的强度取决于低氧血症的程度。如前所述，肺血流的改变增加了管理这一患者群体的困难：在接受大量血流量的肺损伤区域，缺氧性肺血管收缩的正常代偿机制减弱，从而导致区域性肺水肿，通气不良及顺应性降低。肺损伤轻微时，利尿能减少肺水肿，治疗可能仅需补充氧气。对于更严重的肺损伤，积极利尿、保护性肺通气策略和及时治疗并发的肺部感染（如有）是主要治疗方法。对于严重的肺损伤，当其他措施失败时，ECMO支持已成功应用。使用吸入NO可纠正通气/灌注失调可能与某些患者的氧合改善有关，至少在初期是这样。然而，这种方法在其他形式肺损伤患者的小规模试验中并不总是有效。同样，作为一个独立因素，在肺动脉血栓内膜剥脱术后即刻使用低肺容量通气策略不太可能预防再灌注肺损伤。

术后即刻低氧血症也可能继发于新再灌注肺区肺不张。调整呼吸机使用稍高的潮气量、呼气末正压和肺复张手法在这种情况下可以有效地改善通气/灌注匹配。对于拔管的患者，下床活动和积极的肺复张可用来减少肺不张，通常可以改善氧合。

在没有明显肺损伤的情况下，肺动脉血栓内膜剥脱术后可观察到通气/灌注不良和由此引起的低氧血症。这可能是由于肺段和亚肺段血管内膜剥脱术后相对较小肺区的高灌注状态。除了支持措施和补充氧气，没有针对这种情况的特殊治疗。这种灌注偏移会随着时间的推移而改善。

（三）术后血栓预防与抗凝

一旦在肺动脉血栓内膜剥脱术后的早期出血停止，预防血栓形成的常规方法通常是通过皮下注射肝素和使用气压加压装置。经验表明，有抗磷脂综合征病史的患者、接受过ⅠC级剥脱术的CTEPH患者及有近期血栓栓塞事件证据的患者术后血栓形

成的风险更大，包括肺血管内血栓。对于这些患者，只要不发生大出血，术后应早期就尝试抗凝治疗。

强烈建议接受肺动脉血栓内膜剥脱术的患者终身进行抗凝治疗。一旦移除心外膜起搏导线，且不太可能进行进一步的侵入性手术，华法林将以 2.5～3.5 的国际标准化比率（INR）为目标开始应用。尽管缺乏长期抗凝的理想 INR 水平的数据，但在长期抗凝的患者中，血栓栓塞复发是罕见的。护理计划的个性化也应强调，如抗磷脂综合征患者有相当大的血栓形成倾向，INR 目标通常较高。对于老年患者和同时服用抗血小板药物的患者，通常将 INR 目标定为 2.0～3.0。针对凝血酶或 Xa 因子的新型口服抗凝血药的使用尚未在这一患者群体中进行审查。

八、慢性血栓栓塞性疾病的非手术治疗

（一）靶向药物治疗肺动脉高压

肺动脉血栓内膜剥脱术是 CTEPH 患者的首选治疗方案。然而，在随机、安慰剂对照试验中检查了接受肺动脉高压靶向药物治疗的患者亚组，这类患者包括不能手术的 CTEPH 患者和肺动脉血栓内膜剥脱术后肺动脉高压残留的患者。肺动脉高压靶向药物治疗有时也有助于严重肺动脉高压和右心室功能障碍患者肺动脉血栓内膜剥脱术前的桥接治疗（框 20-5）。

尽管逻辑表明，一个严重肺动脉高压和右心室衰竭的 CTEPH 患者亚组在接受麻醉诱导和手术的心肺应激之前可能获益于稳定的血流动力学，但现有的数据还不能证明在可手术的 CTEPH 患者中

框 20-5 慢性血栓栓塞性肺动脉高压患者群体应考虑针对肺动脉高压进行靶向药物治疗

- 不能手术的慢性血栓栓塞性肺动脉高压患者
- 肺动脉血栓内膜剥脱术后残留肺动脉高压的患者
- 并发症严重不能进行手术治疗的慢性血栓栓塞性肺动脉高压患者
- 患有严重肺动脉高压和右侧心力衰竭的患者，对肺动脉高压进行针对性药物治疗可能是手术治疗的 "临床稳定桥梁"

常规使用肺动脉高压靶向药物治疗作为手术的桥接治疗有效。尽管药物治疗存在不确定性，但越来越多的具有外科疾病的 CTEPH 患者在术前接受药物治疗。

（二）经皮肺动脉球囊血管成形术

球囊肺血管成形术（balloon pulmonary angioplasty, BPA）在治疗特定的慢性血栓栓塞性疾病患者中的应用越来越多。1988 年，首次报道了这项技术在 CTEPH 患者中的应用。2001 年，球囊肺血管成形术被认为是肺动脉血栓内膜剥脱术的一种替代方法，用于那些被认为无法手术治疗的 CTEPH 患者，或是那些患有并发症而不能考虑手术治疗的患者。

日本的专业中心报道了最丰富的 BPA 经验。在一项前瞻性研究中，12 名患者被认为患有无法手术的 CTEPH，并使用肺血管扩张药维持 "稳定"（包括 2 名肺动脉血栓内膜剥脱术后残留肺动脉高压的患者），Sugimura 及其同事进行了多次血管成形术，直到平均肺动脉压 < 30mmHg。这种方法不仅使肺血流动力学和功能状态得到全面改善，而且与历史对照组相比，存活率也有所改善。50% 的患者术后出现轻度至中度咯血。在 68 名患者中，Mizoguchi 及同事报道了一项血管成形术的改进措施，使用血管内超声选择合适的球囊大小，他们的假说是这项技术可以减少术后再灌注肺损伤的发生率。尽管 60% 的患者出现了一定程度的再灌注损伤（包括 "血痰"），但同时也报道了平均肺动脉压从（45.4 ± 9.6）mmHg 降至（24.0 ± 6.4）mmHg 和功能状态的改善。1 名患者在手术后 28d 死于右心室衰竭。BPA 在 CTEPH 患者治疗中的最终作用需要持续性的评估。合适的患者选择、避免再灌注肺损伤或肺血管损伤的最优手术技术、再次 BPA 的适当时机、血流动力学获益和功能改善等均是需要确定的重点。

九、慢性血栓栓塞性肺动脉高压患者术中超声心动图

CTEPH 可引起无数的改变，导致左心室和右心室功能和形态改变。CTEPH 患者的超声心动图评价，包括对所有心脏结构的全面检查。这项检查包括评价右心室解剖和功能，以及扩张和肥大，并注

意室间隔的向左运动。因此食管中段（ME）的四腔心、升主动脉短轴、右心室流出道和双房心切面至关重要。

经食管四腔心切面是用于评价右心室扩张和肥大、右心室大小和三尖瓣功能的第一个切面。右心室在慢性压力和心室容积超负荷的反应下表现出一些变化。慢性后负荷增加引起的反应包括容积适应性的扩张性改变，以及与压力相关的改变（如右心室增大、肥大和矛盾的室间隔运动），最终导致右心室收缩功能衰竭。

正常右心室占左心室横切面面积的2/3。右心室增大时，其大小＞2/3，与左心室共同构成心尖。而严重增大时，右心室＞左心室，单独形成心尖。一种快速评估右心室的有效方法是在食管中段四腔心切面中观察心尖的构成。

右心室肥大是右心室在肺血管阻力增加时维持每搏量的代偿机制。正常情况下，右心室舒张末期的游离壁厚为直径5mm。在长期严重的慢性肺动脉高压情况下，右心室肥大可以超过10mm，并且可以注意到一个显著的节制索。这种测量可在食管中段四腔心、食管中段右心室流入流出道，或胃底左心室乳头肌短轴切面中获得，通常需借助M型超声心动图。

右心室通常适应于向低压肺循环射血。随着急性或慢性肺动脉压升高，右心室收缩功能障碍随之发生。右心室表现出特征性的"蠕动样"运动，开始于流入部的逆运动，之后是心尖，结束于流出道漏斗的收缩。有人提出了几种评价右心室收缩功能的方法。

三尖瓣环收缩期位移（tricuspid annular plane systolic excursion，TAPSE）是测量整体右心室收缩功能的一个指标，也是肺动脉高压的一个预后指标。这个位移量是三尖瓣环基部在收缩期峰值时向心尖缩短的量，从而测量舒张末期和收缩期末期之间的位移量。正常值＞16mm，＜15mm与死亡风险相关。

室间隔运动在右心室超负荷时出现，导致室间隔变平，右心室自然新月形消失，从而导致特征性"D形"征，在经胃底左心室乳头肌短轴切面中最为明显（图20-7）。右心室和左心室共用室间隔，正常状态下在整个心动周期中室间隔通常向右心室凹陷。评价室间隔变平的性质和时间与舒张和收缩的关系，有助于区分右心室容积超负荷和右心室压力超负荷。在右心室容积超负荷的情况下，室间隔在舒张末期变平，而在压力超负荷的情况下，室间隔在收缩末期变平。由于严重的CTEPH和压力超负

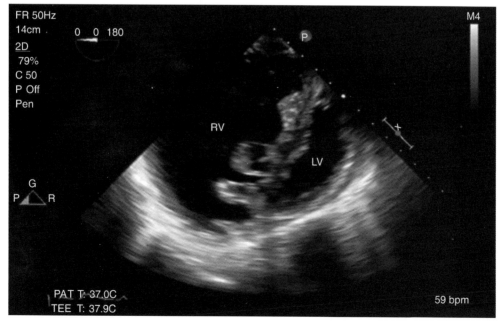

▲ 图20-7 经胃底中段心室短轴显示室间隔变平，右心室压力或容积超负荷导致的室间隔呈"D形"征

LV. 左心室；RV. 右心室

荷，右心室压在收缩期和舒张期均超过左心室压，因此室间隔在整个心动周期内可能保持变形，可能最终导致左心室充盈受损和心排血量减少。左心室偏心排血指数（eccentricity index，EI）是在经胃底中段心室短轴切面中，左心室的前后径与隔外侧径之比。EI 正常值在收缩期和舒张期均为 1。在压力超负荷的情况下，收缩末期 EI 值 > 1，而容量超负荷情况下舒张末期 EI 值 > 1。

脉冲多普勒组织成像允许在食管中段四腔心切面中评估基础右心室游离壁的收缩期峰值速度（S′）。收缩期峰值速度 < 10cm/s 提示右心室功能异常。收缩峰值速度与心脏磁共振成像评估的右心室射血分数相关性良好。

右心室心肌做功指数（RV MPI）也称为 Tei 指数，是另一个综合收缩期和舒张期的右心室收缩和舒张功能的全面评估。RV MPI 通过以下两种方法很容易得出。

① 采用两个独立心脏周期的脉冲多普勒法。

② 单次心动周期的组织多普勒法。脉冲多普勒显示 RV MPI > 0.4，组织多普勒显示 RV MPI > 0.55，表明右心室功能受损。Tei 指数简单、无创、易于估计。

房间隔位置和运动可作为右心室功能的标志。在 CTEPH 和右心室衰竭的情况下，高的右侧压力传导到右心房，从而导致右心房扩张，右心房压力增加，并使房间隔移向左侧（图 20-8）。在长期的肺动脉高压和明显的右心室衰竭的情况下，心排血量降低导致右侧容量和舒张压增加，当压力传导到右心房时，引起右心房扩张。CTEPH 患者常伴有心包积液，这与右心房压力升高相关。右心室和右心房压力显著升高可能导致心包淋巴和静脉引流受损，引起心包积液。类似地，RA 压力升高和严重的 TR 可能会导致冠状窦引流受阻，引起冠状窦扩张，这在食管中段四腔心深部切面可以被很好地观察到。

长期右心房压力升高的 CTEPH 患者，卵圆孔未闭发生率高于正常成年人（25%）。借助于彩色多普勒或注射激活生理盐水，食管中段四腔心腔、食管中段右心室流入流出道和食管中段两腔心等切面均可用于评估卵圆孔未闭。

食管中段右心室流入流出道切面通常用于评估右心室游离壁肥厚和右心室功能，以及评价最大反流速度。收缩期肺动脉高压，可以很容易地用连续波多普勒峰值三尖瓣反流速度（V_{TR}）和修订的 Bernoulli 方程（$\Delta P = 4v^2$）加上中心静脉压计算得出。

由于严重的三尖瓣反流及右心房和右心室扩张，肺动脉导管漂浮困难并不少见。应常规通过使

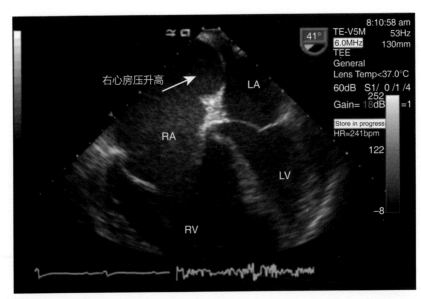

▲ 图 20-8　食管中段四腔心切面显示右心室（RV）及右心房（RA）扩张，右心房（RA）压升高（箭），左心室（LV）充盈不足

HR. 心率；LA. 左心房

用 TEE 的双房心和食管中段右心室流入流出道切面来漂浮肺动脉导管。

通过超声心动图对下腔静脉（inferior vena cava，IVC）成像可以近似估计右心房的压力。正常人在自然吸气时，下腔静脉直径不应超过 1.7cm，且至少应塌陷 50%。下腔静脉扩张和吸气塌陷未超过 50% 意味着右心房压力较正常升高 10～14mmHg。在右心房压力 > 20mmHg 的更严重病例中，下腔静脉直径在通气时根本不会塌陷。

右心室衰竭最终导致右心室扩张，扩张的三尖瓣环和腱索牵拉导致明显的三尖瓣反流。这种情况可通过 > 0.7cm 的反流颈和肝静脉血流收缩期逆转所证实（图 20-9）。值得注意的是，三尖瓣反流与肺动脉高压没有直接关系，而与房室扩大和房室几何结构的改变更有关联。超声心动图有助于评价手术前后三尖瓣反流的程度。

食管中段升主动脉短轴和食管上端主动脉弓短轴切面常被用来评估肺血管是否有血栓。因此，需要对整个静脉系统、右心系统和肺血管系统进行全面评估。血栓形成的间接线索包括扩张的右心房和右心室、心内血栓或自发的超声造影。扩张的主肺动脉和右肺动脉在 CTEPH 中也很常见。

二尖瓣脱垂（mitral valve prolapse，MVP）在 CTEPH 患者中被描述为"假性 MVP"，这种现象被认为是由于右心室对左心室的压力变形，从而导致二尖瓣环的形变。有 MVP 和左心室变形的患者与无 MVP 且无变形的患者相比，EI 更大。肺动脉血栓内膜剥脱术后肺动脉高压的降低逆转了这种变形，并予以"假性 MVP"的缓解。

CTEPH 患者出现的左心室舒张功能受损主要是由于左心室容积较低和相对充盈不足所致，并不仅仅是由于右心室扩大的几何效应引起的左心室变形。肺动脉血栓内膜剥脱术成功后，随着肺动脉高压的好转，左心室舒张充盈模式改善。经二尖瓣 E[早期充盈峰值（E 波）] 速度增加，肺静脉 S[收缩期正向血流（S 波）] 和 D[舒张期正向血流（D 波）] 速度显著增加，提示较高的前负荷和心排血量改善。TEE 对于 CTEPH 患者术中评估右心室、三尖瓣、右心房、心内血栓或其他心脏疾病是至关重要的。它还允许体外循环后心血管评估和心腔排气的评估，以及其他影响右心室的变化。

十、慢性血栓栓塞性肺动脉高压的预后及展望

随着人们对 CTEPH 认识的提高，以及世界上几个主要的心血管中心一直从事这项手术，外科和医疗管理方面的进展改善了这项手术的结果。

据报道，世界上有关这一手术的文献（不包括 UCSD）已超过了 3000 例。UCSD 的死亡率已经显著下降，从 20 世纪 80 年代的 16% 下降到 2012 年的 1.3%，尽管患者人群的风险更高，但其死亡率已下降到 1%～2%（图 20-10）。这一变化可能反映了患者护理各个方面的发展和完善，如正确的术前诊断、精心的手术准备、手术和麻醉技术的进步，以及术后管理的改进。这个手术成功的秘诀是包括肺内科、麻醉科、灌注团队和心脏外科在内多学科医疗团队的密切合作。

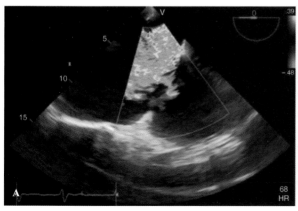
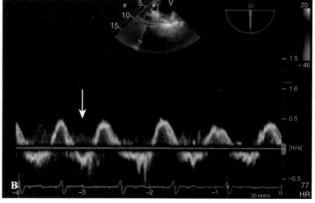

▲ 图 20-9　A. 食管中段四腔心切面显示右心室扩张伴严重三尖瓣反流；B. 肝静脉血流逆转，S 波逆转（箭）（彩图见书末）
HR. 心率

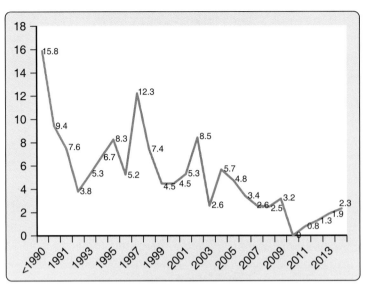

▲ 图 20-10　California 大学 San Diego 分校统计的围术期死亡率

国际社会的努力已经为后续长期随访和对 CTEPH 的持续认知提供了一个前瞻性的登记册。肺动脉血栓内膜剥脱术可提供显著和长期的生活改善，彻底革新了 CTEPH 的治疗。随着人们对该病认识的提高，专业中心的良好手术预后，以及医疗手段的创新，目前全世界许多患者都可以接受由 CTEPH 引起的严重肺高压的治疗。然而，还有许多问题有待于今后的研究和创新。

第 21 章
复合手术室的手术
Procedures in the Hybrid Operating Room

Waseem Zakaria Aziz Zakhary　Joerg Karl Ender　著

覃　罡　译

要　点

- 复合手术室将先进的成像功能与功能齐全的手术设备相结合。
- 经导管主动脉瓣置换术（Transcatheter aortic valve replacement，TAVR）适用于有严重症状、不能手术或主动脉瓣置换术风险高，且 TAVR 后生存率预计超过 12 个月的患者。
- 血管并发症是经股入路最常见的并发症。
- 多模态影像的概念在术前评估中起着重要的作用。
- 心脏团队的存在是建立 TAVR 操作的先决条件。
- 基于导管术的二尖瓣修复技术主要由经食管超声心动图引导。

复合手术室诞生于 20 余年前。它们最初被设计用于将经皮冠状动脉介入治疗（PCI）和支架植入与微创冠状动脉旁路移植术（CABG）相结合。然而，复合手术室的广泛应用是在经导管瓣膜置换技术发展之后才开始的。1983 年，首次报道经皮球囊主动脉瓣成形成功治疗严重主动脉瓣狭窄（AS）后，第 1 例经导管主动脉瓣置换术（TAVR）于 2002 年进行。尽管成本高且结构复杂，但由于越来越多的经皮介入治疗的发展，新型复合手术室的数量稳步增加，这就需要将血管造影导管实验室与心脏内科或心脏外科结合起来的设备。复合型 OR 的典型手术包括 TAVR、经皮二尖瓣修复、胸主动脉内修复（TEVAR）、经皮肺动脉瓣植入、植入式起搏器和心脏复律除颤器取出术，以及冠状动脉和瓣膜联合手术。

一、技术注意事项

（一）复合手术室的定义

复合手术室结合了高级成像功能与功能齐全的手术设备。这意味着血管造影、透视和其他成像功能 [如计算机断层扫描（CT）、超声心动图] 被集成到心脏复合手术室中。

（二）设备和布局

除了手术设备的组件外，还应有以下特点。

① 在一个铅衬里的房间内进行高质量的透视检查（通常带有 flat-panel 成像）。

② 集成其他形式，如双翼系统、C 臂、CT、集成超声和电磁导航系统（可选）。

③ 一个放射科技术人员的控制区，可以在复合手术室内部或外部，也可以直接看到手术视野。

④ 采用一种能同时容纳血管造影术和开放手术的可透视、薄的非金属碳纤维手术台，手术台还必须集成到成像系统以避免碰撞。由于没有金属部件，一些手术台上的功能丧失，例如患者身体的上下部分独立活动。然而，一个具有多向倾斜功能的移动手术台可精确操纵导管。

⑤ 足够的房间大小 [800SF（74.3m^2）至 1000SF 或以上]，以容纳心脏或血管外科医师和介入心脏病专家，以及麻醉团队、护理团队、灌注医师和放射技师所需的设备。需要注意设备定位，以便在需要时快速转换为传统手术。

⑥ 安装在天花板上的监视器可以让所有团队成员（外科医师、麻醉医师和介入医师）同时看到图像。需要显示来自血管造影、超声心动图和血流动力学监测的图像。

⑦ 循环加热、通风和层流气流，提供平稳、不受干扰的气流，适用于传统外科手术。

⑧ 为手术干预提供充足的高输出照明。

⑨ 其他不可避免的要求，例如麻醉机和心肺转流术（CPB）系统所需的足够数量电源插座、气体和吸引口，以及 CPB 系统的冷热水出口。

⑩ 设备：高清显示器、氧气（O$_2$）分析仪、吸引器、氧气供应、除纤颤器 / 复苏抢救车、超声心动图设备、麻醉设备、CPB 设备、注射泵、辐射防护（连同成像系统）、血液加温器和血库传输接口，即时实验室血气和凝血功能检测仪等。由于在手术过程中可能会遇到危及生命的并发症，必须备有紧急情况下所需任何设备的急救车。

⑪ 完全无菌的环境。

二、成像系统

（一）透视

透视可以是便携式的，也可以是固定的。一般来说，固定系统比便携式系统具有更高的成像质量和更少的辐射显露。固定的 C 臂可以安装在天花板上或地板上。安装在天花板上的系统不占用地面空间，但它们需要更高的天花板，这会影响照明、监视器的放置和层流气流。虽然使用地面安装系统可以避免这些缺点，但这是以可用的地面空间为代价的。透视操作系统产生相当大的热量和噪音，适合将其放在复合手术室外。

（二）数字减影血管造影

这一技术用于可视化血管和识别任何异常，不受背景结构的干扰。在 TAVR 中，它用于瓣膜置入术前即刻识别冠状动脉。

（三）超声心动图

经食管超声心动图（TEE）用于 TAVR 术前、术中和术后诊断疾病和并发症。实时 3D TEE 是有助于输送系统的操作和主动脉置入支架的正确定位。经胸超声心动图（TTE）可用于无法行 TEE、麻醉监护（MAC）下的操作。

三、辐射安全

辐射安全最重要的方面是教育。整个团队必须了解如何减少辐射剂量和显露。在操作过程中应采取一些安全措施。复合手术室必须具有铅衬墙和门。在设计复合手术室时，必须考虑人员的便携式和内置屏蔽。此外，必须在手术台上系上铅围裙。必须在复合手术室外的专用空间为所有人员悬挂足够的铅围裙。最后，应定期测量所有人员的辐射显露量。

四、经导管主动脉瓣置换术

（一）患者选择和适应证

目前，TAVR 适用于有严重症状、不能手术或需要主动脉瓣置换术风险高，且 TAVR 后生存率预计超过 12 个月的 AS 患者。高危患者通常被定义为胸外科医师协会（STS）评分为 10% 或欧洲心脏手术风险评估系统（EuroSCORE）评分为 20% 的患者。根据美国心脏协会（AHA）和美国心脏病学会（ACC）高危患者的定义，STS 预测的死亡风险（PROM）为 8% 或更高，或者是两个或两个以上的虚弱指数（中度至重度），或两个主要器官系统受损而术后不能改善，或可能的操作障碍。

TAVR 的患者选择最好由多学科团队（MDT）决定，其中包括心脏病专家、心脏外科医师、介入心脏病专家、超声心动图专家、影像专家 [CT 或心脏磁共振（CMR）]、心力衰竭和瓣膜疾病专家、心脏麻醉医师、护士和心脏康复专家。至少心脏病专家、心脏外科医师、心脏麻醉医师和影像学专家，应该参与日常临床实践。在选择患者过程中必须讨论以下问题。

• 主动脉瓣置换术（AVR）的适应证，行外科手术或 TAVR。

• TAVR 的风险评估和适应证。

• 对特定患者的手术可行性和最合适的通路选择（如严重的外周动脉疾病）。

• 为患者选择特定类型和大小的瓣膜。

其他可能影响决策过程的因素，包括可能性、经验和管理极高危患者的机构保证、技术技能、当地结果、转诊模式和患者偏好等。

1. 主动脉瓣置换术的外科手术或经导管手术适应证

AS 的诊断不应因是否选择微创技术而有所不同，应根据既定的指导原则进行。超声心动图和心导管检查是诊断 AS 的主要手段。超声心动图定义严重 AS 标准包括动脉瓣面积 ≤ 1.0cm^2 的钙化或先天性狭窄瓣膜口缩小，AVA 指数 ≤ 0.6cm^2/m^2，主动脉射血速度 ≥ 4.0m/s，和（或）平均跨瓣压力梯度 ≥ 40mmHg。有症状的患者可能有心力衰竭、晕厥、劳力性呼吸困难、心绞痛或晕厥先兆。如果无症状患者的左心室射血分数（LVEF）≤ 50%，则推荐 AVR。负荷超声心动图评估低流量/低压差 AS 可能有用。当负荷使每搏量增加，跨瓣压差轻度增加，AVA 增加 > 0.2cm^2，提示 AS 不严重。当负荷增加，每搏量和压差增加，AVA 固定，提示严重 AS。

2. TAVR 的风险评估和适应证

手术风险评估最常用的两个评分是 STS 风险评分和 EuroSCORE，以及相关的 logistic EuroSCORE。以下 5 个危险因素具有特殊的重要性，要么因为它们对结果的影响，要么尽管因为它们普遍存在，但没有出现在风险模型中。这些因素包括慢性肾脏疾病、冠状动脉疾病、慢性肺部疾病、二尖瓣疾病和收缩功能障碍。一些患者通常适合行 AVR 手术，但由于局部异常，他们可能会被安排行 TAVR（如升主动脉严重钙化、硬化主动脉、脆性主动脉粥样硬化、既往纵隔放疗史）。另外，两个可能影响手术方式的因素为高龄伴并发症，以及虚弱和失能。

由于新一代瓣膜技术和规格的进步，纳入和排除标准进行了许多修改。其他临床和解剖禁忌证也必须考虑在内，如瓣膜心内膜炎、冠状动脉口阻塞风险升高（不对称瓣膜钙化、瓣环与冠状动脉口距离较近、主动脉窦小），以及未经治疗需要血运重建的冠状动脉疾病（框 21-1）。

3. 针对特定患者的手术可行性和入路选择

TAVR 的手术路径，包括经股、经心尖、经主动脉（经左前胸或经胸骨小切口）、经胸骨上（主动脉/无名动脉）、经锁骨下或腋下入路。TAVR 也有腔-主动脉入路的描述，其中经皮入路包括从股静脉经毗邻的下腔静脉进入腹主动脉。除经心尖入路和经隔入路为顺行外，其余均为逆行。最常见的入路是经股动脉和心尖。

只要股动脉血管直径 6～8mm 或更大，且动脉粥样硬化程度允许，首选入路均经股动脉。血管并发症是经股入路最常见的并发症，主要原因是大口径器械和患者的动脉粥样硬化疾病。血管钙化、动脉管径狭窄、迂曲、壁内血栓或剥离相关的周围血管疾病是最重要的因素。操作前需要评估管腔大小、血管钙化和迂曲程度。从股动脉延伸至锁骨下动脉的高质量薄层 CT 扫描是该手术评估的关键。血管造影和血管内超声也可辅助。经股入路的局限性将随着新一代薄型瓣膜的使用和鞘尺寸的减小而减少。锁骨下入路是 TAVR 的另一种治疗方法，其血管损伤的报道较少，但有极少数臂丛神经病变的报道。对于那些曾经做过 CABG 左乳内吻合术的患者，左锁骨下动脉入路可能不是一个合适的选择，因为在暂时阻断动脉期间有心肌缺血风险。

经心尖入路和直接主动脉入路具有可比性，其缺点是侵犯胸壁的手术技术，也有其优点，即可以避免经过主动脉弓，理论上可以降低中风的发生率。此外，由于起点到终点的距离较短，植入更加容易和准确。

经心尖入路有心室破裂和危及生命的出血危险。多种影像技术在术前评估中起着重要作用，不仅可以帮助确定手术的可行性，还可以评估通路的大小和主动脉瓣环的大小。这包括血管造影术和心导管术、超声心动图、多探测器计算机断层摄影（MDCT）和磁共振成像（MRI）。在影像学检查中可能发现一些相对或绝对的禁忌证，如二尖瓣、左心室血栓、二尖瓣环钙化的显著二尖瓣反流、冠状动脉开口梗阻的潜在解剖风险（< 10mm），以及感

框 21-1　TAVR 的纳入标准和禁忌证

纳入标准
- 主动脉瓣钙化性狭窄
- 超声心动图显示：平均跨瓣压差＞ 40mmHg 或主动脉射流速＞ 4.0m/s，且主动脉瓣口面积＜ 0.8m² 或有效瓣口面积指数＜ 0.5cm²/m²
- 经 1 名心脏介入医师及 2 名经验丰富的心胸外科医师评估行传统的主动脉瓣置换手术风险高
- 有明显症状

禁忌证（如果有下列任何一种情况，候选人将被排除）
- 绝对禁忌
  - 现场无心脏团队或心脏外科手术医师
  - 作为主动脉瓣置换手术的替代手术，TAVR 的合理性尚未得到心脏团队的证实
- 临床禁忌
  - 预期临床寿命＜ 1 年
  - 因为并发症的存在，行 TAVR 不太可能改善患者生活质量
  - 患者的症状主要由其他瓣膜严重的原发性相关疾病引起，只能通过手术治疗
- 解剖禁忌
  -（使用现有装置）瓣环尺寸不合适（＜ 18mm，＞ 29mm）
  - 右心室血栓形成
  - 活动期感染性心内膜炎
  - 冠状动脉开口阻塞风险增高（不对称瓣膜钙化、冠状动脉口与瓣环距离近、主动脉窦小）
  - 升主动脉或主动脉弓上有可移动血栓的斑块
  - 经股 / 锁骨下入路：血管通路不足（血管尺寸、钙化、迂曲）
- 相对禁忌
  - 二叶主动脉瓣或瓣膜未钙化
  - 未经治疗的需要血运重建的冠状动脉疾病
  - 血流动力学不稳定
  - LVEF ＜ 20%
  - 经心尖入路：严重肺部疾病，无法经左心室心尖进入
  - 混合主动脉瓣疾病（主动脉瓣狭窄、主动脉瓣反流，主要主动脉瓣反流＞ 3+）
  - 肥厚型心肌病
  - 严重失能性痴呆
  - 肾功能不全（肌酐＞ 3.0 mg/dl）和（或）终末期肾病，需要慢性透析
  - 严重肺动脉高压和右心室功能不全

染性心内膜炎。

4. 患者瓣膜类型和尺寸的选择

由于目前市场上的瓣膜种类繁多，许多心脏病学家采用"依赖解剖"瓣膜选择的概念。与冠状动脉口的近距离、室间隔的宽度和高度、有 His 束的膜性室间隔和二尖瓣前叶是重要的解剖学考虑因素。

成像技术在以下方面起重要作用。

- 确定合适的人工瓣尺寸。
- 测量冠状动脉开口与主动脉瓣环之间的距离（＞ 11mm），以避免瓣膜支架遮挡冠状动脉开口。
- CoreValve 管状主动脉与主动脉瓣环之间

窦管的直径为 45mm，其设计为在主动脉瓣环上有挂钩的框架。根据瓣膜大小，该直径必须小于 40～45mm。

- 胸主动脉粥样硬化。
- 其他瓣膜功能障碍，特别是二尖瓣反流。
- 左心室流出道（LVOT）和室间隔肥大。
- 股血管直径。

人工瓣尺寸：为了防止这些无缝合的瓣膜脱位，人工瓣需要稍微大一些。体积过小可能导致瓣周漏（PVR）或瓣膜栓塞，而体积过大可能导致瓣膜未完全展开或瓣环破裂。增强 CT 测量是 TAVR 前确定主动脉瓣环大小的理想方法，TEE 测量值一

般偏大（1.5±1.6mm）。

三维 TEE 测量优于 2D TEE 测量，并且与 MDCT 的测量相关性好。TTE 测量瓣环的大小通常会小 15% 或 1.36mm。通过对主动脉瓣短轴和长轴的正确排列，3D TEE 在测量真正的主动脉瓣环直径方面也非常准确。不能使用 CT 时，应使用 3D TEE。使用心脏 MRI 也可以替代 CT。操作人员的经验是选择瓣膜的主要因素。

在没有严重动脉粥样硬化和严重血管迂曲的情况下，股动脉大小被认为是决定 TAVR 最合适路径的主要限制因素。当使用止血阀时，血管鞘可进入血管而不致失血。随着时间的推移，鞘管的直径已经从第一代的 25Fr 下降到第三代的 18Fr[甚至可扩展护套的 14Fr（Edwards Lifesciences，Irvine，Calif）]。目前认为血管直径 < 6mm（通过血管造影术、超声或 CT 测量）不适合最小的鞘。Edwards SAPIEN 瓣膜由一个三叶瓣牛心包瓣膜组成，经过预处理以减少钙化，安装在一个有可膨胀球囊的不锈钢架上，可以经股或经心尖端植入。CoreValve（现在由美敦力公司在加州欧文市进行商业生产）有一个可自动膨胀的镍钛合金支架，其中包含一个猪心包瓣膜。这种瓣膜仅用于逆行入路，经股、锁骨下或直接主动脉入路。几个较新的经导管瓣膜正处于不同的评估阶段。

（二）后勤考虑

心脏团队的存在是建立 TAVR 计划的先决条件。不管是在手术室、心导管室（CCL）、还是复合手术室，直视心脏手术设备、麻醉医师和 CPB 必不可少。在 TAVR 过程中，如果出现不能保守处理的并发症，患者可能需要转换为紧急心脏手术。尽管许多 TAVR 患者不适合常规主动脉瓣置换术，但仍应实施抢救 CPB，以纠正可逆的并发症。应在手术前与患者讨论，如果出现重大并发症的进一步措施。这些决定必须记录在医疗记录中，并与整个医疗团队进行讨论。

一些并发症（如冠状动脉阻塞、血管损伤）不需要开放手术，而是需要很多其他团队成员支持干预等，如麻醉医师和放射科医师。很明显，这些复杂的手术需要 MDT 方法和复合手术室，以提供适合团队的环境，确保手术的安全性和有效性，并处理可能出现的并发症。

（三）多学科团队

在开展 TAVR 项目时必须强调两个重要问题。首先，它不是一个单独的操作，不能由一组医师在无其他团队成员辅助下完成。这种团队合作，也被称为 MDT 方法，对手术的成功至关重要。虽然介入心脏病专家和心脏外科医师之间充分合作的重要性显而易见，但吸收其他医师团体（如麻醉学、放射学、无创心脏病学、重症监护）进入该团队更为关键。其次，需要强调的是，TAVR 治疗计划是从患者的评估和选择开始，且不因在手术结束而终止，而是在术后持续。

在开始操作之前，必须分配不同心脏团队成员的职责。

• 通常，患者的监护和麻醉管理都属于麻醉医师。

• 介入操作本身由心脏病专家、心脏外科医师或两者一起（理想情况下）执行。

• 临时心脏起搏器植入可以由麻醉医师从颈静脉置入，或由介入医师从股静脉置入。

• 快速起搏器可以由麻醉医师或介入医师置入。无论谁负责，明确的沟通都是必须的。

• 超声心动图由麻醉医师或心脏超声医师完成。

（四）麻醉管理

1. 麻醉技术

患者接受全身麻醉（GA）还是镇静或无镇静的 MAC 复合局部麻醉（LA），取决于穿刺点、操作和患者的并发症。GA 仍然是接受 TAVR 患者的主要麻醉方式。在许多机构（尤其是欧洲），经股 TAVR 是在 MAC 下完成，结果令人满意。经心尖 TAVR 是在 GA 下完成的，或在极少数情况下使用胸段硬膜外麻醉。另外，其他入路在 GA 下进行，主要是因为缺乏经验和对此类操作不熟悉。

使用 MAC 技术的优势，包括避免 GA 循环抑制的影响、减少血管活性药物的使用、简单的术中中枢神经系统监测以防栓塞性中风、缩短操作时间、患者恢复快、术后护理需要较少、缩短住院时间。即使使用 LA 或 MAC，麻醉医师也必须准备在紧急情况下切换到 GA。

另一方面，GA 也有其自身的优势。保证了气道的安全，避免了在血流动力学不佳的情况下进行紧急气道干预。在 GA 下使用 TEE，对术中诊断和管理中尤为重要。麻醉药品无优劣之分。一般来说，血流动力学影响较小的短效麻醉药，是确保术后早期拔管的首选。依托咪酯、异丙酚、瑞芬太尼、七氟醚和地氟醚是最常用的麻醉药物。

2. 与手术相关的麻醉注意事项

(1) 监测：除标准监测（即心电图、脉搏血氧饱和度、呼气末二氧化碳、麻醉气体浓度和无创血压）外，因为手术复杂性、患者的并发症、术中心血管并发症（尤其是快速心律）和可能发生的危及生命并发症，侵入性监测是必须的。LA 或 GA 下均需要置入动脉导管和中心静脉导管。虽然也有推荐置入肺动脉导管，但对于是否每个患者都需要肺动脉导管仍存在争议。肺动脉导管可能对中重度肺动脉高压患者有用，因为肺动脉高压本身是 TAVR 患者死亡的独立风险因素。在这些患者中，也可以考虑选择性股动脉 CPB。至少置入一个大口径静脉导管进行容量复苏。尿量和体温监测是有益的。

(2) 快速心室起搏：快速心室起搏是一个特殊而重要的问题。球囊主动脉瓣成形术和球囊扩张性瓣膜（如 SAPIEN 瓣膜）的展开过程中，心脏停搏时无射血是非常重要的。另一方面，CoreValve 较长，从主动脉瓣环延伸到冠状动脉窦上，所以可以逐渐释放，而无须快速起搏。快速起搏阶段通常很短，心脏在停止快速起搏后数秒钟内就会恢复。在此期间，沟通是至关重要的。一个明确的"快速起搏开始"命令之后，必须有明确的反应，即快速起搏已经开始，心脏不再射血。在该阶段结束时，指令"停止快速起搏"之后必须紧接着反应"快速起搏已经停止"和循环状态恢复（即血压和心率恢复）。

3. 经食管超声心动图

TEE 是 TAVR 中两种最重要的术中成像方式之一。在 TAVR 过程中，它与透视设施并排放置。对患者和工作人员的辐射暴露是透视的主要问题。尽管如此，由于它能够更好地评估导丝和导管的位置及瓣膜支架的位置，因此得到了广泛的应用。另一方面，TEE 尽管在这种情况下非常有用，但仅在 GA 患者的手术中使用。

主动脉瓣特殊的解剖结构增加了成像评估的难度，对于超声心动图医师来说很重要的一点是要很好地了解什么是所谓的功能性主动脉环，以便进行 TAVR 指导。功能性主动脉环由主动脉环、具有 Valsalva 窦的窦段和冠状动脉起源，以及窦管交界组成的窦段组成。不同术者对主动脉环的定义有显著差异。主动脉瓣环至少有三种定义。它要么是由解剖的心室 – 主动脉连接形成的环，要么是由瓣叶与心肌连接处的连接点形成的环，要么是在瓣叶顶部的窦道连接处形成的环（图 21-1）。实际上，最常用的"铰链点"环是一个虚拟环，因为这个环没有解剖平面。从解剖学上讲，它位于 LVOT 的上部，在其他两个环的下方。我们发现，功能性主动脉瓣环不是球形的，而是椭圆的结构，有大直径和小直径，这使测量更加困难，需要一个多平面，而不是一个平面（2D）评估。TEE 或 MDCT 的三维成像在解决这一问题上发挥了重要作用。

TEE 应在 TAVR 手术之前、期间和之后使用，

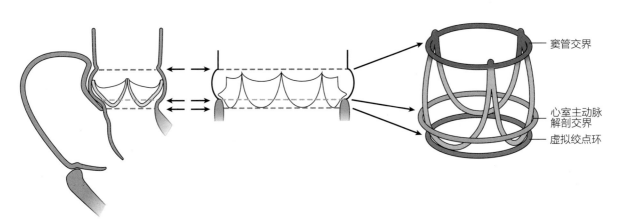

▲ 图 21-1　与主动脉瓣环相关的各种环

改编自 Piazza N, de Jaegere P, Schultz C, et al. Anatomy of the aortic valvar complex and its implications for transcatheter implantation of the aortic valve. *Circ Cardiovasc Interv.* 2008;1:74–81.

以评估各种因素。

(1) 术前评估

• AS 的严重程度和相关主动脉瓣反流（如存在）。

• 主动脉瓣系统（尖、环、根）形态及异常。

• 主动脉环大小：二维长轴视图或三维长轴和短轴视图多平面重建模式下收缩期前、后主动脉瓣环在铰链点的直径。

• LV 大小和功能。

• 主动脉瓣环与冠状动脉开口的距离，必须大于 11mm，以避免在植入过程中不慎导致冠状动脉闭塞。左冠状动脉开口必须进行三维多平面重建，而右冠状动脉开口也可以在二维长轴视图下进行测量。

• 主动脉窦管直径（直径＞ 45mm 是 Core Valve 植入的禁忌）。

• 胸主动脉粥样硬化。

• 其他瓣膜功能障碍，特别是二尖瓣反流。

• LVOT 和室间隔肥大。

(2) 术中评估

• 使用食管中段双腔切面观察，经心尖入路心室穿刺过程。

• 在植入过程中和植入后，导丝、球囊和瓣膜输送系统需位于合适的位置。经心尖穿刺方法中，重要的是确保导丝不会卡在二尖瓣中。需要再次评估二尖瓣腱索和二尖瓣反流程度，因为送导管时可能发生二尖瓣损伤和急性二尖瓣反流。实时 3D 超声在二尖瓣装置可视化方面具有优越性。

• 经瓣膜和瓣周漏（PVR）的严重性和位置（有时是原因）。PVR 评估的半定量方法，包括降主动脉中的舒张期逆流和 PVR 的环比百分比。

• 植入后瓣膜的压力梯度、瓣膜面积和无量纲时间速度积分（如果适用）。

• 整体和局部 LV 和右心室（RV）功能，尤其是在快速起搏阶段之后。

• 可能的并发症（即新的节段性室壁运动异常、二尖瓣反流加重、心包积液／心脏压塞、主动脉夹层或创伤，以及冠状动脉回旋支的阻塞）。

(3) 术后评估

• 人工主动脉瓣膜功能和位置。

• LV 功能和二尖瓣反流。

• 任何可能的并发症（如心脏压塞）。

• 如果存在，随访人工瓣瓣周漏。

4. 术中透视

目前，瓣膜定位基于透视，有或无（仅接受 MAC/LA 的患者）TEE 引导。最初，操作者借助于透视 2D 图像中出现的主动脉钙化进行瓣膜定位。

5. 数字减影血管造影

数字减影血管造影技术（DSA）主要用于血管的检查和在不受背景干扰下识别任何异常。使用颜色编码对整个 DSA 血流（iflow）进行处理，这一先进的可视化技术是该领域的另一个进步，操作人员可以在一个图像中看到整个血管树。

6. 多探测器计算机断层扫描

MDCT 是复杂主动脉瓣几何学评估的"金标准"方法。它可以提供 TAVR 所需的几乎所有信息。它用于评估瓣环的大小和形状、钙化程度、瓣环和冠状动脉口之间的距离，以主动脉瓣和主动脉根部的中线，以中轴对准支架 - 瓣膜进行精确规划。此外，髂股动脉和胸腹主动脉的粥样硬化也很容易评估。

心脏的三维重建是一种非常实用的方法，可用于所需心动周期的阶段（例如 30%～40% 的收缩期），用于瓣膜面积和瓣环的评估。心脏的四维重建可用于整个心脏周期，但代价是高辐射剂量。必须考虑的另一个风险是低渗的醇碘化对比剂可导致对比剂肾病。非增强扫描不太适用，但评估容积的大小、钙化和迂曲是可行的。

椭圆形的主动脉瓣环赋予了 3D CT 重建特别重要的意义，因为它允许测量瓣环的最小直径和最大直径，也可以用 3D TEE 测量，但不能用 2D TEE 测量。MDCT 测量的主动脉瓣环最大直径和植入物标识的直径之间的差值≥ 2mm 被认为是术后中度至重度 PVR 的独立危险因素。

（五）并发症

在一些患者中，因为在进行扩张之前须多次调整球囊或瓣膜位置，需要相对长时间的快速起搏，发生了心脏顿抑，没有药物或机械支持不能自动恢复。通常，小剂量间羟胺（0.5～1mg）、去氧肾上腺素（0.1～0.5mg）或去甲肾上腺素（10～20μg）足以恢复。肾上腺素（10～20μg）有时是必要的，可以通过中心静脉导管注射，也可以直接注入用于注射对比剂的猪尾导管。这种直接主动脉注射更有效，特别对于无收缩的心脏。必须马上启动心外按摩，以获得可接受的心排血量和冠状动脉灌注压力。这些措施如果失败，团队必须启动紧急 CPB 进行机械辅助循环。建立 CPB 不能花费太多时间，在已备好的股血管导丝上置入股动静脉插管。在此期间，必须评估情况，以发现导致该情况的任何可能并发症。有时，唯一的补救策略是劈开胸骨转成开放式手术。在手术之前，必须与患者讨论这样的决定。局麻下的患者在快速起搏和低血压阶段通常有不愉快的感觉和恶心，当这个阶段被延长时，更难以忍受。这可能需要更改为 GA，并快速用气管导管控制气道，这在危急情况下给麻醉医师增加了很大的负担。此外，麻醉医师必须使用 TEE 帮助找到的循环衰竭的原因，但这绝不能在患者管理生效之前进行。在 TEE 可以发现的术中严重急性循环衰竭的可能原因，包括瓣膜栓塞、严重主动脉瓣反流、严重二尖瓣反流、主动脉破裂或夹层、LV 或 RV 穿孔，以及低血容量。心室颤动是发生在快速心室起搏后的另一种罕见并发症，需要马上除颤。在手术前，每位患者都要连接体外除颤电极片。电解质水平，特别是血钾，必须测量并纠正。

导致改开放手术的两种最常见（罕见，约 1% 的病例）并发症是瓣膜释放到左心室和与手术相关的主动脉损伤，包括瓣环破裂、主动脉夹层和穿孔。尽管积极处理并发症，包括手术小组使用 CPB，死亡率（46%～67%）仍然很高。其中死亡率最高的是主动脉夹层或穿孔（80%），严重主动脉瓣反流死亡率约 33%。瓣环破裂、心肌穿孔和植入物栓塞，死亡率分别为 67%、50% 和 40%。

冠状动脉阻塞发生在约 0.7% 的病例中，主要影响左主干，需要紧急冠状动脉介入，成功率为 82%，30 天死亡率为 41%。另一个相对常见的并发症是血管损伤，发生率为 1.9%～17.3%，死亡率增加 2.4～8.5 倍。这些并发症可能需要手术、进一步血管内支架、球囊扩张或血管内超声波。

TAVR 的常见并发症是大出血、血管损伤、心脏传导阻滞、急性肾损伤、瓣周漏、卒中和术后心肌梗死。

1. 血管损伤

如前所述，在 TAVR 开展之初，血管并发症（如破裂、穿孔、夹层、血肿和假性动脉瘤）很常见（高达 27%），特别是经股入路，由于瓣膜输送

系统相对较大、缺乏经验，以及术前血管系统评估工具不足。这些并发症对发病率和死亡率有负面影响。在过去数年中，瓣膜输送系统的大小已经减小，对整个血管系统的精确评估也变得可行。

如果在手术结束时，出现血流动力学不稳定或血红蛋白浓度下降，必须考虑血管损伤。这时与操作者的良好沟通至关重要。

2. 心包积血

这种危及生命的并发症可能在手术的任何时间出现。它发生于瓣环破裂或导丝穿孔。瓣环破裂和心室或主动脉的导丝穿孔是非常严重的，通常需劈开胸骨进行手术修复。导丝或起搏器导线引起的静脉出血可以通过心包引流和密切观察进行处理。

3. 传导系统异常和心律失常

由于房室结和 His 束穿过室间隔的表面，在主动脉瓣外科手术时很容易受到机械创伤、组织水肿或局部炎症损伤。这种功能障碍可能是暂时或永久性的（这时必须植入一个永久性的心脏起搏器）。在 TAVR 期间也会出现同样的问题，尤其是使用延伸到左心室流出道（LVOT）的长瓣膜支架，如 CoreValve，瓣膜植入位置过低或瓣膜过大。植入 CoreValve 后使用永久心脏起搏器的发生率为 23.4%～39%，而 SAPIEN 瓣膜的发生率为 4.9%～6%。

4. 瓣膜位置不佳

这包括位置过低（到 LVOT）或过高（到主动脉根）或瓣膜梗阻（这是最坏的情况）。LVOT 中的低位瓣膜植入可能影响二尖瓣前瓣，此外还存在术后心脏传导阻滞的高风险。另一方面，主动脉根的高位瓣膜植入阻塞冠状动脉开口的风险，导致心肌缺血，甚至心血管衰竭。为了避免对高危患者处理延迟，可以在使用瓣膜装置之前，在左冠状动脉中预防性置入支架或至少留置导丝。

由于瓣膜位置不佳、尺寸偏小、广泛瓣膜钙化或瓣膜扩张不全，可能发生植入物周围主动脉反流。在 TAVR 之后，约 70% 的患者被发现存在轻度反流。中度至重度反流发生率为 11.7%，是中长期死亡率的独立危险因子。中度和重度反流的处理，包括二次球囊扩张、套圈和瓣膜内植入瓣膜。二次球囊扩张必须小心进行，因为它有瓣叶断裂的风险。

快速起搏技术在瓣膜放置过程中非常重要，因

为在此阶段的任何心脏射血都可能导致瓣膜位置不佳。因此，临时起搏器必须调整到具有最大输出的非感应固定模式，以尽量减少心室射血风险。

瓣膜梗死到左心室或主动脉是一种通常需要手术干预的并发症。它还通过以下方法进行处理，植入第二个装置，将脱位瓣膜安全地留在降主动脉再处理。

5. 卒中

在 TAVR 初期，神经并发症很难处理。最近，中风的发病率从 7.8% 下降到 2.1%～2.8%，但仍高于 AVR 手术。TAVR 中的卒中有许多原因，包括来自升主动脉或主动脉弓的动脉粥样物质、原主动脉瓣的钙化物质、操作过程中使用的导管血栓栓塞、LV 置管期间的空气微栓塞、长时间低血压或头臂干夹层。导丝和导管处理主动脉根部及瓣膜和人工瓣膜置入期间，是发生栓塞的关键阶段。

6. 肾功能不全

急性肾损伤发生率为 12%～21%（其他研究为 8.3%～57%），且大部分是可逆的。糖尿病、周围血管疾病、慢性肾衰竭和输血需求增加了其发病率。

（六）TAVR 的未来展望

TAVR 技术继续在改进流程并解决已有的问题，并为该技术寻找新的应用。小型传导系统这一趋势减少了血管并发症。还在生产的新的瓣膜尺寸，以适应体格较大的患者。瓣膜内 TAVR、双叶主动脉瓣的 TAVR、中低风险手术组和年轻患者的 TAVR、主动脉瓣反流的 TAVR，都在临床研究阶段。此外，对于已知入路都不合适的患者，已经开始使用新的入路。

五、经导管二尖瓣修复的二尖瓣钳夹术

在过去数年中，研发了数种经导管二尖瓣修复技术，用于处理瓣叶、二尖瓣环或左心室。这些技术通常模仿常用的外科技术。二尖瓣钳夹术（MitraClip）（Abbott Laboratories, Abbott Park, IL）是最常用的经导管二尖瓣修复技术。它模仿了 Alfieri 及同事首先描述的边对边手术技术，并创建了一个双孔二尖瓣（图 21-2）。

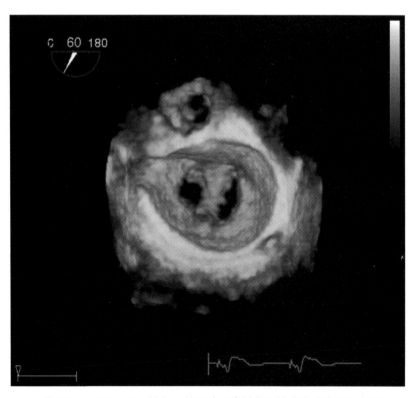

▲ 图 21-2 MitraClip 植入后的双孔二尖瓣的三维成像（彩图见书末）

（一）患者选择和适应证

MitraClip 适用于慢性严重器质性的二尖瓣反流（Carpentier II 型）或者慢性症状严重（纽约心脏协会功能 III 级或 IV 级）的患者，有手术禁忌证或判断不能耐受手术但有手术的适应证，并且预期寿命 > 1 年的继发性或者功能性二尖瓣反流的患者。

经常使用的风险评分，如 EuroSCORE、EuroSCORE II 或 STSPROM 高估了这些患者的死亡率，发现该手术并发症和住院死亡率较低。

（二）入路

该手术通过左股静脉进行。首先，一个易操纵的导丝穿过房间隔进入左心房。然后，通过导丝送入夹式传送系统及 MitraClip 装置。夹住两个瓣叶后，MitraClip 固定住形成双孔二尖瓣。

（三）麻醉管理

虽然已经有一些在镇静下做这个手术的尝试，但通常是在 GA 下进行，因为可以为操作者和心脏超声医师创造合适条件。由于患者的高风险，有创血压和中心静脉导管是必须的，但不建议使用肺动脉导管。手术后的早期拔管可以在大多数患者中实现。该手术可以在 CCL 或 OR 中完成。

（四）并发症

并发症如心房穿孔伴心包积液，或者心脏压塞是极其罕见的，可以不使用 CPB 治疗。

（五）成像技术和引导

与 TAVR 相比，此手术主要是超声引导的。血管造影可用于房间隔穿刺和腹股沟血管的可视化。但是，MitraClip 系统的引导由 TEE 执行。主要包括以下步骤。

- 房间隔穿刺。
- 将易操纵的导管引入左心房。
- 将夹传送系统推进到左心房。
- MitraClip 在二尖瓣上的转向和定位。
- 夹子对齐。
- 将 MitraClip 推进到左心室。
- 抓住瓣叶和评估适当的瓣叶插入（图 21-3）。
- 控制瓣叶插入。

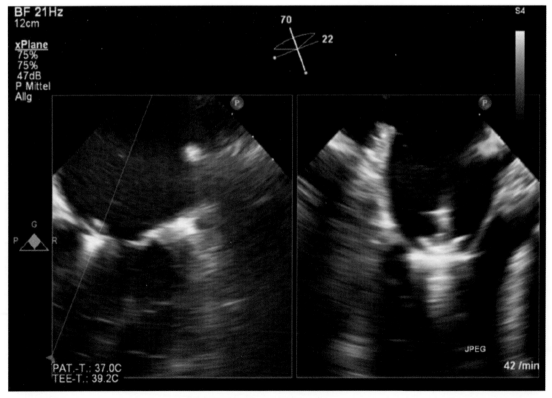

▲ 图 21-3　捕获瓣叶

• 对夹闭结果（如残留二尖瓣反流、新发的二尖瓣狭窄）的评估。

• 撤回导管后，对残留医源性房间隔缺损进行评估。

对于大部分主要步骤，在宽扇形变焦模式下或 X 平面模式下的实时 3D TEE 优先于 2D TEE。

六、经导管肺动脉瓣修复（MELODY 瓣）

右心室流出道（RVOT）和肺动脉瓣和肺动脉可能发生多种异常，如先天性的（即法洛特四联症与肺动脉瓣闭锁和动脉干狭窄）或获得性的（Ross 手术）。通常，这些患者通过手术放置右心室 – 肺动脉（RV–PA）导管进行治疗。RVOT 导管由随着时间的推移产生钙化、内膜增生和植入物退变，导致狭窄、功能不全或两者兼而有之。因此，一旦发生容量或者压力过负荷时就可能发生 RV 功能障碍。此类患者需要接受多次 RVOT 导管再操作。支架导管的裸金属支架可降低 RV 压力，并与血流动力学立即改善和导管寿命延长相关。然而，这种治疗选择是以显著的肺动脉瓣反流为代价。经导管肺动脉瓣置换为处理此类情况提供了一个很好的选择，而没有再手术的风险。

Melody 经导管肺动脉瓣膜（Medtronic，Minneapolis，MN）已用于治疗RVOT 功能障碍超过10年，有成功手术流程，良好的短期功能，1 年内再干预和再手术率较低。

Melody 瓣膜由牛颈内静脉瓣和一个球囊可膨胀支架组成。瓣膜支架压接在套囊的前装传送系统上（Ensemble，Medtronic）。植入时，首先膨胀内套囊，然后充外套囊。套囊内套囊系统的运用提高了套囊支架在植入过程中的稳定性。该装置仅提供一种尺寸，而传送系统有三种尺寸。

第 22 章
心力衰竭机械辅助装置
Mechanical Assist Devices for Heart Failure

Marc E. Stone　Joseph Hinchey　著

段　炼　译

要　点

- 机械辅助循环（MCS）已成为当代药物和其他治疗无效的难治性急慢性心力衰竭的主要手段。
- MCS 的治疗显著改善结局，以至于此领域的焦点已从简单的提高存活率转向降低风险和不良反应降至最低。
- 从第一代搏动性装置经验中获得的数据可能不再适用于当前的非搏动性支持时代，但所吸取的宝贵经验教训有助于形成管理和临床决策。
- 除传统的适应证（如短期恢复期过渡和长期移植过渡）外，MCS 目前还用于各种长短期现代适应证。
- 患者的状态是决定 MCS 抢救结局的关键因素，延迟应用导致的状态恶化与更差的结局相关。
- 植入持久性左心室辅助装置（LVAD）的时机 [如移植过渡和（或）终点治疗] 和围术期患者营养状况的优化是决定预后的关键因素。
- 非搏动性支持装置已经在全世界范围内取代了第一代搏动性心室辅助装置，并且其应用结果也随着技术的发展有了显著改善。
- 体外膜肺氧合（ECMO）越来越多地被应用到现代体外生命支持中。
- 植入式全人工心脏应用于双心室衰竭患者移植前过渡和单用 LVAD 并不理想的其他情况，再次引起了人们的兴趣。

一、当代机械辅助循环

心力衰竭的机械辅助循环（MCS）已成为目前药物和其他常规干预无效的难治性急慢性心力衰竭患者的主要治疗方法。事实上，迄今为止所取得的成功意义重大，以至于这一领域的主要焦点已经从简单的提高生存转移到降低风险和尽量减少不良事件。不可否认，设备技术的不断进步使得这一点成为可能，当结合越来越多的患者管理经验进行分析

时，我们现在已对选择最适合的患者和干预时机、心室辅助装置（VAD）支持期间多器官功能显著改善的预期，以及先前存在的危险因素能导致并发症的人口学危险因素等问题有了更好地理解。

虽然从第一代搏动装置经验中获得的一些数据可能不再适用于现代非搏动支持，但其宝贵的经验教训有助于形成管理和临床决策。对于 VAD 作为一种治疗策略医师和患者的接受度更高了，并且在患者心脏恶化病程中开始更早地使用 VAD。因

此，除了传统的 MCS 适应证（如移植恢复期的短期过渡和长期过渡）外，目前还有各种短期和长期适应证，包括从急性低心排血量的情况下（即刻存活过渡）抢救患者，预防缺血事件后进一步心肌损伤，防止多系统器官功能恶化，作为争取恢复时间的临时措施，作为下一步治疗的过渡，作为改善候选（移植）条件的过渡，并且越来越多地作为终末期心力衰竭的最终治疗策略（终点治疗）。

对 MCS 技术进步同样重要的是，通过机械辅助循环支持机构间登记（INTERMACS）来正式分享全美国中心的结果数据，其中 INTERMACS 是由美国国家心肺血液研究所、美国 FDA、医疗保险和医疗补助服务中心赞助的北美登记数据库。INTERMACS 成立于 2005 年，收集接受长期 MCS 装置治疗进展期心力衰竭的成人患者资料。欧洲也有一个类似数据库——EuroMACS。其他数据库还有收集儿科 MCS 数据的数据库（PEDIMACS）和 INTERMACS 水平较高（病情较轻）的仍在药物治疗的成人心力衰竭患者数据库 MEDAMACS（见下文）。

INTERMACS 收集 1 周、1 个月、3 个月、6 个月和此后每 6 个月植入长期 MCS 装置患者的临床数据。植入后的主要结局（如死亡、移植、再住院和不良事件）经常更新，也是定义的随访间隔的一部分。其他结局包括患者的器官功能水平和生活质量，报道显示这两个方面的改善都令人惊叹。这些数据证实了适当风险分层和患者选择非常重要，而且随着新设备的引入，除了简单的生存外，器官功能结局记录有助于帮助区分 MCS 装置的价值。

2014 年发布的第 6 份 INTERMACS 年度报告总结了 2006—2013 年的 12 300 多名植入左心室辅助装置（LVAD）患者纳入情况和结局。最新的 INTERMACS 报告揭示了现代 MCS 动态和不断扩展的前景。

• 仅在美国，每年患者植入 VAD 就超过 2000 个，美国的植入中心数量已增至 158 个。

• 1 年后，使用长期 MCS 装置的总存活率接近 80%。与 2001 年报道的 REMATCH 试验中搏动性 HeartMate VE 组 52% 的 1 年生存率相比有了显著提高，与该试验中药物治疗组仅 25% 的 1 年生存率相比，更是一个重大进步。

• 现在长期 MCS 装置 2 年的总生存率接近 70%，3 年生存率接近 60%，4 年生存率接近 50%。终点治疗后 1 年生存率高于 75%，3 年生存率高于 50%。

近年来生存率显著提高，但这也受到患者心脏恶化病程中早期植入的影响。INTERMACS 水平有一个从 1~7 的分类表，表示不同的临床状况。INTERMACS 7 表示患者只是处于心力衰竭晚期，INTERMACS 数字越低表示患者的临床状况越差。INTERMACS 4 表示休息时有症状；INTERMACS 3 表示依赖正性肌力药物能维持血流动力学稳定；INTERMACS 2 表示尽管使用正性肌力药物仍有终末器官功能不全表现；INTERMACS 1 表示心源性休克。

基于 INTERMACS 登记中心收集的结局数据，已经制订了装置植入指南。对于早期选择植入一个长期 LVAD，在较高 INTERMACS 水平（5~7）时，不良事件的风险可能大于益处。相反，等患者到 INTERMACS 水平过低（1 或 2）时，又会因多系统多器官衰竭导致相关的抢救可能性低和生存率低。因此，至少在美国，选择性 LVAD 患者在 INTERMACS 水平为 3（在某些情况下为 4）时被植入长期 LVAD，因为这似乎是平衡风险和收益并获得最佳结局的最佳时机。

2009 年以前，MCS 一直被用于移植的过渡。自 2010 年起，用作终点治疗呈指数增长，HeartMate Ⅱ 就曾是获批的终点治疗装置。INTERMACS 数据显示，终点治疗是目前美国 MCS 最常用的应用方式，占 2011—2013 年所有 LVAD 植入的 41.6%（2006—2007 年为 14.7%）。候选（移植）过渡现在是第 2 个最常见的 VAD 适应证。在 VAD 植入时，被列为移植患者的比例，在 2011—2013 年下降到 21.7%，而在 2006—2007 年为 42.4%。与长期适应证相比，目前使用短期 VAD 和（或）体外膜肺氧合（ECMO）作为恢复期过渡和为后续决策过渡，仅占 MCS 应用一个非常小的百分比。

二、机械辅助循环的理论与实践

心源性休克可定义为尽管存在足够的血管内容量，但心脏仍无法提供足够的血流，以满足机体的代谢需求。一般来说，心源性休克必须具备持续性低血压 [收缩压（SBP）＜ 90mmHg 或低于基础值 30mmHg]、心排血量低同时中心充盈压高 [如心排血指数 < 2.2L/（min·m²）、肺毛细血管楔压（PCWP）> 12mmHg]、组织灌注减少的临床表现。

心源性休克与其他类型休克的区别在于泵功能的机械损伤。一旦患者出现机械泵衰竭，心内容量和压力开始上升，恶性循环（图 22-1）可能导致心肌氧供和氧需失衡、加重缺血，导致心室功能进一步下降。如果恶性循环不被打破，最终会导致心源性休克。

急性心力衰竭的一线治疗方法通常是控制和优化前负荷、后负荷、心率和收缩力。促进恢复需要保持足够的心肌氧供，以及最低的心肌氧需。

药物治疗可以潜在地改善血流动力学，稳定轻中度心力衰竭患者。然而在重度心力衰竭时，用正性肌力药和血管升压药治疗的代价是，在试图获得可接受的中心血流动力学状态时，心肌需氧增加、外周和内脏循环灌注减少。对于心肌来说，β 肾上腺素受体刺激可以改善灌注良好区域的收缩功能，但它会大大增加心肌氧需，进入并助长恶性循环。

血管收缩药可改善冠状动脉和体循环灌注压，但 α 肾上腺素受体刺激会增加体循环和肺血管阻力，使衰竭的心室更难射血。当右心室（RV）衰竭时尤其是个问题，因为这会增加已经在边缘挣扎的右心室工作负荷。此外，过度的血管收缩往往会使周围血管和内脏血管床灌注不足。

用血管扩张药减轻后负荷是心力衰竭辅助的常用策略，因为心室 - 动脉耦合的生理学原理认为，无论衰竭心室的固有收缩力学如何差，其作为泵的整体功能都可以通过减少泵工作必须克服的后负荷来改善。然而在发生心源性休克的情况下，后负荷的降低会导致低血压和组织灌注不良，从而使患者易发生多系统、多器官衰竭和预后不良。

这就是机械循环辅助可以发挥重要作用的地方，有效打破恶性循环，改善心肌供需平衡和全身灌注。通过减压衰竭心室，解决了对供需比产生不利影响的室壁张力增加问题，潜在地为心肌恢复创造条件。同时，心脏和身体其他部位的有效灌注得到恢复，避免了多系统器官衰竭。

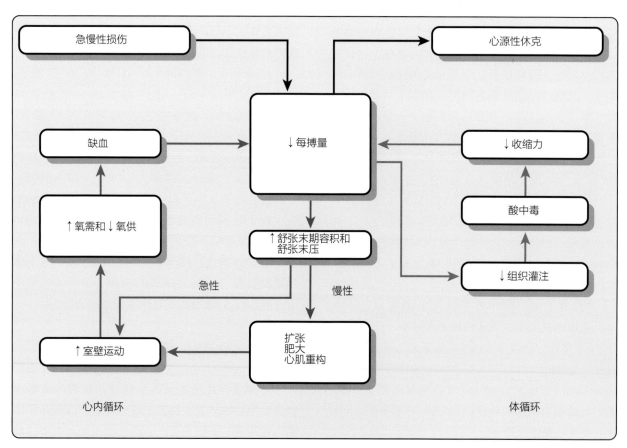

▲ 图 22-1　恶性循环导致心源性休克

因此，通过使用机械装置来接管衰竭心室的泵血功能，心源性休克的损害通常可以通过一次干预来解决，尽管这是一次极具侵入性的具有潜在优缺点的干预，也因此机械辅助的实施往往是逐步进行的。

（一）主动脉内球囊反搏的作用

针对这个问题的第一步是实施主动脉内球囊反搏（IABP）。尽管 1968 年 IABP 就引入临床，但它仍是一种十分常用的 VAD（尤其在美国），因为时机适当的 IABP 反搏可以在增加心肌氧供的同时减少氧需，且常常是治疗左心室（LV）衰竭的有效方法。

图 22-2 展示了工作时的 IABP。经皮股动脉插入该装置，然后向上逆行至主动脉的正确位置，即左锁骨下动脉远端。舒张期球囊充气阻塞主动脉，

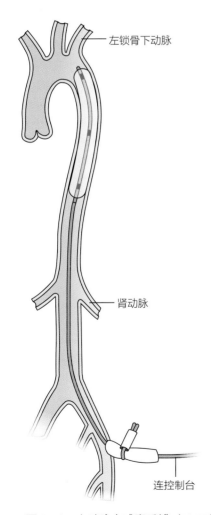

▲ 图 22-2　主动脉内球囊反搏（IABP）

动脉血位移，突然增加主动脉根部压力，这会增加冠状动脉灌注压，增加心肌氧供（假设患者有足够的氧饱和度和血红蛋白水平）。下一次收缩期射血前球囊的突然放气，会突然降低主动脉压力，通过降低主动脉瓣打开的阻抗来促进心脏向前射血。结果是每搏量增加、心肌做功减少，因此降低在衰竭边缘挣扎的左心室氧需。据报道，时机合适工作良好的球囊泵可以增加 20% 或 30% 的心排血量，最多降低 15% 的后负荷。就氧供与氧需两个方面来说，IABP 支持对降低衰竭心室氧需更有利。在急性心肌顿抑时 [如急性心肌梗死（AMI）后]，这种氧需的减少有助于为心肌恢复奠定基础。在慢性衰竭心室急性恶化时，IABP 可用于稳定血流动力学，作为介入治疗的过渡。据报道，IABP 反搏的其他益处，包括减少全身酸中毒和改善脑肾微循环灌注。然而，尽管众所周知球囊泵可以改善心脏功能和整体血流动力学，但它就如前文所述，最多只能增加 25%～30% 的心排血量，如果左心室输出完全没有，它不会增加任何东西。如果只是唯一的干预措施，不能指望 IABP 能将患者从灾难性心肌衰竭中拯救出来。

球囊正确的充放气时相，是实现该装置改善血流动力学的关键。通常球囊充气触发是患者心电图（ECG）的 R 波，也可以使用动脉压描记或起搏器。不管使用何种触发方式，如图 22-3 所示充气总要与动脉追踪的切迹一致，且维持整个舒张期。放气总是发生于舒张末期紧邻下一次射血之前。心动周期中其他时点的充气和放气必须通过手动调整球囊时相来纠正。图 22-4 展示和讨论了潜在的时相错误。氦气因其低黏度和惰性被用来当作 IABP 充气气体。根据需要辅助的水平，球囊可以每个心动周期被触发一次（所谓的 1∶1 辅助），或每两个周期（1∶2），或每三个周期（1∶3）等触发。1∶2 或 1∶3 是优化充放气时相的理想比率。

使用 IABP 的禁忌证，包括临床上明显的主动脉瓣关闭不全、主动脉瘤、主动脉内明显易碎的粥样斑块。然而，随着心脏超声在评估患者心脏问题中的广泛应用，IABP 手术植入过程中经食管超声（TEE）也近乎常规应用，已经能够检测出弓部和降主动脉内明显的粥样斑块性疾病用于区分高危患者。虽然升主动脉夹层是 IABP 禁忌证，但降主动脉夹层可能不再是 IABP 的绝对禁忌证，因为在这

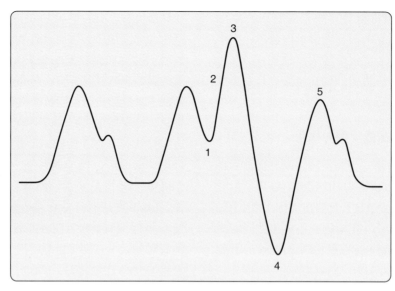

▲ 图 22-3　主动脉内球囊反搏（IABP）的适时灌注

图中显示了一个放置了 IABP 患者的动脉血压描记。从左边看到的第一个脉冲是熟悉的动脉脉冲波形。在第二个脉冲期间触发 IABP 充气，生成典型的正弦球囊充气 – 放气波形。第三个脉冲表示由于 IABP 的作用而辅助射血。典型球囊波形有如下特征：1. 球囊充气点与患者的重搏切迹位置一致（代表收缩末期主动脉瓣关闭）。2. 压力上升的陡坡表明球囊迅速充气。这导致主动脉根部压力迅速上升，达到第 3 点。3. IABP 充气时的辅助舒张峰压灌注冠状动脉。冠状动脉灌注压的增加产生了与 IABP 作用相关的心肌氧供增加。4. 压力下降的陡坡表明球囊快速放气，导致主动脉根部舒张末期压力下降。这种局部下降的后负荷降低了主动脉瓣在收缩期开始时的开放阻抗，使与 IABP 作用相关的心肌氧需减少。5. 下一次心跳的辅助收缩期峰值压灌注全身。由于有 IABP，这次射血心肌做功较少但能获得收缩压。根据所需的辅助水平，球囊可以在每个心动周期（所谓的 1∶1 辅助）、第二个周期（1∶2）、第三个周期（1∶3）等触发

个超声心动图时代，TEE 可用于确保该装置位于主动脉真腔。

IABP 的适应证并没有改变，但 IABP 的常规用法最近有些争议，特别是在欧洲。据估计，5%～10% 的患者会在 AMI 后发生心源性休克。据报道这些患者早期存活率一直为 5%～21%。然而，75% 对药物干预无反应的此类患者在单用 IABP 治疗时，血流动力学有改善，早期存活率在用 IABP 反搏治疗时接近 93%。尽管数十年的非随机研究和临床观察试验报道了使用 IABP 的益处，但直到最近，AMI 心源性休克患者中使用 IABP 反搏的随机试验数据结局仍很有限。

在溶栓作为 AMI 主要治疗手段的时代，IABP 属于国际指南的 I 类推荐。然而，在当前的国际指南（框 22-1）中，经皮冠状动脉介入（PCI）时代，AMI 心源性休克的常规 IABP 使用建议已经在 2013 年美国心脏协会（AHA）指南中从 I 类推荐降至 II a 类推荐，欧洲指南中则将其降至 II b 类推荐，因为根据登记数据和少量回顾性 Meta 分析和

随机试验，未能证明使用该装置能降低死亡率。然而，这些试验中使用的方法和方案（Meta 分析中用到了这些试验）受到了一些高度关注和批评（例如关于患者选择和干预时机），否定性结论也在国际上受到质疑，因为有些现代试验和分析已经证明，在 AMI 心源性休克人群中使用 IABP 结果是有益的。

在撰写本章节时，关于常规使用 IABP 治疗 AMI 心源性休克患者的可用公开数据总结如下。

•目前尚无强有力的数据支持 IABP 在 AMI 合并或不合并心源性休克时的常规应用，尤其是在 PCI 后放置 IABP。

•相反，在合适患者中避免及时使用 IABP 也没有强有力的数据支持，这些患者可能受益于 IABP 提供的血流动力学改善。总的来说，它的使用危害很小，尤其是卒中、出血、周围缺血性并发症和败血症的发生率也很低。

•有数据表明高危 PCI 患者常规使用 IABP 降低了手术并发症和抢救需求。

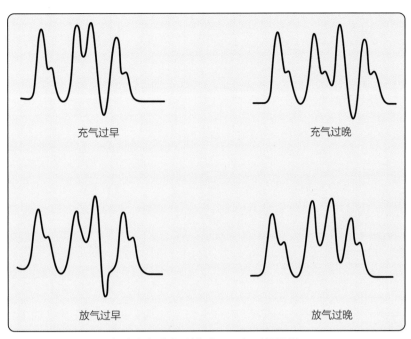

▲ 图 22-4　主动脉内球囊反搏（IABP）时相错误

充气过早，重搏切迹之前（即在收缩性射血完成之前）立即迫使主动脉瓣关闭，导致收缩性射血提前终止。这导致该心动周期的每搏量减少，下一心动周期的前负荷增加。不仅下降的心排血量会进一步下降，还会增加衰竭心室的压力（通过舒张末期容量的急剧增加来增心心室壁张力），从而增加心肌氧需，损害灌注，导致缺血。因此，充气过早必须纠正，因为它增加心肌氧需，降低心肌氧供。充气过晚，重搏切迹之后不能最佳地增加冠状动脉灌注压。因此心肌氧供未得到最大限度的增加。放气过早，为主动脉根部压力在收缩期射血前恢复到基线水平腾出了时间，因此不能降低主动脉瓣打开的阻抗，也因此心肌氧需不会降低。回想一下，正是心肌氧需减少对衰竭心室最有利，能够在心肌做功较少的情况下增加每搏量。放气过晚，可以通过压力不能回落到基线，或者在下一次收缩期射血之前的理想情况下低于基线来识别。放气过晚阻断主动脉一样阻碍收缩期射血。心室被迫产生能打开主动脉瓣的高压，导致室壁张力显著增加，从而增加心肌氧需，损害灌注，并能导致缺血

• 有数据表明 PCI 术前及时置入 IABP 可减少心肌缺血、减轻缺血左心室压力、增加前向血流，从而降低长期死亡率。

显然，IABP 对于稳定和改善部分低心排血量患者的血流动力学是有用的，但它不能显著增加重度左心室衰竭患者的前向心排血量，而这正是更多正规 MCS 发挥作用的地方，尽管目前美国心脏病学会（ACC）/ 美国心脏协会（AHA）关于紧急情况使用 MCS 的指南中没有强有力的数据支持，只有一个 Ⅱb 类推荐（框 22-1）。如果不采取任何措施，任何原因的急性心源性休克实时存活率都将很低，如果仅药物治疗，存活率也很低（＜ 20%）。

（二）机械循环辅助的实施

当心室衰竭的患者所有最优化和最大化的常规治疗（包括 IABP）后未能得到实质性改善时，可能需要正规 MCS 的征象如下。

• 低血压 [平均动脉压（MAP）＜ 60mmHg 或 SBP ＜ 90mmHg]。

• 心排血指数＜ 2L/（min·m²）。

• PCWP 或右心房压（RAP）＞ 20mmHg。

• 体循环阻力（SVR）＞ 2000（dynes·s）/cm。

• 少尿，混合静脉血氧饱和度降低，乳酸升高。

不能过分强调设定的数值，因为并非一定可以改善结局。即使用药可以改善中心血流动力学数值，但若有器官和外周灌注不良的证据，例如少尿、混合静脉血氧饱和度降低和血清乳酸升高，以此为适应证采用更正规的方式支持循环也是非常重要的。

此外，非常重要的是，必须迅速识别常规策略不能充分稳定患者，因为过去数十年的经验表明，实施 MCS 的时机是影响患者预后的最重要因素。

不能等到有严重的心源性休克和主要器官功

框 22-1　2013 年 ACCF/AHA STEMI 的 IABP 和 VAD 使用指南

I 类推荐
- 无论心肌梗死后多长时间，对于 STEMI 后由于泵衰竭而发生心源性休克的合适患者，建议采用 PCI 或 CABG 进行紧急血管重建（证据水平：B）
- 无禁忌证时，不适合 PCI 或 CABG 的 STEMI 和心源性休克患者，应给予纤溶治疗（证据水平：B）

IIa 类推荐
- IABP 反搏适用于 STEMI 后药物治疗无法迅速稳定的心源性休克患者（证据水平：B）

IIb 类推荐
- 难治性心源性休克患者可考虑选择 LVAD 进行循环支持（证据水平：C）

ACCF. 美国心脏病学会基金会；AHA. 美国心脏协会；CABG. 冠状动脉旁路移植术；IABP. 主动脉内球囊反搏；LVAD. 左心室辅助装置；PCI. 经皮冠状动脉介入术；STEMI. ST 段抬高型心肌梗死；VAD. 心室辅助装置

引自 O'Gara PT, Kushner FG, Ascheim DD, et al. 2013 ACCF/AHA guideline for the management of ST–elevation myocardial infarction: executive summary: a report of the American College of Cardiology Foundation/American Heart Association Task Force on Practice Guidelines: developed in collaboration with the American College of Emergency Physicians and Society for Cardiovascular Angiography and Interventions. *Catheter Cardiovasc Interv.* 2013; 82(1): E1–E27.

能恶化时才开始给予机械支持。在恢复足够的灌注后，一些患者康复是可能的，但很难预测，而且一项又一项的研究表明，植入时的患者状态是预后的主要决定因素。等待时间越长，结局就越糟。

为了提供正规的 MCS，心脏和大血管必须插管与泵连接。图 22-5 展示了心脏和大血管经典的插管策略。直到目前，无论是用哪个厂家的设备来提供支持，都需要插管。

当血液转向泵提供每搏量的射血时，有助于衰竭心室的减压，这是至关重要的，因为心室壁张力的降低显著减少了心肌氧需，打断了心室衰竭的恶性循环。还应注意的是，目前可用的 VAD 不能提供任何氧合或清除血液中的废物，而只是起到泵的作用，可以促进衰竭心室动脉循环下游的灌注。然而，有些设备有可能为伴发呼吸衰竭的患者引入一种在线膜式氧合器和体外二氧化碳（CO_2）清除系统。

一旦决定提供 MCS，就要选择合适的设备。有很多不同设备可供选择，特定患者选择何种设备主要取决于以下因素。
- 所需支持的预期时间（不同设备在设计时有

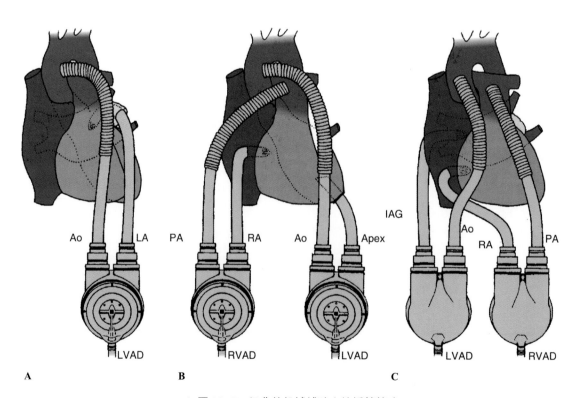

▲ 图 22-5　经典的机械辅助支持插管策略

Ao. 主动脉；IAG. 房间沟；LA. 左心房；LVAD. 左心室辅助装置；PA. 肺动脉；RA. 右心房；RVAD. 右心室辅助装置；Apex. 心尖

不同预期使用时间，还要考虑 FDA 对各种设备的批准支持时间）。

•是否需要单心室或双心室支持（有些设备只用来支持左心室，尽管有些设备可调为支持任一心室或双心室同时支持）。

•肺功能不全以至于到需要 ECMO 的程度。

•紧急情况（有些设备可迅速安装，甚至就在床旁，而其他设备需要转到手术室开胸和 CPB 才能安装）。

•设备的可用性。

随着这一领域患者管理经验的增长和更先进的设备所致结局的改善，问题有了一个有趣的转变，从"谁需要 VAD？"转变到更贴切"谁可能不应该接受 VAD？"。即便暂时使用 VAD 唯一的绝对禁忌证是妨碍生存的预后因素，但在重要器官和外周组织的灌注恢复后，这些因素仍会妨碍生存。因此，恢复潜力是首要考虑因素。然而，在许多情况下，心肌损伤至少是最初的原发问题，需要考虑更多 VAD 支持的相关禁忌证。

框 22-2 列出了许多常见的考虑因素和 VAD 支持的相关禁忌证，包括各种解剖问题和其他造成管理问题的患者因素，使 VAD 放置或使用变得困难，增加并发症可能性，或使有意义的康复不太可能。尽管现代设备和管理策略的出现使相对禁忌证中的

一部分基本上没有意义，但所有这些都必须加以考虑和解决。

三、短期支持

INTERMACS 的数据显示，短期 MCS 支持在这项技术的使用中占少数，但是 VAD 作为恢复期过渡对急性、难治性、严重心力衰竭患者的生存仍然至关重要。然而，传统的仅将 VAD 作为恢复期过渡短期使用的概念现在已经扩展到包括即时生存过渡、下一医疗决策过渡、桥接过渡、过渡到手术（有时在另一中心）等概念。

因此，如框 22-3 所列，暂时性 VAD 插入的常见适应证包括心脏直视手术后心肌顿抑引起的心室衰竭、AMI、心脏移植失败、急性心肌炎引起的心源性休克、心导管置入后并发症引起的应激性心肌病，以及 LVAD 支持患者发生右心室衰竭。

（一）可用于短期支持的设备

1992 年以前，当 Abiomed BVS 5000 可用于临床时，标准的离心泵被用来提供单心室或双心室短期的机械循环辅助。目前，这种非常基本的设备可能在儿科（用小口径套管限制血流量）或 ECMO 中应用，临床医师们开始更频繁地使用 ECMO 来进行复苏，以便于后续的医疗决策。这种策略被命名为"体外生命支持"，难治性心源性休克患者预后不确定时可使用 ECMO，以这种更便宜的离心泵设备来决定正规 VAD（更昂贵）支持前是否有存活的可能性。随着经验的累积，ECMO 在这些情况中应用似乎增加了，同时也会有更先进的设备代替标准的离心泵头技术。

框 22-2　心室辅助装置植入或使用困难，患者更易发生主要并发症或有意义的恢复不太可能的情况和并发症

绝对禁忌证

• 就算恢复充足的全身灌注患者也不会存活

相对禁忌或需要解决的问题

• 患者不是移植候选者（除非终点治疗或过渡到移植候选名单里而且已植入持久性 LVAD）
• 原位人工瓣膜
• 临床症状明显的主动脉瓣关闭不全
• 临床症状明显的三尖瓣关闭不全
• 二尖瓣或三尖瓣狭窄
• 先天性心脏病
• 心内分流
• 既往心脏手术史
• 营养不良
• 体表面积极小
• 系统性疾病晚期（严重 COPD、恶性肿瘤、ESLD、ESRD、脓毒症、进行性神经系统疾病等）

COPD. 慢性阻塞性肺疾病；ESLD. 终末期肝病；ESRD. 终末期肾病；LVAD. 左心室辅助装置

框 22-3　短期机械辅助循环可能适用的一般临床情况

• 心脏直视手术后的心肌顿抑
• 急性心肌梗死
• 心脏移植术后心力衰竭
• 急性心肌炎导致的心源性休克
• 应激性心肌病
• 心导管置入后的并发症
• 左心室辅助装置支持的患者发生右心衰竭

CentriMag

CentriMag（Thoratec Corporation, Pleasanton, CA；图 22-6）是一种带有磁悬浮叶轮的小型离心泵，目前在美国、欧洲和世界其他地区广泛使用，为几乎任何现代适应证提供短期支持。与其他短期设备一样，泵头本身在支持过程中保持在体表，与心脏和大血管通过套管相连，因此可用于左心室、右心室或双心室支持。

早期的短期支持设备通常是搏动性的，由聚氨酯和其他次优材料制成，它们包括人工瓣膜，血栓形成率高。相比之下，CentriMag 产生非搏动性连续血流，其设计具有明显的优势。CentriMag 的叶轮是磁悬浮的，流体动力悬浮在患者的血液中，没有中心轴承热量产生更少。结果，溶血减少、炎症反应减少、外周血管收缩减少，以及与血浆游离血红蛋白相关的微血管阻塞减少。血栓栓塞事件的发生率也可能较低，通常在使用标准离心泵头的数天后出现相同程度的肝功能紊乱，据报道在 CentriMag 中却见不到。

尽管体积很小，但泵本身可以提供高达 9.9 LPM 的流量，如果需要 ECMO，也可以通过膜式氧合器进行泵送。这种多功能性加上其卓越的性能，使 CentriMag 成为许多有经验机构短期支持的首选设备。

撰写本文时，CentriMag 作为右心室辅助装置（RVAD）被 FDA 批准使用 30d，但作为 LVAD 仅被批准使用 6h。然而，应该了解的是，将 CentriMag 作为 LVAD 的超说明书使用时间超过 6h 是常见的。一个称为 PediVAS 的更小版本被批准作为 LVAD 或 RVAD 使用 6h。最近发表的使用 CentriMag 双心室支持作为后续医疗决策过渡的经验报道显示，30 天生存率为 44%～73%。

（二）即时生存的过渡概念和设备

恢复过渡到完全成功的关键决定因素是快速地给衰竭左心室减压，确保恢复充足的全身灌注。作为急性心肌损伤后恢复的过渡，目前可用设备的一个公认的局限是，它们必须在心脏手术室植入，通常使用 CPB。即使假设手术室、设备和必要的外科、麻醉、灌注和护理人员立即到位，延迟也是不可避免的。撇开患者选择不当不谈，可以想象的是，造成过去恢复期过渡成功率低的一个因素是手术室和人员导致的延误治疗。在这段时间内，衰竭心室始终处于压力和容积超负荷状态，而内脏血管床和周围组织灌注不足。

在急诊室、心导管室或无须胸骨切开和 CPB 的重症监护室中，首次发现难治性心室功能不全（不管急性或慢性心力衰竭急性恶化）时迅速安装抢救该设备，理论上是一个更好地选择。此外，CPB 术中常见的并发症，如围术期出血、全身炎症反应的后遗症也会减少。一旦确保了即时生存，可想而知这种策略 / 设备就可以切换到能够提供更长时间支持的另一种策略 / 设备。诸如此类的考虑导致了新的短期辅助设备的发展，并继续以新方式推动经典策略的使用。

1. 体外膜肺氧合（ECMO）

ECMO 可作为一种救命措施迅速在有经验的中心使用，作为临时提供生存过渡、恢复期过渡和

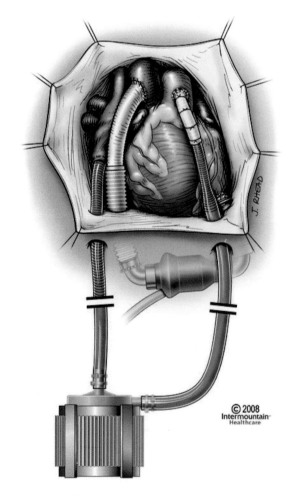

▲ 图 22-6 Thoratec CentriMag 装置

（图片由 Thoratec Corporation, Pleasanton, CA 提供）

（或）长期支持设备过渡的心肺支持。ECMO 从 20 世纪 70 年代的 CPB 技术发展而来，简单的 ECMO 环路通常只有离心泵头、膜式氧合器和热交换器各一。出院存活率最好的一直是呼吸衰竭的足月新生儿，但经验表明，选择适当的成年患者也能获益。显然，ECMO 患者选择与一般急性 MCS 患者选择有相似的考虑因素，启动治疗评估有前高度可能恢复是关键的考虑因素。除呼吸衰竭或心肺衰竭外，那些多系统器官衰竭患者及在拟行干预时已插管并机械通气数天的临床预后差的患者，证明不太可能获得 ECMO 的最佳结局。

如果呼吸衰竭是原发病，心脏能够提供满足循环需要的排血量，静脉 – 静脉（VV）ECMO 可以提供必要的血液氧合和通气。在 VV 策略中，静脉血从腔静脉插管中引流（通过股静脉或颈静脉入路）到膜肺泵出，然后返回静脉循环（通常在右心房水平）。

呼吸和心泵都衰竭的患者最好是静脉 – 动脉（VA）ECMO 支持，静脉血被氧合、通气并泵回动脉循环。这种策略实质上是 CPB。尽管 VA-ECMO 的插管可以是外周（如股静脉到股动脉）或中心（如右心房到主动脉），但中心静脉插管通常能提供最佳的心室腔减压，这对心肌恢复很重要。

因此，VV 和 VA-ECMO 都提供呼吸支持，但只有 VA-ECMO 提供 MCS。ECMO 的潜在并发症包含体外循环固有的所有并发症，并包括出血（由于在支持期间需要抗凝治疗）和外周插管远端肢体缺血。

超声心动图在确定所需 ECMO 类型（VV 或 VA）、确保插管的正确位置、评估心室减压程度、监测潜在的心肌恢复，以及协助后续决策方面发挥着重要作用。

目前美国心脏协会的心肺复苏指南中 ECMO 用于临床情况可能恢复时属于 Ⅱ b 类推荐（可以考虑，益处可能大于风险）。欧洲体外生命支持（ECLS）组织 2011 年发表的一篇论文概述了 ECMO 的适应证、禁忌证和患者管理的各个方面。

2. Impella 和 TandemHeart 装置

经皮 VAD（pVAD）：Impella（Abiomed，Danvers，MA；图 22-7）和 TandemHeart（CardiacAssist Pittsburgh，PA；图 22-8）都是潜在的即时生存过渡装置。两者都设计为支持左心衰竭，并且都能在急诊室、心导管室或重症监护室诊断急性心室功能不全时快速经皮使用。不必开胸或使用 CPB，有明显的潜在优势（如前所述）。

尽管这些装置在早期被用作救命措施时具有巨大的潜力，但其实这两种装置最常用于心导管室和电生理室，作为处于安全边缘的高危患者，接受高危经皮介入术和电生理介入术血流动力学受到威胁时（如室性心动过速或心室颤动通路的消融）的保

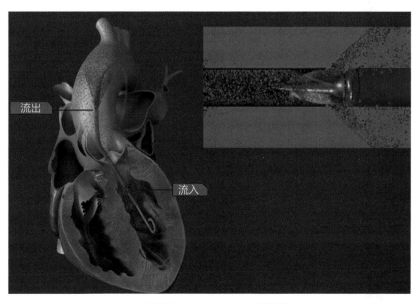

▲ 图 22-7　Impella 支持装置

图片由 Abiomed Inc., Danvers, MA 提供

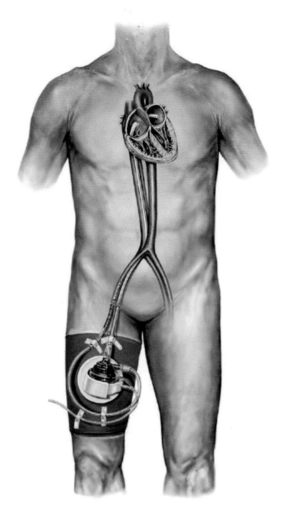

▲ 图 22-8　TandemHeart 装置
图片由 CardiacAssist Inc., Pittsburgh, PA 提供

一系列微轴连续流动的支持装置，可用于支持左心室、右心室或双心室。目前正在进行临床试验，以确定每种 Impella 装置的疗效和最佳利用率。

经皮 Impella 系列装置包括 LP2.5（可作为 LVAD 提供 2.5LPM 的流量），LP5.0（可作为 LVAD 提供 5LPM 的流量）和最近批准的 RP（可作为 RVAD 提供 4LPM 的流量）。Impella 系列的其他成员包括直接植入的左心室和右心室支持装置（LD 和 RD）。所有这些装置都获得了 FDA 的批准，理论上都符合 AMI 心源性休克人群 VAD 使用的国际 Ⅱ b 类推荐。

如图 22-7 所示，经皮 Impella LVAD 装置可从股动脉或锁骨下动脉途径逆行穿过主动脉瓣进入左心室，将血液泵入升主动脉，主动降低左心室负荷。此方法的相对禁忌证包括严重的主动脉瓣疾病或主动脉粥样硬化明显（如活动性斑块或血管狭窄）。Impella-RP 通过股静脉经右心房插入肺动脉，给衰竭的右心室减压，作为 RVAD 保证肺血流。

虽然在透视或 TEE 引导下容易使用该装置，但对于接受 PCI 和心律失常消融高危患者，大多数 LP2.5 还是在心导管室或电生理实验室使用于处于安全的边缘患者。这是因为 2.5LPM 的流量通常不足以完全满足抢救时成年心源性休克患者的循环需求。自 20 世纪 90 年代中期起人们已经认识到，实施 MCS 时的患者状况是结局的主要决定因素，早期和充分的 MCS 结局最好。当患者出现急性症状时，心脏医师和急诊医师必须做出使用 MCS 的决定，尤其是在急诊室。心源性休克的原因和恰当的患者选择也是关键因素。

年轻人急性心肌炎的预后不能与老年人冠心病、长期心力衰竭和不同程度的多系统恶化相比较。此外，还必须考虑到，只是预防濒死与延长高质量生活是不一样的。治疗目标对这些决定很重要。

与 LP2.5 相比，Impella 5.0 可以产生生理性的前向血流，使该装置作为即时存活过渡、恢复期过渡和手术过渡的经验正在迅速增长。与 LP2.5 用于 AMI 心源性休克的经验不同，一份 2013 年的报道指出 Impella 5.0 的多中心评估结果非常令人鼓舞，作为心脏切除术后左心室衰竭的抢救装置，30d、3 个月和 1 年生存率分别为 94%、81% 和 75%。值得

障，最不常用于即时生存过渡或恢复期过渡。

不幸的是，与 VAD 本身的最初经验相似，当这些装置首次使用时，它们只是作为最后的手段来实施抢救，即患者已经进展到对药物和 IABP 反搏无效的严重心源性休克和器官功能障碍时，所以开始时得不到最佳结果并不足为奇。然而，据报道，预后正在改善，在孤立性左心室或右心室衰竭但没有肺功能不全、主要瓣膜异常或双心室衰竭的情况下，这些装置最终可能证明优于 ECMO 或长期 VAD。因此，现在同行评议的文献中出版了这些急性抢救装置的临床经验。这些装置在支持水平和心排血量产生方面似乎比 IABP 更具优势，但出血风险更高，能最佳使用这些装置的临床情况仍待阐明。

(1) Impella 心室辅助装置：Impella 泵系统是

注意的是，在心脏切除术后左心室衰竭的 MCS 比 AMI 心源性休克的 MCS 预后要好，这可能与诊断和主动治疗间隔较短有关。最近出版的文章也报道了 Impella 5.0 作为移植过渡，可以改善安装了长期 LVAD 的移植候选人状态。

(2) THE TANDEMHEART 左心室辅助装置：TandemHeart pVAD（CardiacAssist，Pittsburgh，PA）采用全尺寸离心泵和经皮穿刺置管策略，可合理给左心室衰竭减压，迅速恢复全身灌注。如图 22-8 所示，利用这个装置，一个长的经皮静脉引流插管从股静脉逆行穿过右心房，穿过房间隔进入左心房。高达 5LPM 的连续、非搏动性血流从离心装置（绑在患者腿上）泵入股动脉，以保持全身灌注。

TandemHeart 在欧洲有 CE 标志，在美国被 FDA 批准作为 LVAD 使用最多 6h。在目前的指南中，TandemHeart 对 AMI 心源性休克的治疗是 Ⅱb 类推荐。尽管它被设想为一个相对快速应用的即时存活过渡装置，但由于需要在透视和（或）超声心动图引导下经间隔穿刺，可能会限制植入的容易程度，并且在心肺复苏期间不可能植入该装置。

与球囊泵相比，TandemHeart 在提供 MCS 方面的优越性在许多研究中都有报道，但是关于 TandemHeart LVAD 本身结局的报道数据很少。TandemHeart 的主要并发症是插管部位出血和肢体缺血，插管移位也是一个潜在的问题。TandemHeart 目前是一项名为 TRIS（用 TandemHeart 减少梗死面积）的多中心关键试验的研究对象，该试验旨在观察 AMI 患者的心肌挽救情况，并且使用 TandemHeart 作为 RVAD 的经验正在增长。

2013 年的一项研究比较了 79 名急性心源性休克患者依靠 TandemHeart、Impella 5.0，以及传统的 VA-ECMO 支持的预后，总体来说，院内死亡率、成功脱机率、到另一长期装置的成功过渡比率、肢体并发症发生率在不同装置之间没有差异。唯一提高院内存活率的预测因素是低龄，从成本考虑更倾向于 ECMO。

图 22-9 描述了在重度难治性心源性休克情况下的 MCS 逻辑决策算法，在一个机构中运行良好但可能无法推广到另一个机构。因此，理想情况下，每个机构都应该将可用的装置、资源和经验考虑在内开发自己的算法。

四、长期支持

据 INTERMACS 的数据显示，每年有成千上万的人植入长期耐用装置，否则他们会死于心力衰竭。在撰写本文时，已有许多长期的 VAD 装置，但只有 HeartMate Ⅱ（Thoratec Corporation，Pleasanton，CA；图 22-10）及 HeartWare HVAD（Heatr Ware，Framingham，MA；图 22-11）被美国批准并日常使用。

其他国家也有有效装置（如"柏林心 INCOR"，德国柏林心脏中心），美国仍在观察几种新型耐用装置（如 HeartMate Ⅲ，Thoratec Corporation，Pleasanton，CA）。此外，一些以前使用或批准的装置可能在特定中心仍少量使用，但对所有潜在可用装置的完整讨论超出了本章的范围。全人工心脏确实在美国使用，稍后将详细讨论。

（一）HeartMate Ⅱ 左心室辅助装置

撰写此文时 HeartMate Ⅱ 是迄今为止美国最常用的长期 LVAD。该装置是一个小型轴流泵，约一个 D 电池大小，2008 年被批准用于移植过渡，2010 年被批准用于终点治疗，有一个阿基米德螺旋形的旋转叶轮。其内部容积为 63ml，最大心排血量为 10LPM，平均压力为 100mmHg。这是一个连续的流动装置，最初主要是非搏动性循环，但一旦心室开始恢复，大多数患者的脉搏也会恢复。据制造商称，全世界已经有超过 16 000 名患者植入了 HeartMate Ⅱ，最长支持时间超过 8 年。在所有以移植过渡为目的植入该装置的患者中，87% 接受了心脏移植。

图 22-10 显示了该装置的内部配置。唯一可见的外部部件是一个从腹部皮肤出口的传动系统，通常位于右上象限和右下象限之间方便的位置。该装置从左心室心尖抽取血液，并将血液不停泵入升主动脉。这并不会阻止左心室通过主动脉瓣的射血，该装置提供的支持流量取决于内在的心肌功能、前负荷和后负荷等几个因素。

（二）HeartWare HVAD 心室辅助装置

HeartWare 心室辅助装置（HVAD）是一种小型心内定位连续流动离心泵，无轴承，具有流体动力悬浮、磁力驱动的叶轮。技术上，HVAD 是

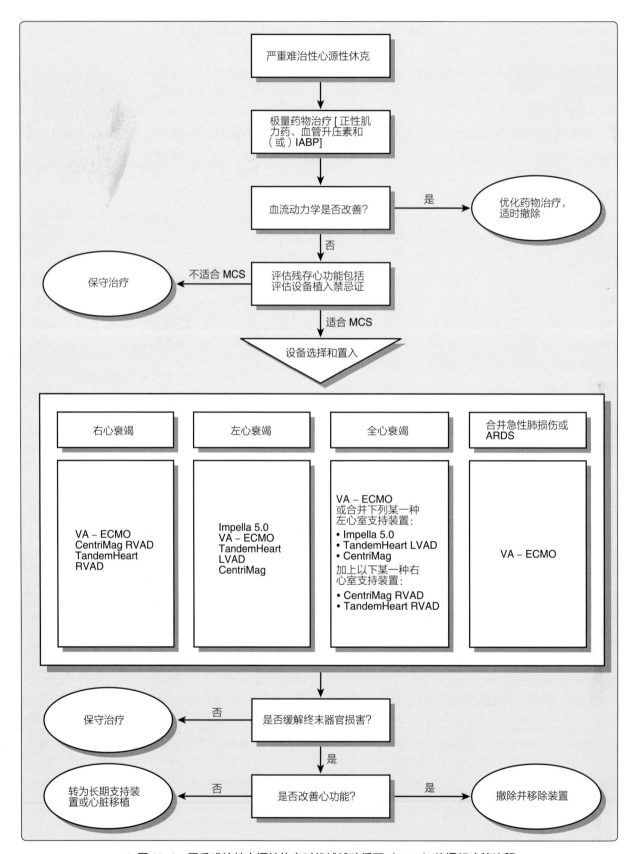

▲ 图 22-9　严重难治性心源性休克时机械辅助循环（MCS）的逻辑决策流程

ARDS. 急性呼吸窘迫综合征；IABP. 主动脉内球囊反搏；LVAD. 左心室辅助装置；RVAD. 右心室辅助装置；VA-ECMO. 静脉 – 动脉体外膜肺氧合

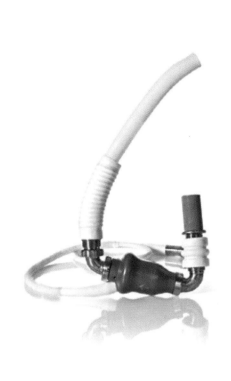

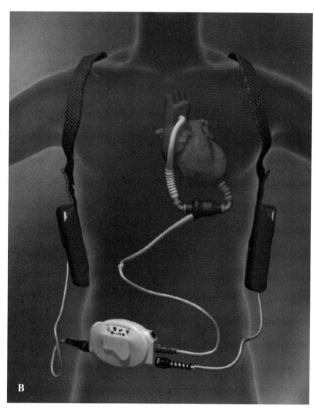

▲ 图 22-10　A 和 B. HeartMate Ⅱ 装置

图片由 Thoratec Corporation, Pleasanton, CA 提供

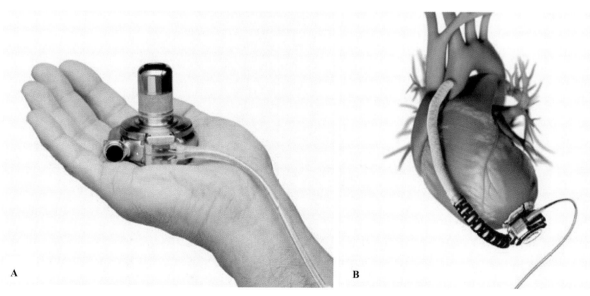

▲ 图 22-11　A 和 B. HeartWare HVAD 心室辅助装置

图片由 Heart Ware Inc., Framingham, MA 提供

第三代装置，因为它是无轴承的。对于离心泵来说，2000～3000 转 / 分的转速可以产生 10LPM 以上的流量。通常有外部系统控制器和电源通过隧道式动力传动系统连接到该装置。HVAD 的结构如图 22-11 所示。

　　HVAD 有 CE 标签，于 2009 年在欧洲临床使用，2011 年获得澳大利亚治疗品管理局（TGA）的批准，2012 年 11 月获得美国 FDA 的批准用作移植过渡，因为它在 ADVANCE 试验中的表现不劣于其他可植入装置。在这项试验中，140 名植入 HVAD 的患者被随访了 180d（或直到移植，或死亡），并与 544 名植入其他商业化可获得装置的患者进行了比较。观察组的 140 名患者在 180d 时，62% 仍由他们的原来装置支持，29% 已经移植，5% 需要更换装置（2% 是因为泵血栓），4% 已经死亡，总的 1 年生存率为 85%。

HVAD 由于体积小，也被用作可植入的 RVAD。HVAD 用作支持右心室的经验（目前有限）正在稳步增加。HVAD 已经被批准用于安大略省的终点治疗（自 2012 年起），2013 年年底入选患者的 ENDURANCE 试验及其补充试验数据，为 HVAD 在美国作为右心室支持用途装置建立基础。

最近一项对英国 HVAD 使用 4 年以上的真实世界研究分析显示，1 年生存率为 75%，2 年生存率为 66%。然而，应该注意的是，欧洲患者通常植入时的 INTERMACS 分值低于美国（更紧急），所以造成了与美国进行的 ADVANCE 试验相比存活率相对较低。

五、机械辅助循环的并发症

随着结局的改善，机械辅助循环患者的简单生存已不再是一个问题，MCS 研究的主要焦点已转向通过减少不良事件来优化结局。

不幸的是，还没有设计出一种单个风险分层方法或评分系统来预测 MCS 人群固有的各种不良事件，如尽管最近植入前序贯性器官衰竭评估（SOFA）评分被报道能可靠地预测 6、9、12、24 和 36 个月后机械辅助循环的存活率，但 SOFA 评分并不能预测其他长期不良事件（如卒中、出血、感染、泵需要更换）。同样重要的是要明白，由于现代装置独特的机械基础、材料和功能特性，第一代搏动性装置时代产生的所有数据、预测指标和风险分层评分不能外推到当代非搏动性装置。

总的来说，根据 INTERMACS 和其他来源数据，与第一代搏动性装置相比，连续流动装置的特定不良事件发生率明显下降。但是与前一代相比，当代报道的不良事件总负担仅略有下降。虽然一些

典型问题（如纵隔出血、右心室衰竭、可能的卒中）的发生率显著下降，但一些重要问题（如肾衰竭和呼吸衰竭）的发生率没有改变。此外，出现了第一代搏动性装置不存在的新并发症，如胃肠道动静脉畸形、血管性假性血友病综合征导致的胃肠道和颅内出血、泵血栓形成等。

新的信息迅速涌现，某些现代 VAD 支持的并发症现在已经与某些先前存在的因素和（或）现代 MCS 技术的某些方面联系起来。

- 现在胃肠道动静脉畸形被认为是由现代 MCS 装置产生的非搏动性血流引起，这与严重主动脉狭窄（Heyde 综合征）患者所形成的情况非常相似。

- 获得性血管性假性血友病综合征（来自高分子量血管性假性血友病单体的丢失）被认为是由连续血流装置施加的剪切应力引起。

- HeartMate Ⅱ 和 HVAD 泵血栓形成的发生率高得惊人。从 2011 年开始，植入术后 3 个月 HeartMate Ⅱ 确诊的泵血栓形成率约从 2.2% 发展到 2013 年的 8.4%。这是令人震惊的，因为从植入至确认任何显著的泵血栓发生的中位时间是 18.6 个月。到目前为止，这一增长的任何单一原因仍不确定，很可能是由多个因素导致。除了 2010 年 HeartMate Ⅱ 的设计变化（移植血管的一种新的封合胶），如 Lindenfeld 和 Keebler 所述，HeartMate Ⅱ 血栓形成率和数量增加的其他潜在原因可能包括在 VAD 支持期间抗凝不够和（或）抗血小板治疗不足、高估实际抗凝水平、促红细胞生成剂的使用和剂量、流入和（或）流出插管的角度异常、有策略地降低流速、轴承产生热量、感染、心房颤动和右心室衰竭。对于 HVAD，2011 年在流入管路中添加钛烧结（这应该会促进非血栓新生内膜的生长，如第一代搏动性 HeartMate Ⅰ 中所存在的那样）似乎降低了 HVAD 血栓形成的发生率，这在该装置的早期临床经验中可以看到。

现在溶血和乳酸脱氢酶水平升高被认为是血栓形成的先兆症状。这些都可以被监控，在许多情况下，药理学策略可以作为装置更换或移植的替代方案。

此外，在不良事件和潜在可调节的风险因素之间正在建立新的联系。如中风最近被认为与维生素 D 缺乏有关，也在装置支持期间升高收缩压。

六、全人工心脏（TAH）

从最初的有巨大外部控制台的气动驱动装置到完全植入式计算机控制的 AbioCor 植入式替代心脏（Abiomed DanVers，MA），可以永久替代人类心脏衰竭的机械式全人工心脏（TAH），几十年来一直是人们深入研究和开发的课题。

第一台 TAH 是 Domingo Liotta 博士及同事在20世纪60年代开发的一种气动双心室泵，这台设备（Liotta TAH）由 Denton Cooley 博士首次植入一个47岁严重心力衰竭患者体内，并作为心脏移植过渡使用了64h。患者在移植32h后死于假单胞菌肺炎，但 Liotta 心脏证明了临床上可以成功地使用机械装置来维持患者的生命，事实上，这种装置的初衷是永久性地代替衰竭的心脏。第二例人类植入，即 Akutsu Ⅲ TAH，成功地使用了55h，作为1例36岁终末期心力衰竭患者的移植过渡。Jarvik-7 TAH 于1985年8月首次作为永久心脏替代（终点装置）植入1名患有原发性心肌病和慢性阻塞性肺疾病的61岁男子体内，尽管患者只活了112d，但他的存活时间仍令人鼓舞。

（一）SynCardia 暂时性全人工心脏

从1991年起，Jarvik-7 被称为 CardioWest TAH，现在被称为 SynCardia 暂时性 TAH（TAH-t；SynCardia Systems Inc.，Tucson，AZ），目前这种装置被北美、欧洲、亚洲、澳大利亚/新西兰的100多个中心用于移植过渡。

TAH-t 是一种气动、垂直放置、双心室泵，轻于0.5磅，能产生超过9 LPM 的搏动性血流。装置内的金属可倾圆盘人工瓣膜在支持期间要求抗凝。2004年，FDA 批准了 TAH 作为移植过渡，2006年 CE 贴标获准在欧洲使用。

过去数年中，终末期双心室衰竭患者（而不是体旁 VAD 设备的双心室支持）、移植心脏发生排斥反应和衰竭需再次移植的患者（而不是重新植入 LVAD）、出现 LVAD 衰竭（替代装置更换）的患者，该装置作为前述三种患者一种可植入的支持设备再次引起了人们的强烈兴趣。

据制造商称，目前已经植入了1400多例，最长的支持时间约为4年。十多年来，用这种装置移植过渡的成功率为75%～80%，但随着植入物数量的增长超出临床试验的范围，这种成功率是否会继续保持，还有待观察。

与其他用于提供 MCS 的装置一样，它也会遇到中风和感染，但目前 INTERMACS 数据库无法提供有关这些并发症发生率的数据。《得克萨斯心脏研究所杂志》最近发表的一篇最新报道称，与 TAH-t 相关的"大多数"（4%）卒中基本发生在围术期，而使用这种装置的致命感染率约为2%。由于它产生搏动性血流，TAH-t 可能无法观察到获得性血管性假性血友病综合征和动静脉畸形出血并发症（现在常在持续性血流性 VAD 中观察到）。

最初由一个巨大的控制台（"大蓝色"）提供动力和控制，到现在重量 < 15磅的小型可穿戴控制器（自由便携式驱动器），方便人们走动和出院。一个更小的控制器即将面世，小版本的 TAH 也将面世（50ml 心室），供小成人和儿童使用。讽刺的是，尽管 TAH-t 最初是作为一种终点装置来构思和使用的，但它现在只是一个正式的终点治疗试验的研究对象。

（二）AbioCor 植入性替代心脏

AbioCor 植入性替代心脏（Abiomed Danvers，MA；图22-12）可能代表了人工心脏技术的一个重大进展，因为它是真正的完全可植入的，没有经皮的电缆、管路或电线。该设备是电动的，因此不需要压缩空气来驱动泵的运行，患者完全可以移动，甚至不需要便携式或可穿戴的控制器。这个装置重约2磅，是矫正植入的。

对于年龄 < 75岁且有终末期双心室衰竭的不符合移植条件的患者，可使用 AbioCor。使用经皮能量转移（代替经皮电缆）来提供电力和系统控制的人工心室电动液压泵血。装置内的人工单向阀在支持期间要求抗凝。

2000年年初，路易斯维尔大学和其他三个中心中，相对例数较少的（14例）植入该装置的患者获得了一定程度的成功（存活时间超过1年，但中风和感染的发生率很高，还有一些装置出现故障）。

在2005年，FDA 最初以"生命质量优于生命数量"为由拒绝了该装置的批准申请，但 AbioCor 在2006年根据《人道主义装置豁免计划》最终获得了 FDA 的批准，很大程度上是因为患者和被支持者的家属证明，被支持的患者有能力与家人"分

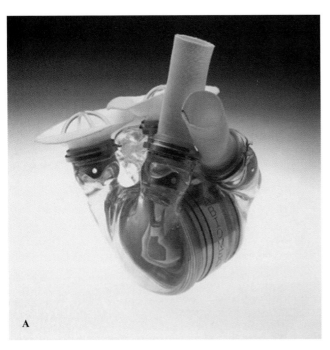

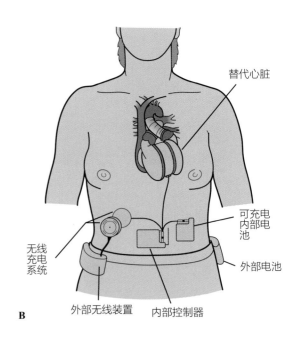

▲ 图 22-12　**A. AbioCor** 可植入性替代心脏；**B. AbioCor** 可植入替代心脏的原位植入术。把原发性衰竭的心脏取出，将 **AbioCor** 原位植入，与患者自身的心房和大血管袖式吻合。经皮能量转移技术消除了对经皮导线的需求

图片由 Abiomed Inc., Danvers，MA 提供

享重大生活事件"。显然，作为上市后研究的一部分，被随访的植入物数量相当少，最近也没有关于这个装置的报道，而且基本上找不到。

七、VAD 支持的围术期麻醉考虑

需要植入 VAD 的患者麻醉方法完全取决于情况的紧急程度。需要紧急 VAD 支持的患者处于极端状态，医疗专业人员只能提供支持性护理，直到患者上了 CPB 以后。相反，以选择性 VAD 植入作为移植过渡或终点治疗的终末期心力衰竭患者，尽管心功能显著降低，在最优化药物治疗后仍能表现良好。一些选择性 VAD 植入患者因长期心力衰竭而出现急性失代偿，并已在术前通过药物治疗（如米力农、奈西立肽、多巴酚丁胺等）进入重症监护室和主动脉内球囊反搏治疗，试图稳定和优化血流动力学。

无论临床表现如何，所有需要 VAD 支持的患者即使是最短暂的血流动力学异常（如心动过速、心动过缓、高碳酸血症、窦性心律失常、容量状态突然改变、低血压）也很容易失代偿，因此必须谨慎治疗。

（一）选择性 LVAD 植入的患者表现

严重的心功能低下是所有植入 LVAD 患者管理的关键考虑因素。大多数患者会有扩张型心肌病，伴有二尖瓣反流、舒张功能障碍、扩张的三尖瓣环伴功能性三尖瓣反流和不同程度的肺动脉高压。肾功能不全、脑血管疾病和肝充血引起的轻度凝血病并不少见。因为冠状动脉疾病已经成为心力衰竭最常见的原因之一（目前列出的所有心脏移植患者中有 31.8%），持续的缺血是一个潜在的问题。这些患者中的许多人都曾接受过心脏手术（如冠状动脉旁路移植术、瓣膜修复 / 置换术、心室成形术、先天性心脏病矫治术），增加了再次胸骨切开术的麻醉风险。最后，这类患者很常见的是带有起搏器和（或）植入式心律转复除颤器，围术期必须处理。

（二）有关门诊患者用药的问题

选择性 LVAD 植入患者一般采用药物治疗，这些药物可减少后负荷、促进利尿、预防心律失常、控制心率、对抗伴随慢性心脏病引起的不良心肌重

组及进行性心力衰竭。典型用药包括血管紧张素转化酶抑制药（ACEI）、血管紧张素受体拮抗药、醛固酮拮抗药、胺碘酮、β受体拮抗药、利尿药和地高辛。虽然对这类患者的术前优化是有效的，但具有较长消除半衰期的药物，如ACEI和胺碘酮，会导致显著的血管舒张，需要在植入LVAD后用药拮抗。如果可以，一般建议术前即刻停用利尿药，以减少这些常用药物引起的相对低血容量和电解质消耗。目前对于术前是否停用ACEI类药物尚无共识。

（三）术前营养优化

众所周知，术前营养不良易使普通外科手术人群发生一系列术后并发症，包括伤口愈合延迟和感染风险增加。营养状况也被确定为心力衰竭患者生存的一个重要决定因素，在VAD患者中，越来越多的证据表明，由传统指标（如血清白蛋白和体重指数）测量的营养状况是移植后生存的关键决定因素。在Lietz及同事的一项研究中，术前营养不良作为风险分层评分的一部分，被认为是移植后预后不良的几个预测因素之一。最近在一个植入了非搏动性装置的大型队列研究中，术前低蛋白血症被报道是死亡率的独立危险因素。有趣的是，此研究中，术后白蛋白水平的纠正显著有利于生存。

术后营养状况欠佳的指标，如前白蛋白水平低，也被证明与该人群死亡率的增加有关。基于这些发现，积极优化营养状况已成为手术前后患者管理的重要组成部分。对传统的增加营养方法无效的患者，应考虑肠内和（或）肠外喂养。值得注意的是，尽管肠外营养与感染风险增加有着传统的联系，但它已被证明是VAD患者术前肠内营养的一种安全有效的替代方法，并可能在未来被证明是对其他方法无效的患者围术期营养优化的标准方法。

（四）术前即刻

谨慎的治疗包括术前吸氧（通过鼻导管或面罩）和监测生命体征，尤其是在使用抗焦虑药物的情况下。低通气可能总是伴随着镇静而存在，而且这种患者通常不能忍受交感神经张力的突然降低、低氧血症和可能伴随呼吸性酸中毒的潜在肺血管阻力增加。

诱导前置入动脉导管监测血压对严重心功能低下患者至关重要。

（五）诱导和维持

麻醉计划必须考虑到心功能不全的严重程度和潜在器官功能不全的存在。衰竭的心脏至少有一部分由肾上腺素能状态升高所补偿，应避免使用明显减弱交感神经张力的麻醉诱导药，因为它们可能导致快速的心血管失代偿或衰竭。此外，心力衰竭患者的管理目标还应包括避免麻醉剂引起的心功能下降和增加心肌氧需的血流动力学状况，如心动过速和心室后负荷增加。总之，诱导策略旨在足够的麻醉深度和维持稳定的血流动力学之间取得平衡。

依托咪酯（0.2mg/kg 静脉输注）对于心力衰竭患者来说是一种理想的诱导药，因为它不会显著降低体循环阻力，也不会降低心肌收缩力。基于大剂量阿片类药物（如芬太尼 50～100μg/kg）和神经肌肉阻断药的诱导技术可能会使数小时的血流动力学稳定。然而，高剂量阿片类药物引起的心动过缓可能导致心排血量进一步下降。此外，单独使用镇痛药通常会导致镇静不足，并且在手术结束后数小时内需要通气支持。因此，目前较少使用高剂量阿片类药物了。

氯胺酮在心室功能严重下降的患者中仍是一种非常有用的替代药物。氯胺酮诱导（1～2.5mg/kg 静脉注射或 2.5～5mg/kg 肌内注射）然后进行维持性输注 [50～100μg/（kg·min）] 通常可提供极好的血流动力学稳定性，同时确保足够的镇痛和镇静。在给氯胺酮之前，通常在给予小剂量咪达唑仑（如 1～2mg 静脉注射）理论上可减少在某些患者可能出现术后精神不良反应，抗利尿药（如吡咯酸乙二醇酯 0.2mg 静脉输注）也经常使用，这通常是平衡其间接拟交感性质。进行性心力衰竭时，部分代偿是通过肾上腺素能系统的慢性激活和心肌β肾上腺素能受体的下调来实现的，理论上存在着氯胺酮对心脏直接的抑制作用（诱导剂量足够时）的风险。

因此，一种标准的平衡技术，包括小剂量咪达唑仑、依托咪酯作为诱导剂、中剂量阿片类药物（如总芬太尼剂量 10～20μg/kg）、神经肌肉阻断药和强力挥发性吸入剂（如耐受性），通常用于优化后的患者。然而，通常高剂量吸入的所有强效挥发性药物在这一人群中耐受性较差，因为它们都干扰心肌中的钙转运和环核苷酸第二信使。与目前可用的其他药物相比，七氟烷似乎能减少心肌抑制和体循环阻力，尽管通常使用低浓度的异氟烷并不困难。除了直接的心肌抑制和血管舒张外，吸入麻醉剂还可能对心肌的自律性、冲动传导和不应期产生不利影响，可能导致折返和心律失常。当药物的释放浓度突然增加时，尤其可能发生心律失常。

由于围术期出血是 VAD 植入术后的常见问题，因此在这些病例中使用抗纤溶药（如 ε- 氨基己酸或氨甲环酸）。

（六）监护

除了标准的美国麻醉师协会监护仪（如心电图、呼气末二氧化碳、温度、脉氧饱和度和血压）外，LVAD 植入术中还经常使用动脉内导管、肺动脉导管和 TEE。

植入 LVAD 之前，TEE 用于检测解剖病理学，其有如下病理特征。

• 阻碍最佳 LVAD 充盈（如二尖瓣狭窄、严重三尖瓣反流、严重右心室功能障碍）的可能性。

• 降低最佳左心室减压（如主动脉瓣反流）的可能性。

• 一旦 LVAD 工作，就会引起并发症（如卵圆孔未闭、房间隔缺损、心内血栓、升主动脉粥样硬化、活动性升主动脉斑块）。

LVAD 植入过程中，TEE 用于如下情况。

• 确保适当的流入道插管位置（在左心室中心，指向二尖瓣；通常食管中段 90° 的双腔视图最能显示插管位置，但三维成像也有帮助）。

• 确保装置（和心脏）在辅助循环支持前后充分排气。

（七）植入后时段

一旦 LVAD 启动支持，血流动力学最初可能相当不稳定，直到血管内容量恢复，体循环和肺血管床血管动力张力重建，右心室功能改善。因此，尽管有一个功能正常的装置，CPB 脱机之前正性肌力药物和血管活性药物往往还是需要的。这样的管理策略似乎比其他策略更为有利，对 LVAD 支持状态生理学的理解大大利于决策。

八、LVAD 支持对右心室功能的潜在影响

来自搏动时代的 VAD 数据一致地报道了右心室对 LVAD 引起的左心室负荷下降的反应，包括右心室前负荷增加、右心室顺应性增加、右心室后负荷减少和右心室收缩力总体下降。已经证实，当使用 LVAD 支持时，既有或围术期的右心室疾病（如局部缺血、代偿不良的慢性心室衰竭、炎症损伤）会使患者的右心室功能严重恶化。

为理解 LVAD 植入后的右心室失代偿，必须了解几个重要的生理学原理，即心室相互依赖、系列循环效应和心室动脉耦合（框 22-4）。首先，心室相互依赖的概念集中在右心室游离壁和左心室之间的肌肉纤维的连续性和共同室间隔（IVS）的存在，使心室的解剖和机械耦合。其次，系列循环效应的概念认为是右心室的输出充盈了 LVAD，LVAD 的输出反过来又成为右心室的前负荷。最后，心室动脉耦合的概念认为，无论心室的固有收缩力学受损有多严重，如果减少了泵出必须克服的后负荷，心室总是会更好地发挥泵的作用。此外，必须了解右心室与泵功能相关的独特解剖和生理特性。

右心室的射血是通过两个独立的同时动作完成的：①由构成右心室游离壁的单层横纤维收缩引起心室压缩；②由两层斜向间隔纤维序贯性收缩引起的扭转。

没有正常的间隔扭转的情况下，右心室射血只能通过收缩包含一层主要横行纤维的基底壁产生。这种压缩可能并不总是能提供足够的收缩力来确保足够的心排血量，特别是在肺血管阻力增加时。长期以来人们知道，正常的室间隔功能可以补偿右心室游离壁对整体右心室收缩性能的损失影响，但右心室游离壁并不能总是补偿室间隔功能损失，而且室间隔功能紊乱时右心室衰竭就成为一个主要问题。

也许 LVAD 的左心室减压最明显的效果是室间

框 22-4　心室辅助装置的关键生理学原理
• 心室相互依赖 • 系列循环效应 • 心室动脉耦合

隔可能向左移位，但是室间隔弯向左侧造成了所谓的室间隔扭曲，因为室间隔正常结构的扭曲导致原本斜向的室间隔肌层彼此呈更横向的方向，随后失去了正常的室间隔扭转。许多研究者已经证明了室间隔对右心室泵功能的重要贡献，并且已经证明，只要室间隔的功能未受影响，右心室游离壁的收缩在整个右心室压力发展和容量流出方面几乎没有影响。

室间隔畸形的另一个后果是由于传导通路的伸展而导致电传导路径的功能障碍。心室内传导延迟导致心室不同步收缩导致整体收缩功能下降。此外，很明显尽管进行最大努力心肌保护，长时间CPB后室间隔顿抑很常见，而且心脏停搏液的不良电生理效应在脱机后早期仍存在残余。

这些因素中的一个或两个可以增加室间隔功能障碍的程度。因此，左心室减压对右心室衰竭的易感基线起着很大的作用，因为它会导致室间隔左移，从而导致室间隔功能障碍，但这并不是LVAD支持期间易致右心室衰竭的唯一易感性因素。

LVAD和右心室串联存在，在一个回路中是相互依赖的泵。考虑到使用LVAD支持时，由于各种原因的室间隔功能障碍，右心室可能处于机械性不利地位，它甚至不能耐受适度的前负荷增加。LVAD支持期间右心室前负荷增加的潜在来源包括LVAD高排血量、必要的围术期输血和输血制品，以及如果左心室减压不够导致室间隔移位增加三尖瓣反流的可能性。三尖瓣反流增加的潜在原因包括：①三尖瓣环变形；②附着于室间隔的瓣下装置牵拉，导致瓣叶对合不良。

尽管基于心室相互依赖易使右心室功能不全，而且潜在问题可能来源于系列循环效应，但是，LVAD作用而导致右心室后负荷降低的有益作用似乎仍然大于内在右心室收缩力学的损伤。对于肺血管阻力正常的患者，在LVAD支持期间的右心室泵功能普遍改善。这说明了心室动脉耦合的原理，在这一原理中，将右心室收缩力学与整体右心室泵功能分离，揭示了右心室后负荷的重要性。

如前详述，从Fontan生理学的成功推测，只要肺血管阻力正常，右心室泵功能在LVAD支持的患者中可能可有可无。然而，LVAD植入后肺血管阻力并不总是正常的。由于显露于体外循环时间延长及围术期血液和血小板输注，炎症介质引起肺血管内皮损伤，许多患者的肺血管阻力升高。其他原因包括在危重患者护理中遇到的常规原因，如低氧血症、高碳酸血症、酸中毒、低体温、大潮气量、疼痛和儿茶酚胺输注。图22-13展示了右心室后负荷增加的潜在后果。

此外，在LVAD支持期间潜在的右心室衰竭病因中，围术期事件和处理的潜在影响不可忽视。许多因素可能会影响患者的预后，包括患者心力衰竭病程中LVAD的植入时间、手术失误、CPB期间右冠状动脉分布的心肌顿抑及停机后影响冠状动脉灌注的低血压。当使用LVAD支持时，缺血损伤或对右心室游离壁的其他损伤似乎对右心室衰竭的发展没有很大影响，而室间隔的缺血损伤可能会产生严重的负面后果。

围术期的护理质量也是LVAD植入成功与否的一个决定性因素，护理LVAD患者的工作人员必须熟悉相关的生理学和相关风险。虽然相对低血容量是LVAD支持患者的常见问题，但对于已经处于收缩功能受损的右心室来说，大的快速容量负荷是一个潜在的问题，必须谨慎进行液体管理。也许最大的问题是肺血管阻力增加。如前所述，一旦室间隔因左心室减压而变形，横向的纤维只够产生喷射到低阻力的肺血管床中的压力。因此，在LVAD支持状态生理学变化和潜在的围术期不良事件及必要的术后护理之间，有很多LVAD支持期间右心室衰竭风险升高的原因。

（一）血管内容量状态

LVAD依赖于左心室腔足够的容量。大多数选择LVAD的患者开始时容量超负荷，左心室明显扩张。在非搏动性装置中，如果通过持续的VAD作用从心室排出的血液量超过了左心室的血液量，就会发生吸吮；也就是说，持续的VAD将心室吸空，从而导致心排血量减少和低血压。因此，假设无支持和潜在功能失调的右心室能够处理容量负荷。围术期液体管理的目标是维持正常血容量，而不是轻微的高血容量状态（这可能有助于减少对加压素的需求）。左心室空置也会使室间隔向左移动，改变右心室的几何结构，从而降低其功能（见上文室间隔结构缺陷），而右心室功能降低是LVAD前负荷不足的另一个重要原因。此外，必须监测手术定位和（或）牵开器的效果，以免阻塞到右心室的静脉

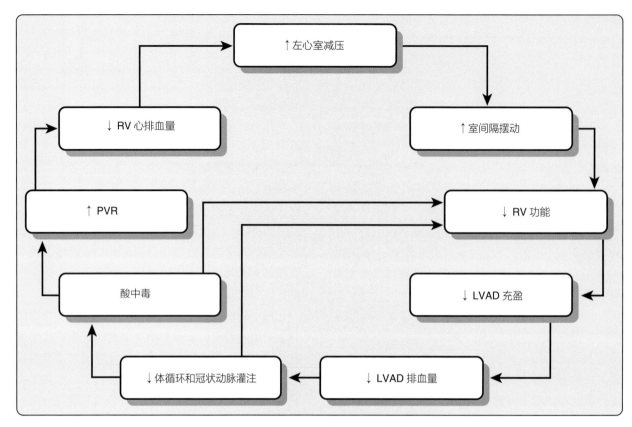

▲ 图 22-13　右心室（RV）后负荷增加的潜在后果

LVAD. 左心室辅助装置；PVR. 肺血管阻力

回流，一旦因同样原因关闭胸腔，应避免胸腔内高压（如潮气量过大）。总的来说，只要有足够的血管内容量（和右心室功能）来充盈泵，LVAD 通常功能良好，但管理必须个性化。

（二）后负荷和收缩力

一般来说，LVAD 植入后的深部血管扩张需要使用血管收缩药来维持足够的灌注压力。

LVAD 植入后的主要目标是维持尽可能低的肺血管阻力。因此，由于血管升压素无引起肺血管收缩作用，具有比去甲肾上腺素更大的优势。然而，医师必须谨慎，因为明显增加的体循环阻力有时可能损害某些 LVAD 的前向血流。目前的轴流装置不太可能受到影响，但新型微型离心装置的输出对后负荷很敏感。通常也需要正性肌力药物来支持右心室功能。可能需要的典型用药方案包括米力农 [0.3～0.75μg/（kg·min）]，血管升压素（2.5～5U/h）、一氧化氮（20/100 万～40/100 万）和肾上腺素 [0.05～0.25μg/（kg·min）]。如前所述，如果出现

明显的肺动脉高压，去甲肾上腺素可能是不利的，因为必须保持右心室后负荷尽可能低。如果出现难治性血管扩张性休克，一剂亚甲蓝（0.5～2mg/kg 静脉注射）可能有助于恢复血管舒缩张力。严重的情况可能需要持续输注亚甲蓝 [0.5mg/（kg·h）]。

（三）出血

由于一些潜在的原因，在现代设备中，术中或术后出血似乎不像以前在大型搏动性装置中那样严重，但是尽管常规使用抗纤维蛋白溶解药，VAD 植入后凝血病仍然很常见，血小板、冷沉淀和新鲜冰冻血浆（FFP）的输注通常是恢复止血能力所必需的。然而，操作者必须谨慎，因为大容量的快速输液会导致右心室衰竭。此外，输注血小板和 FFP 也存在明显的输血相关肺损伤（TRALI）风险。在可行的情况下，血栓弹力图可以非常有用地帮助指导血液制品的合理输注。凝血酶原复合物浓缩物（PCC）等因子浓缩物是 FFP 的一个很有吸引力的替代品，无论是从避免容量超负荷还是从避免

TRALI 的角度来看。与 FFP 相比，PCC 能更快地恢复靶向因子和逆转因子依赖性凝血病，且附加容量可忽略不计，且 TRALI 风险较低。

另一个唯一与 LVAD 植入相关的凝血病的来源是血管性血友病因子（vWF）的功能障碍。一些 VAD 装置产生的剪切力促进金属蛋白酶 ADAMTS13 对 vWF 多聚体的裂解，导致获得性 vWF 缺乏，并增加胃肠道出血、伤口出血和鼻出血的趋势。来自近 1000 名 HeartMate Ⅱ 患者的最新数据显示，总的出血发生率和患病率为 38%，其中 29% 接受终点治疗的患者，13% 作为移植过渡接受该装置的患者均有胃肠道出血。因此，理想情况下，控制这些患者出血的策略应包括使用 vWF 浓缩物、Ⅷ因子浓缩物、抗纤维蛋白溶解药和去氨升压素（DDAVP）。

（四）经食管超声心动图在 LVAD 的植入后作用

LVAD 植入后，TEE 被用于以下情况。

· 保证足够的左心室减压（但左心室腔不能完全消除）。

· 保证右心室功能不会恶化（可能也需要 RVAD）。

· 保证三尖瓣反流不会加重（可能需要环成形手术）。

· 重新评估卵圆孔未闭（如果有必须关闭）。

· 辅助诊断术后出现的新问题（如低血容量、压塞、插管错位或梗阻）。

第 23 章
再次心脏手术
Reoperative Cardiac Surgery

Amanda J. Rhee   Joanna Chikwe   著

张俊杰   译

要　点

- 再次心脏手术比第一次手术风险更大，因为患者通常年龄更大、并发症更多、心血管疾病更严重。此外，由于心脏结构与胸骨的术后粘连，再次开胸可能是很危险的。由于之前手术使用过的缘故，CPB 插管管道可能不可用，同时瓣膜置换比修复的比例更高。
- 在决定继续手术之前，必须进行全面的病史、临床评估和影像学检查（特别在做出医疗决策之前需要多学科专家评估手术风险和可能的收益）。
- 诱导前麻醉准备包括放置除颤器电极、起搏器或调整除颤器参数，以及放置有创性监测时可能的外周插管策略和其他心肺转流术技术（例如胸骨切开前给患者降温）。
- 紧急再开胸手术风险极大，通常是在出血导致心脏压塞的情况下，需要快速手术干预。应预先考虑输血、血流动力学支持，并准备好肝素以备心肺转流术。

在目前的临床实践中，3%～4% 的冠状动脉旁路移植术（CABG）和约 10% 的瓣膜手术是再次手术。与第一次或初次心脏手术相比，再次心脏手术的死亡率和主要并发症发生率增加，因为这些患者通常年龄较大，有诸多的并发症和更严重的心脏病，并且由于先前接受了心脏手术给目前的手术提出了特殊的技术挑战。冠状动脉和瓣膜病变再次手术中手术切口和插管的入路通常与初次手术的手术入路有显著差异，通常可预见到术中可能发生需要立即改变术前计划策略的不良事件。因此，与手术团队一起进行术前评估和制订计划尤为重要，因为最佳的患者管理可能需要我们对标准化心脏麻醉方案的诸多方面进行调整。心脏手术后紧急再开胸的发生率为 1%～5%，面对的主要挑战是如何有效地应对和处理严重心肺功能的不稳定，并确保在手术

室或手术室外进行安全有效的手术。

一、再次心脏手术

（一）再次手术适应证

再次心脏手术适应证与初次心脏手术有相同的原则。然而，再次开胸危险性的增加、旁路管道的缺乏、患者的年龄和并发症增加、需要瓣膜置换来替代修复的可能性更大，是额外需要考虑的因素。因此，相较于内科保守治疗或经导管入路的手术方案，对于可能需再次手术患者，手术适应证应该把控更严格。大多数冠状动脉旁路移植术后出现症状性冠状动脉狭窄或移植血管狭窄的患者，经皮冠状动脉介入治疗（PCI）最有效。通常认为左前降支有明显病变且症状严重的患者可以从冠状动脉再次

手术中获得改善症状和预后方面的益处。再次手术的主要适应证包括人工瓣膜功能不全（经导管瓣膜植入术的研究结果尚处于初步阶段）和心内膜炎，心内膜炎是经导管瓣膜置换术的禁忌证。通过经皮置入封堵器，越来越多地解决了瓣周漏。由于术前中重度右心室功能不全、肺动脉高压和多器官功能不全的高发病率，晚期三尖瓣重度反流再次手术的死亡率和发病率特别高。

（二）术前评估

1. 病史

再次心脏手术的患者通常比第一次手术的患者年龄大、并发症多、心血管疾病更严重。是否手术通常取决于症状的性质、时间和严重程度与诊断的关系，并平衡干预的益处与再次手术造成的死亡率和发病率增加的风险。此外，病史应确定所有先前心血管手术的详细信息，包括 PCI 的日期和类型、既往心脏手术信息（包括切口）、插管困难或麻醉不良反应、呼吸衰竭或气管切开术的病史、凝血病和输血，以及术后败血症和器官功能障碍。虽然风险的平衡通常有利于非再次手术患者在手术前继续抗血小板药物治疗，但在计划再次手术的患者中情况可能并非如此，他们将面临更大的术后凝血病和出血风险。术前停止口服抗凝药并过渡到短效的替代方案（如肝素输注）可能是合适的。

2. 临床检查

导致不良结局的最重要危险因素之一是虚弱。虽然对虚弱还没有做出合适的定义，也不包括在大多数风险模型中，它是一个主观的判断，但却是相对容易的，可通过观察患者来做出的判断。所有心脏手术患者的体格检查应包括仔细检查整个胸部和腹部。患者可能会忽略心脏远端和胸部手术，而这些可能只在切口处变得明显，切口可以是乳头下切口、后胸切口或腋窝。所有切口，包括导管插管位置、起搏器或除颤器插入位置，以及上下肢 CPB 周围插管的潜在位置，应评估是否有远处或近期感染、愈合不良和血管并发症（如狭窄或动脉瘤形成）的迹象。对气道的评估包括检查胸骨上切口，气管是否有气管切开的证据。

3. 影像学

除无获得性或先天性冠状动脉疾病危险因素的年轻成人患者外，所有患者近期均应进行心导管术，包括冠状动脉造影，以评估固有血管和任何冠状动脉旁路移植血管的通畅性和解剖结构。在年轻患者中，通常 CT 冠状动脉造影可以提供足够的冠状动脉解剖信息。应复查冠状动脉造影，以确定移植血管是否靠近胸骨或与胸骨粘连。

无创性计算机断层扫描提供了从主动脉根部到股动脉的整个动脉树上钙化和动脉瘤段可视化的有用信息，这可能决定动脉插管位置的选择。大量人工材料的存在预示着潜在的严重粘连。CT 造影可以更清楚地显示移植旁路血管的走行，需要造影以评估血管通畅性，并提供是否存在周围血管疾病的详细信息，这在计划外周动脉插管或患者可能需要主动脉内球囊反搏时尤为重要。

超声心动图对于定量评价右心室和左心室功能、肺动脉高压及各个瓣膜功能障碍的性质和程度是必要的。经食管超声心动图（TEE）在人工瓣膜心内膜炎和瓣膜修复失败或经胸超声心动图成像不佳时特别有价值。

（三）诱导前

1. 诱导前几天

再次手术患者需要与初次手术患者相同的实验室检查。基线检查时有肾或肝功能异常，意味着必须特别注意 CPB 时要维持足够的体循环系统流量、灌注压力和静脉引流。术前贫血和血小板减少的患者，尤其是体表面积较小的患者，比初次手术时可能更需要补充血液制品。在再次手术患者中，术前停止抗血小板药物（尤其是双重抗血小板治疗）的止血益处大于急性冠状动脉缺血的风险。对于急性冠状动脉综合征患者或高危患者，短效抗血小板药物可作为围术期的桥接。静脉注射肝素应在计划的手术时间前 4～6h 停止，并在至少 12～24h 前注射依替巴肽（整合素）。术前 48h 停用长效血管扩张药，特别是血管紧张素转化酶抑制药，可降低术后血管麻痹的风险。

2. 诱导前

在诱导前，必须将粘贴式体外除颤器电极粘贴在患者身上。体外除颤器电极在整个手术过程中需要一直保留有几个原因，例如由于胸骨及胸腔内紧密的粘连，通常不能使用直接除颤片；电刀分离靠近心肌的粘连可直接诱发心室颤动；纵隔游离过程中冠状动脉移植桥血管的损伤可导致严重的心肌缺血和心室颤动。

相当一部分再次手术患者有心血管植入电子设备，术前应由熟悉该设备的专业人员进行检查，以确定其功能并制订术中管理计划。植入式心律转复除颤器的除颤器功能模式在手术期间应禁用。否则，电除颤电击（可能导致心脏停搏或心室颤动）可能被触发。在移除临时心外膜起搏导线之前，应再次检查设备，并在术后恢复适当的除颤和起搏设置。外部除颤器电极应在永久设备停用的整个期间保持可用状态。

在再次手术的病例中，CPB 时间可能延长，随之而来的是血管麻痹或低心排血量状态，肢体远端动脉的动脉波形经常压低，压力可能不可靠。预先留置两个动脉导管对再次手术患者特别有价值。应与外科团队讨论，因为 CPB 插管位置和手术策略将决定这些动脉导管的可用性和价值。

（四）麻醉

平衡麻醉和大剂量阿片类麻醉技术均可用于再次心脏手术。必须特别注意那些诱导过程中有心血管功能衰竭高风险的患者，例如那些无保护的冠状动脉左主干（或等效左主干）狭窄、严重主动脉瓣狭窄或心脏压塞的患者。紧急胸骨切开、心脏内按摩和中心插管 CPB 通常是不可能实现的，因为胸骨粘连妨碍了术者安全、快速地进入纵隔。因此，如果考虑患者在麻醉诱导期间心血管失代偿风险特别高，应在患者清醒时放置动脉和中心静脉导管，然后在外科医师已消毒铺单并做好快速股动脉插管和胸骨切开准备的情况下，进行麻醉诱导是比较合适的做法。

（五）切皮前

再次心脏手术中胸骨切开、肝素化、插管和搭桥的策略和顺序可能有很大的不同，因为这些步骤的最安全顺序取决于再次手术所带来的风险（表 23-1）。交叉配血应在切皮前检查是否备好并在需要时能立即提供血制品。在胸骨切开前，CPB 回路应完全备好，CPB 管路应引至手术台上，在此期间，灌注师、麻醉科主治医师和循环护士必须在场。

（六）切皮

胸骨皮肤切口通常是以标准的方式进行的，然

后胸骨钢丝被解开、切割，或者弯曲到一边，或者完全切除。从理论上讲，这些操作可能导致包括右心室在内的邻近血管结构撕裂。一些外科医师选择在胸腔镜引导下进行胸骨下的初步游离。当认为主动脉动脉瘤与胸骨后壁紧密粘连时，可以在左侧第二或第三个肋间隙做一个小的横切口，使主动脉在胸骨正中切开前能充分游离。胸骨前壁用振动锯分开。可选择在呼吸暂停期内，用振动锯或重型钝头剪刀将胸骨后壁沿其全长分开。胸骨切开这一操作对毗邻结构损伤的潜在风险最大。这些结构的损伤后果尤为严重，因为出血和血流动力学不稳定可能妨碍胸骨切开的完成。因为在粘连这种情况下，外科医师没有足够的手术入路来有效处理损伤。为了将这种情况的风险降到最低，外科医师通常会要求麻醉医师暂停通气，以减轻纵隔结构的压力，如果患者已经插管并肝素化，则会要求灌注师将患者的血暂时抽到泵中。在极少数情况下，最安全是的选择外周插管开始 CPB，给患者全身降温，并在皮肤切开和胸骨切开前停循环（表 23-1）。使用电刀先游离心脏与胸骨左缘，然后再游离胸骨右缘。在使心脏与胸骨完全游离前胸骨过度移位收缩可导致右心室破裂。其他可能的并发症是室性心律失常，包括因靠近心肌的电灼而导致的纤颤，以及因左乳内动脉（IMA）移植导致的大概率会出现的心肌缺血和心室功能障碍和（或）心室颤动。

随后的纵隔游离的目的是显露中纵隔组织和主动脉弓钳夹部位，特别是主动脉和右心房。为了避免远端栓塞和心肌缺血，冠状动脉旁路移植采用了"无接触"技术。在游离过程中最常见的损伤是右心房，由于先前的心房插管和心房切开使右心房粘连严重而且右心房本身壁很薄。这种损伤通常可以通过一期缝合来解决，但有时需要在 CPB 辅助下进行修复。

对于二尖瓣、三尖瓣或（偶尔）主动脉瓣手术的患者，右胸切口可能比胸骨正中切口危险性小。这项技术是用来减少损伤邻近胸骨结构的风险。右胸切口入路的缺点是难以有效显露心脏外缘、升主动脉和主动脉瓣。

（七）插管

CPB 的动脉和（或）静脉插管可以是外周的、中心的，或两者的组合。选择取决于再次开胸和周

表 23-1 低、中、高和极高危胸骨切开风险分层与应对不同风险手术策略的总结

术前风险评估		术中策略
主要损伤 风险增加	**低风险的再次开胸** • 之前的心脏手术没有冠状动脉旁路移植 • 主动脉和纵隔结构与胸骨之间有安全距离	• 开胸，粘连分离，标准主动脉插管；开始 CPB；进行残余粘连松解和心脏外科手术 • 可选：在胸骨切开前先显露外周插管位置
	中风险的再次开胸 • 离胸骨 1cm 以上的冠状动脉旁路移植，包括位于胸骨外侧的连接至左冠状动脉前降支的左乳内动脉	• 如上所述 • 可选：外周动脉插管，注射 5000U 肝素和动脉导管间歇性冲洗灌注；如上所述的胸骨切开和粘连分离 • 如果发生严重的血管损伤，静脉插管位置可选择在外周或者中心，也可以在完全肝素化下的 CPB 后进行
	高风险的再次开胸 • 左乳内动脉移植桥靠近胸骨中线，右心室贴着胸骨，正常主动脉近胸骨 • 第三次或第四次开胸	• 开胸前完全肝素化后外周动脉插管 • 可选：进行 CPB，停止通气，将静脉引流到储血泵以减轻右心压力
	极高风险的再次开胸 • 左乳内动脉桥横穿中线贴附于胸骨，大面积心肌处于风险中，主动脉管道移植物或动脉瘤黏附于胸骨	• 开胸前完全肝素化后外周动脉插管，CPB，降温 • 可选：胸骨切开过程中采用中低温循环停止

引自 Akujuo A, Fischer GW, Chikwe J. Current concepts in reoperative cardiac surgery. *Semin Cardiothorac Vasc Anesth.* 2009; 13: 206–214.

围动脉疾病的风险，以及是否存在主动脉和右心房上的多个手术部位，因为这可能限制中心部位插管的空间，如果存在多个与主动脉吻合的移植血管桥可能更合适采用外周动脉插管。对于有严重纵隔内结构损伤风险的患者，在胸骨切开前，可以在外周进行动脉（在某些情况下还有静脉）插管。导管的选择应考虑患者的体表面积，如果静脉导管太小，灌注师将无法充分进行静脉回流，如果动脉导管太小，灌注师将无法在较低的管路压力下提供足够的动脉流量。如果外周血管太小，不能容纳足够大的管道，通常可以在需要时在中心部位增加额外的导管，以改善体循环灌注。

右腋或左腋动静脉可在三角肌胸大肌间沟切开 5cm 显露。与股动脉相比，腋动脉用于动脉插管可降低肢体缺血和脑血管事件的风险，股动脉的侧支循环较差，并灌注动脉逆行血流。腋动脉插管最常见的并发症是与动脉走行关系密切的臂丛神经分支受到损伤。动脉本身的损伤也可能引起缺血、夹层和过度灌注。通过将 T 型桥血管缝合在腋动脉而避免腋动脉直接插管，可以最大限度地降低缺血和夹层的风险。经 T 型桥血管行 CPB 可能与同侧手臂过度灌注有关。如果仅在外周进行动脉插管，则在开始时患者无须完全肝素化。如果灌注师在实施 CPB 之前间歇性地冲洗导管，单次注射 5000U 的

肝素就足以使导管内不会形成血栓。静脉插管、泵吸（心脏切开术）或 CPB 前通常需要完全肝素化至激活凝血时间＞ 480s，尽管这个规定可能因机构而异。

胸骨切开前外周静脉插管（要求完全肝素化）的主要适应证是外科医师决定在胸骨切开前进行 CPB。有时使用腋静脉，但较大的股静脉更合适，因为其到右心房更直，可提供最可靠的通道和静脉引流。股静脉和股动脉插管的一个主要并发症是由于股动脉或髂动脉穿孔或主动脉逆行夹层引起的腹膜后出血，这种并发症在晚期才出现。在 CPB 手术中，腹膜后大出血或夹层的特征是低流量、低体循环压力、由于循环量减少而导致的静脉引流不良，以及最终由于血肿积聚和静脉淤滞而导致的腹胀。

（八）心肺转流术

如果需要，患者可以在术前进行 CPB。CPB 的设备状态安全应由麻醉医师、灌注师和外科医师确认。如果患者已经紧急转流，这一点尤为重要，因为插管的选择和位置可能不是最佳的。

如果担心右心靠近胸骨（特别是重度肺动脉高压患者的右心室），一些外科医师会在胸骨切开前采取预防措施，将循环容量暂时引流到 CPB 回路的静脉储血罐中。这在理论上有利于右心减压，从而

降低胸骨锯伤的风险。胸骨切开后，根据粘连和病变的情况，患者可以在 CPB 下或直接进行后续的纵隔游离。尽管早期开始 CPB 增加了流转时间，但它可能降低重要结构损伤的风险，并且似乎不会增加并发症发生率、死亡率或术后出血。不常规早期开始 CPB 的主要原因是，在进行粘连松解的同时，患者已经完全肝素化，这可能导致在手术过程中输血需求增加，自体血回收可能会最大限度地降低输血量。

（九）心肌保护

虽然再次心脏手术的心肌保护方法与初次手术基本原则相同（即减轻心脏张力，通常在舒张期降温使心脏停搏，以尽量减少心肌耗氧量），但另外几个其他因素会影响心肌保护策略。与初次手术的患者相比，通常再次手术患者的心肌功能更差和合并的冠心病和瓣膜病变更严重。在大多数再次手术中，手术技术上的困难和挑战会显著延长主动脉横断钳闭的时间。如果有一个或多个乳内动脉移植旁路移植血管，在主动脉横断钳闭后，他们将通过体循环血流灌注冠状动脉循环。随之体循环血液从心肌中冲洗出温度较高的停搏液，在血压正常时将使心脏恢复电活动。如果这个问题没有得到解决，没有乳内动脉灌注的心肌区域就会缺血。如果存在轻度以上的主动脉瓣关闭不全，除非左心室被完全排空，否则停搏液将导致心室扩张，在这种情况下主动脉反流血流使二尖瓣手术非常具有挑战性。

停搏液逆行灌注是一种有用的辅助手段，但在再次手术患者中正确放置冠状窦插管极具挑战，因为由于膈肌粘连使术者无法常规用手去探查。因此，外科医师更依赖 TEE 来评估冠状静脉窦的位置，在停搏期间持续监测冠状静脉窦压力以确定合适的压力反应是至关重要的。此外，如果主动脉是开放的，外科医师应该看到从左、右冠状动脉口流出的停搏液。

（十）凝血管理

由于大面积的组织显露（特别是在完全肝素化的患者中）和 CPB 时间的延长，凝血病在再次心脏手术患者中很常见。应注意做有针对性的实验室检查，包括血小板功能测定、血栓弹力图，以及输血量估算公式，这些对于指导治疗恢复止血和减少输血量非常有用。

（十一）术中紧急情况

术中不良事件发生率为 3%～10%，其中 1/4 发生在胸骨切开前或胸骨切开过程中，其余大部分发生在 CPB 前的纵隔游离中。与胸骨切开相关的威胁生命的潜在损伤包括对移植桥血管的损伤（这是最常见的结构损伤）和主动脉损伤。此外，右心房、右心室和无名静脉的损伤常见而且难以解决，尤其是在右心衰竭患者中。可能需要通过大型外周或中心静脉导管或动脉插管进行快速容量补充。动脉结构的严重损伤会立即危及生命，无论是出血还是心肌缺血，通常需要立即肝素化、插管和 CPB。

如果出现可能需要 CPB（包括大出血）的严重血流动力学不稳定，麻醉医师应给予足够量的肝素进行 CPB（300～400U/kg 或计算体外滴定剂量使血液超过 2.5～3.0U/ml）。假设无法进入中心插管部位，应在胸外部位紧急插管并开始 CPB。当患者完全肝素化并且动脉插管到位时，可以开始"旁路抽吸"以达到部分临时 CPB。在这种情况下，所有静脉回流到 CPB 回路都是通过（冠状动脉吸引管）进入纵隔和（或）撕裂的心脏结构进行心外吸引，直到建立静脉插管。患者仍应保持通气，因为左心中仍可能有从肺静脉回流的血液需要排出。心外吸引的时间应尽可能短，广泛的溶血是由心外吸引管内的湍流和空气混合引起的。

如果主动脉有严重损伤，单靠 CPB 不足以控制问题。其关键点是通过直接压迫或阻塞在一定程度上控制出血，以使有效的 CPB 能持续数分钟。恢复主动脉连续性通常需要进行全身低温，以便在中低温循环停止期间评估和修复主动脉。

如果冠状动脉旁路移植血管无意中被撕裂或横断，通过插入冠状动脉内分流管来恢复流经受损部分的血流，有可能降低心肌缺血和心室颤动的风险。然而，迅速建立 CPB 经常是必要的。如果出现显著的 ST 段抬高、心动过缓或心室颤动很显然与动脉出血相关。最初的目标是左心室减压和恢复足够的体循环。最终的目标是通过修复损伤或替换移植血管来恢复冠状动脉灌注。

二、紧急再次探查

（一）适应证

1%～3% 的心脏手术患者在手术后的数小时到数天时间内需要进行紧急再次探查。紧急再次开胸是治疗心脏压塞和急性纵隔大出血的一线治疗手段。急诊再次开胸允许心内按摩 [已有证明心脏指数可从 0.6L/min（未开胸）增加到 1.3L/min]、放置心外膜起搏导线、缓解张力性气胸、胸内除颤和处理纵隔大出血。因此，心脏骤停是再次开胸探查的另一个主要适应证，这种心脏骤停对数分钟的心肺复苏反应不甚满意，而且很可能有一个可以通过紧急再次开胸来解决的病因。心脏手术后，20%～50% 的心脏骤停需要紧急开胸。

除了灾难性的外科出血或急性心脏压塞外，纵隔出血的外科干预时机具有争议。当手术团队对手术出血部位有特殊关注时，再次开胸探查的阈值可能较低。在有明显凝血病的情况下，再次开胸探查的可能性会更高，特别是如果在手术室已经因为止血而付出了巨大的努力。一般来说，患者出血可能需要再次探查的适应证包括：① 1h 内出血量＞400ml；② 2h 内出血量＞200ml/h；③ 24h 内失血量＞2L；④出血概率增加，特别是在没有凝血病的情况下；⑤伴低血压、低心排血量或心脏压塞。

（二）一般原则

接受紧急再次探查的患者与接受再次心脏手术的患者麻醉和手术注意事项有所不同，包括在术后早期进行冠状动脉旁路移植或其他心脏手术的外科翻修。在紧急再次探查的情况下，患者具有典型的血流动力学不稳定的特点，经常需要接受体外心脏按压的心肺复苏。在紧急再次探查之前，可能有数小时的低心排血量状态，伴有严重的代谢紊乱。在持续出血的情况下，患者可能有凝血障碍，可能已经接受了大量输血。如果患者相当不稳定，无法转移到手术室，通常会在重症监护室进行紧急再次探查。准备和制订以实践和团队方案为形式的高级预案演练有助于克服手术人员、设备和空间狭小等不利因素，上述不利因素都可能是影响这些患者安全有效复苏的主要问题。此外，心脏手术与心脏骤停之间间隔的时间越长，紧急再次开胸就越不可能有效地解决心脏骤停的原因。

第 24 章
心脏手术室内患者的安全
Patient Safety in the Cardiac Operating Room

Joyce A. Wahr　　T. Andrew Bowdle　　Nancy A. Nussmeier　　著

张俊杰　译

要　点

- 心脏外科患者面临可预防不良事件的重大风险。这些不良事件都是由于人为错误，或者是由于错误的决策（诊断、治疗决定）或错误行为（未能按计划正确实施）造成的。

- 人为错误是普遍存在的，不能通过更加努力或消除犯错的人来预防或消除。减少人为错误需要系统改变，以防止错误发生或防止错误危害患者。

- 睡眠不足和疲劳会使人更容易犯错误。与其他国家不同的是，美国的住院医师工作时长有限制，而其他医师的工作时长并未受到限制。

- 非技术技能，如领导、沟通、合作和情境感知能力，对患者安全至关重要，但很少有人去教授这些技能。分心、干扰、噪声和警报会导致心脏手术中的技术性错误和患者死亡率增加。

- 恶性事件的主要根源是沟通，无论是由于信息缺失还是误解。使用结构化沟通方案可以减少错误。不按规章的交接会有大量模糊不清的问题。

- 团队培训可降低手术死亡率，但必须经过精心准备和定期再培训。

- 手术情况报告使用核查表会显著降低手术死亡率。情况报告允许团队识别危险并制订改进方案。

- 模拟教学是培训技术和非技术技能的有效手段，并允许团队为罕见危险的事件进行培训。

- 每个手术室都应配备认知辅助设备，以便在罕见的危机事件（如恶性高热、无脉冲电活动）中提供指导。

- 每150～200例麻醉患者中约有1例出现用药错误。麻醉患者安全基金会发表了一套减少用药错误的建议，包括标准化、使用条形码和智能输液泵等技术、让医院药房参与用药过程的每一步，以及建立安全文化。

心脏外科患者每年都会因为可预防的不良事件而患病或死亡，而且他们比其他外科患者更容易发生不良事件（12.2% vs. 3%），其中54%的不良事件被认为是可以预防的。不良事件的真实发生率可能被低估了。尽管受到了极大的关注和讨论，根除这些可预防的医疗事件是困难的，主要是因为医学教育仍然侧重于技术而不是非技术方面。教麻醉住院医师如何颈内静脉插管花费的时间要比教他们如何清晰无误地交流或如何理解人为错误的复杂性要多得多。

患者安全包括做正确的事情（即将最佳实践应用于每种情况）和以正确的方式做正确的事情（即

避免人为错误）。尽管本书大部分都是讨论在特定情况下应该做什么，但本章讨论了安全实践的两个要求：①制订正确的患者监护计划（实施最佳循证）；②完美地执行计划（防止或纠正人为错误）。

一、安全科学

严格的患者安全科学提高了对错误如何发生及如何设计安全常规、测试其有效性、有效实施改变，以及衡量干预措施有效性的理解，从而确保改进。

网络监视错误定位研究小组对心脏手术室的风险进行了一项全面的观察研究，该小组是无缺陷手术心脏系统项目的一部分。这项合作研究涉及心血管麻醉医师协会，由一群训练有素的观察者对 20 例心脏手术进行观察，这些观察者包括人为因素工程师、麻醉医师和组织心理学家。分析确定了心脏手术室大量的风险和详细说明组织结构的复杂关系（缺乏政策）、团队行为（沟通不良）、系统缺陷（不能支持多个工作区）、设备和技术（设计和集成不良），以及个人失误（情境意识）。系统、提供者和流程之间交互的复杂性突显了这样一个事实，一个简单的患者安全解决方案是不可行的。需要多学科的专家检查围术期心脏外科监护管理的各个方面，并整合提出解决方案。

二、人为错误

（一）人为错误理论

众所周知，人为错误是普遍存在的，并且其在生活的方方面面都能被人接受，但医疗上的人为错误是不能接受的。在医疗领域，人们期待医师和相关从业者是完美的，希望医疗工作的重要性和生命悬而不定的事实，将克服日常生活中固有的认知失误、牵绊和偏见。

对人为失误和系统事故的深入探索已经清楚地表明，企图通过识别和消除容易出错的临床医师来达到患者在心脏手术室中的安全是难以实现的。一般来说，如果系统设计好后一个人犯了特定的错误，那么实际上另一个人很可能犯同样的错误，如尽管 2006 年恶性事件警报联合委员会就发出了警告，提醒医护人员注意使用通用连接器可能

造成危险错误，但在那以后仍有数以百计的患者因为静脉输液、测压导管或肠内营养管错误地连接到硬膜外导管或动脉导管而死亡。目前正在采取合适的系统改变，国际标准组织正在设计静脉、动脉、肠内营养、测压导管和硬膜外导管各自独特专用连接器。

医疗或核能工业等高度复杂的系统更脆弱，尽管许多极端严重的事件都是从一个小小的失误开始的（例如没有在低温下测试航天飞机火箭的 O 形圈）。即使最初的事件是人为错误，纠正或预防不良后果几乎总是需要更换系统。现在人们已经普遍接受 Reason Swiss cheese 模型，它展示了系统防御必须如何到位，以防止或至少在造成患者伤害之前发现人为错误（图 24-1）。

（二）个人准备（疲劳、压力）

连续工作超过 16h 对培训学者（开车回家时发生事故的风险明显增加）和患者（注意力不集中、严重错误和诊断错误）而言，都是不安全的。24h 的不眠工作与血液酒精浓度 0.10g/dl 带来的反应时间的损害相当。睡眠不足的人不会意识到识别疲劳，因而他们安全工作的能力下降了。一个针对住院医师的调查表明，因疲劳相关错误导致患者死亡或损害的情况并不少见。

目前认为，疲劳是导致工作表现不佳、严重不良事件和麻醉错误的一个因素。麻醉医师的工作时间和轮班安排打破了他们昼夜节律，急慢性睡眠剥夺都会导致麻醉医师疲劳。与其他医学专业相比，即便是轻度睡眠剥夺对麻醉医师影响也很大，因为麻醉医师需要高度警觉来保证麻醉管理的安全。

在一个精心设计、真实、基于模拟的试验中，在睡眠剥夺状态和休息状态下，12 名住院医师对 1 名模拟患者进行了 4h 的麻醉。睡眠剥夺组的警觉性较差，反应时间较慢。睡眠剥夺组需要更长的时间来检查和纠正异常的临床事件，在模拟过程中，睡眠剥夺组将近 1/3 的住院医师在某个阶段睡着了。同样地调查还发现，50% 的灌注师报道了他们有连续 36h 没有睡觉后进行了 CPB 工作；被调查的灌注师中 15% 说他们在进行 CPB 时打瞌睡。2/3 的人报道了疲劳性错误，6.7% 报道了与疲劳有关的严重灌注事故。

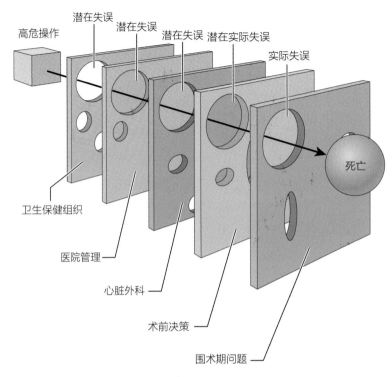

▲ 图 24-1　意外模型

医疗机构、医院管理和个人人为失误中的主动和潜在失误都可能导致高危手术过程中的不良事件（引自 Carthey J, de Leval MR, Reason JT. The human factor in cardiac surgery: errors and near misses in a high technology medical domain. *Ann Thorac Surg.* 2001; 72: 300–305.）

（三）做 TEE 时保持警惕

经食管超声心动图（TEE）的引入及其广泛应用给心脏手术诊断和围术期麻醉监护带来了重大进展。有趣的是，我们注意到手术室内的所有注意力，尤其是在培训学员的注意力都集中在 TEE 机器上，而不是患者身上。这种情况似乎在学习 TEE 的初期阶段更明显。

这一领域需要进一步研究，但应考虑到将 TEE 机器放置的位置应与患者和其他监护仪相关。麻醉医师单独工作时患者可能更容易受到伤害，因为医师一次只能集中注意力在一个地方。尽管所有的心脏麻醉医师都认识到 TEE 机器和监护仪的最低的人体工程学，但仍没有最佳证据的相关研究。

三、团队合作与沟通

如前所述，可预防的心脏不良事件或人为失误通常与技术技能或知识基础无关，而是与认知、团队合作或系统故障有关。沟通、合作和领导等技能被认为是团队合作的重要组成部分，而这些技能的不足与不良后果相关。

自 2004 年以来，联合委员会的每一次审查中，沟通失败、人为因素和领导力缺陷被认为是潜在恶性事件的前三大原因。在对手术诉讼的回顾研究中，诉讼病例中 87% 都源于沟通障碍。显然，团队合作行为和沟通对患者安全至关重要。

（一）干扰、分心、大事和小事

心脏手术室是一个高度复杂的环境，在这里，来自多个学科的医务人员使用着设计不尽人意且复杂的设备，在严重复杂心脏病和其他并发症的患者中，在有限的时间下完成高风险的手术干预。尽管显然人们需要安静以集中注意力，但一天中分心和干扰却无处不在。在心脏外科手术室中，手术室门平均开关为每小时 19.2 次，涉及使用人工设备时则高达每小时 22.8 次。手术室人流、开门、谈话、监护仪器警报，甚至音乐都可能导致噪音水平过高。

难怪团队合作不畅导致手术流程中断的发生率是每小时 11.7 次。

团队成员对干扰和分心的反应，以及对团队行为的影响各不相同。外科医师倾向于忽视干扰，并称相较于护士或训练有素的观察者，这些外界干扰对他们自己的影响更小。很多时候，干扰和分心是烦恼和日常工作的一部分。然而，数据显示随着干扰的累积，技术错误和患者不良结局也在增加。

（二）设备和报警

心脏手术需要大量复杂的设备。工作流程中断，10%～12% 是由设备相关的问题造成的。尽管人体工程学设计被认为是影响患者安全的重要因素，但无论是对于手术室设计、布局还是设备设计，它的设计都没到最优状态。数年或数十年前建造的手术室堆满了各种各样的设备，每个设备都需要电子记录和通信网络。

在一项对 10 个心脏手术干扰的观察研究中，33% 的流程干扰与手术室的设计和布局有关。有关心脏手术相关危害的文献综述总结了设备相关患者伤害的四种方式：①设计和人体工程学不良；②培训不足或使用疏忽；③维护和保养不善；④设备使用中固有的风险（例如 TEE 探头会导致食管损伤的风险）。医疗器械和设备通常是由工程师设计的，但这些工程师很少了解这些设备使用的环境。人因工程师基本未参与设备特定形式和功能的预采购评估，以及将设备集成到现有的手术室布局中。因此，手术室中的人与技术之间的交互仍有待优化。可能最令人不安造成手术室噪音的是警报的频率。警报的设计显然是为了对超出标准的参数发出警报，但是一个普通的心脏手术室内有 18 个警报，每个警报都由制造商选择视觉和声音警报。不幸的是，警报的音量或音调没有统一标准。一个"通气暂停"的警报可以是安静的，几乎不被察觉，而无环流加湿器的警报却令人毛骨悚然。据报道，每一次心脏手术发生 359 次警报，发生率为每分钟 1.2 次。一项研究发现 90% 的警报是假阳性事件，导致警报通常被关闭或忽略。在一项对 731 个报警的研究中，只有 7% 被认为是有用的，13% 是由有计划的干预触发的。就噪音和干扰而言，更令人担忧的是，当警报变得太烦人时，可能会让医务人员对警报无反应，甚至关闭警报，从而可能导致严重可预

防的不良事件。联合委员会在 2012 年将警报管理作为一个目标，但真正的修改需要国家（或国际）层面的努力，按系统（如机械通气、心脏）和紧急程度对警报的音量和音调进行标准化，然后要求所有制造商达到这些标准。

（三）团队合作

在高度复杂的心脏外科中，团队合作和沟通对结果至关重要。团队成员（尤其是医师）在评估自己的团队合作和沟通技能水平方面很差。在多项研究中，外科医师和麻醉医师的团队合作和沟通能力自评得分评为比护士和灌注工作人员给的评价要高。在一项研究中，外科医师在 85% 的时间里认为其他成员合作质量高或非常高，而护士在 48% 的时间里认为与外科医师的合作质量高或非常高（图 24-2）。

（四）沟通

沟通中一个特殊的方面是，从一个医疗人员到另一个医疗人员（外科手术期间）或团队之间（手术室到重症监护室 [ICU]）的转运过程中所需要的，称为"交班"（也称为交接）。交班实质上是与此过程重合，即将患者的特定信息从一个医务人员传递给另一个医务人员，以确保患者医疗管理的连续性和安全性。联合委员会 2006 年的一项安全目标就是患者交接与沟通的标准化。手术过程中，随着工作人员任务的完成，会发生多次交接，不同医疗团队之间也会发生多次交接，从心脏病房到心脏手术室，从术前团队到术中团队，甚至从麻醉到 CPB 开始时的灌注，从手术室到 ICU，从 ICU 到病房，最后从医院回到初级保健医师者或心脏病学家。一项回顾了 258 例手术失误导致患者损害的研究发现，其中 60 例与沟通障碍有关。43% 在一次交班过程中发生问题，19% 是跨部门发生的问题。大多数沟通失败（92%）是口头的，涉及单一的发送者和接收者，也是由于关键信息遗漏（49%）和误解（44%）导致的后果。

考虑到心脏外科手术的复杂性，患者生理上的细微差别（通常在潜意识和有意识的层面上都能理解），患者监护过程中容易出现分心，出现这些错误是可以理解的。交接很少发生在安静的环境中，在这样的环境中分心也就习以为常了。不交班的情

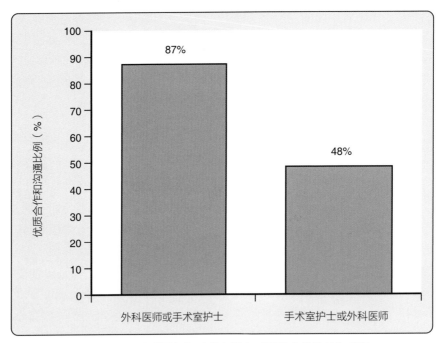

▲ 图 24-2　外科医师与手术室护士对团队合作的认知差异

引自 Makary MA, Sexton JB, Freischlag JA, et al. Operating room teamwork among physicians and nurses: teamwork in the eye of the beholder. *J Am Coll Surg*. 2006; 202: 746–752.

况极少。文献回顾发现交班高度可变、非结构化，并且常需要面对竞争任务压力。在一个小儿心脏外科交班研究中，重要内容报告率仅为 53%，分心发生率为每分钟 2.3 次。

四、改善患者安全的干预措施

从前面的讨论我们清楚地看出，心脏外科手术的非技术性方面对患者的预后起关键作用。努力改善这些方面可减少患者遭受可预防伤害。重点领域包括医疗流程尽可能的标准化及实施基于证据的最佳做法，在团队行为和技能方面进行正式培训和做法，实施术前简报及使用认知辅助工具（如检查表），使用定期的汇报来确定需要改进的方面，在手术过程和转运期间加强结构化的沟通方案，为非技术技能和危机管理的技术采用模拟培训。

尽管这些干预措施已被证明能提高患者和工作人员的满意度并降低死亡率，但对干预措施的反应既有矛盾心理也有敌意。如前所述，这种反应可能有几个原因，例如高估了技术水平，忽视了压力、疲劳和干扰的影响，认为强加外部指导限制了患者管理的个体化，或是冒犯了工作人员的智慧和奉献

精神。

（一）团队合作培训

先前的证据（团队合作技能差与技术错误和患者不良预后直接相关）表明，特别的团队合作培训能改善结果。许多研究人员和专家指出，航空业利用机组人员资源管理（CRM）来实现出色的团队合作减少差错和事故，建议医疗团队也采用 CRM。有效团队合作的关键组成部分在航空和医学领域是相似的，领导和管理、态势感知、共享决策、合作和协调。然而，在外科团队中教授 CRM 的效果是差强人意的。当飞行员被请来教外科工作人员如何进行有效的简报时，高年资医师的安全态度没有改变，低年资医师的态度变化不大。

（二）清单和情况介绍简报

清单是一种简单的认知辅助工具，可以提高简单任务（购物）或复杂工作（将战斗机降落在航空母舰甲板上）的性能，它们还可以提醒人们可能会错过的常规任务。检查表已成功用于确保完成各种外科手术中的关键步骤，也在麻醉准备中发挥重要作用。

清单通常是通过将大量的指导原则简化为一

组最关键的基于证据的最佳实践。Keystone 项目实施了一个 5 个关键循证要素的清单，以防止中心静脉导管相关血源感染（CLABSI）。在 108 个参与的 ICU 中，CLABSI 发生的中位数从每 1000 个导管日的 2.7 次减至 3 个月时的 0 次，平均率从每 1000 导管日 7.7 次降至 18 个月的 1.4 次。类似的循证清单降低了呼吸机相关性肺炎和死亡率。情况介绍是对计划要点的回顾，它团队有助于团队形成一个紧密共享的行动心理模型。在航空业，即使是以前已进行了无数次的训练，同一个小组仍需要以详实的情况介绍开始。在一个情况介绍会中，团队的所有成员在提出问题和识别漏洞方面均处于平等的地位。在外科手术中，正如在实施 CRM 之前在航空业常见的那样，严格的等级制度禁止培训学员和级别较低的工作人员提出问题或质疑计划。许多手术室的工作人员声称，即使他们认为患者的安全受到了损害，他们也不敢说出来。如果没有正式的干预或团队培训，情况介绍会就会很少，而且情况介绍会的构成也缺乏一致性。SURPASS 是一个检查清单，涵盖了整个手术过程，包括术前简报和术后汇报。实施 SURPASS 工具使并发症发生率从 27.3% 降低到 16.7%，死亡率从 1.5% 降低到 0.8%。对实施前发生的不良事件的审查发现，使用 SURPASS 工具可以预防约 40% 的不良事件。

简报提高团队表现且花的时间很少。在对 37 133 份情况介绍简报的分析中发现，术前情况介绍平均每条 2.9min，而术后总结汇报平均 2.5min。实施术前情况介绍会使心脏外科手术中的非常规事件减少 25%，并且增加了预防错误部位手术的观念。在 16 个心脏外科中心进行情况介绍后，手术流程中断从 5.4 次 / 例下降到 2.8 次 / 例，程序知识不足导致的中断从 4.1 次 / 例降到 2.2 次 / 例，沟通错误的事件从 2.5 次 / 例降到 1.2 次 / 例。情况介绍简报改善了沟通，它们减少了沟通失败次数从 3.95 次 / 例降低到 1.31 次 / 例，同时帮助发现新问题或知识缺口。

（三）事后汇报复盘和从缺陷中学习

在外科手术结束时定期的小组复盘汇报可以作为识别危险和制订改进措施的一种手段。尽管事后复盘汇报经常与术前情况介绍简报一起被讨论，并在与之相同的背景中谈论，但是它们在时间、内容、目的和操作上有所不同。事后汇报和复盘应在每次手术结束时进行，给团队反思手术过程的机会，并口头总结经验教训或发现的不足。这可以很简单地问："今天的一切是否如我们所愿（或我们所期望的那样）顺利？"事后总结汇报使团队能够一起纠正问题，并在下一个案例中找到提高绩效的方法。它们使团队有机会识别潜在危险和薄弱环节，发展和实施系统改进，解决团队的薄弱环节，并制订未来计划。

五、医疗安全

（一）给药错误

大量证据表明，在麻醉实践中，药物使用错误是常见的。美国临床实践中药物使用错误的发生率与世界其他地方的报道相似。在美国一个单中心的自我报告研究中，发现错误率为 0.40%（8777 例中有 35 例，或 203 例麻醉病例中 1 例），预计错误率为 0.19%（8777 例中有 17 例）。最近，一项观察性研究发现，每 5 个手术病例中就有 1 个出现给药错误或药物不良反应。

给药错误可以分为以下几大类（表 24-1）。一项研究发现，近 50% 的错误是由于注射器和药物制备错误，18.9% 是换装了正确标记的注射器，20.8% 是由于抽药时选择了错误的安瓿或小瓶，从而导致注射器标签错误。设备误用或故障占 26%，用药途

表 24-1 给药错误的类型

错误类型	定 义
剂量不正确	错误剂量的药物
替 代	不正确的用药而不是应使用的药物，注射器或安瓿交换
省 略	未给药（如遗漏抗生素）
重 复	预定药物的额外剂量
给药途径	通过非预期途径错误地给药
其 他	禁忌证时服用该药，本应缓慢给药却快速输注，在未进行药敏试验前服用抗生素

经 Australiam Society of Anaesthetists 许可转载，改编自 Webster CS, Merry AF, Larsson L, et al. The frequency and nature of drug administration error during anaesthesia. *Anaesth Intensive Care*. 2001;29:494–500.

径错误占 14%，沟通障碍导致的给药错误占 4%。在手术室给药是一个复杂的过程，第一次给药多达 41 个步骤。专家认为，人为因素中 36 个步骤是自主行为，而 5 个步骤需要有意识的注意力、决定和判断。过去的传统是麻醉医师单独执行所有步骤，缺少在其他医疗活动中常见重复检查的机会，即药剂师检查医师的处方，护士同时核对医师和药剂师的处方。

此外，需要 CPB 的心脏外科手术可能出现麻醉医师和灌注师同时进行静脉注射药物这种不同寻常的情况。在 CPB 中，灌注科医师经常使用麻醉药物，他们也可以使用其他各种药物。有时候灌注师也可能是一名麻醉医师，但麻醉医师是否监督灌注师的药物使用取决于特定的环境。输液泵在心脏手术室里越来越普遍，它们的优势显著，包括能够以精确的程序速率输送非常小体积的液体或药物。然而，它们并不是治疗给药错误的灵丹妙药。2005—2009 年，美国 FDA 收到了约 56 000 份与使用输液泵有关的不良事件报告，其中包括许多伤亡。不良事件与硬件问题（电池故障、火花和火灾）及软件问题（错误消息、重复记录一次键击使 10 变为 100）有关。然而，正如每个麻醉医师都认为许多问题都与糟糕的用户界面设计或人为因素有关。除了泵的问题外，用户本人的使用错误也是常见的。遵守药物说明书对于防止错误是至关重要的，但一项系统性的回顾发现，用户容易忽略软警报，同样对药物说明书的遵守程度也不尽相同。

（二）用药差错的预防

2010 年，麻醉患者安全基金会召开了 1 次由 100 多人参加的共识会议，制订提高手术室用药安全的策略。共识声明集中在四个关键领域，即标准化、技术、药房参与和文化（框 24-1）。标准化主要集中在手术室中提供单一浓度的药物，但也涉及在所有麻醉间使用标准化的药物托盘，以及通过带有药物说明书的输液装置进行单一浓度的输液。药房参与被认为是减少错误的关键，从宣教到管理整个配药过程，从订购药物到提供给麻醉医师。条形码读取装置是还有很大利用空间的技术，目前广泛认为用于验证药物和剂量正确性的药物条形码是提

框 24-1　麻醉患者安全基金会提高手术室用药安全的建议

标准化

- 高危药物（如去氧肾上腺素和肾上腺素）应以标准浓度或由药房提供配制好的稀释液的形式，适合成人和儿童患者的随时使用。输注应该由包含药物说明书的电子智能设备进行
- 准备使用的注射器和输液应该有标准化的、完全符合要求的、机器可读的标签
- 其他建议
  - 所有培训项目和场所均提供用药安全的跨学科和统一课程
  - 手术室里无任何可能致命的药物的浓缩原液
  - 极高危药物（如肝素）的使用需要再次口头医嘱确认
  - 医疗机构所有麻醉工作站内药物的放置应该标准化
  - 在手术结束前便捷保存所有使用过的注射器和药品容器
  - 整个机构应有标准化输液目录库和规程
  - 标准化导管专用连接器（静脉、动脉、硬膜外、肠内）

技术

- 每一个麻醉工作站在制备和使用药物之前应该有一个药物识别机制（条形码阅读器），以及提供反馈、决策支持和文档记录（自动化信息系统）
- 其他建议
  - 为所有用户提供技术培训和设备教育，可能需要正式认证
  - 改进和标准化输液泵用户界面
  - 所有手术室纳入强制性安全核查表系统

药剂科 / 预填充 / 预混

- 应尽可能停止常规提供者准备的药物
- 临床医师应该是围术期和手术室团队的一员
- 应尽可能使用按病例类型分类准备的标准化预备药箱
- 其他建议
  - 所有麻醉专业人员和药剂师学习用药安全跨学科和统一课程
  - 加强手术室药剂师的培训，特别是作为围术期顾问
  - 在手术室中部署自动配药机（与中央药房及其信息管理系统联通）

文化

- 为报告错误（包括未遂事故）和讨论经验教训建立"恰当的文化"
- 通过必修课程和继续医学教育及 APSF 和教育视频中的故事建立一种教育、理解和责任的文化
- 在机构、专业组织和认证机构内部和彼此之间建立合作文化，认同 STPC（标准化、技术、药剂科 / 预填充 / 预混和文化）模式的好处

引自 Eichhorn JH. APSF hosts medication safety conference: consensus group defines challenges and opportunities for improved practice. *APSF Newslett*. 2010; 25: 1–8.

高给药准确性的技术解决方案。

美国 FDA 在 2004 年 2 月发布了一项规定（2014 年 4 月更新），要求大多数处方药、某些非处方药和血液制品上都有条形码。FDA 认为，有效使用条形码可以减少 50% 的用药错误，从而防止 50 万次不良事件和输血错误，同时在 20 年内节省 930 亿美元。

一些输液泵预设了剂量限制的药物说明文库，如果输入的参数超出限制，则会发出警告。智能输液泵虽然不完美，但诸多证据表明其可以拦截和防止错误，主要是错误的速率和剂量。智能泵可以在药物输注过程的多个步骤中拦截错误。大多数被拦截的错误原本也只会造成程度很低的伤害，但是一些研究也报道了高危药物（100 倍于预期剂量的去甲肾上腺素）或低于小剂量 100 倍导致用药不足的错误例子。

六、降低系统脆弱性

前一节着重于个人干预措施，旨在改善团队合作和沟通，并避免心脏手术中的某些常见错误。然而，大多数心脏外科的质量改进计划都需要综合的、多学科的和多单元的方法。宾夕法尼亚州丹维尔市的盖辛格医疗系统要求外科医师为接受冠状动脉搭桥手术的患者开发一个医疗服务计划，该计划将以证据为基础，并与医疗过程紧密相连。使用持续改进方法来改进服务计划的实现。在 ICU 再入院、医院再入院、血液制品使用和总成本中都可以看到重大改进。2006 年开发的该项目，现已发展成为真正的"绩效工资"。该计划中，外科医师获得基本工资，并根据患者满意度和治疗效果给予奖励。

心脏外科的多中心协作已经形成，目的是共享特定中心和医师的数据，以确定最佳做法，这些协作在过去 20 年中提高了医疗质量和安全。第一个合作始于 1987 年，成立了新英格兰北部心血管疾病研究小组。新英格兰的五家医院同意共享患者的人口统计学、治疗过程和结果数据，并研究风险调整方法来建立预测模型。实际死亡率与预测死亡率的差异需要轮询访问和频繁的面对面会议，以了解实践差异如何影响结果。各小组开会分享做法和开发、测试和实施标准化协议。这种共享学习模式降低整体死亡率，降低接受心脏手术治疗的女性死亡率，减少严重出血再次开胸探查率，以及冠状动脉旁路移植患者更为合理地使用阿司匹林。

第五篇
体外循环
Extracorporeal Circulation

第 25 章
体外循环管理与器官保护
Cardiopulmonary Bypass Management and Organ Protection

Hilary P. Grocott　Mark Stafford-Smith　Christina T. Mora-Mangano　著

张成梁　译

要 点

- 体外循环（cardiopulmonary bypass，CPB）与多种严重的生理功能紊乱有关。中枢神经系统、肾脏、肠道和心脏，特别容易受到与 CPB 相关的缺血事件的影响。
- 高龄是 CPB 术后卒中和神经系统认知功能障碍的最重要的危险因素。
- CPB 导致的急性肾损伤可直接导致不良结局。
- 多巴胺和利尿药等药物不能预防 CPB 术后肾衰竭。
- 心肌顿抑是指 CPB 中可能发生的短时间心肌缺血所造成的损伤。
- CPB 术后胃肠道并发症包括胰腺炎、消化道出血、肠梗死和胆囊炎。
- 心内直视术后常见肺不张、胸腔积液等肺部并发症。
- 栓塞、低灌注和炎症反应是 CPB 术后器官功能障碍的常见核心病理生理机制。
- 在 CPB 期间，关于最佳血流、血压和体温的管理仍然存在争议。灌注应充分满足持续的氧需求；平均动脉压超过 70mmHg 可能对脑和（或）弥漫性动脉粥样硬化患者有益。动脉血温度不得超过 37.5℃。
- 非 CPB 下的心脏手术器官功能障碍是无法明确预防的。

美国麻醉医师协会（American Society of Anesthesiologists，ASA）指出，全身麻醉过程中没有麻醉人员违反 ASA 的基本麻醉监测标准的第一条。在 CPB 期间，麻醉小组成员的缺席低于公认的诊疗标准。至少，麻醉医师在 CPB 中的作用是维持麻醉状态，这是一项比通常情况下更具挑战性的任务，因为患者的血压、心率和体动可以提供麻醉深度的信息。CPB 的复杂性和风险因素，与心脏手术的细微差别的必要整合，需要不断进行思考。重新思考术中如何调节 CPB 和手术风险，以及需要实施哪些保护策略。

一、CPB 的目标和机制

CPB 管路设计用于执行 4 大功能：氧合和二氧化碳清除、血液循环、全身降温和复温，以及从心脏分流血液以提供无血手术野。通常情况下，静脉血通过重力从右侧心脏引出，进入收集所有血液回流、补充液体和药物的大储血罐。因为（在大多数情况下）不采用负压，所以静脉引流量由中心静脉压（central venous pressure，CVP）、患者和储血罐之间的高度及静脉管路中的流动阻力决定。负压可以加强静脉引流，应用于一些转流手术，包括经孔

CPB。使用静脉夹可以故意减少静脉回流（类似于转流结束前恢复患者血容量时的操作）。血液从储血罐泵入氧合器和热交换器，然后通过动脉过滤器流入患者体内。该管路的其他组件通常包括用于心脏切开术抽吸、排气、心脏停搏液输送和再循环的泵和管道，以及实时血气监测、气泡监测、压力监测和血液取样端口。典型 CPB 管路如图 25-1 所示。

插管位置和 CPB 管路类型取决于计划手术的类型。大多数心脏手术都采用全身 CPB，即血液从心脏右侧排出，通过主动脉回到全身循环。CPB 管路执行心脏和肺的功能。主动脉 – 心房插管是 CPB 的首选插管方法，虽然股动静脉插管可能是急诊心脏手术、"再次开胸手术"，以及其他主动脉或心房插管困难患者的首选技术。涉及胸主动脉的手术通常采用部分性转流，其中部分含氧血液从心脏左侧流出并返回股动脉。头部和上肢血管的灌注是由跳动的心脏进行的，远端灌注是由阻断钳水平以下的股动脉逆行血流提供的，所有的血液都通过肺循环而不需要氧合器。

二、CPB 生理参数

CPB 的主要目的是维持全身灌注和氧合。关于全身氧合和灌注是否应为"最佳或最大"或"充分或足够"的问题出现了争议。值得注意的是，经过 60 多年的发展，在 CPB 的许多基本管理问题上仍然存在分歧。临床医师和研究人员对动脉血压目标、泵流量、血细胞比容的最佳策略意见不一，还涉及温度、血气管理或灌注方式（搏动与非搏动）。尽管这些生理参数以前都是单独考虑的，但每一个参数的应用都有特定器官的效果。

三、CPB 的终末器官效应

现代心脏手术仍然面临着器官功能障碍的风险，以及随之而来的并发症发病率和死亡率的挑战。许多损伤性的共同途径可能归咎于常见的心脏手术器官功能障碍。CPB 本身可通过释放多种损伤性炎症介质而引发全身炎症反应。再加上患者先前存在的各种并发症，以及栓塞和低灌注引起的器官缺血性损伤的可能性，阐明了发生器官损伤的原因。大多数心脏手术，由于其自身的特性，会造成一定程度的心肌损伤。其他系统器官可能会受到心脏手术（尤其是 CPB）围术期损伤的影响，包括肾脏、肺、胃肠道和中枢神经系统。

下文描述了心脏外科手术患者可能出现的各种

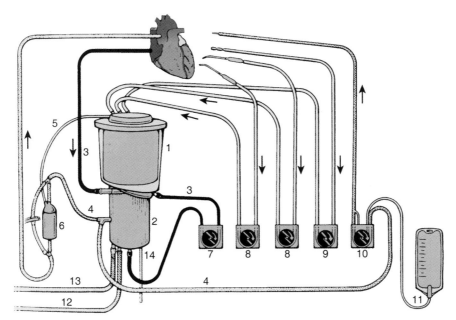

▲ 图 25-1　CPB 的组成部分。1. 集成式心脏储血罐；2. 膜式氧合器；3. 静脉管路；4. 动脉管路；5. 动脉滤器连接管路；6. 动脉滤器；7. 静脉血泵（也称动脉泵头，该泵使静脉血通过膜式氧合器和动脉化血输送至患者主动脉根部）；8. 心脏切开抽吸泵；9. 心室排气泵；10. 心脏停搏液灌注泵；11. 晶体停搏液；12. 进水管；13. 出水管；14. 进气管

（引自 Davis RB, Kauffman JN, Cobbs TL, Mick SL. *Cardiopulmonary Bypass*. New York: Springer–Verlag; 1995:239）

器官功能障碍综合征，特别强调了减少这些损伤的策略。

四、中枢神经系统损伤

（一）损伤的发生率及意义

CPB 后的中枢神经系统功能障碍包括一系列临床症状，25%～80% 的患者出现神经认知障碍，1%～5% 的患者出现显性脑卒中。这些研究之间不良脑结局发生率的显著差异在一定程度上与它们的界定有关，也与在确定神经和神经认知结局方面的方法学差异有关。神经功能缺损的回顾性和前瞻性评估在很大程度上解释了这种差异，检查者的经验和专业知识也是如此。术后检查的时机也会影响结果的确定。例如，患者出院时的认知障碍率高达 80%，冠状动脉搭桥术（CABG）后 6 周左右为 10%～35%，术后 1 年以上为 10%～15%。据报道，手术后 5 年，有多达 43% 的患者出现认知障碍。

尽管这些障碍的发生率差别很大，但这些损伤的重要性如何强调也不为过。脑损伤是心脏手术最恶劣的结果。通过计划的手术成功地治疗患者的心脏，但发现患者的认知功能不再良好，或者卒中使其无法活动，这可能是毁灭性的。通过手术延长患者的生命会带来巨大的个人、家庭和经济后果，但最终会使患者的生活质量大大降低。虽然脑损伤在过去 10 年中达到了相对较低的水平（总体上不到 1%），但 CABG 后的主要死亡原因仍是脑损伤。

（二）中枢神经系统损伤的危险因素

围术期脑保护和其他器官保护的成功策略，始于对相关危险因素和病理生理学的深入了解。中枢神经系统损伤的危险因素可以从几个不同的角度来考虑。大多数概述危险因素的研究只考虑卒中。很少有研究描述神经认知功能障碍的危险因素。虽然人们通常认为他们各自的危险因素是相似的，但很少有一致性的研究报道心脏手术后认知功能丧失的术前危险因素。诸如基础（术前）认知状态差、受教育年限（即更高的教育是保护性的）、年龄、糖尿病和 CPB 时间等因素经常被描述。

卒中在危险因素方面有更好的特征性。尽管全危险因素方面的研究有所不同，但某些患者特征始终与心脏手术相关神经损伤风险增加相关。通过对 24 个中心 2108 例患者围术期脑缺血的多中心研究，确定了冠状动脉搭桥术后不良脑结局的发生率，并对其危险因素进行了分析。该研究定义了两种类型的不良脑功能结局。Ⅰ型包括非致命性卒中、短暂性脑缺血发作、出院时木僵或昏迷，以及卒中或缺氧性脑病引起的死亡。Ⅱ型包括新出现的智力下降、意识、混乱、激动、定向障碍和记忆障碍，无局灶性损伤迹象。2108 例患者中，有 129 例（6.1%）在围术期出现了不良的脑功能结局。有 66 例（3.1%）出现Ⅰ型结局，有 63 例（3.0%）出现Ⅱ型结局。逐步 logistic 回归分析确定了 8 个Ⅰ型预后独立预测因子和 7 个Ⅱ型预后独立预测因子（表 25-1）。

在研究同一数据库的后续分析中，利用术前因素制订了卒中风险指数（图 25-2）。该风险指数允许根据术前因素（包括年龄、不稳定型心绞痛、糖尿病、神经疾病、既往冠状动脉或其他心脏手术、血管疾病和肺部疾病）的加权组合，在术前计算卒中风险。在围术期缺血分析和其他多个分析的多中心研究中，年龄似乎是心脏手术后卒中和神经认知功能障碍最有力的预测因素。Tuman 及其同事描述了年龄对神经系统预后的影响比对心脏手术后围术期心肌梗死（myocardial infarction，MI）或低心排血量状态（low cardiac output states，LCOS）的影响更大（图 25-3）。

评价性别对心脏手术后围术期不良脑功能结局的影响，发现女性心脏手术后卒中的风险似乎高于男性。

心脏手术后卒中的另一个一致认可的危险因素是存在脑血管疾病和主动脉粥样硬化疾病。就脑血管疾病而言，既往卒中或短暂性脑缺血发作的患者更容易发生围术期卒中。即使在脑血管病没有症状的情况下，一旦出现颈动脉杂音，卒中的风险也会随着颈动脉疾病的严重程度而增加。

虽然脑血管病的存在是围术期卒中的危险因素，但它并不总是与显著的主动脉粥样硬化有很好的相关性。升主动脉、主动脉弓和降主动脉的动脉粥样硬化性疾病一直被认为是心脏外科患者卒中的危险因素。经食管超声心动图（TEE）的广泛应用和主动脉超声检查为主动脉粥样病变的检测和对其与卒中风险关系的理解增加了新的维度。这些成像方式使得动脉粥样硬化性疾病的诊断更加敏感和详

表 25-1　心脏外科术后不良脑功能结局的危险因素

风险因素	I型结局	II型结局
近端主动脉粥样硬化	4.52（2.52～8.09）[a]	
神经疾病史	3.19（1.65～6.15）	
使用 IABP	2.60（1.21～5.58）	
糖尿病	2.59（1.46～4.60）	
高血压病史	2.31（1.20～4.47）	
肺病史	2.09（1.14～3.85）	2.37（1.34～4.18）
不稳定型心绞痛病史	1.83（1.03～3.27）	
年龄（每10年）	1.75（1.27～2.43）	2.20（1.60～3.02）
入院收缩压＞180mmHg		3.47（1.41～8.55）
过量饮酒史		2.64（1.27～5.47）
冠状动脉移植手术史		2.18（1.14～4.17）
手术当日心律失常		1.97（1.12～3.46）
抗高血压治疗		1.78（1.02～3.10）

a. I型和II型脑损伤预后的校正比值比（95% CI），与围术期缺血多中心研究中选定的危险因素相关。IABP. 主动脉内球囊反搏（引自 Arrowsmith JE, Grocott HP, Reves JG, Newman MF. Central nervous system complications of cardiac surgery. *Br J Anaesth* 2000; 84:378–393.）

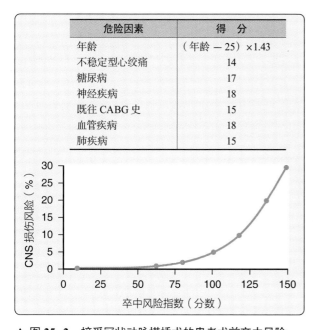
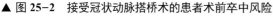

▲ 图 25-2　接受冠状动脉搭桥术的患者术前卒中风险
单个患者的卒中风险可以通过列线图中相应的累积风险指数得分来确定（改编自 Arrowsmith JE, Grocott HP, Reves JG, Newman MF. Central nervous system complications of cardiac surgery. *Br J Anaesth*. 2000; 84:378–393.）

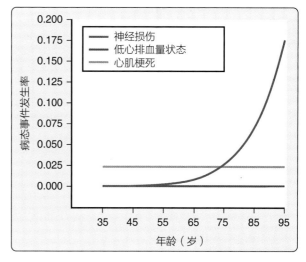

▲ 图 25-3　年龄对心脏手术后神经系统和心脏病发病率预测的相对影响
（改编自 Tuman KJ, McCarthy RJ, Najafi H, Ivankovich AD. Differential effects of advanced age on neurologic and cardiac risks of coronary artery operations. *J Thorac Cardiovasc Surg.* 1992；104:1510–1517.）

细，对潜在卒中风险的信息做出了巨大贡献。主动脉粥样斑块导致脑栓塞的风险在心脏手术史早期就已被描述过，此后又被反复详细地描述过。研究一直报告动脉粥样硬化性主动脉病变（尤其是升主动脉和主动脉弓段）增加的患者卒中发生率较高。这种关系如图 25-4 所示。

（三）围术期中枢神经系统损伤的原因

由于中枢神经系统功能障碍代表了广泛的损伤，区分这些不同类型损伤的个体原因变得有点困难（框 25-1）。它们经常被归类为一组，表面上被认为代表了持续性脑损伤的不同严重程度。这可能

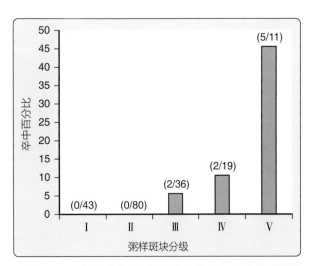

▲ 图 25-4　心脏手术后 1 周卒中发生率与动脉粥样硬化严重程度的关系

经食管超声心动图对粥样斑块的分级如下：Ⅰ.正常；Ⅱ.内膜增厚；Ⅲ.斑块厚度 5mm；Ⅳ.斑块厚度＞ 5mm；Ⅴ.任何有活动性的斑块（引自 Hartman GS, Yao FS, Bruefach M 3rd, et al. Severity of aortic atheromatous disease diagnosed by transesophageal echocardiography predicts stroke and other outcomes associated with coronary artery surgery: a prospective study. *Anesth Analg.* 1996; 83: 701–708. ）

框 25-1　CPB 术后中枢神经系统并发症的潜在因素
• 脑栓塞
• 全脑灌注不足
• 炎症
• 脑过热
• 脑水肿
• 血脑屏障功能障碍
• 遗传学因素

歪曲了造成这些伤害的不同原因。下文讨论卒中和认知损伤（表 25-2），并在适当时区分其各自的原因。

1. 脑栓塞

CPB 过程中产生大栓子（如粥样斑块）和微栓子（如气体和微粒），许多栓子可进入脑血管。大的栓塞是卒中的原因，微栓子与较轻的脑病的发展有关。微栓子的来源很多，其中包括 CPB 装置中血液相互作用产生的新生栓子（例如血小板 - 纤维蛋白聚集），以及由动脉粥样硬化物质的产生和动员或从手术野夹带空气形成的栓塞。栓塞的其他来源包括通过心脏切开抽吸出现的脂质碎片。其他气体栓塞可能是通过注射到 CPB 装置自带的静脉储血罐中产生。

2. 全脑低灌注

CPB 中，全脑低灌注可能导致神经性并发症和神经认知并发症的概念起源于心脏手术的早期，当时显著的（在程度和持续时间上）全身性低血压是相对常见的事件。尽管这个概念（即低血压会导致全脑灌注不足）具有直观意义，但对于心脏手术后平均动脉压（MAP）与认知功能下降之间关系的研究通常没有发现任何显著的联系。

卒中的情况并非如此，低血压与严重动脉粥样硬化性主动脉的存在和卒中风险增加之间的联系已经被证实。然而，这并不是明确的关系，很可能代表了大栓塞和全脑低灌注之间的相互作用。例如，如果大脑中脑血管灌注的区域被动脉瘤栓子阻塞，那么侧支灌注受到伴发的全身性低血压的损害，则可能更容易出现灌注不足。

3. 温度相关因素

在低温 CPB 复温过程中，由于积极地复温通常是为了减少 CPB 时间和整个手术室时间，因此可能会出现脑部温度过高。这种脑过热很可能是造成某些大脑损伤的原因。术后是过热导致脑损伤的关键时期。目前尚不清楚这种过热是否会导致新发损伤或加重已经发生的损伤（例如可能由脑微栓塞或全脑低灌注引起的损伤）。假设在 CPB 过程中大脑受到损伤，由于已知实验性脑损伤会引起高热（由下丘脑损伤引起），因此术后出现的高热可能是由脑损伤的发生或损伤程度引起的。然而，如果过热是由 CPB 的炎症反应引起的，过热本身就可能诱发或加重脑损伤。

表 25-2　心脏手术后认知功能受损的潜在因素

因　素	可能的诱因
脑微栓子	CPB 过程中产生的微栓子；动脉粥样物质的动员或手术野空气的夹带；向 CPB 装置的静脉储存器中注入的气体
全脑低灌注	低血压，动脉瘤栓子阻塞导致卒中
炎症（全身或脑部）	CPB 的损伤效应，例如血液与泵 - 氧合器的外表面作用；促炎性环氧合酶 mRNA 的上调
脑过热	CPB 中的低温；心脏手术期间和之后的过热，例如过度积极的复温
脑水肿	全脑低灌注导致的水肿或者插管位置异常增加颅内静脉压
血脑屏障功能障碍	弥漫性脑炎，微栓塞致缺血
遗传因素	单核苷酸多态性对神经损伤或损伤后恢复不良风险的影响

4. 炎症

尽管众所周知，血液与泵 - 氧合器的外表面相互作用，以刺激严重的炎症反应，但这种炎症反应的全身性终末器官效应还不清楚。在心脏手术以外的环境中，炎症已被证明可直接损伤大脑（如败血症介导的脑病），但它也被认为是各种脑损伤（如缺血性卒中）后的反应。没有直接证据表明炎症会导致心脏手术相关的不良脑功能结局；但也存在一些支持性的间接证据。越来越多的基因证据表明炎症与脑卒中和认知功能丧失等不良后果有关。

5. 脑水肿

CPB 术后脑水肿的研究已有报道。为何脑水肿会在搭桥术后早期发生，目前尚不清楚。它可能是由全脑低灌注引起的细胞毒性水肿引起的，也可能是由低钠血症引起的。另一个原因是插管错位导致的脑静脉压升高而引起的全身性脑水肿，这种情况在 CPB 中经常发生。特别是使用双级静脉导管在心脏垂直移位时，在进入外侧和后心外膜冠状动脉时，常会导致脑静脉充血。这些研究尚不清楚水肿是由于 CPB 过程中发生的损伤引起的，从而导致认知能力下降，还是水肿本身直接导致颅内压升高、脑血流（cerebral blood flow，CBF）整体或局部减少并导致缺血而造成的损伤。

6. 血脑屏障功能障碍

血脑屏障（blood-brain barrier，BBB）的功能是帮助维持细胞外脑环境的稳态，保护大脑免受血清中各种离子浓度、神经递质和生长因子的波动。CPB 对 BBB 功能和完整性的影响尚不清楚。

很难识别 BBB 完整性的改变，如果存在完整性改变，是否是脑功能障碍的主要原因，或者仅仅是诸如脑缺血（即脑微栓塞）或弥漫性脑炎症事件等其他始发事件的结果。血脑屏障的改变可能导致一些已经证实的脑水肿，或者如果水肿导致缺血性损伤（颅内压升高），则可能导致脑水肿。

（四）神经保护策略

1. 栓塞取出术

心脏手术中有多种来源的微粒和气体栓塞。在 CPB 管路路中，有血小板 - 纤维蛋白聚集物和其他碎片形式的微栓。气体栓塞可以在管路中产生，或者如果已经存在诸如湍流相关的空化等因素，甚至有可能因真空辅助静脉引流而增加。静脉回流管中的空气由旁路管路（即储血罐、氧合器和动脉过滤器）进行可变处理。制造商之间对避免管路中栓塞气体通过氧合器的能力有很大差异，其仍然是栓塞的重要来源。灌注治疗对脑栓塞负荷的影响也得到了证实。

大量的空气可以从术野进入心脏内；有人提出术野灌注 CO_2 可有效减少这种栓塞来源。其特异性减少脑损伤的能力尚未得到严格的评估，尽管已经证明它能显著减少心脏手术后可检测到的 TEE 气泡的数量。即使在术野使用 CO_2，也可能存在大量的夹带空气。尽管氧合器静脉储血罐的设计试图在到达流入插管之前清除这些空气，但动脉微栓过滤器处理了大量剩余的空气。动脉微栓过滤器清除所有栓塞源（气体或微粒）的能力有明显的局限性。即使使用了动脉微栓过滤器，栓塞还是很容易通过并进入主动脉根部。

主动脉插管对减少脑栓塞的发生可能非常重要。将插管放置在动脉粥样化负荷较大的区域可能会导致动脉粥样化物质的脱落直接产生栓塞。使用长的主动脉插管，插管的顶端位于脑血管的起源之外，已发现可以减少栓塞负荷。插管的类型本身可能是一个重要因素。各种各样的设计可以减少主动脉插管引起各种栓子喷射。通过心脏切开抽吸术从手术野返回的血液可能会显著增加 CPB 管路中的微粒负荷，进而增加大脑中的微粒负荷。在将回收的血液送回静脉贮存器之前，使用血细胞回收装置来处理这些血液，可能会减少导致栓塞的微粒或脂质物质的数量。大多数材料足够小，或者可以显著变形（因为它的高脂含量），可以通过标准的 20~40μm 的动脉过滤器。不过，细胞回收程序有几个问题。其一是使用所产生的成本，其二是通过其固有的洗涤过程减少了血小板和凝血因子后的不良反应。适度使用细胞回收到一定量，虽然还没有明确，但血容量可能是减少的。尽管有这样的理论基础，但研究结果表明，是否使用细胞回收对认知结果有不同的影响。

2. 主动脉粥样硬化的治疗

常规使用 TEE 和辅助性（最好是常规）主动脉扫描的广泛应用极大地促进了对严重动脉粥样化患者管理风险的理解。有不争的证据表明卒中与动脉粥样硬化有关。然而，动脉粥样硬化与心脏手术后认知功能下降之间的联系还不清楚。不管动脉粥样硬化是否导致认知功能障碍，它对心脏手术相关卒中的贡献足以保证特定的治疗策略。

在解释评估避免动脉粥样硬化策略的研究中，其困难是研究者没有任何形式的盲法。在很大程度上，根据已知动脉粥样硬化的存在选择策略，并将这些患者的结果与历史对照组进行比较。什么是最佳方式尚不清楚。多种技术可以用来减少从动脉壁上释放出来的粥样硬化物质进入大脑循环中。从选择主动脉插管的最佳位置到相对没有斑块的区域，再到使用专门的插管来减少主动脉壁的斑块脱落。在近端静脉移植术中，通过在单次应用主动脉阻断钳中完成所有的吻合，避免了部分闭塞夹闭。已经开发和研究了专门的插管，其中包含过滤技术和其他将栓子转移到更远端位置的方法。技术发展迅速，近端（和远端）冠状动脉吻合器变得越来越容易获得，并且专注于减少对升主动脉的操作。在大规模、前瞻性、随机试验中，这些主动脉操作尚未产生显著的神经保护效果，但它们的潜力是可期的。

3. 搏动灌注

积累了大量的比较搏动灌注和非搏动灌注的生理学的研究。然而，与标准的非搏动式 CPB 相比仍不确定，搏动式 CPB 是否在任何预后指标上显示出实质性的临床预后改善。类似设计的相互矛盾的研究结果有效地抵消了搏动灌注的优势。

非搏动 CPB 是最常用的人工灌注形式。虽然这类非生理性、非搏动性泵血流量可能具有损伤性，但总体上尚无数据表明，在临床 CPB 期间使用搏动性泵血流量有利于神经功能保护。大多数搏动性研究的一个重大限制是，真正的"生理性"搏动在技术上几乎无法实现。相反，正弦搏动波形的变化不会复制正常生理搏动的动力学和流体动力学。搏动流和非搏动流的一个基本区别是，当使用搏动流时，需要额外的液压能量来驱动血液。这种额外的动能可以改善红细胞转运、毛细血管灌注和淋巴功能。由于血液稀释、低温、红细胞变形能力改变和血流重新分配，CPB 可能影响血液的许多特性（黏度）和血管系统本身（动脉张力、大小和几何形状）。由于这些变化，产生看似正常的搏动压力波形可能不会产生正常的搏动血流量波形。简单地再现搏动压力不足以保证搏动流的再现，也不允许能量学的量化。

新的搏动技术可以更好地再现心脏搏动的正常生物学状态。计算机技术允许创造一个更接近生理的搏动灌注模式已经证明，至少在实验上，保留了脑氧合。然而，大多数的研究并没有提供令人信服的证据来证明 CPB 期间的常规搏动流是有必要的，这可以通过广泛使用的技术来实现。

4. 酸碱管理：α-稳态与 pH 稳态

长期以来，CPB 过程中的最佳酸碱管理一直存在争议。理论上，α-稳态管理通过脑氧代谢（cerebral metabolism O_2，$CMRO_2$）与 CBF 的耦合维持正常的 CBF 自动调节，允许足够的氧气输送，同时最小化栓塞的可能性。虽然早期的研究无法证明这两种技术在神经或神经心理方面的结果存在差异，但后来的研究表明，当使用 pH 稳态管理时，认知能力下降，特别是在 CPB 时间延长的情况下。pH 稳态管理（即 CO_2 添加到氧合器新鲜气体流中）

导致 CBF 高于大脑代谢需求所需的 CBF。这种过度灌注有可能使栓塞大量进入大脑。除了先天性心脏手术外，大多数数据结果支持使用 pH 稳态治疗，因为 pH 稳态改善了循环停止前的同质脑低温，成人数据结果仅支持使用 α- 稳态管理。

5. 温度和复温策略

在心脏外科患者的围术期处理中，使用低温仍是主流做法。虽然还没有明确证明，它的广泛使用涉及假定低温的全身器官保护作用。尽管低温对抑制大脑代谢有明显的作用（每 1℃ 大约下降 6%～7%），但它的其他神经保护作用可能是由非代谢作用介导的。例如，在缺血的大脑中，中度低温有多种作用。虽然这方面的证明实验是丰富的，但临床上的低温神经保护范例也一直是难以捉摸的。

就像低温对大脑有一些可能的保护作用一样，过热则以一种相反的、不成比例的方式产生有害的作用。尽管之前提到的研究没有显示出神经保护作用，但有新的证据表明，如果低温能提供某种程度的神经保护，那么它可能会被随后的强制复温所抵消。虽然心脏手术期间有许多监测温度的位置，但有几个值得特别考虑的部位。从 3 个冷暖试验及其他关于 CPB 管路、鼻咽和大脑之间温度梯度的信息中得到的经验教训之一是，监测（并用作目标）目标器官相关位置的温度非常重要。如果是身体，测量膀胱、直肠、肺动脉或食管的核心温度是合适的。然而，如果大脑的温度是理想的，那么研究大脑温度的替代部位是很重要的，包括鼻咽温度和鼓膜温度。测试这些不同的温度位置已经证明，在身体和大脑中都出现了巨大的温度梯度。很可能在快速变化期间（例如，在复温期间），这些温度梯度是最大化的。

6. CPB 平均动脉压管理

CPB 时血压与 CBF 之间的关系有助于理解是否可以优化 MAP 来减少神经损伤。临床上，现有的数据表明在其他器官功能正常的患者中，在使用 α- 稳态血气管理的非搏动性低温 CPB 期间，只要该 MAP 在患者的自动调节范围内或附近（即 50～100mmHg），CBF 在很大程度上独立于 MAP。然而，潜在的原发性高血压作为一种并发病，可能导致自动调节曲线的右移。这种右移发生的程度尚不清楚，但合理的预期至少为 10mmHg，这表明较

低的自动调节血流范围更有可能是 60～70mmHg，而不是 50mmHg。此外，糖尿病可能导致自我调节紊乱，使 CBF 比无糖尿病患者更被动。

尽管 CABG 术后与 MAP 相关的神经和神经认知结局的数据尚未确定，但大多数数据表明，CPB 期间 MAP 并不是心脏手术后认知功能下降或卒中的主要预测因子。然而，随着年龄的增长，CPB 中的 MAP 可能在改善栓塞区域的脑侧支循环灌注，改善神经和认知功能方面发挥作用。在非心脏手术环境中的一些实验数据表明，较高的灌注压力对缺血损伤的大脑半暗带侧支灌注有一样的保护作用。总的来说，MAP（在正常范围内）对认知功能的影响很小，但对于那些主动脉粥样化严重的患者，适度地增加血压可能是明智的选择。

更为谨慎的方法是，不采用基于先前相互矛盾的数据资料选择特定或固定的（也可以说是任意的）血压阈值，而是根据脑血氧饱和度的实时生理反馈的新概念对血压目标进行个体化管理。基于近红外光谱的脑血氧测定等技术在这一方法指导中发挥了重要作用。这可能有助于确定个体自我调节驱动的目标血压。

7. 血糖管理

高血糖症是心脏外科手术过程中的常见病。给予含葡萄糖的停搏液和应激反应引起的胰岛素分泌的改变和胰岛素抵抗增加了高血糖的可能性。在局灶性和全脑缺血实验中，已反复证明高血糖会损害神经功能。对这种不良反应的解释可能与高血糖对葡萄糖厌氧转化为乳酸的作用有关，后者最终导致细胞内酸中毒，并损害细胞内的稳态和代谢。第二种损伤机制与脑缺血时高血糖引起的兴奋性毒性氨基酸释放增加有关。如果高血糖对大脑有害，则使损伤更严重的阈值似乎为 180～200mg/dl。

尚不清楚围术期适当的血糖管理类型及其是否对 CPB 患者的神经功能预后产生不利影响。高血糖治疗的主要困难是胰岛素治疗的相对无效。在低温期过量使用胰岛素可能导致 CPB 术后低血糖反弹。曾试图在心脏手术期间使用胰岛素方案维持血糖正常的研究表明，即使采用积极的胰岛素治疗，高血糖通常是抵抗性的，实际上可能使患者易发生术后低血糖。据报道，这种对通过严格控制血糖可能增加不良反应的担忧得到了支持。试图调解损伤可能会使患者易受额外损伤。

8. 非 CPB 心脏手术

非 CPB 冠状动脉搭桥术（OPCAB）是治疗冠心病的常用手术方法。心脏手术后对不良脑预后的影响有不同的报道。尽管早期的数据显示 OPCAB 术后认知能力下降较少，但大多数研究并没有看到认知功能障碍完全消失。原因尚不清楚，但很可能有复杂的病理生理机制。例如，如果炎症过程在引发或传播脑损伤中起作用，OPCAB 继续使用胸骨切开术、肝素和广泛的血流动力学波动，所有这些都可能导致应激和炎症反应，可能是认知功能障碍仍然存在的重要原因。升主动脉操作，伴随着微粒栓塞，也是常见的原因。

9. 药理性神经保护

美国食品药品管理局或外国监管机构尚未批准任何药物用于预防或治疗心脏手术相关脑损伤，尽管之前对这方面的特定药物进行了大量调查（表 25–3）。并非只有心脏手术未能鉴别出任何一种可能保护大脑的单一化合物。除了溶栓治疗外，医学领域一般也没有其他治疗方法。

10. 硫喷妥钠

硫喷妥钠是第一批被研究用于心脏手术患者，并认为具有潜在神经保护的药物之一。该机制与巴比妥酸盐抑制脑代谢有关。这一机制，加上报告巴比妥类药物产生有益作用的实验数据，使其成为心脏手术的合理选择。然而，对硫喷妥钠使用情况的进一步调查结果并不乐观。这些负面试验和巴比妥类药物长期镇静的不良反应抵消了巴比妥类药物的有益作用。硫喷妥钠的有益作用可能与直接的神经保护作用无关，而与减少栓塞的间接作用有关。众所周知，硫喷妥钠的脑血管收缩作用（CBF 与巴比妥酸盐诱导的 $CMRO_2$ 减少相匹配）可能导致 CPB 期间脑栓塞负荷减少，从而对神经系统预后产生有益影响。后来的研究表明，等电位本身并不一定会使巴比妥酸盐产生神经保护作用。

11. 异丙酚

异丙酚对 $CMRO_2$ 和 CBF 的作用与硫喷妥钠相似，具有一定的抗氧化和钙通道拮抗作用。伴随着实验性脑缺血研究的支持性数据，异丙酚被评价为心脏手术中的神经保护剂。在异丙酚冲击抑制药量的随机试验（$N = 215$）中，术后 2 个月的认知功能无明显影响。研究人员认为，在心脏瓣膜手术中，脑电图（EEG）电脉冲抑制药量的异丙酚没有提供神经保护。在非瓣膜心脏手术中，没有其他研究评估异丙酚对大脑的影响。

12. 抑肽酶

在首次或再次冠状动脉搭桥和瓣膜手术中应用抑肽酶的多中心大型试验中，与安慰剂相比，高剂量抑肽酶组的卒中发生率也较低（$P = 0.032$）。抑肽酶衍生神经保护的潜在机制已有大量研究。最初的研究热情集中在其抗炎作用上，可能预防脑缺血的一些不良炎症后遗症。然而，抑肽酶可能通过调节脑栓塞的间接作用具有独立于任何直接神经保护作用的有益作用。如果一种药物减少了从手术野经右心吸引到储血罐的血液的微粒数量（通过减少总失血量），脑栓塞和由此产生的神经后果也可能减少。

最近，Mangano 及其同事在对 4374 名患者的观察研究中报告了抑肽酶的潜在不良反应。在这项研究中，接受抑肽酶治疗的患者脑血管并发症的发生率显著高于其他患者（$P < 0.001$）。一项随机试验（BART）报告，与其他抗纤溶蛋白药物相比，抑肽酶显著减少了出血，但总体死亡风险较高。尽管 Mangano 研究和 BART 试验加速抑肽酶退出市场，但抑制激肽释放酶的潜在神经效应的相关性仍然存在。

13. 尼莫地平

钙在脑缺血损伤中有重要作用。基于此原因，以及钙通道阻滞药尼莫地平对蛛网膜下腔出血和实验性脑缺血的益处，我们进行了一项随机、双盲、安慰剂对照、单中心试验，以评估尼莫地平对瓣膜手术后结局的影响。由于尼莫地平组出血和死亡率

表 25–3 心脏手术期间作为药理神经保护剂研究的药物

药 物	药 物
硫喷妥钠	利多卡因
异丙酚	β受体拮抗药
阿卡地辛	聚乙二醇
抑肽酶	C5 补体抑制药（培克珠单抗）
尼莫地平	利血平（血小板活化因子拮抗药）
GM_1 神经节苷脂	氯噻唑
右美沙芬	氯胺酮
瑞马西胺	

增加的安全性问题促使外部审查委员会中止了这项研究，因此试验没有完成。在中期回顾中，安慰剂组和尼莫地平组之间也没有神经心理缺陷的差异。因此，在这种情况下，这种药物或类似的钙通道阻滞药的真实效果可能永远无法完全了解。

14. 利多卡因

静脉注射利多卡因，由于其钠通道阻断药和潜在的抗炎作用，已被研究作为心脏手术的神经保护剂。目前未推荐利多卡因作为心脏手术中的临床神经保护药，仍需继续研究。

15. β受体拮抗药

虽然在心脏病患者中使用β受体拮抗药主要是为了预防心肌不良事件，但在心脏手术后的神经预后研究中，已证明β受体拮抗药对神经系统预后有混合作用。对β受体拮抗药潜在神经保护作用的支持来自对卡维地洛的研究，卡维地洛已知具有混合肾上腺素能拮抗作用，以及作为抗氧化剂和凋亡抑制药的作用。β受体拮抗药治疗的任何潜在益处都需要通过非心脏手术人群的最新数据来调节，这些数据显示了神经系统的损害。POISE试验虽然显示心肌梗死减少，但在围术期随机接受美托洛尔的患者中显示卒中率增加。目前尚不清楚这些信息与心脏外科手术人群的关系。

16. 类固醇

长期以来，皮质类固醇被认为是潜在的脑保护剂，部分原因是它们能够减少炎症反应。炎症反应被认为是缺血介导脑损伤的重要因素。然而，除了脊髓损伤，类固醇从未被证明具有任何重要的临床神经保护特性。它们缺乏效果的部分原因可能是服用后普遍出现的高血糖。动物模型中的高血糖和对脑损伤的几项人体研究已经与神经系统预后恶化相关。在有史以来最大的一次心脏外科潜在神经保护剂的试验中，他们无法在卒中、认知结果或谵妄方面显示出任何有益的效果。不建议在心脏手术中使用类固醇以提供某种程度的神经保护。

17. 氯胺酮

S（+D）-氯胺酮，一种常用的麻醉药，是一种 N- 甲基 -D- 天冬氨酸（NMDA）- 受体拮抗药，在一个小型（$N=106$）心脏手术患者研究中发现了其神经保护作用。氯胺酮组的神经认知功能障碍发生率，在术后 10 周有降低的趋势（氯胺酮组为 20%，对照组为 25%；$P=0.54$），但由于研究效度不足，这一变化并不显著。氯胺酮因其降低谵妄发生率的潜力而重新引起人们的兴趣。有待进一步的大规模试验以确定该药物潜在的益处。尽管有一些实验证据支持其作为神经保护药的作用，但没有足够的临床证据支持其用于这一特定适应证。

五、急性肾损伤

尽管近半个世纪以来人们一直关注心脏手术后肾功能不全的严重性，但急性肾损伤（acute kidney injury，AKI）仍然是术后早期死亡的一个普遍且重要的预测因素。即使手术过程中没有基于血清肌酐水平的 AKI 证据，更微妙的标志物常显示肾小管损伤。心脏手术后 AKI 程度的增加与预后差、费用高、短期和长期资源消耗高有关。AKI 的程度也预示着出院患者的长期生存率会下降。虽然与 AKI 相关的一些损害仅仅反映了 AKI 伴随着其他严重并发症的"副现象"（如败血症），但也有令人信服的证据表明 AKI 本身会导致不良后果。超越肌酐的"尿毒症毒素"的积累对大多数器官系统都有广泛的不良影响，而且，在慢性肾脏疾病中，尿毒症毒素清除不足对生存有不利影响。

程度轻的 AKI（即使不需要透析）也引起结局不良，但肾脏保护的各种策略效果不佳，暂时只有避免一些公认的危险因素。

（一）临床病程、发病率及意义

考虑到术后 AKI 时，具体的手术操作就显得很重要。其发生率因手术而异，每个心脏手术都有其自身的特征性肾损害和血清肌酐的变化规律。例如，肌酐通常在冠状动脉搭桥术后立即下降（可能是血液稀释的结果），但随后上升，通常在术后第 2 天达到峰值，然后在随后几天达到或甚至低于基线值。高达 30% 的 CABG 患者受到足够的损伤，达到 AKI 阈值标准（例如 RIFLE 损伤 /AKIN 标准：肌酐在最初 48h 内上升 > 0.3mg/dl 或 50%）。因此，报告的发病率因肾损伤的定义及报告结果的机构而异。

CABG 后 AKI 患者中，1%～3% 的患者严重到需要透析，高达 60% 的患者院内死亡，许多幸存者将需要继续透析或转变为慢性肾病。AKI 后的"肾功能恢复"率也很难预测，但新的证据表明，它与预后高度相关，并且明显独立于 AKI。

（二）急性肾损伤的危险因素及手术相关病理生理

许多研究已经归纳了心脏手术后肾病的危险因素（图 25-5）。尽管人们对围术期肾功能不全的认识日益加深，但已知的危险因素仅占心脏手术后肌酐升高的 1/3。与手术相关的危险因素包括急诊和再次手术、瓣膜手术和需要停止循环或 CPB 时间过长的手术。感染和败血症、心房颤动和 LCOS 指标，包括术中对正性肌力药物的需求和主动脉内球囊反搏（Intraaortic balloon pump，IABP）的置入，也与肾功能损害有关。

确定的术前人口学危险因素包括高龄、体重增加、非裔美国人、高血压和宽脉压、术前贫血、外周或颈动脉粥样硬化疾病、糖尿病、术前高血糖和（或）非糖尿病患者血红蛋白 A1c 升高、左心室功能降低，以及阻塞性肺病。有趣的是，术前慢性肾脏病不是 AKI 的危险因素，但由于即使是少量的额外肾损害也可能导致透析，当术前出现严重的肾脏疾病时，这些个体处于透析的最大风险中。遗传易感

性存在并解释了更多心脏手术后 AKI 变异比单纯的传统临床危险因素强。

术中主动脉外扫描显示升主动脉粥样斑块负荷与 AKI 相关。同样，术后 AKI 与动脉栓塞负荷相关。在某些情况下，其他栓塞源可能与 AKI 有关。脂肪滴、微粒和气泡在心脏手术中非常常见。任何来源的肾栓塞性梗死呈楔形，可累及邻近部位的皮质和髓质，强调血管排列和其余肾脏灌注的不足。

心脏手术的许多因素都会导致低灌注和缺血 - 再灌注介导的 AKI。栓塞、LCOS 和外源性儿茶酚胺都可能参与其中，导致细胞高能磷酸消耗、钙超载、氧自由基生成、局部白细胞活化和 NF-κB 活化。股动脉插管可并发腿部缺血，并被认为是肌红蛋白尿性 AKI 的原因。肌红蛋白和血红蛋白强烈结合一氧化氮，被认为是通过血管收缩作用导致 AKI，但也有直接的细胞毒性和肾小管阻塞。

退市的抗纤溶药抑肽酶消除了心脏手术患者围术期肾毒性的问题。相比之下，赖氨酸类似物抗纤维蛋白分解酶、ε- 氨基己酸和氨甲环酸，由于其促进肾小蛋白进入到尿中（肾小管蛋白尿）的影响而引起关注。虽然肾小管蛋白尿通常预示着肾小管

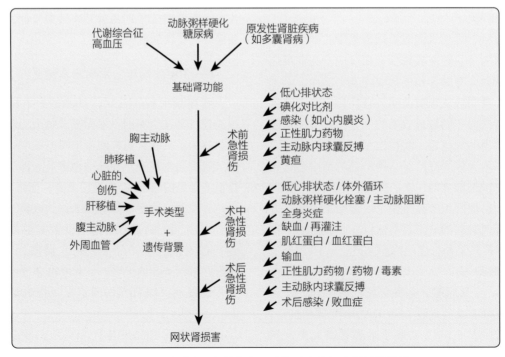

▲ 图 25-5　多种来源肾损伤在围术期对患者都有不同的作用

（经许可改编自 Stafford-Smith M, Patel UD, Phillips-Bute BG, et al. Acute kidney injury and chronic kidney disease after cardiac surgery. *Adv Chronic Kidney Dis*. 2008; 15:257–277. ）

损伤，但赖氨酸类似物抗纤溶作用在停药后 15min 内作用完全消失。其他围术期肾毒素包括部分抗生素、α肾上腺素能激动药、环孢素和非甾体抗炎药。然而，对心脏手术后 α₁ 介导的血管收缩和多巴胺能及 α₂ 介导的肾血管舒张及血流动力学损害的 AKI 净效应尚不清楚。

大量证据表明，胶体溶液，特别是淀粉，在许多情况下对 AKI 有影响（框 25-2），在心脏手术中也不例外。一些研究提供了证据表明羟乙基淀粉是与肾功能不全的相关因素之一。由于这些心脏手术的研究，以及越来越多的证据表明在其他危重症管理环境中使用羟乙基淀粉有害，建议避免使用羟乙基淀粉溶液。

（三）肾脏保护策略

由于肾小球滤过率的突然下降而导致的血清肌酐缓慢升高，现在被认为不足以作为急性肾保护的预警信号，类似于 Q 波出现太晚而不能用于心脏保护预警。当使用血清肌酐时，AKI 识别的强制性延迟甚至被认为可以解释过去肾脏保护研究中令人失望的结果。开发和验证工具以便更及时地进行 AKI 诊断已成为当务之急。人们希望在早期 AKI 生物标志物能够被识别出来，在肾脏保护中发挥作用，就像目前心肌肌酸激酶同工酶（CK-MB）和肌钙蛋白用于心肌保护一样。

然而，尽管血清肌酐作为一种早期生物标志物有其局限性，但由于其在许多其他方面的用途，它仍然是一种重要的临床诊断工具。毋庸置疑，肌酐积累可作为预示 AKI 预后的金标准，其对包括死亡在内的其他主要不良后果具有高度预测性。即使是最有希望的新的早期 AKI 生物标志物的验证也非常有限或缺乏可比性。除了损伤，血清肌酐是肾脏功能恢复的特征，这与大多数 AKI 生物标志物不同。肌酐水平下降所反映的肾功能恢复对肾脏损害程度以外的短期和长期预后具有很高的预测价值。最后，对基于肌酐的 AKI 的共识性定义（如 RIFLE 和 AKIN）的研究和设置，其普遍性正在获得认可。

1. 早期急性肾损伤的生物标志物

除了血清肌酐之外，我们还将继续寻找一种或多种 AKI 的"早期生物标志物"。作为一种需要及时干预的疾病，AKI 目前尚无等价于 CK-MB、肌钙蛋白和心脏 ST 段对心脏疾病的有效标志物。

只有少数候选的新的早期生物标志物涉及替代现在"理想"的肌酐作用，但大多数仅涉及 AKI 的其他 3 个早期后果之一：肾小管细胞损伤、肾小管细胞功能障碍和肾脏的适应性应激反应。例如，受损的肾细胞直接将内容物渗漏到尿液中；该策略支持肾小管内的酶尿 AKI 生物标志物，包括 β-N- 乙酰 -β-D- 葡萄糖苷酶和至少 8 种其他候选标志物。监测肾脏应激反应的标志物提供了 AKI 识别的另一种策略，包括一些优选候选标志物，这些包括中性粒细胞明胶酶相关的脂钙素、尿 IL-18 和至少 3 个其他候选标志物。单纯尿氧分压（PO₂）监测与心脏手术患者肾髓质氧水平变化相关，并预测随后的 AKI。

目前正在进行几项大型前瞻性观察研究，可能有助于确定早期 AKI 生物标志物的获胜者。手术和麻醉参与者必须强调心脏手术特有的 AKI 生物标志物问题，以免在更广泛地追求一致的 AKI 定义时忽略这些问题。

2. CPB 管理与肾脏

CPB 管理中与肾脏有关的基本问题涉及肾脏，尤其是肾髓质供氧和供氧之间的平衡。灌注压（即 CPB 期间的 MAP）和携氧能力（与血液稀释和输血有关）解决了供氧问题，而低温是为了调节肾脏的供氧需求。

低体温是肾移植术中肾保护策略的重要组成部分。因此，CPB 期间的亚低温似乎是围术期肾脏保护策略的合理组成部分。然而，3 项独立的研究没有发现在 CPB 期间亚低温有任何肾脏保护作用。

CPB 低血压通常与低血容量性休克和 LCOS 的低灌注特征无关，这些因素与 AKI 高度相关。关于灌注压作用的研究没有显示其与 AKI 相关。有趣的是，一些关于心脏手术后大脑自我调节极限（即定义个体血压目标）和 AKI 之间相互关系的数据正在出现。

框 25-2　CPB 期间肾损伤的原因

- 栓塞
- 肾缺血
- 再灌注损伤
- 血色素
- 对比剂
- 羟乙基淀粉

适度血液稀释被认为可以通过血液黏度相关的局部血流改善来降低心脏手术中肾损伤的风险。然而，CPB 过程中血液极度稀释（血细胞比容＜ 20%）的做法与心脏手术后的不良肾结局有关。研究表明，严重的血细胞比容变化（如＞ 50% 下降）可能更不能耐受，此时强调临床策略的重要性，包括只有在采取了所有避免血液稀释的措施后再输血。

CPB 期间的血糖控制被认为是一个潜在减轻 AKI 的措施。尽管广泛采用强化胰岛素方案，但随后的许多研究都未能重复 Van den Berghe 的有益发现。在一项研究中，400 名心脏手术患者随机分为术中胰岛素强化治疗组（目标值 80～100mg/dl）与常规治疗组，在结合 Van den Berghe 的术后处理，没有发现任何益处，观察到类似的透析率（6/199 vs. 4/201；$P = 0.54$），值得注意的是，严格控制组的 30 天死亡率和卒中率是增加的。

3. 药物干预

临床工作中在预防或治疗已确诊的围术期 AKI 方面的药物干预措施很少。为提高肾脏保护策略成功率而提出的研究方面的措施包括加大研究的规模，以期尽早发现存在的益处。如前所述，及时地行 AKI 检测，以便早期干预。

不幸的是，由于目前研究工具的局限性，大多数潜在的肾脏保护疗法都没有得到大规模随机试验甚至 Meta 分析的严格限制，也没有一种疗法在 AKI 发病后立即得到应用。下一步将概述其他数据，包括这些疗法的基本原理和现有研究。

(1) 多巴胺：肠系膜多巴胺（D_1）受体激动药可增加肾血流量，降低肾血管阻力，增强利尿和增加尿量。尽管缺乏肾脏保护的临床证据，但几十年来，这一理论一直被用来证明使用低剂量（肾剂量）多巴胺 [＜ 5μg/（kg·min）] 是合理的。然而，在一些外科和非外科环境中的大量随机双盲研究未能证明多巴胺的任何肾脏益处。尽管低剂量多巴胺的使用缺乏有力证据，而且越来越引起人们的关注，但许多中心仍继续使用这种药物进行肾脏保护。

(2) 芬诺多泮：甲磺酸芬诺多泮是苯扎地平的衍生物，是一种选择性的 D_1 受体激动药。尽管芬诺多泮首先被批准作为一种降压药，但它在预防对比剂引起的肾病方面显示出了作用。然而，很少有随机对照研究来评价这种药物作为术后肾功能不全的治疗方法。

(3) 利尿药：利尿药通过减少肾小管对原尿的重吸收来增加尿生成。可以通过多种机制来实现，包括抑制导致溶质再摄取的活性机制（如循环利尿药）、改变肾小管内容物中的渗透梯度以利于肾小管中的溶质（如甘露醇）保留或影响肾小管活动平衡以增加尿生成的激素影响（如心钠素）。利尿药的一般肾脏保护原则是增加通过受损肾小管的尿液流量以保持肾小管通畅，避免肾小管阻塞的不良后果，包括少尿或无尿，以及需要透析。其他药物的特性（如抗氧化作用、减少活性转运）也被认为对缺血性肾损伤有有益的作用。

循环利尿药，如呋塞米，产生肾皮质血管舒张，抑制髓质后的升支的重吸收转运，导致更多溶质留在肾小管，增加尿生成。与来自动物实验的证据相反，一些临床研究表明，心脏手术患者围术期利尿药治疗没有益处，甚至可能有害。虽然它们可以通过维持体液平衡来帮助有反应的患者避免透析，但是没有足够的证据支持常规使用循环利尿药作为特定的肾脏保护剂。然而，在严重血红蛋白尿的情况下，它们可能有助于尿生成和肾小管清除这种肾毒素。

甘露醇是一种渗透性利尿药，已经在一些心脏外科患者的研究中得到了评估。虽然有文献记载利尿增多，但很少有研究仔细评估这些患者术后肾功能不全。除了缺乏对肾脏的有益作用外，一些研究还发现了大剂量甘露醇对肾脏的潜在毒性，特别是对已经存在肾功能不全的患者。

(4) N- 乙酰半胱氨酸：N- 乙酰半胱氨酸是一种抗氧化剂，可增强内源性谷胱甘肽清除系统，并通过减轻静脉对比剂引起的肾病而显示出作为肾脏保护剂的前景。包括 4 项 Meta 分析在内的大量证据表明，N- 乙酰半胱氨酸对对比剂肾病可能存在的潜在益处对围术期患者无用。

(5) 肾上腺素能激动药：肾脏中的 $α_1$ 肾上腺素能和 $α_2$ 肾上腺素能受体分别调节血管收缩和舒张作用。减轻肾血管收缩的药物可能具有作为肾脏保护药物的潜力，因为血管收缩最有可能促进 AKI 的病理生理学。可乐定，一种 $α_2$ 肾上腺素能受体激动药，已被实验证明抑制肾素释放和引起利尿，并在实验性 AKI 模型中证实其作为肾脏保护剂的潜力。尽管得到了积极的支持，可乐定作为一种肾脏保护剂并没有得到广泛的接受。值得注意的是，减

少传入 α_1 肾上腺素能受体介导的血管收缩被认为是胸段硬膜外阻滞对心脏手术患者肾脏保护作用的解释。

(6) 钙通道阻滞剂：地尔硫䓬（Diltiazem）作为一种钙通道阻滞剂，在心脏外科手术中被认为是最有效的肾脏保护剂，具有拮抗血管收缩信号的能力，在毒性和缺血性急性肾衰竭的实验模型中也证实其有益的作用。然而，在人类中，许多小的随机试验和一项回顾性研究共同提供了一个令人困惑的情景，包括证据表明地尔硫䓬治疗心脏手术患者可能仅对肾脏有轻微的益处，或者没有益处，甚至具有潜在的危害。

(7) 碳酸氢钠：最近围术期输注碳酸氢钠引起了人们的注意，因为在 100 名心脏手术后患者中，与安慰剂盐水相比，AKI 降低。尽管有证据表明，碳酸氢钠为基础的水合作用在其他情况下（如对比剂肾病）似乎是有益的，但这种疗法所需的大量额外液体和钠负荷已引起一些临床医师的关注。

(8) 血管紧张素转化酶抑制药和血管紧张素 I 受体拮抗药：肾素 - 血管紧张素 - 醛固酮系统介导血管收缩，在肾微循环的旁分泌调节中起重要作用。血管紧张素转换酶（ACE）抑制药和血管紧张素 I 受体拮抗药通过抑制肾素 - 血管紧张素 - 醛固酮系统激活的步骤起作用。虽然血管紧张素转化酶抑制药和血管紧张素受体拮抗药已经证明可以减缓大多数慢性肾脏疾病的进展，但它们在 AKI 中的作用尚未得到很好的研究。

六、心肌损伤

从现代心脏手术的早期开始，就有围术期心肌功能障碍及其相关的发病率和死亡率报道。包括大量心内膜下细胞坏死在内的证据表明，这种损伤是由于代谢活跃的心肌底物供应不足所致。优化心脏手术期间的心肌保护涉及几个固有的方案，允许手术在一个相对固定的、无血的术野下进行，同时保留术后心肌功能。这一保护中的基本原则是在化学诱导的电机械舒张性心搏骤停的诱导和维持，以及保持低温。虽然继续致力于心肌保护的研究，很明显地减轻了心肌损伤，但其仍然是一个未解决的问题，心肌损伤成为术后心肌功能障碍的代表性问题。

（一）CPB 术后心肌功能障碍的发生率及意义

与心脏手术中其他器官损伤风险不同，由于手术的本质性目标，所有心脏手术患者都会遭受一定程度的心肌损伤。尽管损伤可能是亚临床性的，仅表现为心肌酶的无症状性升高，但通常表现更为明显。这些损伤心肌的酶的释放程度，常高到足以满足心肌梗死的标准，其与心脏手术后的围术期结局有关。

（二）心肌损伤的危险因素

随着越来越多的患者进行心脏手术，其中许多患者伴有急性缺血性综合征或明显的左心室功能不全。优化心肌保护以减少因主动脉阻断和心脏停搏液引起的心肌功能不全的需求空前高涨。心力衰竭患者心脏移植和其他复杂手术的持续增加为寻求更好的心肌保护策略提供了动力。

（三）心肌损伤的病理生理学

心肌顿抑为短暂缺血事件后的心肌功能障碍。它与慢性缺血相关的可逆性功能障碍（称为冬眠）不同，心肌顿抑通常在缺血事件后 48～72h 内消退，并且常见于主动脉阻断和停搏后。导致心肌顿抑的重要因素不仅包括缺氧代谢的效应，还包括心肌的缺血前状态、再灌注损伤、信号转导系统的急性改变以及循环炎症介质的作用。

无氧代谢结果在冠状动脉阻塞后几秒内就变得明显。随着高能磷酸盐的迅速消耗，很快就会发生心肌细胞中的乳酸积累和细胞内酸中毒，随后出现收缩功能障碍。当心肌细胞腺苷三磷酸（triphosphate，ATP）水平下降到临界水平时，随后无法维持主动转运需要的电解质梯度（如 Na^+、K^+、Ca^{2+}）会导致细胞水肿、细胞内 Ca^{2+} 超载和膜完整性丧失。

可以预见的是，随着主动脉阻断钳的释放和血流的恢复，会发生心肌再灌注损伤。随着再灌注的进行，以正常代谢所需的能量传递恢复平衡相矛盾的是，作为有害物质的自由基的产生，成为另一个值得关注的重要问题。再灌注导致自由基在几分钟内迅速增加，在心肌顿抑中起主要作用。

除自由基上调外，急性心肌缺血损伤相关的心肌再灌注还可诱导中性粒细胞介导的炎症反应和一系列体液炎症成分。前列腺素也在再灌注过程中产生，它们的不良反应似乎与细胞内钙的增加具有协同作用。

CPB 后心肌功能障碍的一个潜在的额外机制与 β 肾上腺素能信号转导的急性改变有关。已在心脏手术后证实 CPB 中，心肌 β 肾上腺素能受体出现急性脱敏和下调。虽然 CPB 中大幅度升高的儿茶酚胺对 β 肾上腺素能失调作用尚不清楚，但有人提出，CPB 后 LCOS 的发病率增加和对正性肌力药物的反应性降低可能部分归咎于此。

（四）心脏手术中的心肌保护：心脏停搏

优化心肌的代谢状态是保持其完整性的基础。温度和功能活动（即收缩和电活动）对心肌代谢率的主要影响已无须赘述。随着 CPB 的实施，心脏的排空明显减少收缩功和心肌耗氧量（myocardial oxygen consumption，$M\dot{v}O_2$）。CPB 可减少 30%～60% 的 $M\dot{v}O_2$。随着温度的降低，$M\dot{v}O_2$ 进一步降低，并且随着心脏诱导停搏和低温，可以降低心脏 90% 代谢需求。温度降低会降低心肌所有机械活动状态下（即跳动或纤颤）的代谢率。

尽管有时在空跳的心脏上或在低温颤动的条件下（两者都有 CPB 的支持）进行心脏手术，主动脉阻断停搏仍然是最普遍的心肌保护方法。基于减少代谢需求的原则，选择性心肌低温和心脏停搏（即舒张期停搏）的引入标志着心肌保护的一个重大临床进展。随着停搏液中的各种添加药物（设计用于在停搏期间优化心肌保护并减轻再灌注损伤）和温血停搏液的使用，传递代谢底物（而不是仅仅降低代谢需求）的想法也很常见。几种有效的化学停搏液治疗方法已在临床应用中。心脏停搏液策略是否在临床成功实现，可由其能否在心肌的所有区域实现，并保持迅速的连续停搏、阻断钳取出后功能的早期恢复以及成功脱离 CPB 所需的最小正性肌力药物来判断。停搏液成分、温度和灌注路径是停搏液心肌保护的基础。

1. 停搏液的组成

心脏外科手术中使用的各种心脏停搏液的成分在不同机构之间的差异，与外科医师之间的个性化差异一样巨大。一般来说，心脏停搏液可分为含血和非含血（即晶体）溶液。然而晶体停搏液已经不受欢迎，血液停搏液在不同的温度和灌注路径的组合是最常用的解决方案。然而，即使在血液心脏停搏液的范畴内，停搏液的化学组分也因添加了许多药物而有很大的差异。表 25-4 概述了心脏停搏液的各种添加剂及其相应的作用原理。所有的心脏停搏液都含有高于生理水平的钾，用于诱导舒张停搏的溶液含有最高浓度的钾，而用于维持心脏停搏液的溶液中钾浓度相对较低。除了调节电解质外，缓冲液（如碳酸氢盐、氨丁三醇）、渗透剂（如葡萄糖、甘露醇、钾）和代谢底物（如葡萄糖、谷氨酸和天冬氨酸）的添加也是心脏停搏液含量最常见的变化。

表 25-4 心脏停搏减少缺血性损伤的策略

原　则	机　制	组　分
降低氧需	低温灌注 局部低温 / 灌洗 心脏停搏	血液、晶体、冰泥、灌洗 KCl、腺苷（？）、超极化剂
能量底物补充与利用	氧 葡萄糖 氨基酸 酸中毒缓冲液 缓冲液 优化新陈代谢	血液、全氟化碳、晶体（？） 血液、葡萄糖、柠檬酸磷酸葡萄糖 谷氨酸、天冬氨酸 低温（罗森塔尔因子）、间歇性灌注 血液、氨丁三醇、组氨酸、碳酸氢盐、磷酸盐 温血诱导（37℃）、温血复灌
减少钙超载	低血钙	枸橼酸盐、Ca^{2+} 通道阻滞药、K 通道开放药（？）
减轻水肿	高渗药物 适度输注压	葡萄糖、氯化钾、甘露醇 50mmHg

引自 Vinten–Johansen J, Thourani VH. Myocardial protection: an overview. *J Extra Corpor Technol*. 2000; 32:38–48.

晶体停搏液输注前的氧合作用是为了增加有氧代谢，但晶体的有限携氧能力使代谢率迅速下降，通过快速诱导和持续的舒张停搏对有效的心脏保护至关重要。

含血停搏液的优势在于富含含氧血，可向缺血心肌输送足够氧气以维持基础代谢，甚至增加高能磷酸盐储备，以及清除自由基。尽管低风险心脏手术患者在晶体或含血停搏液在心肌保护方面表现同样良好，但有证据表明，包括那些心脏"能量衰竭"患者在内的更多危重患者使用含血停搏液改善了预后。

一些临床医师倾向于在主动脉阻断钳移除前，再灌注一次含代谢底物（如葡萄糖、谷氨酸和天冬氨酸）的温血停搏液（所谓的温血复灌）。其基本原理是证明常温最大限度地促进心肌有氧代谢和缺血期后的恢复。

2. 停搏液温度

虽然停搏液的成分千差万别；但心脏停搏中的心肌温度几乎均匀地降低到 $10\sim12℃$ 或更低水平，方法是输注冷停搏液并用冰泥对心脏外部局部降温。然而，温血停搏液的引入对低温这一曾经被普遍认为成功地心肌保护的方法的必要性提出了挑战。尽管低温停搏液是最常用的，但许多研究都探究了心脏停搏时的温度，包括低温（$27\sim30℃$）和常温（$37\sim38℃$）。许多旨在确定心脏停搏液最佳温度的工作都集中在以下事实上：虽然低温在抑制代谢方面明显地为心肌提供了一些优势（尤其在采用间断心脏停搏的情况下），但可能会产生一些不利影响。

低温的不利影响包括增加心肌水肿的风险（通过抑制离子泵的活性）和导致一些药物治疗依赖的各种膜受体的功能受损（如停搏液的各种添加药物）。低温停搏液的另一个缺点是，除了在心肌中产生代谢抑制外，血浆黏度增加，红细胞变形能力降低。因此，旨在使用更高的停搏液温度的研究已经被探索出来。

3. 停搏液灌注路径

如果使用温血停搏或常温停搏液灌注，则需要确保该停搏液的连续灌注。逆行停搏灌注，其中逆行灌注导管被插入冠状窦，允许几乎连续的停搏液灌注。逆行灌注在顺行性心脏停搏有难度的情况下也很有用，例如严重的主动脉瓣关闭不全或主动脉根部或主动脉瓣（或是二尖瓣）手术（框 25-3）。它还允许心脏停搏液分布到有明显狭窄的冠状动脉供应的心肌区域。避免血管周围水肿和出血的可接受灌注压力需要限制在 40mmHg 以下。

逆行停搏液确实有一些局限性。尽管逆行灌注路径已被证明能有效地将心脏停搏液充分地输送到左心室，但由于心最小静脉和各种静脉窦连接的分流和血液流入心房和心室，右心室和室间隔经常未得到充分的心脏停搏液灌注。如果冠状静脉窦导管放置在心脏大静脉以外，或者发生与全身静脉沟通的解剖变异，如永存左上腔静脉（superior vena cava，SVC），也可能出现逆行灌注困难。由于逆行停搏液灌注不能有效地引起心脏骤停，因此在停搏前，必须通过单次顺行灌注停搏来诱导停搏。

七、胃肠道并发症

（一）发病率及意义

心脏手术后胃肠道并发症虽然发生率相对较低（$0.5\%\sim5.5\%$），但预示着患者总体不良结局的风险显著增加。胃肠道并发症报告发生率的变异性部分反映了它们的定义，以及研究队列中患者和手术危险因素的差异。尽管如此，由于发病率相对较低，对胃肠道并发症的研究很少。尽管最常见的胃肠道并发症包括胰腺炎、胃肠道出血、胆囊炎、肠穿孔或坏死，但高胆红素血症（总胆红素 > 3.0ml/dl）也被认为是心脏手术后的重要并发症。

除了与其他病理事件相关外，胃肠道并发症还与心脏手术后死亡率增加显著相关。在 McSweeney 的研究中，胃肠道并发症亚型的平均死亡率为 19.6%，在其他研究中，死亡率在 13%～87%，总体平均死亡率为 33%。在 McSweeney 研究中，即使看似微不足道的并发症，实验室总胆红素测量值也与死亡率比值比增加 6.6 有关，而所有胃肠道不良结局的死亡率比值比为 8.4。除了对死亡率有显

框 25-3　逆行停搏液的用途

- 伴随顺行心脏停搏灌注使用
- 主动脉瓣关闭不全
- 用于主动脉瓣（和二尖瓣）手术
- 灌注病变严重的冠状动脉

著影响外，胃肠道并发症的发生也显著增加了围术期心肌梗死、肾衰竭和卒中的发生率，并显著延长了重症监护室（intensive care unit，ICU）和住院时间。

（二）危险因素

许多研究已经确定了一长串术前、术中和术后胃肠道并发症的危险因素。由于许多因素相互关联，只有在多变量分析中检查这些危险因素时，才能更准确地了解心脏手术后内脏并发症的最重要危险因素。术前：年龄（> 75 岁）、充血性心力衰竭病史、高胆红素血症（> 1.2mg/dl）、联合心脏手术（如 CABG 加瓣膜手术）、再次心脏手术、术前射血分数低于 40%、术前部分凝血活酶时间延长、急诊手术；术中：CPB 时间过长，使用 TEE 和输血；术后：需要长期的正性肌力药物或升压药物支持，用于治疗 LCOS 的 IABP；以及长时间的呼吸支持都是危险因素。这些因素可识别出高风险的患者，它们为这些不良事件的整体病理生理学和可疑原因提供了一些依据。如果在所有这些风险中有一个共同的联系，那就是这些因素中的许多都会与内脏血管床供氧受损有关。

（三）病理生理学和诱因

即使在心脏手术的正常进行过程中，内脏灌注的损伤也经常发生。当这叠加在术前已降低的心排血量（cardiac output，CO）上或与术后延长的 LCOS 相关时，内脏血流量的损害将进一步延续。CPB 的全身炎症反应可通过内脏低灌注引起，途径是将内毒素从肠道转移到循环系统中。内脏再灌注不足可能是由于远离肠道的炎症释放的体液血管活性物质所致。与内脏低灌注直接相关的胃肠道并发症的另一个原因是动脉粥样硬化栓塞。长期的呼吸机支持是胃肠道并发症的另一个诱因，有几项研究描述了长期通气与胃肠道不良事件之间的关系；这可能由正压通气损害 CO 和后续内脏灌注的直接影响所致。

（四）心脏手术期间胃肠道保护

与器官保护的其他方面一样，需要通过特定的靶向治疗来解决关键的致病因素（框 25-4）。不幸的是，与大多数其他组织器官保护策略一样，在提出明确建议时的主要不足在于总体上缺乏大型的、

框 25-4　CPB 期间保护胃肠道
• 避免大剂量的血管升压药
• 保持高灌注流量
• 减少产生栓塞的操作

控制良好的、前瞻性随机研究，无法为任何一种特定技术提供支持性数据。

1. CPB 管理

由于 CPB 本身已经被证明会损害内脏的血流，因此对其进行方式的改变可能会对胃肠道的完整性产生一些有益的影响。一些研究集中在 CPB 过程中相对重要的压力与流量问题上，表明保持足够的转流流量比仅在转流中维持压力更为有利。在 CPB 流量不足的情况下，人为地增加重要的血管收缩药以维持足够的 MAP，可能导致内脏灌注进一步受损。保护肠道的最佳 CPB 温度也是未知的。正如积极的复温会对大脑造成伤害一样，有一些证据表明，复温会导致内脏代谢增加，通过对肠道耗氧量和输送平衡的不利改变，使任何温度超标都成为可能的损伤因素。

2. 栓塞复位术

然而，在 CPB 期间甚至在旁路移植术后，内脏血管床明显出现微栓子和大栓子，但很少有数据能确定栓塞减少策略是否能改变胃肠道结局。避免在动脉粥样硬化负荷高的区域操作（如主动脉插管和阻断），这是预防所有心脏手术并发症的总体原则。

3. 药物

各种血管活性药物已被用来增强转流期间内脏血流。这些药物，如磷酸二酯酶 Ⅲ 抑制药、多巴酚丁胺和其他正性肌力药物，很可能维持或增强内脏血流，不是因为对血管系统的直接影响，而是由于 CO 的内在增强。在心脏手术中，一种越来越常见的药物是加压素。尽管血管加压素可以明显升高全身 MAP，但其代价是严重损害内脏血流。尽管在选择使用哪种血管活性剂时总是有权衡的余地，但如果 MAP 很低会对其他器官系统有害，那么至少应该知道选择使用加压素会对内脏血流产生不利影响。

4. 非 CPB 心脏手术

很少有证据表明非 CPB 心脏手术对胃肠道有任

何好处。心内直视手术和非直视手术没有明显区别的一个原因可能与内脏灌注的共同点有关。OPCAB手术充满了血流动力学的损害，这可能会导致长时间的内脏低灌注，也可能是由于在频繁的心脏操作过程中同时使用血管加压素来维持正常的血流动力学而导致的。

八、心脏手术中的肺损伤

（一）发病率及意义

肺功能不全是CPB心脏手术最早发现的并发症之一。然而，随着手术技术和CPB灌注技术的改进，这种并发症的总发生率和严重程度显著降低。不断发展的患者人群与心脏外科手术的改善并存，从而导致并发症的总体减少，这些患者群体现包括较高风险的人群和较高的肺部并发症，从而增加了术后肺功能障碍的风险。随着快速通道技术的出现，即使是轻微程度的肺功能不全也再次成为患者发病和延长术后通气的潜在需求的重要因素。与大多数术后器官功能障碍一样，术后肺存在一系列严重的功能障碍。可以说，大多数心脏手术后患者都会出现一定程度的肺功能障碍；然而，临床上只有在功能障碍程度特别严重或肺储备明显受损时才表现出来。因此，即使是轻微的CPB相关的肺功能不全也会在一些患者中引起严重的问题。

报告的所有肺部并发症包括单纯肺不张、胸腔积液、肺炎、心源性肺水肿、肺栓塞和从轻到重的不同程度的急性肺损伤（即急性呼吸窘迫综合征）。尽管所有这些肺功能障碍并发症的最后一个共同结果是低氧血症的发生，但这些并发症的发生率、原因和临床意义各不相同。肺不张和胸腔积液是心脏手术后最常见的肺部异常，超过60%的患者出现肺不张和胸腔积液。肺不张通常归因于一些术中和术后事件。在全身麻醉下，物理压迫左下叶有助于显露心脏，有助于内乳动脉的分离，但在CPB过程中发生的呼吸暂停都与此有关。术后原因包括咳嗽障碍、深吸气不足和胸腔积液导致患者呼吸困难。尽管这些影像学上公认的并发症发生率很高，但其临床意义相对较低。

与肺不张相似，胸腔积液虽然在心脏手术后常见（40%~50%），但很少引起明显的围术期并发症。更常见于左胸，可能是由于内乳动脉剥离出血

所致。胸腔积液的其他原因与术后持续出血、心源性和非心源性肺水肿以及肺炎有关。心脏手术后肺炎的发病率也各不相同，但对患者的总体预后有更高的意义。报告的肺炎发病率为2%~22%。心脏手术后早期发生的肺炎预示着非常糟糕的结局，研究显示死亡率为27%。增加术后肺炎风险的因素包括吸烟、慢性阻塞性肺疾病的存在、其他需要长时间插管的肺部并发症、严重的心力衰竭和大量输血。

（二）病理生理学和诱因

研究表明，CPB可引起肺组织（尤其是与胸壁相对的肺）的力学性质（即弹性、顺应性和阻力）和肺毛细血管通透性的变化。肺不张合并肺体积损失是导致气体交换受损的原因。大多数研究集中在肺血管通透性增加（导致不同程度的肺水肿）作为引起心脏手术期间气体交换受损的主要原因，其导致肺泡动脉（A-a）梯度升高。

心脏手术后肺功能不全和ARDS的病因是复杂的，但主要是CPB引起的全身炎症反应及其相关的肺内皮通透性增加。核心原因是CPB中的血液和异物表面之间的相互作用，或与内脏低灌注的后果相关的炎症，以及随后大量的内毒素进入循环，导致炎症的显著上调。内毒素具有促炎作用，对肺血管有直接影响。除了CPB介导的炎症反应外，还报道了内毒素血症介导的炎症反应。有几项研究发现，在心脏外科患者中输注红细胞（>4个单位）是发生ARDS的危险因素。

（三）肺血栓栓塞

虽然深静脉血栓形成（deep vein thrombosis，DVT）和肺栓塞不是CPB本身直接导致的肺损伤，但DVT与肺栓塞在心脏外科人群中却有规律地发生。心脏手术后肺栓塞的发生率为0.3%~9.5%，死亡率接近20%。与冠状动脉旁路移植术相比，瓣膜手术后肺栓塞的发生率似乎更低，这可能是由于瓣膜手术后不久开始抗凝所致。

DVT的发生率为17%~46%，多数病例无症状。在使用下肢超声更全面地检查的人群的研究报道了较高的发病率。据报道，下肢深静脉血栓可来源于获取移植物的隐静脉和对侧的腿。心脏手术中预防DVT的建议是能在术后2~3d内活动的患者

使用阿司匹林和弹性梯度加压袜，非急诊患者使用低分子肝素和序贯加压袜。

（四）肺保护

1. 通气策略

几项研究检测了在 CPB 中使用持续气道正压（continuous positive airway pressure，CPAP）作为减少术后 A-a 梯度下降的手段。总的来说，CPAP 在预防或治疗心脏手术中发生的肺功能障碍方面不太可能发挥任何决定性作用。

肺在 CPB 呼吸暂停期间气体的吸入氧含量可能对 A-a 梯度有影响，这可能是因为较高的 FiO_2 对该梯度上肺不张（所谓的吸收性肺不张）的增强作用。考虑到这些发现，在 CPB 过程中，谨慎将 FiO_2 降低到室内空气水平。在脱离 CPB 之前，可以采用几种简单的治疗方法，包括适当的气管支气管吸痰和进行几次肺活量呼吸，这些呼吸可以减少旁路手术期间发生的肺不张（框 25-5）。

2. 药理学肺保护

类固醇

抗炎治疗可能在调节心脏手术后发生的、以炎症为主要诱因的更严重的肺功能障碍的影响方面发挥作用。然而，除了皮质类固醇外，日常使用的抗炎疗法很少用。使用皮质类固醇可以减少全身炎症，其由循环细胞因子测定。然而，这并没有伴随着肺功能障碍的减少。

九、CPB 管理

（一）转流前期

这一阶段的重要目标是患者 CPB 前准备（框 25-6）。这个阶段通常包括两个关键步骤：抗凝和血管插管。除少数例外，肝素仍然是临床上 CPB 的抗凝药。剂量、给药方法以及足够抗凝的标准看法各不相同。CPB 插管前必须使用肝素，即使插管必须在紧急情况下进行。如果不这样做，患者和

框 25-5　肺保护策略
• 转流期间减少吸入氧浓度（FiO_2） • 术后低潮气量 • 脱离 CPB 前肺复张（膨肺）

框 25-6　CPB 前的管理
• 抗凝 • 心脏插管 • 仔细监测以减少器官功能障碍 • 心肌保护 • CPB 准备

CPB 都有血栓形成的危险。在使用肝素后，通常允许至少 3min 的时间全身循环和起效；然后进行活化凝血时间或肝素浓度测量，证明实际达到了足够的抗凝效果。

（二）血管插管

转流前的下一个主要步骤是血管插管。血管插管的目的是提供通路，使 CPB 泵可以在尽可能低的静脉压力下将所有的系统静脉血转移到泵 - 膜式氧合器，并在足以维持系统内稳态的压力和流量下将氧合血输送到动脉循环。

1. 动脉插管

动脉插管通常在静脉插管前建立，以便在必要时对患者进行容量复苏。升主动脉是主动脉插管的首选部位，因为它很容易实现，不需要额外的切口，可以容纳较大的插管，在较低的压力下提供更大的流量，与其他动脉插管部位（股动脉或髂动脉）相比，主动脉夹层的风险更低。由于高血压增加了插管期间主动脉夹层的风险，主动脉切开和插管期间主动脉压力可能会暂时降低（MAP < 70mmHg）。与主动脉插管相关的潜在并发症，包括空气或粥样斑块栓塞、主动脉弓血管意外插管、主动脉夹层和其他血管壁损伤。

综述和临床报道强调了栓塞作为心脏手术患者局灶性脑损伤主要机制的重要性。术中应用二维主动脉上超声成像可作为选择阻断和插管部位的指导。股动脉或腋动脉，而不仅是升主动脉，可以插管进行全身灌注。当升主动脉插管是插管相对禁忌证时，如严重的主动脉粥样硬化、主动脉瘤或夹层，或有已知的医源性坏死时，可以使用这些部位替代。历史上，麻醉医师通过寻找面部的单侧温热、轻触颈动脉搏动和检查新的单侧瞳孔缩小，以及测量和检查新的不对称性双臂的血压来寻找插管位置异常的证据。然而，使用近红外光谱脑血氧测

定法可以更可靠地评估 CBF 的对称性。

2. 静脉插管

静脉插管可以通过插入右心房并朝向下腔静脉的单心房插管来实现（图 25-6）。这种多级插管的引流孔分别位于下腔静脉（inferior vena cava，IVC）和右心房，以引流从下肢、SVC 和冠状窦回流的血液。这种技术的优点是简单、快速，而且只需要一个切口；但是，当手术显露时心脏被抬起，引流的效果很容易受到影响。在需要右心房入路的情况下，双腔静脉插管技术需要分别进行 SVC 和 IVC（图 25-7）插管。血管周围的阻断带可以收紧，以转移所有的腔静脉血从心脏流出。从冠状窦回流到右心房的血液不能通过这种技术排出，因此需要额外的左心引流或右心吸引。

在 CPB 期间，血液将继续从各种来源返回左心室，包括支气管静脉和心最小静脉，以及肺循环

的血液。静脉血的异常来源包括持续性左心室间隔缺损、体肺分流和主动脉反流。在 CPB 过程中避免左心室充盈和扩张，以防止心肌复温，减少左心室壁张力，降低心肌耗氧量。这可以通过左上肺静脉在左心室放置引流来完成。其他替代部位包括肺动脉、主动脉根部，或插管直接通过心室顶端进入左心室。

静脉插管，使用多级或双腔插管，管壁较粗，可以损害从上腔静脉或下腔静脉的静脉回流。上腔静脉阻塞可通过头颈部静脉充盈、结膜水肿和 SVC 压力升高来检测。下腔静脉阻塞更为隐蔽，仅表现为静脉回流降低导致充盈压力降低。

股静脉插管有时用于不切开胸骨或无须右心房插管（如再次手术、升主动脉瘤）的 CPB。由于股静脉插管相对较小且较长，静脉回流可能受阻，但当插管尖端提前（在 TEE 引导下）至 SVC- 右心房

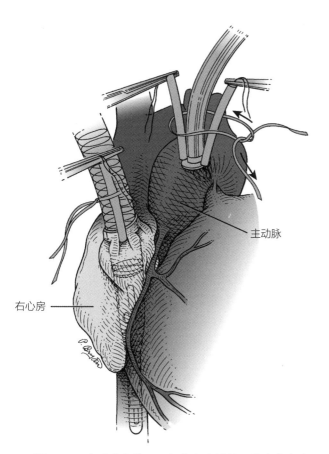

▲ 图 25-6　主动脉和单、双级右心房插管。注意右心房和下腔静脉的引流孔

（引自 Connolly MW. *Cardiopulmonary Bypass.* New York: Springer–Verlag; 1995:59.）

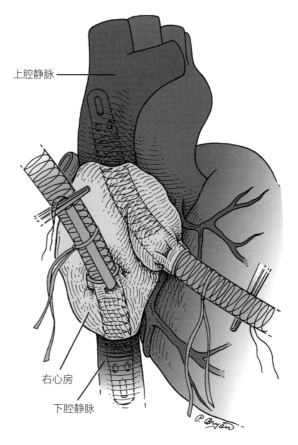

▲ 图 25-7　右心房双血管置管，上腔静脉和下腔静脉置引流孔，主动脉插管未显示

（引自 Connolly MW. *Cardiopulmonary Bypass.* New York: Springer–Verlag; 1995:59.）

交界处时，静脉回流会得到优化。动态或真空辅助负压可用于进一步加强引流。

（三）其他准备工作

一旦抗凝和插管完成，就可以开始 CPB。由于右心室内通常有过长肺动脉导管长度，并且在 CPB 过程中涉及心脏操作，导管有向远端迁移到肺动脉分支的趋势。导管的远端移位增加了"过度嵌顿"和肺动脉损伤的风险。在转流前，建议拔出 3～5cm 的肺动脉导管，以降低发生这些不良事件的可能性。最好检查所有血管通路和监测设备的完整性。通过颈静脉或锁骨下静脉放置的肺动脉导管在胸骨牵开器完全打开时可能会扭结或闭塞。如果使用 TEE，探头应置于"冻结"模式，示波器尖端应置于空档和解锁位置。在低温 CPB 过程中保持电子扫描发射器打开，会给食管和心室后壁增加热量（在一些 TEE 模式中）。

在开始 CPB 之前，麻醉医师应该评估麻醉深度和肌肉松弛的充分性。重要的是要保持肌肉松弛状态，以防止患者体动，其可能导致转流管路和插管移位，并防止因体温过低而颤抖（导致耗氧量的增加）。在 CPB 的不同阶段，麻醉深度的确定往往是困难的。由于血压、心率、瞳孔直径和自主神经系统深受 CPB 的影响（例如，心跳不稳定，血压受循环血流的影响很大，复温后会出汗），这些变量不能可靠地反映麻醉状态。虽然低温降低了麻醉需求，但在 CPB 期间，有必要提供镇痛、催眠和肌肉放松。评估麻醉深度的有效辅助手段是以数量化脑电图的形式提供的。例如，双频谱指数已被证明有助于预防心脏手术期间的术中知晓。随着 CPB 的开始和血液稀释，麻醉药和肌肉松弛药的血药浓度急剧下降。然而，血浆蛋白浓度也降低，从而增加了游离部分和活性药物的浓度。每种药物在 CPB 过程中都有特定的动力学曲线，不同的患者在 CPB 过程中的动力学和药效学变化很大。许多临床医师在 CPB 开始时给予额外的肌肉松弛药和阿片类药物。CPB 管路中可包括强效吸入药物的残气吸附装置。对头部和颈部的颜色、静脉引流的充分性（颈部静脉和结膜充血）以及瞳孔的对称性进行最终检查，可以作为麻醉状态的基线。框 25-7 总结了预转流阶段需要完成的准备步骤。

框 25-7　CPB 准备检查表

- 抗凝
  - 注射肝素
  - 达到预期的抗凝水平
- 动脉插管
  - 动脉管路无气泡
  - 解剖或插管错位的证据？
- 静脉插管
  - 上腔静脉阻塞的证据？
  - 下腔静脉阻塞的证据？
- 肺动脉导管（如使用）拉回
- 所有监测和（或）检查导管是否正常？
- 经食管超声心动图（如果使用）
  - 处于"冻结"模式
  - 处于空档或解锁位置
- 补充药物
  - 神经肌肉阻滞药
  - 麻醉药、镇痛药、镇静药
- 头颈部检查
  - 颜色
  - 正中位
  - 静脉引流
  - 瞳孔

十、转流起始和终止支持：概述

（一）CPB 开始

1. 简单启动

一旦完成了所有的准备步骤，随着全身性静脉血从患者的心脏右侧引出，以维持泵的静脉储备容量，灌注师逐渐增加流量以向患者动脉系统输送含氧血液。在达到全流量后，全身所有的静脉血（理想情况下）从患者排到储血罐。转流启动后转流核查清单可以作为一个有价值的安全工具（框 25-8）。CVP 和肺动脉压应降至接近零（2～5mmHg），而全身流量、动脉压和氧合维持在期望值。

2. 转流开始时低血压

体循环低血压（MAP，30～40mmHg）在 CPB 开始时相对常见。这在很大程度上可以解释为这是由血液稀释引起的血液黏度的急性降低。MAP 随着低温诱导的血管收缩的开始以及内源性儿茶酚胺和血管紧张素的水平而增加。血液稀释也会导致血红蛋白结合一氧化氮的分离；过量的游离一氧化氮会导致血管的进一步舒张。如果低血压是短暂的（＜60s），用 α 受体激动药治疗通常是不必要的。

能会限制低灌注，但会增加传递的栓子负荷。第二种方法是使用不会最终导致器官损伤的最低流量。这种方法具有减少栓子传递的潜在优势，以及潜在的改善心肌保护和外科可视化。然而，在 CPB 中左心室排气时，部分这些优点是无法直观体现的。

在 CPB 中，泵流量和压力与总动脉阻抗（血液稀释度、温度和动脉横截面积的乘积）相关。这一点很重要，因为血液稀释和温度是决定泵流量要求的关键因素。当血细胞比容接近 22% 且采用低温 CPB 时，1.2L/（min·m²）的泵流量可使大部分微循环得到灌注。然而，在血细胞比容较低或耗氧量较高的时期，该流量变得不足。由于氧气需求量随温度的变化及氧气消耗量随流量的增加而趋于平稳，因此已开发了一系列用于泵流量选择的列线图（图 25-8）。

除了使用这些列线图外，大多数灌注小组还监测混合静脉血氧饱和度，目标水平为 70% 或更高。不幸的是，这一水平不能保证所有组织的充分灌注，因为在 CPB 过程中，一些组织（肌肉、皮下脂肪）可能在功能上从循环中隔离开来。低温静脉饱和度可能高估终末器官储备。

（三）CPB 结束前的准备

在停止 CPB 之前，必须优化和创造条件恢复心肺功能。在很大程度上，这是通过逆行实施 CPB 启动和维护的过程和技术来实现的（框 25-9）。

框 25-8　转流程序检查表

- 评估动脉流入
  - 动脉灌注有氧合吗？
  - 动脉流入方向正确吗？
  - 动脉夹层的证据？
  - 患者动脉压持续偏低？
  - 流入管路压力高？
  - 泵 / 氧合器储液罐液面下降？
  - 心房插管错位的证据？
  - 患者的动脉压持续高还是持续低？
  - 单侧面部肿胀，变色？
  - 对称性脑血氧监测？
- 评估静脉流出
  - 血液是否排到泵 / 氧合器的静脉储血罐？
  - SVC 阻塞的证据？
  - 面部静脉充血或充血，CVP 升高？
- 转流完全了吗？
  - 高 CVP/ 低 PA 压力？
  - 静脉引流受损？
  - 低 CVP/ 高 PA 压力？
  - 支气管静脉血流量大？
  - 主动脉瓣关闭不全？
  - 动脉和肺动脉血压非搏动性？
  - 所需泵流量的建立？
- 停止给药和输液
- 停止对患者肺部的通气和吸入药物

CVP. 中心静脉压；PA. 肺动脉；SVC. 上腔静脉

值得关注的是心肌和脑缺血的可能性，因为此时低温尚未实现。

在应用主动脉阻断钳之前，冠状动脉灌注血液为稀释的非搏动性血液。如果主动脉阻断钳的放置延迟，MAP 应保持在 60～80mmHg 的范围内，以支持心肌灌注，特别是在已知的冠状动脉狭窄或心室肥大的情况下。这种动脉压可能足以维持 CBF，直到体温降低。

除非采用搏动灌注，否则在全流量时，动脉压波形应为非搏动性，除外滚轴泵头产生小的（5～10mmHg）正弦偏转。持续的脉动动脉压表明左心室正在接受某种来源的血液。

（二）旁路期间的泵流量和压力

CPB 期间的泵流量代表了追求手术野清晰度和充分供氧之间相互矛盾需求的谨慎平衡。存在两种理论方法。第一种方法是在给定的核心温度下，将 CPB 过程中的氧气输送维持在正常水平。虽然这可

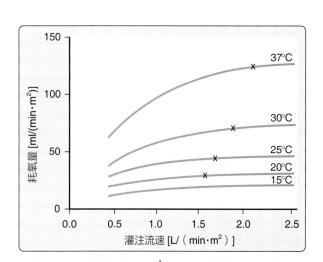

▲ 图 25-8　描述耗氧量（$\dot{V}O_2$）与灌注流量和温度关系的列线图。曲线上的 **x** 表示不同温度下临床常用的流速

引自 Kirklin JW, Barratt-Boyes BG. *Cardiac Surgery*. New York: Wiley; 1986:35.

框 25-9 停止 CPB 前检查表

- 完成排尽空气的操作
- 复温完成
  - 鼻咽温度 36～37℃
  - 直肠 / 膀胱温度 ≥ 35℃，但 ≤ 37℃
- 解决麻醉和肌肉松弛药是否充分问题
- 获得稳定的心率和心律（必要时使用起搏）
- 泵流量与全身动脉压
  - 泵流量维持混合静脉饱和度 ≥ 70%
  - 系统压力恢复到常温水平
- 代谢参数
  - 动脉 pH、PO_2、PCO_2 在正常范围内
  - Hct: 20%～25%
  - K^+: 4.0～5.0mmol/L
  - 可能的钙离子浓度
- 确保所有监测 / 通路导管都能正常工作
  - 传感器重新调零
  - TEE（如果使用）退出冻结模式
- 呼吸管理
  - 清除肺不张 / 肺再扩张
  - 气胸的证据？
  - 胸腔积液
  - 恢复通气
- 重新开始静脉输液
- 正性肌力药 / 血管升压药 / 血管舒张药的准备

Hct. 血细胞比容；TEE. 经食管超声心动图

1. 术中知晓的可能性

患者在复温过程中出汗并不少见。这几乎可以肯定是由于下丘脑（即温度调节部位）灌注的血液温度高于下丘脑的设定值（37℃）所致。大脑是一个高流量的器官，可以假定相当快的时间（10～15min）就可与脑灌注温度（即鼻咽温度）达到平衡。发生可能性极低，但更令人不安的可能性是，在麻醉浓度降低的情况下恢复脑正常温度可能导致麻醉深度不足和术中知晓。据估计，心脏手术期间发生术中知晓的患者超过 0.1%。

在停止 CPB 之前，患者的体动是极具破坏性的，如果导致插管移位或手术中断，则可能危及生命。应增加使用肌肉松弛药。如果怀疑出现意识，应在复温期间补充给予镇静剂或麻醉剂。由于停止 CPB 后几乎立即停止出汗，CPB 后持续出汗可能是术中知晓的迹象。神经监护手段，如脑电双频指数，可以用来帮助判断停止转流期间和转流结束后的麻醉深度。

2. 复温

当采用全身低温时，通过使用热交换器逐渐提高灌注温度，体温恢复到正常温度。复温（热交换）所需的时间随动脉灌注温度、患者温度和全身流量而变化。过度地灌流加热是不可取的，至少有 3 个关键原因：可能的血浆蛋白变性；可能的脑过热；温度梯度太大，溶解气体可能从溶液中出来并聚集成气泡。由于小幅升高（0.5℃）的颅内温度都会加剧脑缺血损伤，因此在 37℃ 或低于 37℃ 的温度下进行患者血液灌注是至关重要的。虽然这会增加复温的持续时间，但高温会大大增加脑损伤的风险。大多数中心现在采用亚低温（即系统温度 32～35℃）而不是中度低温（26～28℃），减少了在复温过程中达到常温所需的热量传输。

通过增加泵流量可以增强复温，从而增加热输入。在常规使用的低温水平（25～30℃）下，患者表现为血管收缩（计算出的 SVR 相对较高）。在这种情况下增加泵流量可能会导致不可接受的高血压。有两种方法可以解决这个问题：等待血管收缩减轻时或药物诱导患者血管舒张。当直肠或膀胱温度接近 30～32℃ 时，患者血管迅速扩张。这可能是由于血液黏度降低或低温诱导的血管收缩被温度升高解除所致。基于此，增加泵流量有几个目的：增加热传递，支持全身动脉压，以及在氧气消耗增加的情况下增加氧气输送。通常，等待患者血管自发扩张即可，随着后续泵流量的增加，在脱离 CPB 时，复温已足够。需要更积极的复温的情况包括深低温和大量低灌注导致的"热量陷阱"，以及由于意外或计划而延迟的复温。

CPB 期间，骨骼肌和皮下脂肪的灌注相对较低。这些组织降温缓慢，升温也缓慢。高灌注区（如食管、鼻咽）的温度不能反映这些组织的温度。药物性血管舒张可使灌注血流量提前增加，并将复温后的动脉血输送到低流量区域，使复温过程更加均匀。小动脉血管扩张药（如尼卡地平、硝普钠）比静脉滴注药（如硝化甘油）可能更有效。在 CPB 期间或之后的其他升温辅助设备包括无菌空气动力复温装置和伺服调节系统，以及加热毯、加热液体、加热增湿气体和提高室温。在常规心脏手术中，复温后温度下降的问题不太受重视，但在深低温停循环（deep hypothermic circulatory arrest, DHCA）后的患者中更为常见。

3. 全身动脉压恢复到常温值

主动脉阻断钳解除后，心脏再次通过自有冠状动脉灌注。在近端吻合前，低 MAP 可能会影响心肌灌注。因此，建议在复温期间逐渐将 MAP 增加到大约 70～80mmHg 的水平。

停止 CPB 后，从桡动脉和中心主动脉测得的血压读数往往存在显著差异。桡动脉导管测压可低估中心主动脉收缩压 10～40mmHg，MAP 上的差异往往较小（5～15mmHg）。这种差异在 CPB 前不存在，在 CPB 后也不存在。机制尚不清楚，但有证据表明前臂和手部的血管扩张和动静脉分流现象。目前尚不清楚在 CPB 期间的哪个时间点出现桡动脉 - 中央主动脉血压差异，但大多数研究者报告他们在停止 CPB 20～90min 后的恢复情况。如果测得的桡动脉压与中心主动脉压相比被怀疑较低，可以采取一些措施。外科医师可以通过触诊升主动脉来估计中心主动脉压力，在主动脉腔内放置一根小细针，使用主动脉插管来暂时性监测主动脉压力，或者放置股动脉测压导管。

4. 心内空气排除

在手术结束时，几乎所有需要打开心脏的患者（即瓣膜修复或替换、动脉瘤切除、房室间隔缺损修复、先天性病变修复）都存在心内气体。因此在心脏射血恢复之前，必须尽可能多地排出空气。手术方法存在差异。在主动脉阻断钳未松开情况下，外科医师或灌注师可以部分限制静脉回流和左心室排气流量，从而使左心房和左心室充满血液。通过经心室入路，随后可以抽吸左心室。左心房和左心室被插管排出气泡，循环重复。可以左右摇晃手术台，并对肺部进行通气，以促进空气从肺静脉排出。一些外科医师通过心脏停搏液插管或升主动脉的针孔排出空气，而不是采用经心室抽吸。在取出主动脉阻断钳之前，患者头部低体位，这样气泡就会从顺着颈动脉流出。一些外科医师倾向于在阻断钳取下前暂时人工闭塞颈动脉，但这种操作的安全性和有效性尚未得到证实。排气插管通常留在主动脉中的某个位置，该位置应允许在心脏射血恢复后排气。

TEE 已经表明常规的排净空气技术并不是完全有效的。经颅多普勒研究表明，主动脉阻断钳解除或射血恢复时颅内气体栓塞的发生率很高。清除空气的 3 个基本要素是：通过正压心腔充盈、心房壁伸展和反复的心腔内充盈来驱动气体；通过连续的升主动脉排气来清除移动的空气；以及通过 TEE 来证实气体排尽。在 CPB 过程中，CO_2 被重力吹入开放的心腔，有助于用更易溶解的 CO_2 气体取代气泡中的氮气。因此，在胸部吹入 CO_2 的患者中，释放主动脉阻断钳后，TEE 观察到的气泡较少。但是，使用 CO_2 不能代替其他排气操作。

在 10%～30% 的闭合性心脏手术患者（如 CABG）中也可能存在心内空气。在主动脉阻断期间，空气可能通过在冠状动脉搭桥术中打开的自有冠状动脉进入主动脉和左心室，特别是当抽吸用于排出左心或主动脉根部气体时。应在松开主动脉前进行从左心室和主动脉根部排气的工作。目前尚不清楚起源于心脏和主动脉的气体栓塞导致神经损伤的程度。然而，微栓子负荷与认知功能障碍的程度相关。其他研究报告说，从左心室喷出的空气也可以进入冠状动脉，导致突然的，有时是严重的心肌缺血和心力衰竭。

5. 除颤

在停止 CPB 之前，心脏必须有自发的或由起搏器引起的心脏节律。室颤，常见于阻断钳解除和复温后，通常会自发地转换成其他节律。在复温过程中，持续的心室颤动是不可取的，至少有 3 个原因：常温心室颤动时心内膜下灌注受损；心室颤动时心肌耗氧量比常温下跳动的心肌耗氧量大；并且，如果左心室接受大量血液（主动脉瓣关闭不全或支气管反流）在没有机械收缩的情况下，左心室可能扩张。左心室扩张会增加室壁张力，进一步损害心内膜下灌注。另一方面，机械收缩的过早恢复可能使一些外科手术变得困难（例如，远端吻合的矫正）。

必要时，除颤是用比体外复律能量低得多的心内电极完成的。在成年人中，5～10J 的起始能量是常规的。心脏未完全复温时，除颤的效果较差，如果心肌（灌注）温度低于 30℃，除颤很少成功。反复尝试除颤，尤其是能量水平不断上升，可能导致心肌损伤。如果在 2～4 次尝试后除颤不成功，可选择进一步加温、纠正血气和电解质异常 [高 PO_2 和高血清钾（K^+）似乎是有利的]、增加 MAP 和抗心律失常治疗。释放阻断钳夹前注射 100mg 利多卡因可显著降低再灌注室颤的发生率。通过增加 MAP 增加冠状动脉灌注被认为会促进心肌再灌注和能量状态的恢复。

6. 恢复通气

在停止 CPB 之前，肺必须重新通气。反复施加正压（20~40cmH₂O），直到所有肺不张区域可见重新膨胀。特别集中注意左下叶，该区域似乎更难复张。在 CPB 中胸腔积液由外科医师抽出，如果胸腔未打开，也要寻找气胸的证据。如果存在 Vd/Vt，通气频率可以增加转流前 10%~20% 来补偿。在 100% 氧浓度的情况下，恢复通气，随后根据动脉血气分析和脉搏血氧测定对 FiO_2 进行调整。

7. 纠正代谢异常和动脉血氧饱和度

当复温接近完成并且预计在 10~15min 内脱离 CPB 时，采集动脉血样并分析其酸碱状态、PO_2、二氧化碳分压（PCO_2）、血红蛋白或血细胞比容、血钾和游离钙。

(1) 载氧量

一般来说，在停止转流前，血细胞比容需达到 25%。在等容性贫血患者中，确保足够的全身氧供应的主要代偿机制是增加 CO。CO 增加导致心肌氧需求增加，这是通过扩张冠状动脉增加冠状动脉氧供应来满足的。据报道，在心脏完全健康的狗中，血细胞比容的下限为 17%~20%，低于这个下限时，CO 的增加将不再支持全身的氧气需求。随着全身 $\dot{V}O_2$ 的增加，如运动、发热或颤抖，需要较高的血细胞比容。心室功能良好、冠状动脉储备良好（或血运重建良好）的患者可耐受 20% 左右的血细胞比容值。当心室功能受损或血运重建不完全时，血细胞比容超过 25% 可能有助于支持全身循环，同时在 CPB 结束时降低心肌耗氧量。当泵或氧合器储血罐容积过大时，可通过血液滤过增加血细胞比容。

(2) 动脉 pH

关于酸血症对心肌功能的影响，以及用碳酸氢钠纠正动脉血 pH 对心脏的利弊，存在相当多的争论。研究挑战了长期以来关于酸血症损害心肌功能的观点。然而，大多数体内和临床研究发现代谢性酸中毒会损害心肌收缩力，改变心脏对外源性儿茶酚胺的反应。由于交感神经系统活动的代偿性增加，通常在 pH 7.2 以上，血流动力学的恶化是轻微的。通过 β 受体阻滞或神经节阻断减轻交感神经系统反应可增加酸中毒的有害影响。缺血心肌特别容易受到酸中毒的危害。收缩功能差或心肌交感神经反应性降低（如慢性左心室衰竭），用 β 受体拮抗

药治疗的，或心肌缺血的患者，特别容易受到酸中毒的不利影响。由于这些原因，在停止 CPB 之前，使用碳酸氢钠将动脉 pH 校正到接近正常水平。通过缓慢的给药和适当的通气调节，可以消除对二氧化碳生成和细胞内间隙酸化的担忧，这两个都很容易在 CPB 中实现。

(3) 电解质

停止 CPB 前最常见的电解质紊乱是钾离子和钙离子异常。由于不含钾预充液导致的血液稀释、CPB 期间大量利尿或治疗高血糖的胰岛素的使用，血清钾浓度可能急剧降低。更常见的是，由于全身摄入含钾停搏液，钾浓度升高；超过 6mmol/L 的血钾水平并不少见。必须考虑的高钾血症的其他潜在原因是溶血、组织缺血或坏死和酸血症。因为心脏和系统循环得到支持，低钾血症可以在 CPB 期间迅速纠正，相对安全。在 1~2min 的时间间隔内，5~10mmol 的 KCl 增量可由灌注师直接注入氧合器，随后重新检查血钾。根据异常的严重性和紧迫性，高钾可以通过以下几种标准方法中的任何一种来处理：补碱疗法、利尿、补钙或胰岛素联合葡萄糖。此外，血液滤过可以用来降低血清钾。当患者仍在 CPB 时，含钾的细胞外液被去除，并用不含钾的液体代替。

游离钙参与维持正常的兴奋 - 收缩偶联，从而维持心脏收缩力和外周血管张力。游离钙浓度低会导致心肌收缩力受损和血管张力降低。钙对心肌再灌注损伤的作用以及各种肌力的作用引起了人们的关注。一些研究者主张在停止 CPB 之前测量游离钙，并在低浓度患者中补充钙以优化心脏性能。尽管他们在停止 CPB 前常规测量游离钙，但钙并不是常规给药。当在低水平游离钙存在的情况下，CPB 后心肌或外周血管对正性肌力药或血管加压素的反应性差时，应给予钙盐使钙离子浓度恢复到正常（而不是升高）水平，以期恢复反应性。同样的策略也可用于镁离子的测量和管理。

8. 其他最后准备工作

在患者与 CPB 分离之前，所有的监测和通路导管都应该检查并校准。定期检查压力传感器的零点。指脉血氧仪探头在 CPB 术后信号不好并不少见。在这些情况下，放置鼻或耳探头以获得可靠的血氧测定。静脉输液在与 CPB 分离前重新开始，并评估其流动特性，以确定是否存在阻塞或断开

现象。

在复温和脱机准备期间，应根据目视检查、血流动力学指标和代谢参数评估心脏和周围血管系统的功能状态。根据这一评估，应准备好正性肌力药、扩张血管药和血管收缩药，这些药物被认为是将患者成功地从 CPB 中分离所必需的。

（四）脱离 CPB

在采取所有准备措施后，可以停止 CPB。缓慢夹持静脉管路可阻止静脉流出到泵或氧合器，通过主动脉流入管路输注灌流液可恢复患者的血管内容量和心室负荷状况。当负荷条件最佳时，夹住主动脉流入管路，患者与 CPB 脱离。

此时，必须确定氧合、通气以及更常见的心肌功能（全身灌注）是否足够。如果由于任何原因停机失败，只要松开静脉流出道和动脉流入管，恢复泵流量，就可以简单地恢复 CPB。这允许支持全身性的氧合和灌注，同时采取步骤诊断并处理那些阻碍停机成功的问题。

十一、灌注紧急情况

在 CPB 期间发生的事故或意外可能很快演变成危及生命的紧急情况（框 25-10）。如果事故威胁到 CPB 管路的完整性，CPB 的许多必要条件（心脏骤停、低温、容量衰竭）都会妨碍恢复正常的心肺功能。幸运的是，重大灌注事故罕见，很少与永久性损伤或死亡相关。然而，心脏手术团队的所有成员必须能够应对灌注紧急情况，以减少灌注相关灾难的可能性。一些最常见的紧急情况将在后面的章节中讨论。

（一）动脉插管错位

升主动脉插管可能错位，以致流出血流主要流向无名动脉、左颈总动脉（罕见）或左锁骨下动

框 25-10 灌注紧急情况
• 动脉插管错位
• 主动脉夹层
• 大量气体栓塞
• 静脉气闸（空气阻碍静脉引流）
• 插管反向

脉（罕见）。后两种情况可在使用长拱形插管时发生。在前两种情况下，单侧大脑高灌注，通常伴有全身低灌注，而流向锁骨下动脉则导致全脑低灌注。尽管并非所有的动脉压力监测点和插管错位的组合都会引起全身性低血压，但其通常被认为是插管错位的主要标志。例如，右臂血压监测和无名动脉插管，或左臂监测和左锁骨下动脉插管，可能导致 CPB 开始时动脉高压。在其他的定位和监测组合中，研究者报告持续的低系统动脉压（MAP，$25\sim35mmHg$），这对增加泵流量或血管收缩药的反应很差。随着时间的推移，出现全身低灌注（如酸血症、少尿）的迹象。由于在血液稀释的情况下，CPB 开始时的全身性低血压几乎总是可变的，因此单纯的低血压并不能作为诊断动脉插管位置不正确的重要依据。CPB 开始时及之后定期检查面部是否有颜色变化和水肿、鼻漏或耳漏，并在开始降温时触碰颈部以了解是否存在体温不对称。脑电图监测最初被认为是一种检测插管错位的方法。然而，经颅多普勒，以及更常见的脑血氧测定法，是检测插管并发症引起的误灌注的首选监护手段。

还有两种可能的动脉插管位置不正：插管尖端抵住主动脉内膜，在 CPB 开始时会导致高压、灌注不良甚至急性内膜剥离。插管尖端尾端指向主动脉瓣，可能导致急性主动脉瓣关闭不全，在旁路转流时出现突然左心室扩张和全身低灌注。如果主动脉流入插管是软的，主动脉阻断会阻塞动脉灌注管路，从而导致主动脉流入管道破裂。若怀疑插管位置不当，必须立即提醒外科医师注意。

（二）主动脉或动脉夹层

动脉内膜剥离的迹象，通常类似于插管错位，也必须不断排除，特别是在 CPB 开始时。夹层可能起源于插管部位、主动脉阻断钳部位、近端静脉移植物吻合部位或部分阻断（侧壁）钳夹部位。夹层由于内膜破裂，或更远处的动脉粥样硬化斑块破裂所致。在这两种情况下，部分体循环动脉血流流入管腔外，被迫进入动脉壁。夹层主要但不完全沿着动脉血流的方向进展。腔外血压迫主要动脉分支的开口（起点），可能使重要器官（心脏、大脑、肾脏、肠道、脊髓）缺血。由于全身灌注可能较低，无名动脉和锁骨下动脉的起源分支可能受到压迫，主动脉夹层的最佳征象可能是持续的全身动脉压低。泵

的静脉引流减少（血液被隔离），动脉流入"管路压力"通常过高。如果累及升主动脉前部或外侧（蓝色的变色）或两者皆有，外科医师可能会看到夹层。外科医师可能看不到任何夹层的迹象，因为夹层在某些部位是看不见的（如后升主动脉、主动脉弓、降主动脉）。此时仔细的 TEE 检查可以显示解剖及其范围。在 CPB 之前、期间或之后的任何时候都可能发生夹层。与插管位置不正一样，必须引起外科医师的注意。麻醉医师不能认为动脉压力传感器突然出了问题，而应该"考虑夹层"可能性。

在诊断出升主动脉夹层后，必须立即采取措施尽量减少进展。如果发生在 CPB 之前，麻醉医师应采取措施降低 MAP 和主动脉压升高率（dP/dt）。如果在 CPB 期间发生，泵流量和 MAP 将降低到可接受的最低水平。动脉灌注经常被迅速降至深低温（14～19℃），以减少代谢需求并保护重要器官。准备一个不同的部位进行动脉插管（例如，股动脉插管或主动脉真腔在主动脉弓较远的部位插管）。动脉流入转移到新的部位，目的是灌注真正的主动脉腔，将重要器官重新灌注。升主动脉在无名动脉的正下方阻断，并给予停搏液（进入冠状动脉口或冠状窦）。打开主动脉以显露破裂的部位，然后切除并替换。行冠状动脉再植入或主动脉瓣置换术，或两者都有必要。主动脉两端的假腔用特氟隆支架填塞，并用端对端缝合法植入。对于小的夹层，有时应用部分阻断钳可以避免开放性修复夹层和排除内膜破裂。

股动脉插管引起的动脉夹层也需要降低动脉压、全身流量和温度。如果手术接近完成，可以输血，停止 CPB；否则，必须行主动脉弓插管，并恢复足够的全身灌注，以完成手术。

（三）大量动脉气体栓塞

肉眼可见的气栓是一种罕见但严重的 CPB 并发症。1980 年的两项独立研究报告了公认的大动脉气体栓塞的发生率为 0.1%～0.2%。由于储血罐液面报警器和其他气泡探测装置的广泛使用，目前的发病率可能较低。20%～30% 的患者立即死亡，另外 30% 有暂时性或非致残性神经功能缺损，或两者兼有。导致这些事件的最常见的原因是未注意氧合器的血液平面、左心室排气流向的逆转，或在先前打开的心脏中意外地恢复心脏射血。搏动辅

助装置或 IABP 的破裂也可能将大量气体引入动脉循环。

脑气体栓塞的病理生理学（宏观和微观）尚不清楚。气体栓塞后的组织损伤是由气泡对血管的简单机械阻塞引起的。尽管气体栓塞可能在 1～5min 内被吸收或通过循环，血小板和蛋白质对血气界面或内皮损伤的局部反应会加强微血管的淤滞，将脑缺血延长到梗死时间点。边缘灌注区，如动脉边界区，不能像灌注区那样迅速清除栓塞气体，造成缺血或梗死的模式很难与低血压或微粒栓塞相区分。

大动脉气体栓塞的推荐治疗包括立即停止 CPB，紧急从主动脉和心脏尽可能多地排尽气体，变换体位为 Trendelenburg 体位，以及从动脉灌注管中清除空气。在恢复 CPB 后，继续进行治疗，在手术完成期间实施或加深低温（18～27℃），并在 CPB 之前清除冠状动脉循环中的气体。许多遭受大量动脉气体栓子患者，术后发生癫痫发作，并用抗惊厥药物治疗。由于缺血损伤后癫痫发作与预后不良相关，也许是由于高代谢效应，预防性使用苯妥英钠似乎是合理的。低血压可延长脑空气栓塞的停留时间，加重缺血程度。因此，维持中度高血压是合理的，临床上可以加速清除循环中的栓塞，并有望改善神经系统的预后。

许多临床医师报告说，当高压氧治疗用于动脉气体栓塞时，即使延迟至事件发生后 26h，神经系统也有显著的恢复。也有空气栓塞后自发恢复的报道，还没有心脏手术中进行高压氧治疗的前瞻性研究。进行心脏手术的机构很少有配备适当设备和人员的高压氧室，以允许迅速并安全地开始高压氧治疗。尽管如此，立即空运往往是可能的，应当认真考虑。人们似乎有理由期待，进行心脏手术的机构应该制订有关严重空气栓塞的治疗策略。

也有人建议用静脉逆行灌注代替高压氧治疗，目的是从脑动脉循环中排出空气。所有接受治疗的患者都没有神经损伤的迹象。其他使用这种技术的手术也遵循了这一原则。栓塞的时机也是一个重要因素。例如，如果在 CPB 建立过程中出现大量空气栓塞，应认真考虑放弃手术，以便立即进行治疗，并唤醒患者评估神经系统状态。空气栓塞及其随后的脑缺血很可能因 CPB 的非生理特性及其固有的炎症过程而恶化。

（四）静脉气闸

空气进入静脉流出管道会导致流向静脉储液罐的血流完全停止，这称为气闸。失去静脉流出需要立即降低流量，甚至停止转流，以防止储液罐排空并随后将空气输送到患者的动脉循环。在确认气闸后，必须寻找静脉流出道空气的来源（例如，松散的心房包线缝合、心房撕裂、开放的静脉通路），并在重建完全旁路之前进行修复。

（五）插管反向

在反向插管中，CPB回路的静脉流出管路与动脉流入插管不正确连接，回路的动脉灌注管路与静脉插管不正确连接。开始CPB时，血液从动脉循环中排出，并在高压下返回静脉循环。通过触诊和动脉压监测发现动脉压极低。很低的动脉压也可能（更常见的）是由于动脉端的断裂造成的。在后一种情况下，灌注将迅速失去容量，而在反向插管的情况下，将立即出现灌注储血罐容量过剩。如果高泵流量转流，可能发生静脉或心房破裂。伴随着面部静脉充血，CVP将显著升高。

管路压力是CPB回路中动脉分支的压力。因为动脉插管比主动脉小得多，所以主动脉插管的压力总会下降。动脉流入管路压力总远高于全身（患者）动脉压力。压差的大小取决于插管的大小和全身流量；小插管和高流量会导致更大的压差。CPB泵必须产生克服这种压差的压力，以提供足够的全身动脉压。对于典型的成人（即MAP约为60mmHg，体流量约为2.4L/（min·m²），主动脉插管为24Fr），一般患者的管路压通常为150～250mmHg。动脉流入管路上的配件是塑料的，配件和管路本身都可能破裂。灌注师通常不希望管路压力超过300mmHg。

发现插管反向必须停止CPB，断开插管，检查是否有空气。如果在动脉循环中发现空气，则启动空气栓塞方案。一旦动脉空气被清除，重新正确地连接管路，重启CPB。在成人中，CPB回路的静脉流出支比动脉流入支直径大，准确地说是为了消除反插管。这就是为什么反向插管在成年人中很少见，但它确实发生过。在儿科患者中，CPB回路的动脉流入和静脉流出管道在大小上接近或相等。

十二、特殊患者群体

（一）围术期妊娠患者的管理

目前缺乏评估心脏手术和CPB对产科生理和胎儿健康影响的研究。然而，一些评论和许多病例报告描述了孕妇和胎儿在心脏手术和CPB期间的个人经验。通过这些调查和病例报告，以及对妊娠生理学和心脏治疗学对胎儿生理学影响的充分了解，可作为在心脏手术期间对孕妇和胎儿进行合理护理的基础（框25-11）。据报道，在CPB心脏手术后母婴结局的经验表明，母亲对心脏手术耐受性良好，但会对胎儿构成重大风险。

1.转流前的注意事项

(1) 术前评估和患者体位：术前应根据患者的具体心脏病变和身体状况进行适当的治疗。应避免使用致畸药物，尤其是在妊娠早期。妊娠34周后，胃排空延迟，患者肺部吸入异物的风险增加。虽然在麻醉诱导前不能保证胃排空，但枸橼酸钠和H受体拮抗药可能对吸入性肺炎有一定的保护作用。妊娠子宫阻塞主动脉血流和下腔静脉血回流心脏血液。妊娠患者不应仰卧；他们必须在整个围术期保持子宫左倾位。

(2) 母婴监护信息：接受心脏手术的孕妇需要心脏手术期间使用的常规监护，以及能够评估胎儿健康的监护仪。有助于评估母体心血管功能和胎儿供氧充分的监护至关重要。心血管药物和其他治疗措施对接受CPB的妊娠心脏病患者的影响鲜为人知。适当的监护允许对母体和胎儿氧气输送的个体化治疗的评估。

使用母体腹部的子宫肌力计进行子宫活动监测。该监护可以在子宫收缩时改变腹部的收紧程度。与其他类型的大手术一样，子宫肌力计不应干扰心脏手术的进行；如有必要，监护仪可能会被手术医师间歇性地移位。对于完全肝素化的患者，使用羊膜内导管监测子宫活动和压力可能是不可取的。术中宫缩可能对胎儿的氧传递产生不利影响

> **框 25-11　可能需要 CPB 的特殊患者**
>
> - 孕妇
> - 意外低温的患者
> - 神经外科颅内动脉瘤患者

（引起子宫静脉压升高和子宫血流量减少），并预示着早产的开始。使用子宫肌力计是必要的，因为它提供了有关子宫状态的重要信息，并允许在必要时进行干预。各种报告都记载了心脏手术和 CPB 中常见子宫收缩。子宫收缩可在围术期的任何时候出现，但最常见的是在停止 CPB 后和 ICU 早期。因此，重要的是在手术完成后保留子宫肌力计。虽然子宫收缩经常发生在围术期，但通常用硫酸镁、利托君或乙醇进行有效治疗，不会导致早产或胎儿死亡。

妊娠 20 周后的所有孕妇都应使用胎心率（fetal heart rate，FHR）监护，因为围术期的主要目标之一是避免胎儿流产。使用胎心率监护仪可以识别胎儿窘迫，并允许临床医师制订措施改善胎儿氧供应。FHR 监视器识别并记录 FHR、FHR 变异性和子宫收缩。放置在胎儿头皮上的脊髓电极可以提供最可靠的胎儿心电图（ECG），因此可以提供最佳的 FHR 信息。然而，在母体抗凝的情况下，这种方法可能是不可取的。使用超声波、心音描记术或外腹部心电图进行外部 FHR 监测并不准确，但在这种临床环境下更可行。

心脏外科医师、灌注师和心脏麻醉医师可能不熟悉子宫和 FHR 监护。因此，在心脏手术期间有一位围产期医师或产科医师在场是评估术前胎儿窘迫和心脏手术期间紧急剖宫产的预期需要的理想方法。

CPB 前 FHR 通常是正常的，但随着 CPB 的开始 FHR 急剧下降，整个 CPB 期间 FHR 仍低于正常值。有许多潜在的原因导致 FHR 下降。持续性胎儿心动过缓是急性胎儿缺氧的典型症状。然而，在 CPB 中，特别是在采用低温时，很难将胎儿心动过缓归因于缺氧或胎儿氧需求减少。胎儿心动过速通常发生在停止 CPB 后。这种心动过速可能是 CPB 期间氧债的代偿机制。FHR 通常在手术期结束时恢复正常。

优化母体血氧含量、纠正任何酸碱失衡和补充胎儿糖原储备等干预措施可以缓解胎儿缺氧的症状。一些临床医师建议增加 CPB 泵的流量，以改善胎儿的供氧。

2. 执行转流程序

CPB 非搏动血流量、体温过低、贫血、抗凝等情况可能对 CPB 中胎儿的健康产生不利影响。没有研究推荐一种特殊的妊娠患者的 CPB 管理方法治疗策略。根据文献中的调查和病例报告，总结了孕妇 CPB 的管理建议（表 25-5）。

(1) 血液流量：妊娠患者的最佳 CPB 血流量尚不清楚。然而，与妊娠相关的 CO 的增加是明确定义的，有人认为在妊娠患者中，CPB 期间的高血流量更符合生理学。有人建议孕妇 CPB 期间的血流维持在 3.0L/（min·m²）。少数报告显示，增加 CPB 循环血流可改善胎心率，提示胎儿供氧改善。

(2) 血压：在正常情况下，子宫血流量仅由母体血压决定，因为胎盘血管最大限度地扩张。然而，在 CPB 异常的情况下，决定子宫血流量的因素还不清楚。例如，CPB 期间儿茶酚胺水平增加了几倍；因此，随着去甲肾上腺素和肾上腺素水

表 25-5　妊娠患者的 CPB 建议

变　量	推荐值 / 特征	理　由
血流	3.0L/（min·m²）	妊娠期 Cardiac 指数正常升高
血压	60～70mmHg	子宫血流量取决于母亲平均动脉压
温度	32～34℃	亚低温降低胎儿氧气需求，不易引起胎儿心律失常
氧合器类型	膜式氧合器	膜式氧合器栓塞现象少于鼓泡式氧合器
血细胞比容	25%～27%	母体血液（因此胎儿所能获得的氧气）在很大程度上取决于血红蛋白浓度
转流时间	最短化	灌注时间取决于手术的复杂性
心脏停搏	?	没有数据
搏动性灌注	?	没有数据

平的增加，CPB 期间子宫血管阻力可能增加。然而，无论 CPB 期间子宫血管阻力的状态如何，孕妇血压都将是决定子宫血流量和胎儿供氧的重要因素。在妊娠患者的灌注过程中，应使用较高血压（MAP ≥ 65mmHg）。

理论上，短期使用扩张血管药物，如硝酸甘油或硝普钠，可以抵消 CPB 和去甲肾上腺素或肾上腺素引起的子宫血管阻力增加的影响。如果通过增加 CPB 泵血流量来维持母体血压，则使用血管扩张药可增加子宫血流量和胎儿氧摄取量。应进行监测，以评估在 CPB 过程中给予治疗对胎儿氧供的影响。

(3) 温度：尽管大多数灌注是在低温条件下进行的，但对于非妊娠患者 CPB 过程中的温度管理仍存在争议。同样，在接受 CPB 的妊娠患者中，关于温度管理的数据很少，也没有共识。

常温和低温 CPB 在妊娠患者中有其理论上的优缺点。低温可引起胎儿心动过缓，并可能导致胎儿室性心律失常，导致胎儿流产。低温 CPB 后的复温可能导致子宫收缩和早产。然而，也有人报道，尽管常温灌注，但在停止 CPB 时仍有子宫收缩。在转流后和术后的不同时期也会发生子宫收缩。子宫收缩与低温转流后复温的关系尚不清楚。

在 CPB 过程中，低温可能通过降低胎儿对氧气的需求来保护胎儿。在接受 CPB 的妊娠患者中，灌注温度为 25～37℃。然而，CPB 中的最佳孕期温度尚未确定。没有数据表明低温对正在接受转流的母亲或胎儿有害。

（二）意外低温

1. 患者选择

临床医师对采用 CPB 治疗意外性深低温的绝对指征或禁忌证缺乏共识。然而，理论的考虑和一些数据有助于指导意外低温患者复温的决策过程。严重限制复苏成功可能性的现象包括低温开始前出现窒息，这在雪崩和溺水受害者中常见。同样，严重创伤或高血钾水平（≥ 10mmol/L）极度升高的患者不太可能从复苏过程中获益。

2. 意外低温患者的管理

在决定抢救意外低温患者后，应将患者保持在低温状态，并迅速转移到可提供体外复温的场所。在手术室里，各种各样的血管部位可能被插管用于复温。股血管或纵隔血管可作为复温的管道。由于

心室在低于 32℃ 的温度下顺应性差，胸骨切开术或开胸术可能更适合于直接心脏按压和除颤。虽然低温可以减少麻醉需求，但还是建议谨慎使用麻醉剂、止痛药、镇静催眠药和吸入性麻醉药。这些药物应该通过 CPB 给药。

治疗不稳定的患者，CPB 必须包括泵、氧合器和水浴热交换器。当流速为 2～3L/min，水浴温度为 37℃ 时，患者的核心温度每 3～5 分钟可升高 1～2℃。慢慢地，通过静脉回流可以增加流量。鉴于轻度高温血液对缺血性脑损伤不利影响的数据，意外低温患者灌注温度不应超过 37℃。如果患者有灌注心律，可采用静脉 – 静脉复温。事实上，对于将复温限制在 32～33℃，然后坚持使用延长的亚低温来优化大脑预后的心脏骤停方案，得到了一致的证据支持。

（三）颅内动脉瘤手术

颅内动脉瘤手术是外科和麻醉医师面临的一个重大挑战。在少数病例中，DHCA 被应用于改善手术入路和脑保护。与许多领域一样，随着时间的推移，技术和应用发生了重大的变化。DHCA 在颅内动脉瘤手术中最初的热情因不幸发生凝血病的原因而减弱。神经外科显微技术的进步（动脉瘤弹簧圈置入、母血管结扎和使用临时动脉夹）进一步限制了其应用。围术期监测和神经麻醉的改进保留了 DHCA 在巨大动脉瘤手术中的应用。

鉴于涉及的总人数很少，很难对发病率和死亡率做出准确估计。然而，考虑到 DHCA 在颅内动脉瘤手术中只用于最困难的病例，结果依然令人振奋。与心脏外科的大多数领域一样，DHCA 持续的发展也导致了神经外科的发展，包括如何处理这些颅内动脉瘤。例如，现在用神经血管封堵的病例比用 DHCA 开放治疗的病例要多很多。这可能是 DHCA 治疗颅内动脉瘤呈持续下降趋势的原因。

十三、经孔手术和 CPB

（一）经孔手术

经孔手术由一系列导管组成，这些导管通过包括股动脉和静脉在内的各种穿刺部位引入，并穿过主动脉和静脉系统进入心脏。灌注通常从股静脉到氧合器，然后通过股动脉回流。主动脉内阻断

（endoaortic clamp，EAC）导管末端的充气球囊可用于阻止主动脉内的血流，其他导管有助于将血流引流并重新引导至心肺机。通过其中两个导管，心脏停搏液可以注入心脏（图25-9）。

EAC是一个闭塞球囊，起到主动脉阻断的作用，允许顺行灌注心脏停搏液进入主动脉根部和冠状动脉。用于实施心脏停搏液的腔也可以作为主动脉根部排气导管。一些外科医师更喜欢使用直接改良的主动脉阻断钳，通过胸腔右侧的孔插入，而不使用EAC；他们依赖于通过冠状窦逆行灌注心脏停搏液。逆行停搏液可以通过经皮穿刺的冠状窦导管（endocoronary sinus catheter，ECSC）进行。

血液通过股静脉导管回流下腔静脉–右心房交界处血液至CPB。由于胸外重力引流通常不足以提供足够的血流量来支持完整的CPB，所以采用动力辅助静脉引流，并控制抽吸，以增加心肺机的血流量。

经孔CPB要求在CPB期间扩大了麻醉医师的职责。麻醉医师负责通过放置在右颈内静脉的导管鞘插入ECSC。ECSC应首先在透视和TEE的帮助

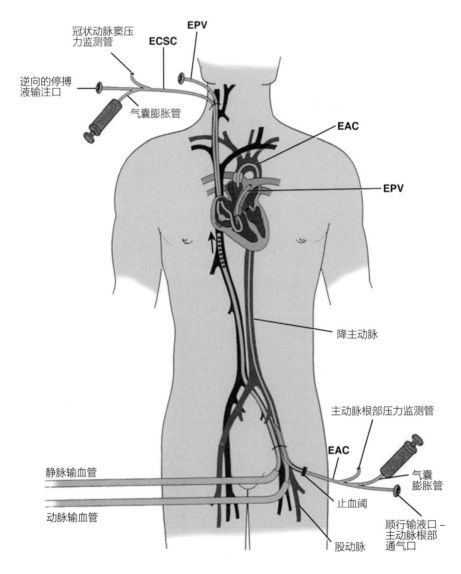

▲ 图 25-9　血管内导管的定位。通过透视和经食管超声心动图，股静脉引流导管尖端位于右心房–上腔静脉交界处

EAC. 主动脉内阻断夹；ECSC. 心内冠状窦导管；EPV. 肺内转流管（引自 Toomasian JM, Peters SP, Siegel LC, Stevens JH. Extracorporeal circulation for port–access cardiac surgery. *Perfusion*. 1997; 12:83–91）

下放置。TEE 引导用于接合冠状窦，透视用于推进冠状窦内导管。通过以 150~200ml/min 的速率给予心脏停搏液时，冠状窦内的压力大于 30mmHg，可以判断是否正确放置。失败可能有多种原因，但最常见的原因是在手术操作期间导管从冠状窦移位。少数患者出现并发症，包括穿孔和夹层。

（二）血管内阻断的监测

带 EAC 的主动脉导管应位于升主动脉，离主动脉瓣 2~4cm 远。血管内主动脉根部钳夹向头端移位可能损害 CBF，因此必须连续监测血管内钳夹的位置。为实现这一基本目标，提出了几种方法（表 25-6）。TEE 和彩色血流多普勒有助于显示 EAC 球囊在升主动脉中的位置，并检测球囊周围的任何血液渗漏。如果 EAC 迁移并阻塞头臂动脉，右桡动脉压力将急剧下降。一些临床医师选择测量左右桡动脉的血压。桡动脉压的急性差异可能提示 EAC 头向迁移。右颈动脉的脉搏波多普勒可以

证实脑灌注，但在非脉搏性血流的情况下往往难以评估。经颅多普勒监测大脑中动脉的能力和脑血氧测定技术，以确定 CBF 的充分性尚需进一步评估。TEE 探头可能有助于显示升主动脉和球囊的位置；然而，许多临床医师也报道了这种技术的不足。

（三）经孔心脏手术结果数据

早期的经孔心脏手术（port-access cardiac surgery，PACS）倡导者希望这种新的方法能提供微创手术的优点，在心脏手术过程中提供体外支持和心肌保护。存在一个相对缓慢的学习曲线，并报道了多个意外的并发症（例如，停止 CPB 支持前心室排气不充分、主动脉或股动脉夹层、血管内阻断错位）。冠状动脉手术可以使用 PACS，但与 OPCAB 和其他微创血管重建术相比，PACS 还没有成为一种流行的技术。在一些中心，使用机器人辅助通过使用 PACS 的开胸手术进行二尖瓣修复已获得普及；结果显示其成功率高，输血需求少，住院时间短。

表 25-6　经孔 CPB 监测脑血流的潜在策略

监测	局限性	动脉内阻断向头部移位监测 [a]
透视	必须中断手术来监测	EAC 闭塞大血管
TEE	CPB 期间很难看到血管内的 EAC	EAC 在大血管区域
颈动脉超声	难以监测血流信号——依赖可疑指数 非搏动血流难以获得信号	突然血流信号丢失
经颅多普勒	难以监测 MCA 血流持续性——依赖于可疑的指数 非搏动血流期间难于获得 MCA 敏感性 / 特异性差	MCA 血流速度信号丢失 RMCA 与 LMCA 血流速度的比值变化 RMCA 与 LMCA 血流的方向变化
脑血氧饱和度（右侧 vs. 左侧信号）	灵敏度 / 特异性？	脑静脉血氧饱和度下降；左、右侧信号改变 [b]
脑电图	低温、麻醉药、滚转泵限制信号的解读	左和右侧脑电图信号脑电图减慢 / 改变
右侧、左侧桡动脉血压	需要双侧桡动脉导管，增加手部缺血风险 不可能进行左桡动脉游离移植	右侧、左侧桡动脉 MAP 血压比值的变化

a. 假设性观察；这些监护仪在临床上的敏感性和特异性尚未评估
b. 变化的速度和程度取决于许多因素，包括患者的大脑、体温、梗阻程度和侧支血流量
TEE. 经食道超声心动图；CPB. 体外循环；EAC. 主动脉内阻断；MCA. 大脑中动脉；RMCA. 右大脑中动脉；LMCA. 左大脑中动脉；MAP. 平均动脉压

第 26 章
体外循环设备含体外膜式氧合器
Extracorporeal Devices Including Extracorporeal Membrane Oxygenation

Robert C. Groom   David Fitzgerald   Jacob T. Gutsche   Harish Ramakrishna   著
张成梁 译

要　点

- 采用两种主要的血液搏动方法：正向排列滚压泵和约束涡流离心泵。
- 现代心肺机配备了许多报警系统和冗余备份系统，以克服主要系统故障。
- 随着时间的推移，血气交换装置在减少血液表面接触、提高效率和改善与血液装置接触相关的炎症反应方面有了改进。
- 气体和微小栓子从静脉流入，也通过心脏切开抽吸系统，夹带进入体外循环（CPB）回路。目前所有可用的体外循环系统都不能清除所有的栓塞。
- 为了防止心肌损伤，必须准确地灌注心脏停搏液，新的泵输送系统为有效输送提供了更好的操作界面。
- 血液保护是最重要的，一个有效的系统需要根据患者的大小选择合适的设备、谨慎的凝血管理，以及使用先进的技术，如急性等容血液稀释、逆行和顺行预充、超滤和自体输血。
- 体外膜氧合（ECMO）作为治疗急性心肺衰竭的一种新方法，有着广泛的应用前景。
- 设备的进步，技术和管理的改进，使接受 ECMO 的患者获得了更好的结局。
- 对于急性心力衰竭或合并心力衰竭和呼吸衰竭的患者，应考虑使用静脉 – 动脉 ECMO（VA–ECMO）。
- 在严重急性呼吸衰竭标准治疗无效的情况下，静脉 – 静脉 ECMO（VV–ECMO）适用于心功能正常的患者。

自 20 世纪 50 年代以来，体外循环（CPB）经历了一个戏剧性的转变，从一种挽救生命但同时也可危及生命的技术，发展到每年在全世界实施近 100 万次的手术。在当今的医疗环境中，遭遇具有如此重大风险和固有发病率的有创性手术是很少见的，况且这种手术是常规的。所有体外循环技术的目标始终是设计一个完整的系统，能够提供营养物质和适当的血流动力学驱动力，以维持全身内环境的稳定，而不会造成内在损伤。

一、机械装置

（一）血泵

所有的体外转流都是通过将能量从机械力转移

到灌流液并最终转移到组织的过程。大多数体外泵可分为以下类型：正向排列（positive displacement, PD）滚轴泵或约束涡流（离心）泵。

1. 正向排列滚轴泵

PD 泵通过阻塞固定滚道和旋转滚轴泵之间的管道来运行（图 26-1）。泵送结构也称为泵头，穿过卡泵通道的管道称为泵管。在 PD 泵中，流体从吸入排出是渐进式的，其排量取决于被滚筒堵塞的管道的体积和滚筒每分钟的转数（rpm）。所有 PD 滚轴泵（RP）都使用泵管中的体积（称为流量常数），该体积特定的管道内径所指的每种尺寸的管道，用于计算泵的流量。它显示在数字读数上，称为泵的输出（流量），单位为 L/min（框 26-1）。

现代心肺机由 4～5 个放置在底座控制台上的泵头组成（图 26-2 和图 26-3）。大多数机器设计是模块化的，允许在单泵故障的情况下快速更换部件。每个泵头都由一个变阻器独立控制，变阻器的作用是调节滚轴泵的转速。每个泵都是根据特定的流量常数进行校准的，这些流量常数是根据泵管中的管道内径以及管道长度计算得出的。周期性地通过定时收集泵送流体来校准 PD 泵，以验证在正确校准后，泵流量显示器上显示的体积。常规体外循环过程中产生的大多数溶血与动脉泵头的闭塞无关，而是与使用回路的抽吸和"排气"管路部件时发生的空气 - 血液界面相互作用有关。

2. 离心泵

第二种类型的体外泵是阻力依赖泵称为离心泵（CP）或约束涡流泵。CP 通过在受限壳体中叶轮或圆锥体的强制离心旋转向流体中增加动能来进行流体驱动（框 26-2）。最大的力和最大的能量，出现在离旋转中心轴最远的位置。CP 作为压力敏感泵，其血流量与下游阻力直接相关。因此，血流与锥体或叶轮的转速和总阻力有关。

自 1969 年首次应用于临床以来，这些设备在常规体外循环中的接受度大大提高，是紧急旁路转流手术中的首选泵。由于其固有的安全性和压力敏感性，以及相对较低的成本，CP 也被用作临时性心室辅助装置（VAD）。

电磁流量计和多普勒超声流量计是测量 CP 流量的两种方法，与 PD 泵的流量显示计算结果相比，PD 泵的流量显示是流量常数和每分钟转速的乘积。一些人认为单独的流量计应该与 PD 泵一起使用，以直接测量流量，避免可能发生的错误与未确定的

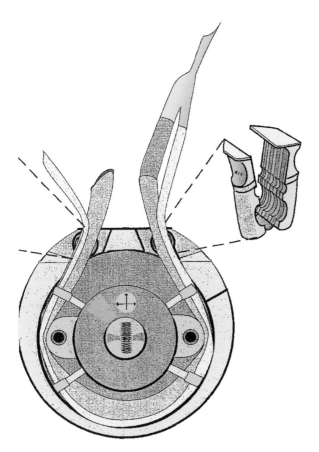

▲ 图 26-1　Stockert S-3 双辊泵示意图。带有固定滚道和旋转双滚筒泵的容积泵

（由 Sorin Group, Arvada, CO 提供）

框 26-1　滚轴泵

- 由双辊组成
- 利用管道内流体的正向排量输送流体
- 血流量是用每分钟油管冲程容积和泵转速计算
- 闭塞不紧的滚轴泵或回路中的旁路分流可能导致患者和体外循环管路中的血液逆流
- 过度咬合的滚轴泵可能会增加溶血并导致灌注管破裂

框 26-2　离心泵

- 按约束涡流原理工作
- 血流量与下游阻力成反比
- 使用超声波流量计确定流速
- 增加每分钟离心泵转速可能导致发热和溶血
- 如果离心泵停止运转，必须夹紧管路以防止逆流

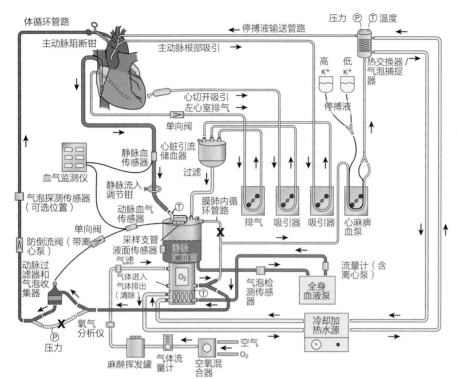

▲ 图 26-2　体外循环回路示意图，包括 4 个滚轴泵（一个排气泵、两个抽吸泵和一个停搏液灌注泵）。右下角显示了一个用于全身血液推进的离心泵

（引自 Hensley FA, Martin DE, Gravlee GP. *A Practical Approach to Cardiac Anesthesia*, 4th ed. Philadelphia: Lippincott Williams & Wilkins; 2008: Fig. 18.1.）

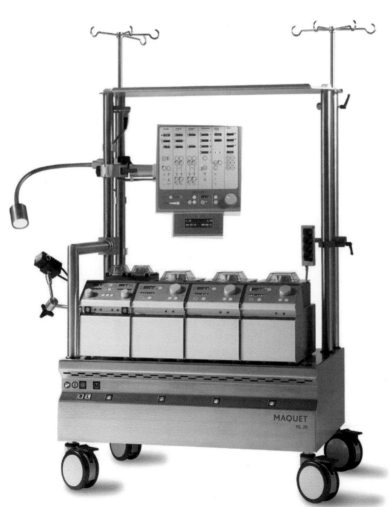

▲ 图 26-3　HL20 心肺机控制台

（经许可，引自 Maquet Cardiopulmonary GmbH）

辊头、管路中的旁路开放或流量常数的错误选择有关。

（二）体外循环安全机制

泵设计方面的一些最新进展是由于人们对与复杂操作系统的安全意识的提高。滚轴泵与压力无关，这意味着无论下游阻力如何，它们都将继续转动。在体外循环管路中，泵必须工作的阻力总和包括总管道长度、氧合器、热交换器、动脉微栓过滤器、插管和患者的全身血管阻力（systemic vascular resistance，SVR）。影响 SVR 的其他因素包括灌流液的黏度，它与总离子浓度有关，主要取决于血液构成元素和溶液温度。灌注师定期监测所有阻力的总和，并将此值记录为动脉管路或全身压力。阻力的任何急性变化，如动脉管路意外夹紧或扭结，都会导致动脉管路压力突然升高，这可能导致严重的动脉管路分离或回路高压侧的任何位置的回路破裂。如果动脉插管的尖端紧贴主动脉壁，破坏血管内膜，在开始体外循环时可能发生危及生命的事件。在这些情况下，主动脉夹层可以发生，因为血管内膜与中层分离，引导血流进入新形成的假腔。这种剥离可以延伸到整个主动脉。因此，在 CPB 开始前，灌注师会定期检查插管后的管路压力，以确保出现搏动波形，这表明在主动脉中央管腔放置插管是正确的。应立即检查灌注回路流出部分是否存在脉动压力，或是否存在极高的管路压力（CPB 启动时压力 > 400mmHg）。

所有的心肺机都有一个微处理器控制的安全接口和泵控制台。这些系统有监测和控制泵的功能，并作为调节体外流量的主要机械安全控制系统。压力限制由灌注师设定，并由患者特征和所实施的干预类型决定。这些装置包括预警警报，警告用户压力突然变化，并在超过预设限值时自动停泵。这些安全装置已用于主动脉泵和心脏停搏液泵，后者随着将心脏停搏液逆行注入冠状窦而变得更加重要。

手术室（OR）的电气故障在体外循环（ECC）的进行过程中尤其严重，因为心脏和肺不能正常工作。当这种情况发生在体外循环过程中时，必须立即采取措施，将全身灌注不足的风险降到最低。灌注师应注意手术室电源插座的功率限制，还应注意房间断路器面板的位置及心肺机和其他支持设备用电源插座面板中断路器的具体数量。为确保体外循环的安全进行，体外循环需要在体外循环回路中加入一个应急电源，在断电时提供二次电源。在一项关于灌注事故的调查中，42.3% 的受访者报道了体外循环期间的电气故障。尽管医院为此类事件配备了应急发电机，但其可用性可能仅限于操作系统内的某些电路。此外，在启动发电机或备用电源之前，这些应急电源系统需要短暂断电。大多数心肺机都配备了不间断备用电源，有时称为不间断电源（uninterrupted power source，UPS），在壁面电源出现故障时，可以从壁面电源无缝地转接到泵内的内部电池。因此，使用该系统时，泵不会停泵造成流量损失，从而导致反向流动和空气夹带或计时器中断。

二、体外循环

（一）血气交换装置

如果不研制能替代肺功能的肺换气装置，完全心肺转流的血液体外循环（ECC）无法实现。在心脏泵替代心脏机械活动的技术在被纳入 ECC 之前就已经发展得很好。因此，阻碍体外循环进展的限制因素是人工肺或气体交换装置（blood gas exchange device，BGED），通常称为膜式氧合器（框 26-3）。膜是指血液和气体通过半透膜屏障分离，而氧合器是指静脉血动脉化引起的氧分压变化。然而，"氧合器"缺乏对这些系统进行二氧化碳通气控制的功能能力的描述。众多的工程学挑战阻碍了 BGED 的发展，但其中两个最紧迫的挑战是设计低生物活性的高容量气体交换装置。后者也被称为生物相容性，对于减少红细胞（RBC）损伤和激活血液中的成分是必不可少的。

膜式氧合器由 3 个不同的部分组成：气体、血液和水。后一部分也称为热交换室，用于温度控

框 26-3　膜式氧合器

- 中空纤维膜氧合器常用于体外循环
- 空氧混合气体流过聚丙烯中空纤维微孔
- 血液流过微孔中空纤维
- 近年来，无孔聚甲基戊烯（polymethylpentene，PMP）中空纤维得到了发展
- PMP 纤维为体外膜肺氧合提供了更持久的氧合表面
- PMP 纤维不允许异氟醚等挥发性麻醉药通过

制。气体和血液被分成独立的部分，有一个有限的或不存在的气 – 血界面。微孔膜氧合器有一个血气界面，当内部血液接触面显露在血浆中时形成；并且沉积蛋白质层，作为气体交换的扩散屏障。目前膜式氧合器最常用的材料是微孔聚丙烯，它具有良好的气体交换能力和良好的生物相容性。尽管在过去的几十年里，体外设备有了改进，但一旦血液接触到合成物表面，血液就会发生变化。最初，补体主要通过其他途径激活，导致释放 C3a 和 C5a 等毒性介质，血小板和白细胞都会引起一系列复杂的炎症和止血反应，最终增加术后并发症的风险。

膜式氧合器中的气体传输是多种因素决定的，包括表面积、静脉氧分压和二氧化碳分压、血液流量、通气流量（称为扫气率）和气体流量组成。膜装置独立控制动脉氧和二氧化碳张力（PaO_2 和 $PaCO_2$）。PaO_2 是 FiO_2 的函数，而 $PaCO_2$ 是由通风气体的流量决定的。这种对呼吸气体的独立控制导致动脉血气值更接近正常生理血气状态。然而，由于膜式氧合器的储备能力有限，在体外循环过程中，灌注师通常将 PaO_2 水平维持在 150～250mmHg 的范围内。

（二）静脉和心脏引流储血器

静脉储血器分为两大类：开放式和封闭式（框 26-4）。开放系统有一个坚硬的聚碳酸酯静脉储血罐，通常包括心脏引流储血器和去泡室（图 26-2）。封闭系统是可折叠的聚氯乙烯袋，具有最小的表面积，通常是一个薄的单层过滤网，它们需要单独的

框 26-4　静脉储血罐
开放系统
• 开放式系统具有聚碳酸酯硬壳储血罐，通常配备集成式心脏切开储血罐
• 在开放系统中，可通过对储血罐进行调节抽吸（真空辅助静脉引流）来改善静脉回流
• 在开放式系统中，漂浮的气泡会逸出到储血罐顶部的空间中
封闭系统
• 封闭系统由可折叠聚氯乙烯袋组成
• 封闭系统需要单独的心脏切开储血罐
• 静脉管中的浮力空气积聚在袋子中，必须主动吸入
• 封闭系统减少了血液与空气或塑料的接触面
• 可使用单独的离心泵增加静脉回流（动态辅助静脉引流）

外部心脏切开储存器进行心脏切开抽吸。使用开放系统有几个明显的优点。与可折叠的储血器不同，无须主动吸入空气，因为在体外循环过程中空气可能会夹带在静脉管路中。巨大的浮力空气迁移到储血罐的顶部，并通过储血器盖上的通风口逸出。

（三）热交换器

在没有外部热源调节体温的情况下，显露于 ECC 的患者体温将变得过低。大多数体外循环系统在回路中使用某种形式的热交换器来加热和（或）冷却患者的血液。所有的氧合器都包含集成的热交换器，血液在进行气体交换前通过热交换器。

热交换器可以放置在管路中的不同位置，尽管最常见的位置是在氧合器的近端。假设在近端或静脉侧进行热交换时，低温体外循环后血液快速复温导致"溶液出气"，可能产生较大的气泡。

（四）动脉管路过滤器

动脉管路过滤器可显著降低气体和微粒栓塞的负荷，应在体外循环回路中使用。一些研究表明，在减少脑栓塞计数方面，20μm 过滤优于 40μm 过滤。一些研究已经证明动脉管路过滤对神经系统预后有保护作用。

过滤网是目前使用的主要类型。它们捕获直径大于有效孔径的颗粒和气体栓塞。过滤材料折叠式放置，以在较低的外壳体积（框 26-5）内提供更大的表面积。

（五）插管和管道

体外循环的主要设备从其心肺机的命名就可以看来。然而，与大多数技术进步一样，所有组成部分的整合才能确保成功。除了泵和氧合器外，还需要一组无缝管道将患者连接到心肺机。

大多数经胸骨正中切口行 CPB 的心脏手术都是通过右心房静脉插管和动脉回流至升主动脉来完

框 26-5　动脉微栓过滤器
• 已经证明可以降低神经认知功能障碍的发生率
• 减少患者体内气体和微粒微栓子的负荷典型孔径范围为 20～40μm
• 动脉滤器与氧合器的整合有一种趋势

成的。

尽管升主动脉插管是大多数手术的首选方法，但股动脉插管常被选择用于再次手术或微创手术。对于升主动脉重度动脉粥样硬化患者，常选择腋动脉或锁骨下动脉作为动脉插管位置。该部位的优点是为弓形血管提供顺行血流，保护手臂和手的血供，避免在发生 A 型主动脉夹层的情况下意外插入假腔。腋动脉是通过锁骨下切口进入的。

当体外循环开始时，血液从 RA 插管流出并进入静脉储血罐。静脉管路将套管连接到静脉储血罐。混合静脉血氧饱和度是通过放置在静脉管路上流过细胞的光学或化学荧光来测量的。在静脉管路中放置一个旋塞阀分管，以便药物输送和静脉取样。血液随后进入静脉储血罐，其作为一个容积室，用于沉降和安全储备，提供额外的灌注反应时间。

通过动脉泵的作用，血液从静脉储血罐被泵入膜式氧合器的热交换器。热交换器与外部水源相连，外部水源根据从冷却器/加热器泵出的水的温度保持灌流温度。血液随后直接进入氧合器，在那里，气体交换是按照气体混合器的操作进行的，通过将氧气与医用级空气混合来控制 FiO_2，同时还有一个调节通风速率的流量计。气体混合器通过一段 1/4 英寸（1 英寸 = 2.54cm）的管子和抑菌气体（0.2μm）过滤器连接到氧合器的进气端口。气体在中空纤维的血液和气相之间的交换是通过简单的扩散过程发生的。高浓度气体分子水平可通过氧合器纤维束的狭缝小孔扩散到较低的气体浓度水平。在体外循环的支持过程中，这通常会导致血液中 O_2 的加入和气体中 CO_2 的排除。许多管路还有挥发罐，用于在气体混合器和氧合器之间输送挥发性吸入麻醉气体。

三、心脏停搏液

在主动脉阻断期间，由于冠状动脉血流停止，心脏整体缺血。一些心肌灌注无疑是通过纵隔来源的非冠状动脉侧支循环和支气管循环来实现的。实现心脏机械停搏的方法有很多，这些技术的结合被称为心肌保护。心肌保护包括保护心脏所用溶液（心脏停搏液）的药理学操作和机械性灌注方法。含钾溶液通过破坏心肌动作电位使心肌停止于去极

化状态。

在主动脉阻断期间冷却和保护心肌的辅助手段包括局部应用冷溶液以防止早期跨壁心肌复温。一种常见的冷却心肌的方法是由外科医师通过在胸部牵开器上悬吊心包并缝合，在胸部形成一个"心包井"。然后将低温（4℃）的局部盐水溶液涂在心包上，用冷溶液浸泡心脏，同时在井内放置一根吸管以排出盐水。外用生理盐水可以冷却心外膜，减少跨壁梯度，但也会导致膈神经麻痹和心肌损伤。一种替代技术涉及局部冷却装置，该装置包括冷却液流动垫，其中低温（4℃）盐水流动，由金属骨架和聚氨酯绝缘体与身体分离，该绝缘体保护后纵隔和膈神经免受低温损伤。局部冷却装置比局部低温生理盐水的好处包括减少血液稀释、获得更干燥的手术视野、减少废物抽吸中的失血，以及更均匀的冷却分布。然而，这些设备昂贵，需要一个单独的灌注师来操控，可能不适用于所有将心脏抬起并抬离后心包的手术。

心脏停搏液输送有两种主要的一次性管路配置：一种是带换热器的循环系统，用于自身循环灌注；另一种是单通道心脏停搏液系统，用于非自身循环灌注。在循环系统中，晶体型停搏液在整个停搏液回路中持续循环，并被输送到患者体内，引导血流离开循环管路进入输液管路。另一种类型的心脏停搏液输送系统被称为血液-心脏停搏液系统，它包括将动脉化的血液从氧合器分流到心脏停搏液回路，在那里它与晶体基溶液（通常是高钾浓度）混合，然后再输送到冠状循环。大多数血液循环的心脏停搏液系统都是非循环的，在进入心脏之前只能通过一个热交换器。由于这个原因，这些系统必须有一个高效率的心脏停搏液灌注和冷却，或升温的热量交换来源。这些设备可以提供不同比例的血液与晶体底物，从1∶1到1∶20的晶体与血液的比例不等。大多数都配有温度监测端口和压力测量点，以监测输送压力。

四、体外循环预充

在尝试 ECC 之前，患者必须连接到 CPB 机器，这就需要建立一个充满液体的回路，以确保与患者的连续性。这不仅是重要的管路，也必须完全没有任何气体气泡或颗粒物质，否则可能会栓塞。出于

这个原因，灌注师们经常在转流前进行艰苦的操作，以去除管路中的气泡。

当在体外循环中使用无血预充时，由于血液黏度降低，在 ECC 开始时 SVR 随之降低。尽管血液稀释降低了泵灌注液的携氧能力，但由于降低的黏度会增强灌注，因此整体的氧输送可能不会受到显著影响。血液稀释的安全水平取决于多种因素，包括患者的代谢率、心血管功能和储备、动脉粥样硬化疾病的程度以及由转流产生的组织灌注和核心温度。尽管血液稀释耐受度的绝对值因患者而异，但研究支持最小血细胞比容为 20%，以确保氧气输送和组织提取。最近，几项大型回顾性研究表明，随着最低血细胞比容低于 23%，发病率和死亡率呈上升趋势。

单用晶体溶液预充 CPB 管路可降低胶体渗透压，这种降低与原溶液的总体积和血液稀释的总体水平直接相关。低胶体渗透压通过血浆在间质扩张增加组织水肿。在体外循环术后，仅采用晶体预充的患者血浆白蛋白显著下降。白蛋白和各种高分子量胶体溶液被一些组分添加到预充液中以抵消这些变化，尽管与每种做法相关的益处仍然存在争议。

CPB 管路选择预充溶液时，还需要考虑电解质活性引起的变化。平衡电解质溶液是灌注师使用的大多数"鸡尾酒"预充液的首选基础溶液。乳酸林格液、Normosol–A 和血浆细胞因其电解质组成和等渗性而被广泛使用。钙的浓度取决于预充液的构成，以及异体血液制品中枸橼酸盐的存在与否。

（一）围术期抢救与自体血回输

心脏切开吸引

从手术野流出的血液和从左心房、左心室、肺动脉或主动脉流出的血液被收集并通过心脏切开抽吸系统重新融合到体外循环管路中。心脏术野吸出的血液中含有脂肪、骨骼、脂质和其他来自手术野的碎片。这种血液显露在空气、剪切力和人工管道表面下，导致全身炎症反应加剧，并导致微循环功能障碍。这些物质可通过体外循环回路进入动脉管路，最终阻塞患者的微循环。在一些研究中，心脏切开吸引被认为是脂质栓塞的主要来源。出于这个原因，而心脏切开抽吸术是直接返回 ECC，一些人主张取消使用心脏切开吸引术。

（二）离心分离和自体血回输技术

最简单的自体输血方式之一是使用细胞回输系统，通过抽吸和抗凝收集流出的血液并将其回输至患者体内。另一种形式的自体输血使用特殊的机器来回收和处理流出的血液，其包括细胞清洗步骤。"细胞保存"一词是指自体输血的过程，包括将采集的血液离心，用 0.9%NaCl 进行洗涤液处理，并将产品重新输回患者体内。自体输血的基本工作原理包括抽吸、抗凝、离心、洗涤和回输。

数个大型的系统回顾和 Meta 分析已经证明了常规自体血回输在体外循环手术中的有效性。成本效益一直是一个关注点，普遍认为只有在预期失血会导致重新输注 1～2 个单位的红细胞时，才应考虑自体血回输。然而，对尽量减少患者显露的追求及小容量离心机的使用，促使心脏手术中更多地使用自体血回输。除了从心脏病患者身上抽取流下的血液外，自体输血装置还可用于在体外循环结束时浓缩泵灌流液。尽管与未经处理的泵内容物的回输相比，该过程已知可降低灌流液的蛋白质浓度，但该方法可显著减少异体库血输注。许多中心会在转流结束时输注 CPB 回路中的血液。CPB 回路中的血液被平衡的电解质溶液置换，以便泵在需要返回旁路时保持充注状态。有时给患者使用血管扩张药以增加血容量，使血液重新输注至患者体内。

（三）体外循环期间的监护

在确保达到适当的抗凝水平后，灌注师开始体外循环。毫无疑问，灌注开始后对体外循环最重要的评估是氧合器的功能。如果没有向静脉血输送氧气和清除二氧化碳，动脉泵就没有作用。传统上，独立的血液分析是在远离手术室的地方进行的，并为临床医师提供一个氧合器和患者表现的历史标记。不幸的是，此事件只是 CPB 期间一个时间点的"快照"。因此，使用在线血气监测势在必行，不应因为成本增加而视其为"奢侈品"。事实上，在这个官司不断的社会，不使用现成的、可以减少患者不必要风险的技术，这是值得怀疑的。

光学荧光技术使可靠的在线血气和电解质监测成为现实，为体外循环期间的这些参数提供了实时的精确监测。在线血气监测允许实时监测"灌注充分性"，目前可用于体外循环的设备是 CDI500（Terumo Cardiovascular Group，Ann Arbor，MI；图 26-4 和图 26-5）。CDI500 可连续实时测量 PO_2、PCO_2、pH、HCO_3^- 和 K^+ 等血气和电解质。该技术的使用增强了安全性。

动脉血氧饱和度应始终保持在 99% 以上，PO_2 压力为 150～250mmHg。动脉 PCO_2 水平将根据是否使用 α 稳态或 pH 稳态血气管理而变化。

α 稳态管理期间，控制 CO_2 的方法是保持 PCO_2 水平与动脉血温度相符。对于 pH 稳态管理，在所有温度下维持 PCO_2 在 40mmHg，pH 保持在 7.4。手术过程中，静脉血氧饱和度（SvO_2）会根据患者的代谢状态而变化，但通常维持在 70% 以上。

静脉血气监测的益处在心血管实践中已被广泛接受，从静脉血气评估中获得的信息已被用于指导临床的治疗干预。静脉 PCO_2 和 PO_2 水平的变化与全身组织灌注的变化有很好的相关性。在体外循环中，混合静脉血氧饱和度监测的重要性怎么强调都不为过。该参数具有全局实用性，是大多数体外手术中普遍监测的参数之一。混合静脉血氧饱和度用于计算全身耗氧量，根据 Fick 方程，灌注流量和动脉血含氧量也是很重要的。

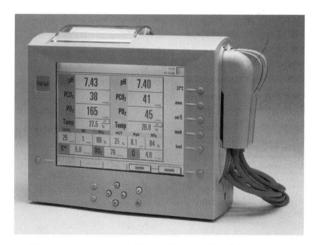

▲ 图 26-4　CDI500 连续血气饱和度监测仪。测量动脉和静脉 pH、PCO_2、PO_2、钾、血红蛋白饱和度、血细胞比容和血红蛋白

（由 Terumo Cardiovascular Group，Ann Arbor，MI 提供）

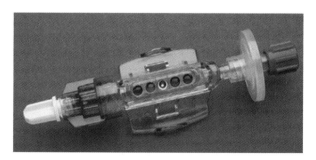

▲ 图 26-5　CDI500 传感器。血液流过传感器，从而可以实现连续监测

（由 Terumo Cardiovascular Group，Ann Arbor，MI 提供）

五、体外膜氧合的历史、演变和现状

现代 ECMO 有两种基本类型：支持心肺的静脉 – 动脉（VA）ECMO 和仅支持肺的静脉 – 静脉（VV）ECMO。如果随后需要左心室支持，VV-ECMO 可以很容易地转换为静脉 – 静脉 – 动脉 ECMO，可在患者恢复时暂时支持心肺功能，或作为通向永久性解决方案（如心室支持装置或移植）的桥梁。尽管 ECMO 的使用具有挑战性，且与较高的发病率和死亡率相关，但经验的增加和 ECMO 管路的耐久性使护理团队能够支持患者达数周之久。

在过去的十年里，人们对 ECMO 用于呼吸支持的兴趣显著增加，这得益于体外技术的进步、关键随机试验结果的发布以及导致呼吸衰竭的病毒感染（特别是 2009 年的 H1N1 流感大流行）的复苏。

在过去 5 年中，全世界使用 ECMO 的急剧增加（图 26-6）可归因于两个重要事件。第一次是在 2009 年公布了成人严重呼吸衰竭（CESAR）常规通气支持与体外膜氧合治疗的对比试验结果，该试验将严重呼吸衰竭患者随机分为综合医院常规治疗组和专科医疗中心 ECMO 支持组。

促进 ECMO 的第二个事件是 2009 年甲型 H1N1 流感大流行，这大大增加了 VV-ECMO 在世界范围内作为对机械通气无反应的重症病毒性肺炎或急性呼吸窘迫综合征（ARDS）患者的紧急抢救治疗措施。

这一趋势还在继续，2014 年的一项研究显示，2006—2011 年美国成年人使用 ECMO 的人数显著增加（433%）。

两种类型的 ECMO 患者的生存率都有显著提高，呼吸型 ECMO 患者的生存率明显高于心脏型 ECMO 患者。ECMO 治疗成人心脏骤停后的存活率从 1990 年的 30% 上升到 2007 年的 59%。

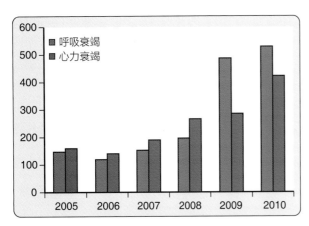

▲ 图 26-6 体外生命支持组织登记资料：VA-ECMO 和 VV-ECMO。VA-ECMO 适用于急性心力衰竭或心肺衰竭患者。VV-ECMO 适用于心功能正常但对标准治疗无效的急性呼吸衰竭患者

（引自 Extracorporeal Life Support Organization. *ECLS registry report: international summary*. July 2015. http:www.elso.org. ）

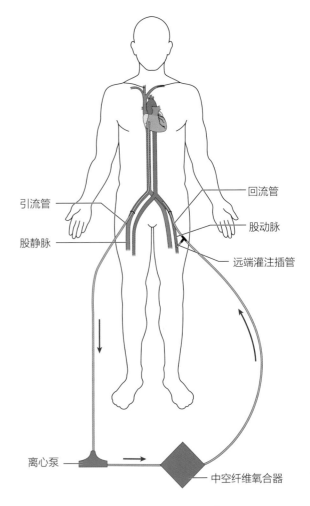

▲ 图 26-7 标准 ECMO 管路

（引自 Sidebotham D, McGeorge A, McGuinness S, et al. Extracorporeal membrane oxygenation for treating severe cardiac and respiratory failure in adults. Part 2: technical considerations. *J Cardiothorac Vasc Anesth*. 2010; 24:164–172. ）

六、ECMO 生理与气体交换

基本的 ECMO 管路包括流入和流出插管、管道、泵和带热交换器的膜式氧合器（图 26-7）。ECMO 管路中血液氧气和 CO_2 的含量通过改变氧含量和通过膜式氧合器的气体流速（即气流量）来控制。

七、VA-ECMO 的管理

（一）体外膜氧合支持血流动力学

VA-ECMO 可用于提供循环支持或肺循环支持的结合。VA-ECMO 回路包括静脉引流至 CP，与膜式氧合器串联，并将含氧血液回流至动脉循环，以维持终末器官灌注。

VA-ECMO 有许多急性和亚急性适应证（框 26-6），但大多数可归类为严重心功能不全引起的终末器官缺血。在肺功能不全的情况下，确定是否需要 VA-ECMO 或 VV-ECMO 的医师须评估右心室和左心室的功能。尽管目前还没有关于触发 VA-ECMO 的最小心室功能的标准，但严重心室功能不全的患者无法从 VV-ECMO 中受益。VA-ECMO 用于心脏恢复希望渺茫的患者，可作为自我心功能恢复过程中的一种支持手段，也可作为连接机械性 VAD 或心脏移植的桥梁。

框 26-6 VA-ECMO 的适应证
肺栓塞
心肌梗死
心肌炎
心脏术后心力衰竭
心脏移植
急性慢性心力衰竭
心脏骤停
急性呼吸窘迫综合征伴严重心功能不全
难治性室性心律失常
心脏创伤
急性过敏反应
经皮心脏手术的心功能支持

（二）体外膜肺氧合的启动

插管后，ECMO 回路流量增加到目标范围，应基于临床参数，包括动脉血压、静脉回流回路的血氧饱和度，以及血清乳酸等全脑缺血指标（框 26-7）。初始设置应根据患者体重进行标准化（估计为每分钟 50~60ml/kg）。动脉血压的其他决定因素包括动脉血流量和动脉血管张力。

持续性低血压需要加压素来维持足够的血管阻力和维持足够的血压。通气流量最初应与动脉流量相匹配，然后根据全身动脉二氧化碳分压（$PaCO_2$）和 pH 进行调整。无论是 ECMO 的何种适应证，呼吸机都应采用肺保护策略进行管理。

（三）VA-ECMO 的撤机

日常临床表现、血流动力学和超声心动图对心功能的评估来指导 ECMO 撤机的策略和时机。在心脏休息至少 24~48h 后才开始撤机，以促进恢复。在成功的心脏休息和恢复后，动脉监护仪应显示低剂量正性肌力药下平均动脉压至少 60mmHg。应纠正代谢紊乱，肺功能应足以增加成功撤机的机会。如果心功能已经恢复，但肺功能仍然受损，应考虑转为 VV-ECMO。

在超声心动图和血流动力学指导下，泵流量在数小时内系统性降低。当回路流量以 0.5~1L/min 的量减少时，前负荷增加，后负荷减少，有利于心脏射血。如果血流动力学参数满足要求，器官和肢体灌注满意，则在拔管前以 1L/min 的流速对患者进行至少长达 1h 的评估。连续超声心动图评估，左心室射血分数至少为 20%~25%，多学科方法对最大限度地从 VA-EMCO 支持中解脱非常重要。

八、VV-ECMO

（一）VV-ECMO 适应证

在 CESAR 试验结果和 2009—2010 年 H1N1 流感大流行的刺激下，VV-ECMO 仍然是增长最快的方面。在公布的关键数据中，ECMO 持续时间平均为 9~10d，在机械通气的前 7d 内开始；死亡率为 21%~37%。VV-ECMO 被考虑用于有威胁生命的有潜在可逆性呼吸衰竭的患者。

Murray 评分在决定在 CESAR 试验中对否需要 ECMO 的支持上起了关键作用。评分基于患者的呼吸衰竭严重程度的评估。它使用四个标准（表 26-1）：PaO_2/FiO_2 比值、呼气末正压（PEEP）、动态肺顺应性和胸部 X 线片上浸润的象限数。在这项试验中，除了 pH 低于 7.20 的非代偿性高碳酸血症外，Murray 评分大于 3.0 分是患者登记的关键标准。

如 2013 年体外生命支持组织（ELSO）指南所述，VV-ECMO 建议基于难以避免的死亡风险。对于有 50% 死亡风险 [即 $FiO_2 > 90\%$ 且 $PaO_2/FiO_2 < 150$ 和（或）Murray 评分为 2~3 分] 的患者，应考虑 ECMO。当预期的死亡风险接近 80% [尽管有 ≥ 6h 的最佳护理，但 $FiO_2 > 90\%$ 且 $PaO_2/FiO_2 < 100$ 和（或）Murray 评分为 3~4 分] 时，采用 VV-ECMO。

除 ARDS 外，ELSO 指南还推荐 VV-ECMO 用于严重漏气综合征，尽管存在高平台压（$> 30cmH_2O$），可用于机械通气患者的 CO_2 潴留，以及对于其他患者情况，例如肺移植患者和急性呼吸衰竭患者对最佳护理无反应时的气道支持。

（二）VV-ECMO 患者的护理

护理标准要求在经皮穿刺过程中，当导丝就位时，静脉注射 5000U 肝素，剂量应滴定至激活凝血时间大于 180s。活化部分凝血活酶时间（PTT）与

框 26-7　VA-ECMO 的适应证	
管路回流量	≥ 2L/（min·m²）
气体流量	等于血流量
吸入氧气（扫气）浓度	100%
入口压力（离心泵）	≥ -100mmHg
氧饱和度（流出插管）	100%
氧饱和度（流入插管）	> 65%
动脉血氧饱和度	> 95%
混合静脉血氧饱和度	> 65%
动脉血二氧化碳张力	35~45mmHg
pH	7.35~7.45
平均动脉压	60~90mmHg
血细胞比容	30%~40%
活化部分凝血活酶时间	正常值的 1.5~2.0 倍
血小板计数	> 100 000/mm³
乳酸水平	< 2mmol/L

引自 Sidebotham D, McGeorge A, McGuinness S, et al. Extr-acorporeal membrane oxygenation for treating severe cardiac and respiratory failure in adults. Part 2: technical considerations. *J Cardiothorac Vasc Anesth*. 2010; 24:164–172.

表 26-1　严重急性呼吸窘迫综合征的 Murray 肺损伤评分

参　数	严重急性呼吸窘迫综合征严重程度（分数）				
	0	1	2	3	4
胸部 X 线片（象限数）	0	1	2	3	4
PEEP（cmH$_2$O）	≤ 5	6～8	9～11	12～14	≥ 15
PaO$_2$/FiO$_2$	≥ 300	225～299	175～224	100～174	< 100
顺应性（ml/cmH$_2$O）	≥ 80	60～79	40～59	20～39	≤ 19

FiO$_2$. 吸入氧分数；PaO$_2$. 动脉氧分压（引自 Murray JF, Matthay MA, Luce JM, Flick MR. An expanded definition of the adult respiratory distress syndrome. *Am Rev Respir Dis*. 1988; 138:720–723.）

血肝素水平密切相关，在 ECMO 期间通常每 6h 监测 1 次。大多数需要 ECMO 的患者此时都需要插管、深度镇静和机械通气，但他们可能需要额外的神经肌肉阻滞和阿片类药物。

（三）VV-ECMO 的开机管理

在插管完成后，通过松开管路并缓慢增加目标范围的流量来启动 ECMO。对于 VV-ECMO，用于确定泵流量的关键参数是 SaO$_2$ 和 SdO$_2$（即 VV-ECMO 引流管中的血氧饱和度）。欧洲共识会议的数据表明，对于 VV-ECMO 的理想氧合，泵血流量应为计算出的心排血量的 60% 或更高，动脉饱和度目标为 88% 或更大，通气速率产生 PaCO$_2$ 为 30～40mmHg。2013 年 ELSO 关于 VV-ECMO 的指南还建议采用气流滴定法，以将 PaCO$_2$ 保持在 40mmHg。与 VA-ECMO 不同，VV-ECMO 不能提供额外的血流动力学支持。对升压药、正性肌力药、血管扩张药和容量替代品的需求没有改变。

VV-ECMO 的呼吸机设置可根据临床病理生理变化。目前的 ELSO 指南建议休息设置，尽可能降低 FiO$_2$（40%），避免平台压力大于 25mmHg。典型的休息环境包括低呼吸率的压力控制通气、非常低的潮气量、低 FiO$_2$、最高吸气压力不高于 25cmH$_2$O 和 10～15cmH$_2$O 的 PEEP。

应为所有 VV-ECMO 患者制订渐进的、逐渐减量的镇静计划，在最初的 24h 内行中重度镇静。目标是在 VV-ECMO 开始后的 3～5d 内，在拔管或气管切开术的计划中至少不使用镇静药。大多数 ECMO 中心都有温度、血容量和营养管理、感染预防、患者定位和出血管理的协议。

与 CPB 类似，ECMO 对药物的药代动力学产生了显著的改变，需要调整剂量，特别是在重症监护室。随着更多的多系统器官功能障碍、全身炎症反应、血液循环稀释和与危重患者相关的急性肾衰竭，药物反应可能难以预测，而且可能从药物毒性到无效不等。ECMO 回路中药物分布的增加、药物消除的减少和药物的隔离有助于改变药代动力学。

（四）VV-ECMO 撤机

从 ECMO 撤离是一个复杂的过程。VV-ECMO 患者何时应撤机的问题应该在每日每次临床评估时提出。

对于大多数患者来说，恢复可能需要 1～3 周。恢复的可能性或因无效而中止应在 ECMO 机构成立前向家属说明。应仔细观察患者是否存在潜在的不可逆性，如对利尿不敏感的液体过多和因肺动脉高压引起的逐渐恶化。右心室衰竭和平均肺动脉压超过全身压力的 2/3 通常表明不可逆转。

未确定 VV-ECMO 撤机持续时间。脱机试验可以持续 1～6h 或更长时间。关键的监测问题包括血流动力学稳定性（即标准参数，包括通过食管超声心动图监测有无正性肌力药物和升压药下的心功能）、连续动脉血气测量和呼吸力学评估，特别是在患者进行自发辅助通气的情况下。如果患者符合所有标准，回路流量将减少到零，夹紧管路，并进行拔管。

（五）VV-ECMO 的并发症

ECMO 用于治疗世界范围内的危重新生儿、婴儿和成人，在高危患者中有提前使用的趋势。尽管是高危人群，但总体结果显示，接受 ECMO 的患者中，有近 50% 存活下来出院。泵管路的改进使体外循环支持时间更长。

ECMO 的并发症可能是毁灭性的，在不稳定的患者中，管路故障的排除可能是一个挑战。ECMO 并发症可由管路引起或与患者有关（框 26-8）。

框 26-8　静脉 – 静脉体外膜肺氧合的并发症	
氧合器故障	10.2%
插管部位出血	13.9%
消化道出血	6.0%
溶血	5.6%
弥散性血管内凝血	3.1%
中枢神经系统梗死	2.0%
中枢神经系统出血	3.8%
肺出血	6.5%
需要透析的肾衰竭	10.4%

引自 Extracorporeal Life Support Organization. *ECLS Registry Report: International summary.* http://www.elso.org

第 27 章
输血和凝血功能障碍
Transfusion Medicine and Coagulation Disorders

Bruce D. Spiess　Sarah Armour　Jay Horrow　Joel A. Kaplan　Colleen G. Koch　Keyvan Karkou-
ti　Simon C. Body　著

李龙艳　译

要 点

- 凝血最容易被理解为发生在组织损伤部位的一系列生物活动，包括启动、加速、控制和溶解。

- 止血是一个更大的全身系统（炎症）的一部分。凝血过程中的蛋白质反应在炎症信号转导中具有重要作用。

- 凝血酶是最重要的凝血调节药，与多种凝血因子、血小板、组织纤溶酶原激活药、前列环素、一氧化氮及各种白细胞相互作用。

- 组成凝血途径的丝氨酸蛋白酶被丝氨酸蛋白酶抑制药（serpin）平衡。抗凝血酶是最重要的凝血抑制药，其他的包括肝素辅因子 Ⅱ 和 α_1 抗胰蛋白酶。

- 血小板是凝血过程中最复杂的部分，抗血小板药物是重要的治疗药物。

- 肝素需要抗凝血酶来实现抗凝，不是理想的体外循环抗凝血药。目前正在积极寻找新的抗凝药来替代肝素。

- 鱼精蛋白会有很多不良反应。理想情况下，新的抗凝药不需要鱼精蛋白等有害物质的逆转。

- 抗纤溶药物通常在心脏手术中使用，这些药物包括 ε- 氨基己酸和氨甲环酸。

- 重组因子 Ⅶ a 是一种在心脏手术中用于止血的"救援药"，但它也可能促血栓形成，这是该药说明书以外的不良反应。

- 应尽一切努力避免在常规心脏手术中输血。事实上，在许多情况下，可以实现无血手术。患者的血液管理方法已经被证明是经济有效的，并且比常规手术有更好的疗效。

- 输血的风险已经从病毒传播转移到与输血相关的急性肺损伤和免疫抑制。接受同种异体血的患者围术期严重感染率明显增加（每单位输血增加约 16%）。

- 采用多学科血液管理策略的心脏中心降低了成本，改善了患者的预后。精确使用凝血药物和产品的策略是非常有益的。

- 目前正在用纯化的含 4 种凝血因子的凝血酶原复合物和人冻干纤维蛋白原取代新鲜冷冻血浆和冷沉淀。

当心脏和大血管手术使用体外循环时，凝血和出血尤其重要。本章从凝血的病理生理学开始，对与心脏手术相关的止血的深度和广度进行介绍，并介绍肝素和鱼精蛋白的药理学。然后将这些知识用于出血患者的治疗。

一、止血概述

适当的止血需要许多生物元素的参与（框 27-1）。本节将它们分为 4 个主题以便于理解：凝血因子、血小板功能、内皮和纤溶。读者必须认识到，这样分类是为了便于学习。在生物学上，止血激活产生了许多反应（可能超过 800 个）和控制机制，所有这些都是同时发生相互作用的。血小板、内皮细胞和蛋白质之间的相互作用是一个高度缓冲和可控的过程。凝血可能最容易被认为是发生在组织损伤

框 27-1　止血的成分
• 凝血因子激活
• 血小板功能
• 血管内皮
• 纤溶与凝血调节药

部位的一波生物活动（图 27-1）。尽管凝血本身也分为不同的部分，但导致止血的损伤/控制是一个由 4 个阶段组成的事件：启动、加速、控制和溶解（再通/纤溶）。起始阶段从组织损伤开始，实际上是从内皮细胞破坏或功能障碍开始的。这一起始阶段导致血小板结合和蛋白质激活，两者几乎同时发生，并且两者相互反馈。血小板黏附，形成激活或加速阶段，将许多细胞聚集到损伤部位。在这种黏附中，细胞/蛋白质信息级联传递大量事件。当加速阶段逐渐进入一系列爆炸性的反应时，逆反应出现，产生控制蛋白质抑制激活反应。从概念上讲，把这些控制机制看作类似于核反应堆是最容易的。除非引入控制系统，如血栓调节素、蛋白质 C、蛋白质 S 和组织纤溶酶原激活物（tissue plasminogen activator，t-PA），以阻止加速反应，否则加速阶段将持续发展，最终导致机体死亡。周围正常内皮细胞的作用与紊乱（缺血）内皮细胞截然不同。最终，控制反应压倒了加速反应，溶解开始发挥作用。一个关键的概念是止血是一个更大的全身系统（炎症）的一部分。哪怕不是全部，也有大多数的凝血控制蛋白质反应在炎症信号传导中起着重要作用，从而引发其他的愈合机制。如果体外循环（cardiopulmonary bypass，CPB）被认为其激活的凝

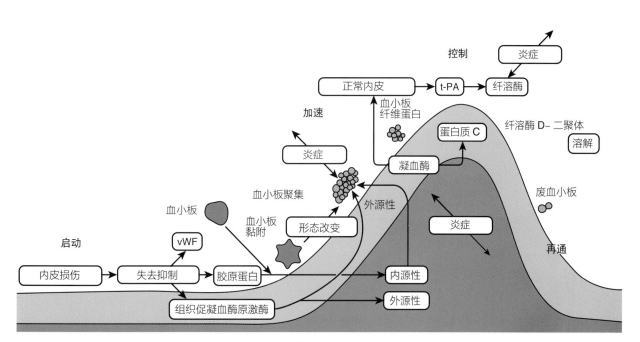

▲ 图 27-1　凝血是发生在组织损伤部位的一波生物活动。它经历了 4 个阶段：启动、加速、控制和溶解/再通

t-PA. 组织纤溶酶原激活物；vWF. von Willebrand 因子（引自 Spiess BD. Coagulation function and monitoring. In: lichtor JL, ed. *Atlas of Clinical Anesthesia*. Philadelphia: Current Medicine; 1996.）

血蛋白和细胞可以导致炎症的上调，也就可以理解 CPB 有广泛的炎症效应。

（一）蛋白质凝血激活

1. 凝血途径

凝血因子参与一系列激活和反馈抑制反应，最终形成不溶性血凝块。血栓是血小板与血小板相互作用的总和，形成血小板栓子（最初止血）。血小板通过最终的不溶性纤维蛋白相互交联，形成稳定的血栓。凝块不是简单的激活蛋白质导致更多的蛋白质沉积。

除了少数外，凝血因子大部分是在肝脏合成的糖蛋白（glycoprotein，GP），它作为一种被称为酶原的非活性分子循环。因子激活按顺序进行，每个因子作为酶反应的底物，由序列中的前一因子催化，因此，这个反应序列也被称为瀑布反应。多肽片段的切割通常通过蛋白质的构象变化显露活性位点，从而将非活性酶原转变为活性酶。这种活性形式被称为丝氨酸蛋白酶，因为其蛋白裂解活性的活性位点是丝氨酸氨基酸残基。许多反应需要钙离子（Ca^{2+}）和磷脂表面（血小板磷脂酰丝氨酸）的存在。磷脂通常出现在激活的血小板或内皮细胞表面，偶尔也出现在白细胞表面。基于此，它们彼此接近，使得酶溶液中的反应速度大大加快（高达 30 万倍）。这些因素形成 4 个相互影响的机制（图 27-2）：接触激活、内源性途径、外源性途径和共同途径。

（1）接触激活：XII 因子、高分子激肽原（high-molecular-weight kininogen，HMWK）、前激肽释放酶（prekallikrein，PK）和 XI 因子构成接触或表面活化基团。由于 XII 因子通过在存在负电荷的情况下经历形状变化而自我激活，因此体外凝血试验使用玻璃、二氧化硅、高岭土和其他具有表面负电荷的化合物。体内激活 XII 因子的一个潜在机制是内皮细胞破坏，显露了潜在的带负电荷的胶原基质。活化血小板的膜表面也可以提供负电荷。HMWK 将其他表面活化分子 PK 和 XI 因子锚定在受损的内皮细胞或活化的血小板上。XIIa 因子切割 XI 因子形成 XIa 因子，切割 PK 形成激肽释放酶。

（2）内源性凝血途径：内源性激活从表面活化产物中形成 XIa 因子。XIa 因子分裂 IX 因子形成 IXa 因子，此过程需要 Ca^{2+}。然后，IXa 因子在 Ca^{2+}、磷脂表面（血小板磷脂酰丝氨酸）和 GP 辅助因子

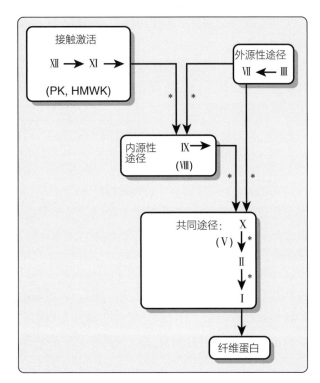

▲ 图 27-2　凝血因子激活顺序的描述

*. 有钙离子的参与；HMWK. 高分子激肽原；PK. 前激肽释放酶

（VIIIa 因子）的帮助下激活 X 因子。

（3）外源性凝血途径：X 因子的激活可以不依赖 XII 因子，由经典上被认为与血管系统无关的物质进行，常见的是被认为与血管系统无关的物质激活。任何数量的内皮细胞损伤都会导致内皮细胞产生组织因子。在静息状态下，内皮细胞是抗血栓的。然而，在缺血、再灌注、脓毒症或细胞因子 [特别是白细胞介素（interleukin，IL）-6] 的刺激下，内皮细胞产生细胞内核因子 κB，并传递信息生成信使 RNA 刺激组织因子的产生。这种激活迅速发生，静息的内皮细胞会产生大量的组织因子。目前普遍认为，组织因子的激活是导致心脏手术后凝血异常的原因，而不是接触激活。凝血活酶也被称为组织因子，从组织释放到血管系统，辅助 VII 因子初始激活 X 因子。然后，VII 因子和 X 因子在血小板磷脂和 Ca^{2+} 的帮助下相互激活，从而快速生成因子 Xa 因子（VIIa 因子也可以激活 IX 因子，而连接外源性和内源性凝血途径）。

（4）共同途径：Xa 因子将凝血酶原（II 因子）分解为凝血酶（IIa 因子）。共同途径的一个关键

步骤是因子Xa、Va和Ca^{2+}组成凝血酶原复合物。Xa因子通过Ca^{2+}固定在血小板膜表面，因子Va聚集在其旁边，引发复合物的重排，大大加速了基质和凝血酶原的结合。前一个反应形成的Xa因子很有可能不会从膜上脱落，而是沿着膜被引导进入下一个反应步骤。

凝血酶分解纤维蛋白原分子，形成可溶性纤维蛋白单体和称为纤维蛋白肽A和B的多肽片段。纤维蛋白单体形成可溶性纤维蛋白基质。同时，ⅩⅢ因子被凝血酶激活，交叉连接这些纤维蛋白形成不溶性凝块。心脏手术后，ⅩⅢ因子水平较低的患者出血较多。

(5)维生素K：那些需要钙的因子（Ⅱ、Ⅶ、Ⅸ、Ⅹ）依赖于维生素K向氨基酸末端附近的谷氨酸残基中添加9~12个γ-羧基团。钙将这些带负电荷的羧基固定在血小板磷脂表面，从而促进分子间的相互作用。一些抑制蛋白也依赖维生素K（蛋白质C和S）来完成其功能。

2.凝血途径的调节

凝血酶是最重要的凝血途径调节剂，在凝血因子途径中发挥着广泛的作用：激活因子Ⅴ、Ⅷ和ⅩⅢ；将纤维蛋白原切割成纤维蛋白；刺激血小板募集，产生白细胞和单核细胞的趋化性；促进内皮细胞释放t-PA、前列环素和一氧化氮；促进巨噬细胞释放IL-1和血栓调节素激活蛋白质C（一种能使Va和Ⅷa因子失活的物质）。要注意对上一个步骤的负反馈。凝血酶的作用集中体现在广泛促进凝血功能上。血小板黏附在损伤部位，然后被激活，导致其他血小板聚集。正是所有这些因素的相互作用，最终形成了一个反应细胞和蛋白质的临界团块，进而形成血栓。一旦存在足够多的血小板相互作用，与它们附着的表面伴随着丝氨酸蛋白酶反应，就会产生凝血酶爆发。只有在关键时间点发生足够的凝血酶激活，才能超过阈值，使得反应巨大（比部分的总和大得多）。人们认为血小板的浓度和功能充分影响凝血酶爆发的能力。CPB减少血小板数量，减弱血小板与血小板的相互作用，降低蛋白质底物的浓度，从而可能影响凝血酶完全爆发的能力。

组成凝血途径的许多丝氨酸蛋白酶被丝氨酸蛋白酶抑制药（serpin）平衡，形成极好的缓冲能力。只有当血小板驱动的凝血酶爆发，压倒身体局部抗凝或抑制药时，血栓才会进展。Serpin包括α_1-抗胰蛋白酶、α_2-巨球蛋白、肝素辅因子Ⅱ、α_2-抗血浆蛋白、抗凝血酶（antithrombin，AT；又称ATⅢ）等。

ATⅢ是最有效、分布最广的凝血抑制药。它与凝血酶的活性部位（丝氨酸）结合，从而抑制凝血酶的作用。它也在较小的程度上抑制ⅩⅡa、ⅩⅠa、Ⅸa和Ⅹa因子的活性；抑制激肽释放酶，以及纤溶分子（纤溶酶）。与纤维蛋白结合的凝血酶不受AT作用的影响，这就解释了肝素治疗已形成血栓的低效性。ATⅢ是一种相对不活跃的酶原。激活AT最有效的方法是，AT必须在肝素的糖胺聚糖表面与内皮细胞壁上独特的五糖序列结合；药物肝素中也存在同样的活性序列。

重要的一点是激活的ATⅢ只对游离凝血酶起作用（纤维蛋白结合的凝血酶不能被ATⅢ识别）。凝血酶原在血浆中循环，但不受肝素-ATⅢ复合物的影响；凝血酶不能自由循环。大多数活性凝血酶要么与血小板的GP结合位点结合，要么与纤维蛋白基质结合。当血液被放入试管中并开始形成血块时[例如检测激活凝血时间（activated coagulation time，ACT）]，96%的凝血酶尚未产生。大多数凝血酶产生于血小板表面和凝块中的纤维蛋白原。血小板通过其GP结合位点和磷脂折叠，保护活化凝血酶免受ATⅢ的攻击，因此ATⅢ的生物学作用是在内皮细胞上形成抗凝表面。在CPB之前，坐着等待肝素的剂量在生物学上是不存在的。

另一种serpin——蛋白质C，降解Va因子和Ⅷa因子。它与其他维生素K依赖性因子一样，需要Ca^{2+}与磷脂结合。它的辅助因子蛋白质S，也表现出维生素K依赖性。基因变异时蛋白质C的活性较低，导致深静脉血栓形成和肺栓塞的风险增加。当内皮细胞释放血栓调节蛋白时，凝血酶激活蛋白质C的速度提高2万倍。激活蛋白质C还通过反馈环促进纤溶作用，促使内皮细胞释放t-PA。

外源性凝血途径的调节是通过组织因子途径抑制物（tissue factor pathway inhibitor，TFPI）来实现的。TFPI不是serpin，是一种与血浆脂蛋白相关的糖基化蛋白。它削弱了Ⅶa因子-组织因子复合物对Ⅹ因子激活的催化性能。血管内皮细胞和血小板都可以产生TFPI。肝素促进内皮细胞释放TFPI，使血浆TFPI浓度增加6倍。血管性血友病因子

（von Willebrand factor，vWF）是一种由二硫键连接的糖基化肽组成的大分子，与血浆中的Ⅷ因子相关，保护其免受蛋白水解酶的水解。它在血浆体中以螺旋状的非活性形式循环。内皮细胞的破坏允许血浆中 vWF 与之结合，或者促进组织和内皮细胞中 vWF 的表达。一旦结合，vWF 将展开至全长，并显露出分子中一个迄今为止还很神秘的结构域。这个 A–1 结构域与血小板 GP 有很高的亲和力。最初，vWF 附着在糖蛋白Ⅰα（glycoprotein Ⅰα，GPⅠα）血小板受体上，该受体减缓血小板对抗血流剪切力的前向运动。剪切力是血小板的激活剂，随着血小板沿着内皮边界的前向运动减慢（由于 vWF 附着），剪切力增加。因此，vWF 与 GPI 的结合作用为单个血小板提供反馈环，进一步激活它们。vWF 的激活及其与血小板的连接不足以将血小板与内皮细胞结合，但它产生一种膜信号，促进早期形态改变和其他 GP、GPⅠb 和 GPⅡb/Ⅲa 的表达。然后 GPⅠb 结合连接到邻近的其他 vWF，结合血小板并开始序贯激活。GPⅠb 通过 GPⅠb 血小板受体将正常血小板连接到受损的内皮下。随后血小板形状发生变化并释放血栓素、β– 血栓球蛋白和血清素，并显露结合纤维蛋白原的 GPⅡb/Ⅲa。表 27–1 总结了凝血因子、它们的序贯激活以及因子缺陷时替代的工具。

（二）血小板功能

大多数临床医师在考虑止血时首先考虑凝血蛋白。尽管参与止血的众多因素中没有哪个占主导地位，但血小板可能是最复杂的。没有血小板，就没有凝血和止血。没有凝血蛋白，止血作用只能持续 10～15min，因为血小板栓子本身不稳定，在血管的剪切应力作用下会破裂。血小板为凝血因子反应提供磷脂；含有自身的微骨骼系统；释放凝血因子；分泌影响自身、其他血小板、内皮细胞和其他凝血因子的活性物质；并通过肌动蛋白 – 肌球蛋白活性收缩改变形状，显露对止血至关重要的膜 GP。对血管损伤的最初反应是形成血小板栓子。良好的止血反应离不开血小板黏附、激活和聚集功能

表 27–1　凝血途径蛋白、手术所需的最低量和替代来源

因　子	激活因素	作用于	最低需要量	替代来源	替代名称和注释
ⅩⅢ	Ⅱa	纤维蛋白	＜ 5%	FFP、CRYO	纤维蛋白稳定因子；是一种酶，但不是丝氨酸蛋白酶
ⅩⅡ	内皮细胞	ⅩⅠ	无	不需要	Hageman 因子；Ⅻa 增强激活
ⅩⅠ	ⅩⅡa	Ⅸ	15%～25%	FFP	血浆凝血活酶前体
Ⅹ	Ⅶa 或Ⅸa	Ⅱ	10%～20%	FFP、9C	Stuart–Prower 因子；维生素 K 依赖
Ⅸ	Ⅶa 或Ⅺa	Ⅹ	25%～30%	FFP、9C、PCC	Christmas 因子；维生素 K 依赖
Ⅷ	Ⅱa	Ⅹ	＞ 30%	CRYO、8C、FFP	抗血友病因子；辅助因子；RES 合成
Ⅶ	Ⅹa	Ⅹ	10%～20%	FFP、PCC	血清凝血酶原转换促进药；维生素 K 依赖
Ⅴ	Ⅱa	Ⅱ	＜ 25%	FFP	促进药；辅助因子；RES 与肝脏合成
Ⅳ	—	—	—	—	钙离子；结合Ⅱ、Ⅶ、Ⅸ、Ⅹ 到磷脂酶
Ⅲ	—	Ⅹ	—	—	凝血活酶 / 组织因子；辅助因子
Ⅱ	Ⅹa	Ⅰ	20%～40%	FFP、PCC	凝血酶原；维生素 K 依赖
Ⅰ	Ⅱa	—	1g/L	CRYO、FFP、FC	纤维蛋白原；活化产物为可溶性纤维蛋白
vWF	—	Ⅷ	见Ⅷ因子	CRYO、FFP	血管性血友病因子；内皮细胞合成

除非另有说明，所有凝血蛋白都是在肝脏合成的。要注意没有因子Ⅵ。对于血管性血友病因子，使用冷沉淀或新鲜冷冻血浆使Ⅷ因子凝血活性大于 30%。FFP. 新鲜冰冻血浆；8C. Ⅷ因子浓缩物；9C. 纯化Ⅸ因子复合物浓缩物；CRYO. 冷沉淀；FC. 纤维蛋白原浓缩物；PCC. 凝血酶原复合物浓缩物；RES. 网状内皮系统

正常。

1. 血小板黏附

毛细血管内血液呈现层流，这使得血小板与血管壁相互作用的可能性最大。红细胞和白细胞在血管中心附近流动，血小板在边缘流动。然而，湍流会引起内皮细胞的反应，引起vWF、黏附分子和组织因子的分泌。当快速移动的血小板与内皮细胞相互作用时，剪切应力很高。当血管内皮出现剥脱或损伤时，vWF与内皮下层显露的胶原结合，血小板有机会接触到vWF。血小板膜成分GP I b附着在vWF上，从而将血小板锚定在血管壁上。血小板膜GP I a、GP II a和IX因子也可以独立地直接黏附在显露的胶原上，进一步促进粘连。

整合素GP从20个α和8个β亚基中组合形成不同类型的膜受体。其中GP II b/III a是一种最初参与血小板黏附的血小板膜成分。血小板激活引起GP II b/III a的构象变化，从而增加其聚集活性。

血小板黏附在内皮损伤后1min内迅速开始，并在20min内完全覆盖显露的内皮下层。当GP I b/ IX因子和vWF介导黏附时，血小板速度降低，随后血小板激活，GP II b/III a构象改变，vWF在这些vWF配体位点与内皮细胞结合，血小板静止。

2. 血小板激活与聚集

当二磷酸腺苷（adenosine diphosphate，ADP）、凝血酶或血栓素 A_2 与膜受体结合，或某些特定的血小板与血小板相互作用时，血小板与胶原蛋白接触，然后激活。血小板随后释放其所含的致密（δ）颗粒和α颗粒。致密颗粒含有5-羟色胺、ADP和 Ca^{2+}；α颗粒含有血小板因子V（以前称为血小板因子1）、β-血小板球蛋白、血小板因子4（platelet factor 4，PF4）、P-选择素和各种整合素（vWF、纤维蛋白原、卵黄蛋白和纤维粘连蛋白）。同时，血小板利用其微骨骼系统将形状从圆盘变为球体，从而改变血小板膜显露GP II b/III a。释放的ADP将其他的血小板聚集到损伤部位并刺激血小板G蛋白，进而激活膜磷脂酶。这导致花生四烯酸的形成，血小板环氧化酶转化为血栓素 A_2。共有超过70种激动药能产生血小板激活和聚集。除ADP和胶原蛋白外，其他血小板激动药还包括弱激动药5-羟色胺，以及强激动药凝血酶和血栓素 A_2。凝血酶是迄今为止最强效的血小板激动药，它可以克服所有其他的血小板拮抗药和抑制药。

激动药可引起血小板不同程度的形状变化（根据刺激的相对量而定），增加细胞内 Ca^{2+} 浓度，并刺激血小板G蛋白。此外，血清素和血栓素 A_2 是有效的血管收缩药（特别是在肺血管系统）。充足的激动药也会引起血小板聚集。当α颗粒释放的整合素（主要是纤维蛋白原）在相邻血小板的GP II b/III a受体之间形成分子桥（最终的共同血小板途径）时，血小板发生聚集。

3. 前列环素和阿司匹林

内皮细胞环氧合酶合成前列环素，抑制血小板聚集和扩张血管。血小板环氧合酶合成血栓素 A_2，血栓素 A_2 是一种有效的聚集药和血管收缩药。阿司匹林不可逆地乙酰化环氧合酶，使其失去活性。低剂量阿司匹林（80~100mg），很容易失活无核血小板中可用的环氧合酶的有限量。而内皮细胞可以合成新的环氧合酶。因此，使用低剂量阿司匹林时，前列环素合成继续，而血栓素合成停止，从而降低血小板活化和聚集。大剂量阿司匹林在两种细胞中都抑制环氧合酶。

在许多中心，大多数接受冠状动脉旁路移植术（coronary artery bypass grafting，CABG）的患者在手术后7d内会服用阿司匹林，希望能预防冠状动脉血栓形成。阿司匹林是一种证实会增加出血风险的药物。目前，在一些患者中，出血的风险可能会有轻到中度的增加。血小板的寿命约为9d，5~7d后循环中的大多数血小板不会含有阿司匹林抑制的环氧合酶，因此应让患者术前停用阿司匹林5~7d。

4. 药物引起的血小板异常

数百种药物可以抑制血小板功能。β-内酰胺类抗生素覆盖在血小板膜上，而头孢菌素类抗生素是一种相当有效但短效的血小板抑制药。许多心脏外科医师可能没有意识到他们的抗生素标准药物方案可能比阿司匹林更容易引起出血。钙通道阻滞药、硝酸盐和β受体拮抗药是心脏外科常用的药物。硝酸盐不仅对大血管有血管舒张作用，还是有效的抗血小板药物，这可能是为什么它们在心绞痛中如此有效的部分原因。非甾体抗炎药可逆地抑制内皮细胞和血小板的环氧合酶。

除了阿司匹林和前面提到的其他药物的部分抑制作用外，还开发了更加特异的抑制血小板功能的新疗法。这些药物包括血小板黏附抑制药、血小板ADP受体拮抗药和GP II b/III a受体抑制药

表 27-2　抗血小板治疗

药物类型	成　分	机　制	适应证	给药途径	半衰期	代谢途径
阿司匹林	乙酰水杨酸	不可逆 COX 抑制药	CAD、AMI、PVD、PCI、ACS	口服	10 天	肝、肾
NSAID	多样	可逆性 COX 抑制药	疼痛	口服	2 天	肝、肾
黏附抑制药（如双嘧达莫）	多样	阻止与血管黏附	VHD、PVD	口服	12 小时	肝
ADP 受体拮抗药						
- 氯吡格雷（波立维）、普拉格雷（Effient）	噻吩吡啶	不可逆	AMI、CVA、PVD、ACS、PCI	口服	5 天	肝
- 替格瑞洛（Brilinta）	非噻吩吡啶	可逆	AMI、CVA、PVD、ACS、PCI	口服	3～5 天	肝
- 坎格瑞洛（Kengreal）	非噻吩吡啶	可逆	AMI、CVA、PVD、ACS、PCI	静脉	3～10 分钟	血
PAR-1 抑制药						
- 沃拉帕沙（Zontivity）	PAR-1 拮抗药	不可逆，抑制凝血酶诱导的血小板激活	AMI、PVD	口服	20 小时～4 周	肝
GPIIb/IIIa 受体抑制药						
- 阿昔单抗（ReoPro）	单抗	非特异性，与其他受体结合	PCI、ACS	静脉	12～18 小时	血浆蛋白酶
- 依替巴肽（Integrilin）	多肽	可逆，特异性作用于 GPIIb/IIIa	PCI、ACS	静脉	2～4 小时	肾
- 替罗非班（阿格司他）	非肽 – 酪氨酸衍生物	可逆，特异性作用于 GPIIb/IIIa	PCI、ACS、AMI、PVD	静脉	2～4 小时	肾

ACS. 急性冠状动脉综合征；AMI. 急性心肌梗死；CAD. 冠心病；COX. 环氧合酶；CVA. 脑血管病；NSAID. 非甾体抗炎药；PAR. 蛋白酶激活受体；PCI. 经皮冠状动脉介入治疗；PVD. 外周血管疾病；VHD. 瓣膜性心脏病；ADP. 腺苷二磷酸

（表 27-2）。

（1）ADP 受体拮抗药：氯吡格雷（波立维）和普拉格雷（Effient）是噻吩吡啶衍生物，可抑制 ADP 受体途径激活血小板。它们必须在体内转化为活性药物，因此起效缓慢，其有效作用持续影响血小板的生命周期（5～10d）。氯吡格雷和普拉格雷每日口服 1 次以抑制血小板功能，对减少经皮冠状动脉介入治疗（percutaneous coronary interventions，PCI）术后心肌梗死（myocardial infarctions，MI）非常有效，是首选药物。阿司匹林和氯吡格雷联合使用导致出血增加，但常用于维持血管和支架通畅。最近出现两种新的非噻吩吡啶 ADP P_2Y_{12} 抑制药，替格瑞洛是一种直接作用的口服药物，而坎格瑞洛是一种短效的静脉注射药物。坎格瑞洛可能是 PCI 术中及围术期很好的桥接药物。

（2）GPⅡb/Ⅲa 受体抑制药：GPⅡb/Ⅲa 受体抑制药是最有效的（血小板抑制率＞90%），因为它们作用于血小板聚集的最终共同途径，无论是哪种激动药开始了这个过程，而前面提到的所有药物都在激活血小板功能的早期阶段起作用。这些药物都是通过静脉给药的，口服不能起作用。GPⅡb/Ⅲa 受体抑制药通常用于服用阿司匹林的患者，因为它们不会阻止血栓素 A_2 的生成。与这些药物一起使用时，肝素的用量通常会减少（在 PCI 手术中可以减少血管穿刺处出血）。可以监测血小板活性以确定抑制的程度。大量出血是需要使短效药物作用消失，而对于接受长效药物如阿昔单抗治疗的患者，则可能需要补充血小板。很多研究发现接受这些药物治疗的患者需要急诊 CABG 时，术后出血增加。

（三）纤溶

纤维蛋白溶解是一种局限于血栓附近的正常的血液活动。它重塑形成的血栓，并在内皮愈合时清除血栓。与血栓形成一样，血栓溶解也可能通过内源性和外源性途径发生，外源性途径同样在血栓溶解中起主导作用。每个途径都激活纤溶酶原。纤溶酶原是一种由肝脏合成的丝氨酸蛋白酶，以酶原的形式循环，被丝氨酸蛋白酶裂解形成纤溶酶。纤溶酶是纤溶的主要酶，就像凝血酶是血栓形成的主要酶一样，纤溶酶在特定部位分解纤维蛋白原或纤维蛋白。血浆内通常不含循环的纤溶酶，因为清除蛋

白 α_2- 抗纤溶酶能迅速消耗局部纤溶形成的纤溶酶。因此纤溶发生在局部，而不是全身，伴随着正常的止血。

1. 外源性纤溶途径

内皮细胞合成并释放 t-PA。t-PA 和相关物质尿激酶纤溶酶原激活剂都是丝氨酸蛋白酶，能分解纤溶酶原形成纤溶酶。与纤维蛋白结合是 t-PA 的活性增强，通过这种方式，仍将纤溶酶的形成局限在血栓形成的部位。肾上腺素、缓激肽、凝血酶、Xa 因子、静脉栓塞和体外循环都可以促进内皮细胞释放 t-PA。

2. 内源性纤溶途径

凝血接触期形成的Ⅻa 因子将纤溶酶原切割成纤溶酶。这样形成的纤溶酶进一步促进Ⅻa 因子对纤溶酶原的切割，形成一个正反馈环。

3. 外源性激动药

链激酶（由细菌制造）和尿激酶（存在于人的尿液中）都能将纤溶酶原分解为纤溶酶，但它们的纤维蛋白亲和力很低，因此伴随有全身性纤溶酶血症、纤维蛋白原溶解以及纤维蛋白溶解。乙酰化链激酶纤溶酶原激活物复合物提供了一个活性位点，只有在血液中发生去乙酰化时才有活性，其全身纤溶活性介于 t-PA 和链激酶之间。重组 t-PA（阿替普酶）是利用重组 DNA 技术制备的具有相对纤维蛋白特异性的第二代药物。

4. 临床应用

图 27-3 说明了纤溶途径，包括激动药和抑制

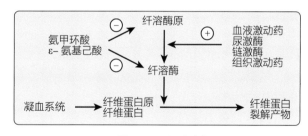

▲ 图 27-3　纤溶途径

抗纤溶药物通过与纤溶酶原和纤溶酶结合抑制纤溶。内源性途径血液激动药（因子Ⅻa）、外源性途径组织激动药（组织纤溶酶原激活药、尿激酶纤溶酶原激活药）和外源性激动药（链激酶、乙酰化链激酶纤溶酶原激活药复合物）裂解纤溶酶原并形成纤溶酶（引自 Horrow JC, Hlavacek J, Strong MD, et al. Prophylactic tranexamic acid decreases bleeding after cardiac operations. *J Thorac Cardiovasc Surg*. 1990; 99:70.）

药。链激酶、乙酰化链激酶纤溶酶原激活物复合物和 t-PA 可以应用于 MI 相关的血栓溶解，这些药物静脉注射可以"溶解"在粥样斑块上形成的血栓。临床上大量的出血可能是由于使用了这些外源性激动药。

CPB 也伴随着纤溶，术后血栓的溶解可能导致术后出血和需要使用同种异体血制品。无论纤维蛋白是如何形成的，它的分解产物插入到正常形成的纤维蛋白单体薄片中，从而防止其交联。这样，大量的纤溶发挥了抗止血的作用。XⅢ因子是一种被低估的凝血蛋白，它激活时，随血液循环，交叉连接纤维蛋白链，保护纤维蛋白免受纤溶酶的溶解作用。XⅢ因子的水平随着血液稀释而降低，在一些 CPB 患者中也有主动的破坏，研究表明 XⅢ因子水平低与 CPB 术后出血量增加有关。

二、肝素

肝素的 N- 硫酸化 -D- 葡萄糖胺和 L- 碘醛酸残基以共聚物的形式交替形成不同长度的链。肝素作为一种线性阴离子聚电解质，其负电荷由硫酸盐基团提供，与酶、激素、生物胺和血浆蛋白结合，具有广泛的活性，其五糖段与抗凝血酶结合。肝素是一种不均一的化合物，碳水化合物的长度和侧链组成都不同，产生的分子量为 5000～30 000，大多数为 12 000～19 000。目前，标准肝素被称为普通肝素（unfractionated heparin，UFH）。

现在大多数肝素的商业制剂是从猪小肠黏膜提取的，18 144kg 猪肠可以提取 5kg 的肝素。肝素效价是通过比较样品与已知标准品延长凝血时间的能力来确定的。目前美国药典（United States Pharmacopeia，USP）和英国药典（British Pharmacopoeia，BP）的测定是对屠宰场获得的绵羊血浆进行类似凝血酶原时间测定。

UFH 剂量不应按重量（mg）来规定，因为不均一化合物的抗凝活性存在多样性。肝素活性的一个 USP 单位是阻止 1.0ml 枸橼酸盐羊血浆在添加钙后 1h 内凝结的量。不同来源的肝素，如黏膜肝素与肺肝素，低分子肝素（low-molecularweight heparin，LMWH）与 UFH 肝素，甚至是不同批次肝素，不能交叉比较单位，因为所用的分析可能反映也可能不反映生物活性的实际差异。不过这些都

与一个单位对心脏手术抗凝效果的影响无关。

（一）药代动力学和药效学

UFH 分子的非均质性导致给药剂量与血浆药物浓度关系存在变异。此外，血浆浓度与生物效应的关系也因检测系统而存在差异。三室模型描述了健康人的肝素药代动力学，初始快速的消除，在较低剂量范围内观察到的饱和清除率，以及在较大剂量下出现指数一级衰减。内皮细胞的摄取可能与快速的初始消除有关。网状内皮系统内糖苷酶和硫丹酶对肝素的代谢，以及摄取到单核细胞，可能代表肝素药代动力学的饱和阶段。最后，活跃的肾小管分泌肝素，它大部分脱硫，通过肾脏清除，解释了肝素的指数清除。

体外循环的负荷剂量（200～400U/kg）远大于治疗静脉血栓形成的剂量（70～150U/kg）。在给即将接受 CPB 的患者注射肝素后，用荧光法测定的血浆肝素水平变化很大（2～4U/ml）。对这些剂量肝素的 ACT 检测反应显示出更大的变异性。然而，虽然体外测量不一致，但不同患者对肝素的临床反应比较一致。

1. 作用与相互作用

肝素通过循环丝氨酸蛋白抑制药（serpin）之一的 ATⅢ发挥其抗凝活性，对抗循环蛋白酶。凝血酶和 IXa、Xa 因子的主要抑制药是 ATⅢ；接触激活因子 XⅡa 和 XIa 的主要抑制药是 α_1- 蛋白酶抑制药；激肽释放酶的抑制主要来自 C_1 抑制药。AT 的活性在血管损伤的部位大大降低，强调了它作为凝血酶清除剂的主要作用，损伤部位的凝血酶逃逸进入全身循环中。

即使没有肝素，AT 也能抑制丝氨酸蛋白酶。肝素对 AT 抑制作用的加速程度取决于底物酶；UFH 使凝血酶 -AT 复合物的形成加速 2000 倍，但仅使 Xa 因子 -AT 复合物的形成加速 1200 倍。相反，LMWH 片段更倾向于抑制 Xa 因子。抑制作用通过形成肝素、AT 和被抑制的蛋白酶（如凝血酶、Xa 因子）三元复合物来进行。对于 UFH，抑制作用只在同时结合 AT 和凝血酶时发生。这种情况需要至少 18 个肝素残留片段，以及五糖序列与 AT 结合。LMWH 由 8～16 个单位长的链组成，优先抑制 Xa 因子。在这种情况下，肝素片段激活 AT，然后 AT 使 Xa 因子失活，肝素和 Xa 因子不直接

作用。

有几位研究者已经证实，尽管根据不同标准接受了体外循环的抗凝治疗，纤维蛋白肽 A 和 B，以及凝血酶原片段 F1.2 和凝血酶 -AT 复合物仍然持续形成。这些物质具有凝血酶活性，对于这种持续凝血酶活性的临床意义的研究尚有限。与未经手术的 CPB 相比，在心脏手术中预防纤维蛋白形成的 ACT 时间必须更长，因为手术本身会促进凝血。与 AT 结合的 UFH 在血浆中只对游离凝血酶起作用。考虑到目前已知凝血酶爆发和凝血酶激活时没有多少游离凝血酶，因此肝素似乎相对无效。凝血酶存在于活化血小板表面的 GP 结合位点，包括Ⅱb/Ⅲa 位点。大多数凝血酶与纤维蛋白结合，肝素 -AT 复合物与凝血酶完全不结合，除非肝素浓度远远高于体外循环常规使用的浓度。

2. 肝素抵抗

肝素抵抗是指给予患者足量 CPB 抗凝剂量（200～400U/kg）的 UFH 后，ACT 延长反应明显减弱。随着肝素在治疗心肌缺血和梗死中的广泛应用，心脏手术中的肝素抵抗（或更恰当地说成"肝素反应性改变"）变得愈发棘手（框 27-2）。

AT 浓度随着 CPB 的血液稀释降低到正常水平的 66% 甚至一半。也有一些异常的患者，他们的 AT 浓度非常低，ATⅢ浓度可能低至正常值的 20%，这个水平相当于脓毒性休克和弥漫性血管内凝血时的水平。然而，补充 AT 可能不会延长 ACT，这意味着可用的肝素已被结合到足够的 AT。如果存在肝素的量超过可用的 AT，那么补充 AT 则可以延长 ACT。CPB 时出现肝素抵抗常归因于自体输血、既往肝素治疗、感染和室壁瘤伴血栓。个体对肝素的抗凝反应差异很大，部分的肝素耐药病例可能只因为这种正常的差异。不管是什么原因，测量每个人对 CPB 肝素治疗的抗凝反应是有必要的。肝素抵抗有助于辩论抗凝监测是应测量肝素浓度还是肝素效应；毕竟抗凝的目的不是使血浆存在肝素，而

是抑制凝血酶对纤维蛋白原、血小板和内皮细胞的作用。

最常见的是，补充肝素将 ACT 延长到足够实施 CPB。为了使 ACT 达到 400～480s 或更长，可能需要高达 800U/kg 的肝素。给予含有 AT 的新鲜冰冻血浆（fresh-frozen plasma, FFP）可以补充消耗的 AT，适当延长 ACT，但应尽可能避免输血传播的传染病。

AT 浓缩物专门解决 AT 不足的问题。有两种产品可供使用，一种是用羊奶制成的重组 DNA 工程产品，另一种是纯化的人血浆收获衍生物。

（二）肝素反跳

部分心脏手术患者在鱼精蛋白中和肝素后数小时，出现临床出血和凝血时间延长。这种现象通常归因于再次出现循环肝素。"肝素反跳"的理论解释包括组织中隔离的肝素的延迟释放；肝素通过淋巴管从细胞外空间延迟返回循环；未识别的内源性肝素拮抗药被清除；以及鱼精蛋白被更快速地清除。研究表明，内皮细胞可以摄取肝素，随着鱼精蛋白的中和，一旦血浆肝素水平下降，这些细胞可能会缓慢地将肝素释放到循环中。肝素反跳对实际出血的贡献有多大值得讨论。

尽管仍有少数人争论，但大多数临床医师认为肝素反跳是一种真实的现象。然而，临床出血并不总是伴随着肝素反跳。当存在肝素反跳时，可以补充鱼精蛋白中和剩余的肝素（框 27-3）。

（三）肝素诱导的血小板减少

肝素通常在 GPⅠb 和其他部位与血小板膜结合，通过释放 ADP 募集正常血小板。半个世纪前就发现了一种中等程度的可逆的肝素诱导的血小板减少症（heparin-induced thrombocytopenia, HIT），现在被称为Ⅰ型 HIT（HITⅠ）。事实上，肝素确实会引起血小板数量的急性下降，这应该是一个生物

框 27-2　肝素作为体外循环抗凝药存在的问题
• 肝素抵抗
• 肝素诱导的血小板减少
• 肝素反跳
• 肝素的不均一性和效力可变性
• 抗凝血酶Ⅲ减少

框 27-3　鱼精蛋白逆转肝素适宜剂量的探讨
• 适宜的剂量范围很广，很难准确确定
• 剂量应通过测量凝血来确定
• 给药时间要超过 10min
• 过量的鱼精蛋白是一种温和的抗凝血酶药，它自身可能导致出血

学事件，因为肝素，即使是微量的，也会触发许多不同血小板 GP 的表达。这属于血小板活化，但不是完全活化。肝素延长出血时间也可能与血小板活化以及肝素与 GP I b 表面结合有关。

与肝素的这些可预测作用不同，偶尔患者会出现严重的进行性血小板减少（＜ 100 000/mm³），有时伴有器官衰竭或致命的血栓形成 [HIT 合并血栓形成（HIT with thrombosis，HITT）]，这种综合征被称为 II 型 HIT（HIT II）。血小板计数超过 100 000/mm³ 并不意味着 HIT II 不存在。在正在接受或刚刚结束肝素治疗的患者中，血小板计数在几天内下降超过 30%～50% 可能是由 HIT II 引起的。

1. 机制

这些 HIT 患者表现出肝素依赖性抗体，通常是 IgG（尽管其他抗体也有描述），抗体在肝素存在的情况下聚集血小板。在肝素治疗期间，由于抗体与血小板结合，测定的抗体滴度较低。肝素治疗结束后滴度升高，而几个月后抗体可能无法检测到。另外两个特点是出乎意料的，第一，抗体在过量肝素存在下不会聚集血小板；第二，并非所有再次显露的患者都会出现血小板减少症。

血小板表面含有肝素和血小板因子 4（platelet factor 4，PF4）的复合物。受影响的患者对这种复合物有抗体，抗体结合通过 Fcγ II 受体激活血小板并激活内皮细胞（图 27-4）。血小板表面的激活会触发第二次凝血酶释放。通常情况下，血小板相互黏附形成所谓的白血栓，但如果通过血小板的抗体激活产生第二次凝血酶，则可能产生纤维蛋白血栓。在没有肝素的情况下，肝素 –PF4 抗原不能形成。

在没有内皮缺损的情况下，抗体 – 抗原相互作用的唯一反应是血小板消耗和血小板减少。动脉粥样硬化破裂、血管内操作（如血管球囊成形术、血管外科手术和其他破坏内皮细胞的手术）可为血小板黏附和随后的激活提供位点。血小板活化释放的 PF4 在局部与肝素结合，不仅消除凝血抑制，而且产生额外的抗原物质（图 27-5）。聚集的血小板阻塞血管，导致器官和肢体梗死。HIT 的患者经常发生截肢、死亡，或两者都有。最近的研究发现，肝素 –PF4 抗体的存在与其他不良反应有关，如果抗体阳性的患者接受了心脏手术，其死亡率和心肌梗死的风险至少增加 1 倍。

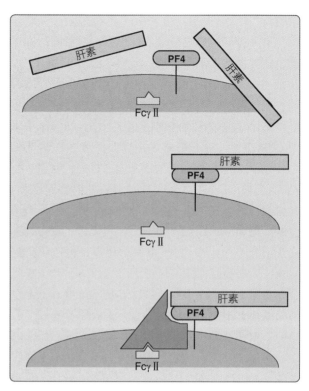

▲ 图 27-4　肝素诱导的血小板减少症中肝素、血小板和抗体相互作用机制

上图示血小板颗粒释放的血小板因子 4（PF4）与血小板表面结合；中图示形成肝素和 PF4 复合物；下图示抗体与 PF4– 肝素复合物结合并激活血小板 Fcγ II 受体

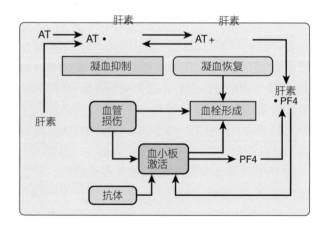

▲ 图 27-5　肝素诱导血小板减少并发血栓形成的机制

正常情况下，肝素和抗凝血酶（AT）形成一种复合物，抑制凝血。血小板因子 4（PF4）在活化时从血小板中释放，与肝素结合，并将 AT– 肝素复合物的解离反应推向右侧，局部恢复凝血。恢复的凝血机制和活化的血小板在血管损伤时形成血栓（引自 Adapted from Parmet JL, Horrow JC. Hematologic diseases. In: Benumof J, ed. *Anesthesia and Uncommon Diseases*. 3rd ed. Philadelphia: WB Saunders Company; 1997.）

2.发病率与诊断

血小板计数的诊断阈值不同、检测其他原因的不同尝试和不完整的报告混淆了对 HIT 真实发病率的估计。UFH 治疗 7d 后，可能有 1% 的患者出现 HIT；治疗 14d 后，发病率为 3%。使用 100 000/mm³ 的血小板计数作为诊断阈值，1200 多名患者的多份报告显示，牛肝素和猪肝素的 HIT 发病率分别为 5.5% 和 1.0%。最近的其他研究发现，术前酶联免疫吸附试验（enzyme-linked immunosorbent assay, ELISA）抗体阳性患者的发病率为 6.5%~10%。ELISA 阳性意味着抗体的存在，这可能并不意味着血小板减少症的发生。值得关注的是，更多的患者在心脏手术后 7~30d 内发展出 ELISA 检测抗体阳性，25%~50% 的患者会产生这类抗体。

某些特定的肝素可能比其他肝素更容易引起 HIT。尽管 HIT 发生率与肝素剂量有关，但 HIT 不仅在治疗性肝素给药期间发生，在低预防剂量时也会发生，即使是肝素冲洗液或肝素结合的血管内导管也可能刺激发生 HIT。虽然 HIT 通常在开始注射肝素 3~15d 后（中位数 10d）发生，但在先前接触过肝素的患者中，HIT 可能在数小时内发生。血小板计数逐步下降到最低点（20 000~150 000/mm³）。不一定出现绝对血小板计数的减少，在血小板增多症患者，只要血小板计数显著下降，在长期接触肝素后就会出现血小板计数正常的血栓形成。偶尔，在持续输注肝素的情况下，血小板减少症还是会自然消退。

临床诊断 HIT 需要肝素输注时新出现的血小板计数下降。实验室确认有几个可用的检测。在 5-羟色胺释放试验中，患者血浆、供体血小板和肝素被结合在一起；供体血小板含有放射标记的 5-羟色胺，当供体血小板被抗原抗体复合物激活时释放 5-羟色胺。在低浓度肝素和高浓度肝素下测定血小板聚集过程中 5-羟色胺的释放具有很好的敏感性和特异性。第二种方法是测量肝素、患者血浆和供体血小板混合物中血小板脱颗粒的传统标记物。最特异的检测方法是用 ELISA 法检测肝素-PF4 复合物的抗体。由于抗血小板 IgG 受许多其他原因的影响，血小板相关 IgG 的测定对 HIT 的特异性很差，此测试不应用于 HIT 的诊断。

3.治疗和预防

在没有手术的情况下，HIT 引起出血是很少见的。与其他药物引起的血小板减少症时通常出现血小板严重减少相比，中度的血小板计数减少是 HIT 的特征。不建议输注血小板，可能会刺激或恶化血栓形成。肝素输注必须停止，并选择替代抗凝药。在给予 LMWH 前，可以在实验室用 5-羟色胺释放法检测 LMWH。血栓形成可以用纤溶疗法治疗，但往往需要手术治疗。血管手术不应使用肝素。监测导管应冲洗清除肝素，不应放置肝素结合导管。

既往发生过 HIT 的心脏手术患者面临着治疗上的困境。抗体可能已经消退，如果是这样，对计划术中使用肝素的患者进行血清素释放试验，检测阴性则预测手术期间的短暂显露将是无害的。然而，置管或术后冲管液中不应使用肝素。

需要紧急手术的 HIT 患者，一旦用阿司匹林阻断血小板活化，就可以接受肝素，而超短效血小板阻断药，如坎格瑞洛，可能有助于创造"血小板麻醉"。

另一种选择是延迟手术等待抗体消退，但可能会失败，因为抗体存在的可变偏移量和血小板对肝素再激发反应的不可预测性。血浆置换可以成功地消除抗体，并允许肝素注射。最后，可以选择无肝素抗凝的方法。

框 27-4 总结了 HIT 患者紧急心脏手术的治疗方案。

三、抗凝替代方案

CPB 的凝血目标是完全抑制凝血系统。不过

框 27-4　肝素诱导血小板减少患者转流抗凝治疗的选择

- 安克洛酶
- 低分子量肝素或类肝素（先测试！）
- 替代凝血酶抑制药（水蛭素、比伐卢定、阿加曲班）
- 使用单剂量肝素，立即用鱼精蛋白中和，并且包括如下情况
  - 延迟手术使抗体可以消退
  - 使用血浆置换降低抗体水平
  - 使用伊洛前列素、阿司匹林、双嘧达莫、阿昔单抗或受体糖蛋白衍生物阻滞药抑制血小板

在所有情况下：
- 冲洗液中无肝素
- 不使用肝素结合导管
- 不使用肝素封管

目前还没有在体外循环中使用抗凝药

即使是大剂量的肝素也不能达到这个目标，这可以从手术过程中纤维蛋白肽的形成来证明。尽管肝素不是理想的抗凝药，但它仍然比其他抗凝药有更好的表现。目前肝素的替代品包括安克洛酶，一种从蛇毒中获得的破坏纤维蛋白原的蛋白酶；肝素片段，其提供的凝血酶抑制作用比母体、未分解的分子小；直接 Xa 因子抑制药；直接凝血酶抑制药（框 27-5）。

直接凝血酶抑制药

现在有新的直接凝血酶抑制药可用（图 27-6），

框 27-5　CPB 抗凝药的可能替代物
• 安克洛酶
• 低分子肝素
• Xa 因子抑制药
• 比伐卢定或其他直接凝血酶抑制药（水蛭素、阿加曲班）
• 血小板受体抑制药

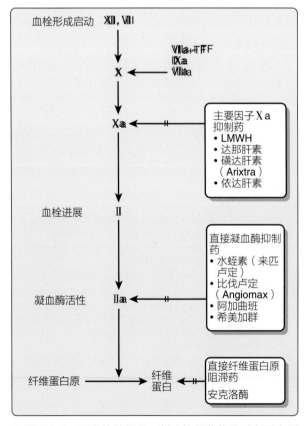

▲ 图 27-6　肝素的替代品。新的抗凝药物显示在图右侧的框中，它们抑制 Xa 因子、凝血酶或纤维蛋白原
LMWH. 低分子肝素；TF. 组织因子

其中包括阿加曲班和比伐卢定。L- 精氨酸衍生物阿加曲班是一种相对较小的分子，具有单价直接凝血酶抑制药的功能。它结合在凝血酶的活性裂解位点，阻止凝血酶对丝氨酸蛋白酶的作用。它通过肝脏完全清除，半衰期为 45～55min，当肝功能降低或肝血流量减少时，半衰期延长。阿加曲班没有拮抗药，尽管Ⅶa 因子已经被用来增加凝血酶的生成。阿加曲班已经被美国食品药品管理局（Food and Drug Administration，FDA）批准用于 HIT 患者的抗凝治疗，但迄今为止还没有一项大规模、前瞻性、随机的心脏手术试验与肝素 / 鱼精蛋白进行任何类型的比较。一些病例报告报道了在 HIT 患者中成功使用阿加曲班的情况，无论是否行体外循环，术后出血量都可以接受。

比伐卢定是一种二价合成的 20 个氨基酸肽，药理学家已经提取了水蛭素分子两端的活性氨基酸并生物合成了比伐卢定。一个活性位点竞争性地与凝血酶的纤维蛋白原结合位点结合；另一个分子末端，氨基末端序列，与凝血酶的丝氨酸裂解活性位点结合。这两个氨基酸序列通过四甘氨酸间隔基连接在一起。这种完全人工合成的分子对凝血酶具有高度特异性，并且具有与结合凝血酶和游离凝血酶都能结合的独特性质，肝素只与游离血浆凝血酶结合。比伐卢定的半衰期比阿加曲班短，$t_{1/2}$ 为 20～25min（在肾功能正常、不进行体外循环的情况下）。比伐卢定的一个最独特的特点是它与凝血酶的结合是可逆的，其分子本身被凝血酶裂解。

比伐卢定也没有类似鱼精蛋白的逆转药，通过与凝血酶结合且分子受到破坏（蛋白水解裂解）使比伐卢定失活。凝血酶活性越高（即比伐卢定含量越低），半衰期越短。只有大约 20% 的分子活性被肾脏清除。

比伐卢定用于心脏病或心脏外科手术的一些临床试验已经完成并发表。几年前进行了两项关键的试验，目的是 FDA 批准比伐卢定用于已知 / 可疑 HIT 的心脏手术。在比较比伐卢定与单独使用肝素 / 鱼精蛋白或联合使用肝素和 GP Ⅱ b/ Ⅲ a 抑制药进行经皮介入治疗的试验中，比伐卢定被发现具有相同或更好的安全性，且出血量少于其他任何一种疗法。在一项 100 例疑似 HIT 患者行非体外循环下 CABG 的试验中，患者随机接受比伐卢定或肝素 / 鱼精蛋白治疗，两组患者的出血量和预后相同。比伐卢定在 30 例体外循环下 CABG 的患者中的 I / II 期安全性试验也显示出良好的安全性，但没有进行与肝素 / 鱼精蛋白的比较。用于 CPB 时，起始剂量为 0.50～0.75mg/kg，然后以 1.75～2.5mg/（kg·h）的速度滴定至 ACT 达到目标值（基线的 2.5 倍）。体外循环管路系统也预充 50mg 比伐卢定，由于比伐卢定的代谢快，体外循环过程中不允许出现药物停止输注。体外循环结束前 15～30min 停止输注，患者出血长达 4～6h。非体外循环下冠状动脉搭桥术（off-pump coronary artery bypass，OPCAB）患者使用了相似的剂量使 ACT 达到 350～450s 的目标。在心脏病患者中使用比伐卢定有一些技巧。药物本身被凝血酶分解，凝血酶由体外循环和组织破坏产生。任何未持续输注比伐卢定的血液，由于其产生凝血酶，将快速克服比伐卢定的抗凝作用。因此，可以预料到纵隔和（或）胸腔内的淤血会形成血块。这对于首次使用比伐卢定的医师来说是一个提醒，与肝素抗凝的情况完全不同。此外，不建议在体外循环手术中使用纵隔抽吸，因为纵隔是大量凝血酶活性的来源。抽吸回 CPB 回收罐的血液可能出现血块，在这些血液中比伐卢定存在未输注或不完全混合。一旦患者从 CPB 中脱机，重要的是要判断患者是否有可能需要再次转机。如果让体外循环系统静止，会持续产生凝血酶，随着时间的推移，凝血酶将克服血浆中的比伐卢定。因此，CPB 脱机后 10min 内，需要决定是从泵中排出血液，通过血液回收机进行处理，还是重新转机并缓慢泵入比伐卢定。通过重新连接静脉和动脉插管的末端，可以很容易地重建血流。如果有必要再次转机，CPB 系统应保持温暖，要么将一剂（25～50mg）比伐卢定注入 CPB 泵中，要么将输给患者的比伐卢定切换到输入 CPB 泵中。此外，一些外科医师建议，在淤滞的区域，如乳内动脉，每隔 10～15min 冲洗一次动脉，以便注入新的比伐卢定，否则如果被夹住，血栓可能会在淤滞的血管中积聚。另一种选择是在吻合前不要完全夹闭乳内动脉。

关于如何最好地监测比伐卢定在心脏手术中的抗凝作用一直存在一些困惑。比伐卢定的剂量反应性是高度可预测的，无须像 AT III 和 UFH 一样发生二次反应。因此，当给予比伐卢定时，有绝对数量的 AT 可用。大家的共识是，监测 ACT 对监测比伐卢定的抗凝作用会有用。监测 ACT 的另一个原因

是，在 CPB 过程中，如果药物泵发生故障或输注因为某种原因中断，必须尽早发现。如果 ACT 上升到 500s 以上，那么团队真的不知道是减少比伐卢定用量，还是完全停止，还是将其归因于其他一些延长 ACT 的情况如血液稀释或低温。众所周知，低温会减慢凝血酶的产生，但还没有研究探讨轻度至中度低温对比伐卢定半衰期的影响。

面对已知或可疑的 HIT 患者，比伐卢定的两项试验证实了有效性和安全性。HIT 患者体外循环下或非体外循环下 CABG 术中安全性和有效性（CABG HIT On-and Off-Pump Safety and Efficacy，CHOOSE）研究及 CABG 手术患者的评价显示，将比伐卢定的应用与改善预后和新抗凝策略（EVOLUTION）试验作为项目的一部分进行，以获得批准将比伐卢定用于已知或怀疑 HIT 的接受心脏手术的患者。EVOLUTION 试验显示，体外循环和非体外循环下 CABG 手术患者随机选择接受肝素 / 鱼精蛋白或比伐卢定作为主要的抗凝方案，两组在死亡、MI、出血或需要再次血运重建方面没有差异，但比伐卢定组卒中明显减少。对于 HIT 综合征，病例报告也证实了比伐卢定的有效性和实用性。但由于没有 FDA 批准，比伐卢定是一种超说明书用药。

新型口服抗凝药

新的口服抗凝药（new oral anticoagulants，NOAC）的加入，特别是针对凝血酶（IIa 因子）或 Xa 因子，增加了心脏和非心脏手术患者凝血管理的复杂性。在临床实践中遇见越来越多这些 NOAC 或口服靶向抗凝药（targetspecific oral anticoagulants，TSOAC），包括 IIa 因子抑制药达比加群（pradaxa），Xa 因子抑制药利伐沙班（xarelto）、艾吡沙班（eliquis）和依度沙班（savaysa）。这些药物被用来代替华法林或低分子肝素在各种临床情况中预防和治疗血栓栓塞，其优势包括半衰期短、风险 - 效益曲线更有利，以及由于药代动力学更可预测，不需要频繁的实验室监测来确定每日用量（表 27-3）。达比加群已被发现不适合人工瓣膜患者，因为它比华法林引起更多的出血和血栓栓塞事件。达比加群的半衰期为 12～14h，而 Xa 因子抑制药的半衰期为 5～15h。达比加群 80% 由肾脏排出，而 Xa 因子抑制药和蛋白质结合，由肝细胞色素 P_{450} 代谢。

在手术出血的情况下，患者可以用常用的

表 27-3　新型口服抗凝药

	达比加群	利伐沙班	艾吡沙班	依度沙班
作用	IIa抑制药	II抑制药	Xa抑制药	Xa抑制药
给药	每天 2 次	每天 1 次	每天 2 次	每天 1 次
达到血药峰值时间	2h	2~4h	1~4h	1~2h
半衰期	12~14h	11~13h	8~15h	9~11h
肾脏排出率	80%	35%	25%	50%
蛋白结合率	35%	90%	87%	—

血液制品治疗。此外，凝血酶原复合物浓缩物（prothrombin complex concentrates，PCC）、加或者不加VIIa 因子，可以在危及生命的情况下用于进一步改善凝血功能。4 种凝血因子 PCC（如 Kcentra）已被 FDA 批准用于逆转华法林的作用，并且对 Xa 因子抑制药有一些逆转效果。治疗达比加群引起的出血，最好的方法是用活性炭组织将其从胃中吸收，或者用血液透析将其从血液中清除。伊达鲁单抗（Praxbind）是一种完全人源化抗体片段，在临床试验中完全逆转了达比加群，超过 100 名出血或者接受心脏手术的患者进行了这项 III 期临床试验。使用伊达鲁单抗后凝血酶时间和凝血时间很快恢复正常并维持 24h，而达比加群的血浆浓度显著降低。用于逆转 Xa 因子抑制药的药物（如 andexeant alfa，PER977）也在研发，但这些都处于研发的早期阶段。

四、鱼精蛋白

鱼精蛋白的主要用途是中和肝素的抗凝作用，与肝素的硫酸基形成络合物是这种中和作用的基础。鱼精蛋白中和肝素对 AT 的效应远远好于其中和肝素抗 Xa 因子的效应。这种区别可能是由于肝素需要与凝血酶（而不是 Xa 因子）保持结合以发挥 AT 的抑制作用。在存在循环肝素的情况下，鱼精蛋白与肝素形成大的复合物，大量的鱼精蛋白会产生更大的复合物。网状内皮系统可以通过内吞作用处理这些颗粒。肺中的巨噬细胞可能是清除这些复合物的场所，因为静脉注射鱼精蛋白时首先在肺循环中形成肝素 - 鱼精蛋白复合物。

鱼精蛋白中和肝素的推荐剂量差异很大，

框 27-6　鱼精蛋白剂量变异性的依据

• 鱼精蛋白与肝素的比例
• 需要中和的肝素的量
• 肝素反跳
• 鱼精蛋白过量

框 27-6 列出了造成这种差异的因素。第一个因素是鱼精蛋白与肝素的适当比例，关于鱼精蛋白（mg）与肝素（U）的最佳比率的报道从低至零（即它们不能中和肝素），到高达 4mg/100U。这种变异性是由时间、温度和其他环境因素的差异、凝血试验和结果变量的选择、其他推测但未经证实的假设所引起的。其次，必须确定鱼精蛋白剂量的计算依据，是肝素的给药总量还是患者体内的残余量。体外循环结束时的鱼精蛋白滴定试验可以确定患者体内残留的肝素量。通过自动化的测试和肝素分布体积的简单假设，可以计算出中和患者血液中检测到的肝素所需的鱼精蛋白量。

不良反应

鱼精蛋白给药的潜在有害反应为心脏手术前、中、后的临床管理增加了严重的问题和困难的选择。

中和剂量缓慢给药，给药时间超过 5min 或更长时很少会引起心血管变化。快速注射引起的全身性低血压是由于高碱性鱼精蛋白在药理学上可以替代肥大细胞中组胺的作用，类似于箭毒、吗啡和碱性抗生素（如万古霉素和克林霉素）引起低血压的机制。

鱼精蛋白的部分不良反应是类过敏反应。类过敏反应不仅包括严重的急性超敏反应（称为过敏反应），还包括其他危及生命的非免疫源性的特异性反应。鱼精蛋白的类过敏反应（Ⅱ型）初步分为三个亚组：过敏反应（ⅡA）、非免疫源性类过敏反应（ⅡB）和延迟性非心源性肺水肿（ⅡC）。

五、出血患者

心脏手术后，约20%的患者出现出血过多。及时的诊断和治疗将避免失血导致血流动力学紊乱、贫血导致携氧能力下降，以及内源性凝血资源耗竭导致的凝血功能受损。许多因素决定了一个患者在心脏手术后是否会出现过多的出血。尽管有许多不同的标准可以定义出血过多，但对于体重超过10kg的患者，术后1h内胸腔引流超过10ml/kg或术后3h内胸腔引流总量超过20ml/kg被认为是有意义的。此外，成人初始引流量很少，突然增加至300ml/h或者更多，通常代表解剖破坏需要外科干预。

（一）体外循环损伤

比患者因素更重要的是，CPB本身也会影响止血。CPB旁路可以激活纤溶，损害血小板，影响凝血因子。大多数中心在CPB期间使用低温，也不利于止血。

合成的抗纤溶药物

合成的抗纤维蛋白溶解药与纤溶酶原和纤溶酶结合，从而抑制纤溶酶原结合在纤维蛋白原赖氨酸残基上。抗纤维蛋白溶解药可以静脉注射，经过肾脏浓缩和排泄，血浆半衰期约为80min。要达到有效地抑制纤溶，抗纤溶药物的推荐使用剂量如下，氨甲环酸（tranexamic acid，TA）静脉注射10mg/kg，然后1mg/（kg·h）维持输注；氨基己酸（epsilon aminocaproic acid，EACA）静脉注射50mg/kg，然后25mg/（kg·h）维持。

使用预防性抗纤溶药的几项研究记录了在一般心脏手术患者中减少失血和输血的情况。体外循环前开始使用TA的患者，术后12h内胸腔引流减少约30%，术后5d内接受库存血的可能性从41%下降到22%。预防性抗纤药物可以通过抑制纤溶酶的有害作用来保护血小板功能，但大剂量抗纤溶药物的使用似乎并没有带来更大的收益。心脏手术患者行再次手术时，预防性应用抗纤溶药物尤其有益。

（二）出血患者的管理

围术期出血的最初治疗方法不同于以诊断为基础的医学治疗模式。临床医师必须同时开始诊断检测，提出假定原因并治疗，补充丢失的凝血资源。

凝血产品

心血管团队可使用的标准血库产品包括FFP、冷沉淀和血小板浓缩物（汇集或单采血小板）。只有当实验室凝血检测有使用指征，或者当患者出血严重，团队认为有必要尝试经验性治疗时才使用这些产品。

输注血小板和FFP导致输血相关急性肺损伤（transfusion-related acute lung injury，TRALI）的风险高于输注库存红细胞。众所周知，TRALI的病因是多方面的，并不局限于受血方接受人类白细胞抗原（human leukocyte antigen，HLA）抗体攻击他们的肺内皮细胞。事实上，已经证明细胞因子、红细胞微粒和CD-40L（一种血小板促炎蛋白）都可能导致肺毛细血管的渗漏。当患者在出血，并且怀疑或已经证实血小板功能或数量不足时，血小板浓缩物的使用是非常有意义的。没有证据支持预防性血小板输注的有效性。血小板通过超速离心获得，并在室温下震荡保存在血库中，防止血小板聚集。血小板浓缩物只能保存5d，是保存期最短的血液制品。它们被保存在室温下，所以有可能滋生细菌污染，细菌污染的风险为1/5000～1/20 000。冷沉淀是一种含有高浓度纤维蛋白原和Ⅷ因子的产品。该产品由采集的血浆制成，被浓缩在大约15ml的血浆中，相当于含有1单位库存血/血浆中的所有可溶性纤维蛋白原。与FFP不同，冷沉淀中要提供的蛋白质浓度高，所以体积非常低。通常用于心脏手术时，一个治疗量的冷沉淀来自10个捐献者，含有10单位全血的纤维蛋白原（大约一个循环量）。如果患者因纤维蛋白原浓度低或异常纤维蛋白原血症而出血，一次输注10单位的冷沉淀应能提高纤维蛋白原水平2g/L。一次输注冷沉淀代表接受来自10个捐献者的显露，可能携带未经检测的病毒，如EB病毒和输血传播病毒，这两种病毒都可能导致免疫受损的宿主出现肝功能衰竭。

表27-4列出了心脏手术后大量出血的治疗方案。治疗措施不是按可能性排列，而是按考虑的优先次序排列。首先，在诊断消耗性凝血病之前，应

表 27-4　心脏手术后大量出血的治疗方案

治疗措施	剂　量	适应证
排除外科原因	—	穿刺部位无渗液；胸部 X 线片
补充鱼精蛋白	0.5～1mg/kg	ACT > 150s 或 aPTT 大于正常的 1.5 倍
给患者保温	—	中心温度 < 35℃
使用 PEEP[a]	5～10cmH$_2$O	—
去氨加压素	0.3μg/kg 静脉输注	出血时间延长
氨基己酸	50mg/kg 静脉输注，然后 25mg/（kg·h）维持	D—二聚体升高或 TEG 曲线呈现泪滴状
氨甲环酸	10mg/kg 静脉输注，然后 1mg/（kg·h）维持	D—二聚体升高或 TEG 曲线呈现泪滴状
输注血小板	1U/10kg	血小板计数 < 100 000/mm^3
新鲜冰冻血浆	15ml/kg	PT 或 aPTT >正常 1.5 倍
冷沉淀	1U/4kg	纤维蛋白原 < 1g/L 或 100mg/dl
纤维蛋白原	2g	纤维蛋白原 < 100mg/dl

ACT. 活化凝血时间；aPTT. 活化部分凝血活酶时间；PT. 凝血酶原时间；TEG. 血栓弹力图

a. 低血容量是呼气末正压（positive end-expiratory pressure，PEEP）的禁忌证

排除外科原因引起的出血。各中心的优先措施也有所不同，这取决于资源的可获得性和成本。本表提供了简单的术后出血治疗程序。

六、补充疗法

（一）Ⅶa 因子

重组Ⅶa 因子（rFⅦa, NovoSeven, Novo Nordisk, Bagsværd, Danmark）被批准用于治疗已产生Ⅷ因子或Ⅸ因子抑制物的血友病 A 或 B 患者的出血。Ⅶ因子通过与内皮下细胞上的组织因子结合，在血管损伤部位局部起作用，并促进Ⅸ因子和Ⅹ因子转化成活性形式，最终导致凝血爆发和血栓形成。

rFⅦa 已被报道用于常规治疗无效的出血患者的抢救性治疗，这是一种超说明书用药。然而，rFⅦa 在心脏外科手术中的安全性尚不明确。安全性问题与血栓形成的风险有关，关于血栓事件的报告使 rFⅦa 用于抢救性治疗以外的患者有所顾虑，例如预防性地用于高危出血患者以避免输血。

从 2000 年开始，rFⅦa 在心脏手术中的应用已有大量的病例报道。多数人认为 rFⅦa 在难治性出血的情况下能有效地减少出血，减少红细胞和其他血液成分的输注。然而，也有报道说，使用 rFⅦa 增加了并发症的发生率。

目前的证据证明 rFⅦa 对心脏手术后难治性出血有效，但它确实增加了血栓栓塞事件的风险。这就产生了分歧，有人认为其应用应限于临床研究，但也有人认为在出现危及生命的难治性出血的情况下考虑使用 rFⅦa 是合适的。

（二）纤维蛋白原浓缩物

在低纤维蛋白原血症、异常纤维蛋白原血症和无纤维蛋白原血症的患者中，人纤维蛋白原浓缩物被用于补充治疗。越来越多的数据表明，纤维蛋白原是纤维蛋白的前体和血小板聚集的辅助因子，在止血中起着关键作用，尤其是在获得性纤维蛋白原缺乏的出血患者中。纤维蛋白原浓缩物的临床应用

基于这样一种假设，出血患者血浆纤维蛋白原浓度可能在出血早期严重降低，导致与出血相关的凝血病。功能性纤维蛋白原缺乏可能随着血液过度稀释而恶化。

正常血浆纤维蛋白原水平是 1.5～4.5g/L，出血患者形成血栓所需的最低或临界纤维蛋白原水平尚不明确。之前补充纤维蛋白原的临界水平是 0.8～1.0g/L，但一些研究发现，当纤维蛋白原水平在 1.0g/L 左右时，血栓形成和强度受损，失血和输血率增加。后来的指南建议，临界水平应增加到 1.5～2.0g/L。

纠正纤维蛋白原缺乏可以通过给予 FFP、冷沉淀和血浆来源的纤维蛋白原浓缩物来完成。纤维蛋白原浓缩物的优势包括病毒失活、快速重组、精准给药和补充等量纤维蛋白原时给药体积更少。

（三）凝血酶原复合物浓缩物（PCC）

PCC 是一种灭活病毒的冻干产品，由混合血浆制备，主要含有维生素 K 依赖性凝血因子Ⅱ、Ⅶ、Ⅸ和Ⅹ（表 27-5）。其他成分还包括凝血抑制药蛋白质 C 和 S、肝素和 AT，以降低血栓栓塞的风险。在用少量的水稀释后，PCC 可以迅速使用而无须解冻或血型匹配。

四因子 PCC 被批准用于患者需要紧急手术或侵入性操作时快速逆转口服维生素 K 拮抗药。推荐剂量基于Ⅸ因子含量，根据患者的国际标准化比率（international normalized ratio, INR），每 1kg 体重补充Ⅸ因子 25～50U（例如 INR 2.0～3.9 为 25U/kg、INR 4.0～5.9 为 50U/kg、INR > 5.9 为 50U/kg）。

三因子 PCC 中Ⅶ因子水平低。活化的 PCC，如 FEIBA（factor eight inhibitor bypassing activity，一种Ⅷ因子抑制物旁路活化剂），含有微量的Ⅶ因子和Ⅹ因子。这些产品主要用于血友病相关出血的预防和治疗。除逆转维生素 K 拮抗药的作用外，PCC 还可能替代 FFP 在外科凝血病的治疗中发挥作用，然而，关于安全性和有效性的数据还有限。

表 27-5　市售凝血酶原复合物的组成 ᵃ

产品（制造商），国际供应	凝血因子含量ᵇ								抗凝物质含量				
	II		VII		IX		X		蛋白质 C			AT III	肝素
	说明书 (U/ml)	比例 (%)	说明书 (U/ml)	比例 (%)	说明书 (U/ml)	比例 (%)	说明书 (U/ml)	比例 (%)	C 说明书 (U/ml)	S 说明书 (U/ml)	Z 说明书 (U/ml)	说明书 (U/ml)	说明书 (U/ml)
Beriplex P/N（CSL Behring）；西欧主要国家	20~48	133	10~25	69	20~31	100	22~60	161	15~45	13~26	不在说明书中	0.2~1.5	0.4~2.0
Octaplex（Octapharma）；西欧主要国家	11~38	98	9~24	66	25	100	18~30	96	7~31	7~32	不在说明书中	不在说明书中	不在说明书中
Prothromplex Total/S–TIM 4 Immuno（Baxter）；瑞典、德国、奥地利	30	100	25	83	30	100	30	100	20	不在说明书中	不在说明书中	0.75~1.5	15
Prothromplex TIM 3（Baxter）；意大利、奥地利	25	100	不在说明书中	—	25	100	25	100	不在说明书中	不在说明书中	不在说明书中	不在说明书中	3.75
Cofact/PPSB SD（Sanquin/CAF）；荷兰、比利时、奥地利、德国	15	75	5	25	20	100	15	75	不在说明书中	不在说明书中	不在说明书中	存在，但未定量	不在说明书中
Kaskadil（LFB）；法国	40	160	25	100	25	100	40	160	不在说明书中	不在说明书中	不在说明书中	不在说明书中	存在，但未定量
Uman Complex D.I.（Kedrion）；意大利	25	100	不在说明书中	0	25	100	20	80	不在说明书中	不在说明书中	不在说明书中	存在，但未定量	存在，但未定量
PPSB–human SD/Nano（Octapharma）；德国	25~55	130	7.5~20	45	24~37.5	100	25~55	130	20~50	5~25	不在说明书中	0.5~3	0.5~6
Profilnine（Grifols）；美国	存在	150	存在	35	存在	100	存在	100	不在说明书中	不在说明书中	不在说明书中	不在说明书中	不存在
Bebulin（Baxter）；美国	存在	—	存在（低）	—	存在	100	存在	—	不在说明书中	不在说明书中	不在说明书中	不在说明书中	0.15U 每 1U IX因子

（续表）

| 产品（制造商），国际供应 | 凝血因子含量 b | | | | | | | | 抗凝物质含量 | | | | |
| | II | | VII | | IX | | X | | 蛋白质C | | | AT III | 肝素 |
	说明书 (U/ml)	比例 (%)	说明书 (U/ml)	比例 (%)	说明书 (U/ml)	比例 (%)	说明书 (U/ml)	比例 (%)	C 说明书 (U/ml)	S 说明书 (U/ml)	Z 说明书 (U/ml)	说明书 (U/ml)	说明书 (U/ml)
FEIBA（Baxter）；美国	存在，但未定量（未活化的）	存在，但未定量（活化的）	500U、1000U 或 2500U/瓶（未活化的）	存在，但未定量（未活化的）	—	不在说明书中	不在说明书中	不在说明书中	不在说明书书中	不存在	—	—	—

a. 信息基于产品说明书。在欧洲，通常根据欧洲药典在产品说明书上给出范围；单一值通常来自较老的国家注册

b. 因子含量比例基于IX因子的含量

AT III．抗凝血酶III（引自 Levy JH, Tanaka KA, Dietrich W. Perioperative hemostatic management of patients treated with vitamin K antagonists. *Anesthesiology*. 2008; 109:918–926.）

第 28 章
脱离体外循环
Discontinuing Cardiopulmonary Bypass

Liem Nguyen　David M. Roth　Jack S. Shanewise　Joel A. Kaplan　著
段　炼　译

要　点

- 充分准备是成功脱离体外循环（CPB）的关键。
- 患者复温后，纠正血气异常，膨肺，确保呼吸机开启。
- 脱离体外循环机（停机）之前的心脏准备，包括调整心率、心律、前负荷、心肌收缩力、后负荷。
- 心功能越差，停机应越缓慢。如果血流动力学维持不佳，马上回到 CPB。评估问题，在最终停机前选择合适的药物、外科处理或机械辅助。
- 围术期心室功能不全通常由心肌顿抑导致，表现为暂时性的收缩功能不全，正性肌力药物有效。
- 除了左心室功能不全，右心室功能不全也是心脏手术后并发症和死亡的可能原因。
- 停机后舒张性功能不全的存在使心室舒张不够、顺应性差，会导致心室充盈减少。
- 肾上腺素因其能同时激动 α 和 β 受体而被选为停机前的常用药。
- 米力农兼有正性肌力和扩血管作用，心室收缩功能和舒张不全的患者停机前，可单独用米力农或与其他药物如肾上腺素联合使用。
- 对于前负荷高和（或）体循环阻力高的患者，使用血管扩张药如硝酸甘油、尼卡地平、氯维地平、硝普钠能改善心室功能。
- 主动脉内球囊反搏在舒张期增加冠状动脉血流，收缩期降低左心室负荷，这有助于左心室功能不全和严重心肌缺血的患者停机。

体外循环（CPB）从 20 世纪 50 年代起被广泛用于心脏和大血管手术，是大多数心脏手术的关键部分之一。CPB 下处理患者仍是心脏外科和心脏麻醉的特色之一。脱离 CPB 是每一台体外循环手术的必需步骤。通过这一步骤，转流泵和氧合器对循环的支持转回患者自身心肺工作。这一章介绍了脱离体外循环前的考虑重点和处理这一心脏手术关键步骤的方法，该过程可能常规简单，也可能极其复杂困难。成功停机的关键在于充分准备。在停机时和停机后的一段时间里麻醉医师通常非常忙碌，可能需要做超出预料的工作。停机前的准备可分为以下几个部分，即一般准备、肺的准备、心脏的准备、最后的准备。

一、一般准备

（一）温度

因为大多数心脏手术至少要在中低温CPB转流下进行，因此尝试停机前患者已充分复温非常重要（表28-1）。复温初期是考虑是否追加麻醉药防止寒战的良好时机。高灌流组织如鼻咽部的温度监测有助于防止脑部过热。脑部过热可能导致神经系统损伤和术后认知功能不全。但中枢神经系统接收更大比例的温血，与膀胱、直肠、腋窝等其他组织相比温度增加更快，只监测鼻咽温会导致复温不够，停机后全身热量的再分布使体温下降。不同单位有不同的复温方案，但关键的一点是逐渐复温，既要避免中枢神经系统过热，也要为患者提供足够的热量防止停机后的体温下降。停机后患者的热量是趋向于丢失，所以各种保温措施如液体加热器、回路加热-湿化器、充气加温毯等在停机前就应该设置好并打开。手术室的温度一般也需升高，这也是停机后患者保温的有效措施之一，但会导致穿戴多层手术衣的工作人员不适。

（二）实验室结果

脱离体外循环（停机）前应检查动脉血气，纠正任何异常。严重代谢性酸中毒抑制心肌，在准备停机前必须纠正。停机时的最佳血细胞比容有争议，可能随不同患者而不同。病情较重、心血管储备较差的患者可能受益于更高的血细胞比容（理想的考虑是30%），但同时也要考虑输血的风险和不良反应。停机前应该检查并调整血细胞比容。停机前还应检测血钾（K^+）水平，因为灌注停搏液可致血钾升高，而使用襻利尿药可致血钾下降。

高钾血症导致心脏节律建立困难，可用碳酸氢钠（$NaHCO_3$）、氯化钙（$CaCl_2$）、胰岛素处理，但停止灌注停搏液以后血钾通常下降很快。停机前低钾也应纠正，特别是存在心律失常时。体外循环时补镁（Mg^{2+}）能降低术后心律失常和改善心功能，很多单位常规给所有体外循环患者补硫酸镁。理论上的缺点是血管扩张和抑制血小板功能。如果未常规补镁，停机前应检查血Mg^{2+}水平并纠正低Mg^{2+}。停机前的钙离子（Ca^{2+}）水平也要监测，如有不足要补充。很多单位停机前即刻给予一剂$CaCl_2$，因为可暂时提高心肌收缩力和体循环阻力（SVR）。然而也有争议，有研究者认为应避免这样使用，因为钙会干扰儿茶酚胺的作用和加重再灌注损伤。

二、肺的准备

患者停机后，其心脏开始支持循环，肺重新成为气体交换部位，输送氧气、排出二氧化碳。停机之前，患者的肺功能必须恢复（框28-1）。手动轻柔地逐渐膨肺，至多到30cmH$_2$O压力，然后使用100%氧气机械通气。注意不要让复张的肺损伤吻合的乳内动脉。可通过手动通气的感觉来判断双肺顺应性，僵硬的肺提示停机后氧合或通气更困难。如果能看到，应检查双肺是否有残余肺不张，双肺应随每次呼吸而升降。打开通气报警和监护仪。如果检测到呼气相延长或哮鸣音，应给予支气管扩张药。外科医师应检查双侧胸膜腔，如有气胸应开放胸腔治疗。用食管超声（TEE）辅助检查肺部有无胸腔积液。停机前任何胸腔积液都应该被清除。

体外循环期间的窒息时段被认为与一系列机制导致的通气相关肺炎和术后肺功能不全有关。体外

表28-1　脱离CPB前的一般准备

温　度	实验室结果
脱离CPB前充分复温	纠正代谢性酸中毒
避免脑部过热	合适的血细胞比容
脱离CPB后采取措施保温	血钾正常
使用液体加热器、充气加温毯	考虑补镁或检查血镁水平
升高手术室温度	检查血钙水平，纠正低钙

CPB.体外循环

框28-1　脱离体外循环前肺的准备

- 气管插管内吸引
- 手动轻柔膨肺
- 100%氧气通气
- 气管扩张药治疗气管痉挛
- 检查气胸和胸腔积液
- 考虑是否需要PEEP、监护室呼吸机和一氧化氮

循环期间持续机械通气是用来减轻停机后肺功能损伤的备选方法之一。一些小型实验显示其结果是矛盾的，有些被认为有益而有些则被认为对结局无影响。目前，持续性肺通气作为术中肺保护措施的证据不足，缺乏并等待大型随机试验的结果。

三、心脏的准备

（一）心内气体的处理

转流期间，心脏空且低温，通常无心电活动，从而使腺苷三磷酸（ATP）消耗最少。术中心脏经常进气，可在停机后及术后一段时间内造成有害影响。TEE 能帮助识别并定位心内气体，在停机前帮助排气。TEE 下气体超声表现为房室内高密度或明亮浮动的光点。

TEE 观察心内气体的时机一般是转流期间所有房室和主动脉已关闭，而且主动脉阻断钳松开以后。先肉眼排除所有左心系统的气体，并最小化全身气栓是必要的。患者仰卧位时，通常可在房间隔的左心房侧、左心耳、肺静脉入口附近看到气体。在左心室和主动脉根部，气体通常在室间隔的尖端和右冠状动脉 Valsalva 窦聚集。心脏射血时，若严密观察发现左心室流出道（LVOT）和主动脉根部平面气体栓子的显影加强，则应加强主动脉根部的主动抽吸排气。

尽管 TEE 下观察到的心内气体数量与神经系统结局间未发现相关性，但体外循环后气栓的主要潜在危险就是脑损伤。转流中和转流后全身循环泵入的气体越少、结局越好的假设是合理的。空气进入冠状动脉循环的另一不良后果是心肌缺血。仰卧位患者的右冠状动脉处于主动脉根部的最高点，冠状动脉进气最常见的表现是显著的下壁 ST 段上抬和急性的右心功能不全。移植的大隐静脉通常吻合于升主动脉的前面，也易于进气。

如果这种情况发生在患者转流期间或拔管前，恢复到体外循环状态比较简单，等待数分钟后空气可从冠状动脉循环排出，ST 段正常、心室功能改善后再次尝试停机。如果冠状动脉气栓发生在拔管之后，血流动力学状态可快速恶化成心脏骤停。较小的气栓能够通过血管加压素急剧增加血压、同时硝酸甘油（NTG）扩张冠状动脉排除。最坏的情况可能发生在手术结束患者过床时，心脏震动导致左心系统出现肉眼可见气泡；或是将患者转运至重症监护病房时发生急性的右侧心力衰竭（HF）和循环衰竭。

排除心脏房室气栓的招数很多，包括部分体外循环时边摇心脏边引流，将一些边角的小气袋震松；上抬心尖从左心室心尖部直接抽吸排气；来回倾斜手术床使气体移到升主动脉后通过抽吸排出。体外循环停机期间，随着肺静脉流量增加有可能将气体从肺冲刷入左心房，导致额外的左心系统气栓。头低右侧低的体位使气体易于从左心房进入左心室，而头高右侧高的体位有利于气体从左心室进入升主动脉。想在停机前排除左心的最后一丝气体，尤其是左心室肌小梁网住的微小气泡几乎是不可能的，因此排气是否足够是一个判断和经验问题。TEE 下肉眼可视的左心气 – 液平面的持续存在，表明停机前和升主动脉的引流关闭前仍需要排气。充分排气后，准备心脏泵血功能的恢复，包括优化心排血量（CO）的决定因素。五大可调控的血流动力学参数为心率、心律、前负荷、收缩力和后负荷（表 28-2）。

（二）心率

建立有效心率（HR）是心排血量的关键先决条件和决定因素。大多数情况下成人患者停机前维持 HR 在 75～95 次 / 分。停机前用电起搏器精确控制 HR 的手段是谨慎的。理论上较低的 HR 可用于残余缺血或再血管化不全患者。每搏量（SV）受限的心脏需要较高 HR，如室壁瘤切除术后。HR 过缓最好是用电起搏器治疗，但 β 受体激动药或抗迷走神经药物也可用来增加 HR。停机前的心动过速更令人担忧且难以处理，对于麻醉过浅、高碳酸血症和缺血等可治疗的诱因应及时发现并纠正。停机过程中随着心脏充盈 HR 通常下降，要保证心脏术中电起搏随时可用于治疗突发的心动过缓。阵发性室上性心动过速应尽可能电复律，如果持续心律失常，β 受体拮抗药或 Ca^{2+} 通道阻滞药等药物也需用来控制心室率，慢性心房颤动患者经常出现这种情况。如果药物治疗降低 HR 过多，也许需要起搏。

（三）心律

试停机前患者必须有规律、有效、稳定的心律。心律可在松开主动脉阻断钳后自主恢复，但也

表 28-2　脱离 CPB 前的心脏准备

血流动力学参数	准　备
心率	• 大部分情况下心率维持在 75～95 次 / 分 • 用电起搏治疗心动过缓 • 心动过速时处理诱因 • 心脏充盈时心率可能下降 • 药物控制室上性心动过速，根据需要使用电起搏 • 心脏手术期间保证起搏器随时可用
心律	• 理想状态是正常窦性节律 • 体温＞ 30℃时按需除颤 • 如果心室颤动持续数分钟，考虑应用抗心律失常药物 • 心房颤动或心房扑动时尝试同步转复 • 直视心脏确定心房节律 • 房室传导存在时尝试心房起搏 • 心脏阻滞时尝试房室起搏
前负荷	• 衡量前负荷最好的指标是舒张末期容积，可通过 TEE 测量 • 充盈压作为间接衡量前负荷的指标 • 考虑基础充盈压 • 直视评估右心室容积 • TEE 评估左心室容积 • 心脏扩张将导致 MR 和 TR
心肌收缩力	• 仔细检查心脏内是否有气并有排气动作 • 直视和 TEE 评估右心室容积及功能 • TEE 评估左心室容积及功能 • 检查新的局部室壁运动异常 • 检查新的或加重的瓣膜异常 • TEE 或 PAC 定量测量心排血量 • 评估是否需要正性肌力药物
后负荷	• 体循环阻力是后负荷的主要组成部分 • CPB 全流量时保持 MAP 为 60～80mmHg • MAP 偏低时考虑血管收缩药，MAP 偏高时考虑血管扩张药

CPB. 体外循环；LV. 左心室；MAP. 平均动脉压；MR. 二尖瓣反流；PAC. 肺动脉导管；RV. 右心室；TEE. 经食管超声；TR. 三尖瓣反流

可以心室颤动的形式恢复电活动。如果血温高于30℃，可以通过直接放置于心脏的体内除颤电极进行除颤，一般 10～20J。较低温度下的除颤一般不易成功，因为体温过低本身即可引起心室颤动。如果心室颤动持续或反复发生，可用利多卡因、胺碘酮、Mg^{2+} 等抗心律失常药物来获得稳定心律。主动脉阻断钳松开后最初几分钟内的心律失常并不罕见，但持续或复发的心室颤动应引起重视，应考虑到冠状动脉血流受损。因为窦性心律下的心房收缩有助于心室充盈、提供正常同步的心室收缩，所以停机前维持正常的窦性心律是理想的心脏节律。心房扑动或心房颤动，即便是体外循环前就存在的，一般都能通过同步电复律转变为正常的窦性心律，必要时可使用抗心律失常药物。如果对心律有任何疑问，直接看到心脏有助于判断。体外循环中心脏可直视，心房收缩、心房扑动、心房颤动很容易看出来。室性的心律失常首先要治疗诱因，比如缺钾、缺镁等，必要时应用抗心律失常药物如胺碘酮。移除主动脉阻断钳后如果发生心脏不跳或完全房室传导阻滞，停机前需要安装临时的心脏表面起搏导线启动电起搏以获得有效心律。如果房室传导存在，可尝试心房起搏，因为正常窦性心律通过心房收缩增加心室充盈、提供同步心室收缩。停搏液灌注后和阻断钳松开后，心肌恢复时期暂时的

30～60min 心脏阻滞患者，可用房室顺序起搏。如果没有规则的心房节律，只能用心室起搏，但这种起搏方式牺牲了心房收缩对心室充盈及通过正常传导系统同步心室收缩的作用（表 28-2）。

（四）前负荷

一旦心率和心律建立，接下来的步骤就是预充心脏一定的容量或前负荷。前负荷代表收缩前即刻心肌纤维伸展程度。在完整心脏中，测量前负荷的最佳指标就是舒张末期容积。临床上间接的指标包括左心房压（LAP）、肺动脉楔压和肺动脉舒张压，但心脏手术中舒张末期压力与容量的相关性比较差。TEE 在停机时很有帮助，因为它可直接看到舒张末期容量和左心室收缩状态。TEE 也能在心脏容量负荷期间提供计算连续 CO 的方法。此外，舒张期充盈指数（经二尖瓣和肺静脉的流入）可能有助于评估液体反应、左心房压升高和左心室充盈压。停机的过程包括增加前负荷（如从体外循环的心脏空跳期开始充盈心脏），直至达到合适的舒张末期容积。准备停机时，根据个体化需要达到合适的前负荷。体外循环前的充盈压可作为体外循环后需要压力的参考，转流前充盈压较高的心脏，转流后可能也需要较高的充盈压以达到适当的前负荷。

（五）心肌收缩力

停机前右心和左心的收缩状态应分别考虑。体外循环后决定正性肌力药物支持是复杂的，因为术中心肌正性肌力药物的使用可能增加死亡率。与低心排综合征（LCOS）相关的或停机后需正性肌力药物支持的一些因素包括术前右心室或左心室功能不全、舒张期功能不全、左心室舒张末压（LVEDP）升高、高龄、体外循环时间延长、阻断时间长等（表 28-3）。右心室评估相对容易，因为麻醉师可直接看到右边的心室。左心室直视困难，TEE 可能是唯一的直接可视化观察左心功能的方法。右心和左心的功能均与相应的房室瓣膜有关，应该由 TEE 系统检查。逐渐停泵前 TEE 的使用可提供房室充盈和收缩状态的必要信息。

如果 TEE 找到心肌收缩力差的证据，此时可启动或调整正性肌力药物的使用。因为泵流量的逐渐下降，心脏充盈和射血的能力可持续评估，并根据需要时药物剂量进行调整。一旦心脏表现为有维

表 28-3 正性肌力药物支持或低心排综合征相关因素总结

变量	比值比
年龄（＞ 60 岁）	4.3
阻断时间＞ 90min	2.32
转流时间（min）	3.40
CABG+MVR	3.607
心排血指数＜ 2.5L/（m² · min）	3.10
CHF（NYHA 分级＞Ⅱ级）	1.85
CKD[3～5 期；GFR ＜ 60ml/（1.73m² · min）]	3.26
COPD	1.85
舒张期功能不全	4.31
射血分数＜ 40%	2.76
急诊手术	9.15
女性	2.0
LVEDP ＞ 20mmHg	3.58
心肌梗死	2.01
中重度二尖瓣反流	2.277
局部室壁运动异常	4.21
再次手术	2.38

CABG. 冠状动脉旁路移植术；CHF. 充血性心力衰竭；CKD. 慢性肾脏疾病；COPD. 慢性阻塞性肺疾病；GFR. 肾小球滤过率；LVEDP. 左心室舒张末期压力；MVR. 二尖瓣修复或置换；NYHA. 纽约心脏协会

持合适血流动力学状态的能力，可开始脱离体外循环。此时可按需仔细调整从静脉储血罐连续的容量回输，并通过 TEE 监测心脏对容量的反应。每次给一定容量后，双心室功能的评估、右心室和左心室舒张末期和收缩末期面积的评估是防止过度扩张和非意愿室壁扩张的关键。如果心脏开始膨胀或显示心功能下降则需重新启动体外循环。

因为术中、术后的正性肌力药物支持可能增加死亡率，所以启动药物治疗的决定应慎重。谨慎的方法是以一个逐步的方式，缓慢而逐渐地停泵来评估心脏充盈和双心室心肌收缩力，这可能有助于减少不必要的正性肌力药物的剂量。因为心脏是逐渐被允许充盈的，如果 TEE 直接观察到明显的房室膨胀或心肌收缩力下降，最安全的办法是恢复体外循

环。此时，心脏情况可能从这 10～20min 的体外循环中得到休息而有所改善，然后决定在患者停机前开始使用正性肌力药物是有必要的。

如果大剂量药物治疗仍有极度的收缩功能抑制，则说明需要机械支持，如主动脉内球囊反搏（IABP）、心室辅助装置（VAD）或体外膜肺氧合（ECMO）。

（六）后负荷

后负荷是心室肌收缩时产生的张力。体循环阻力（SVR）是患者后负荷的重要组分之一。体外循环全流量 [通常约 2.2L/（m^2·min）] 下，平均动脉压（MAP）与 SVR 直接相关，可提示 SVR 是正常、过高或过低。体外循环后 SVR 过低引起体循环灌注压不足，过高则对心脏功能产生不良影响，尤其是心室功能差的患者。体外循环期间的 SVR 可用以下公式预估。

$$SVR（dyn·s·cm^{-5}）=MAP \times 80/ 泵流量$$

如果 SVR 低于正常，停机前可能需要血管收缩药提高 SVR；反之则需要血管扩张药。

四、最后的考虑和准备

停机前必须考虑凝血功能状态和可能的输血需要。再次复习转流前的血红蛋白、血小板计数、血栓弹力图和凝血面板能帮助识别术前存在的凝血异常并预测鱼精蛋白中和后的 CPB 后出血及输血需求。输血高危因素包括急诊或紧急手术、再次手术、心源性休克、高龄、女性、低体重和术前贫血。术前使用抗血小板药物、华法林和新型抗凝药也可能增加输血概率，需要特别注意。评估凝血功能状态及是否需要输血是停机前需重点考虑的问题。

停机前的最后准备包括摇平手术床、压力换能器重新调零、确保所有监护设备到位并运转正常、核对患者的用药情况、确保复苏药品和扩容药品立即可用、核实双肺 100% 氧气通气（表 28-4）。

外科医师必须确认已完成了停机前术野的必要准备。开始停机前肉眼可见的空气应该已用前面详述的那些方法排尽，此时也是利用所有监护设备和 TEE 重新评估 CO 的五大主要决定因素的合适时机。启动停机前应该做到明显出血部位已控制、关闭心

表 28-4 脱离体外循环前的最后准备

麻醉医师的准备	外科医师的准备
手术床放平	排除心内肉眼可见气体
换能器重新调零	控制主要出血点
激活监护设备	确保 CABG 放置好、无弯折
检查药品输注	关闭或移除心内吸引
备好复苏药和扩容液体	去除心脏和大血管的阻断钳
重建 TEE 或 PAC 监测	松开上下腔静脉周围止血带

CABG. 冠状动脉旁路移植术；PAC. 肺动脉插管；TEE. 经食管超声心动图

内吸引、心脏和大血管的所有阻断钳已去除、检查冠状动脉旁路移植血管（CABG）是否有弯折或出血、松开或去除腔静脉周围的止血带。

五、常规脱离体外循环

脱离体外循环（停机）过程中灌注医师、外科医师和麻醉医师应密切沟通，并由外科医师或麻醉医师负责。麻醉医师应位于手术床头端，能够看到体外循环泵和灌注医师、心脏、外科医师和麻醉监护仪，也应很容易能看到 TEE 面板。通过钳夹静脉引流，用转流泵将血液回输患者心脏完成停机过程。动脉主泵流量下降，同时储血器内容量排空到患者体内，心脏对体外循环流量的贡献增加。这一过程可通过简单夹闭静脉引流插管、主泵输血直到充盈心脏，并且前负荷似乎是足够的。一些患者能耐受这种停机方式，但大多数患者不行，需要一种由泵到心逐渐转变的方式。心功能越差，由全流量体外循环到脱离体外循环的转变过程就需要更缓慢。

在开始停机之前，灌注医师应将以下 3 个重要参数与医师交流：①目前的泵流量率；②储血器余血量；③引流回泵的患者静脉血氧饱和度。与 MAP 相关的流量可以用来估测停机前患者的 SVR。目前的泵流量率表示下降到了停机的哪个阶段。停机始于全流量，当成人降至 2～3L/min 时表示停机进展良好，而在 2L/min 时表示停机阶段快完成了。储血器余血量表示体外循环停止后充盈心肺可用的血量。如果容量较少（成人 < 400～500ml），停

机前可能需额外加入液体。回流静脉血的氧饱和度（SvO_2）表示体外循环期间的外周灌注是否合适。如果 SvO_2 高于 60%，体外循环期间的氧供是合适的；如果低于 50%，提示氧供不够，要想办法在停机之前提高氧供（如增加泵流量或血细胞比容）或降低氧耗（如加深麻醉或给肌松药）。SvO_2 处在 50%～60% 是一种临界状态，必须密切关注。如果停机后 SvO_2 增加，表示体内的净流量增加，心肺能支持循环；如果 SvO_2 下降，表示组织灌注减少，停机前需要进一步的干预措施来改善心功能。

实际的停机过程开始于部分地钳夹静脉回流插管。这一步可由外科医师在术野操作或灌注医师在泵前操作，使血液回右心室。因为右心室充盈开始泵血流经肺部，左心也开始充盈，并开始左心室射血，动脉波形变得有搏动性。接着，灌注医师逐渐减流量。随着越来越多的静脉血回流到心脏而越来越少的血进入储血罐，逐渐减流量避免储血罐打空是必要的。

停机的方法之一是把监测的充盈压（如中心静脉压、肺动脉压、左心房压）调到一个特定的、预先设定或略低的水平然后再评估血流动力学状态。心脏的容量（前负荷）可在 TEE 下根据心脏大小直接观察判断。少量分次（50～100ml/ 次）地进一步充盈心脏的同时密切监测前负荷，直到血流动力学状态（通过动脉血压、心脏外观、SvO_2 趋势、TEE 或肺动脉导管测量的 CO 来判断）满意，右心容量和功能可从术野直接看到，左心功能可在 TEE 下看到，联合两种观察对顺利停机有帮助。应该避免过度充盈心脏和防止膨胀，因为这会导致心肌纤维被动拉长超过其有效长度，也会使二尖瓣和三尖瓣瓣环扩大，造成关闭不全，这可以用 TEE 检测。如果患者有 2 根静脉插管，较小的那根当流量降至一半时可拔除，从而改善血液由大静脉到右心房的引流。当血流动力学状态满意，成人泵流量降至 1L/min 甚至更低时，静脉插管可完全夹闭并关闭泵流量。此时，患者就"停机"了。

停机是手术的关键步骤。麻醉医师应停下来快速扫视一下患者和监护仪，确保双肺有氧通气，血流动力学状态可接受并稳定，心电图无新发的缺血表现，心脏不膨胀，给药准确。通过主动脉插管从储血器输注 50～100ml 的血液，观察血流动力学效应来对前负荷做进一步微调。如果发生急性循环衰

竭征象，如节律紊乱、动脉压降低而充盈压升高、可见的心脏膨胀等，应该松开静脉引流钳、启动动脉流量泵重新回到体外循环。一旦重新开机，应评估停机失败的原因，下次尝试停机前采取必要干预措施。当血流动力学状态稳定合适时，外科医师可拔除心脏的静脉插管。

停机的下一步骤是把储血器内的余血尽可能在拔除动脉插管前回输给患者。动脉输血比拔管后静脉输血更快速方便。静脉插管及管路内余血（通常约 500ml）可引流至储血器内供输注。升高床头（如反向 Trendelenburg 体位，即头高脚低位）或给硝酸甘油可增加静脉容量，但对心功能受损的患者使用这些方法时要特别注意。患者头高位同时输硝酸甘油时静脉充盈，增加了对抗拔管后容量丢失的能力，放平手术床及减少硝酸甘油用量可立即增加中心血管容量。

停机以后，鱼精蛋白用来中和肝素的抗凝。根据各家单位要求，鱼精蛋白可在拔除动脉插管之前或者之后给药。拔管前给药可继续从转流泵输血，如果患者有严重鱼精蛋白反应也容易恢复体外循环；拔管后给药减小了血栓形成和全身栓塞的风险。鱼精蛋白开始输注以后，回储血器的吸引泵应停止，避免鱼精蛋白进入转流泵环路而影响必要时体外循环的恢复。滴定剂量的鱼精蛋白可能比标准的鱼精蛋白给药方案更有效地减少术后出血。滴定的鱼精蛋白剂量根据循环中测量有效的肝素水平来调整。鱼精蛋白应通过外周静脉缓慢输注，至少 5～15min，如果出现体循环低血压和肺动脉高压则可能发生了鱼精蛋白不良（过敏）反应。给鱼精蛋白后，原本技术上有缺陷的搭桥血管可能产生血栓，引起急性缺血，也酷似鱼精蛋白反应。

储血器余血输完，应该对患者拔除动脉插管前做一整体评估，因为一旦拔管再回到体外循环就十分困难了。心脏节律应该是稳定的，心功能和动静脉充盈压、心排血量和 TEE 评估得到的血流动力学状态是满意和稳定的。如果时间允许，应做更细致和全面的 TEE 检查。食管中段四腔心切面（0°）和食管中段右心室流入 – 流出道切面（45°～60°）可看到右心室游离壁的运动，以此来定性地判断右心室功能。食管中段四腔心切面，定量的右心室功能评估通过测量三尖瓣环收缩期位移（TAPSE）并与转流前比较。

房间隔偏向左心房可能表示右心房容量或压力超负荷。停机后的室间隔运动应小心解释，因为很多原因可引起异常的室间隔运动，包括心脏表面起搏、心肌顿抑、容量或压力超负荷、缺血等。0°的食管中段四腔心切面和45°～60°的右心室流入-流出道切面可用于评估新发或加重的三尖瓣反流，可提示右心室功能不全的可能性。将探头伸入经胃水平可进一步在短轴切面评估右心室功能。右侧房室检查完以后，应该检查所有的左心区段。特别注意新发的室壁运动异常、收缩期的增厚、左心室所有区段的位移、二尖瓣收缩期前向运动导致的左心室流出道（LVOT）梗阻征象、新发的瓣膜异常、舒张末期和收缩末期房室的整体大小。新发的区域性室壁运动异常可能提示搭桥血管的技术性缺陷或冠状动脉进气。二尖瓣收缩期前向运动导致的LVOT梗阻可能提示心室充盈不够，可能是低血容量和心动过速或过度收缩状态导致的。新发的瓣膜异常可能提示人工瓣膜的医源性损伤、心肌缺血、容量超负荷或心室功能不全。主动脉插管拔管后扫视主动脉也对排除新发的主动脉夹层非常重要。如果时间允许，通过LVOT和主动脉流出道的多普勒检查，TEE能用来计算每搏量和心排血量。左心室和左心房的舒张期充盈图像可分别通过经二尖瓣和肺静脉的流入获得。左心房和左心室流入的连续测量可用于充盈压和房室顺应性的预估。

应该通过血气或脉氧仪器和血压计来确保充足的氧合和通气。拔除主动脉插管前心脏的出血应该是一个可控水平，否则单靠静脉输血达不到失血的速度，只能靠灌注医师动脉插管输血才能跟上。如果出血部位在心脏后方且患者不能耐受心脏抬高显露出血部位，只能在体外循环下修补。在拔动脉插管时，收缩压应下降至85～100mmHg以减少主动脉夹层或撕裂的风险。如果需要，可抬高床头或给予小剂量短效的血管扩张药。严格的控制性降压只需几分钟，只要插管部位安全即可。当所有插管成功拔除，抗凝完全纠正代表常规的体外循环停机完成。

六、心室功能不全的药物治疗

围术期心室功能不全通常是一种短暂的收缩功能受损状态，可能需要短时间正性肌力药物支持。

有些患者可能收缩功能严重受损，需要正性肌力药物和血管扩张药联用来有效改善心排血量和组织灌注。机械辅助设备在达到严重或进展性心源性休克的条件时才使用。

停机后和心脏手术后发生的严重心室功能不全，特别是低心排综合征（LCOS），与充血性心力衰竭不同（框28-2），患者由于体外循环可有血液稀释、中度低钙血症、低镁血症和 K^+ 水平改变。根据体温和麻醉深度不同，这些患者可表现为低、中、高的体循环阻力。年龄增加、女性、左心室射血分数下降（LVEF）、舒张期功能不全、阻断时间延长、体外循环时间延长与冠状动脉搭桥手术后更大的正性肌力药物支持相关（表28-3）。

心脏术中和术后的收缩功能不全可以是术前就存在的或新发的。特别是冠心病（CAD）的异常收缩，通常的原因是心肌受损，会导致缺血或心肌梗死。收缩功能不全的幅度与损伤的程度和时间有关。心肌短暂（<10min）缺氧导致的区域性收缩功能不全，再灌注时能迅速恢复。当缺血时间延长至15～20min时，再灌注时的心功能也能恢复，然而这一恢复过程可能非常慢，需几小时到几天。这种可逆转的缺血性心肌损伤（尽管恢复了正常流量）称为"心肌顿抑"。更长时间的缺血和心肌梗死会发生不可逆的细胞损伤，表现为细胞内酶的释放、细胞膜的破坏、 Ca^{2+} 内流、持续存在的收缩功能不全、最终的细胞肿胀坏死。

除了上述因素，右心室功能不全和右心衰竭也是并发症和死亡率增加的潜在原因。很多因素可预测围术期右心功能不全的发生，包括冠心病、右心室肥厚、既往心脏手术史、再血管化不全或低温保护不够等术中因素。还有手术本身的技术性困难（如右心室切开术）造成右心室损伤、节律和传导异常，停机时造成的右心室损伤或鱼精蛋白反应。

以下讨论提供了心脏手术围术期心室功能不全的药物处理要点。处理目标见表28-5。这实际是

框28-2 停机后低心排综合征的危险因素

- 术前左心室功能不全
- 心肌缺血
- 心肌储备差
- 再灌注损伤
- 心脏的外科修复或再血管化有缺陷

表 28-5　心功能不全的处理方法及目标

变　量	生理性的处理方法
心率和心律	维持正常窦性节律，避免心动过速；对于心动过速或过缓，考虑起搏或变速药物（阿托品、异丙肾上腺素、肾上腺素），纠正酸碱失衡、电解质紊乱，检查目前用药
收缩功能	评估血流动力学，TEE 评估心功能，检查 RWMA，排除缺血或心肌梗死，检查动力性流出性梗阻并用正性肌力药物；考虑正性肌力药物和（或）血管扩张药联用；评估是否需机械辅助（IABP/LVAD/RVAD）
前负荷	TEE 下评估舒张末期容量和房室大小，排除缺血、瓣膜问题、压塞和心内分流；利尿药或血管扩张药减少前负荷；监测 CVP、PCWP 和 SV；考虑正性肌力药物和（或）IABP
后负荷	使用血管扩张药避免增加后负荷（增加室壁压力）；避免低血压；维持冠状动脉灌注压；考虑 IABP 和（或）无 α_1 受体作用的正性肌力药（多巴酚丁胺或米力农）
氧运输	增加 FiO_2 和 CO；检查 ABG 和胸部 X 线片；确保足够通气和氧合；纠正酸碱失衡

ABG. 动脉血气；CO. 心排血量；CVP. 中心静脉压；FiO_2. 吸入氧浓度；IABP. 主动脉内球囊反搏；LVAD. 左心室辅助装置；PCWP. 肺毛细血管楔压；RVAD. 右心室辅助装置；RWMA. 区域性室壁运动异常；SV. 每搏量；TEE. 经食管超声心动图

表 28-2 中常规停机准备的延伸内容。

（一）拟交感胺类

拟交感胺类药物（如儿茶酚胺）是能提供正性肌力和血管活性的药物（框 28-3）。儿茶酚胺通过兴奋 β_1 和 β_2 受体产生正性肌力效应。特定的某种儿茶酚胺药物产生的主要血流动力学作用依赖于它对 α、β 或多巴胺受体的激活程度（表 28-6 和表 28-7）。

肾上腺素激动药的生理效应由它对 α、β 和多巴胺受体的作用总和决定。任意一种肾上腺素药物的作用效能都受肾上腺素受体的可利用性和反应性的影响。慢性长时间血浆儿茶酚胺水平升高（如慢性充血性心力衰竭、长时间体外循环）导致 β 受体数量和敏感性下调。有报道称体外循环后可有急性的 β 肾上腺素受体抑制。正常酸碱状态的维持、正常体温和电解质也可改善对肾上腺素受体刺激的反

框 28-3　心室功能不全的药物治疗
• 正性肌力药物
• 磷酸二酯酶抑制药
• 钙增敏药
• 血管扩张药
• 血管加压素
• 代谢补充药

应性。

治疗心室功能不全药物的选择，受患者病理生理异常和医师经验喜好的影响。如果左心室功能不全主要是由收缩力减弱造成的，就要选择增加收缩力的药物。尽管 β 受体激动药改善收缩力和组织灌注，但它增加心肌氧耗（$M\dot{v}O_2$）、减少冠状动脉灌注压（CPP）。然而，如果导致心功能降低的主要因素是低血压伴发 CPP 下降，应用 α 肾上腺素受体激动药能增加血压并改善舒张期冠状动脉灌注。

儿茶酚胺类药物对治疗原发性右心室收缩功能不全也有效，因为所有的 β_1 肾上腺素受体激动药均增加右心室收缩力。研究表明肾上腺素、去甲肾上腺素、多巴酚丁胺、异丙肾上腺素、多巴胺、左西孟旦和磷酸二酯酶 III（PDE III）抑制药治疗右心室收缩功能不全有效。当右心室收缩功能下降合并后负荷增加时，应该应用具有扩血管和正性肌力的药物，包括肾上腺素、异丙肾上腺素、多巴酚丁胺、左西孟旦、PDE III 抑制药、吸入一氧化氮或前列腺素。

1. 肾上腺素

肾上腺素是一种内源性儿茶酚胺，可同时刺激 α 和 β 肾上腺素受体，具剂量依赖性。大剂量时对 α 受体亲和力更强，而低剂量时对 β 受体亲和力更强，这就是肾上腺素的 β 受体选择性药理学特征。这为肾上腺素观察到双向反应提供了临床依据，较低剂量时的血流动力学效果主要表现为增加心脏的变力性和变时性（β 受体效应），而高剂量时主要观察到血管加压作用（α 受体效应）。

肾上腺素通常用来停机（框 28-4）。在最早期的研究中，体外循环后接着输注 0.03μg/（kg·min）的肾上腺素，与基础值相比，可心脏指数（CI）增加 30%、平均动脉压增加 27%、心率增加 11%。

剂量为 0.01、0.02 和 0.04μg/（kg·min）时每搏量分别增加 2%、12% 和 22%，相应地 CI 增加 0.1、

表 28-6　拟交感类药物

药　物	剂　量		作用部位		作用机制
	静脉推注	静脉滴注	α	β	
多巴酚丁胺	—	2～20μg/（kg·min）	+	++++	直接
多巴胺	—	1～10μg/（kg·min）	++	+++	直接和间接
肾上腺素	2～16μg	2～10μg/min 或 0.01～0.4μg/（kg·min）	+++	+++	直接
麻黄碱	5～25mg	—	+	++	直接和间接
异丙肾上腺素	1～4μg	0.5～10μg/min 或 0.01～0.10μg/（kg·min）		++++	直接
去甲肾上腺素	—	2～16μg/min 或 0.01～0.3μg/（kg·min）	++++	+++	直接

表 28-7　正性肌力药物的血流动力学效果

药　物	CO	dP/dt	HR	SVR	PVR	PCWP	$M\dot{v}O_2$
多巴酚丁胺							
2～20μg/（kg·min）[a]	↑↑↑	↑	↑↑	↓	↓	↓或←→	↑
多巴胺							
0～3μg/（kg·min）	↑	↑	↑	↓	↓	↑	↑
3～10μg/（kg·min）	↑↑	↑	↑	↓	↓	↑	↑
＞10μg/（kg·min）	↑↑	↑	↑↑	↑	（↑）	↑或←→	↑↑
异丙肾上腺素							
0.5～10μg/min	↑↑	↑↑	↑↑	↓↓	↓	↓	↑↑
肾上腺素							
0.01～0.4μg/（kg·min）	↑↑	↑↑	↑	↑（↓）	（↑）	↑或←→	↑↑
去甲肾上腺素							
0.01～0.3μg/（kg·min）	↑	↑	←→（↑↓）	↑↑	←→	←→	↑
磷酸二酯酶抑制药[b]	↑↑	↑↑	↑	↓↓	↓↓	↓↓	↓
左西孟旦[c]	↑↑↑	↑↑	↑	↓↓	↓↓	↓↓	↓或←→

a. 显示剂量为最常用剂量范围。对于各个患者，剂量应该个体化

b. 磷酸二酯酶抑制药通常先给负荷剂量，然后持续输注。氨力农负荷剂量 0.5～1.5mg/kg，维持量 5～10μg/（kg·min）；米力农负荷剂量 50μg/kg，维持量 0.375～0.75μg/（kg·min）

c. 左西孟旦通常先给负荷剂量，然后维持静脉滴注 24h，负荷剂量 8～24μg/kg，0.1～0.2μg/（kg·min）

CO. 心排血量；dP/dt. 心肌收缩力；HR. 心率；$M\dot{v}O_2$. 心肌氧耗；PCWP. 肺毛细血管楔压；PVR. 肺血管阻力；SVR. 体循环阻力；↑. 轻度升高；↑↑. 中度升高；↑↑↑. 大幅升高；←→. 不变；↓. 轻度下降；↓↓. 中度下降（改编自 Lehmann A, Boldt J. New pharmacologic approaches for the perioperative treatment of ischemic cardiogenic shock. *J Cardiothorac Vasc Anesth*. 2005; 19:97–108.）

框 28-4 正性肌力药
• 肾上腺素 • 去甲肾上腺素 • 多巴胺 • 多巴酚丁胺 • 异丙肾上腺素

0.7 和 1.2L/（m^2·min）。在 0.01～0.04μg/（kg·min）的较低剂量范围时对心率的影响较小，最多增加 10 次 / 分；较高剂量时可能观察到加快心率的效果。此外，心脏术后也经常使用肾上腺素来支持体外循环再灌注后"顿抑"心脏的功能。总之，停机后 0.01～0.04μg/（kg·min）剂量的肾上腺素可有效提升心排血量而少增加心率（表 28-7）。

2. 多巴酚丁胺

多巴酚丁胺是一种合成的儿茶酚胺，对 β 受体具有强亲和性，有剂量依赖性增加心排血量和心率、减少舒张期充盈压的作用。很多研究发现心脏外科患者给予多巴酚丁胺后显著增加心脏指数和心率。低心排综合征的患者，多巴酚丁胺增加 25% 以上心率同时显著降低体循环阻力。比较 52 例冠状动脉搭桥术后 0.03μg/（kg·min）肾上腺素和 5μg/（kg·min）多巴酚丁胺的效果，二者均显著增加每搏量指数（SVI）且效果相近，但肾上腺素只增加心率 2 次 / 分，而多巴酚丁胺增加心率 16 次 / 分。

除了增加收缩力，多巴酚丁胺对缺血心肌的代谢有一定有益作用。动物实验静脉和冠状动脉内注射多巴酚丁胺可增加冠状动脉血流。对外科心脏起搏的患者，多巴胺增加氧需而不增加氧供，但多巴酚丁胺增加氧摄取和冠状动脉血流。但是因为心率增加是决定心肌氧耗（$M\dot{v}O_2$）的主要因素，如果诱发了心动过速，多巴酚丁胺的这些好处就会被抵消。在超声多巴酚丁胺诱导实验中，节段性室壁运动异常提示心动过速和 $M\dot{v}O_2$ 增加会导致心肌缺血。

3. 多巴胺

多巴胺是一种内源性儿茶酚胺，也是去甲肾上腺素和肾上腺素的直接前体。其作用是通过刺激肾上腺素受体和特殊的位于肾、肠系膜、冠状动脉床的突触后多巴胺受体（D_1 受体）介导的。多巴胺与其他内源性儿茶酚胺相比的独特之处在于它对肾

脏的作用，已经证实多巴胺能增加 20%～40% 肾动脉血流，机制为直接舒张入球小动脉和间接收缩出球小动脉。这个作用导致肾小球滤过率增加，髓旁肾单位氧供增加。0.5～3.0μg/（kg·min）小剂量多巴胺主要刺激多巴胺受体；3～10μg/（kg·min）剂量非选择性地激活大多数肾上腺素受体；更大剂量 [> 10μg/（kg·min）] 时起血管收缩药的作用。多巴胺的剂量依赖性作用的特异性不高，受多种因素影响，如受体的调节、联合用药、个体间和体内的差异性。

心脏术中的患者，多巴胺在 2.5～5.0μg/（kg·min）剂量时显著增加 CI 和心率。剂量 > 5μg/（kg·min）时显著升高平均动脉压（MAP）和肺血管阻力（PVR）而不增加心排血量（CO）。尽管一定剂量可改善收缩功能，但多巴胺与多巴酚丁胺或肾上腺素相比，前者会引起更频繁和程度不可预料的心动过速。较低剂量多巴胺的血流动力学效果主要表现为显著增加心率和适度提高 CI；更高剂量主要增加 MAP 和 PVR，而不增加 CO。多巴胺增加心率和诱导快速性心律失常的倾向可能限制其在心脏术后停机患者中的应用。

4. 去甲肾上腺素

去甲肾上腺素是一种内源性儿茶酚胺，强力激活 α 肾上腺素受体，轻 - 中度激活 β 肾上腺素受体。对 α 肾上腺素受体的高度亲和性决定了它的强血管收缩效应和弱心脏变力和变时效应。去甲肾上腺素的血流动力学效果表现为收缩压、舒张压和脉压升高，对 CO 和心率的净影响很小。所以去甲肾上腺素主要用来处理停机后血管扩张导致的 SVR 过低，也可以与米力农、多巴酚丁胺或左西孟旦联用，对抗停机后的全身血管扩张和低血压。

5. 异丙肾上腺素

异丙肾上腺素是一种强效非选择性 β 肾上腺素受体激动药，对 α 肾上腺素受体无作用。异丙肾上腺素舒张骨骼肌、肾脏、肠系膜血管床，降低舒张压。强力的变时作用加上降低冠状动脉灌注压（CPP）的倾向，限制了它在冠心病患者中的应用。其适应证包括治疗心动过缓（尤其是心脏原位移植术后）、肺动脉高压、先天性心脏病术后的心力衰竭。急性缓慢性心律失常或房室传导阻滞时，异丙肾上腺素仍然是刺激心脏起搏细胞的首选药物。心脏外科中为这一目的的用药不多，因为人工起搏可以

很容易完成。该药对窦房结和房室结的直接效果表现为心动过速和外周血管扩张。

（二）磷酸二酯酶抑制药

PDE Ⅲ 抑制药米力农和氨力农，增加环磷酸腺苷（cAMP）、钙内流和收缩蛋白对钙的敏感度。PDE Ⅲ 抑制药通过抑制细胞内 cAMP 分解、增加 cAMP 水平来增加心肌收缩力。它们的正性变力效果主要通过抑制 PDE 酶而不是刺激 β 受体来实现。所以，其作用效能不受以前 β 阻滞的影响，对于受体下调的患者也不会降低效果。除了正性肌力作用，这些药还有扩张体循环和肺循环血管的作用，改善舒张期的心脏松弛（正性松弛）。出于这些原因，人们用"正性扩张药"来描述此类药物（框 28-5）。

已证实米力农增加心排血量（CO）而不增加心肌氧耗（MvO_2）。很多实验提示米力农改善心肌舒张期的松弛和顺应性（如"正性松弛"），同时增加冠状动脉灌注，对舒张功能改善的可能机制为降低左心室壁张力、增加心室充盈、优化心肌血流和氧供（表 28-7）。氨力农是停机时使用的第一代 PDE Ⅲ 抑制药的代表药物，与多巴酚丁胺相比，氨力农停机时更有效，可观察到增加 SV、CO 并降低 SVR、PVR。PDE Ⅲ 抑制药潜在的临床隐患是血小板减少，这限制了氨力农在心脏外科手术中的应用，因为目前已观察到它与剂量依赖性的血小板减少有关；但米力农未发现这一潜在的不良反应。总之，PDE Ⅲ 抑制药这一类正性扩张药具有独立于 β 受体的独特作用机制，能在增加收缩力的同时降低 SVR 和 PVR。除此之外，PDE Ⅲ 抑制药加强心脏舒张和顺应性的作用使其能改善舒张期充盈。这些独特作用使得 PDE Ⅲ 抑制药在 β 受体下调、右心室功能不全、肺动脉高压、舒张期功能不全和低心排综合征（LCOS）的患者中特别有用。

框 28-5　正性扩张药和其他药物

- 氨力农
- 米力农
- 多巴酚丁胺
- 肾上腺素加硝普钠（"epipride"）
- 左西孟旦
- 奈西立肽

（三）钙增敏药

左西孟旦是一种正性肌力药物，属于 Ca^{2+} 增敏药。左西孟旦有 3 个直接作用位点，这构成了它独特的三重作用机制和药理效应。在心肌中，左西孟旦通过稳定一个跨桥接 Ca^{2+} 依赖性结合位点的机制选择性结合肌钙蛋白 C，发挥正性肌力作用；左西孟旦还可特异性结合心肌细胞内线粒体 ATP 依赖性钾通道（K^+/ATP），主导对缺血 – 再灌注损伤的保护作用；通过调节线粒体内的钙内流，K^+/ATP 通道打开，减少缺血 – 再灌注损伤的梗死面积；第 3 个作用位点在左西孟旦结合并打开血管平滑肌上的 K^+/ATP 通道，使 SVR、心脏前负荷和后负荷下降。已证实对血管的扩张效应能增加冠状动脉和肾血流。对心肌的好处通过可观察到的心脏整体负荷下降、心肌保护效应、正性扩张、心肌氧供的净增加来实现。因为其作用机制独立于 β 受体，所以左西孟旦与 β 受体拮抗药联合使用不拮抗前者作用。这一特性允许早期恢复 β 受体拮抗药治疗来预防或控制术后快速性心律失常。

左心室射血分数（LVEF）低的心脏手术患者围术期使用左西孟旦是有效的。总之，左西孟旦能改善心功能，可观察到 SVI 和冠状动脉血流增加，最小化氧耗时 SVR 也降低。目前左西孟旦是欧洲心脏学会治疗急性心力衰竭恶化和心肌梗死后急性心力衰竭的推荐治疗药物；它也能增强急性冠状动脉综合征患者顿抑心肌的收缩功能。该药已在欧洲临床上使用，在美国正在做 Ⅲ 期临床试验。已有心脏外科手术围术期高危者、左心室功能受损、停机困难、二尖瓣置换术后严重右心衰竭患者使用左西孟旦的报道。该药可在术前、体外循环术中使用，并可用到术后 28d。左西孟旦增加心肌收缩力、降低阻力、减少代谢、减少心律失常的潜力使之成为治疗 LCOS 或右心衰竭患者的有效补充。

（四）血管扩张药

心脏手术使用血管扩张药如硝酸甘油（NTG）、硝普钠（SNP）、尼卡地平、氯维地平的指征包括处理围术期体循环或肺循环高压、心肌缺血、压力过高或容量超负荷导致的心室功能不全（框 28-6）。多数情况下可使用 NTG、SNP 或氯维地平，因为它们都具有起效快、半衰期超短、容易滴定等特点。

框 28-6　血管扩张药帮助停机的机制

- 降低右心室壁或左心室壁张力（后负荷）
- 减少静脉回流（前负荷）
- 改善正性扩张作用
- 增加冠状动脉血流

然而，这些血管扩张药的药理学差别还是很大的。冠心病或缺血患者首选 NTG，因为它选择性扩张冠状动脉而不引起冠状动脉"窃血"。同样，在处理心室容量超负荷或右心室压力超负荷时，NTG 比 SNP 更有优势。NTG 主要作用于静脉血管床造成前负荷下降，而不会显著引起体循环动脉压下降。它的好处是增加 SV，减少室壁张力和 MⅴO$_2$，增加内膜下灌注从而降低 LVEDP，维持 CPP。SNP 是一种更强效的动脉扩张药，可能会由于冠状动脉窃血现象或降低 CPP 而加重心肌缺血。它强有力的降压作用可作为处理围术期高血压疾病的首选药物，以及反流性瓣膜疾病中降低术中术后的后负荷。

尽管 NTG 和 SNP 可用来治疗心脏手术中的高血压，但它们都有显著的不良反应。NTG 作为原发性抗高血压药物使用，但对扩张动脉血管作用弱且很有限；SNP 是一种强效动脉扩张药物，但它与反射性心动过速有关，容易耐药、抑制低氧性肺血管收缩、增加颅内压、减少肾血流。给 SNP 时其潜在的氰化物毒性也是重点需要考虑的问题，剂量过量时常引起低血压，而且很难滴定。考虑到这些缺点，抗高血压的钙通道阻滞药如氯维地平和尼卡地平可能是更好的选择。

氯维地平是一超短效的、二氢吡啶左旋钙离子通道阻滞药，对小动脉阻力血管有直接作用而对静脉容量血管作用较弱。从快速启动降压到降压作用消失不过 1min 左右，使氯维地平特别适合术中急性高血压的处理。尼卡地平也是一种二氢吡啶类钙离子通道阻滞药，以选择性扩张动脉为作用模式，它对血流动力学的好处是降低体循环和冠状动脉阻力的同时增加冠状动脉血流。但尼卡地平在术后的使用可能受限，因为与氯维地平相比，它半衰期长、起效慢。尽管它在治疗充血性心力衰竭（CHF）时有扩张血管的好处，但这些药物很难用在围术期心室功能不全的治疗中。很明显 LCOS 的病例存在心脏泵功能衰竭合并灌注压不足，这时的情况

就需要血管活性药物和心脏活性药物联合使用（例如 NTG 或 SNP 联合肾上腺素或米力农，再加上去甲肾上腺素）。联合用药使选择效应更强。不良反应可被抑制，而增强需要的作用。为了使联合用药需要的作用达到最大化，需要经常用肺动脉导管和 TEE 评估心功能。这样就可以看到 Starling 曲线和压力 - 容积环随着治疗向左上移动。

（五）血管麻痹综合征与体外循环

血管麻痹综合征的概念是 90 年代末期提出，以严重的血管扩张造成的低血压为特点，对传统的儿茶酚胺或血管升压药无反应，与体外循环有关。它与术前使用血管扩张药有关，是心脏术后并发症和死亡率增加的危险因素之一。已报道两种停机后治疗血管麻痹综合征的药物，如血管加压素和亚甲蓝（MB）。

1. 血管加压素

精氨酸血管加压素（抗利尿激素）是一种肽类激素，由垂体后叶正常产生，通过控制肾集合管水的重吸收，对维持水的稳态起关键作用。静脉输注时，血管加压素起初对脓毒症和心室辅助装置移植有关的血管扩张性休克有强效的血管收缩作用。因为它的血管升压作用是通过不同于儿茶酚胺的机制（VP1 受体）介导的，停机后若发生血管扩张，血管加压素可用恒定速度输注来作为降低儿茶酚胺使用剂量的策略之一。血管加压素的缩血管作用可除外肺血管壁，使之成为治疗右心室功能不全相关低血压有吸引力的选择之一，但这一效果并未在人体实验中明确证实。报道的治疗剂量范围很宽，从 0.01～0.6U/min。使用血管加压素与皮肤坏死有关，所以用药时需小心并使用最低有效剂量。

2. 亚甲蓝

亚甲蓝（MB）是术中静脉内经常使用的药物，因为它能染色各种组织，抑制鸟苷酸环化酶因此抑制了环鸟苷酸腺苷（一种众所周知能增加血管平滑肌舒张的物质）产生。MB 用于严重血管扩张性休克的抢救，包括心脏手术。在一个血管紧张素转化酶抑制药的随机实验中，体外循环时给予 3mg/kg 剂量时，MB 能增加 SVR 和 MAP 而无不良反应，也能降低停机后的升压药剂量和血清乳酸水平。MB 引起短暂的尿液和皮肤变色，而且干扰脉氧仪的动脉氧饱和度监测。在一个 57 例心脏外科体外循环

手术的血管麻痹回顾性分析中，使用 MB 治疗血管麻痹与独立的预后不佳有关。使用 MB 也与 5- 羟色胺综合征的发生有关，因其抑制单氨酸氧化酶 A。在另一病例报道中，MB 与体外循环期间发生高铁血红蛋白症有关。这些报道提示需要更多有关 MB 安全性和预后不佳问题的研究。尽管越来越多的研究有担保，但谨慎的做法还是把 MB 只用作抢救药而非预防药。

七、主动脉内球囊反搏

IABP 是一种用来增加心肌灌注的装置，舒张期可增加冠状动脉血流，收缩期降低左心室负荷。

这个作用完成需依靠降主动脉近段的球囊间断充气放气来造成通过一定量的血液（通常 30～50ml）位移。用于这种目的的气体是二氧化碳（因为它在血中溶解度最高）或氦气（因其惰性特性和快速的弥散系数）。通过球囊控制面板的电子元件充气和放气与心动周期同步以产生反搏。有效应用 IABP 的效果是十分显著的，通常可看到 CO、LVEF、冠状动脉血流和 MAP 的改善、主动脉和心室收缩压、LVEDP、肺毛细血管楔压、LAP、HR 的降低、减少室早的发生频率，抑制房性心律失常。

（一）适应证和禁忌证

引入临床以来，IABP 的适应证有所增加（表 28-8）。IABP 最常见的用途是治疗心源性休克，这种情况可能发生在停机后或心脏手术后，特别是术前休克、急性心肌梗死后室间隔穿孔或二尖瓣反流需术前稳定血流动力学的患者，或心导管术中血流动力学失代偿的患者。难治性冠状动脉扩张导致的心肌缺血和后负荷下降的患者，为稳定血流动力学在心导管术前使用 IABP；严重冠心病患者在停跳或非停跳搭桥手术前预防性插入 IABP。

IABP 的禁忌证相对较少。尽管有用于主动脉关闭不全或降主动脉急性创伤患者成功的报道出现过，重度主动脉瓣反流或主动脉夹层仍是 IABP 的绝对禁忌证。其他相对禁忌证如下，这些情况是否使用 IABP 由医师决定。因为 IABP 引起的血流动力学改变理论上倾向于收缩期二尖瓣前向运动导致流出道梗阻加重，所以这些患者如果要使用该装

表 28-8　主动脉内球囊反搏的适应证和禁忌证

适应证	禁忌证
• 心源性休克	• 主动脉瓣关闭不全
– 心肌梗死	• 主动脉疾病
– 心肌炎	– 主动脉夹层
– 心肌病	– 主动脉瘤
• 停机失败	• 严重的周围血管疾病
• 术前患者的稳定	• 严重的非心脏性全身疾病
– 室间隔缺损	
– 二尖瓣反流	• 多发性创伤
• 非心脏外科手术患者稳定病情	
• 冠状动脉造影术中支持	• 签署放弃抢救的患者
• 移植过渡	• 二尖瓣 SAM 合并动力性流出道梗阻

SAM. 收缩期前向运动

置，需特别谨慎。

（二）时相与撤除

临床可应用多个不同厂家生产的 IABP 系统。基本面板设计包括心电图和动脉血压波形监护及打印，球囊容量监测，触发选择开关、充放气时间调节器、电源后备电池、储气罐。有些系统设计得相当精密，带有先进的计算机微处理电路，可通过起搏信号触发，或是可以检测和补偿异常节律比如心房颤动。还有可移动机器型号供地面、直升机或救援机转运患者使用。

为使 IABP 达到最佳效果，需要根据心动周期正确调整充放气时相。尽管有很多变量如球囊在主动脉内的位置、球囊容量、患者心律等影响 IABP 效果，有关球囊功能的基本原则仍必须遵守。球囊充气应与主动脉瓣关闭同步，否则导致主动脉瓣关闭不全和左心室张力升高。类似地，充气过晚导致冠状动脉灌注压降低。过早放气会引起不合适的后负荷减少，过晚放气尽管只是一过性地，但也增加左心室做功和后负荷。这些错误和正确的时相图在图 28-1 中列出。

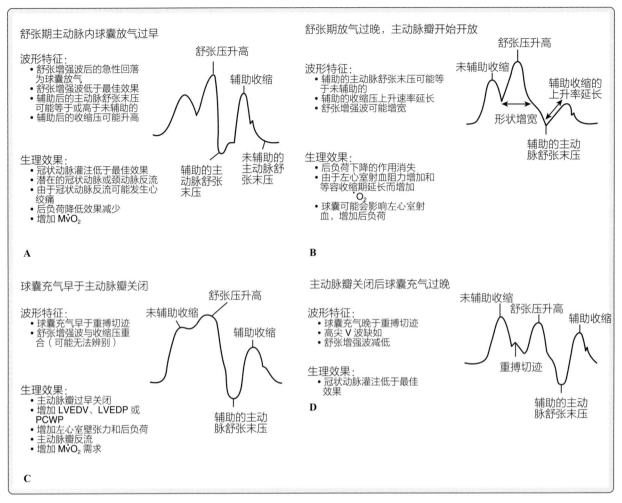

舒张期主动脉内球囊放气过早

波形特征：
- 舒张增强波后的急性回落为球囊放气
- 舒张增强波低于最佳效果
- 辅助后的主动脉舒张末压可能等于或高于未辅助的
- 辅助后的收缩压可能升高

生理效果：
- 冠状动脉灌注低于最佳效果
- 潜在的冠状动脉或颈动脉反流
- 由于冠状动脉反流可能发生心绞痛
- 后负荷降低效果减少
- 增加 $M\dot{v}O_2$

A

舒张期放气过晚，主动脉瓣开始开放

波形特征：
- 辅助的主动脉舒张末压可能等于未辅助的
- 辅助的收缩压上升速率延长
- 舒张增强波可能增宽

生理效果：
- 后负荷下降的作用消失
- 由于左心室射血阻力增加和等容收缩期延长而增加 O_2
- 球囊可能会影响左心室射血，增加后负荷

B

球囊充气早于主动脉瓣关闭

波形特征：
- 球囊充气早于重搏切迹
- 舒张增强波与收缩压重合（可能无法辨别）

生理效果：
- 主动脉瓣过早关闭
- 增加 LVEDV、LVEDP 或 PCWP
- 增加左心室壁张力和后负荷
- 主动脉瓣反流
- 增加 $M\dot{v}O_2$ 需求

C

主动脉瓣关闭后球囊充气过晚

波形特征：
- 球囊充气晚于重搏切迹
- 高尖 V 波缺如
- 舒张增强波减低

生理效果：
- 冠状动脉灌注低于最佳效果

D

▲ 图 28-1　IABP 触发时相调整不当导致的动脉波形变化

A. 球囊放气过早；B. 球囊放气过晚；C. 球囊充气过早；D. 球囊充气过晚；LVEDP. 左心室舒张末压；LVEDV. 左心室舒张末期容量；$M\dot{v}O_2$. 心肌氧耗；PCWP. 肺毛细血管楔压（图片由 Datascope Corporation, Fairfield, NI 提供）

只要患者心功能改善，IABP 的支持必须是逐步而不是突然撤除。正确应用合适剂量的血管扩张药和正性肌力药物可帮助撤除。球囊辅助比率的增大可一步步减少，从 1：1 反搏到 1：2 再到 1：4，每次都要有合适的间隔来观察，使血流动力学、CO 和 SvO2 改变、神经状态达到稳定。减到 1：4 或 1：8 反搏并适当观察后，球囊辅助整套装置可按以上方法之一安全撤除。如果选择经皮撤除，球囊撤除前要有适当的时间间隔来中和抗凝药物（如果用了）。

（三）并发症

IABP 使用的有关并发症很多（表 28-9），最常见的是血管损伤、球囊故障、感染。

表 28-9　主动脉内球囊反搏的并发症

血　管	其　他	球　囊
动脉损伤（穿孔、夹层）	溶血	穿孔（放置前）
主动脉穿孔	血小板减少	撕脱（放置时）
主动脉夹层	感染	放置错误
股动脉栓塞	跛行（撤机后）	气栓
外周栓塞	出血	导管意外拔出
穿入股静脉	截瘫	—
股血管假性动脉瘤	拔除困难	—
下肢缺血	脊髓坏死	—
骨筋膜室综合征	左乳内动脉栓塞	—
内脏缺血	动力性流出道梗阻加重	—

第六篇

术后管理

Postoperative Care

第 29 章
术后呼吸治疗
Postoperative Respiratory Care

Daniel Bainbridge　Davy C.H. Cheng　Thomas L. Higgins　Daniel T.　Engelman　著

侯新冉　译

要　点

- 心脏麻醉已经从根本上由高剂量麻醉技术转向使用中等剂量麻醉药、短效肌肉松弛药和挥发性麻醉药的更平衡的方法。
- 这种新的模式也引起了围术期疼痛管理的新兴趣，其中涉及多种技术以实现快速气管拔管，如区域阻滞、鞘内应用吗啡和补充非甾体抗炎药。
- 这一方案促使患者从传统重症监护病房的经典模式（脱机程序和密切观察）恢复到更符合恢复室惯例的早期拔管和快速出院的管理。
- 与常规大剂量麻醉相比，快速通道心脏麻醉似乎是安全的，但如果发生并发症不适合早期气管拔管，则应相应地修改管理策略。
- 快速通道心脏手术患者术后护理的初始管理包括确保手术室工作人员向心脏恢复区工作人员有效地交接，同时保持患者生命体征稳定。
- 体外循环术后肺部并发症相对常见，多达 12% 的患者会经历不同程度的急性肺损伤，约 1% 的患者需要气管切开以进行长期通气。
- 呼吸功能不全的危险因素包括高龄、糖尿病或肾衰竭、吸烟、慢性阻塞性肺病、外周血管疾病、既往心脏手术史，以及紧急或不稳定状态。
- 既往有慢性阻塞性肺病的患者有较高的可能性出现肺部并发症、心房颤动和死亡。
- 增加风险的手术室事件包括再次手术、输血、延长的体外循环时间和低心排血量状态，特别是需要机械支持装置辅助的低心排血量。
- 医院感染是术后并发症的重要原因。减少呼吸机相关性肺炎发生率的策略包括早期拔除胃和气管导管、正规的感染控制程序、洗手、患者半卧位体位、使用一次性热湿交换器及定时排出呼吸机回路冷凝液。
- 急性肺损伤和急性呼吸窘迫风险患者应转为肺保护性通气策略，包括维持吸气峰压低于 $35cmH_2O$，并将潮气量限制在 6ml/kg 理想体重。
- 允许性高碳酸血症可能是实施肺保护性通气策略所必需的。在肺动脉高压患者中应谨慎使用，因为酸血症会加重肺血管收缩进而损害右心室功能，减少心排血量。
- 妨碍脱离机械通气和拔管的情况包括谵妄、不稳定的血流动力学状态、呼吸肌功能障碍、肾衰竭伴液体超负荷和脓毒症。

- 短期通气支持患者的成功脱机可以通过任何不同的通气模式来实现。接受长期通气支持的患者需要个体化的方法，可能包括压力支持通气，同步间歇指令换气脱机或 T 管试验。无创通气有助于从完全支持通气过渡到完全脱离机械通气。
- 少数患者不能脱离通气支持。这类患者往往有持续的低心排血量状态，合并多器官系统衰竭。其长期脱机最好在专科护理单元完成，而非急性心血管恢复区。

心脏麻醉本身已经从根本上由高剂量麻醉技术转向使用中等剂量麻醉药，作用较短的肌肉松弛药和挥发性麻醉药的更平衡的方法。这一变化主要是由于人们认识到大剂量麻醉药延迟了外科手术后的拔管和恢复。这种新的模式也引起了人们对围术期疼痛管理的新兴趣。除了麻醉实践的变化外，准备进行心脏手术的患者类型也在改变。现在患者年龄更大，且有更多相关的并发症（卒中、心肌梗死、肾衰竭）。心脏手术的患者的恢复也发生了变化。虽然心脏外科手术常常与高死亡率和长时间的重症监护病房（ICU）相关联，但是使用中等剂量的麻醉药已经可以实现快速撤机和在 24h 内从 ICU 转出。这一变化促使人们从传统 ICU 方式中恢复患者的经典模式（脱机程序和密切观察）转变为更符合恢复室实践的早期拔管和快速出院的管理。

一、快速通道心脏外科管理

（一）麻醉技术

很少有试验比较过将吸入麻醉药用于快速通道心脏麻醉（FTCA）。几项研究检查了异丙酚与吸入剂的有效性，这些研究表明，在接受吸入剂治疗的患者中，出现心肌酶释放 [肌酸激酶 MB（CK–MB）、肌钙蛋白 I] 的减少和心肌功能的保留。

在 FTCA 中选择肌肉松弛药对于减少心脏恢复区（CRA）中可能延迟气管拔管的肌肉无力的发生率很重要。几项随机试验将罗库溴铵（0.5～1mg/kg）与潘库溴铵（0.1mg/kg）进行了比较，发现在 ICU 肌松残留的发生有显著差异，其中使用潘库溴铵的患者拔管时间有所延迟。

几项试验研究了 FTCA 期间不同短效麻醉药的使用。在这些试验中，发现芬太尼、瑞芬太尼和舒芬太尼均可实现早期气管拔管。麻醉药及其建议的剂量见框 29–1。

框 29–1　推荐的快速通道心脏麻醉剂量

诱导
- 麻醉镇痛药
  - 芬太尼 5～10μg/kg
  - 舒芬太尼 1～3μg/kg
  - 瑞芬太尼 0.5～1.0μg/（kg·min）静脉输注
- 肌肉松弛药
  - 罗库溴铵 0.5～1 mg/kg
  - 维库溴铵 1～1.5 mg/kg
- 镇静催眠药
  - 咪达唑仑 0.05～0.1mg/kg
  - 异丙酚 0.5～1.5 mg/kg

维持
- 麻醉镇痛药
  - 芬太尼 1～5μg/kg
  - 舒芬太尼 1～1.5μg/kg
  - 瑞芬太尼输注 0.5～1.0μg/（kg·min）静脉输注
- 镇静催眠药
  - 吸入麻醉剂 0.5～1 MAC
  - 异丙酚 50～100μg/（kg·min）

转移至心脏恢复区
- 麻醉镇痛药
  - 吗啡 0.1～0.2mg/kg
- 镇静催眠药
  - 异丙酚 25～75μg/（kg·min）

MAC. 最低肺泡有效浓度（引自 Mollhoff T, Herregods L, Moerman A, et al. Comparative efficacy and safety of remifentanil and fentanyl in 'fast track' coronary artery bypass graft surgery: a randomized, double-blind study. *Br J Anaesth*. 2001;87:718; Engoren M, Luther G, Fenn-Buderer N. A comparison of fentanyl, sufentanil, and remifentanil for fast-track cardiac anesthesia. *Anesth Analg*. 2001; 93:859; and Cheng DC, Newman MF, Duke P, et al. The efficacy and resource utilization of remifentanil and fentanyl in fast-track coronary artery bypass graft surgery: a prospective randomized, double-blinded controlled, multi-center trial. *Anesth Analg*. 2001;92:1094.）

（二）支持快速通道心脏恢复的证据

几项随机试验和一项随机试验的 Meta 分析解决了 FTCA 安全性的问题。没有一项试验能够证明快速通道麻醉组和常规麻醉组在预后方面存在差异。对随机试验的 Meta 分析结果支持快通道组，其带管时间减少了 8h（图 29-1），ICU 停留时间（LOS）减少了 5h。但是，住院时间没有统计学差异。

与常规的大剂量阿片类麻醉相比，FTCA 显得更安全。它可显著减少通气时间和 ICU 停留时间，而不会增加术中意识或其他不良事件的发生率。FTCA 在降低成本和资源使用方面似乎很有效。因此，它已成为许多心脏中心的标准管理。在许多机构中，通常的做法是将所有患者都视为 FTCA 的候选人，其目标是实现每个患者尽早进行气管拔管。但是，如果发生并发症妨碍早期气管拔管，则应相应调整治疗策略。研究人员证明，延迟气管拔管（＞ 10h）的危险因素包括高龄、女性、术后使用主动脉球囊反搏（IABP）、正性肌力药维持、出血和房性心律失常。延长 ICU 停留时间（＞ 48h）的危险因素包括延迟气管拔管的危险因素再加上术前 MI 和术后肾功能不全。应注意避免大量出血（抗纤溶药），并预防性或治疗性处理心律失常（β 受体拮抗药、胺碘酮）。

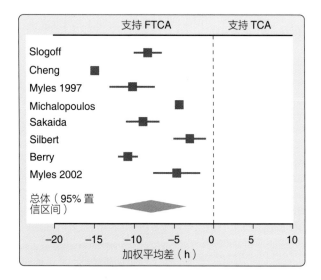

▲ 图 29-1 森林图显示拔管时间的加权平均差。总体效果是拔管时间减少了 **8.1h**

FTCA. 快速通道心脏麻醉；TCA. 传统的心脏麻醉 [引自 Myles PS, Daly DJ, Djaiani G, et al. A systematic review of the safety and effectiveness of fast-track cardiac anesthesia. Anesthesiology. 2003;99(4):982-987.]

二、快速通道心脏麻醉患者的初始管理：最初 24h

到达 CRA 时，对心脏病患者的初始管理包括确保从手术室（OR）人员到 CRA 人员的管理有效交接，同时保持患者生命体征稳定。麻醉医师应将重要的临床参数传达给 CRA 团队。为此，许多中心已经设计了交接单以帮助管理交接。应记录患者的体温，如果体温低，则应采取主动的加温措施，以将患者复温至 36.5℃。可以使用小剂量的哌替啶（12.5～25mg 静脉注射）治疗寒战。然而，发热在心脏手术后的最初 24h 内经常发生，可能与神经认知功能障碍相关，这可能是体外循环（CPB）加速复温引起的神经系统损伤的结果（框 29-2）。

（一）通气管理：从接收到气管拔管

通气要求应以患者早期气管拔管为目标进行管理（框 29-3）。接收后半小时内抽取首次动脉血气（ABG），然后根据需要重复进行。患者应保持清醒、合作、血流动力学稳定，且无活动性凝血病所致的出血。呼吸力量应通过握力或抬头来评估，以确保神经肌肉阻滞完全逆转。患者的体温应高于 36℃，最好体温正常。当满足这些条件且 ABG 结果在参考范围时，可以进行气管拔管。气管拔管后约 30min 应抽取 ABG，以确保充分通气并维持动脉血氧分压（PaO₂）和动脉二氧化碳分压（PaCO₂）。由于呼吸衰竭、血流动力学不稳定或大量纵隔引流而无法拔管的患者，需要采用更复杂的撤机策略。

一些患者可能在手术室拔管后到达。应格外注意这些患者，因为他们随后可能会出现呼吸衰竭。在最初的几个小时内，应每 5min 监测一次患者的呼吸频率。接收时和 30min 后应抽取 ABG，以确

框 29-2　快速通道心脏麻醉患者的初始管理
• 正常体温
• 血红蛋白＞ 7g/dl
• PaCO₂ 35～45mmHg
• SaO₂ ＞ 95%
• 平均动脉压＞ 50～70mmHg
• 钾 3.5～5.0mEq/L
• 血糖＜ 10.0mmol/L（＜ 200mg/dl）

PaCO₂. 动脉二氧化碳分压；SaO₂. 动脉血氧饱和度

框 29-3　初始撤机拔管试验的通气管理目标

初始通气参数
- A/C 频率 10～12 次 /min
- 潮气量 8～10ml/kg
- PEEP 5cmH$_2$O

动脉血气的维持
- pH 7.35～7.45
- PaCO$_2$ 35～45mmHg
- PaO$_2$ > 90mmHg
- 饱和度 > 95%

拔管标准
- 符合上述条件的标准动脉血气
- 清醒和警觉
- 血流动力学稳定
- 无活动性出血（< 400ml/2h）
- 温度 > 36℃
- 肌肉力量恢复（> 5s, 抬头 / 紧握手）

A/C. 辅助 / 控制通气；PaCO$_2$. 动脉二氧化碳分压；PaO$_2$. 动脉血氧分压；PEEP. 呼气末正压

框 29-4　出血患者的管理

- 复查活化的凝血时间、凝血酶原时间、国际标准化比率和血小板计数
- 如果因过多的肝素引起出血（回输机血），则应给予鱼精蛋白治疗
- 即使出血继发于纤维蛋白原减少，则应使用血小板、新鲜冰冻血浆和冷沉淀治疗
- 如果凝血功能正常，如果出血仍持续，则应考虑凝血因子Ⅶa
- 外科因素应再次开胸探查

保患者没有二氧化碳潴留。如果患者的呼吸功能受损，则应提供呼吸支持。简单的措施，如提醒呼吸，对麻醉性镇痛药或镇静药残留的患者可能有效。低剂量的纳洛酮（0.04mg 静脉注射）也可能有益。持续气道正压通气（CPAP）、双水平气道正压通气（BiPAP）或无创通气（NIV）的试验可能会提供足够的支持，以保证足够的通气。应避免再次插管，因为这可能会延迟恢复；但是，如果前面提到的措施失败，出现低氧血症、高碳酸血症和意识水平下降，再次插管则是必需的。

（二）出血管理

入 ICU 后应每 15min 检查一次胸管引流，以评估患者的凝血功能。尽管失血通常分为外科性出血和内科性出血两种类型，但确定出血原因通常很困难。如果在最初的 1h 内出血量超过 400ml/h，在最初的 2h 内每个小时超过 200ml/h 或在最初的 4h 内每小时超过 100ml/h，则应考虑将患者送回手术室进行开胸探查。临床情况必须针对每个患者进行个体化，但是对于已知患有凝血病的患者，在接受开胸探查术之前可以接受更多的失血（框 29-4）。

（三）电解质管理

低钾血症在心脏外科手术后很常见，尤其是在术中使用利尿药的情况下。低钾血症会导致自律性增加，并可能导致室性心律不齐、室性心动过速或心室颤动。处理包括补钾（50ml 5% 葡萄糖加入 20mEq 钾持续输注 1h 以上），直到血钾水平超过 3.5mEq/ml。对于因兴奋性程度增加而导致的频繁室性早搏的患者，可能需要血清钾水平为 5.0mEq/ml。低镁血症会导致心室预激，并可能导致心房颤动（AF）。这种疾病在营养不良和慢性病患者中很常见，在心脏外科手术中经常发生。管理包括间歇性的大剂量镁 1～2g，持续 15min。低钙血症在心脏手术期间也很常见，可能会降低心脏收缩力。可能需要间歇性推注氯化钙或葡萄糖酸钙（1g）（框 29-5）。

（四）疼痛管理

心脏手术后的疼痛控制已成为一个关注点，因为麻醉性镇痛药的剂量已经减少，以促进快速通道方案实施。静脉使用吗啡或氢吗啡酮仍是心脏手术后患者疼痛的主要治疗手段。最常见的方法是按患者需求由护士提供静脉内吗啡，由于心脏恢复区通常采用 1∶1 至 1∶2 的护理方式，因此这种治疗方法仍然很受欢迎。但是，随着护士覆盖率的灵活改变及导致的更高的护士与患者的配比，使用患者自控镇痛（PCA）吗啡变得越来越流行。术前服用阿片类药物的年轻的患者或手术当天转移到常规病房的患者可从 PCA 这种疼痛管理中受益（框 29-6）。

三、术后并发症的管理

心脏外科手术后并发症较为常见。尽管许多都是短暂的，但某些并发症（如卒中）是长期的灾难性事件，会严重影响患者的功能状态。对于这些

框 29-5　常见的电解质异常和可能的治疗选择

低钾血症（钾＜ 3.5mmol/L）

- SSx: 肌肉无力，ST 段压低，"u" 波，T 波平坦，心室预激
- Rx: 通过中心静脉导管以 10～20mEq/h 静脉输注氯化钾

高钾血症（钾＞ 5.2mmol/L）

- SSx: 肌肉无力，T 波高尖，P 波消失，PR/QRS 延长
- Rx: $CaCl_2$ 1g，胰岛素 / 葡萄糖，HCO_3^-，利尿药，过度通气，透析

低钙血症（离子钙＜ 1.1mmol/L）

- SSx: 低血压，心力衰竭，QT 间隔延长
- Rx: $CaCl_2$ 或葡萄糖酸钙

高钙血症（离子钙＞ 1.3mmol/L）

- SSx: 精神状态改变，昏迷，肠梗阻
- Rx: 透析，利尿药，普卡霉素，降钙素

高镁血症（镁＞ 0.7mmol/L）

- SSx: 虚弱，缺乏反射
- Rx: 停止输注镁，利尿

低镁血症（镁＜ 0.5mmol/L）

- SSx: 心律失常，PR 和 QT 间隔延长
- Rx: 输注镁剂 1～2g

$CaCl_2$. 氯化钙；HCO_3^-. 碳酸氢盐；Rx. 治疗；SSx. 体征和症状

并发症中的许多类型，已经对其发病率和诱发因素进行了详尽的研究。许多并发症具有特定的管理事项，可以改善术后恢复（框 29-7）。

四、呼吸功能不全的危险因素

可以预期某些心脏外科手术患者可能会出现呼吸系统并发症。急性肺损伤（ALI）有时会发展为急性呼吸窘迫综合征（ARDS），其在心脏病患者术后的发生率最高可达 12%。大约 6% 的心血管手术患者需要呼吸机支持 72h 以上；大约 1% 的患者需接受气管切开术以促恢复和脱离长期机械通气支持。

肺部特别容易受到伤害，因为各种干扰因素可能会直接影响肺（肺不张、积液、肺炎）或间接影响肺（由于心力衰竭引起的液体过负荷；由于 CPB 导致炎性介质释放、休克状态或感染；或由于呼吸泵功能的改变，如膈神经损伤）。术后状况部分取决于患者术前的肺储备以及手术所造成的打击。因此，由于限制性肺部疾病而导致肺活量降低的患者正在接受微创外科手术，相比于相对健康的患者同

框 29-6　心脏外科手术后的疼痛管理方案

患者自控镇痛

- 在降级的护理单元可能获益
- 在七项随机试验中的两项中显示，可减少 24h 吗啡的用量

鞘内注射吗啡

- 剂量研究：500μg～4mg
- 可能从减少静脉使用吗啡中获益
- 可能在减少 VAS 疼痛评分中获益
- 潜在的呼吸抑制
- 理想剂量未确定，可能范围为 250～400μg

胸膜硬膜外给药方案

- 文献中的常用剂量：
  - 罗哌卡因 1% 含 5μg/ml 芬太尼，3～5ml/h
  - 丁哌卡因 0.5% 含 25μg/ml 吗啡，3～10ml/h
  - 丁哌卡因 0.5%～0.75%，2～5ml/h
- 降低疼痛评分
- 带管持续时间较短
- 硬膜外血肿的风险难以量化

非甾体抗炎药

- 文献中的常用剂量：
  - 吲哚美辛 50～100mg PR bid
  - 双氯芬酸 50～75mg PO / PR 每 8h 一次
  - 酮咯酸 10～30mg IM / IV 每 8h 一次
- 减少麻醉性镇痛药的使用
- 药物种类多，难以确定给定药物的优越性
- 可能增加严重不良事件发生率（使用 COX-2 特异性抑制药的试验）

bid. 每日两次；IM. 肌内注射；IV. 静脉注射；PO. 口服；PR. 经直肠；VAS. 视觉模拟量表

框 29-7　心脏外科手术后并发症的治疗

卒中

- 支持治疗
- 避免潜在的加重因素（如高血糖、体温过高、严重贫血）

谵妄

- 通常自限
- 需要密切观察
- 可能需要镇静药（咪达唑仑、劳拉西泮）

心房纤颤

- 心率控制：钙通道阻滞药、β 受体拮抗药、地高辛
- 节律控制：胺碘酮、索他洛尔、普鲁卡因胺
- 预防血栓栓塞：用于心房颤动＞ 48h 患者

左心室功能障碍

- 容量
- 正性肌力药：肾上腺素、米力农、去甲肾上腺素
- 机械支持：主动脉内球囊反搏

肾衰竭

- 去除肾损伤药物（非甾体抗炎药、抗生素）
- 必要时支持血流动力学
- 支持治疗

时进行冠状动脉旁路移植术（CABG）和瓣膜置换术这种更长的手术、麻醉和 CPB 时间，其术后肺部疾病的发生率可能更低。呼吸肌无力导致术后肺功能障碍，预防性吸气肌肉训练已显示可改善呼吸肌功能、肺功能和气体交换功能，减少延迟拔管的发生。

（一）根据术前状态评估风险

胸外科医师协会全国成人心脏外科手术数据库在美国已广泛使用，除提供死亡率预测外，它还提供了定制的模型来预测长期通气支持的可能性。欧洲心脏手术风险评估系统（EuroSCORE）在欧洲很常用。结果风险调整模型的共同因素包括年龄、性别、体表面积、是否存在糖尿病或肾功能衰竭、慢性肺病、周围血管疾病、脑血管疾病、既往心脏手术史以及紧急情况或不稳定状态。患有慢性阻塞性肺疾病的患者肺部并发症（12%）、心房颤动（27%）和死亡（7%）的发生率更高。

（二）手术室事件

当有足够的人员和设备来实施可能难以进行的再次插管时，明确困难插管的患者对于计划拔管至关重要。再次手术的患者是有风险的，部分原因是再次手术的 CPB 时间更长、输血使用增加以及该人群出血的可能性更高。CPB 持续时间的长短被反复确定为危险因素，并且 CPB 时间与炎性细胞因子释放之间存在相关性。

（三）手术后事件

如果患者未在"手术台上"拔管，则预期的 ICU 疗程是短暂通气支持，期间患者会被保温、允许其醒来并观察出血或血流动学不稳定。在低危患者中，短时（8h）治疗方案比标准的 ICU 过夜治疗方案可以更低的成本获得临床结果。进入 ICU 时，手术室团队应将手术前的风险、插管困难问题和手术室事件告知 ICU 团队。框 29-8 概述了常规拔管前应满足的标准。

卫生保健机构获得性感染是术后并发症和费用增加的重要原因，包括肺炎、败血症和艰难梭菌结肠炎。任何接受持续机械通气的患者都可能发生医院获得性肺炎，特别是呼吸机获得性肺炎（VAP）。根据疾病控制与预防中心（CDC）的标准

框 29-8　术后早期拔管前要达到的标准

- 神经系统：清醒，神经肌肉阻滞完全消失（抬头 ≥ 5s）；遵嘱，能够咳嗽和保护呼吸道
- 心脏：没有机械辅助装置循环稳定；心脏指数 ≥ 2.2L/（m² · min）；MAP ≥ 70mmHg；无严重心律失常
- 呼吸：可接受的 CXR 和 ABG（pH ≥ 7.35）；分泌物少，在 CPAP 或 T 形件上舒适，自发呼吸频率 ≤ 20 次 /min；MIP ≥ 25cmH₂O；或者，成功的 SBT 定义为 RSBI < 100 和 PaO₂/FiO₂ ≥ 200
- 肾：利尿良好；尿量 > 0.8ml/（kg · h）；术中或 CPB 过程中没有明显的液体超负荷或 SIRS
- 血液学：胸管引流量少
- 体温：完全恢复温暖；无主动寒战

ABG. 动脉血气；CPAP. 持续气道正压；CPB. 体外循环；CXR. 胸部 X 线片；MAP. 平均动脉压；MIP. 最大吸气压力；PaO₂/FiO₂. 动脉氧分压与吸入氧浓度的比值；RSBI. 快速浅呼吸指数；SBT. 自发呼吸试验；SIRS. 全身性免疫反应综合征

评估，心脏外科手术患者医院获得性肺炎的发生率在 3%~8%，但对于新的肺部浸润、呼吸急促或低氧血症在临床医师根据其他解释进行评估时，这些数字会偏低。使用保护性标本刷和定量培养技术诊断 VAP 时，ICU 患者 VAP 的历史风险约为每天通气的 1%。可以有效减少 VAP 发生率的策略包括尽早拔除鼻胃管或气管插管、正式的感染控制程序、洗手、患者半卧位、每日镇静"空白期"、避免不必要的再次插管、足够的营养支持、避免胃过度扩张、使用经口插管而不是经鼻插管、从呼吸机回路排空冷凝水，以及保持足够的气管插管套囊压力。

（四）急性肺损伤和急性呼吸窘迫综合征的诊断

ARDS 可能是输血或 CPB 的并发症，或更常见于术后患者，它与心源性休克、败血症或多系统器官衰竭有关。ARDS 的病理改变包括由内皮和 I 型肺泡上皮细胞坏死引起的弥漫性肺泡损伤，以及由内皮屏障的破坏和随后的血管通透性增加引起的非心源性肺水肿。ARDS 的渗出阶段发生在诱发事件发生后的前 3 天，被认为是由嗜中性粒细胞活化和隔离所介导。最终，由于内皮通透性增加，肺泡腔充满了液体。

临床表现通常是急性发作的严重低氧血症，氧疗效果不佳，其动脉血氧分压与吸入氧浓度之比（PaO₂/FiO₂ 或 P/F）小于 200mmHg。传统上，

ARDS 仅在没有左心衰竭的情况下才能诊断，这是导致心脏衰竭的心脏术后患者的诊断复杂化的一个因素。ARDS 的其他表现包括肺顺应性降低（＜ 80ml/cmH_2O）和胸部 X 线片显示双肺浸润影。

ARDS 的增生期出现在第 3 至 7 天，此时炎症细胞被嗜中性粒细胞释放的趋化因子招募聚集。在此阶段，正常的修复过程会清除碎屑并开始修复，但是混乱的修复过程可能会导致过度的纤维化、坚硬的肺和低效的气体交换。有证据表明，谨慎的输液和呼吸机管理可能会影响该过程。目前对已知或疑似肺损伤患者的临床实践是限制吸气压力。最大的"安全"吸气压力尚不清楚，但有证据支持对 ALI 风险的患者的最高吸气压力保持在 35cmH_2O 以下，并将潮气量限制在小于 6ml/kg 理想体重。

五、急性肺损伤或急性呼吸窘迫综合征患者的其他治疗

如果在低潮气量下无法达到正常的二氧化碳分压（PCO_2）水平，则维持肺保护性通气策略会涉及允许性高碳酸血症。酸碱的变化必须仔细监测，特别是在有反应性肺血管系统的患者中。较低的潮气量，辅以较高的呼气末正压（PEEP），会促进肺泡复张，从而改善氧合。极端来说，ALI 患者可采用高频振荡通气，这实际上是高 PEEP，且很小（小于死区）但高频给予的潮气量。针对常规治疗失败的患者的其他技术包括体外二氧化碳去除、体外膜氧合（ECMO）、吸入一氧化氮和吸入前列环素。当肺动脉高压危及心脏移植时，吸入一氧化氮在减少右心室功能障碍方面起着确定性的作用。

健康的心脏外科手术患者通常不需要太多的 PEEP。较高的 PEEP 水平可能会降低心排血量，除非已经使用容量负荷通过维持透壁充盈压来稳定前负荷。当右心室功能异常时，特别是如果右冠状动脉受损时，PEEP 的作用最为显著。PEEP 既不能预防 ARDS 的发展，也不能减少涉及 CPB 的心脏外科手术后的纵隔出血量。大多数临床医师在机械通气患者中常规使用 5cmH_2O 的 PEEP。但是，可能需要更高水平的 PEEP（通常为 8～15cmH_2O）来维持 ALI 或正在发生的 ARDS 患者的氧合。PEEP 在术后患者中的应用通常涉及平衡心脏和肺目标。

六、妨碍脱机和拔管的因素

影响去除机械通气支持的因素包括谵妄、神经系统功能障碍、不稳定的血流动力学状态、呼吸肌功能障碍、伴有液体超负荷的肾衰竭和败血症。图 29-2 概述了一种从机械通气中识别是否准备脱机的方法以及可能的其他脱机方法。早期动员，包括正式的锻炼计划，可以促进重症患者肌肉代谢性分解的恢复能力。

七、呼吸机支持模式

在手术室外部使用的正压呼吸机呼吸回路无重复吸入，为容量或压力限制型，由流量变化或压力变化触发。现代呼吸机均包含多种通气支持模式，可满足指令通气或患者触发通气。最常用的正压通气模式是辅助控制通气（A/C）、同步间歇性强制通气（SIMV）和压力支持通气（PSV）。使用容量模式时，临床医师可以设置吸气流速、目标潮气量和吸气时间，而吸气峰值压力则取决于患者的肺顺应性以及与呼吸机的同步性。只要不超过压力极限，容量控制可确保恒定给予设定的潮气量。但是，对于非均质的肺部疾病，给定的潮气量倾向于流向阻力较小的区域，这可能导致健康的肺部过度扩张，而萎陷肺部节段膨胀不足，从而导致通气/血流比（V/Q）失调。

间歇性强制通气（IMV）和后来的 SIMV 有助于患者从机械通气支持中撤机。无论采用哪种 IMV 方式，临床医师都预设基本的呼吸频率，其余的由患者的自主呼吸进行补偿。但是，与辅助控制通气相反，患者自发呼吸的潮气量取决于患者自身的呼吸强度和肺顺应性，而不是作为预设量给予。SIMV 模式适用于肺部功能正常，正处于从阿片类药物麻醉中恢复阶段的患者。脱机时通过逐渐减少 IMV 的指令频率，让患者自己逐步恢复越来越多的自主呼吸。SIMV 模式已用于复杂病例的脱机，但如果 IMV 频率很低，而患者自主呼吸潮气量无法达到足以触发肺的牵张感受器，脱机过程就会停滞。在这种情况下，患者可能会出现呼吸急促，脱机尝试失败。

压力支持通气

PSV 是一种主要的脱机工具，必须与压力控制

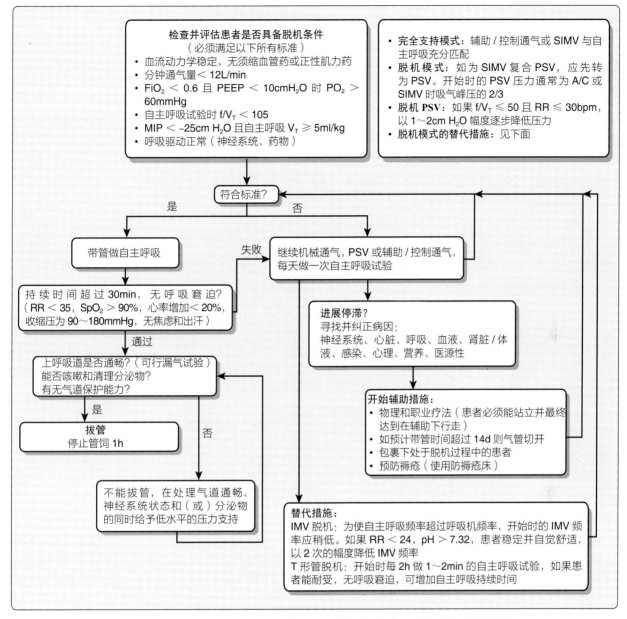

▲ 图 29-2 该流程图适用于在心胸重症监护室接受短期和长期通气支持的患者

所有患者均需要定期评估是否准备脱机，如果符合标准，则有资格进行拔管前的自主呼吸试验。不符合标准的患者应维持机械通气，直到达到标准。脱机过程可采用压力支持通气（PSV）；如果不行，替代方法包括间歇性强制通气（IMV）脱机和T形管脱机。在脱机过程中进展停滞的患者应进行全面检查，并对各个器官系统进行评估，以寻找原因并纠正。A/C. 辅助控制模式；bpm. 每分钟呼吸次数；FiO_2. 动脉氧分压与吸入氧浓度的比值；f/VT. 呼吸频率与潮气量比；MIP. 最大吸气压力；PEEP. 呼气末正压；PO_2. 氧气分压；RR. 呼吸频率；SIMV. 同步间歇指令通气；SpO_2. 通过脉搏血氧饱和度测定的氧饱和度

通气区分开来，后者通常在通气的维持阶段使用。PSV 可以与 CPAP 或 SIMV 模式结合使用。压力支持通过临床医师设定的压力水平来增加患者的自发吸气强度。PSV 公认的优势包括改善患者的舒适度、减少呼吸做功和脱机迅速。每次 PSV 呼吸的潮气量取决于预设的吸气辅助压力和患者的肺顺应性。长期通气支持的患者在脱机时采用 PSV 可使患者的呼吸肌承担一部分负荷，同时增加潮气量，从而防止肺不张，充分拉伸肺部受体，并使患者的自发呼吸频率保持在正常的生理范围内。

八、脱机

终止机械通气时，需要进行两步决策。首先，患者需要进行机械通气的病因应当纠正。患者不能有败血症、血流动力学不稳定或过多的呼吸道分泌物。如果满足这些一般标准，再评价是否满足脱机的特定标准，包括氧合（通常在 35% 的吸氧浓度和低水平的 PEEP 上 $PaO_2 > 60mmHg$）、充足的氧气输送（可通过氧气提取率测量，或假设心脏指数正常时，不存在乳酸性酸中毒）、呼吸力学指标正常（潮气量、最大吸气压力）和足够的呼吸储备（静息状态分钟通气量 < 10L/min），以及较低的频率与潮气量之比（f/Vt < 100；请参阅下一节），提示患者在正常的呼吸频率下有足够的潮气量。

（一）脱机过程

从机械通气支持中撤机的实际过程必须个性化，没有"一刀切"的方法。对于短期通气支持的患者，可以逐渐减低呼吸机的通气频率，每次减少 2 次 /min；但以每次减少 2 次 /min 的幅度，长期通气支持的患者通常难以从 SIMV 过渡为 CPAP。脱机的经典方法是将完全的通气支持与 T 管交替使用，并逐渐延长通过 T 管自主呼吸的时间。这种方法有效，但它很费时，因为它需要设置额外的设备并且还需要护士或呼吸治疗师随时守在床旁。每次脱机尝试期间，呼吸治疗师应在床旁立即可用。T 管试验期间，放空套囊会显著降低膈肌的抵抗。因此，对于难以脱机的患者，放空套囊的脱机试验可能会更加符合生理条件。在 T 管试验期间，无法进行呼吸监测、显示潮气量和呼吸机报警。更常见的是，使用压力支持（IMV 或 CPAP）辅助脱机，不与呼吸机及其报警系统脱开。

我们倾向于仅在压力支持下进行 CPAP 脱机（即没有额外的 IMV 频率），因为机械通气会在评估患者的进展过程中多引入了一个变量。应用足够的 CPAP 维持肺泡开放（通常为 5～8cmH₂O，但从 ALI 或 ARDS 恢复时通常更高），然后滴定压力支持水平，从而为患者提供足够的潮气量，以降低呼吸频率至 24 次 /min 以下。快速的呼吸频率不利于脱机，因为在收缩过程中膈肌的血流受到限制。随着患者运动耐力的提高，可以每次减少 2～3cmH₂O 的幅度降低压力支持水平。通常还需要解决液体超负荷、营养支持和其他非呼吸因素，以实现降低压力支持的目的。

（二）阻碍脱机的因素

脱机会改变肺血管阻力，从而影响心排血量。肺血管阻力的增加可导致室间隔移位，进而引起右心室和左心室功能下降。因此，在血流动力学不稳定的患者中尝试脱机几乎没有意义。对于这类患者，我们的方法是采用完全支持，必要时使用镇静药和神经肌肉松弛药，直到心脏问题得到解决。

（三）气管切开

长时间的气管插管会损坏呼吸道上皮和纤毛，并可能导致声带损伤和气道狭窄。如果预期机械通气时间超过 14d，则应考虑尽早进行气管切开术。气管切开术的其他适应证包括气道分泌物过多或黏稠，患者无法自己清除。气管切开术的相对禁忌证为纵隔感染或气管切开处感染，因为呼吸道分泌物可能会污染纵隔。

（四）无法脱机

尽管付出了最大努力，但仍有少数患者无法从呼吸机支持中撤机。但是，预测模型很少能确定哪些患者将无法从进一步的重症监护中受益。

患者不能脱机很少是一个单一的问题，而是多种疾病之间相互作用的结果。在这种情况下，应与患者（如果患者具有决策能力）或健康代理人进行坦诚交流，明确进一步治疗的益处与负担。向医院的伦理委员会咨询可能会很有帮助。明确地评估哪些问题可以"解决"，哪些问题是不可逆的，将确定下一步的处理方案。低心排血量综合征患者无法解决其多器官功能衰竭问题，因此他们会持续依赖包括呼吸机和血液透析在内的高科技支持。除非患者是长期心室辅助设备或心脏移植的候选人，否则他们将面临技术支持能力的缓慢下降，最终将是无法治愈的感染。相反，在没有持续性败血症和器官系统衰竭的情况下，营养不良和不适应有时会通过长期康复改善，这种患者可以在进行长期呼吸机支持的医疗机构中治疗，比住在治疗急性病的医院更好。关键问题是患者是否具有足够的储备，因为如果没有足够的心肺储备来承受压力，即使解决了所有可补救的问题，患者也无法脱离医疗技术的支持。

第 30 章
术后心血管管理
Postoperative Cardiovascular Management

Jerrold H. Levy　Kamrouz Ghadimi　James M. Bailey　James G. Ramsay　著

宋宗斌　译

要　点

- 术后循环管理的目标是维持适当的氧输送和氧供以满足组织代谢的需要。
- 心脏手术导致患者心功能恶化，改善心功能障碍的治疗非常重要，多数治疗在手术几天后即可停用。
- 心肌缺血常发生于术后，与预后不良相关。已开展多项临床策略相关研究以预防此类并发症。
- 术后双心室功能障碍较为常见，需要调控心率和心律，维持可以接受的前负荷，调整后负荷与心肌收缩力。大多数患者术后 24h 即可以停止药物干预。
- 以心房颤动为主的室上性心动过速在术后早期较常见。术前和术后即刻给予药物治疗可降低其发生率，并有助于减缓心室反应。
- 术后高血压是心脏手术后常见的并发症。与非选择性药物相比，新型血管扩张药具有更强的动脉选择性，循环稳定性更佳。
- 儿茶酚胺类、磷酸二酯酶抑制药和钙致敏药左西孟旦已被用于双心室功能障碍的治疗研究。
- 磷酸二酯酶抑制药和左西孟旦是有效的血管扩张药物，在低心排心量和双心室功能障碍治疗中发挥重要作用。
- 长时间体外循环可导致顽固性血管扩张状态（称为血管麻痹综合征），需联合应用血管加压药，如去甲肾上腺素和血管加压素。
- 正压通气对心血管系统具有多重效应，心脏手术后患者应充分考虑其复杂的相互作用。
- 经导管主动脉瓣置换术合并围术期并发症患者的重症监护管理包括了解和处理医源性血管损伤、卒中、显著的瓣周漏和（或）心脏传导异常的术后后果。
- 使用经食管超声心动图来确定心肌功能和评估心血管结构可能有利于心胸手术后的血流动力学管理。超声心动图尤其有助于诊断梗阻性休克的原因，包括心包积液导致的心脏压塞改变。
- 超声心动图在静脉和静脉动脉体外膜氧合（ECMO）的日常管理中可以优化血流动力学不稳定的诊断，解决 ECMO 管理过程中遇到的常见问题，并帮助患者脱离机械支持。

随着老龄化和危重患者接受心脏外科手术增多，术后心血管功能障碍越来越多见。双心室功能障碍和血流动力学改变常在心肺转流术（CPB）后出现，但在非转流心脏手术后也可出现。在患者心室功能和循环改善前，需要对心脏手术后患者在适宜的监测及设备辅助的同时给予药物治疗。

一、氧供

术后循环调控的目标是维持氧输送（如氧供应，DO_2）以满足组织代谢的需要。氧输送是心排血量（CO）与动脉血氧含量（CaO_2）[血红蛋白浓度（HB）乘以每克血红蛋白所含的氧 1.34ml，再乘以血氧饱和度（SaO_2），即 $HB × 1.34 × SaO_2$] 的乘积。氧供受心血管及呼吸系统多种因素的影响，如图 30-1 所示，低心排心量、失血性贫血和肺部疾病都能引起氧供的降低。在改变心肌收缩力等影响 CO 的决定因素之前，应调整血红蛋白浓度和足够的 SaO_2，从而使 CO 的增加能够提供最大限度的 DO_2。

任何原因的低氧血症都可减少氧供，机械通气的患者可通过提高吸入氧浓度（FiO_2）和呼气末正压通气（PEEP）来达到可接受的动脉氧分压（PaO_2）。自主呼吸的患者应用呼气末正压通气或持续气道正压通气（CPAP）可通过降低肺内分流来增加 PaO_2；然而，静脉回流将减少，导致心排血量减少，尽管动脉氧分压增加，但氧供减少。应用呼气末正压通气时监测心排血量非常重要。增加血容量可抵消呼气末正压通气对 CO 的不利影响。

心脏内右向左分流可导致不明原因的低氧血症，最常见的原因是卵圆孔未闭。当右心压力异常增高时容易出现这一情况，如应用过高水平的呼气末正压通气。如果怀疑是右向左分流导致，应该做超声心动图检查，并采取措施降低右心压力。因此需要减少直接扩血管药物的剂量或者尝试其他的药物。

氧供不能增加至可接受的水平时，表现为器官功能下降或乳酸血症，在等待心脏或肺功能改善的同时可采取措施降低氧耗（$\dot{V}O_2$）。例如，镇静和麻醉可争取一部分时间，使可逆的术后心肌抑制得以改善。

二、温度

心脏术后患者被送入 ICU 时核心温度经常低于 35℃，特别是非体外循环的心脏手术后。心脏外科手术中和术后典型的体温变化曲线和血流动力学结局见图 30-2。体外循环后患者体温下降部分是由于体内热量的再分布，部分是由于热量的散失。监测血液和大脑以外的身体部位（如膀胱、鼓膜温度）可以帮助提供更彻底的复温。但体外循环后体温通常都会下降，特别是遇到困难时胸部长期保持开放状态，在这种情况下，一定程度的低体温几乎是不

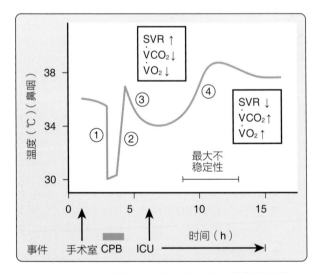

▲ 图 30-2 心脏手术过程中和手术后的鼻咽温度

① 体外循环（CPB）核心（即血液）降温；② CPB 核心升温；③ 与 CPB 分离后的降温度（T）；④ 入住重症监护室（ICU）后复温。低体温导致患者入 ICU 时全身血管阻力（SVR）增加，二氧化碳生成（$\dot{V}CO_2$）和耗氧量（$\dot{V}O_2$）减少。在快速复温度，SVR 减少在、$\dot{V}CO_2$ 和 $\dot{V}O_2$ 增加，这些变化可导致明显的心脏和通气不稳定（引自 Sladen RN. Management of the adult cardiac patient in the intensive care unit. In: Ream AK, Fogdall RP, eds. *Acute cardiovascular management: anesthesia and intensive care*. Philadelphia: Lippincott; 1982:495.）

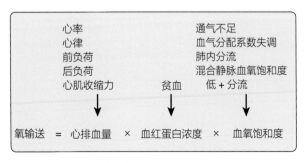

▲ 图 30-1 导致异常氧供的重要因素

可避免的。术中应用新型鼓风保暖毯或是皮肤胶垫能有效地减少术中及术后体温下降。

心脏手术后低体温时体温调节和代谢反应保持正常，并导致周围血管收缩，这是在ICU早期高血压常见的原因。当温度降低时，心动过缓导致CO减少，而每次搏动消耗的氧气实际上增加了。术后低体温的另一个不良后果是复温时氧耗和CO_2生成明显增加。

当患者心排血量（如氧供）不能增加时，氧耗量大幅增加导致混合静脉血氧浓度降低及代谢性酸中毒。除非连续监测呼气末二氧化碳或动脉血气分析监测产生的CO_2和增加通气，否则可发生高碳酸血症，引起儿茶酚胺释放、心动过速和肺动脉高压。患者复温诱发寒战时上述反应更加严重。哌替啶可以提高寒战的阈值从而有效缓解寒战。肌松药可以提供比哌替啶更加稳定的血流动力学，但是需要辅以镇静以避免清醒患者出现肌无力的情况。

当体温升高达到36℃时，血管收缩和高血压被血管舒张、心动过速和低血压所代替，即使没有高碳酸血症也是如此。通常几分钟后，需要扩血管药物的高血压患者转变成需要血管收缩药或大量液体的低血压状态。复温时充足的血容量有助于减少快速的血压波动。应认识到患者体温变化引起的这些改变，以避免将其认为是其他治疗导致的结果而给与治疗。

三、循环评估

外科敷料、连接吸引的胸腔引流管、纵隔和胸膜内的液体、外周水肿和体温梯度变化，可误导或掩盖术后通过视、触、听等常规体检得到的信息。然而考虑到这些检查的潜在收益，不应该阻止医师采取这些基本的检查手段。体格检查在诊断气胸、血胸、急性瓣膜功能不全等严重或急性疾病方面可能有很大价值，但在诊断和处理心室衰竭方面价值有限。例如，在对危重患者进行处理时，有经验的临床医师（如内科医师）只用体检判断心脏充盈压通常会有很大误差。尤其是低CO没有统一的临床表征，而心脏手术后血压与CO没有相关性。少尿和酸中毒是低心排血量的经典指标，但其在心脏手术后低心排血量中的可靠性较差。心脏手术后低体温可能导致多尿，体外循环期间的氧负债可能导致

酸中毒，体外循环期间或CPB后的药物或液体治疗等都可能产生影响。

尽管临床医师被告知通过脉搏的质量、毛细血管充盈、外周体温来判断是否有充足的心排血量，但是心脏手术后这些外周灌注的指标与心排血量、计算出来的体循环阻力等并无明显相关性。许多患者送到ICU时存在低体温，残余的麻醉作用可降低机体对低温条件下血管收缩的反应阈值。因此，患者可能核心温度低或者低心排血量，但是其四肢可能仍然保持温暖。即使在手术结束一天后体温恢复稳定，外周灌注和CO之间的相关性仍然很差，不能用于指导血流动力学处理。

尽管使用肺动脉导管（PAC）没有被证实的益处，许多病例仍继续在心脏外科手术中使用这种监护手段。心脏麻醉学家认为，PAC证据的缺乏可能是由于缺乏现代的、设计严谨的随机临床研究。此类研究的缺乏可能反映了心脏外科医师和麻醉医师在缺乏他们认为的重要信息的情况下管理心脏手术患者面临的困境。许多心脏外科中心术后监护没有专职医师，外科医师认为通过电话就可以获得的"客观"PAC数据是有价值的。随着诸如超声心动图或动脉波形分析设备等微创监测工具的日益普及，PAC在心脏外科患者中的应用可能会进一步减少。

超声心动图是急性心功能评估的重要技术。正如经食管超声心动图（TEE）已成为多种情况下围术期管理必不可少的监测，多项研究已经证明其在已有或者缺乏PAC的患者术后管理中的有效性。它可以提供可能需要紧急手术或防止不必要手术的信息，反映心脏前负荷情况，并能检测急性结构和功能异常。虽然经胸超声心动图（TTE）可以更快地完成，但其仅在50%的ICU患者中能获得满意的图像。新开发的一种小口径一次性单平面超声心动图设备（Imacor），可在ICU术后管理中使用达72h。

四、术后心肌功能障碍

应用血流动力学、核扫描和代谢技术的研究证实冠状动脉旁路移植术（CABG）后心脏功能恶化。所有这些研究均显示，术后第1个小时左心室（LV）或双心室（测量时）功能显著下降，并在

8～24h 逐渐恢复到术前值。正常或充盈压力升高时心室功能下降，提示收缩力下降。同样，心室功能曲线变平也较为常见，发现前负荷增加至中心静脉压（CVP）大于 10mmHg 或肺毛细血管楔压（PCWP）大于 12mmHg 几乎没有益处。

满意的心肌保护对预防术后心功能障碍很重要。非体外循环的外科手术中重点是保护冠状动脉灌注，但在机械操作过程中 CO 和 BP 会发生变化。多数外科医师在体外循环 CABG 中联合使用低温和晶体或血液停搏液结合的方法来使心脏停搏并降低其代谢。虽然缺乏一种适用于所有情况的理想心肌保护方法，但临床上使用最广泛的是间断给予冷的晶体停搏液及采用全身低体温技术。其他可能影响术后心肌功能的因素包括心肌缺血、残留低体温、术前药物如 β 受体拮抗药和缺血再灌注损伤（框 30-1）。

五、术后心肌缺血

虽然围术期心肌缺血一直是关注的焦点，但研究显示其仍然在手术后经常出现并和心脏不良结局发生相关。高达 40% 的 CABG 手术患者术后早期出现心电图及节段性室壁运动障碍（SWMA）的心肌缺血表现。冠状动脉搭桥手术后 SWMA 与不良后果（如心肌梗死、死亡）密切相关。出人意料的是，经常是在重新恢复冠状动脉灌注的区域出现上述现象。心肌缺血前很少先出现血流动力学改变，但手术后的心率往往往明显高于术中或术前水平。这种变化是由于手术和冠状动脉再灌注诱发还是由 CPB 导致目前尚不明确。上述研究提示冠状动脉恢复灌注后需要继续检测心肌缺血指标。早期识别及处理心肌缺血、预防性用药可能有助于预防或减少

CABG 术后心肌缺血或心功能障碍。

六、治疗干预

术后心室功能障碍的治疗主要为通过一系列措施治疗低心排血量综合征，包括控制心率和心律、提供适合的前负荷、调整后负荷与心肌收缩力。大多数患者术后 24h 内即可减少或停用心血管活性药物。

（一）术后心律失常

术前或新发的心室顺应性降低的患者需要规律的心房收缩以提供满意的心室充盈，特别是术前为窦性心律的患者。虽然心房收缩只提供了约 20% 的心室充盈，但这在术后患者中可能非常重要，因为此时可能存在心室功能障碍和心室顺应性降低。例如，在急性心肌梗死患者中，心房收缩提供占每搏量 35% 的血液。心室功能不全患者的每搏量通常是相对固定的，心率是 CO 的重要决定因素。应尽可能地通过心外膜起搏导线等方法校正心率和节律障碍。术后心率和节律紊乱的处理方法见表 30-1。

术后 1～3 天，以心房颤动（AF）为主的室上性心动过速为最常见的问题。术后心律失常总体发病率在 30%～40%，但随着年龄和瓣膜手术的增加发病率可超过 60%。多种因素与发病率增加相关，包括术中心房保护不足、电解质紊乱、循环容量增加导致心房大小变化、心外膜炎性反应、应激、刺激和遗传因素等。当出现心房颤动或其他室上性心律失常时，需要立即治疗以缓解症状或维持血流动力学稳定。患者心房颤动时间越长，转换为窦性心律的难度就越大，形成血栓及栓塞的风险也越高。在开始药物治疗前，应首先改善电解质紊乱、疼痛等基础条件。阵发性室上性心动过速（在这种情况下并不常见）可以通过静脉注射腺苷来消除或转化为窦性心律，有时可通过在手术时放置临时导线来过度驱动心房起搏来转化为窦性心律。如果快速心率引起低血压，可能需要电复律，然而在这种情况下，房性心律失常往往会复发。心房颤动或心房扑动的速率控制可通过不同的房室阻断药物实现，其中许多药物也可促进传导率。表 30-2 总结了室上性心律失常的各种治疗方法。如果没有发生窦性心律转换，应在抗心律失常药物治疗的情况下尝试电

框 30-1 　冠状动脉搭桥手术后低心排血量综合征的危险因素

- 术前左心室功能障碍
- 需要修复或替换的瓣膜心脏病
- 主动脉交叉钳夹时间和总体外循环时间长
- 心脏外科修复不全
- 心肌缺血再灌注
- 停搏液的残留效应
- 心肌保护不充分
- 再灌注损伤和炎症变化

表 30-1　术后心率和心律失常

心率、心律失常	常见诱因	处　理
窦性心动过缓	术前或术中 β 受体阻滞	心房复律、β 受体激动药、抗胆碱能药物
房室传导阻滞（Ⅰ度、Ⅱ度、Ⅲ度）	心肌缺血 手术创伤	房室顺序性起搏 儿茶酚胺
窦性心动过速	激动或疼痛 血容量不足 儿茶酚胺	镇静或镇痛 补充容量 更换或停用血管活性药物
房性快速性心律失常	儿茶酚胺 心室扩张 电解质紊乱（低钾血症、低镁血症）	更换或停用血管活性药物 处理潜在诱因（如血管舒张药、利尿、补钾或补镁） 可能需要同步电复律或药物治疗
室性心动过速或心室颤动	心肌缺血 儿茶酚胺	电复律 处理缺血，可能需要药物治疗 更换或停止血管活性药物

复律，或开始抗凝治疗。

（二）前负荷

评估前负荷可能是处理血流动力学不稳定最重要的临床技能。术后患者前负荷可能受多种因素影响出现快速改变，如出血、多尿、复温时血管舒张、正压通气及 PEEP 对静脉回流影响、毛细血管渗漏等。

使用超声心动图可直接评估前负荷。超声心动图和放射性核素测量舒张末期容积之间存在良好的相关性，TEE 和 SV 测量的舒张末期面积之间也存在良好的相关性。

虽然超声心动图在评估前负荷时必须考虑到临床医师是在观察三维物体的二维图像，但这是临床上循环监测最直观的技术。

随着对 TEE 检查在 ICU 内价值认识的提高和超声心动图整体可用性的增加，该检查方法已成为急性原因不明或顽固性低血压时评估前负荷的首选方法。没有超声心动图时，使用压力测量替代容积测量。例如，在没有二尖瓣疾病的情况下，左心房压力（LAP）约等于左心室舒张末压（LVEDP），肺动脉闭塞压（PAOP）约等于这两种压力。对于没有 LAP 导管的患者，使用 PAOP 或肺动脉舒张压。

当心室顺应性正常且心室未扩张时，舒张末期体积的微小变化通常伴有舒张末期压力的轻度变化。患者因充血性心力衰竭导致心室顺应性减退、高血压或瓣膜疾病导致心肌慢性肥厚、术后心肌梗死或心室功能障碍时，心室容量的微小增加可能导致舒张末期压力迅速升高，需要进行治疗干预。室内压升高使心肌氧需求量增加（$M\dot{V}O_2$）、心内膜下冠状动脉血流减少，可能导致心肌缺血。LVEDP 升高可被传导至肺循环，导致充血或引起静水压性肺水肿。

（三）收缩力

心肌收缩力量化评估一直较为复杂，因为很难找到一个独立于前负荷和后负荷的参数来反映收缩功能。收缩力下降的治疗需要直接纠正任何可逆的原因，如心肌抑制药、代谢异常或心肌缺血。如果心肌收缩力下降的原因是不可逆的，则可能需要使用正性肌力药物以保持令人满意的器官灌注。

（四）后负荷

目前仍然在使用计算出的 SVR 作为指导治疗或循环状态评估的依据。如果必须这样做，也应该谨慎使用 SVR 作为指导依据。即使 SVR 是阻抗的精确测量，但血管活性药物的效能还取决于心室 – 血管功能的全面反应，而不仅仅是阻抗。

血流动力学治疗应以血压和 CO 为主要变量进

表 30-2　室上性心律失常的治疗方法

治　疗	用　法[a]	适应证
心房导线超速起搏[b]	需要快速起搏器（≤ 800/min），以高于心律失常的节律开始，然后缓慢下降	阵发性房性心动过速（PAT）、心房扑动
腺苷	6～12mg 推注，可引起 10s 完全性传导阻滞	房室结心动过速 旁路性心律失常 房性心律失常的诊断
胺碘酮	150mg 经 10min 静脉注射，然后连续输注	心房颤动或心房扑动的心率控制或转为窦性心律
β 受体拮抗药	艾司洛尔，最大剂量 0.5mg/kg 在 1min 内输入，若能耐受继续输注 美托洛尔，0.5～5mg，每 4～6h 重复有效剂量 普萘洛尔，0.25～1mg，每 4h 重复有效剂量[c] 拉贝洛尔，2.5～10mg，每 4h 重复有效剂量[c] 索他洛尔，40～80mg，每 12h 口服 1 次	心房颤动或心房扑动的心率控制或转为窦性心律 心房颤动或心房扑动的心率控制或转为窦性心律 心房颤动或心房扑动转为窦性心律 心房颤动或心房扑动转为窦性心律 PAT 转为窦性心律
伊布利特	1mg 经 10min 注入，10min 后可重复给药	心房颤动或心房扑动的心律控制或转为窦性心律
维拉帕米	2.5～5mg 静脉注射，必要时重复给药[c]	心房颤动或心房扑动的心律控制或转为窦性心律
地尔硫䓬	0.2mg/kg 经 2min 注入，而后 10～15mg/h[d]	心房颤动或心房扑动的心律控制或转为窦性心律
普鲁卡因胺	50mg/min 总量达 1g，然后 1～4mg/min	心房颤动或心房扑动的心率控制或转为窦性心律，防止心律失常复发 治疗广泛复杂的心动过速[e]
地高辛[f]	负荷剂量 1mg 经 4～24h 分次给予[g]，每隔 2h 额外给 0.125mg 剂量（给 3～4 个剂量）	心房颤动或心房扑动的心率控制或转为窦性心律
同步电复律	50～300J（心外），前后电极最有效	急性快速性心律失常伴严重血流动力学改变（通常是心房颤动或心房扑动）

a. 关于适应证、禁忌证和剂量的详细描述参阅药物专著。表中所有剂量为静脉给药剂量；血流动力学复杂的患者从最小剂量开始，缓慢用药

b. 验证起搏不会夺获心室

c. 输注给药可控性更好，但由于存在心肌抑制，这种药没有地尔硫䓬有效

d. 经验不多，引起低血压可能比维拉帕米低

e. 诊断不明（室性或室上性）或没有急性血流动力学的影响时（即不适合心脏复律）

f. 由于起效慢且效能中等，此药有效性较低

g. 注射的速率取决于心率控制是否紧急

行调整。如果前负荷合适，同时出现低血压和低CO 时应使用正性肌力药。如果血压可以接受（适当的前负荷），但 CO 较低，则可单独使用血管扩张药或与一种正性肌力药物联合使用。如果患者是高血压合并低 CO，需使用血管扩张药；如果患者血管扩张，合并低血压和高 CO，则使用血管收缩药（表 30-3）。

表 30-3　血流动力学治疗原则

血　压	心排血量	治　疗
低	低	正性肌力药
正常	低	扩血管药物 +/- 正性肌力药
高	低	扩血管药物
低	高	缩血管药物

七、术后高血压

高血压一直是心脏外科手术后常见并发症，据报道 30%～80% 的患者会出现高血压。现在的老龄化社会，病情较重的患者出现高血压的问题较低心排血量综合征或血管扩张少。

虽然高血压最常见于术前心室功能正常的主动脉瓣置换术后或既往血压升高的患者，但任何患者都可能出现高血压。导致术后高血压的常见原因包括术前高血压、合并动脉粥样硬化性血管疾病、全身麻醉苏醒、内源性儿茶酚胺增加、肾素 - 血管紧张素系统激活、神经反射（如心脏、冠状动脉、大血管）和体温过低。不同程度血管内低血容量的动脉血管收缩是围术期高血压的特点。

术后高血压未能控制的危害包括左心室功能下降、心肌耗氧量升高、脑血管意外、缝合线裂开、心肌梗死、心律失常及出血增加。以往心脏手术治疗高血压多采用硝普钠，因为硝普钠起效快、作用时间短。由于现在有多种血管扩张药可用，硝普钠不再是首选药物。许多药物可代替硝普钠用于治疗心脏外科手术后高血压，包括硝酸甘油、β 受体拮抗药、α 和 β 受体联合拮抗药拉贝洛尔。也可以使用直接作用的血管扩张药，二氢吡啶钙通道阻滞药（如尼卡地平、伊拉地平、氯维地平）、血管紧张素转化酶抑制药和非诺多泮 [多巴胺 $_1$（D_1）受体激动药]。新的治疗方法列于表 30-4。

二氢吡啶钙通道阻滞药在心脏外科手术患者中特别有效，因为这些药物在不引起负性肌力作用或影响房室结传导的情况下松弛动脉阻力血管，并提供重要的治疗选择。二氢吡啶是外周阻力动脉的动脉特异性血管扩张药，可引起广泛的血管舒张，包

括肾、脑、肠和冠状血管床。在有效控制血压的剂量下，二氢吡啶对心脏收缩力或传导几乎没有直接的负面影响。尼卡地平是一种可以考虑的重要药物，因为它对心脏手术后患者的容量血管及前负荷无明显作用。尼卡地平的药动学特征表明，使用其治疗高血压时需要个体化地调整输注速度，因为其半衰期只有 40min。如果需要更快速地控制血压，可以采用一个负荷量的输注或者快速给予一定的剂量后维持稳定输注的策略。即使停止输液，尼卡地平的作用仍可能持续。氯维地平是一种超短效的二氢吡啶钙通道阻滞药，2008 年在美国批准临床使用，其半衰期只有几分钟，这种药物是硝普钠的重要替代品。

八、术后血管扩张

无论是否体外循环，术后血管扩张需要使用血管收缩支持是心脏外科手术中比较常见的并发症。血管舒张本身应与高动力循环状态相关，表现为全身低血压，伴 CO 升高（及计算出的 SVR 值较低）。在心脏手术后更常见的是血管扩张和心肌功能障碍的同时发生，需要缩血管药和正性肌力药物治疗。体外循环和非体外循环手术后均可能出现血管麻痹综合征，需要高剂量的血管收缩药。

全身性血管舒张治疗在寻找和治疗根本原因的同时，需要同时补充血管内容量，使用 α 肾上腺素受体激动药和缩血管药物。短时间内使用血管收缩药必须以心脏功能指标为指导，因为恢复血压可能会掩盖低心排血量状态。

九、冠状动脉痉挛

心脏手术后可发生冠状动脉或乳内动脉血管痉挛。机械操作和潜在的动脉粥样硬化有可能使原有冠状动脉和乳内动脉产生短暂的内皮功能障碍。内皮细胞负责释放内皮源性舒张因子（EDRF）即一氧化氮（NO），作为内源性血管舒张物质保持正常的血管舒张。肝素 - 鱼精蛋白相互作用、CPB、血小板活化或过敏反应可导致血栓素增多，产生冠状动脉血管收缩。钙，缩血管药物（尤其是团注给药）导致的血管张力增加、血小板血栓素释放、钙通道阻滞药停用等可能使心脏手术患者冠状动脉及乳内

表 30-4　新的血管舒张药物

药　物	作用机制	半衰期
尼卡地平	钙离子通道阻滞药	中效
氯维地平	钙离子通道阻滞药	超短效
非诺多泮	多巴胺 $_1$ 受体激动药	超短效
奈西立肽	脑钠尿肽激动药	短效
左西孟旦	K^+_{ATP} 通道调节药	中效

K^+_{ATP}. 腺苷三磷酸敏感钾通道

动脉痉挛的风险额外增加。目前仍然是选择经验性治疗。硝酸甘油是一线药物之一，但可能产生硝酸盐耐受。磷酸二酯酶（PDE）抑制药是解决这一问题的新方法，并已被报道是有效的。静脉注射二氢吡啶钙通道阻滞药也是重要的选择。

一些外科医师仍将桡动脉用作血管重建的旁路血管，然而由于其容易痉挛而被部分医师否定。目前已经将在乳内动脉的技术应用于桡动脉，以及预防性使用钙通道阻滞药灌注。尚不明确上述措施中哪些部分发挥关键作用，但是绝大多数外科医师推荐使用钙离子通道阻滞药。在这种情况下动脉选择性的二氢吡啶药物（如尼卡地平）应该具有优势。

十、心肌收缩力降低

增加收缩力的药物都能增强钙离子在细胞间与收缩蛋白之间的移动，或使这些蛋白对钙离子敏感性增加。儿茶酚胺通过 β_1 受体刺激心肌，增加细胞内的环磷酸腺苷 cAMP。第二信使增加细胞内的钙，从而改善心肌收缩。由 PDE 抑制药抑制分解的 cAMP 增加细胞内 cAMP β 受体的独立。钙增敏药是一类新型的正性肌力药。这类药物中的一种药物左西孟旦已在某些国家上市，目前正在美国进行评估（框 30-2）。

（一）儿茶酚胺类

术后使用的儿茶酚胺类药物包括多巴胺、多巴酚丁胺、肾上腺素、去甲肾上腺素和异丙肾上腺素（框 30-3）。这些药物通过对 α 和 β 肾上腺素受体的不同作用对心率、心律和心肌代谢产生不同影响。表 30-5 中提供了儿茶酚胺类药物的推荐剂量。

框 30-2　围术期心功能障碍的治疗药物

正性肌力药
- 儿茶酚胺
- 磷酸二酯酶抑制药
- 左西孟旦

血管舒张药
- 肺血管舒张药
- 磷酸二酯酶抑制药（米力农、西地那非）
- 吸入型一氧化氮
- 前列腺素（PGI_2、PGE_1、依洛前列素及衍生物）

框 30-3　儿茶酚胺类药物的缺点

- 心肌耗氧量增加
- 心动过速
- 心律失常
- 末梢血管过度收缩
- 冠状动脉血管收缩
- β 受体下调和药效下降

表 30-5　术后儿茶酚胺的使用

药　物	输注剂量 [$\mu g/(kg \cdot min)$]
多巴胺 [a,b]	2～10
多巴酚丁胺 [b]	2～10
肾上腺素 [c]	0.03～0.20
去甲肾上腺素 [c]	0.03～0.20
异丙肾上腺素 [c]	0.02～0.10

a. 低于 $2\mu g/(kg \cdot min)$ 时主要作用于多巴胺受体（肾动脉和肠系膜动脉扩张）

b. 如果 $10\mu g/(kg \cdot min)$ 仍然无效，更换为肾上腺素和去甲肾上腺素

c. 根据效应调整剂量，可能需要比推荐剂量更高的剂量

---

1. 异丙肾上腺素

异丙肾上腺素是心脏 β_1 受体和外周 β_2 受体的强力激动药。它的正性肌力作用伴随着心率的增加和心律失常的倾向。在冠状动脉疾病患者中，心动过速和相关的周围血管舒张增加了心肌耗氧量，降低冠状动脉灌注压力。对于不能立即使用起搏器或其不是理想选择的心动过缓患者，或者需要增加心率的患者（如心脏移植受者、瓣膜反流性病变的患者），一直以来都是使用异丙肾上腺素增快心率，但目前多巴酚丁胺的使用也越来越多。

2. 肾上腺素

肾上腺素是一种具有理想药理学特性的强效的肾上腺素受体激动药，在低剂量（$< 3\mu g/min$）时 β_1 和 β_2 效应占主导地位。随着剂量的增加，可诱发 α 受体的作用（如血管收缩）和心动过速发生。然而，在心脏术后严重心力衰竭时，只有肾上腺素或去甲肾上腺素类药物可提供正性肌力和灌注压力。尽管主要是从早期文献中得出的结论，等效正性肌

力效果的肾上腺素诱发心律失常的可能性低于多巴胺及多巴酚丁胺。因为 α_2 受体刺激的代谢效应，输注肾上腺素会引起高血糖和血清乳酸水平增加。

3. 去甲肾上腺素

去甲肾上腺素具有强效的 β_1 和 α 受体激动效能，保留冠状动脉灌注的同时不增加心率，对于心肌缺血及再灌注心肌具有优势。当单独使用去甲肾上腺素而没有血管扩张药或 PDE 抑制药时，强有力的 α_1 效应可能对心排血量产生不同影响。由于其使容量血管收缩，可以使心室充盈压增加。PDE 抑制药等血管扩张药，与去甲肾上腺素合用可能部分对抗血管收缩效能。如果给予去甲肾上腺素后 CO 能保持在正常水平，一般不可能发生器官末梢缺血。PDE 抑制药联合去甲肾上腺素可减弱动脉血管收缩作用。

4. 多巴胺

作为去甲肾上腺素的前体，多巴胺可能通过释放心肌去甲肾上腺素或阻止其再摄取来达到治疗效果，尤其是在高剂量时。因此慢性心力衰竭或休克状态的患者使用多巴胺时，这种间接的肾上腺素作用效果可能导致有效性降低，因为此类患者心肌去甲肾上腺素储备会耗尽。

与多巴酚丁胺相比，多巴胺的 α 受体激动作用会引起肺动脉压（PAP）、肺血管阻力（PVR）和 LV 充盈压力的增加。当剂量高于 $10\mu g/(kg \cdot min)$ 时，多巴胺的主要作用表现为心动过速与血管收缩。心动过速是一种持续的不良反应，研究证明多巴胺会增加心源性休克患者的死亡率。

5. 多巴酚丁胺

与多巴胺相比，多巴酚丁胺主要为 β_1 受体激动药，降低舒张压或有时降低整体血压。多巴酚丁胺主要功效类似于异丙肾上腺素，但其在术后应用时诱发心动过速的可能性较小，即使在多巴酚丁胺超声心动图评估时泵注剂量达到 $40\mu g/(kg \cdot min)$ 的剂量来增加心率时也不易诱发心动过速。如果出现心动过速则多巴酚丁胺的优势效应将受到限制。而且与多巴胺类似，多巴酚丁胺的正性肌力作用较肾上腺素和去甲肾上腺素温和。

（二）磷酸二酯酶抑制药

磷酸二酯酶（PDE）抑制药是一种非糖苷类、非交感神经药物，其具有独立于 β_1 肾上腺素受体的正性肌力作用，具有独立于内皮功能和硝酸酯类药物的独特扩血管作用。慢性心力衰竭患者 β_1 受体密度下调，受体密度和对儿茶酚胺的反应均降低。米力农、氨力农和依诺昔酮绕开 β_1 受体，通过选择性抑制 cAMP 特异性 PDE 酶 PDE Ⅲ（如片段Ⅳ）增加细胞间 cAMP。这些药物引起动脉和容量血管平滑肌舒张。PDE 抑制药在双心室功能障碍患者中增加 CO、降低 PAOP、降低 SVR 和 PVR，是心脏外科患者术后的重要治疗药物。西地那非和其他 PDE 5 抑制药也被越来越多地用于肺动脉高压治疗。

PDE Ⅲ 抑制药具有扩张血管的临床疗效，它们扩张动脉和静脉血管床、降低平均动脉压（MAP）和中心充盈压力。CO 的增加是由多种机制引起的，包括后负荷降低和正性肌力作用，但不是通过增加心率。与大多数拟交感药相比，其具有降低心肌壁张力的联合效应。儿茶酚胺治疗常常需要同时给予血管扩张药来降低心室壁张力。米力农和其他 PDE 抑制药也有独特的血管舒张机制，可能对冠状动脉和乳内动脉的血流有优势（框 30-4）。

米力农是一种具有正性肌力的双吡啶衍生物，其活性几乎是氨力农的 20 倍，半衰期较短。米力农是心脏手术后失代偿性心力衰竭和低 CO 患者的有效药物。建议给药的负荷剂量为 $50\mu g/kg$ 超过 $10min$，然后是 $0.5\mu g/(kg \cdot min)$ 泵注 $[0.375\sim0.75\mu g/(kg \cdot min)]$。通过使用较慢的负荷剂量，可以防止高峰值浓度，并可减弱快速负荷时观察到的血管舒张。

（三）左西孟旦

左西孟旦是一种钙离子增敏药物，其作用是增加细肌丝对钙的敏感性而发挥正性肌力作用，并通过血管平滑肌上的 ATP 依赖性钾通道舒张血管。这些效应的发生没有增加细胞内的 cAMP 或钙，在

框 30-4　PDE 抑制药的优点

- 增加心肌收缩力（左心室和右心室）
- 肺血管舒张
- 解决和预防缺血
- 体外循环期间药物不良反应最小
- 扩张乳腺内动脉
- 避免机械干预
- 预防"脱机失败"

治疗剂量下也没有增加心肌耗氧量。正如使用血管舒张药物所期望的，其血流动力学影响包括减少 PAOP 与增加心排血量。β 受体拮抗药不影响这种药物的血流动力学效应。左西孟旦本身消除半衰期较短，但它的代谢物具有药理活性，其消除半衰期可达 80h。一项对失代偿心力衰竭患者的研究发现，无论患者接受药物治疗为 24h 还是 48h，在 48h 内血流动力学的改善是相似的。停药 24h 后血浆仍可检测到活性代谢物水平升高。左西孟旦已在许多欧洲国家获得批准，目前正在美国进行心脏外科试验。

十一、右心功能衰竭

心脏外科手术后的心力衰竭通常是由左心室功能受损引起的。虽然围术期可出现孤立的右心室心肌梗死，但大多数围术期心肌梗死显示右心室不同程度累及。适合左心室的心肌保存技术可能无法提供理想的右心室保护，因为右心室壁更薄，在身体和大气温度中显露更多。通过冠状静脉窦（逆行）给予的心脏停搏液可能无法到达右心室的部分心肌，因为心脏停搏灌注管的位置与右心室的静脉流出相关联，并且贝氏静脉不流入冠状静脉窦。当术前存在右冠状动脉狭窄时，术后右心室功能损害更为严重和持久。虽然射血分数（EF）的降低可以通过前负荷增加得到补偿，但是如果冠状动脉灌注压力降低或射血阻抗增加，右心室射血分数（RVEF）就不能被保障。

右心室的一些生理特性使它不同于左心室。正常情况下，右心室壁在收缩期和舒张期接受血流；然而当心肌耗氧量增加而冠状动脉灌注压力降低时，体循环低血压或右心室收缩压和舒张压升高可能导致供血依赖性收缩力下降。正常的薄壁右心室对后负荷增加的敏感度至少是左心室的 2 倍。术后多种原因引起的轻度流出道梗阻即可以耗尽前负荷储备，并导致心室扩张及右心室射血分数下降。功能性三尖瓣反流引起的容量超负荷可能使右心室压力过载复杂化。右心室 SV 减少导致左心室充盈减少，右心室扩张可导致室间隔向左移位，干扰左心室舒张充盈（即心室相互作用）（图 30-3）。受心包腔限制的右心室扩大进一步减少左心室充盈。右心室衰竭有可能通过降低肺静脉血流量、降低舒张

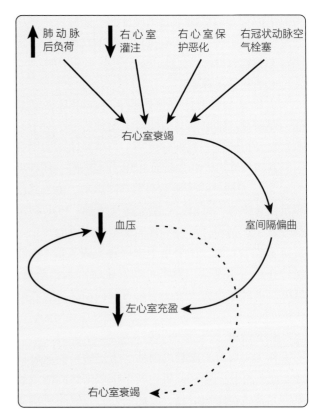

▲ 图 30-3　右心室衰竭诱发序贯事件

压、降低左心室舒张顺应性而影响左心室功能。由此导致的左心室输出的减少进一步损害了右心室泵的功能。心脏手术患者术后右心室衰竭的力学结果如图 30-4 所示。因此我们应该认识到，右心室衰竭一旦发生将自动蔓延进展，可能需要积极的治疗干预来中断恶性循环。

（一）诊断

在心脏手术患者术后，与左心房充盈压力的变化相比，低心脏指数与右心房压力（RAP）不成比例的增加高度提示右心室衰竭。PAOP 也可能因为心室相互作用而增加，但 RAP 与 PAOP 的关系保持接近或高于 1.0。没有从右心房递增到肺动脉（平均值）的压力上升，假设 PVR 较低，表明右心室衰竭严重，右心仅发挥管状储存作用。这种血流动力学表现是典型的心源性休克合并右心室心肌梗死。静脉波形以显著的 Y 型下降为主，类似于缩窄性心包炎的表现，因此提示 RV 顺应性降低。也可能表现出大 V 波，可能与三尖瓣反流有关。

超声心动图可以定性地解释右心室的大小、收

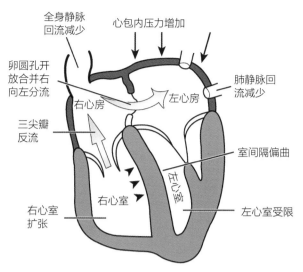

▲ 图 30-4　急性右心室衰竭导致的改变

缩性和室间隔的形态，它可以使临床医师明确右心室功能障碍或右心室衰竭的诊断。由于右心室呈新月形，不易测定容量，但对三尖瓣反流的定性检查和评估是非常有价值的。TEE 还可用于确定 RAP 增加是否打开未闭卵圆孔，从而产生从右到左的分流。此时用超声检查明确原因很重要，因为传统的治疗低氧血症的方法如 PEEP 和更大的潮气量，在这种情况下只会增加右心室的后负荷，并可能增加分流和低氧血症。

（二）治疗

术后右心室衰竭的治疗方法可能与左心室衰竭的治疗方法不同，它们受到肺动脉高压的影响（框 30-5）。在任何情况下，前负荷都应增加到正常范围的上限；然而右心室衰竭时 Frank-Starling 曲线是平坦的，为了避免心室扩张，应该确定中心静脉压（CVP）升高时的 CO 反应。当中 CVP 超过 10mmHg 且 CO 不随该压力的增加而增加时，应停止扩容。CVP 不应该超过 PAOP，因为如果这些压力平衡，任何肺血流的增加将被心室间相互作用的左心室舒张充盈减少所抵消。当心室扩张且顺应性差时，心房对右心室充盈的贡献更加重要。维持窦性心律和使用心房起搏是治疗术后右心室功能衰竭的重要组成部分。

虽然血管扩张药可能导致右心室梗死患者的循环衰竭（由于右心室充盈和冠状动脉灌注减少），术后右心室衰竭往往与 PVR 和肺动脉高压的增加

框 30-5　心脏术后右心衰竭的治疗

增加前负荷
- 扩容、缩血管药物或腿部抬高（CVP/PCWP < 1）
- 降低心包旁压 [心包和（或）胸部开放]
- 建立心房搏动和治疗房性心律失常（窦性心律、房性起搏）

减少后负荷（肺血管扩张）
- 硝酸甘油、硝酸异山梨酯 / 奈西立肽
- cAMP 特异性磷酸二酯酶抑制药、α_2 受体激动药
- 吸入型一氧化氮
- PGI_2 喷雾
- 静脉注射 PGE_1（和左心房去甲肾上腺素）

正性肌力药物支持
- cAMP 特异性磷酸二酯酶抑制药、异丙肾上腺素、多巴酚丁胺
- 去甲肾上腺素
- 左西孟旦

机械通气的管理
- 较低的胸内压（潮气量 < 7ml/kg，低 PEEP）
- 减少缺氧性血管收缩（提高 FiO_2）
- 避免呼吸性酸中毒（$PaCO_2$ 30～35mmHg，代谢控制用哌替啶或肌肉松弛药）

机械支持
- 主动脉内反搏
- 肺动脉反搏
- 右心室辅助装置

cAMP. 环磷酸腺苷；CVP/PCWP. 中心静脉压 / 肺毛细血管楔压；FiO_2. 吸入氧浓度；$PaCO_2$. 动脉二氧化碳分压；PEEP. 呼气末正压；PGI_2. 前列腺素；PGE_1. 前列腺素

有关。在这种情况下，可考虑降低 RV 流出道阻力。静脉血管扩张药不可避免地会降低全身血压，并要求同时使用血管收缩药。减少血管收缩药物对肺的影响的一种方法是通过左心房（LA）导管给予血管收缩药，并通过静脉注射前列腺素和左心房给予去甲肾上腺素治疗右心室功能障碍。PDE 抑制药通常用于它们对肺血管和右心室功能的影响。雾化肺血管扩张药的可用性受到关注。这种给药途径可减少甚至消除不希望发生的全身血管扩张。将药物直接输送到肺泡可以改善肺泡的血流量，并通过更好地将血流量与通气匹配，潜在地改善氧合。目前有 3 种药物可用：NO、PGI_2（即环氧丙烷醇或前列环素）和米力农。

NO 是全身重要的信号分子。在肺中，它通过肺泡毛细血管膜迅速扩散，激活可溶性的鸟苷酸环化酶，从而通过多种机制导致平滑肌松弛。NO 可

通过浓度为 5~80ppm 的特殊输送系统吸入使用，在美国已经面市，但是价格昂贵。NO 已成功用于心脏手术、二尖瓣置换术、心脏移植和左心室辅助装置（LVAD）置放后右心室功能障碍合并肺动脉高压的治疗。主动脉球囊反搏可能具有明显疗效，即使对右心室主要是循环系统失代偿所致的患者也是如此。这可能是通过增加冠状动脉灌注使右心室功能得到改善。右心功能辅助装置在严重的右心室衰竭中具有暂时性的作用。肺动脉反搏目前处于研究阶段，其临床作用尚不明确。在严重的右心室衰竭的情况下，如果已经关胸，可能有必要开放胸骨或重新开胸。该方法减少了扩张的右心室、右心房和水肿的纵隔组织对左心室的压塞样压迫。

（三）心力衰竭患者的机械通气治疗

外科手术时的心力衰竭是明确的术后呼吸并发症的重要预测因素。在这些情况下，维持气体交换通常需要延长通气支持时间。机械通气除了可以改善 PaO_2 外，还可以通过 CO 的作用影响 DO_2。抑制自主呼吸工作可以显著减少呼吸做功，改善氧的供需关系。传统上，机械通气对血流动力学的影响被认为是负面的。正压通气或 PEEP 引起的胸内压不可避免的升高与 CO 的降低有关。然而，在心力衰竭或心肌缺血的情况下，胸内压升高有可能有利于整体心脏性能的调整。了解这些心肺相互作用对于心脏手术后心力衰竭患者的综合管理是至关重要的。机械通气对 RV 和 LV 衰竭患者的影响需要分别分析。

升高的胸内压可以显著改善左心室的表现，因为给予可接受的全身血压所需的跨壁压力降低了。这种压力可以被视为后负荷的减少，对这类患者是一种独立于静脉回流阻力降低的利好。心肌缺血和冠状动脉搭桥手术后心源性呼吸衰竭患者实施机械通气可显著改善心功能已得到充分证明。高左心室充盈压力可能有助于鉴别后负荷减少与胸内压增加的优势。

应始终评估心脏病患者对机械通气的循环反应，并必须牢记目标是改进或维护 DO_2。这通常需要测量动脉氧合和 CO。在右心室和双心室衰竭中，通气支持引起的气道压力增加应保持在满足可接受的气体交换的最低限度。这意味着避免高水平的 PEEP，尝试减少吸气时间、流量和潮气量。需要考

虑强调自主呼吸的呼吸模式，如间歇性指令通气、压力支持或 CPAP。如果机械通气的原因是单独的左心室衰竭，可以通过正压通气与 PEEP 改善心脏功能。特别是左心室充盈压力增高、二尖瓣反流及可逆的缺血功能障碍可能因后负荷减少而改善，后负荷减少与气道和胸内压力增加有关。

（四）机械通气撤机对心力衰竭的影响

传统的机械通气撤机标准是评估气体交换的能力和峰值呼吸肌力量。对于心力衰竭患者，还必须考虑整体血流动力学对自主呼吸的反应。恢复自然通气引起的心脏负荷状态的改变，可导致低氧血症和肺水肿的恶性循环。

左心室功能障碍、肺顺应性降低患者常出现肺充血。因此，需要吸气性胸内压的大幅降低以引起满意的肺膨胀。这些胸腔内压力的负性波动增加了静脉回流。膈肌运动的增加可能会提高腹腔内压，进一步增加静脉回流的压力梯度。降低胸内压也会提高心室透壁压力和心室排空阻抗。后负荷增加导致前负荷进一步增加，这些变化将危害心肌氧平衡。因此，心肌梗死患者通气支持撤除时，会出现 ST 段波动的心肌缺血加重现象。

十二、心脏压塞

心脏压塞是导致心脏手术后 CO 值低的一个重要原因，发生在心脏被外部因素压迫时，最常见的是血液积聚在纵隔。心脏外科手术后因出血需要多次输血的患者有 3%~6% 出现血流动力学抑制，这在一定程度上是由于胸腔内积血的限制作用。术后心脏压塞通常在术后 24h 内急性发作，但延迟压塞可能在术后 10~14d 出现，并与心包切开后综合征或术后抗凝有关。

心脏压塞过程中血流动力学恶化的机制是由于一个或多个心腔充盈受损。随着心脏外压的增加，扩张压或透壁压（腔内外压）降低。腔内压力的增加导致静脉回流受损和静脉压力升高。如果外压高到超过舒张期的心室压，就会发生舒张期心室衰竭。这在心脏外科手术后左心及右心变化中已经得到证明。随着舒张末期和收缩末期体积的减少，每搏量也随之减少。在最严重的心脏压塞中，只在心房收缩期间进行心室充盈。肾上腺素和内分泌机制

被激活以努力维持静脉回流和灌注压力。强烈的交感肾上腺素能激活通过收缩静脉容量血管增加静脉回流。心动过速有助于在每搏量降低时维持心排血量。肾上腺素机制可能解释尿量和钠排泄减少，但这些现象也可能是由于心排血量减少或心房扩张压力降低导致的心房钠尿肽减少。

心脏压塞的诊断依赖于高度的警惕。心脏外科手术后心脏压塞是一种特殊的类型，其与普通患者心包完整而心脏由周围的液体压迫不同。心包空间在心脏外科手术后通常是开放的，并与一个或两个胸膜空间相连，压塞的血液至少部分处于凝固的非流体状态，能够造成心脏的局部压迫。对于血流动力学状态不理想或恶化的患者，如低血压、心动过速、充盈压增高或 CO 值过低，特别是当胸腔引流管引流过多时，应认真考虑心脏手术后心脏压塞的可能性。术后心脏压塞更敏感的特点是对正性肌力药物和压力支持的需求进行性增加。患者可能并不表现出很多典型的心脏压塞征象，部分原因是患者通常被镇静和机械通气，但也可能是由于心包通常是开放的，导致血液积聚的抑制作用逐渐增强。患者可能有局部的压塞，影响一侧心室多于另一侧。可能不会出现经典的 CVP 升高或 CVP、肺动脉舒张压与 PAOP 相等。因此，在 CO 下降和充盈压力升高的情况下，很难区分心脏压塞和双心室衰竭。一个有用的线索可能是机械通气时与高充盈压力和低 CO 有关的血压随呼吸出现明显的变化，因为机械通气时正压通气对心脏施加的额外外部压力可能进一步损害心脏压塞时已受损的心室充盈。

超声心动图可为心脏压塞的诊断提供有力证据。TTE 或 TEE 中可见右心室壁与心包之间或后左心室壁与心包之间的新月形超声无回音区。大量血性心包积液的回声反射，特别是当血块形成时，有时会使心包和心室壁的边界难以显示而影响这项技术的灵敏度。心脏压塞的典型超声心动图征象是右心房或右心室舒张期塌陷，塌陷的持续时间与血流动力学改变的严重程度有关，但此类征象在心脏外科手术后患者中往往不存在。机械通气通常使 TTE 显露困难，理想的成像往往需要 TEE。

心脏压塞的最终治疗方法是手术探查并清除血肿。如果压塞导致血流动力学衰竭可能需要在 ICU 打开胸腔。延迟性压塞可以接受心包穿刺。在准备开胸探查过程中的内科保守治疗包括加强已经出现的生理反应。补充容量和腿部抬高可以增加静脉回流。应采用与合理气体交换相适应的最低潮气量和 PEEP。高剂量的肾上腺素给心室提供所需的正性肌力和时相刺激，并增加全身静脉压力。应谨慎使用镇静药和阿片类药物，因为它们可能干扰肾上腺素释放，并导致突然的血流动力学衰竭。偶尔，患者可能出现明显的心脏压塞但胸部没有积血。体外循环术后心脏、肺和胸部其他组织的水肿可能在第一次手术时无法关胸，在水肿消退后可能需要分阶段关胸。同样，一些心脏外科手术后血流动力学状态不佳的患者，尽管在 ICU 得到了最大限度的支持，但因为压塞随着胸腔的开放得到了缓解，患者的血流动力学状态也得以改善。在持续几天的心血管支持和利尿后，可在手术室内重新关胸。

十三、心脏移植

心脏移植受者术后循环控制与其他患者有 3 个主要方面不同：①移植心脏不兼容，每搏量相对固定；②心脏功能差或突然恶化时必须考虑急性排斥反应；③如果出现肺动脉高压，有急性右心衰竭的危险。

结合供体心脏无交感神经支配，固定的每搏量意味着 CO 的维持常常依赖于药物维持较高的心率（110～120 次 /min）。最常用的药物是异丙肾上腺素，因为它是一种强效的正性肌力药物且能引起剂量相关的心率增加。其对肺血管 β_2 受体的作用使血管舒张，对于肺血管阻力升高的患者具有益处。心肌如果收缩力正常，也可使用心房起搏维持心率。起搏常用于术后第 1 天异丙肾上腺素撤药。阿托品等副交感神经药物对移植的心脏没有任何作用。

心脏移植受者监测和治疗的最主要问题是潜在的感染和排斥。免疫抑制疗法包括环孢素和类固醇或硫唑嘌呤，或两者都有。这些药物还会抑制患者对感染的反应，类固醇治疗可能会导致白细胞计数升高，从而进一步混淆了这个问题。术后护理方案强调严格的无菌技术和对潜在感染的频繁而仔细的临床评估。

术前评估有助于筛选患有固定肺动脉高压的患者，因为正常供体右心室如果在受体中出现 PAP 升高，可能会出现急性衰竭。然而，患者的疾病可能在评估到手术的过程中进展，或者手术获取或运输过程中右心室保护不足。如果尝试与 CPB 分离时出现急性右心室扩张或衰竭，这些患者离开手术室时可能需要接受多种药物治疗，包括如前所述的吸入型 NO 和前列环素，重点治疗右心室功能障碍和（或）肺动脉高压。术后第 1 天在密切监测 PAP 和氧合的情况下逐渐停用这些药物。

十四、心血管手术和术后管理进展

心胸外科的进展包括微创经导管主动脉瓣置换术（TAVR）、超声心动图在心胸外科 ICU 的融入，以及体外膜氧合（ECMO）对心肺支持的生物技术和耐久性的改进。下面将探讨这些进展，并重点介绍心胸外科 ICU 患者术后的主要注意事项。

（一）经导管主动脉瓣置换术（TAVR）术后并发症的处理

TAVR 越来越多地被用于临床实践，在其他地方也有描述。虽然 TAVR 的优点和适应证已经得到很好的证实，但仍存在 4 个主要的临床挑战：血管并发症、卒中、瓣周漏（PVL）和心脏传导异常。这些术中并发症可导致直接的术后事件，需要在 ICU 中进行妥善的处理。

1. 血管并发症

主要血管并发症是大出血、输血、终末器官衰竭和死亡的独立预测因素。股动脉粥样硬化疾病和操作者经验是临床结果预测的其他显著因素。减少血管损伤的策略包括设计更小、更流畅的输送系统。主要血管并发症被定义为胸主动脉夹层、远端或非脑血管栓塞需要手术干预和截肢。此外，终末脏器不可逆性损伤和医源性血管通路相关损伤导致死亡、非预期的手术治疗、4 个单位及以上的输血或永久性末端脏器损伤被认为是与 TAVR 相关的主要血管并发症。血管通路相关损伤包括夹层、狭窄、穿孔、假性动脉瘤形成、动静脉瘘、血肿、间室综合征和不可逆神经损伤。

次要的血管并发症包括远端栓塞不需要手术干预或导致不可逆的末端器官损伤。在 TAVR 术后 30 天内，主要和次要血管并发症的发生率分别为 15.3% 和 11.9%。此外，最常见的主要血管并发症是夹层、穿刺部位血肿和股动脉后壁的动脉损伤。此外，严重的血管并发症显著增加了大出血（及输血）、需要持续肾脏替代治疗的肾衰竭及 30 天死亡和 1 年再次死亡的风险。TAVR 合并术中血管损伤患者术后循环管理包括评估血管损伤的程度以及持续监控外周动脉脉搏（重点在穿刺部位）、足够的灌注、终末器官功能障碍的进展和治疗、血流动力学支持和止血复苏。

2. 卒中

无症状性脑栓塞在 TAVR 中很常见。在这些患者中无临床症状的脑栓塞发生率高达 70%。然而，严重卒中是恢复时间延长和死亡率增加的独立预测因素。已明确的卒中预测因素包括既往卒中史、功能障碍、经心尖入路和心房颤动。与 TAVR 相关的无症状性脑栓塞的长期影响尚不清楚。TAVR 术后早期卒中的预测因素包括既往卒中、严重动脉粥样硬化和主动脉瓣面积变小。TAVR 手术后患者神经认知功能减退或局灶性神经功能缺损提示严重卒中患者应收住 ICU。应进行神经病学会诊，启动当地家庭医疗机构的卒中检查程序，并预约神经影像学检查以指导进一步的临床管理。如果在 ICU 中发生卒中，医师和患者护理团队之间的多学科决策应实施关于启动许可性高血压和程序性干预。

3. 瓣周漏

PVL 较为常见但可显著降低生存率。这种尺寸过小与尺寸过大导致主动脉根部创伤或破裂相平衡，后者需要紧急 CPB 和立即修复。在 TAVR 中瓣周漏严重程度的正式分级是基于其在主动脉瓣环周的百分比。瓣周漏进一步的处理策略包括重新调整人工瓣膜的位置和经导管封堵瓣周漏。TAVR 术后即刻瓣周漏的严重性与在其他情况下左心室舒张功能障碍导致顺应性降低患者中存在主动脉瓣反流有关，这在严重的主动脉瓣狭窄中很常见。如果 TAVR 后患者出现中度或更高程度的瓣周漏应通知心胸外科 ICU 医师，因为这一发现可能会对临床治疗产生影响。

4. 心脏传导异常

TAVR 术后心脏传导紊乱是常见且重要的。新发心房颤动定义为住院期间出现具有心房颤动的心电图特征且持续时间超过 30s 的心律失常。与 TAVR 相关的心脏传导阻滞可在心脏传导通路的任何位置发生，包括一度房室传导阻滞、二度房室传导阻滞（Mobitz Ⅰ 或 Mobitz Ⅱ）、三度房室传导阻滞、束支传导阻滞和需要植入起搏器的房室传导阻滞。

主动脉瓣本身靠近房室传导系统，这使室间隔传导系统在主动脉瓣手术过程中处于危险之中。3个主动脉瓣的基部附着形成一个环，将主动脉根部与左心室流出道（LVOT）分开。无冠瓣与室间隔的膜性部分相邻。室间隔膜部延伸的顶端是一个瓣叶间的三角，它将无冠瓣与右冠瓣分开。房室束从房室结向左延伸，具有纤维连续性的室间隔膜部和瓣叶间三角都将其包裹。左束支穿过室间隔膜部下方并沿室间隔的左心室侧表面穿行。TAVR 中生物瓣对邻近的、潜在的心脏传导系统的周向力被认为是 TAVR 后心脏传导异常的原因之一。

在 TAVR 患者的管理中及时识别和正确处理房室传导阻滞仍然是至关重要的，因为 TAVR 后血流动力学影响显著的心脏传导阻滞在入选的患者中可能是常见的，需要植入永久性起搏器（PPM）。当然，在术后 ICU 新出现房室传导阻滞且术中没有放置起搏器的患者，新的心脏传导阻滞和由此导致的血流动力学不稳定可能需要迅速地经静脉起搏干预。这个临时措施可以作为实施 PPM 前的过渡。

（二）超声心动图在心胸 ICU 的应用

对于先前无 TEE 培训的监护室医师，概述基本 TEE 检查指南要点促进了超声心动图在重症监护病房的应用。概括出包含围术期 TEE 完整检查的 11 个基本切面：食管中段四腔心切面、食管中段两腔心切面、食管中段长轴切面、食管中段升主动脉长轴切面、食管中段升主动脉短轴切面、食管中段主动脉瓣短轴切面、食管中段右心室流入 - 流出道切面、食管中段双腔心切面、经胃乳头肌短轴切面、降主动脉长轴和短轴切面。此外，TTE 在 ICU明确心胸手术后血流动力学不稳定的原因时尤其有用。在术后早期，手术后改变及使用术后辅助装置可能使 TTE 图像效果较差。因此，在手术后早期提倡采用 TEE 监护以明确和精准诊断血流动力学异常的原因。

1. 微型经食管超声心动图探头

使用小型、单通道 TEE 探头（ClariTEE; ImaCor, Uniondale, NY）可用于评估心胸外科 ICU 内血流动力学不稳定的患者。该探头可进行食管中部四腔心、食管中部升主动脉短轴和经胃短轴的单平面视图。该探针直径为 5.5mm，经美国食品药品

管理局（FDA）批准可在体内留置 72h，它可以连接到便携式超声主机。当需要时，探头可以从便携式超声设备上断开以方便对其他患者使用留置探头进行评估。超声设备（电脑和显示器）体积小，方便直接进入病房。ClariTEE 探头使用相对较高的频率（7MHz），结合专门的信号处理软件，以提高穿透和对比度分辨率。然而，无法旋转超声扫描部位使得很难获得心血管结构的完整诊断超声扫描。

2. 左心室辅助装置患者术后重症监护病房超声心动图检查

超声心动图对左心室辅助装置植入术后患者的术后管理特别有用。评估右心室功能是这些患者术后即刻血流动力学管理的核心，超声心动图可以帮助显示室间隔位置、右心室收缩功能、三尖瓣反流的程度和左心室的大小。由于炎症、开胸、纵隔管以及左心室辅助装置（LVAD）的回声脱落，TTE 采集的术后心脏超声图像质量通常较差。

(1) 使用左心室辅助装置患者右心室功能障碍：传统上，患者可以保留中心静脉通路、PAC 和有创动脉监测进入 ICU。这些血流动力学数据提示 ICU 医师可能存在右心室功能障碍、静脉压高、左心室辅助充盈和射血不足等异常。超声心动图和这些血流动力学变量的联合使用可即时滴定调整药理学支持及左心室辅助速度，以优化 CO、右侧充盈压力、混合静脉氧合、右心室收缩功能和左心室充盈。

与手术室内 CPB 停机时的 TEE 检查类似，ICU 的 TEE 检查同样关注室间隔的位置。右心室和左心室同样的充盈和排空使室间隔位于中间位置。当左心室辅助血流相对高于右心室向左心室输送 CO 的能力时，室间隔向左心室倾斜，导致左心室"吸吮"效应，右心室衰竭，三尖瓣反流增加（图 30-5A）。三尖瓣反流的发生是由于三尖瓣环的变形造成的（图 30-5B）。这一效应可通过增加体循环阻力、增大左心室容量和减轻左侧室间隔移位而得到一定程度的缓和。有时，调整药理学和机械辅助（LVAD 设置）是无效的，可能需要回到手术室放置右心室辅助装置（RVAD）。

(2) 超声心动图排除左心室辅助装置放置后梗阻性休克：右心室充盈压力增加、心脏指数降低、混合静脉氧饱和度降低，这些都可能使重症监护者警觉到固有右心室功能的问题，但应排除梗阻性休克的原因。有创血流动力学监测往往不能区分右

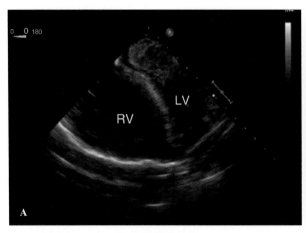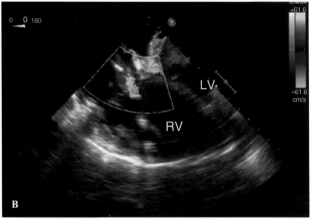

▲ 图 30-5　心胸 ICU 经食管超声心动图（TEE）监测左心室辅助装置（LVAD）"吸吮"效应（彩图见书末）

A. 食管中段四腔心切面使用 TEE 显示左心室辅助"吸吮"导致右心室衰竭和不匹配增加的左心室辅助流量；B. 食管中段四腔彩色血流图显示"吸吮"现象时严重的三尖瓣反流。LV. 左心室；RV. 右心室（图片由 K. Ghadimi, MD 提供）

心室功能差的不同原因。然而，TEE 能使临床医师明确诊断新的心包积液、右侧大胸膜积液或导致大量心房和（或）心室受压的出血。在心脏压塞生理学条件下，需要立即返回手术室以减轻涉及心腔的严重压塞。

3. 需要体外膜氧合（ECMO）患者的超声心动图

ECMO 是经改良的膜肺或体外循环机对肺和（或）心脏进行为期数天至数周的机械支持。静脉 - 静脉（VV）ECMO 主要用于治疗严重但可能可逆的呼吸衰竭，而静脉 - 动脉（VA）ECMO 主要用于治疗严重的心脏或心肺衰竭。

在 VV-ECMO 中，从放置在大的中心静脉 [通常是下腔静脉（IVC）] 的流入管道中抽出低氧血，然后通过尖端位于右心房或接近右心房的管道返回富氧血。理想情况下，所有或大部分流出管道的血液通过三尖瓣进入肺循环。一种单管技术设计了用于放置在右颈内静脉的双腔单根导管（Avalon Elite Bicaval 双腔导管及血管通路套件，Maquet Cardiopulmonary, Rastatt, Germany）。流入腔的尖端（较大）位于中心静脉内，因此要注意避免插入肝静脉。流入腔末端有顶端开口和侧孔，以及靠近流入腔出口部位的侧孔以引流上腔静脉（SVC）和腔静脉血液。单套管的流出腔在流入套管顶端以上 10cm 处开口，目的是将血液送回右心房。一旦插入，流出腔应该向内并朝向三尖瓣，引导血液流过三尖瓣。可使用 TEE 分别显示流入和流出腔内的血

流，并显示各分支在下腔静脉和右心房内的位置。

在 VA-ECMO 期间，全身静脉血通过放置在右心房的下腔静脉导管（股静脉入路）或上腔静脉导管（颈内静脉入路）流入循环。可以使用 TEE 显示导管及确定位置以建立循环。如果有 TEE 禁忌证，可选择 TTE 通过胸壁为患者提供充分的超声心动图显示。与 VV-ECMO 类似，血液通过 VA-ECMO 回路的流入管道进入泵和氧合器 / 热交换器，然后通过放置在大动脉内或移植到大动脉（通常为股动脉、腋窝动脉或主动脉）的套管返回患者体内。全身动脉血流量是 VA-ECMO 循环流量和左心室任何射血量的总和。全身血压由血流和血管张力决定。

(1) 超声心动图诊断 VA-ECMO 常见并发症：①南 - 北综合征：这种综合征发生在肺功能严重受损同时伴有股动脉放置 VA-ECMO 流出道插管的特殊情况下。在这种情况下，可能存在上半身低氧血症（冠状动脉、脑血管和上肢），因为主动脉近端分支主要接收从左心排出的缺氧血。这种南北综合征患者的超声心动图上可看到在胸降主动脉中出现停滞的、漩涡状的血流征象，因从左心室流出的血液和从 ECMO 流出管回流到患者体内的血液在此处形成交界。即使存在明显的左心室射血，如果肺功能良好或流出套管移到中心位置（近端主动脉或腋动脉），也不会出现这种情况。基于这个原因，一旦患者的临床表现足够稳定，操作团队可能要求从外周（通过股动脉）到中心（通过主动脉或腋动脉）插管的过渡。或者，经超声心动图证实左心室功能

恢复、肺功能继续受损时，可开始向 VV-ECMO 过渡。

②血流动力学不稳定：在无固有心功能的情况下，VA-ECMO 全流量和全循环支持时的低血压提示血管扩张或左心室扩张。主动脉瓣和二尖瓣反流患者的左心室扩张尤其成问题。在临床上，患者可能在发生 VA-ECMO 和（或）需要除颤的室性心律失常后不久出现从气管内管冒泡的肺水肿。可通过 TEE 下严重的左心室扩张进行明确诊断。增加泵血流量、减少肺血流量可以改善这一问题。如果做不到这一点，则需要开放左心室。超声心动图证实左心室开放导管的位置对于确保左心室减压和降低左心室血栓形成的风险是很重要的。

(2) VA-ECMO 的脱机和停用：心肌功能恢复的早期迹象是动脉波形出现搏动。患者通常从 VA-ECMO 撤机过渡到适量的正性肌力药物支持 [如肾上腺素 0.04～0.1μg/（kg·min）]。应在计划撤机前几小时开始预防性给予正性肌力药。流量缓慢减少至 1～2L/min，血流动力学监测期同时使用 TEE 评估心脏功能。如果患者血流动力学稳定，TEE 成像显示在药物支持下心脏功能良好，则计划进行 VA-ECMO 的脱机和停用。

综上所述，理解从 VV-ECMO 和 VA-ECMO 启动、管理、脱机和停用的过程是当代心胸外科监护室医师一项重要的技能。特别的是，TEE 在管理这些复杂病情患者时的应用为重症监护医师提供了一个明确常见并发症诊断的工具，甚至可以作为在 VV-ECMO 和 VA-ECMO 期间的常规应用。

第 31 章
体外循环后中枢神经系统功能障碍
Central Nervous System Dysfunction After Cardiopulmonary Bypass

Suzanne Flier   John M. Murkin   著

宋宗斌   译

要 点

- 尽管心脏外科手术的死亡率逐渐下降，但术后神经并发症的发生率在过去几十年一直保持相对不变。
- 接受冠状动脉手术的患者卒中的风险随着年龄的增长而逐渐增加，55 岁以下的患者为 0.5%，75 岁以上的患者为 2.3%。
- 心脏外科患者的神经事件与术后死亡率增加、重症监护病房停留时间延长、住院时间延长、生活质量下降和长期生存率下降有关。
- 心脏手术中神经损伤的机制包括脑栓塞、灌注不足、炎症、相关血管疾病和大脑自动调节改变，使大脑更容易受到损伤。
- 虽然闭塞性颈动脉疾病与围术期卒中风险增加有关，但对侧损伤卒中并不少见，同时行围术期颈动脉内膜剥脱术可能增加卒中和其他主要不良事件的风险。
- 围术期神经并发症的危险因素包括肾功能不全、糖尿病、高血压、既往的脑血管疾病、主动脉粥样硬化、升主动脉操作、复杂的外科手术、超过 2h 的体外循环时间、深低温停循环、体外循环期间及之后血流动力学不稳定、新发心房颤动、高血糖、高热和低氧血症。
- 升主动脉插管前常规扫描是一种灵敏的、特异的检测主动脉粥样硬化的技术。
- 在有明显升主动脉粥样硬化的患者中，避免主动脉操作（无触摸技术）与减少围术期卒中相关。
- 降低体外循环（CPB）对栓塞、炎症和凝血影响的策略将减少神经并发症。
- 脑血管疾病使那些在体外循环期间经历广泛血流动力学紊乱的患者在围术期发生卒中的风险更大。
- 大脑近红外光谱（脑氧饱和度测量）可以检测脑缺血，并降低卒中发生率和改善心脏手术后的预后。
- 与非体外循环和非心脏手术患者相比，接受常规体外循环手术的患者术后早期认知功能障碍的发生率更高。
- 在接受常规 CPB、经皮冠状动脉介入治疗或内科治疗的人群中，晚期认知功能障碍和卒中的发生率似乎相似，这意味着潜在疾病的进展和房性心律失常是晚期卒中的主要机制。

从 2001 年到 2011 年，冠状动脉旁路移植术（CABG）减少了近 50%，为 213 700 例，而经皮冠状动脉介入术（PCI）减少了超过 25%，为 560 500 例。尽管这些趋势可能反映了各种环境、生活方式和治疗因素，但围术期显性和亚临床脑损伤仍然是一个令人关注的问题，并继续影响关于冠状动脉重建术最佳策略的争论。因此，本章的主题是心脏手术和体外循环（CPB）相关的卒中和神经行为学事件的风险因素、原因和潜在的治疗手段。

一、中枢神经系统损伤的分类

在一项开创性的研究中，中枢神经系统（CNS）损伤被分为两大类：Ⅰ型（局灶性损伤、木僵或出院时昏迷）和Ⅱ型（智力功能衰退、记忆缺失或癫痫发作）。脑损伤也可大致分为卒中、谵妄（脑病）或术后认知功能障碍。卒中在临床上定义为任何持续超过 24h 的新发感觉运动缺失，仅从临床表现认定，或在理想情况下通过磁共振成像（MRI）、计算机断层扫描或其他形式的脑部影像认定。

短暂性脑缺血发作（TIA）被定义为短暂的神经功能障碍，持续时间少于 24h。持续时间超过 24h 但少于 72h 的神经功能障碍称为可逆性缺血性神经功能缺损。

谵妄被描述为短暂的认知功能全面损害、意识水平下降、睡眠模式的深刻变化和注意力异常。

认知功能障碍被定义为得分低于某一预先设定的阈值，如术后得分下降幅度大于术前表现得出的 1 个标准差或更多。

癫痫分惊厥和非惊厥两种，可能与明显的中枢神经系统损伤有关，也可能反映短暂的生化或药物介导的神经兴奋。

闭合性心脏手术后卒中或Ⅰ型损伤的发生率被认为一般约为 1%。单纯的瓣膜修复或置换手术中卒中发生率为 1.6%，而冠状动脉搭桥术和瓣膜联合手术的卒中发生率为 2.9%。据报道，术后早期认知功能障碍（Ⅱ型）的发生率为 30%～80%。心脏手术后脑损伤发生率的差异与手术的类型和复杂性有关，包括是否为非体外循环冠状动脉旁路移植（OPCAB）、体外循环冠状动脉旁路移植（CABG）、开胸、冠状动脉搭桥与瓣膜联合手术，还是主动脉弓等相关手术。微创的瓣膜及冠状动脉再通技术应

用增加、经导管瓣膜置换术的进展都是中枢神经系统损伤的独立危险因素。总的来说，心脏外科手术患者与任何形式的脑并发症相关的住院时间延长和死亡率增加是明显相关的。两种脑并发症的预测因素包括 70 岁以上的高龄和既往有高血压病史。Ⅰ型损伤的预测因素包括主动脉近端动脉粥样硬化、既往神经系统疾病史、使用主动脉内球囊泵、糖尿病、高血压史、不稳定型心绞痛史和年龄增加。围术期低血压和机械通气的使用与此类结果有弱的相关性。

（一）早期、迟发型和晚期卒中

在考虑围术期卒中的发生率时，将卒中分为早期（即神经功能缺陷在麻醉后立即出现）、迟发（即术后神经功能缺陷发展超过 24h）、后期（即术后卒中发展超过 30d）是可以更好地区分重要的诱发因素和减少潜在风险的策略。这样的分析有助于从围术期发生的事件（如心房颤动）和随后的基础疾病进展（如脑血管粥样硬化）中识别潜在的因果性术中事件（如低血压、动脉粥样硬化主动脉）。

研究充分证明，患者的共病（尤其是主动脉粥样硬化）与术中相关因素（CABG、OPCAB 或 PCI）从根本上影响早期卒中的发生率，因此可能是可改变的，而晚期卒中反映了共病和房性心律失常的进展。

（二）中枢神经系统损伤与年龄相关的风险

在一篇对 67 764 名心脏外科手术患者的综述中，4743 名 80 岁以上的患者在全国心血管网络的 22 个中心接受了心脏手术，80 岁以上患者的Ⅰ型脑损伤发生率为 10.2%，而 80 岁以下患者的发生率为 4.2%。尽管全球 80 岁以上患者的心脏手术死亡率高于年轻患者，但研究人员发现，没有显著并发症的 80 岁以上患者的死亡率与年轻患者相似。

除了与年龄相关的因素，来自欧洲和北美的研究一直报道既往的脑血管疾病、糖尿病、高血压、周围性血管疾病（包括颈动脉疾病），主动脉粥样硬化、肾功能障碍、手术前 24h 内梗死或不稳定型心绞痛、术中或术后并发症作为其他因素增加了心脏手术患者脑损伤的发病率（框 31-1）。确定年龄相关性脑损伤在心脏外科手术中的影响正变得越来越重要，因为一般人群，特别是心脏外科手术人群

框 31–1 心脏手术中与脑损伤相关的因素
• 年龄 • 主动脉粥样硬化病 • 颈动脉疾病 • 糖尿病 • 高血压 • 周围性血管疾病 • 肾功能障碍 • 卒中或脑血管疾病 • 近期不稳定型心绞痛或急性心肌梗死 • 术前低 CO 或低射血分数 • 联合或复杂的手术操作 • 再次手术 • 体外循环时间延长 • 术中血流动力学不稳定 • 术后心房纤颤

心脏手术患者围术期脑损伤的危险因素；参见文中的讨论

的平均年龄在逐渐增加。术前并发症的存在越来越被认为是年龄相关性中枢神经系统并发症风险的主要决定因素。随着老年患者心脏手术后总体生存率和生活质量的持续改善，高龄不再是评估心脏手术患者的唯一障碍。在心脏外科手术患者中，并发症的存在和程度应被视为与年龄本身同等重要或更重要的危险因素。

（三）回顾性与前瞻性神经系统评估

中枢神经系统损伤的评估在很大程度上取决于所使用的方法，多项研究表明回顾性研究是不敏感的。回顾性图表回顾研究作为术后神经功能障碍的总体发生率的评估是不够的。回顾检查无法发现大多数神经功能障碍患者的原因显而易见，包括记录不完整、不愿记录明显的轻微并发症，而最重要的是对精细的神经功能障碍不敏感。神经系统检查的时机、彻底性和可重复性（单检验），以及术前评估的纳入比较，都决定了术后中枢神经系统损伤检测的敏感性和准确性。目前报道的许多类型的神经功能损害是亚临床的，不能通过简单地普通床旁评估检测到，对患者远期预后的影响未知。

二、神经心理功能障碍

与卒中相比，认知功能障碍（神经认知功能障碍）是心脏手术更为常见的后遗症，高达 80% 的患者在术后早期出现。心脏手术后认知功能障碍的发病机制尚不明确。用来解释术后神经认知功能下降的变量包括高龄、伴随的脑血管疾病、心血管疾病的严重程度，以及潜在疾病的进展。不同的术中因素都可能与之有关，如脑栓塞、低灌注或缺氧、炎症过程的激活、主动脉交叉钳阻断时间或 CPB 时间、低平均动脉压（MAP）、脑静脉高压。在很多情况下，只有通过复杂的认知测试方法才能发现神经心理功能障碍的细微迹象，尽管家庭成员可能会注意到抑郁症和性格变化。应该认识到，正式的认知测试是可重复和可量化的，代表了一种客观的结果衡量标准，因此，它可以作为评估各种治疗干预的标准（如假定的脑保护药物的疗效、设备的改进、pH 管理策略）。此外，多项研究还发现术后早期认知功能障碍与术中脑氧饱和度降低及 MRI 上出现新的缺血性病变有关。早期认知功能障碍评估可用于区分不同的术中治疗模式 [如 pH 管理、使用血液回收仪、升主动脉扫描（EAS）]。然而，术后早期认知功能障碍是否代表永久性神经损伤仍存在争议。

最近的几项研究表明无论是否接受了 CABG、非体外循环手术、PCI 或内科药物治疗，患者晚期认知功能障碍的发生率都是相似的。这些结果强烈提示，潜在的脑血管疾病和脑血管疾病的进展而非心脏手术本身是术后晚期认知功能障碍的最相关因素。

三、脑损伤机制

CPB 心脏手术后，确定哪些因素或更有可能是哪些因素的组合导致患者术后神经或行为功能障碍仍存疑惑（框 31-2）。从少数使用手术对照组的研究来看，CPB 固有元素是导致术后认知功能障碍的诱因，尤其是术后即刻出现的认知功能障碍。这种功能障碍有多少是由于直接显露于 CABG 和 CPB 或作为潜在共病出现的结果是一个正在进行积极研究的领域。基于尸体解剖以及术中事件与神经学结果的相关分析，脑灌注不足和脑栓塞可能是其他不复杂的心脏手术脑损伤的两种主要机制。

术中微粒和微气体栓子的脑栓塞在心脏外科术后脑事件的发生中有重要作用。人们也越来越关注围术期灌注不足的作用，尤其是颅内和颅外动脉粥

框 31-2　心脏手术中神经并发症的危险因素

- 血流动力学不稳定
- 糖尿病
- 高龄
- 联合或复杂手术
- 体外循环时间延长
- 既往卒中或脑血管疾病
- 主动脉粥样硬化病
- 肾功能障碍
- 周围性血管疾病

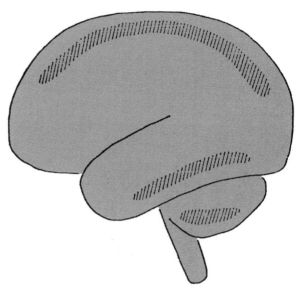

▲ 图 31-1　阴影区显示了位于大脑主要动脉或小脑动脉区域之间的最常见的边界区或分水岭区梗死

（引自 Torvik A. The pathogenesis of watershed infarcts in the brain. *Stroke*. 1984; 2:221–223.）

样硬化患者，以及手术和体外循环所引发的炎症过程的影响。

　　最近的证据也集中在术后新发心房颤动（POAF）与长期死亡率和卒中的增加有关。以前，POAF 被认为是相对良性和自限性的，然而最近的 Meta 分析发现，冠状动脉搭桥术后新发 POAF 与短期和长期随访中明显较高的死亡率风险，以及较高的卒中和其他并发症发生率相关。

（一）分水岭脑梗死

　　分水岭或边界区梗死灶是位于大脑两条主要动脉（如大脑中动脉和后动脉，或大脑前动脉和中动脉）边界区之间的缺血性病变，其发生处存在终末小动脉吻合（图 31-1）

　　然而，基于同样的原理，这些区域也很容易由于末端动脉栓塞受到局部缺血的影响。而且人们还认识到，虽然严重的低血压是卒中最常见的原因，但大量微栓子可能首先出现在这些区域并在相应大脑中引起梗死。因此，尽管它们通常起源于严重低血压发作，但分水岭病变不是低血压发作的病征，可能是脑栓塞的结果。栓塞与灌注不足协同作用，可引起或加重心脏外科患者的脑损伤。

（二）脑栓塞与预后

　　CPB 过程中的脑栓子可粗略分为大栓子（如钙化或动脉粥样硬化碎片）和微栓子（如微气泡、微颗粒物）。明显的和局灶性的神经损害可能反映了大脑大栓子的发生（如移除瓣膜或动脉粥样硬化升主动脉操作期间产生的钙化和动脉粥样硬化碎片）。微栓子似乎在弥漫性、精细的神经和认知障碍中有一定作用，而大栓子则可能导致临床上灾难性的卒

中。无论脑损伤的本质是什么，同时存在的炎症过程似乎会加剧损伤的程度。

　　气体栓子并非是无害的。已有研究表明，空气栓子对脑血管的影响不仅是由于气泡对脑血管的直接堵塞，还表现为气泡对血管内皮细胞的影响。显露于脑气栓的软膜血管的超微结构显示内皮质膜受到严重损伤，导致细胞完整性丧失和内皮细胞肿胀。这样的内皮损伤会破坏血管反应性。空气栓塞也会使血液成分发生变化，导致气泡周围形成蛋白样包膜，使软膜血管明显扩张、血小板隔离和内皮细胞受损。空气对内皮细胞的机械损伤导致基底膜破裂、凝血酶产生、细胞内囊泡中 p 选择素释放、血小板活化因子的合成，以及在炎症和血栓形成过程中影响的再灌注样损伤。这些现象可能损害一氧化氮的产生，导致大脑微血管调节的改变。体外循环中肝素抗凝是否能减轻脑血管造影中证实的脑气体栓塞的影响尚不清楚。

（三）脑灌注压

　　心脏手术中低血压与术后神经功能障碍有关。研究发现 CPB 期间与缺血一致的脑电图（EEG）模式（慢波活动增加、脑电图活动的弥漫性减慢）出现被认为与脑灌注不足有关。在正常体温下脑血流

减少常产生缺血性变化，而在稳定低体温期间类似的脑血流减少与脑电图变化无关。事实上，CPB 开始时灌注流速的降低常与缺血性脑电图的变化相关。

过渡到 CPB 期间，大脑特别容易缺血损伤。因为脑氧代谢率（$CMRO_2$）显然是不变，但大脑最初灌注的是无血的灌注液，即使建立 CPB 平衡后，红细胞比容通常保持在 20%～30% 的范围内。因此，在 $CMRO_2$ 没有减少的情况下，任何脑灌注的进一步减少都是难以耐受的。在低温条件下 $CMRO_2$ 显著降低，温度降低 10℃时 $CMRO_2$ 下降超过 50%。很明显，在麻醉特别是低温 CPB 期间，脑血流（CBF）维持在非常低的脑灌注压力水平。使用放射性同位素技术测量脑血流，结合颈静脉导管计算 $CMRO_2$，明确低温体外循环期间 $CMRO_2$ 有明显的降低，在 α 稳态 pH 管理下脑血流将对应减少，并自主调节脑灌注压到 20mmHg。因此，在无脑血管疾病的情况下，低温期的低动脉压不太可能导致脑缺血。随着冠状动脉搭桥术患者的平均年龄和疾病范围的不断增加，伴有脑血管疾病而可能导致大脑自动调节紊乱的患者数量越来越多，越来越成为重要群体。

（四）脑静脉梗阻

需要注意的是 CPB 期间部分上腔静脉梗阻会导致脑静脉高压，尤其是在使用单根双极静脉插管时，可能导致脑水肿和与动脉压力不成比例的脑灌注压下降。如果未能察觉并及时处理 CPB 心脏停搏期间上腔静脉引流受损时的脑静脉高压，可能导致脑缺血。这种未被发觉的脑静脉高压可能导致一些已被报道的术后神经综合征。

尽管 CPB 期间低血压与大脑功能障碍之间的关系仍存在争议，但有证据表明某些患者群体可能具有特定的风险。平均动脉压和复温并不是认知功能下降的主要决定因素，但是低血压和快速复温对老年患者的认知功能障碍有显著影响。与此同时，由于老年患者在接受心脏手术的人群中所占的比例越来越大，这正成为越来越重要的临床管理问题。

（五）体外循环期间血流动力学不稳定

心脏手术患者血流动力学并发症被证明与脑损伤增加相关，无论发生在术前、术中还是术后。研究表明，心脏外科手术患者的大脑对明显"良性"的血流动力学改变的反应性增加，这种改变可能通过脑组织灌注不足造成或加重脑损伤。由于接受冠状动脉搭桥术的患者中有大约 50% 以上同时患有脑血管疾病，因此这一点非常重要。栓子、灌注压力和局部脑循环的特殊条件（如先前存在的脑血管内病变）的相互作用决定了心脏外科患者脑损伤的最终表现。脑血管病患者行 CPB 手术时血流动力学参数波动较大，尤其容易发生术后神经并发症。

（六）主动脉粥样硬化

动脉粥样硬化性升主动脉和主动脉弓被认为是心脏外科手术患者栓塞重要的危险因素，也是一个普遍存在的问题。主动脉弓动脉粥样硬化的患病率随着年龄的增长而增加，超过 20% 的 74 岁以上患者出现严重动脉粥样硬化，这是年龄相关性围术期卒中风险增加的主要因素。

心脏外科手术患者动脉粥样硬化栓塞可能包括毁灭性的伤害和死亡等多种临床表现，因此其真实发生率可能被低估。胸主动脉粥样硬化与冠状动脉疾病和普通人群卒中有关。研究证明主动脉弓粥样硬化患者卒中的风险增加 4 倍。Yahia 团队的前瞻性研究利用经食管超声心动图（TEE）评估诊断为 TIA 或卒中患者的主动脉粥样硬化，237 例患者中有 141 例（59%）存在胸主动脉粥样硬化；轻度斑块（＜2mm）占 5%，中度斑块（2～4mm）占 21%，重度斑块（≥4mm）占 33%，复合斑块占 27%。斑块多见于降主动脉和主动脉弓，而升主动脉较少见。20%～40% 的心脏手术患者存在明显的升主动脉粥样硬化，且发生率随着年龄的增长而成比例增加，其是卒中（Ⅰ型脑损伤）的独立危险因素。

（七）糖尿病和高血糖

合并糖尿病被认为是增加心脏手术患者发病率和死亡率的一个危险因素。糖尿病的发病率随着年龄的增长而增加，其存在被认为加速了动脉粥样硬化引起的损害；因此，越来越多的 CABG 患者伴有糖尿病，目前估计 30%～40% 的 CABG 患者伴有糖尿病共病。研究认为糖尿病与卒中发病率和死亡率的增加有关，部分风险可能与脑灌注不足有关。研究证实糖尿病患者 CPB 期间脑氧饱和度不足的程度和持续时间均上升，胰岛素依赖型糖尿病患者脑氧饱和度值最低（经颈静脉血氧仪测量），对平均动脉压的增加反应最差。

研究证实无论患者是否患有糖尿病，均应将正常血糖作为心脏手术患者围术期的理想目标。实验和临床证据表明，高血糖与神经损伤的恶化有关。维持血糖值低于 150mg/dl 的策略取得了良好的效果。心脏手术患者的理想血糖值仍不明确，但现有证据表明维持血糖正常与预后更好相关。

美国胸科医师协会（STS）根据这些数据制订了指南建议，对于行心脏手术的糖尿病和非糖尿病患者，应静脉注射胰岛素维持血糖低于或等于180mg/dl（10mmol/L）。然而，关于低血糖的潜在不良反应也存在担忧，在内科和外科重症监护患者中出现一次严重低血糖就可能引起死亡风险增加。此外，在一项随机的前瞻性研究中，400 名心脏外科手术患者接受严格的血糖控制（静脉注射胰岛素以保持术中血糖为 80～100mg/dl）或常规管理（血糖水平＜ 200mg/dl），治疗组卒中发生率显著增加。因此，避免低血糖应该是最重要的。于是，指南中增加了一条重要的警告，推荐保持葡萄糖最低水平应大于 100mg/dl。总之，糖尿病和非糖尿病患者的围术期血糖维持在 100～180mg/dl（5.55～10mmol/L）是可取的。

四、脑血流

（一）pH 管理和脑血流

在 1983 年 Henriksen 和他的同事报道了体外循环期间大脑充血的证据之前，关于体外循环期间人脑血液循环的新信息较少。与 Henriksen 报道的大脑高灌注直接相对，Govier 和他的同事于 1984 年在此研究之后发表了一篇开创性的论文，掀起了他们观察的体外循环期间脑血流缺血阈值水平的争论。据推测，在 CPB 低温期间 pH 管理的差异导致了先前报道的脑血流值的差异。因此，在低温 CPB 期间，患者分别采用 α 稳态或 pH 管理。在降低体温期间，两组均观察到 $CMRO_2$ 的类似和显著降低，且在 α 稳态组中，与 pH 稳态处理组相比，整体脑血流 / 代谢耦合得以保留。α 稳态管理保留了脑血流和代谢之间的自动调节关系，已成为成人 CPB 患者轻度和中度低温治疗的标准。

（二）脑温过高

CPB 复温期的脑温过热会加重复温前已存在的损伤，而且可能其本身是有害的。温度过高对脑氧转运和神经结局有很大的影响。大脑温度过高时谷氨酸水平会升高，最终导致细胞死亡。快速复温使颈静脉血氧蛋白饱和度降低，造成脑氧消耗和输送之间的不匹配。CPB 期间较慢的复温速率和较低的峰值温度可能是预防低温 CPB 后神经认知功能下降的重要因素，而避免术后体温升高的干预措施可能有助于改善心脏手术后的脑功能转归。

五、体外循环装置

早期研究表明，使用鼓泡式氧合器进行体外循环的患者微栓子增多，使用膜肺氧合器和动脉管路过滤使脑栓塞减少（框 31-3）。

目前已经开发出可以减少体外循环期间炎性反应的表面改良型 CPB 管路以及白细胞清除滤器。

此外，各种术中操作可能产生颗粒和微颗粒栓子，特别是动脉粥样硬化主动脉相关操作是脑栓子形成的独立风险因素，而不是由氧合器产生的微气栓和微栓子。避免在病变主动脉上的操作似乎可以减少栓塞和脑损伤。另外也在探索通过侧管置入主动脉内栓子滤器捕获减少栓子的改良型主动脉插管。

微创体外循环

随着人们对更加符合生理的体外循环的追求，

框 31-3　可能降低心脏手术后神经系统并发症的临床策略

- 早期并积极控制血流动力学不稳定
- 围术期血糖在 100～180mg/dl
- 升主动脉操作前常规超声扫描
- 避免在严重动脉粥样硬化病中进行升主动脉操作
- 维持足够的脑灌注压力（神经监测或脑氧饱和度）
- 通过中心静脉压力导管近端或肺动脉导管入口监测脑静脉压力
- 中度低温体外循环时 α 稳态或 pH 管理
- 避免动脉血温度超过 37℃
- 使用体外循环回路膜氧合器和 40μm 动脉管路滤器
- 使用表面改进和减少面积的 CPB 管路
- 应用脑氧监测

近年来出现了微创体外循环（MiECC）。该系统由一个最小启动体积的模块化生物兼容闭合电路组成，包括一个离心泵和膜氧合器，并已被证明可显著降低炎症标志物。MiECC 也被证明与降低全身性炎症反应（检测粒细胞弹性蛋白酶）、血液稀释（计算手术后血细胞比容下降）及输血要求相关，降低了肌钙蛋白释放峰值水平、低心排血量综合征发病率、需要收缩药物支持必要、肌酐峰值水平、POAF 发生率、机械通气时间及 ICU 停留时间。

模块化 MiECC 技术在冠状动脉旁路移植、心脏瓣膜手术及在高危患者的应用结果显示，可减少患者大脑微血栓并改善脑组织氧合，改善神经认知的结局。因此，这种体外循环方法有巨大的潜力，并很可能在不久的将来成为标准疗法。

六、脑保护策略

（一）风险评估

围术期神经事件的主要预测因素是年龄、神经疾病史、糖尿病、既往冠状动脉搭桥、不稳定型心绞痛和肺疾病史。卒中风险指数可以评估每位患者的神经系统风险，从而选择最合适的围术期治疗方案，包括调整手术方式、优化灌注管理、应用神经监测，以及使用潜在的脑保护药物。它也是比较风险大小的有效参考标准，可用于不同干预措施有效性的临床结局比较研究。

（二）颈动脉内膜剥脱术

目前的心脏外科手术中，17%～22% 的患者有 50% 或以上的颈动脉中度狭窄，6%～12% 的患者有 80% 或以上的颈动脉严重狭窄。中度狭窄患者术后发生卒中的风险为 10%，严重狭窄患者为 11%～19%，而狭窄小于 50% 的患者术后发生卒中的风险为 2% 或更低。虽然严重的双侧颈动脉疾病在心脏手术患者中较为少见，但此类患者围术期卒中的风险高达 20%。然而，颈动脉内膜剥脱术是否会降低这一比例尚不清楚，因为一项 Meta 分析发现，卒中或死亡的合并数据并不支持在无症状颈动脉狭窄患者冠状动脉搭桥期间行颈动脉内膜剥脱术可降低风险（相对风险 0.9；$P = 0.5$）。一项综述估计只有大约 40% 的围术期卒中（最多）可以直接

归因于同侧颈动脉疾病。因此，对于无症状的颈动脉狭窄患者，除非手术团队在联合颈动脉内膜剥脱术和 CABG 手术方面经验丰富，否则不应进行联合手术。同时行颈动脉内膜剥脱术不太可能降低患者的卒中风险。相反，颈动脉狭窄应被视为主动脉和（或）伴发脑内疾病的高风险因素，在这一高危人群中采用主动脉扫描并适当优化手术方式和应用神经监测尤其有益。

（三）经食管超声心动图与主动脉扫描

升主动脉粥样硬化的检测是降低心脏外科手术期间和术后卒中发生率的重要策略。尽管手工主动脉触诊是广泛使用的方法，但其对这一目的的敏感性非常低。严重的胸主动脉斑块 [定义为主动脉内膜和（或）腔内不规则的有活动结构或溃疡的 5mm 厚的局灶性高回声区] 与冠状动脉疾病之间的关系已被证实。鉴别筛选严重的主动脉疾病具有重要的临床意义，因为可以改变手术方法来预防栓塞和卒中，包括改变手术方式、主动脉插管位置及冠状动脉移植近端吻合位置。

多项研究表明，术中术者触诊未能发现大部分升主动脉的重要动脉粥样硬化病变，建议术中对主动脉进行超声心动图检查（图 31-2）。然而，TEE 检测升主动脉和主动脉弓病变的可靠性有限。源于与右主支气管和气管重叠区域的空气组织界面高的超声反射限制了 TEE 对上端升主动脉的评估，然而这里就是通常进行动脉插管的位置。如果完整双平面 TEE 斑块检查为阴性，则升主动脉内不太可能有明显斑块。而 TEE 斑块检查阳性患者有 34% 的可能性存在显著的升主动脉疾病，应考虑行升主动脉扫描。TEE 是检测是否存在升主动脉粥样硬化的一种敏感但仅轻度特异的方法。

插管前对主动脉评估的通行做法仍然是外科医师的目测和触诊，尽管事实证明这种方法仅能鉴别出 25%～50% 患者的动脉粥样硬化，而且即使确诊也往往明显低估了严重程度。病变升主动脉的治疗策略从微创主动脉无接触技术（NTT）到最大侵入性手术，包括在深度低温循环停止（HCA）下的升主动脉置换或大面积主动脉清创。冠状动脉旁路移植术的优化措施包括避免使用主动脉交叉阻断钳、更换主动脉钳夹的位置，以及使用全动脉通路或 Y 型移植以避免主动脉端吻合。

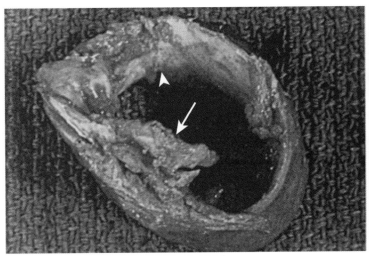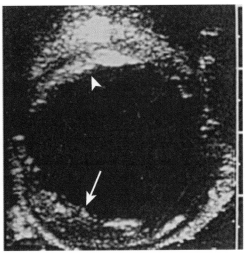

▲ 图 31-2　重度动脉粥样硬化患者升主动脉横断面超声图像及其相应节段主动脉

注意钙化（箭）和向管腔突出的动脉粥样硬化（箭头）（引自 Wareing TH, Davila-Roman VG, Barzilai B, et al. Management of the severely atherosclerotic ascending aorta during cardiac operations. A strategy for detection and treatment. *J Thorac Cardiovasc Surg*. 1992; 103: 453–462.）

（四）"无接触"技术

对于严重的主动脉粥样硬化患者，建议避免升主动脉内操作。

在这些患者中，通过单侧或双侧乳内动脉实施冠状动脉血运重建，将另外的冠状动脉移植血管（隐静脉、桡动脉）以 T 型或 Y 型的序贯桥连接。

一项包括 12 079 例单纯行冠状动脉旁路移植手术的大样本研究提供了重要的证据，其中 1552 例患者采用原位的乳内动脉供血而完全避免了主动脉操作（无接触），1548 例患者近心端冠状动脉吻合时采用了改进的主动脉无钳夹技术，8979 例患者常规主动脉钳夹。

研究结果显示，术后卒中总发生率为 1.4%（$n=165$），其中无接触组为 0.6%（$n=10$），改良无夹钳组为 1.2%（$n=18$），钳夹组为 1.5%（$n=137$）（无接触组和改良组 $P < 0.01$）。观察到的比例预计卒中率随着主动脉操作的程度增加，从无接触组 0.48 增加到改良组 0.61 再到钳夹组 0.95，表明主动脉钳夹与无接触技术相比是术后卒中增加的独立危险因素。即使在校正使用 CPB 后，主动脉钳夹仍是术后卒中的独立危险因素。因为与无接触技术相比，非体外循环冠状动脉旁路移植部分钳夹主动脉和体外循环冠状动脉旁路移植主动脉钳夹都增加了术后卒中的风险。

（五）开放心腔手术期间 CO_2 吹气

在开放心腔的手术中，微气体栓子的数量和持续时间主要决定于清除腔内空气的方法。尽管针头吸和（或）主动脉根部排气是排气的常规技术，但研究表明，在关闭手术开放的心腔前持续或即刻使用 CO_2 吹气都可显著提高排气效果，从而减少全身气体栓子。然而，尽管人们普遍推测二氧化碳的吸入能改善神经系统和认知功能，但它却难以证实。

（六）体温和冠状动脉旁路移植术

众所周知，常温大脑对局部缺血损伤的易损性在小范围的温度变化中表现出惊人的变异性。脑温度的小幅升高，如在冠状动脉搭桥术中可能出现的 39℃，已被证明大大提高了大脑对局灶性缺血性损伤的敏感性，并与 37℃的对照组相比导致更大程度的缺血性损伤。

（七）神经监测的应用

术中神经生理监测有助于减少中枢神经系统损伤。术中经颅多普勒（TCD）已被证明可以实时检测栓塞事件，使得可以及时改变灌注和手术方法。另外，使用非侵入性近红外光谱（NIRS）的脑氧饱和度研究也表现出理想的结果。联合脑电图和脑氧测定，在 550 例心脏不停跳的冠状动脉旁路移植患者中发现 15% 的脑缺血发作，所有患者通过药物改善心排血量、增加灌注压和调整心脏位置的联合治疗都成功得到了改善。

已经提出了一种治疗围术期脑氧饱和度降低的生理学治疗策略，如图 31-3 所示。

新一代的脑氧饱和度监测设备解决了既往的一些担忧，包括脑外信号污染和动脉静脉分配的改变。多普勒超声与 NIRS 光子聚焦的联合已经实现通过超声标记的光子直接测量脑血流微循环，一系列的初步研究已经证明了这种方法可以有效评估脑

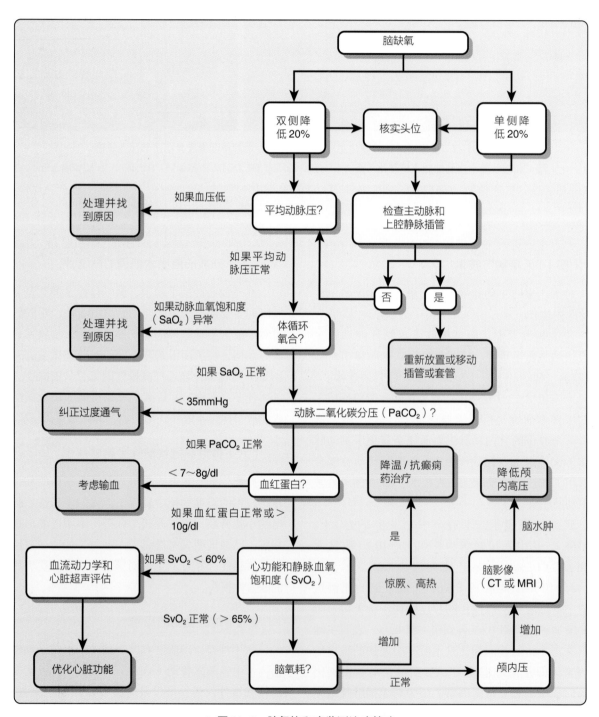

▲ 图 31-3　脑氧饱和度监测治疗策略

（转载自 Denault A, Deschamps A, Murkin JM. A proposed algorithm for the intraoperative use of cerebral near-infrared spectroscopy. Semin CardiothoracVasc Anesth. 2007;11:274-281.）

血流自动调整功能的完整性和下限。

深低温停循环时的神经监测

在复杂主动脉弓修复手术中，因为可能需要较长时间中断全身灌注，中度（25～30℃）和深度（＜25℃）低温仍是脑和全身保护的主要手段。由于脑电图在低于25℃时逐渐减弱而使其监测大脑状况的能力相对降低，脑近红外光谱（NIRS）被推荐作为深低温体循环期间脑卒中的监测及诊断手段。

虽然一些团队使用颈内静脉逆行插管监测颈静脉氧饱和度（SjO$_2$）作为降温过程中脑代谢抑制的监测指标，但在深低温停循环过程中，SjO$_2$与脑近红外光谱分析之间的相关性尚未得到证实。一种可能的解释是NIRS是高度选择性的测量大脑皮层氧组织饱和度，而SjO$_2$是大脑混合静脉氧饱和度的测量，反映了静脉氧合的整体变化。因此，可能对大脑区域灌注不均一的敏感性不强。

除了深低温停循环外，一些中心还采用经上腔静脉的逆行性脑灌注（RCP），或越来越多地采用经无名动脉或锁骨下动脉的选择性顺行性脑灌注（SACP）。已有多篇近红外光谱检测主动脉弓手术中脑缺血发作的病例报道，而且人们对近红外光谱在主动脉弓手术中作为灌注充足性监测工具的作用越来越感兴趣。越来越多的人认识到RCP不能提供足够的营养血流来维持远隔区域的脑完整性，发现RCP的近红外光谱监测（NIRS）中区域血红蛋白氧饱和度（rSO$_2$）值较SACP低。

在成人患者中，脑灌注不足可以发生在升主动脉夹层患者伴颈动脉管腔阻塞，停循环期间选择性脑灌注管打折或阻塞，微创心脏手术中主动脉钳夹管移位导致的脑灌注受损。在单侧选择性脑灌注过程中，双侧rSO$_2$监测可检测到对侧血氧饱和度降低的报道日益增多。这可能是Willis环不完整造成的，在某些情况下其发病率可能高达50%，并被认为可能是大约15%患者脑灌注不良的一个原因。

（八）脑保护药物

尽管在理解脑损伤的基本机制方面取得了多项进展，进而发展出多种神经保护的药物治疗策略，但总的来说，脑缺血的药物保护仍是一个难以达到的目标。基于可靠的实验证据，包括来自动物研究的数据，已经在心脏手术患者中测试了许多潜在的神经保护性药物，但结果大多是阴性的。测试的药物包括那些降低脑耗氧量以增加缺血耐受性的药物（硫喷妥钠和异丙酚），以及那些针对已建立的神经保护途径的药物，包括N-甲基-D-天门冬氨酸（NMDA）受体、钙通道、氧化应激、γ-氨基丁酸（GABA）受体等。几项试验的事后分析表明瑞马克美（remacemide）和补体抑制药具有令人鼓舞的神经保护作用。然而，在很大程度上目前还没有被广泛接受的能够有效地减少心脏手术引起的脑损伤的药物。

作为一种广谱抗炎药，丝氨酸蛋白酶抑制药抑肽酶已被证明对CPB引发的凝血和炎症改变有积极影响，并与心脏外科患者卒中和中枢神经系统损伤的发生率降低相关。然而，由于一些报道显示抑肽酶在心脏手术患者的治疗增加了死亡率和不良事件，抑肽酶的临床应用被无限期暂停，该药物的应用仍存在争议。

还有一些具有抗炎和抗血小板特性的药物治疗与降低卒中和中枢神经系统不良事件发生率之间存在有趣的联系。研究强烈支持围术期阿司匹林治疗，并提示血小板在协调心脏手术患者多器官系统再灌注损伤的缺血反应中发挥重要作用。

脑保护的另一个有前景的研究方向是3-羟基-3-甲基-戊二酰基辅酶A（HMG CoA）还原酶抑制药（如他汀类药物）的作用。随着越来越多的证据表明他汀类药物不仅对低密度脂蛋白胆固醇有降低作用，而且具有多效性和神经保护作用，可减少卒中的证据也越来越多。目前他汀类药物被认为具有抗动脉粥样硬化作用，增加斑块稳定性，并对炎症、血管运动功能、局部纤溶和血小板活性发挥有利作用。他汀诱导神经保护的另一可能机制可能是预防POAF（可能是炎症所致），从而减少术后卒中。然而，整体性抑制全身炎症反应（如地塞米松）似乎不能在心脏手术中对大脑提供保护。

理论上，挥发性麻醉药和非挥发性氙也具有神经保护作用。有实验证据表明，缺血区域灌注增加、脑代谢降低、抑制谷氨酸受体和神经递质活性、抑制离子通道从而防止病理性钙或钠流入、减少损伤性氧化应激、维持线粒体功能、抑制凋亡。然而只有大量的动物数据，临床证据仍然缺乏。虽然目前还没有能够减少心脏手术患者神经损伤的药理学灵丹妙药，但技术和药理学措施的结合可能对这些患者的中枢神经系统预后产生积极影响。对于被鉴定为有围术期脑损伤风险的患者应制订预防措施，以器官为目标进行管理，指导术中及术后的全程治疗。

这些神经保护策略如下。

• 在中度低温 CPB 中使用 alpha 稳态的 pH 管理；

• 通过将动脉温度限制在 37℃避免脑温过高；

• 通过血液回收和二次过滤避免未经处理的心腔开放回收血液的直接回输；

• 所有患者术中 TEE 或超声主动脉扫描；

• 使用动脉导管滤器来最小化栓塞负荷；

• 维持血糖正常；

• 减少 CPB 管路并使用生物相容的表面优化管道；

• 减少血液稀释以避免后续输注异体血。

进一步的建议包括通过近端颈内静脉压监测脑静脉流出压、避免低血压，以及在体外循环期间使用温热灌注而不是常温灌注。随着心脏外科手术患者的年龄和共病发病率的不断增加，这些问题的重要性变得越来越突出。总之，一级预防仍然是降低心脏手术患者脑损伤发生率的唯一有效措施。

第 32 章
远期并发症及其治疗
Long-Term Complications and Management

Martin Birch Monica I. Lupei Michael Wall Julia Weinkauf 著

王 健 译

要 点

- 心脏外科手术患者面临可预防的不良事件的风险极大。人为原因，如错误的决策（诊断、决策处理）或错误的操作（无法正确实施计划）通常是导致这些不良事件发生的主因。

- 人为失误是普遍存在的，不能通过努力或淘汰犯错者等手段预防其发生。减少人为失误需要改变现行系统，即防止失误发生（强制手段）或防止失误到达患者。

- 睡眠不足和疲劳会使人更容易失误。尽管住院医师的工作时间有限，但与其他国家不同的是，美国其他医师的工作时间却常不受限。

- 非技术技能，例如领导能力、沟通、合作和情境意识对患者安全至关重要，但却很少可以通过教学获得。分心、干扰、噪声和报警会导致技术性失误发生，并增加心脏手术的死亡率。

- 沟通不良是造成警讯事件的首要原因，常由于信息缺失或误解导致。使用结构性的沟通流程可减少错误发生。没有沟通流程的交接常会导致大量信息缺失。

- 团队培训可降低手术死亡率，但必须进行细致准备，并定期进行再培训。

- 术前使用风险评估表会显著降低手术死亡率（"世界卫生组织：安全的手术可以挽救生命"）。安全核查能使手术团队发现风险并制订改进措施。

- 情景模拟可以训练技术性和非技术性技能，并且可使手术团队应对罕见且危险的事件。

- 每个手术室都应配备相应的抢救流程，以便指导罕见的不良事件（如恶性高热、无脉冲电活动）救治。

- 每 150～200 例麻醉患者中约有 1 例出现用药错误。麻醉患者安全基金会发表了一系列指南用于减少用药错误的发生，包括标准化用药、采用一些技术如条形码和智能输液泵，使药剂科参与整个用药流程，以及建立安全用药的氛围。

- 麻醉期间术中知晓的发生率大约每 1000 次麻醉发生 1～2 例，多见于心脏外科手术。使用改良脑电监测或应用 0.7 最小肺泡浓度（MAC）吸入麻醉药可有效降低术中知晓的发生率。

本章着重于探讨心脏手术后患者在重症监护室（ICU）中的远期并发症和管理，从术后特异性感染、急性期肾衰竭处理、重症患者的营养支持等方面进行讨论。本章也包括新式手术后的并发症，如经导管主动脉瓣置换术（TAVR）、其他微创、有创的杂交手术，以及心室辅助装置与体外膜肺氧合

（ECMO）的远期并发症。最后，本章还总结了这项技术给患者、家庭还有临床医师带来的伦理问题。

一、心脏术后感染

（一）设备相关感染

1. 心脏植入电子设备

随着心脏植入电子设备（cardiac-implanted electronic devices，CIED，如起搏器、心脏复律除颤器、心脏再同步化治疗）数量的逐渐增加，它们的并发症，如感染，也在同时增加。CIED 相关感染可能很难被诊断，其超声心动图征象常不典型，血培养结果也不如心内膜炎敏感。大多数患者表现出非特异性症状，只有不到 10% 的患者出现脓毒症休克。在不同研究中，CIED 相关的发病率从 0.5%~2.2%，修正后其发病率可增加 2~5 倍。其最常见的病原体是葡萄球菌和其他革兰阳性细菌。与 CIED 相关感染导致的死亡率为 0%~35%。

疑似 CIED 相关感染的处理，包括血培养顺序和次数，以及抗生素治疗等，应以疾病严重程度为指导。诊断明确的 CIED 相关感染的治疗建议包括早期去除 CIED 设备（包括所有导线和起搏器）以及合适的抗生素治疗。

2. 心室辅助装置

左心室辅助装置（LVAD）相关感染的发生率高达 20%，通常在植入后 30d 以上发生。LVAD 患者感染后常导致住院时间增加，可能需再次手术，卒中风险上升，心脏移植推迟。一些研究发现 LVAD 患者感染后其生存率有下降的趋势。

LVAD 感染的患者常有较大的体重指数和糖尿病病史。金黄色葡萄球菌是 LVAD 及合并脓毒症感染患者中最常见的病原体。LVAD 相关感染的管理可能需要重装传动系统或置入抗生素珠交换 LVAD 及全身应用抗生素治疗。

3. 血管内装置

血管内装置，如动脉、中心静脉或肺动脉导管常用于心脏手术后的患者。患者行血管内置管通常会引起血流感染（bloodstream infection，BSI），导致患者住院时间延长、死亡率增加。中心静脉相关 BSI（Central line-associated BSI，CLABSI）由疾病预防控制中心（CDC）定义为与另一个感染部位无关的菌血症，或 2 次及 2 次以上的血液培养阳性，伴有常见皮肤污染物引起的有症状和体征的相关感染。CLABSI 在全世界都很流行，其在国际上的发病率（每 1000 个中心静脉置管日中有 7.6 例次）几乎是美国（每 1000 个中心静脉置管日中有 2 例次）的 4 倍，疾控中心指出近年来美国 ICU 中 CLABSI 的发病率在 2001—2009 年下降了 58%。动脉导管的 BSI 风险低于无涂层、无涤纶套、非隧道式的短期中心静脉导管（每 1000 个导管日有 1.7 例次 vs. 2.7 例次）。如果动脉导管使用最大的屏障预防措施，其 BSI 风险将大大降低（每 1000 个导管日有 0.41 例次）。

引起 CLABSI 的公认危险因素包括置管前长期住院、股静脉和颈内静脉置管、长时间留置导尿管、中性粒细胞减少、使用全肠外营养、大量导管相关操作、护患比低。CLABSI 多由革兰阳性菌（60%）引起，其中凝血酶阴性葡萄球菌占 34%，肠球菌占 16%，金黄色葡萄球菌占 10%；大约 18% 的 CLABSI 病例是由革兰阴性菌（18%）和念珠菌属（12%）引起的。

随着各种预防措施的大量应用，不仅显著降低了 CLABSI 的发病率，还促进了许多措施的改良及发展，以达到最低或零 CLABSI 发病率的目标。疾控中心在 2011 年公布了导管相关感染（CRI）的预防指南。指南详见框 32-1。

（二）胸骨切口感染

疾病预防控制中心将这种手术部位的感染分为浅部感染和深部感染。基于 CDC 对胸骨深部切口感染（DSWI）的定义，此种切口感染常发生在手术后 30~90d 内。切口常是裂开或故意敞开，伴有发热或局部疼痛、压痛，或者形成脓肿。DSWI 是一个不常见，但十分严重的心脏手术后并发症，常伴有不良事件发病率及病死率增加。

高龄、糖尿病、既往卒中和短暂缺血性发作病史、充血性心力衰竭（CHF）和双侧乳内动脉冠状动脉旁路移植术（CABG）是心脏术后 DSWI 的危险因素。与无 DSWI 的患者相比，诊断为 DSWI 的患者术后机械通气时间、ICU 及住院时间均延长。金黄色葡萄球菌和革兰阳性菌是最常见的病原菌。DSWI 的推荐治疗是充分的全身性抗生素治疗，同时也包括外科治疗、抗生素灌洗与一期缝合或胸骨切开带瓣重建术。

框 32-1　血管内导管相关感染的预防

中心静脉导管感染的预防

- 尽可能使用锁骨下部位，避免使用股静脉
- 使用超声引导（如果可用），减少穿刺次数
- 使用管腔数量最少的导管
- 严格的手部卫生、带防腐剂的皮肤准备和置管时全屏障预防
- 置管和护理导管保持无菌技术
- 定期监测导管插入部位是否有感染迹象
- 每天使用 2% 洗必泰清洁皮肤
- 不要定期更换导管以防止感染
- 如果怀疑感染，不要使用导丝更换导管
- 当不再需要导管时，移除导管

动脉导管感染的预防

- 在成人中，桡动脉、肱动脉和足背动脉优先于腋动脉和股动脉
- 至少佩戴帽子、口罩、无菌手套进行动脉导管插入，行股动脉置管时使用全屏障预防措施
- 只有在临床需要时才更换动脉导管
- 当不再需要时，移除动脉导管

引自 O'Grady NP, Alexander M, Burns LA, et al. Guidelines for the prevention of intravascular catheter-related infections. *Am J Infect Control*. 2011;39(4 Suppl 1):S1–S34.

（三）人工瓣膜心内膜炎

心内膜炎的诊断需要高度的临床怀疑，考虑到临床表现通常为非特异性的发热、寒战、疲劳或体重减轻。改良 Duke 标准是诊断感染性心内膜炎（IE）的金标准：同时具备 2 个主要、1 个主要和 3 个次要或 5 个次要临床标准才可诊断（表 32-1）。人工瓣膜 IE 可以早期发生（瓣膜置换后不到 1 年）或延迟发生（手术后 1 年以上）。术后早期 IE 发病率

为 1%～4%，术后晚期为 0.5%～1%。人工瓣膜和 CIED 相关的 IE 发病率近年来有所增加。研究发现无论是二尖瓣还是主动脉瓣置换术，其发病率相似，与瓣膜类型无关。但更换多个瓣膜其发病率显著升高。据报道，金黄色葡萄球菌是人工瓣膜 IE 最常见病原菌（34%），其次是链球菌（23%）、肠球菌（19%）、凝血酶阴性葡萄球菌（18%）。

尽管应用抗生素预防 IE 发生的有利证据很少，但目前的建议是所有接受人工瓣膜置换的患者在牙科或外科手术前使用抗生素。研究发现抗生素治疗还可以降低 IE 后卒中的风险。美国心脏病学会和美国心脏协会（ACC/AHA）的指南指出，人工瓣膜相关的 IE 患者手术指征包括血流动力学不稳定、心力衰竭或发生瓣膜并发症，如瓣膜功能障碍或裂开、梗阻或反流、脓肿或瘘形成，但在不复杂的病例中并无手术指征。

（四）全身炎症反应综合征和脓毒症

全身炎症反应综合征（SIRS）和败血症是由感染引起的炎症反应导致的。框 32-2 总结了脓毒症的诊断标准。美国报告的脓毒症病例数每年超过 75 万，其中 50% 在 ICU 治疗。据估计，全世界每年将有 1500 万～1900 万例新增脓毒症病例。大多数研究发现，脓毒症死亡率仍然很高，其中脓毒症休克死亡率最高，接近 50%。

研究者发现感染是心脏手术后最常见的非心脏并发症。心脏手术后医院获得性感染与住院费用、住院时间和再入院率密切相关。另一个大的前瞻性研究显示近 5% 心脏术后患者被诊断为严重感染（如 DSWI、纵隔炎、感染性心肌炎或心包炎、心内膜炎，心脏装置感染、肺炎、脓胸、艰难梭菌性结肠炎、BSI）。与感染增加相关的危险因素是慢性肺病、心力衰竭、长时间手术、急诊手术、长时间机械性通气、术后抗生素使用超过 48h。严重感染显著增加了心脏病患者手术后的死亡率。

考虑到脓毒症的高死亡率和发病风险，众多国际组织的专家发起了拯救脓毒症运动（SSC），于 2003 年发布了脓毒症治疗指南，并于 2012 年进行了更新。SSC 指南详见框 32-3。

（五）肺炎

心脏手术后肺炎是很难诊断的疾病，因为典型

表 32-1　改良杜克诊断感染性心内膜炎的标准

主要标准	次要标准
1. 两种典型病原体血液培养阳性，标本收集相隔至少 12h（或一个贝纳柯克斯体的血液培养阳性） 2. 心内膜累及证据（新杂音，超声心动图显示心脏肿块、脓肿、瓣膜裂开）	1. 发热 > 38℃ 2. 血管征象（全身性栓塞、Janeway 病变） 3. 免疫征象（Osler 结节、Roth 斑） 4. 具备感染性心内膜炎高危因素（既往感染性心内膜炎或静脉吸毒） 5. 病原体证据不符合主要标准

引自 Thanavaro KL, Nixon JV. Endocarditis 2014: an update. *Heart Lung*. 2014;43(4):334–337.

框 32-2　脓毒症的诊断标准
确定或疑似的感染符合以下一些标准
· 一般变量
－发热
－体温过低
－心动过速
－呼吸急促
－精神状态改变
－液体正平衡
－无糖尿病时的高血糖
· 炎症变量
－白细胞增多
－白细胞减少
－未成熟白细胞大于 10%
－血浆 C 反应蛋白升高
－血浆降钙素原增加
· 血流动力学变量
－动脉血压降低
· 器官功能障碍变量
－低氧血症
－少尿
－肌酐增加
－凝血异常
－肠梗阻
－高胆红素血症
· 组织灌注变量
－乳酸增加
－毛细血管再充盈时间减少

引自 Dellinger RP, Levy MM, Rhodes A, et al. Surviving Sepsis Campaign Guidelines Committee including the Pediatric Subgroup. *Crit Care Med.* 2013; 41(2): 580–637.

的影像学征象可能与手术后的改变相混淆。肺炎是心脏手术后的重要并发症。一项多中心研究显示，在接受心脏手术的患者中，肺炎占医院获得性感染的 48%。慢性阻塞性肺病的病史与心脏手术后的呼吸道感染显著相关。大约 5.5% 的患者在心脏手术后需要长期机械通气。考虑到与呼吸机相关性肺炎（VAP）相关的死亡率和医疗费用的增加，保健改善研究所（Institute for Healthcare Improvement，IHI）推荐使用由五部分内容组成的呼吸机集束干预策略，可降低 VAP 的发病率：①床头抬高；②每日中断镇静药物输注和自主呼吸试验；③预防消化性溃疡；④预防深静脉血栓（DVT）；⑤氯己定每日口腔护理。

（六）尿路感染

尿路感染是最常见的医院获得性感染之一，占心脏手术后感染的 4.4%。糖尿病和老年人心脏术后尿路感染的发生率增加。留置尿管患者可很快出现细菌尿，平均每天 3%～10% 留置导尿管患者可出现细菌尿。细菌尿通常无症状（大约 90% 的病例），因此尿路感染的诊断主要为临床诊断。尿路感染的传统诊断标准包括出现脓尿和白细胞大于 10^5 菌落形成单位（CFU）/ml 尿液。只有实验室检测与尿路感染的临床症状和体征相符合（如体温 > 38℃、尿急、尿频、排尿困难、耻骨上压痛）时才予以治疗尿路感染。因为 80% 的尿路感染是由于留置尿管引起，因此当无留置尿管需要时，常予以拔除尿管。

二、急性肾损伤

急性肾损伤（AKI）是一种心脏手术后常见且可能造成严重后果的并发症。严重时可能需要进行透析治疗。AKI 风险因素多样，病因及发病机制十分复杂，目前仍未完全研究清楚。尽管已采取多种预防策略，但不幸的是，临床效果尤其是药物预防效果仍不明确。在 AKI 发作后，也已采取多种治疗干预措施进行治疗，这些治疗措施也大多没有成功。心脏相关 AKI（CSA-AKI）病情十分严重。当发生中度 AKI 时，常规 CABG 手术后的病死率可以从不足 1% 增加到 20%。如果需要透析，那么死亡率可以超过 50%。除此之外，治疗费用也会显著增加。CSA-AKI 的发病率为 9%～40%，具体取决于其不同的定义和治疗手段。患者危险因素包括高龄、女性、慢性阻塞性肺疾病（COPD）、糖尿病、外周血管疾病、CHF、基础肾功能不全、心源性休克、需要急诊手术、左冠状动脉主干病变。操作性危险因素包括体外循环（CPB）时间、主动脉阻断时间、是否需要输血、瓣膜手术、联合手术和转机及脱机操作。

多种围术期损伤可导致 CSA-AKI 的发生，单一损伤不太可能为主要的诱因。术前血流动力学不稳定加上静脉注射肾毒性药物，如对比剂，是一种早期的损伤。在体外循环中，失血和输血、动脉粥样硬化栓塞、进一步的血流动力学不稳定会加重损伤。体外循环后血流动力学不稳定并不少见，如果出现感染、脓毒症等并发症，损伤还会继续。肾髓质特别容易受到低氧血症影响，甚至在正常情况下，肾髓质组织氧张力都很低。而在体外循环中氧代治疗提供更稳定的血流动力学和更可控、耐受性更好的排液能力，而间歇治疗可以更快清除血液中有害的电解质或者毒素。没有数据能清楚地表明哪种方式更好。当血流动力学相对稳定，且机体处理液体的能力改善后，连续 RRT 通常可以改为间歇 RRT。

何时停止 RRT 目前尚无循证标准。其取决于多个标准，例如肾功能恢复、尿量增加、在没有 RRT 的情况下可以处理体内液体、使用 RRT 风险大于收益，或者潜在医治无效的终末患者。

三、经导管主动脉瓣置换术并发症

自 2001 年引入欧洲以来，TAVR 常应用于许多严重的主动脉瓣狭窄（AS）高危患者，以及某些中等风险患者。该手术旨在为开胸行主动脉瓣置换术的高风险 AS 患者提供了一种替代治疗。2011 年，美国食品药品监督管理局批准此类手术用于严重主动脉瓣狭窄的瓣膜置换。

第一个大型多中心前瞻性随机试验，经导管瓣膜置换（PARTNER）试验在美国 25 个中心进行。该实验由两个队列组成：PARTNER 试验组 A 比较了高风险患者接受 TAVR 和 SAVR 治疗的预后，PARTNER 试验组 B 比较了不可手术患者行 TAVR 与标准疗法的预后。A 组纳入 699 名高危患者，TAVR30 天死亡率为 3.4%，SAVR 为 6.5%；1 年死亡率分别为 24.2% 和 26.8%，TAVR 和 SAVR 的 2 年死亡率基本相同。在 B 组，纳入 358 名不能行常规手术的患者，经股动脉（TF）TAVR30 天死亡率为 5%，标准治疗为 2.8%；1 年死亡率分别为 30.7% 和 50.7%，2 年死亡率分别为 43.3% 和 68%。30 天时，PARTNER 试验组 A 的卒中发生率，TAVR（4.6%）高于 SAVR（2.4%），卒中可增加死亡风险。与 SAVR 相比，卒中风险在 TAVR 后早期达到高峰，此后保持不变。不可手术患者其 TAVR 术后卒中总发生率（13.8%），与药物治疗（5.5%）相比明显升高。TAVR 术后瓣周漏可能与瓣膜与瓣环对合不全、瓣环偏心、人工瓣膜尺寸过小或植入的装置位置不佳有关。在 PARTNER 试验组 A 中，TAVR 术后 1～2 年发生中重度主动脉瓣反流的概率（分别为 7% 和 6.9%）与 SAVR 相比（1.9% 和 0.9%）更高，与晚期死亡率相关。

引自 Dellinger RP, Levy MM, Rhodes A, et al. Surviving Sepsis Campaign Guidelines Committee including the Pediatric Subgroup. *Crit Care Med.* 2013;41(2):580-637.

框 32-3　拯救脓毒症运动指南总结

- 对潜在感染和重症患者建议常规筛查是否存在严重败血症
- 低灌注患者应在发现感染性休克的前 6h 进行液体复苏
- 应在发现严重的脓毒症或感染性休克后 1h 内使用有效的静脉抗菌药物，最好是在采集血培养后应用
- 晶体应是严重脓毒症和感染性休克复苏的首选液体，当需要大量的晶体液时应给予白蛋白
- 去甲肾上腺素应该是首选的血管升压药，当需要其他的升压药时可选择肾上腺素
- 如果液体疗法和加压素能恢复血流动力学，则可不使用氢化可的松；如果血流动力学不稳定，那么每天给予 200mg 氢化可的松可能是有益的
- 经验性抗生素联合治疗不应超过 3～5d，适时将抗生素治疗降为单一药物治疗
- 经典的抗生素治疗时间应该是 7～10d
- 重症监护室的血糖管理以维持血糖 < 180mg/dl。
- 输血仅适用于血红蛋白水平 < 7g/dl（目标范围为 7～9g/dl），除非出现严重低氧血症、心肌缺血、冠状动脉疾病或急性出血等情况

气张力几乎检测不到。

不幸的是，导致 CSA-AKI 的许多危险因素和损伤都是不可避免的。这些损伤因素大多与外科相关。仔细并快速进行手术、缩短体外循环时间和主动脉阻断时间，可减少肾损伤的发生。减少出血及输血也可起到肾保护作用。ACC/AHA 指南建议，存在肾功能不全的患者可推迟手术直到可以评估对比剂造成的肾损伤程度。

治疗

不幸的是，CSA-AKI 一旦发生就没有有效的治疗方法。最佳处理措施是优化血流动力学，避免肾毒性药物应用，并希望肾功能恢复。如果肾功能不恢复或恶化，患者可能需要透析。开始应用透析的标准详见框 32-4。

何时开始肾替代治疗目前仍未清楚，其富有争议且值得进行进一步研究。目前看来，对利尿药无反应的少尿性 AKI，早期行肾替代治疗（RRT）可以改善预后。

RRT 可以通过两种基本的方式来施行，连续或间歇。两种方式各自具备其优点和缺点。连续肾替

在 PARTNER 试验组 A 中，TAVR 术后 1 年主要血管并发症发生率（11.3%）与 SAVR（3.8%）相比较高，术后 1 年大出血发生率 TAVR（15.7%）比 SAVR（26.7%）低，并且差异可维持到术后 2 年。TAVR 后常见的大出血并发症胃肠道占 40.8%，神经系统占 15.5%，外伤或跌倒占 7.8%，泌尿生殖系统占 6.3%。晚期大出血并发症的发生是一个强有力的独立的死亡率预测因子，它可导致晚期死亡率增加 4 倍。

四、机械辅助设备的并发症

（一）心室辅助设备（VAD）置入的远期并发症

2001 年机械辅助装置治疗充血性心力衰竭的随机研究实验（REMATCH）表明，置入 LVAD 与药物治疗相比可提高心力衰竭患者的生存率和生活质量。这项试验为心力衰竭的治疗提供了新的方向。VAD 不仅仅用于这些药物治疗失败的患者在心脏移植前的桥接治疗，也被用于不适合心脏移植的终末期心力衰竭患者的最终治疗（DT）。此外，随着设备的改进，非急诊植入 VAD 患者的生存率已经开始接近心脏移植患者，心脏移植术后 2 年生存率在过去的 10 年里约为 80%。因此，VAD 越来越多地被用作最终治疗以代替心脏移植，即使是符合移植条件的患者也可选用 VAD 治疗。按此趋势发展，未来移植心脏可能不会像现在一样供不应求。

植入 VAD 患者的不良反应是限制植入装置是否长期成功的关键，并在 DT-VAD 的新时代中显得越发重要。最初的脉动流 VAD（如 HeartMate XVE）已被连续流动装置（如 HeartMate Ⅱ、

框 32-4 肾脏替代治疗的适应证

- 尿毒症
- 不能用药物治疗的高钾血症
- 对利尿药无反应的明显容量超负荷
- 严重的代谢性酸中毒
- 去除可透析毒素

引自 Liu Y, Davari-Farid S, Arora P, et al. Early versus late initiation of renal replacement therapy in critically ill patients with acute kidney injury after cardiac surgery: a systematic review and meta-analysis. *J Cardiothorac Vasc Anesth*. 2014;28(3):557–563.

HeartWare HVAD、DuraHeart Ⅱ）取代用于 DT，因为其可改善预后。然而，使用 VAD 仍存在远期并发症，我们将在下文详细讨论。

（二）装置相关感染

最近报道的 VAD 患者的总感染率高达 49%，其中一些严重感染，如内泵感染，发生率为 1%；较轻的感染，如皮肤局部感染，发生率为 12%～32%。脓毒症总发生率相对较高，为 11%～36%。预测感染的唯一独立指标为支持时间延长。葡萄球菌及假单胞菌是最常见的病原菌，可能由于这些细菌可产生被膜。

尽管大多数与 VAD 相关的感染十分表浅，可以用抗生素和局部用药治疗，但严重的感染并发症可导致 11% 的植入装置治疗失败。更积极的治疗策略包括真空辅助伤口闭合和抗生素浸渍珠。尽快控制感染对于防止更换设备是十分重要的，每次设备更换都意味着降低患者的存活率。

（三）装置血栓形成

VAD 机械性推进血液可使血液淤滞，并使血液与非生物材料接触，导致血栓形成。血流动力学影响因设备类型而异。连续轴流泵，如 HeartMate Ⅱ，每分钟高速旋转，使其更多的表面积与血液接触；而离心泵如 HeartWare，其与血液接触的活动部件较少，且转速较慢，因此其剪应力小、血液瘀滞少、凝血成分活化少。基于以上原因，轴流泵发生溶血概率比离心泵更高，且其血液相容性问题，如血栓的发生率也较离心泵高。

仪器相关血栓形成是长期使用 VAD 的一种令人担心的并发症，它需要更换设备或进行心脏移植。此外，植入装置形成血栓也是造成设备故障的常见原因，占 50%。HeartMate Ⅱ 装置相关血栓发生率最初为 2%～4%。血栓形成的诊断指标包括乳酸脱氢酶水平升高、血栓附近的湍流引起的溶血、超声心动图检查、CT 血管造影、泵功率增加。保守治疗包括使用糖蛋白 Ⅱ b/Ⅲ a 抑制药以及溶栓治疗已证实可用于治疗仪器相关血栓。如果保守治疗失败或发生血流动力学衰竭，则必须更换设备。

（四）胃肠道出血

许多因素可引起 VAD 患者出血。首先，患者

需要长期抗凝治疗以避免血栓并发症。经典的治疗方案包括全剂量阿司匹林和华法林，国际标准化比率（INR）为2～2.5。另一个导致患者出血的因素是血液机械推进造成血液成分出现剪应力。这可导致von Willebrand（vWB）因子多聚体断裂，出现获得性血管性假性血友病，增加出血倾向。

胃肠道出血（GIB）在VAD置入患者中最常见，发病率10%～40%。患者置入连续流动的VAD常出现肠动静脉畸形（AVM），其形成可能与低脉压有关，并可进一步增加发生GIB的风险。带有VAD的GIB患者的治疗类似于没有VAD的患者，主要包括输血、停止抗凝、行内镜检查评估。大量小肠动静脉畸形引起出血可能需要胶囊内镜检查。患者止血后何时重新开始服用阿司匹林或华法林因人而异。

（五）神经血管事件

2%～14%的VAD患者会发生卒中，4%～11%的患者会因卒中导致残疾或死亡。致残性卒中是一种可怕的疾病，可能对生活质量造成巨大影响，并使本来功能完善的VAD患者的病程复杂化。与脉动流装置相比，连续流动装置发生神经血管事件的概率较低。连续流动装置其神经系统事件的发生率也随着时间的推移而不断下降，但原因仍不清楚。

引起脑卒中发生的一个重要因素是抗凝状态。多项研究已经发现反映高凝状态的实验室检测指标[高血小板计数、低INR和凝血酶原时间（PT）]与缺血性卒中相关，抗凝实验室指标（高INR和PT）与出血性卒中相关。认真做好慢性抗凝治疗监测，对平衡血栓性事件和出血的风险无疑至关重要。

（六）设备故障

非紧急植入连续流动装置术后1年的生存率为80%；第2次植入后1年生存率降至65%，第3次植入后为50%。此种生存率下降究竟是由于泵自身的问题还是更换泵所引起的目前仍未清楚，因此只有在十分必要的情况下才予以更换泵。设备故障发生率约为4%，泵平均支持时间约为500天。泵血栓形成是设备故障最常见的原因，发生率约为50%；其次为导线或电缆损坏占22%，机械性故障占12%，感染占11%。

（七）体外膜肺氧合的远期并发症

体外生命支持（ECLS）已被广泛应用于药物治疗无效的呼吸或心血管衰竭患者。然而，使用ECLS/ECMO的适应证和指南目前仍然存在争议。ECMO患者的死亡率仍然很高。呼吸衰竭患者接受ECMO治疗后死亡率为21%～50%，而心力衰竭患者的死亡率在40%左右。

接受ECMO治疗的患者常发生一些并发症，大约57%的接受ECMO治疗的心力衰竭患者可发生至少一个主要并发症。并发症分为两大类：器械相关与患者相关。ECMO管路本身很复杂，每个组成部分都有发生故障的可能[如套管、引流管、泵、氧合器、热交换器、引流和回流管（动脉或静脉）]。值得庆幸的是，现代化的套管、离心泵、肝素涂层管路和空心过滤器氧合器，使管路相关故障有所减少。静脉引流套管出现问题，如管路部分阻塞，会增加使用动静脉（VA）ECMO患者的静脉压（静脉压升高也可能降低器官灌注压），并降低流速，影响氧合、通气和血压。如果泵流量太大，使导管"吸瘪"导致套管堵塞，也会降低静脉引流。因为其可引起周围的静脉塌陷，阻碍静脉引流。当静脉塌陷发生时，管路经常出现"震动"或"颤动"。治疗血管塌陷通常可以采用暂时减少流量，给予少量流量团注，或同时使用两者。超声心动图有助于确认套管位置。另一个静脉－静脉（VV）ECMO套管相关问题为，当静脉引流管离静脉回流管太近时可能使氧合器排出的含氧血液被排回ECMO回路，导致组织氧合不足。这个问题通常可靠调整套管的位置解决。

一种新的Avalon Elite双腔套管（Avalon Laboratories，Rancho Dminguez，CA）现在被用于VV-ECMO，其可从上腔静脉和下腔静脉引流血液并将氧合后的血液输回右心房。通过超声心动图或透视正确定位后，就无须使用股动静脉插管。然而，使用这个套管发生上肢DVT的比率很高（高达80%）。溶血也是一种常见的并发症，并可导致贫血、高胆红素血症、AKI和神经系统并发症。溶血的危险因素包括使用的氧合器类型、平均静脉入口压力和平均泵速。通过使用最大的套管和尽可能低的泵速可以限制溶血的发生。

泵和（或）氧合器血栓形成是另一个可怕的并

发症，ECMO 必须在过度抗凝和出血中保持平衡。不幸的是，目前尚未有标准的、普遍接受的抗凝指南或监测 ECMO 患者的抗凝是否足够的指南。

ECMO 也非常昂贵，在一项比较常规通气与 ECMO 治疗成人严重呼吸衰竭（CESAR）的随机试验中显示，ECMO 要多花 65 519 美元。在这项研究中，ECMO 费用为每年 131 000 美元。

最后，ECMO 使患者、家庭和临床医师面临一些伦理问题。对于每个人来说压力最大的是"无处桥接"，即那些 ECMO 患者没有其他长期的生命支持选择。总之，ECMO 是一种昂贵的治疗措施，其死亡率为 20%~50%，发病率约为 50%。未来需进行进一步的研究，继续完善 ECMO 的适应证和治疗规范，以改善患者预后。

五、患者和家庭支持、姑息治疗，以及临终关怀的问题

每年有 20% 的美国人在重症监护室住院期间或入住 ICU 不久后死亡。这一事实使重症监护病房的医护人员在帮助家庭和患者开始一个艰难的过程中处于关键地位，这个过程可能以一种不可预见和不受欢迎的方式结束。当然，帮助患者提高生存质量并尽可能长延长生存时间是更好的，但当死亡不可避免地来临时，帮助患者和他们的家人经历"安详死亡"也可能是极富价值的。

心胸 ICU 的患者护理十分辛苦，并且随着时间的推移变得日益繁重。由于目前的技术几乎可以对所有重要器官功能进行支持，因此临床干预和护理从过去的"我们能做什么"变成"我们应该做什么"，使医师、患者和家庭更难做出决定。

外科 ICU 的一个特殊复杂性是，不同医师的治疗目标可能不同。外科医师和他们的患者间存在一种承诺，医学人类学家 Joan Cassell 把外科医师对患者的承诺描述为不"放弃"及不惜一切代价战胜死亡。这种承诺可能导致其与重症医师之间出现分歧，后者更经常强调生存质量，这会导致患者及其家人的困惑，因为他们可能接收到混杂的信息。

心脏外科重症监护病房的患者年龄较大，且多伴有慢性疾病。这些患者经常被要求明确进一步的生存目标或生存意愿。当提前讨论这些问题时，患者和家属常有备无患。不幸的是，当涉及在重症监护病房做出实际的决定时，如是否继续进行有效治疗等不可预见的情况和问题出现时，这些措辞往往无济于事。如果没有"现实的"恢复希望存在，典型标准化流程建议，一些患者不要继续接受医疗干预或"英雄程序"。不幸的是，没有希望或没有机会是极其罕见的，而医师们也不知道如何预测患者是否或何时会死亡。

（一）预测

重症监护室的患者都接受了比较大的手术，并有潜在的医疗相关伴发疾病，他们有很大可能会预后不佳。患者接受冠状动脉搭桥手术 30 天内的死亡率为 3.2%。如果患者左心室射血分数小于 20%，则风险增加到 8%。在 80 岁及以上的患者中，AVR 30 天死亡率为 6.6%。通常这些患者的生命也接近尾声，2 年死亡率为 35%。在发病率谱的最末端是因心脏骤停、严重心源性休克或未能脱离体外循环而接受 VA-ECMO 的患者，住院生存率仅为 35%~43%。这种情况在心脏外科重症监护病房并不少见。

评分系统有助于判断患者是否可能预后不良。心脏手术患者有几个经过验证的评分系统。另一个预测发病率和死亡率的系统是心脏麻醉风险评估（CARE）得分（框 32-5）。CARE 评分按心脏病严重程度、并发症、手术性质、急诊与否分为 1 到 5 分，E 表示紧急情况。例如，4E 可能为患者存在尚未控制的疾病，并且进行一个复杂的急诊手术，住院死亡率风险为 17%（表 32-2）。

（二）姑息治疗

认识到姑息治疗并非排除有效治疗是十分重要的。姑息治疗是一个将症状管理融入医学和外科疾病治疗的概念。人们需认识到患有慢性病的患者必须得到治疗，姑息治疗是为了减轻患者痛苦和提高生活质量，它可以增强疾病的特定治疗，但不能取代它们。几乎毫无例外，心脏手术患者必须处理其慢性病。因此，姑息治疗的目的是管理症状和提高生活质量，往往适合纳入护理计划，即使近期不希望停止治疗。

姑息治疗被证明可以延长寿命，降低花费，以及提高患者满意度。因此尽早将姑息治疗方法整合到患者护理计划没有明显的缺点。如果疾病行特异

框 32-5 心脏麻醉风险评估评分

- 心脏病稳定而无其他医疗问题的患者: 进行非复杂手术
- 患有稳定的心脏病和一个或多个可控医疗问题的患者[a]: 进行非复杂手术
- 有任何不可控制的医疗问题的患者[b]或进行复杂手术的患者[c]
- 有任何不可控制的医疗问题并同时进行复杂手术的患者
- 心脏手术的慢性或晚期心脏病患者, 心脏手术作为挽救或改善生命的最后希望
- 急诊: 一旦诊断并有手术间可用时立即手术

a. 例如: 已控制的高血压、糖尿病、外周血管疾病、慢性阻塞性肺疾病, 已控制全身疾病, 以及其他由临床医师判断的情况
b. 例如: 术前静脉注射肝素或硝酸甘油治疗不稳定型心绞痛, 主动脉内球囊反搏, 心力衰竭伴肺水肿和周围水肿, 未控制高血压、肾功能不全(肌酐水平 > 140μmol/L)、其他引起患者衰竭的系统性疾病和其他由临床医师判断的情况
c. 例如: 再次手术, 联合瓣膜和冠状动脉手术, 多瓣膜手术, 左心室壁瘤切除术, 心肌梗死后室间隔缺损的修复, 冠状动脉弥漫性或严重钙化血管的动脉旁路移植, 以及其他由临床医师判断的临床情况
引自 Dupuis JY, Wang F, Nathan H, et al. The cardiac anesthesia risk evaluation score: a clinically useful predictor of mortality and morbidity after cardiac surgery. *Anesthesiology*. 2001; 94(2):194–204.

性治疗无效, 或者护理目标变为单纯的姑息治疗, 那么可以相应地加强姑息治疗。

(三) 对患者和家庭支持的建议

一些 ICU 制订了一个从入院开始的家庭会议时间表, 或是 "家庭查房" 的固定时间, 家人可以在床边等待医师查房。这种做法有许多潜在的好处。它允许家庭成员和患者在发生潜在并发症或者出现紧急情况之前熟悉医护人员, 可以提高患者和家属的满意度, 因为他们可经常及时了解病情。家庭会议也提供了在非紧急的情况下讨论患者的护理目标的机会, 同时减轻在患者发生病情变化时匆忙安排会议所引起的焦虑。

促成家庭会议是一项需要练习的技能。会议应该包括所有合适学科的成员, 并介绍所有参与者。应评估家属对患者病情的了解。应向家属传达清楚、连贯的信息, 告知患者病情, 包括尽可能清楚地预测患者的可能预后。

如果需要对下一步治疗做出决定, 那么会议目标将是确定在此种情况下患者的治疗目标是什么。代理人的职责是根据对患者情况的了解来理解这些愿望, 而不是表达自己对治疗计划的期望。然后, 考虑到患者的预期愿望和临床情况, 会议召开者可以向决策者提出有关进一步治疗的建议。因此, 限制或改变治疗目标是医师和家庭成员根据患者在临床环境中感知的意愿共同做出的决定。

(四) 撤除生命维持治疗和姑息性镇静

如果治疗已经失效, 治疗目标改为仅姑息治疗时, 根据代理人和提供者的判断, 则可以停止或不升级疾病特异性治疗和生命维持治疗。优秀的资源可指导医师参与这一过程。

表 32-2 CARE 评分预测的死亡率、发病率和术后住院时间延长的概率

CARE 评分	死亡率(%)	发病率(%)	延长术后住院时间(d)
1	0.5(0.3~0.9)	5.4(4.3~6.8)	2.9(2.2~3.9)
2	1.1(0.7~1.7)	10.3(8.9~12.1)	5.1(4.2~6.3)
3	2.2(1.6~3.1)	19.0(17.2~20.9)	8.8(7.6~10.2)
3E	4.5(3.5~5.7)	32.1(29.3~35.0)	14.7(12.8~16.8)
4	8.8(6.9~11.3)	48.8(44.1~53.6)	23.5(20.1~27.3)
4E	16.7(12.4~22.1)	65.8(59.5~71.6)	35.4(29.3~42.0)
5	29.3(20.8~39.6)	79.6(73.2~84.7)	49.4(40.4~58.5)
5E	46.2(32.4~60.5)	88.7(83.5~92.5)	63.6(52.5~73.4)

在参考人群中进行的 logistic 回归分析得出的值(*n*=2000)。括号中的数字是 95% 置信区间
CARE. 心脏麻醉风险评估 [引自 Dupuis JY, Wang F, Nathan H, et al. The cardiac anesthesia risk evaluation score: a clinically useful predictor of mortality and morbidity after cardiac surgery. *Anesthesiology*. 2001;94(2):194–204.]

第 33 章
心脏病患者术后疼痛管理
Postoperative Pain Management for the Cardiac Patient

Mark A. Chaney 著

王 健 译

要　点

- 术后镇痛不足和（或）围术期手术应激反应有可能引起所有主要器官系统发生病理生理改变，导致大量的术后并发症发生。充分的术后镇痛可减轻患者的不适、降低并发症、缩短住院时间，并节约住院费用。

- 心脏手术后的疼痛可能非常剧烈，可源于多个方面，包括手术切口（胸骨切开或开胸）、术中组织的牵拉分离、血管置管部位、采集静脉移植血管部位和胸腔引流管。虽然心脏手术后达到最佳的镇痛效果很难，但可以通过多种方式达到，包括局部浸润麻醉、神经阻滞、静脉注射药物、鞘内技术和硬膜外技术。

- 传统上，心脏手术后的镇痛方法是静脉给予阿片类药物（特别是吗啡）。然而，静脉注射阿片类药物具有明确的不良反应，吗啡等长效阿片类药物因引起过度镇静和（或）呼吸抑制可延迟术后即刻气管拔管。因此，在当前提倡早期拔管的背景下（如快速通道手术），心脏外科麻醉医师正在探寻心脏手术后患者镇痛的新方法。

- 尽管患者自控镇痛是一种成熟并且具有独特益处的技术，但它对于心脏术后者的镇痛是否具有显著的临床优势（与传统的护士给予镇痛药物相比）仍有待确定。

- 鞘内给予吗啡可为心脏手术后患者提供有效的镇痛。鞘内给予阿片类药物或局部麻醉药对减轻心脏手术后即刻持续存在的围术期应激反应的效果并不确定。尽管鞘内局部麻醉药（不是阿片类药物）可引起围术期胸段心脏交感神经阻滞，但全脊椎麻醉引起的血流动力学改变使这项技术并不适用于心脏病患者。

- 胸段硬膜外给予阿片类药物或局部麻醉药可为心脏手术后患者提供可靠的镇痛效果。胸段硬膜外麻醉的镇痛质量足以使心脏手术在"清醒"的患者身上进行。

- 鞘内和硬膜外技术在心脏手术患者中的应用极具争议，其主要弊端是存在形成血肿的风险。

- 在过去的 10 年中，神经阻滞（包括基于导管的技术）被用于心脏手术患者。最近的临床研究表明，肋间、胸膜内和椎旁阻滞与传统的鞘内和硬膜外相比，可能具有独特的临床优势。丁哌卡因脂质体在单次注射后可提供 96h 的临床镇痛效果，因此可能会促进单次神经阻滞技术在心脏手术患者中的使用。

- 尽量避免使用高强度、单一的镇痛技术控制急性术后疼痛。两种不同作用机制的镇痛药联合使用（多模式镇痛或平衡镇痛）可提供良好的镇痛作用，且不良反应相同或减少。

术后完善的镇痛可减轻患者不必要的不适，并可减少并发症，缩短术后住院时间，从而减少住院费用。由于术后疼痛的治疗很重要，因此美国麻醉医师学会发布了相关指南。此外，由于认识到有必要改善疼痛治疗，美国医疗机构认证联合委员会制订了认证医院和其他医疗机构认可的疼痛评估和管理标准。患者满意度（与术后是否充分镇痛有关）已成为影响麻醉医师及所有临床从业人员临床活动必不可少的要素。

心脏手术后要获得满意的镇痛通常很困难。疼痛可能与许多操作有关，包括胸骨切开术、开胸手术、下肢取静脉、心包切开和（或）插入胸腔引流管，以及其他操作。术后镇痛不足和（或）应激反应抑制不佳可能会增加患者出现围术期血流动力学、代谢、免疫学和凝血功能相关并发症的发生率。积极控制术后疼痛和减弱应激反应，不仅可降低高危人群行非心脏手术后的并发症和死亡率，也可降低心脏手术后患者的并发症和死亡率。患者可以通过以下多种方式获得完善的术后镇痛（框33-1）。传统心脏手术后镇痛常静脉内给予阿片类药物（特别是吗啡）。然而，静脉使用阿片类药物会导致一定的不良反应（如恶心、呕吐、瘙痒、尿潴留、呼吸抑制），长效阿片类药物（如吗啡）可能会引起镇静过度和呼吸抑制，导致术后延迟气管拔管。

因此在当前的早期拔管趋势下（快速康复外科），心脏麻醉医师正在寻求除传统静脉内阿片类药物外的其他方法，用于控制心脏手术后患者疼痛。过去10年，由于心脏外科小切口手术数量的增加，促使肋间、胸膜内和椎旁阻滞（有或没有导管）等阻滞技术用于术后镇痛，长效脂质体丁哌卡因的出现可能会彻底改变这些技术在术后镇痛的应用。目前没有任何一种最优技术用于术后镇痛，每种技术都有各自的优点和缺点。越来越清楚的是，多模式镇痛和（或）联合镇痛方案（使用多种技术）是目前可达到最好镇痛效果和最小不良反应的最佳术后镇痛方法。当为心脏手术患者提供术后镇痛时，应在全面分析每种技术的风险收益比后，再选择合适的镇痛方法。

一、疼痛和心脏手术

手术或创伤会引起外周和中枢神经系统改变，因此必须进行术后镇痛治疗，以获得积极的临床结果（框33-2）。切开、牵拉和切割组织的过程可兴奋游离神经末梢和各种特定的伤害感受器。围术期的手术应激反应和炎症引起交感神经递质和化学介质的局部释放，可进一步激活受体。围术期的手术应激反应在术后即刻达到峰值，并对许多生理过程产生重大影响。减弱围术期的手术应激反应的潜在临床益处（不仅达到充分的临床镇痛）在2000年左右受到了广泛关注，且颇有争议。但是，术后镇痛不足和（或）未抑制围术期的外科应激反应显然可能引起所有重要器官系统发生潜在的病理生理改变，包括心血管、肺、胃肠、肾、内分泌、免疫和（或）中枢神经系统，以上系统的病理生理改变可能导致大量的术后并发症发生。

心脏手术后的疼痛可能很剧烈，引起疼痛的原因很多，包括切口（如胸骨切开术、开胸手术）、术中组织牵拉和分离、血管插管部位，移植血管采集部位和胸腔引流管及其他来源。手术显露乳内动脉用作旁路移植血管的患者可能会明显增加术后疼痛。

心脏手术后的持续性疼痛虽然很少见，但可能很难处理。导致胸骨切开后持续性疼痛的原因是多方面的，包括组织损伤、肋间神经损伤、瘢痕形成、肋骨骨折、胸骨感染、钢丝缝线和（或）肋软骨分离。这种慢性疼痛通常局限于手臂、肩膀

框 33-1　可用于术后镇痛的技术
• 局部浸润麻醉
• 神经阻滞
• 阿片类药物
• 非甾体抗炎药
• α 肾上腺素药
• 鞘内注射技术
• 硬膜外技术
• 多模式镇痛

框 33-2　疼痛和心脏手术
• 疼痛多源性
• 最常来源于胸壁
• 术前期望可影响术后满意度
• 术后镇痛的质量可能会影响并发症的发生率

或腿。术后臂丛神经损伤可由于肋骨骨折、取乳内动脉、手术过程中患者的体位不良和（或）中心静脉置管引起。部分研究发现，冠状动脉搭桥术（CABG）取隐静脉的患者术后可发生隐神经的神经痛。年轻的患者似乎更容易发展成为持久的慢性疼痛。有些研究提示，急性术后疼痛的严重程度与慢性疼痛综合征的发展相关（需要更多术后镇痛药的患者可能更容易发展成慢性疼痛），但是这种因果关系目前仍然不确定。

患者对术后镇痛质量的满意度与实际疼痛与预期疼痛之间的差异相关。实际疼痛感比预期更好，则患者更满意，痛于预期则引起患者的不满。心脏手术的患者关注术后镇痛是否充分，在术前预期的术后疼痛程度往往大于实际疼痛程度。由于此特点，心脏手术后的患者仅接受中等程度镇痛可能就会对疼痛控制感到满意。因此，心脏手术后患者可能即使感到中等强度的疼痛，也表示非常满意。

二、充分术后镇痛的临床意义

术后镇痛不足（加上应激反应未被抑制）可能导致术后血流动力学（心动过速、高血压、血管收缩）、代谢（分解代谢增加）、免疫（免疫反应受损）和凝血（血小板活化）的不良改变。接受心脏手术患者，在术后即刻最容易出现围术期心肌缺血，并可能与临床预后相关。术中体外循环（CPB）会导致应激反应激素（如去甲肾上腺素、肾上腺素）释放增加，并持续到术后，这可能与术后即刻观察到的心肌缺血有关。此外，心脏交感神经兴奋可破坏冠状动脉血流量和心肌需氧量之间的平衡，导致心肌缺血加重。因此，在心脏手术后即刻的关键阶段，完善的镇痛和减轻应激反应可能会降低并发症的发病率，并提高患者的生活质量。

三、局部浸润麻醉

心脏手术后的疼痛通常与正中胸骨切开有关，在手术后前 2 天达到峰值。由于传统静脉注射阿片类镇痛药、非甾体抗炎药（NSAID）和环氧合酶（COX）抑制药都有一定的不良反应，因此心脏外科术后镇痛需寻求新的替代方法。持续输注局部麻醉药可能是一种有效的替代方法。

临床研究表明，心脏手术后给患者持续输注局部麻醉药是有益的。通过正中胸骨切开行 CABG 患者随机分成罗哌卡因组或安慰剂组。手术结束时，在闭合伤口之前，从 $T_1 \sim T_{12}$ 双侧肋间分别注射 20ml 的 0.2% 罗哌卡因或生理盐水。用钢丝闭合胸骨后，沿胸骨放置 2 个带有多个侧孔的导管（图 33-1）。导管连接到装有流速调节器的加压弹性泵，该泵允许以约 4ml/h 的速度输送 0.2% 罗哌卡因或生理盐水。术后通过静脉给予吗啡行自控镇痛（PCA）（持续 72h）。48h 后拔除胸骨导管。罗哌卡因组（72h）术后即刻平均 PCA 吗啡总用量与对照组相比，明显减少（分别为 47.3mg 和 78.7mg，$P=0.038$）。平均疼痛总体评分（从无疼痛的 0 分到最大疼痛的 10 分）也明显降低（分别为 1.6 分和 2.6 分，$P=0.005$）。最有趣的是，罗哌卡因组患者的平均住院时间为 5.2 ± 1.3d，而对照组患者的平均住院时间为 8.2 ± 7.9d，差异具有统计学意义（$P=0.001$）。两组之间住院期间及出院后在伤口感染或伤口愈合方面没有差异。没有出现与胸骨伤口导管的放置或

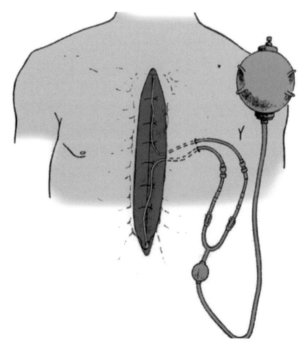

▲ 图 33-1　术中置入压力弹性泵及导管

引自 Dowling R, Thielmeier K, Ghaly A, et al. Improved pain control after cardiac surgery: results of a randomized, double-blind, clinical trial. *J Thorac Cardiovasc Surg.* 2003; 126: 1271-1278.

肋间神经阻滞相关的并发症。作者认为，接受标准正中胸骨切开术的患者采用该方法可显著改善术后疼痛，同时可减少阿片类药物的需要量。

四、神经阻滞技术

随着使用非经胸骨正中切口（经胸小切口）的微创心脏外科手术日益增多，越来越多的患者使用神经阻滞进行术后镇痛。开胸切口（横向前外侧小切口、纵向前外侧小切口）可破坏肋软骨组织，造成肋骨、肌肉或周围神经损伤，可能会引起比正中胸骨切口更剧烈的术后疼痛。开胸手术后给予充足镇痛很重要，因为疼痛是影响术后肺功能的关键因素。未加控制的疼痛可引起呼吸运动减少、胸廓运动幅度降低、激素增加和代谢活动增强。围术期呼吸力学的恶化可能导致肺部并发症和低氧血症，进而可能导致心肌缺血或梗死、脑血管意外、血栓栓塞、伤口延迟愈合、并发症增加和住院时间延长。已经开发出多种镇痛技术用于治疗开胸术后疼痛。最常见的技术包括肋间神经阻滞、胸膜内注射局部麻醉药物和胸椎旁阻滞。鞘内技术和硬膜外技术也可有效地控制开胸术后疼痛。

肋间神经阻滞已被广泛用于胸外科手术后的镇痛，在术中或术后均可进行阻滞。肋间神经阻滞镇痛时间可持续6～12h（取决于局部麻醉药的使用量和种类），如果需要额外的镇痛，可能需要重复阻滞。局部麻醉药可在关胸前直视下单次直接注射，也可在术前单次经皮注射、多次经皮连续注射或通过留置肋间导管持续给药。肋间神经阻滞可阻断伤害性信号从C纤维传入到脊髓。肋间导管可允许多次或持续输注局部麻醉药，不必多次穿刺注射。各种临床研究都已证实了该技术的镇痛效果，并且该技术的镇痛效果不亚于胸段硬膜外镇痛。肋间神经阻滞的主要问题是可能造成大量局部麻醉药的全身吸收。但是，多项临床研究表明经胸手术患者采用标准阻滞技术后，其血药浓度处于安全的水平。临床研究表明，接受胸外科手术的患者通过留置肋间导管间歇或连续输注丁哌卡因（0.25%～0.5%）或罗哌卡因（0.5%～0.75%）行肋间神经阻滞用于开胸术后镇痛，可有效补充静脉注射阿片类药物的镇痛效果。胸膜内注射局部麻醉药的镇痛机制仍然不完全清楚。但是，胸膜外给药的镇痛作用似乎主要依赖于局部麻醉药弥散到椎旁区域。局部麻醉药不仅会影响前角神经根，还会影响后角的初级传入纤维。后外侧开胸可损伤后角神经支配的脊髓后侧肌肉韧带和皮肤。可通过在此胸膜外区域置入导管，给予局部麻醉药，从而在皮肤形成一个镇痛区域。该区域阻滞的深度和宽度取决于胸膜外腔局部麻醉的弥散程度。胸椎旁阻滞是在胸椎间孔发出脊神经的区域注射局部麻醉药（图33-2）。与胸段硬膜外镇痛技术相比，胸椎旁阻滞可提供相同的镇痛效果，更易操作且风险较小。有多种不同的方法用于胸椎旁阻滞。最经典、最常用的技术是阻力消失法。局部麻醉药单次注射可引起注射部位同侧上下多个连续的胸段皮区躯体和交感神经阻滞，抑制手术引起的神经内分泌反应。这些节段的阻滞可有

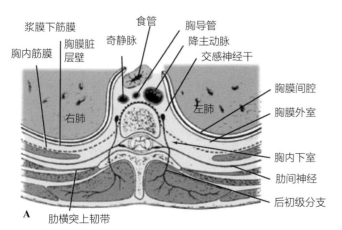

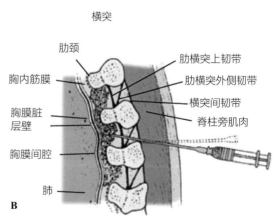

▲ 图33-2 胸椎旁间隙解剖（A）和胸椎旁横突上进针的矢状面图示（B）

引自 Karmakar MK. Thoracic paravertebral block. *Anesthesiology*. 2001;95:771-780.

效减轻单侧胸部来源的急性和慢性疼痛。胸科手术时，直视下经胸椎旁置入导管连续输注局部麻醉药也是安全、简单和有效的开胸术后镇痛方法。通常与静脉使用阿片类药物或其他镇痛药合用，可在术后提供最佳的镇痛效果。由于各种各样的原因，包括外科医师使用小切口手术增多，过去 10 年来，心脏术后患者又重新使用神经阻滞进行术后镇痛（通常是基于导管的技术）。具体来说，最近临床研究表明肋间置管、胸膜内置管和椎旁阻滞与传统的鞘内和硬膜外技术相比可能具有独特的优势。最后，单次注射后可提供 96h 镇痛效果的丁哌卡因脂质体的出现，可能会彻底改变单次神经阻滞在胸外和心脏手术中的应用。

五、阿片类药物

阿片类药物的经典药理作用是镇痛，当需要有效的术后止痛药时，首选阿片类药物已成为传统。人体内，阿片受体介导的镇痛效应存在两个解剖学上不同的部位：脊髓上和脊髓。全身给予阿片类药物作用于这两个位点，从而产生镇痛作用。在脊髓上水平，μ_1 受体主要参与镇痛，而 μ_2 受体则主要参与调节脊髓水平伤害感受过程。κ 受体在介导脊髓和脊髓上镇痛中也很重要。δ 配体可能主要发挥调节作用而不是镇痛作用。所有 3 种类型的阿片受体（μ、κ 和 δ）均可表达于感觉神经末梢。这些受体的激活似乎需要炎症反应，因为在健康组织中局部应用阿片类药物不会产生镇痛作用。炎症过程也可激活先前失活的阿片受体。

吗啡是可以与所有阿片类药物进行比较的原型阿片类激动药，也许是心脏手术后患者最常用的镇痛药。许多半合成衍生物是通过对吗啡分子进行简单修饰而制得的。吗啡的脂溶性差，约 35% 与血浆蛋白结合，特别是白蛋白。吗啡主要在肝脏与水溶性葡萄糖醛酸苷结合代谢。肝脏是吗啡生物转化的主要场所，尽管在肾脏、大脑和肠道中也发生肝外代谢。肝外清除率约占全身清除率的 30%。吗啡的终末消除半衰期为 2～3h。在肝硬化患者中，吗啡的药代动力学作用是不同的，或许反映了肝病患者之间的差异。肾病患者的吗啡终末消除半衰期与无肾病的患者相当。尽管吗啡可能是心脏手术后患者最常用的静脉镇痛药，但其他人工合成阿片类药物

已经被开发出来，并广泛用于临床。这些药物包括芬太尼、阿芬太尼、舒芬太尼和瑞芬太尼。

芬太尼的透皮贴也已被广泛研究。这种方式简单、无创，可将芬太尼连续释放到体循环中。但是，以这种方式只能稳定释放芬太尼而不能灵活调整剂量，这可能在术后疼痛强度发生快速改变时导致镇痛不足。因此，当使用透皮芬太尼治疗急性术后疼痛时，通常需要静脉内阿片类药物来补充镇痛作用。

阿芬太尼的镇痛效能比芬太尼低 5～10 倍。阿芬太尼起效迅速，在静脉内给药达峰时间为数分钟。单次给药后其作用持续时间也比芬太尼短。阿芬太尼具有高度的脂溶性（脂溶性比吗啡高约 100 倍），并可迅速穿过血脑屏障。肾脏疾病对阿芬太尼的药代动力学影响极小，肝固有肝酶的活性和蛋白质结合力对肝脏摄取阿芬太尼的影响大于肝血流对肝脏摄取阿芬太尼的影响。

在心脏手术后患者使用按需、靶控的阿芬太尼输注系统的效果优于传统吗啡 PCA 的效果。一项非盲研究比较了择期心脏手术患者分别使用吗啡 PCA 与阿芬太尼 PCA 进行术后镇痛的效果。所有患者接受了同样的标准化麻醉，并在术后即刻拔管。和吗啡相比，接受阿芬太尼的患者的视觉模拟疼痛评分总体中位数明显更低，但阿芬太尼和吗啡均可提供高质量的术后镇痛（图 33-3）。尽管这些研究者的临床印象是阿芬太尼患者在术后即刻镇静程度低于吗啡，但经过统计分析后发现，该临床观察的差异并没有显著性。两组的总体镇静分数、术后恶心和呕吐的频率、血流动力学不稳定、心肌缺血或低氧血症发生率没有差异。

舒芬太尼的镇痛效能大约是芬太尼的 10 倍。该药物极易脂溶，并与血浆蛋白高度结合。由于其镇痛效能高，常规临床剂量的舒芬太尼血浆浓度下降迅速，以至于低于大多数测定方法的灵敏度，从而难以测出准确的药代动力学参数。然而，舒芬太尼的药代动力学在肾脏疾病患者中似乎没有改变。由于肝中舒芬太尼的清除率接近肝血流量，因此舒芬太尼的药代动力学可因肝病而发生改变，但临床相关性仍不得而知。舒芬太尼在肺中发生显著（约60%）首过消除效应。

瑞芬太尼起效快，作用时间极短。它的独特之处在于很容易被血液和组织中的非特异性酯酶迅

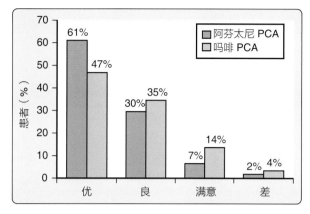

▲ 图 33-3　患者对术后镇痛的满意度

91% 使用阿芬太尼的患者对其术后镇痛的评价为优或良，而 82% 使用吗啡的患者术后镇痛效果相似（差异无统计学意义）PCA. 患者自控镇痛（引自 Checketts MR, Gilhooly CJ, Kenny GN. Patient-maintained analgesia with target-controlled alfentanil infusion after cardiac surgery: a comparison with morphine PCA. *Br J Anaesth.* 1998; 80:748–751.)

速水解。该药具有一定的亲脂性，血药浓度达到等效镇痛效果时，效能是芬太尼的一半。瑞芬太尼的消除半衰期为 10～20min，并且血药浓度达到稳态后，停止输注后血药浓度降低 50% 所需的时间约为 3min，并且不会随着输注时间的延长而增加。现有证据表明，在患有严重肝或肾病的患者中，瑞芬太尼的药代动力学和药效学都没有显著改变。这些特性使其适用于根据镇痛变化滴定给药。但是，其药效消退迅速的特性可能会导致术后镇痛不足。由于瑞芬太尼的镇痛作用迅速消散，因此在瑞芬太尼停药前需要考虑继续进行术后镇痛。为了保证术后镇痛，必须从瑞芬太尼向其他长效镇痛药过渡。尽管可以仅输注瑞芬太尼用于术后镇痛，但其似乎可导致较高的呼吸道不良反应的发生率。

研究者对各种非心脏手术（如腹部、脊柱、关节置换、胸腔镜）患者使用瑞芬太尼和异丙酚全静脉麻醉，在麻醉恢复期间使用瑞芬太尼进行术后镇痛的效果进行了研究。这项多中心研究规定了所有麻醉药的给药方法和剂量。术中全凭静脉麻醉药物包括咪达唑仑（仅用于术前用药）、瑞芬太尼、异丙酚和维库溴铵。在术中拔管前立即停止异丙酚，并继续输注瑞芬太尼以用于术后镇痛。术后即刻，在逐渐减少瑞芬太尼输注的同时给予静脉注射吗啡。有 45 例患者（占 29%；2 名需用纳

洛酮），发生呼吸不良事件，包括脉搏血氧饱和度测定低于 90%，呼吸频率每分钟低于 12 次和呼吸暂停。11 例患者发生了呼吸暂停（7% 的患者采用面罩通气，下调瑞芬太尼输注速度；1 名需用纳洛酮）。45 例出现不良呼吸事件的患者中有 19 例患者在之前单次注射过瑞芬太尼，11 例出现呼吸暂停的患者中有 9 例患者在之前单次注射过瑞芬太尼。

这些数据表明，瑞芬太尼单次输注极有可能产生显著的临床不良呼吸事件。这项公开的不同剂量范围的研究得出的结论是，尽管瑞芬太尼的镇痛作用不容置疑，但在术后即刻使用可能会存在风险。进一步的研究需要探索如何从瑞芬太尼向长效止痛药过渡，以及如何完善镇痛方案以减少呼吸抑制而优化镇痛。持续输注强效、速效的阿片类药物（如瑞芬太尼）进行术后镇痛，必须特别注意细节并保持警惕。术后给予瑞芬太尼单次输注应格外小心，因为可能会出现严重的呼吸抑制（包括呼吸暂停）。此外，应将瑞芬太尼输入管路尽可能地靠近患者的静脉管路，以最大限度地减少无效腔，并且应将静脉管路内药物的速率调整到足够把瑞芬太尼输入患者体内。以更高的速度（按时间计算的体积）输注稀释度更高的瑞芬太尼溶液有助于最大限度地减少瑞芬太尼向患者输送时，静脉管道内输液速度对瑞芬太尼流速的影响。瑞芬太尼还可能引起心动过缓并降低全身血管阻力，从而导致心排血量降低和低血压，进而产生心血管不良反应。在心脏手术时，瑞芬太尼的临床使用剂量（0.1～1.0μg/kg·min）就可以引发以上反应，从而引起严重的心血管系统紊乱，可能对患有心脏病的患者产生有害影响。

六、患者自控镇痛

当静脉内使用阿片类药物控制术后疼痛时，通常使用 PCA 技术。PCA 技术成功的基本要素包括在开始 PCA 之前给予患者负荷剂量的阿片类药物，让患者感到舒适，确保患者希望使用镇痛治疗，使用适当的 PCA 剂量和锁定间隔，并考虑使用背景剂量输注。与外科医师指导的 PCA 相比，专业急性疼痛服务小组悉心指导的 PCA 可能镇痛效果更好，且不良反应更少。

七、非甾体抗炎药

与阿片类药物作用于中枢神经系统的作用机制相反，非甾体抗炎药主要通过在组织损伤后干扰前列腺素的合成，在外周发挥镇痛、解热和抗炎作用。NSAID 可抑制 COX，COX 是负责花生四烯酸转化为前列腺素的酶。在获得同等镇痛效果的前提下，与单独使用静脉内阿片类药物相比，将 NSAID 与传统静脉内阿片类药物联合使用可使患者获得充分的镇痛，且不良反应更少。与阿片类药物优先减轻术后自发性疼痛不同，非甾体抗炎药对于自发性疼痛和运动引起的疼痛具有相当的疗效，后者在引起术后生理功能减退方面可能更重要。由于担心 NSAID 的不良反应，包括胃黏膜屏障改变，肾小管功能改变和抑制血小板聚集，临床医师不愿在接受心脏手术的患者中使用 NSAID。

NSAID 不是同一组药物，由于药效学和药代动力学参数的差异，其镇痛效果差异很大。NSAID 是 COX 的非特异性抑制药，COX 是参与前列腺素合成的限速酶。COX-1 在体内广泛存在，并在维持血小板聚集、胃肠道黏膜完整性和肾功能稳态中发挥作用；而 COX-2 是可诱导的并且主要在损伤部位（及肾脏和大脑）表达，介导疼痛和炎症。NSAID 是两种 COX 的非特异性抑制药，但其抑制 COX-1 与 COX-2 的比率不同。由于近年来分子研究区分出结构型 COX-1 和炎症诱导型 COX-2 酶之间的差异，导致出现了令人兴奋的假设，即 NSAID 的治疗作用和不良反应是可以分开的（图 33-4）。在此之后，临床医师发现非心脏手术后使用 COX-2 抑制药逐渐增加。与 NSAID 相比，COX-2 抑制药的主要优势在于它们对血小板功能和出血的影响较小。

八、α₂ 肾上腺素受体激动药

α₂ 肾上腺素激动药具有镇痛、镇静和交感抑制作用。30 年前，研究发现对心脏手术的患者给予 α₂ 激动药可在围术期产生镇痛效果。大多数有关围术期使用此类药物的临床研究，其关注的重点仍是它们的镇静作用和有益的心血管作用（降低高血压和心动过速）。目前临床上已在接受心脏手术患者的

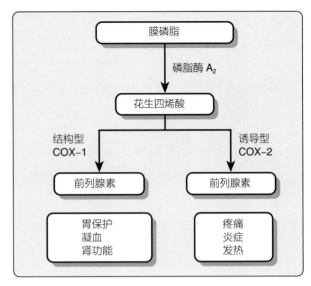

▲ 图 33-4　环氧合酶（COX）途径

最近的分子研究把 COX-1 和 COX-2 区分开，因此有假说认为，非特异性抑制药（非甾体抗炎药）的治疗效应和不良反应是可以分开的（引自 Gajraj NM. Cyclooxygenase-2 inhibitors. *Anesth Analg.* 2003;96:1720–1738.）

围术期使用 α₂ 肾上腺素激动药。但是，此类临床研究的重点一直放在增强术中以及术后血流动力学稳定性上，因为其可减轻术后心肌缺血的发生（并非专门用于增强术后镇痛）。综上所述，这些临床研究表明，对接受心脏手术的患者围术期使用 α₂ 肾上腺素激动药可降低术中麻醉药的需求量，增强围术期血流动力学稳定性，并可能减少围术期心肌缺血。这类药物是否具有可靠的术后镇痛作用仍有待研究。

九、鞘内和硬膜外技术

大量临床研究清楚地表明，鞘内和（或）硬膜外技术 [使用阿片类药物和（或）局麻药] 可在心脏手术后为患者提供可靠的术后镇痛效果（框 33-3 和框 33-4）。在进行心脏手术的患者中使用鞘内和（或）硬膜外技术的优点还包括减弱应激反应和胸段心交感神经阻滞。

（一）鞘内技术

大多数临床研究人员使用鞘内注射吗啡，以期提供持续的术后镇痛作用。一些临床研究人员使用鞘内注射芬太尼、舒芬太尼和（或）局部麻醉药进

```
┌─────────────────────────────────────┐
│  框 33-3　鞘内注射技术                  │
├─────────────────────────────────────┤
│ • 优点                                │
│   - 简单、可靠的镇痛                    │
│   - 减轻应激反应                       │
│   - 血肿风险比硬膜外技术低               │
│ • 缺点                                │
│   - 无心脏交感神经阻滞作用               │
│   - 血肿风险增加                       │
│   - 鞘内阿片类药物的不良反应             │
└─────────────────────────────────────┘
```

```
┌─────────────────────────────────────┐
│  框 33-4　硬膜外技术                    │
├─────────────────────────────────────┤
│ • 优点                                │
│   - 镇痛可靠                          │
│   - 减轻应激反应                       │
│   - 心脏交感神经阻滞                    │
│ • 缺点                                │
│   - 费力                             │
│   - 血肿形成风险增加                    │
│   - 硬膜外阿片类药物的不良反应           │
└─────────────────────────────────────┘
```

行术中麻醉、镇痛（缓解应激反应）和（或）胸腔交感神经阻滞。一个 2001 年发表的心血管麻醉医师协会的匿名调查显示，几乎有 8% 的执业麻醉医师对心脏手术的成年人麻醉中使用鞘内镇痛技术。这些麻醉医师中有 75% 的医师在美国执业，72% 在麻醉诱导前进行鞘内注射，97% 使用吗啡，13% 使用芬太尼，2% 使用舒芬太尼，10% 使用利多卡因，3% 使用丁卡因。

20 世纪 90 年代中期，出现了快速通道心脏手术，其目标是在术后即刻气管拔管。一些临床研究人员发现，术中联合使用适当剂量的吗啡鞘内注射，不仅可使心脏外科手术患者在术后即刻气管拔管，并且可增强镇痛作用。许多关于心脏手术患者使用鞘内镇痛技术的临床研究发现，CPB 前鞘内注射吗啡可提供可靠的术后镇痛。但是鞘内使用阿片类药物或局部麻醉药不能有效地减弱术后持续存在的 CPB 相关围术期应激反应。最近发表的一项随机对照试验（25 项随机试验，1106 例患者）的 Meta 分析得出的结论是，在进行心脏手术的患者中，鞘内镇痛技术并不能显著改善临床相关结局。

（二）硬膜外技术

胸段硬膜外麻醉（TEA）由于具有令人印象深刻的潜在临床益处（如可靠的术后镇痛、缓解应激反应、促进早期气管拔管），因此被广泛应用于接受心脏手术的患者。大多数临床研究人员在胸段硬膜外注射局部麻醉药，以期减弱围术期应激反应和（或）围术期胸心交感神经反射。一些临床研究人员在胸段硬膜外注射阿片类药物以提供术中和（或）术后镇痛。2001 年发表的心血管麻醉医师协会的匿名调查显示，有 7% 的执业麻醉医师会对接受心脏手术的成年人麻醉中使用胸段硬膜外技术。在这些麻醉医师中，有 58% 在美国执业。

许多临床研究都证明，TEA 应用局部麻醉药可显著减轻心脏手术患者的围术期应激反应。与未进行胸段硬膜外置管的患者相比，术中胸段硬膜外间歇性输注丁哌卡因，术后连续输注丁哌卡因的患者肾上腺素和去甲肾上腺素的血药浓度明显降低。2011 年 2 月发行的《麻醉学》使该主题更具争议性，因为其发表了两项结论相反的临床研究。这些作者得出的结论是："鉴于置入硬膜外导管后发生硬膜外血肿可能具有灾难性的并发症，硬膜外技术是否应常规用于需要完全肝素化的心脏外科手术患者仍有疑问。"两项临床研究均附有一篇社论，其中指出："我们继续试图证明，区域麻醉和镇痛并没有极大地改变手术结局……也许是时候不要试图证明麻醉干预会降低发病率或死亡率，应着重于为患者或其家人带来切实利益。"

尽管通过 TEA 技术可提高术后镇痛效果，但这种镇痛作用似乎并未降低心脏手术后持续性疼痛的发生率。持续性疼痛定义为术后 2 个月或 2 个月以上持续存在疼痛，两组患者在研究中持续疼痛的发生率均相似（据报道近 30% 的患者）。

用 TEA 技术获得的镇痛效果足以使清醒患者进行心脏手术时无须全身气管内麻醉。清醒心脏手术的最初报告发表在 2000 年的《胸外科年鉴》上。自从最开始这些小规模临床报告出现之后，一些规模较大的系列报道也先后发表，证明清醒心脏手术是可行和安全的。2003 年发表了第 1 例需要 CPB 的清醒心脏手术病例报告。在这份来自奥地利的惊人病例报告中，一名 70 岁的主动脉瓣狭窄男子仅通过 TEA 进行了常温 CPB 辅助下的主动脉瓣置换术（总时间：123min；阻断时间：82min）。在整个 CPB 手术中，可以根据需要与患者进行语言交流。患者麻醉获得了成功，术后恢复非常良好。

（三）血肿形成的风险

鞘内或硬膜外穿刺置管存在风险，最令人担心的并发症是硬膜外血肿的形成。鞘内穿刺置管术后血肿形成的发生率约为 1∶220 000。硬膜外穿刺置管后血肿形成更为常见（约 1∶150 000），由于硬膜外针较粗、导管置入、硬膜外腔的静脉丛更明显。此外，血肿的形成并不仅仅发生于硬膜外导管置入过程中，几乎有一半的病例是发生在拔除导管后。

如果鞘内或硬膜外操作在全身肝素化之前进行，其血肿形成的风险增加，在进行诊断性或治疗性腰椎穿刺后进行全身性肝素化后，患者可能已形成血肿。在腰穿后进行全身肝素化，同时使用阿司匹林，穿刺困难或穿刺损伤，以及在穿刺后 1h 内静脉注射肝素都会增加血肿形成的风险。但是，通过遵守某些注意事项，鞘内或硬膜外穿刺可以安全地用于随后接受静脉注射肝素的患者。如果发生穿刺损伤，延迟手术 24h 或在置入硬膜外导管后 60min 再肝素化，以及通过围术期严格控制抗凝，已经在置管后静脉使用肝素的外周血管手术患者中安全地进行了 4000 多次鞘内或硬膜外导管置入术。但是，在这两项涉及外周血管手术患者的研究中，抗凝的程度（活化部分凝血活酶时间约为 100s，活化凝血时间约为基础值的 2 倍）显著低于接受 CPB 的患者所需的抗凝程度。

大多数关于心脏手术患者使用鞘内或硬膜外麻醉和镇痛技术的临床研究都包括了降低血肿形成风险的注意事项。有些仅在实验室检查证明凝血参数正常时才进行穿刺操作，如果发生穿刺损伤，延迟 24h 进行手术，或者硬膜外置管 60min 后再予以肝素化。虽然大多数关于心脏手术患者使用硬膜外麻醉和镇痛技术的临床研究，是在计划手术的前一天置入导管，但也有研究在手术当天进行置管。日间手术（即当日入院手术）不能在计划手术的前一天进行硬膜外置管。替代方法是在实验室检查证明凝血参数正常后，在术后（气管拔管之前或之后）进行硬膜外置管。

在进行心脏手术的患者中使用区域麻醉技术仍然存在极大争议，这促使心脏麻醉领域的知名专家发表了许多社论。引起此类争议（并且可能会持续一段时间）存在的主要原因之一是，大量相关临床研究设计欠佳，并使用了多种不同的技术，从而不能得到临床有效的一致结论。

十、多模式镇痛

提出不同的止痛药物之间可产生协同作用的概念已经有近一个世纪的历史了。尽管随后的研究表明了作用相加和协同作用之间的区别，但这些联合的基本策略（多模式或平衡镇痛）仍保持不变——增强镇痛效果，同时最大限度地减少不良反应。几十年来，术后联合使用镇痛药，特别是将传统的静脉内阿片类药物与其他镇痛药（如 NSAID、COX-2 抑制药、氯胺酮）联合使用，已经被证明可有效用于非心脏病患者的术后镇痛管理。

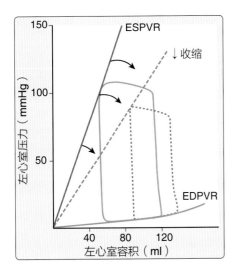

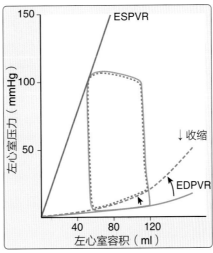

◀ 图 4-5 稳态左心室压力 - 容积图变化，如收缩末期压力 - 容积关系（左图 ESPVR）斜率下降所示的左心室收缩力下降和由舒张末期压力 - 容积关系位置升高（右图 EDPVR）所示的左心室顺应性下降。此图强调了心力衰竭可能由单独的左心室收缩或舒张功能失调导致。EDPVR. 舒张末期压力 - 容积关系；**ESPVR.** 收缩末期压力 - 容积关系

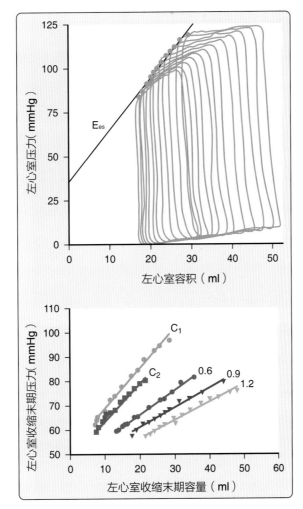

▲ 图 4-8　利用犬体内下腔静脉突然闭塞所产生的一系列不同负荷的左心室压力 - 容积曲线来推导左心室收缩末期压力 - 容积关系（ESPVR）的方法

上图是识别每个曲线的压力 - 容积比和最大弹性（E_{max}），并使用线性回归定义收缩末期弹性（E_{es}）和容积截距（ESPVR）。下图显示异氟烷（0.6、0.9 和 1.2 最小肺泡浓度）对 ESPVR 的影响。C_1. 对照 1（用异氟烷前）；C_2. 对照 2（用异氟烷后）（改编自 Hettrick DA, Pagel PS, Warltier DC. Desflurane, sevoflurane, and isoflurane impair canine left ventricular-arterial coupling and mechanical efficiency, *Anesthesiology*. 1996;85:403–413.）

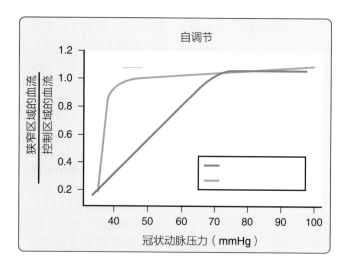

◀ 图 5-3　麻醉犬的 1/3 左心室的心外膜和心内膜的压力－流量关系

在心内膜上，当狭窄远端压力降至 70mmHg 以下时，自动调节被耗尽，血流变得依赖于压力。在心外膜上，自动调节持续到灌注压力降至 40mmHg 以下。心内膜下冠状动脉的自动调节储备较少（经许可重绘，引自 Guyton RA, McClenathan JH, Newman GE, Michaelis LL. Significance of subendocardial ST segment elevation caused by coronary stenosis in the dog. *Am J Cardiol*. 1977;40:373.）

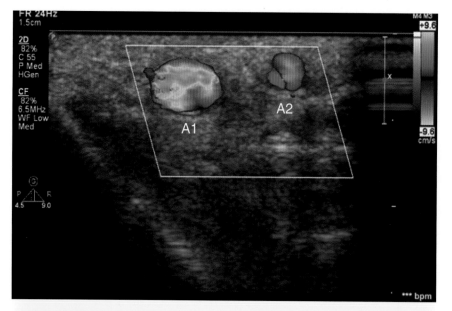

◀ 图 10-3　短轴切面（横截面）置管的典型的彩色多普勒超声图像

注意在解剖学上的变异，一侧是较大的桡动脉（A1），旁边紧挨着的是较小的桡动脉（A2）

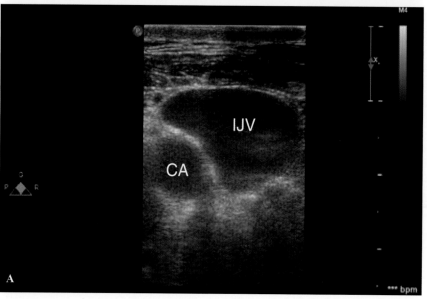

◀ 图 10-7　2 例患者颈内静脉（IJV）与颈动脉（CA）的解剖关系

A. IJV 部分覆盖 CA

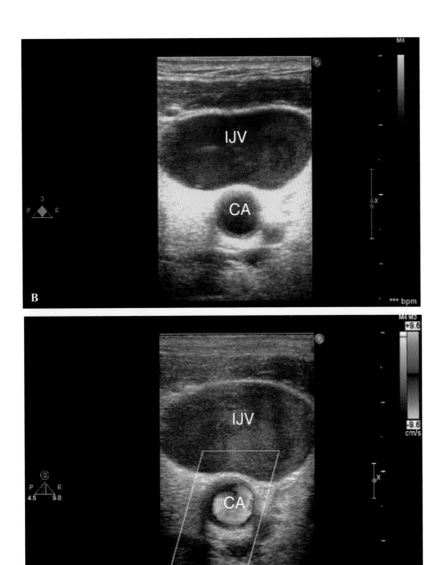

▲ 图 10-7（续）　**2 例患者颈内静脉（IJV）与颈动脉（CA）的解剖关系**

B. CA 位于 IJV 下方；C. 彩色多普勒显示 CA 的血流

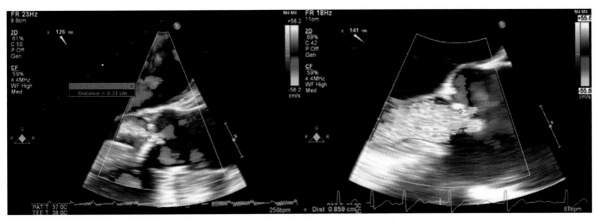

▲ 图 11-4　**主动脉瓣反流彩色多普勒频谱**

食管中段主动脉瓣长轴图显示左心室流出道有主动脉瓣反流射流。左图显示缩流颈约 3mm，提示轻度反流；右图显示缩流颈大于 8mm，提示严重主动脉瓣反流

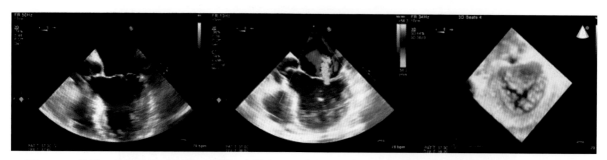

▲ 图 11-5　Ⅰ型二尖瓣反流（左图、中图）食管中段五腔心切面显示前、后叶在二尖瓣环水平对合缘缩短，但两瓣叶之间的间隙明显。中图为应用彩色多普勒显示中心喷流；右图为除了前叶和后叶闭合不良外，这个三维重建图还显示后叶有一个大裂口，导致反流

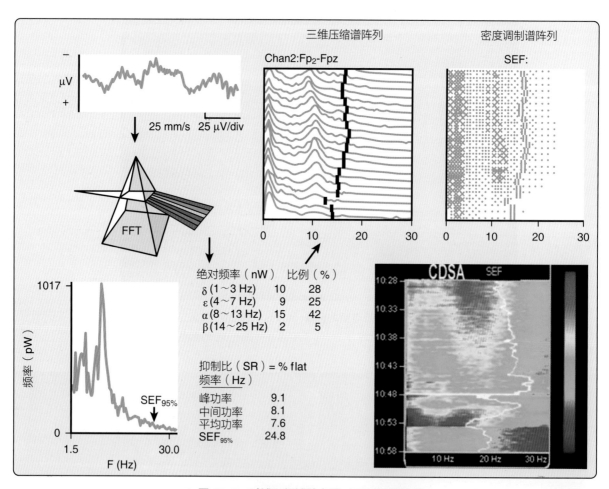

▲ 图 12-6　时域和频域脑电图（EEG）的比较

左上角显示的传统模拟脑电信号是头皮记录振幅（μV）随时间变化的时域图。数字化脑电片段（epochs）用快速傅里叶变换（FFT）进行了计算机处理。FFT 像棱镜一样，将复杂的电磁信号分解成一系列正弦信号，每个正弦信号的频率都是离散的。然后，瞬时关系用功率谱（左下角）图形化地表示，功率的频域图（μV² 或 pW）是频率的函数。谱边缘频率（SEF）定义了信号幅度的上边界。三维压缩谱阵列（CSA）在 z 轴（上中轴）上绘制随时间变化的连续功率谱。密度调制谱阵列（DSA；右上角）通过使用点密度来表示信号幅度（即功率），从而改进数据压缩。通过在右下角显示的彩色密度谱阵列（CDSA）中进行颜色编码，提高了振幅分辨率。SEF 显示为白色垂直线。注意每个频谱趋势底部的脑电抑制

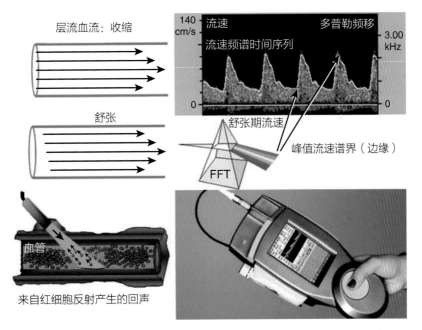

▲ 图 12-10　经颅多普勒（TCD）超声成像的生理基础

大血管层流导致红细胞速度的横截面序列，最接近血管壁的速度最小。血管超声产生一系列红细胞回声。超声信号与其回波的频率差（即多普勒频移）与红细胞速度和血流方向成正比。对复杂回波的快速傅里叶变换（FFT）分析产生一个瞬时功率谱，类似于脑电图分析中使用的功率谱。连续多普勒频移谱的时间序列（右上角）类似于动脉压波形，波形表示每个心动周期红细胞速度的变化。一些现代的 TCD 超声仪小到可以手持或并入多模态神经生理信号分析仪（500P 小型经颅多普勒图像由 Multigon Industries，Inc，Yonkers，NY 提供）

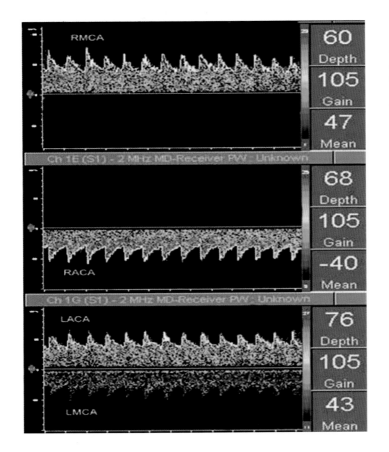

◀ 图 12-11　多通路经颅多普勒超声成像

多通路脉冲波多普勒信号允许同时显示几个不同颅内位置产生的回波谱。LACA. 左大脑前动脉；LMCA. 左大脑中动脉；RACA. 右大脑前动脉；RMCA. 右大脑中动脉

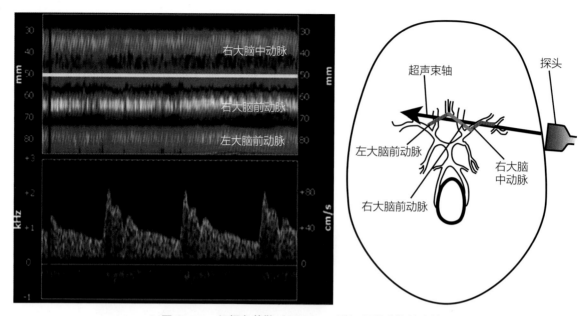

▲ 图 12-12　经颅多普勒（TCD）M 型与频谱成像的比较

比较了 TCD 连续波 M 型（左上）和脉冲波频谱（左下）成像。M 型图像的水平条带代表一系列多普勒频移回波。在 30～50mm 深度范围内的信号（上红色带）表示右侧大脑中动脉（右 MCA）与超声探头同侧的血流。红色表示流向探头（右图）。M 型图像的中间蓝色区域显示了来自同侧（右）大脑前动脉（RACA）的 55～70mm 的回声。72～85mm 范围内的信号来自对侧左大脑前动脉，血流方向指向探头（下红色带）。M 型图中深度为 50mm 的黄线提示 TCD 频谱成像的测量位置，显示在左下角（由 Dr. Mark Moehring, Spencer Technologies, Seattle, WA 提供）

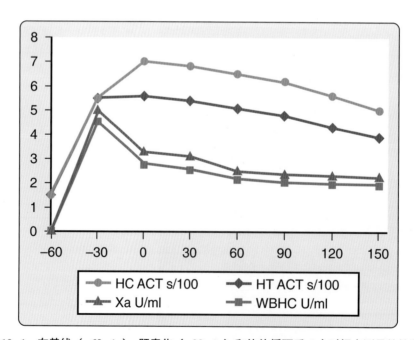

▲ 图 13-1　在基线（−60min）、肝素化（−30min）和体外循环后 6 个时间点测量的抗凝效果

抗因子 Xa（Xa，三角形）因子活性与全血肝素浓度（WBHC，正方形）有密切相关性，这与 Hemochron 激活凝血时间（ACT）（HC ACT，圆圈）或 Hemotec ACT（HT ACT，菱形）的变化并不同步（改编自 Despotis GJ, Summerfield AL, Joist JH. Comparison of activated coagulation time and whole blood heparin measurements with laboratory plasma anti−Xa heparin concentration in patients having cardiac operations. *J Thorac Cardiovasc Surg*. 1994;108:1076–1082. ）

参　数	凝块生成时间	凝块生成速率	最大凝块强度	凝块稳定性
止血过程	凝血酶产生纤维蛋白原形成	纤维蛋白和血小板的相互作用	血小板 - 纤维蛋白原相互交联	凝块强度下降
止血组分	凝血通路	凝血通路血小板	血小板（约 80%）纤维蛋白原（约 20%）	纤溶酶

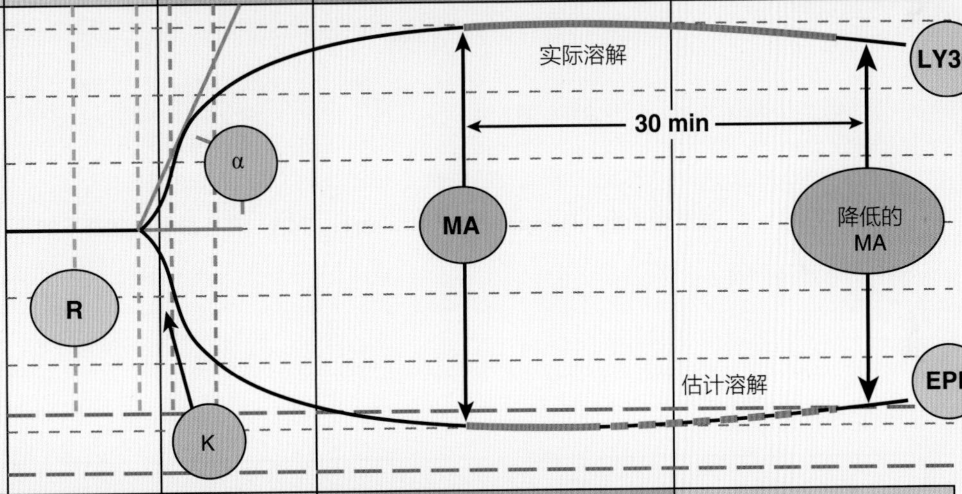

低凝	↑R (min)	↑K (min)↓α (°)	↓MA	LY30 >7.5%EPL >15%
高凝	↓R (min)	↓K (min)↑α (°)	↑MA	N/A

▲ 图 13-4　正常血栓弹力图及其标准参数（Haemonetics, Braintree, MA）

α. 图形中心线和与图像开口切线之间的角度（预测最大振幅）；K. 图像开口振幅从 2mm 至 20mm 的时间（反映纤维蛋白原水平）；LY. 溶解指数；MA. 最大振幅（测量图像的最大宽度），被认为代表凝血酶诱导的最大血小板活性和凝块形成（总凝块强度代表血小板功能和凝块相互作用）；R. 从将血液放入杯中到凝块开始形成至图形开口振幅为 2mm 的反应时间或潜伏期（与凝血因子的功能或数量有关）

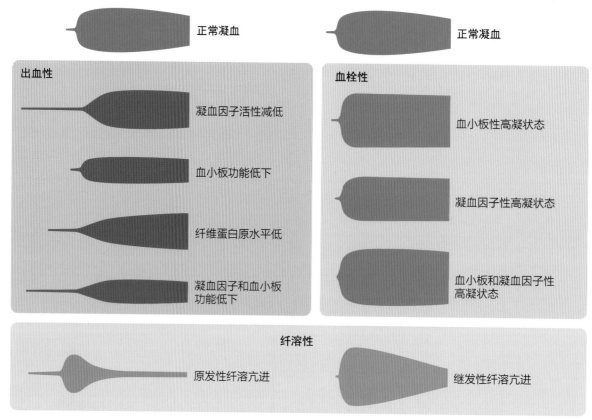

▲ 图 13-5 血栓弹力图（Haemonetics，Braintree，MA）在各种凝血状态下的图形

血栓弹力图分析结果

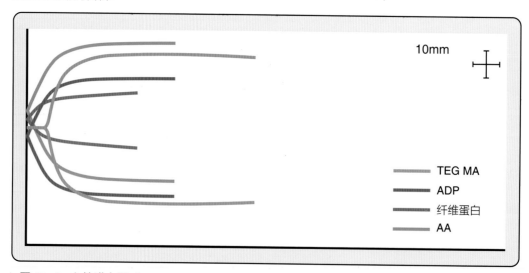

▲ 图 13-6 血栓弹力图（Haemonetics，Braintree，MA）改进后与血小板图有关的 4 种标准反应图形

血小板抑制百分率的计算公式如下：抑制率（%）= 100-[（MA_{pi}-MA_f）/（TEG MA-MA_f）× 100]，其中 MA_f 是纤维蛋白激活曲线的最大振幅，MA_{pi} 是特定血小板活化剂 [二磷酸腺苷（ADP）或花生四烯酸（AA）] 的最大振幅，TEG MA 是高岭土活化的 TEG 的最大振幅

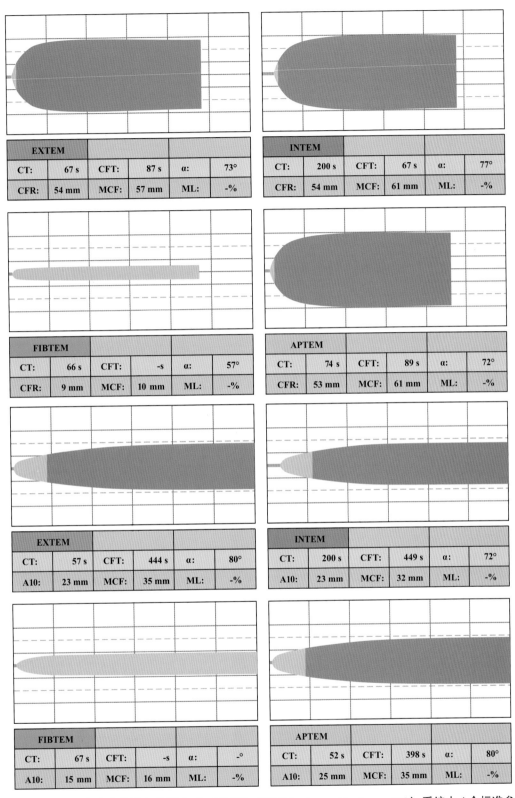

EXTEM					
CT:	67 s	CFT:	87 s	α:	73°
CFR:	54 mm	MCF:	57 mm	ML:	-%

INTEM					
CT:	200 s	CFT:	67 s	α:	77°
CFR:	54 mm	MCF:	61 mm	ML:	-%

FIBTEM					
CT:	66 s	CFT:	-s	α:	57°
CFR:	9 mm	MCF:	10 mm	ML:	-%

APTEM					
CT:	74 s	CFT:	89 s	α:	72°
CFR:	53 mm	MCF:	61 mm	ML:	-%

EXTEM					
CT:	57 s	CFT:	444 s	α:	80°
A10:	23 mm	MCF:	35 mm	ML:	-%

INTEM					
CT:	200 s	CFT:	449 s	α:	72°
A10:	23 mm	MCF:	32 mm	ML:	-%

FIBTEM					
CT:	67 s	CFT:	-s	α:	-°
A10:	15 mm	MCF:	16 mm	ML:	-%

APTEM					
CT:	52 s	CFT:	398 s	α:	80°
A10:	25 mm	MCF:	35 mm	ML:	-%

▲ 图 13-8　左图为旋转血栓测定（ROTEM，TEM Systems，Durham，NC）系统中 4 个标准参数的正常轨迹；右图为血小板功能障碍，表现为外系统（EXTEM）和内系统（INTEM）试验中凝血形成时间（CFT）延长、最大血凝块强度（MCF）降低

A10. CT 后 10min 振幅；APTEM. 组织因子激活 + 氨甲环酸 / 抑肽酶；CFR. 血凝块形成率；CT. 凝血时间；FIBTEM. 纤维蛋白原活性测定；ML. 最大溶解

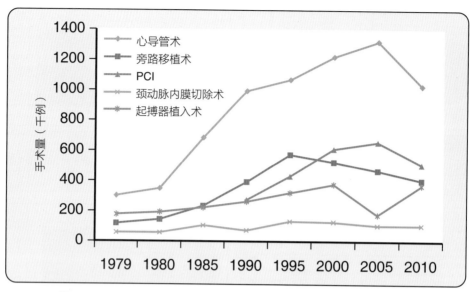

▲ 图 14-1　**1979—2010 年间，美国心血管住院患者手术及介入治疗的趋势**

PCI. 经皮冠状动脉介入治疗（引自 Mozaffarian D, Benjamin EJ, Go AS, et al.American Heart Association Statistics Committee and Stroke Statistics Subcommittee.Heart disease and stroke statistics：2015 update.A report from the American Heart Association. *Circulation*.2015；131：e29.）

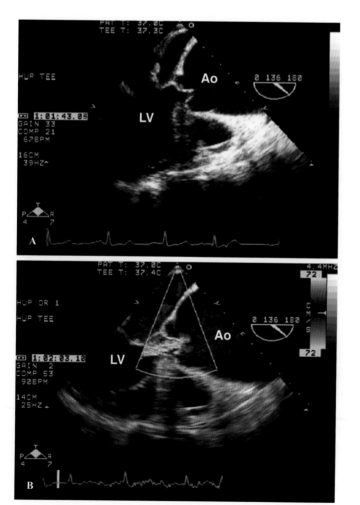

◀ **图 17-1**　经食管超声心动图食管中段长轴图像显示主动脉根部和升主动脉动脉瘤样扩张（**A**）；多普勒彩色血流成像（**B**）显示主动脉瘤引起的主动脉瓣尖向外栓系引起的重度主动脉瓣关闭不全

Ao. 主动脉；LV. 左心室

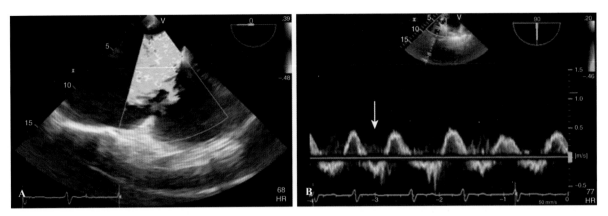

▲ 图 20-9　**A.** 食管中段四腔心切面显示右心室扩张伴严重三尖瓣反流；**B.** 肝静脉血流逆转，**S** 波逆转（箭）

HR. 心率

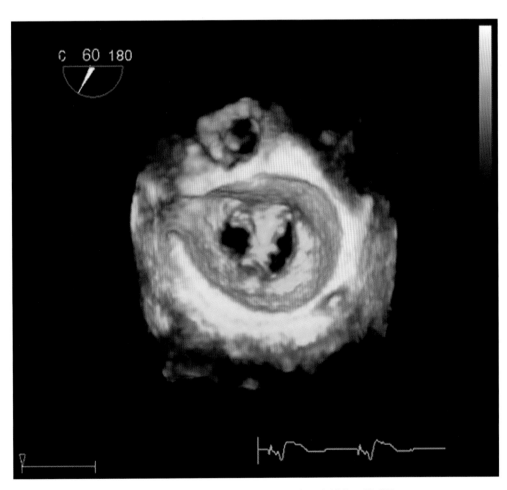

▲ 图 21-2　**MitraClip** 植入后的双孔二尖瓣的三维成像

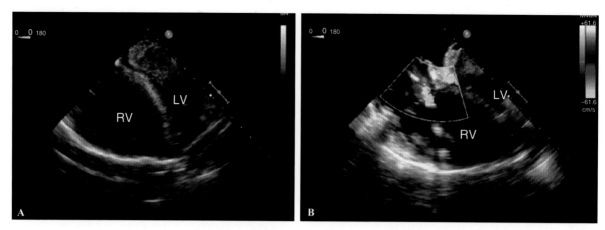

▲ 图 30-5　心胸 ICU 经食管超声心动图（TEE）监测左心室辅助装置（LVAD）"吸吮"效应

A. 食管中段四腔心切面使用 TEE 显示左心室辅助"吸吮"导致右心室衰竭和不匹配增加的左心室辅助流量；B. 食管中段四腔彩色血流图显示"吸吮"现象时严重的三尖瓣反流。LV. 左心室；RV. 右心室（图片由 K. Ghadimi，MD 提供）

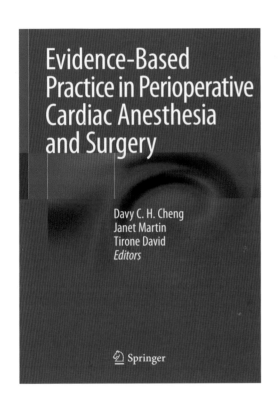

围术期心脏麻醉与手术循证实践

引进地　Springer 出版社

原　著　[加] Davy C. H. Cheng
　　　　[加] Janet Martin
　　　　[加] Tirone David

主　译　宋海波　刘　进

Coming soon（即将出版）……

　　本书引进自 Springer 出版社，是一部系统介绍围术期心血管麻醉与手术循证实践的著作。全书共62 章，系统介绍了基于循证的心血管病围术期全过程管理，为广大心血管围术期医生开展多学科诊疗协作提供了简明、实用的心脏麻醉和手术管理流程。书中对各种常见的先天性心脏病、瓣膜病及大血管病的麻醉与手术进行了细致的阐述，全面展示了基于患者安全价值和循证医学证据的临床实践，内容涵盖了术前风险评估、术后重症管理，直至转入病房和出院的全过程，有助于读者系统了解相关细节，使心血管麻醉科和重症医学科医生在管理围术期患者时更好地理解外科医生的关注点。

　　附录中还总结了国际知名心脏专家团队和专业协会的医嘱、方案、临床指南和决策流程。对任何心脏手术团队或专业医疗中心来说，本书都是一份宝贵的参考资料。本书内容丰富、图文并茂，注重系统性与实用性，对围术期心脏麻醉与外科循证实践具有较高的参考价值，适合广大从事心血管围术期相关工作的医生、医学生学习阅读。

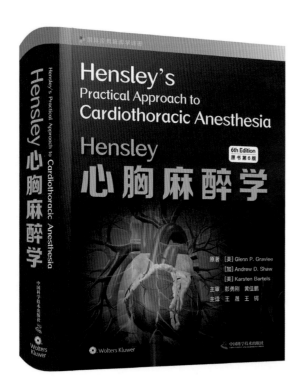

Hensley 心胸麻醉学（原书第 6 版）

引进地　Wolters Kluwer 出版社

原　著　[美] Glenn P. Gravlee
　　　　[加] Andrew D. Shaw
　　　　[美] Karsten Bartels

主　审　彭勇刚　黄佳鹏

主　译　王　晟　王　锷

定　价　298.00元

　　本书引自世界知名的 Wolters Kluwer 出版社，是美国心血管麻醉领域使用最广泛的参考书。本书为全新第 6 版，历经 30 年的不断修订，汇总了全球多家机构专家有关心胸麻醉的专业知识及临床经验，涵盖了药物、监测、体外循环、机械支持及各种心血管疾病麻醉管理的相关内容，从心血管生理学、药理学、心脏疾病、相关外科治疗、麻醉管理，到机械支持及器官保护，将相关的基础医学知识与临床具体实践相结合，逻辑分明，易读易查。

　　书中的每章开始均列有"本章要点"，章内还设有"临床要点"，以短小、关键的临床概念介绍该章的主题内容，为心脏麻醉相关医务人员提供临床建议并简要解释其科学原则。

　　本书内容新颖独特，适合广大麻醉医生、心脏外科医生、体外循环医生、住院及进修医生和麻醉护理人员在日常工作中阅读参考，亦可作为培训医生和麻醉工作者准备及管理麻醉药的指导用书。

焦点医学官方微信

—————————————— ● ——————————————

致 读 者

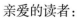

亲爱的读者：

　　感谢您对我社图书的喜爱和支持。中国科学技术出版社为中央级出版社，创建于 1956 年，直属于中国科学技术协会，是我国出版科技科普图书历史最长、品种最多、规模最大的出版社。主要出版和发行医药卫生、基础科学、工程技术、人文科学、文化生活等多领域的学术专著和科普出版物。中国科学技术出版社·医学分社，拥有专业的医学编辑出版团队，其下的"焦点医学"是中国科学技术出版社重点打造的医学品牌。我们以"高质量、多层次、广覆盖"为宗旨，出版的医学相关图书数量众多，得到广大读者的喜爱和好评。

　　想要了解更多信息，敬请关注我社官方医学微信"焦点医学"。如果您对本书或其他图书有何意见和建议，可随时来信、来电（010-63581952）联系！欢迎投稿，来信必复。